冠状动脉介入治疗策略

（第三版）

［美］ STEPHEN G. ELLIS
DAVID R. HOLMES，JR. 原著

程津新 名誉主译

丛洪良 刘 寅 主译

天津科学技术出版社

该书中提供的药品适应证、副作用及服用剂量有可能发生变化。读者应参照所述药品的生产厂家的包装说明。

著作权合同登记号:图字 02-2008-1 号

图书在版编目(CIP)数据

冠状动脉介入治疗策略:第 3 版/(美)艾利斯 (Ellis, S. G.),(美)赫尔姆斯(Holmes, D.R.)著;丛洪良,刘寅译. —天津:天津科学技术出版社,2008.12
ISBN 978-7-5308-4858-6

Ⅰ.冠… Ⅱ.①艾…②赫…③丛…④刘… Ⅲ.冠状血管—动脉疾病—介入疗法 Ⅳ.R543.305

中国版本图书馆CIP数据核字(2008)第181930号

责任编辑:马 洪
助理编辑:方 艳 张建锋
责任印制:王 莹

天津科学技术出版社出版、发行
出版人:胡振泰
天津市西康路 35 号 邮编 300051
电话:(022)23332400(编辑室) (022)23332393(发行部)
网址:www.tjkjcbs.com.cn
新华书店经销
天津午阳印刷有限公司印刷

开本 889×1194 1/16 印张 31.25 字数 968 000
2009 年 9 月第 1 版第 1 次印刷
定价:100.00 元

译者名单

名誉主译: 程津新
主　　译: 丛洪良　刘　寅
副 主 译: 许　静　付乃宽
参译及审校者: (按姓氏笔画)

丁　军　王　林　王　超　丛洪良　付乃宽　冯金萍　卢凤民　卢　迪　任　宁
刘玉洁　刘悦欣　刘　寅　刘新军　孙　姗　许　静　吴冬燕　吴尚勤　张迎怡
张敬霞　张　晶　李文宇　李作成　李孟魁　李喜元　李　鹏　李曦铭　杜纪兵
杜　峰　杨　琦　肖健勇　路雅茹　陈永利　陈树涛　陈炳伟　陈闽荔　周秀军
周　津　郑君毅　姚青海　姜　华　贺晓楠　赵　茹　柴仁贵　秦　勤　郭玉军
郭绪昆　高明东　曹　路　麻力军　程爱娟　韩　姗　焦立娜

序

经过30年的努力,冠心病介入治疗已经成为治疗冠心病的重要手段之一,尤其是对急性冠状动脉综合征的治疗,挽救了许多紧急和危重病人。近年来,随着手术器材的不断改进,手术技术日趋娴熟和普及,大大改善了冠心病病人手术近期效果和远期预后。冠心病介入治疗术已经成为所有经手术治疗的疾病中数量最多的一种手术。随着介入心脏病学的发展,临床医生对冠心病基础与临床的认识水平发生了明显的变化,并培养和造就了一批"能文能武"的内科心脏病学家和学科带头人。本书着重总结了近年来心脏病介入治疗学领域取得的新成果、新进展、新理论和新的治疗经验。作者在其所书的章节中,尽显其所在领域的知识、经验和才华。本书内容广泛,论题深入,图文并茂,其实用性和学术性皆为心脏病介入治疗的重要参考书。我们将此书翻译介绍给国内读者,以达到博采众长、共同提高的目的。

把一本高水平著作准确无误地翻译出来实属不易,它不仅需要良好的外文基础,更需要具备对原著的内容理解及对其理论基础和临床实践的掌握,非朝夕之功。我们本着学习的目的,尽最大努力完成了《冠状动脉介入治疗策略》(第三版)一书的翻译工作。限于译者均为中青年临床医生,文中可能会有不妥之处,敬请读者在阅读中批评指正。

程津新

2009年9月于天津

译者之言

《冠状动脉介入治疗策略》(第三版）是由美国著名的心脏介入专家 STEPHEN G. ELLIS 和 DAVID R.HOLMES, JR.教授主编，来自 13 个国家的数十位专家教授共同参加了这部思路清晰、颇具特色、富含启迪的冠心病介入治疗学著作的撰写。

全书共设七篇 51 章，内容涉及再血管化的风险与获益的总论、成像技术和病变评估、冠状动脉血管重建技术，同时包括了外周血管、结构性心脏病及心脏瓣膜病的介入技术、冠状动脉复杂病变介入治疗中的临床问题以及冠状动脉介入治疗的辅助治疗和介入心脏病学的未来等。

本书自 2006 年出版以来，对介入心脏病学的发展起了很大的作用，是介入工作者的一本参考书。该书从不同的角度全面论述了冠心病的介入治疗，同时还对近几年介入心脏病学的热点问题及有关瓣膜病、先心病、周围血管病及介入与药物治疗的适应证和禁忌证进行了阐述。本书的作者均是活跃在介入领域的领军人物，他们结合自己的经验详细地阐述了支架等各种手术的应用技巧，特别对复杂冠状动脉病变的手术策略进行了介绍。由于此书的全面和详尽，通过阅读此书，会使阅读者获得裨益和启迪，如果能成为介入医生的案头书，将是我们最大的愿望。鉴于此，我们将新版的《冠状动脉介入治疗策略》译成中文，并力求忠实原著，希望本书能对国内从事心血管介入诊断和治疗的人员有所帮助。

需要说明的是，《冠状动脉介入治疗策略》(中文版)得以出版，首先感谢天津科学技术出版社为我们提供了这样一部具有重要参考价值的原著，更要感谢天津市胸科医院卢文秋、万健副院长在本书翻译出版过程中的支持。所有的译者均是从事临床和介入心脏病工作的中青年医师，他们的成长得到著名心脏病学家陈树勋、梁爽霖、王惠中等主任的指导与鼓励。在此，衷心地感谢这些老一辈心脏病学家在天津市胸科医院建院 60 年来对心血管病学科的发展所做出的贡献。感谢所有关心和帮助过我们的人。

由于水平有限，本书难免有错漏之处，恳请读者能惠以指正。

丛洪良　刘　寅

天津市胸科医院

天津市心血管病学研究所

2009 年 9 月

前　言

介入心脏病学是一个日渐成熟的领域，在它进入第30个年头之际，仍然保持着较快的发展速度，一是因为从业者坚持不懈的努力，二是因为经济效益的增长推动该领域技术不断进步。技术的进步和患者群体的差异也在不断推动着临床试验的进步，使其能够科学地、具体地指导临床实践。所以，最优秀的介入学者可以将该领域的科学和艺术相融合，从而将受益程度提高到最高点，将风险程度降至最低点。

1996年，本书首版出版时，我们力图去提供一种以临床为导向的综合性介入心脏病学的方法，尤其以临床解剖的问题为重点。直到今天，很多有丰富经验的介入学者依然对这种想法的诸多方面予以认同。可是，如今介入治疗所采用的器械及治疗范围却发生了极大的变化。

20世纪90年代初，支架和新的抗血小板疗法的出现极大程度地减少了冠状动脉介入术的急性并发症，这在一定程度上提高了长期的受益性。现在药物涂层支架的应用改变了冠状动脉介入再血管化治疗的整个前景。过去认为对于“旁路移植术”和“血管成形术”治疗都可选择的多支血管病变患者和“适宜解剖”的患者，“旁路移植术”治疗的长期效果可能优于“血管成形术”。而现在初期研究结果表明，这种认识已经大大淡化或不存在了。不幸的是治疗花费上却是“血管成形术”高于“旁路移植术”。由此，我们应该对“适宜性”的概念重新认识。另外，随着降脂治疗和控制炎症反应能力的提高，我们对随机试验的结果与其支持血运重建手术的联系性不断提出质疑。在过去的10年中，我们对此类患者的治疗方式都是以坚固的科学基础作为后盾。

介入学者也已经极大地拓展了治疗领域。自本专著第二版出版以后，美国就批准了颈动脉支架的临床应用。尽管没有确凿的证据，技术进步还是明显改善了肾动脉粥样硬化和其他外周动脉粥样硬化病变的治疗效果。介入学者对心脏瓣膜病，尤其以对二尖瓣关闭不全和主动脉瓣狭窄的突出贡献明显超出了该领域。对存在斑块破裂危险的特定病变进行干预需要慎重，而结果还有待观望。

第三版的《冠状动脉介入治疗策略》整理了很多介入心脏病学领军人物的实用经验，从而认识并整合那些发生在我们日常面对的每个病人身上的一些变化。第1章至第3章阐述了冠心病患者危险评估的介入治疗概况，强调在过去10年中临床结果的最大变化，指出PCI并发症导致的计划外旁路移植术数量大减。第4章至第6章综述了冠状动脉成像和相应的外周动脉成像的标准技术。第7章至第26章描述了我们所认为关键或新兴的技术，这些技术难以掌握，介入术实践者需要对其进行相应的了解。第27章至第45章重新回到我们方法的核心内容——日常问题的权威综述——严重钙化病变或分叉病变的治疗问题，完全性和不完全性冠状动脉血运重建的作用，以及对左心室功能严重受损患者的最佳治疗。最后，第46章至第50章综述了药物辅助应用的突出特点，将血栓性闭塞和主要临床出血的危险降至最低点。

由衷地感谢所有作者，他们不仅重新修订了以前的章节，撰写了新的章节，而且努力使本书具有最新的内容。此外，我们还要感谢Lippincott，Williams & Wilkins医学出版社的所有编辑和制作人员，特别要感谢Fran DeStefano、Fran Gunning和Renee Redding，没有他们的大力帮助，本书不会及时出版。

我们衷心地希望本书能为那些对患者进行冠心病介入治疗和非冠心病介入治疗的介入学者、心脏病专家、实习医生提供丰富的知识和最新的治疗方法。

医学博士Stephen G. Ellis
柯里弗兰临床医学基金会
心血管病学
（卢迪　丛洪良　译）

Contributing Authors

ALEXANDRE ABIZAID, M.D., Ph.D.
Cardiology Department
Federal University of Sao Paolo
Institute Dante Pazzanese of Cardiology
Sao Paulo, SP, Brazil

GEORGE L. ADAMS, M.D.
Clinical Cardiology Fellow
Department of Medicine, Division of Cardiology
Duke University
Durham, North Carolina

JASSIM AL SUWAIDI, M.B., Ch.B., F.A.C.C., F.S.C.A.I.
Director of the Cardiac Catheterization Laboratory
Cardiology and Cardiovascular Surgery
Hamad General Hospital
Doha, Qatar

HEIDAR ARJOMAND, M.D.
Director, Endovascular Intervention
Seacoast Cardiology Associates
Cardiology Department
Wentworth-Douglas Hospital
Dover, New Hampshire

J. WELLS ASKEW, M.D.
Cardiovascular Fellow
Mayo Clinic College of Medicine
Scottsdale, Arizona

RAMANJIT S. BAGGA, M.D.
Cardiac Catheterization Laboratory of the Cardiovascular Institute
Mount Sinai Hospital
New York, New York

GREGORY W. BARSNESS, M.D.
Assistant Professor of Internal Medicine
Mayo Clinic College of Medicine
Cardiovascular Diseases, Internal Medicine and Radiology
Mayo Clinic
Rochester, Minnesota

MALCOLM R. BELL, M.D.
Professor of Medicine
Cardiovascular Diseases
Mayo Clinic College
Rochester, Minnesota

PETER B. BERGER, M.D., F.A.C.C.
Professor
Department of Medicine
Duke University
Director of Interventional Cardiology
Department of Medicine
Duke University Medical Center
Durham, North Carolina

DEEPAK L. BHATT, M.D.
Director, Interventional Cardiology Fellowship
Cardiovascular Medicine
Cleveland Clinic Foundation
Cleveland, Ohio

EMMANOUIL S. BRILAKIS, M.D., M.Sc.
Assistant Professor of Medicine
Cardiology Division
University of Texas Southwestern Medical School
Director, Cardiac Catheterization Laboratory
Cardiology Department
Dallas VA Medical Center
Dallas, Texas

ERIC BROCHET, M.D.
Department of Cardiology
Bichat Hospital
Paris, France

IVAN P. CASSERLY, M.B., Ch.B.
Director, Interventional Cardiology
Department of Cardiology (IIIB)
Denver VA Medical Center
Denver, Colorado

ALBERT W. CHAN, M.D., M.Sc., F.R.C.P.C., F.A.C.C., F.S.C.A.I., F.E.S.C.
Interventional Cardiologist
Department of Cardiology
Royal Columbian Hospital
New Westminster, British Columbia, Canada

MANISH S. CHAUHAN, M.D., F.A.C.C.
Visiting Lecturer
Department of Medicine
Harvard University
Boston, Massachusetts
Interventional Cardiologist

Cardiovascular Medicine
North Austin Medical Center
Austin, Texas

KENNETH CHIN, M.B.B.S., F.R.C.P., F.A.C.C., F.E.S.C.
Consultant Cardiologist
Pantai Medical Centre
Kuala Lumpur
Malaysia

RYAN D. CHRISTOFFERSON, M.D.
Cleveland Clinic Foundation
Cleveland, Ohio

MARC COHEN, M.D.
Professor of Medicine
Mount Sinai School of Medicine
Wentworth-Douglas Hospital
New York, New York
Chief, Division of Cardiology
Cardiac Cath Lab Administration
Newark Beth Israel Medical Center
Newark, New Jersey

ANTONIO COLOMBO, M.D.
Visiting Professor of Medicine
Department of Interventional Cardiology
Columbia University Medical Center
New York, New York
Chief
Department of Invasive Cardiology
San Raffaele Hospital & Columbus Hospital
Milano, Italy

MARCO A. COSTA, M.D., Ph.D.
Assistant Professor
Division of Cardiology
Director of Research and Cardiovascular Imaging Core Laboratories
University of Florida
Jacksonville, Florida

DONALD E. CUTLIP, M.D.
Assistant Professor of Medicine
Harvard Medical School
Interventional Cardiologist Staff
Division of Cardiology
Beth Israel Deaconess Medical Center
Boston, Massachusetts

IVAN De SCHEERDER
Professor
Internal Medicine and Invasive Cardiology
Catholic University
Leuven, Belgium

JOHN S. DOUGLAS, JR., M.D.
Professor of Medicine
Cardiology Department
Emory University School of Medicine
Director of Interventional Cardiology
Cardiology Department
Emory University Hospital
Atlanta, Georgia

DANIEL L. DRIES, M.D., M.P.H.
Assistant Professor of Medicine
Cardiology Department
University of Pennsylvania
Assistant Professor of Medicine
Cardiovascular Division
Hospital of the University of Pennsylvania
Philadelphia, Pennsylvania

AMIR DURRANI
Department of Cell Biology
Cleveland Clinic Lerner College of Medicine of Case Western Reserve University
Cleveland, Ohio

STEPHEN G. ELLIS, M.D.
Professor of Medicine
Director, Sones Cardiac Catheterization Laboratories
Cardiovascular Medicine Department
Cleveland Clinic Foundation
Cleveland, Ohio

ANDREY ESPINOZA, M.D.
Director, Interventional Cardiology
Hunterdon Medical Center
Flemington, New Jersey

WILLIAM F. FEARON, M.D.
Assistant Professor
Department of Medicine–Cardiovascular Medicine
Stanford University Medical School
Stanford, California

IRVING FRANCO, M.D.
Staff Physician-Interventional Cardiologist
Cardiology Department
Cleveland Clinic Foundation
Cleveland, Ohio

KIRK N. GARRATT
Associate Director, Division of Cardiac Intervention
Department of Interventional Cardiology
Lenox Hill Heart and Vascular Institution of New York
New York, New York

THOMAS C. GERBER, M.D., Ph.D.
Associate Professor
Medicine and Radiology Departments
Mayo Clinic College of Medicine
Consultant
Mayo Clinic
Jacksonville, Florida

BERNARD J. GERSH, M.B., Ch.B., D.Phil., F.R.C.P.
Professor of Medicine and Consultant
Cardiovascular Diseases and Internal Medicine
Mayo Clinic and Mayo Clinic College of Medicine
Rochester, Minnesota

SHELDON GOLDBERG, M.D.
Professor of Medicine
Director, Cardiovascular Medicine
Cardiology Department
Hahnemann University Hospital
Philadelphia, Pennsylvania

HITINDER S. GURM, M.B.B.S.
Interventional Fellow
Department of Cardiovascular Medicine
Cleveland Clinic Foundation
Cleveland, Ohio

JAAP N. HAMBURGER, M.D., Ph.D., F.E.S.C., F.R.C.P.
Clinical Professor
Director, Interventional Cardiology Research
Division of Cardiology
University of British Columbia
Vancouver, British Columbia, Canada

DAVID HASDAI, M.D.
Associate Professor of Cardiology
Cardiology Department
Tel Aviv University
Tel Aviv, Israel
Director, Coronary Care Unit
Cardiology Department
Rabin Medical Center, Beilinson Campus
Petah Tikva, Israel

JOHN McB. HODGSON, M.D.
Professor
Department of Internal Medicine
Chief, Academic Cardiology
St. Joseph's Hospital and Medical Center
Phoenix, Arizona

DAVID R. HOLMES, JR., M.D.
Professor of Medicine
Mayo Clinic College of Medicine
Consultant
Department of Cardiovascular Diseases
Mayo Clinic
Rochester, Minnesota

ZAZA IAKOBISHVILI, M.D., Ph.D.
Rabin Medical Center
Sackler Faculty of Medicine
Tel Aviv University
Petah Tikva, Israel

BERNARD IUNG, M.D.
Cardiology Department
Bichat Hospital
AP-HP, Paris, France

DAVID E. KANDZARI, M.D.
John B. Simpson Assistant Professor of Interventional Cardiology and Genomic Sciences
Duke Clinical Research Institute
Assistant Professor of Medicine, Division of Cardiology
Duke University Medical Center
Durham, North Carolina

SAMIR KAPADIA, M.D.
Interventional Cardiology
Department of Cardiovascular Medicine
Cleveland Clinic Foundation
Cleveland, Ohio

DEAN KEREIAKES, M.D., F.A.C.C.
Clinical Professor of Medicine
Department of Internal Medicine
Ohio State University
Columbus, Ohio
Medical Director
The Heart Center of Greater Cincinnati and the Linder Center for Research and Prevention
The Christ Hospital
Cincinnati, Ohio

ANNAPOOMA S. KINI, M.R.C.P., F.A.A.C.
Cardiac Catheterization Laboratory of the Cardiovascular Institute
Mount Sinai Hospital
New York, New York

RONALD S. KUZO
Department of Diagnostic Radiology
Mayo Clinic Jacksonville
Jacksonville, Florida

THEODORE C. LAMSON, Ph.D.
Project Creator
ExploraMed, Inc.
Mountain View, California

GARY E. LANE, M.D.
Consultant, Assistant Professor
Cardiovascular Diseases
Mayo Clinic College of Medicine
Director of Cardiac Catheterization Laboratory
St. Luke's Hospital
Jacksonville, Florida

ZORAN LASIC, M.D.
Cardiovascular Research Foundation
New York, New York

A. MICHAEL LINCOFF, M.D.
Professor
Department of Medicine
Cleveland Clinic Lerner College of Medicine of Case Western Reserve University
Staff Interventional Cardiologist
Department of Cardiovascular Medicine
Cleveland Clinic Foundation
Cleveland, Ohio

XIAOSHUN LIU
Department of Cardiology
University Hospital Gasthuisberg
Leuven, Belgium

PETER LOCHOW, M.D., F.A.C.C.
Attending Interventional Cardiologist
Cardiology Practice and Hospital
Munich, Germany

BRUCE W. LYTLE, M.D.
Chairman
Department of Thoracic and Cardiovascular Surgery
Cleveland Clinic Foundation
Cleveland, Ohio

JOSHUA MAKOWER, M.D.
Consulting Associate Professor of Medicine
Stanford Biodesign
Stanford University School of Medicine
Stanford, California

DANIEL B. MARK
Professor of Medicine and Co-Director of Cardiac Care Unit
Duke University
Durham, North Carolina

ROXANA MEHRAN, M.D.
Associate Professor
Department of Medicine
Columbia University
Director, Outcomes Research Data Coordination Center
Center of Interventional Vascular Therapy
New York Presbyterian Hospital
New York, New York

BERNHARD MEIER, M.D.
Professor of Cardiology
Department of Cardiology
University Hospital Bern
Chairman, Swiss Cardiovascular Center Bern
University Hospital Bern, Inselspital
Bern, Switzerland

DAVID MESSIKA-ZEITOUN, M.D.
Cardiology Department
Bichat Hospital
Paris, France

JOSEPH G. MOTWANI, M.D.
Consultant Interventional Cardiologist
Southwest Cardiothoracic Centre
Derriford Hospital
Plymouth, Devon, United Kingdom

EUGENIA NIKOLSKY, M.D., Ph.D.
Associate Director
Clinical Research and Data Coordinating and Analysis Center
Cardiovascular Research Foundation
Center for Interventional Vascular Therapy
Columbia University Medical Center
New York, New York

STEVEN E. NISSEN, M.D.
Medical Director
Cleveland Clinic Cardiovascular Coordinating Center
Cleveland Clinic
Department Cardiovascular Medicine F15
Cleveland, Ohio

JAMES L. ORFORD
Mayday University Hospital
London, England

J. NORMAN PATTON, M.D.
Assistant Professor Chair
Division of Cardiovascular Diseases
Mayo Clinic
Jacksonville, Florida

MARC S. PENN, M.D., Ph.D.
Medical Director, Coronary Intensive Care Unit
Department of Cardiovascular Medicine and Cell Biology
Cleveland Clinic Foundation
Cleveland, Ohio

NICO HJ PIJLS, M.D., Ph.D.
Department of Cardiology
Catherina Hospital
Eindhoven, The Netherlands

ABHIRAM PRASAD, M.D.
Assistant Professor
Department of Internal Medicine
Mayo Clinic College of Medicine
Senior Associate Consultant
Department of Cardiovascular Diseases and Internal Medicine
Mayo Clinic
Rochester, Minnesota

STEPHEN R. RAMEE, M.D.
Section Head, Interventional Cardiology
Department of Cardiology
Director, Cardiac Catheterization Laboratory
Cardiology Department
Ochsner Clinic Foundation
New Orleans, Louisiana

CARL D. REIMERS, M.D., F.A.C.C.
Assistant Professor
Department of Medicine
Albert Einstein College of Medicine
Attending Physician
Department of Interventional Cardiology
Lenox Hill Hospital
New York, New York

MARK REISMAN
Cardiovascular Research
Swedish Medical Center
Seattle, Washington

CHARANJIT S. RIHAL, M.D., MBA
Professor of Medicine
Department of Cardiovascular Diseases and Internal Medicine
Mayo Clinic College of Medicine
Director, Consultant
Cardiac Catheterization Laboratory
Mayo Clinic
Rochester, Minnesota

BASSAM A. ROUKOZ, M.D., F.A.C.C., F.S.C.A.I.
Interventional Cardiologist
Department of Cardiology
Metro Heart Group of St. Louis
Interventional Cardiologist
Department of Cardiology
Jefferson Memorial Hospital
Festus, Missouri

MICHAEL P. SAVAGE, M.D.
Associate Professor
Department of Medicine
Jefferson Medical College
Director, Interventional Cardiology
Cardiac Catheterization Laboratories
Thomas Jefferson University Hospital
Philadelphia, Pennsylvania

JACQUELINE SAW, M.D., F.R.C.P.C.
Clinical Assistant Professor
Division of Cardiology
University of British Columbia
Assistant Director
Cardiac Catheterization Laboratory
Vancouver General Hospital
Vancouver, British Columbia, Canada

SAMIN K. SHARMA, M.D., F.A.C.C.
Professor of Medicine
Cardiovascular Institute
Mount Sinai School of Medicine
Director, Cardiac Catheterization Laboratory and Intervention
Co-Director, Cardiovascular Institute
Mount Sinai Medical Center
New York, New York

SIGMUND SILBER
Professor of Medicine, Department of Cardiology
University of Munich
Chief, Department of Cardiology, Cardiology Practice

JAI PAL SINGH, Ph.D.
Research Advisor
Department of Cardiovascular Research
Eli Lily and Company
Indianapolis, Indiana

SUZANNE A. SOROF, M.D.
Chief Cardiology Fellow
Heart and Vascular Department
MetroHealth Campus of Case Western Reserve University
Cleveland, Ohio

AMANDA GMR SOUSA, M.D., Ph.D.
Professor
Department of Cardiology
University of Sao Paulo, School of Medicine
Director
Division of Diagnostic and Interventional Cardiology
Institute Dante Pazzanese of Cardiology
Sao Paulo, SP, Brazil

J. EDUARDO SOUSA, M.D., Ph.D.
Professor
Department of Cardiology
Federal University of Sao Paulo
Interventional Cardiology
Department of Cardiology
Institute Dante Pazzanese of Cardiology
Sao Paulo, SP, Brazil

STEVEN R. STEINHUBL, M.D.
Associate Professor of Medicine
Department of Internal Medicine
University of Kentucky
Director of Cardiovascular Education and Clinical Research
Gill Heart Institute
University of Kentucky
Lexington, Kentucky

GORAN STANKOVIC, M.D.
Institute for Cardiovascular Diseases
Clinical Center of Serbia
Belgrade, Serbia and Montenegro

GREGG W. STONE, M.D.
Professor of Medicine
Department of Interventional Cardiology
Columbia University Medical Center
New York, New York

JOHN P. SWEENEY, M.D.
Director, Cardiac Catheterization Laboratories
Assistant Professor of Medicine
Mayo Clinic Hospital
Phoenix, Arizona

NAEEM K. TAHIRKHELI, M.D., F.A.C.C., F.S.C.A.I.
Oklahoma Heart Hospital
Oklahoma City, Oklahoma

ERIC J. TOPOL, M.D.
Provost and Professor of Medicine
Cleveland Clinic Lerner College of Medicine, Case Western Reserve University
Chairman
Department of Cardiovascular Medicine
Cleveland Clinic Foundation
Cleveland, Ohio

JEFFREY C. TROST, M.D.
Instructor
Department of Medicine
Johns Hopkins University
Director of Interventional Cardiology
Department of Medicine
Johns Hopkins Bayview Hospital
Baltimore, Maryland

E. MURAT TUZCU
Department of Cardiovascular Medicine
Cleveland Clinic Foundation
Cleveland, Ohio

ALEC S. VAHANIAN, M.D.
Professor of Medicine
Faculté of Médicine Xavier-Bichat
Université Paris VII
Head of Department
Department of Cardiology
Hôpital Bichat
Paris, France

JAYADEEP S. VARANASI, M.D.
Instructor of Medicine
Division of Cardiology
University of North Carolina School of Medicine, Chapel Hill
Clinical Fellow
Division of Cardiology
University of North Carolina at Chapel Hill
Chapel Hill, North Carolina

DEEPAK P. VIVEK, M.D.
Fellow, Interventional Cardiology
Department of Cardiology
Cleveland Clinic Foundation
Cleveland, Ohio

CHRISTOPHER J. WHITE, M.D.
Chairman
Department of Cardiology
Ochsner Clinic Foundation
New Orleans, Louisiana

JAY S. YADAV, M.D.
Attending Cardiologist
Cleveland Clinic Foundation
Cleveland, Ohio
Associate Professor of Cardiology
Vascular Medicine, Neurology and Radiology
Cleveland Clinic Foundation
Cleveland, Ohio

ALAN C. YEUNG, M.D.
Professor of Medicine
Division of Cardiovascular Medicine
Stanford University
Chief
Department of Interventional Cardiology
Stanford University Medical Center
Stanford, California

JOHN J. YOUNG, M.D.
The Heart Center of Greater Cincinnati and The Linder Center for Research and Education at the Christ Hospital
The Ohio Heart and Vascular Center
Cincinnati, Ohio

KHALED M. ZIADA, M.D.
Assistant Professor of Medicine
Gill Heart Institute
Division of Cardiovascular Medicine
University of Kentucky
Lexington, Kentucky

FELIX ZIJLSTRA
Professor of Cardiology
Thorax Centre
University Medical Centre
Director of Coronary Care Unit and Catheterization Laboratory
Thorax Centre
University Medical Centre
Groningen, The Netherlands

目 录

第一部分

再血管化的风险与获益的总论

第1章　单支血管病变:药物及血运重建选择

James L.Orford　Peter B.Berger

基于冠状动脉造影术开展数十年来的研究及大量的临床研究证据[1],尽管ACC/AHA制订了临床决策指南(表1-1)[2],但对于单支血管冠状动脉疾病的最佳治疗策略仍存争议。最佳治疗策略应能缓解心绞痛,预防缺血事件及心源性死亡的发生。但是,对于单支血管病变的冠状动脉疾病(CAD)患者,关于强化药物治疗、经皮冠状动脉介入(PCI)或是冠状动脉旁路移植术三种治疗策略的相应价值的理解却难以达成一致。

单支血管冠状动脉疾病的定义

CAD单支血管疾病通常指1支主要的冠状动脉血管(左前降支、左回旋支和右冠状动脉)或1支它们相应的主要分支(对角支、钝缘支、后降支及左室后支)大于等于70%的狭窄。影响临床治疗决策的因素包括:狭窄部位血管直径、血管病变部位的长度及形态、所牵涉的血管、其他血管造影是否存在无意义的狭窄、是否具备治疗并发症的医疗条件及左心室收缩功能。

血管直径的狭窄程度和应激导致的冠状动脉生理学异常与心肌灌注缺损的相关性已经明确[3]。这一相互关系可以与造影时充盈不足相混淆[4],严重的冠状动脉血管狭窄(≥70%)采取血运重建治疗是被普遍采纳的理论,且有数据支持经皮和外科血运重建治疗手段均能减轻心绞痛[5]。然而狭窄的程度并不能可靠地预言心肌梗死或心源性死亡的风险;由于小斑块的破裂,将来的血栓事件更常发生于造影无意义狭窄的病变,因为与造影有意义的狭窄相比,造影无意义的狭窄病变数量更多[6]。目前已经发现,单支血管病变的患者,在某一阶段血管内有粥样斑块而造影显示正常的平均占39%,且动脉粥样硬化是一扩散的过程,狭窄损害仅能代表整个疾病负荷的一小部分,所以关于单支血管病变的确切概念值得质疑[7]。

斑块的形态学有利于对血栓闭塞风险的预计,且可能影响到单支血管冠状动脉疾病的治疗。目前认为有较高血栓闭塞风险的冠状动脉病变有增高剪切力及分离流动的一些共同特征,包括狭窄病变内有分支血管,重度狭窄,陡峭的成角狭窄病变以及长病变[8-9]。一些经典的显像模式能更精确地识别易损斑块,并指导我们治疗最可能形成血栓及发生心肌梗死的冠状动脉病变[10]。

对于单支血管CAD,病变部位对于预后有重要意义,而且还影响到治疗决策的选择。例如,发生在前降支和钝缘支的相似程度的狭窄意义是不同的[11]。进一步说,利用累积分布函数我们能够推测距开口近端任一位置冠状动脉病变的百分比;这使临床医师能够以此模型预防应用药物洗脱支架以降低随后近端斑块破裂的风险[12]。如果证实这样的血运重建策略能够降低冠状动脉事件的发生率,对于更改CAD的治疗指南,则意义重大。

PCI与药物治疗的比较

对于单支血管CAD的治疗,许多重要的随机对照试验将球囊血管成形术(BA)和药物治疗进行了比较。血管成形术与药物的对比(Angioplasty Compared to Medicine, ACME)试验,随机入选了212名CCS分级I~II级的稳定型心绞痛合并劳累性心肌缺血和单支血管狭窄在70%~99%的冠心病患者,分为血管成形术组(PTCA/BA)和药物治疗组[5]。经过6个月的随访,血管成形术组的患者更易不发作心绞痛(64%vs46%,$p<0.01$),且运动试验耐力显著提高(2.1 min vs 0.5 min,$p<0.000\,1$)。但正如人们对低危患者所预料的一样,两组死亡及心肌梗死的发生率没有显著差异,但是血管

表1-1 ACC/AHA指南：节选指南中关于PCI在CAD单支血管病变治疗中的作用

Ⅰ类

不合并糖尿病的无症状心肌缺血或轻微心绞痛，1 支或 2 支冠状动脉存在 1 处或多处显著病变，适合 PCI 治疗且成功率较高而死亡及发病的风险较低的患者。所扩张的血管对应的必须是大面积的有活力的心肌(证据级别：B)

Ⅱ类

临床和解剖学要求同Ⅰ类适应证，但患者存在危险的心肌面积大小中等或患者存在需治疗的糖尿病(证据级别：B)

Ⅲ类

患者有无症状心肌缺血或轻微心绞痛，但不隶属于上述两类，且具有如下特征的：

A. 只有小面积的心肌存在风险

B. 无缺血的客观证据

C. 病变成功扩张的可能性很低

D. 并非心肌缺血所致的轻微症状

E. 存在增加发病和死亡风险的因素

F. 左主干病变

G. <50%的无意义病变(证据级别：C)

针对行药物治疗的中、重度症状(心绞痛分级Ⅱ~Ⅳ，不稳定型心绞痛或非 ST 段抬高心肌梗死)的单支或多支冠状动脉疾病患者的建议

Ⅰ类

有 1 支或多支冠状动脉存在 1 处或多处显著病变，适合 PCI 治疗且成功可能性大而死亡和发病风险较低的患者。血管对应中或大面积的有活力且有风险的心肌(证据级别：B)

Ⅱa 类

隐静脉移植血管病变或多发狭窄不适合再次行外科手术的患者(证据级别：C)

Ⅱb 类

患者有 1 支或多个病变需要扩张且成功的可能性减低，或血管对应的活力心肌面积小于中等面积。患者有 2 支或 3 支血管病变，存在有意义的 LAD 近段病变和需治疗的糖尿病或左室功能异常(证据级别：B)

Ⅲ类

1. 患者客观检查没有心肌损伤或缺血的证据且没有进行过药物治疗试验，或存在：
   A. 只有小面积的心肌存在风险
   B. 所有病变或罪犯病变在形态学上成功扩张的可能性较低
   C. 治疗相关的发病和死亡的风险较高(证据级别：C)
2. 患者冠状动脉狭窄无意义(<50%直径)(证据级别：C)
3. 适合 CABG 治疗的有意义的左主干 CAD 患者(证据级别：B)

成形术组很多需要进行多次血运重建治疗(血管成形术或旁路移植术)。

上述试验随访2年的结果进一步肯定了BA后的持久获益，62%血管成形术组的病人未再发心绞痛，而药物治疗组仅为47%($p<0.05$)；血管成形术组的病人运动耐力提高了1.33 min，而药物治疗组却下降了0.28 min($p<0.04$)[13]。

在MASS (Medicine Angioplasty or Surgery Study)试验中，214名LAD近段狭窄>80%，心室功能正常的稳定型心绞痛患者，随机分为内乳动脉旁路移植术(n=70)、BA(n=72)、药物治疗(n=72)[14]。在平均3年的随访之后，主要终点事件(心源性死亡、心肌梗死或需要血运重建治疗的顽固心绞痛)的发生情况如下：旁路手术组2人(3%)，血管成形术组17人(24%)，药物治疗组12人(17%)(其中血管成形术组对旁路手术组p=0.0002；旁路手术组对药物治疗组p=0.006；血管成形术组对药物治疗组p=0.28)。旁路手术组没有病人需要进一步进行血运重建治疗，而冠脉成形术组和药物治疗组分别有8人和7人需要进一步进行血运重建治疗(p=0.019)。在平板试验中，两个血运重建治疗组的病人症状显著减轻，且心肌缺血的发生率也下降。在这次低风险组病人的小规模研究中三组病人死亡及心肌梗死的发生率没有明显差别。

RITA-2 (Second Randomized Intervention Treatment of Angina)入选了1 018名冠状动脉造影证实的冠心病患者，随机分为BA+药物治疗组和单纯药物治疗组[15]。约60%的病人为单支血管病变。死亡和非致死性心肌梗死的发生率在BA组为6.3%，单纯药物治疗组为3.3%(p=0.02)。单纯死亡率两组患者没有差异(BA组11人，药物治疗组7人)。BA组的病人有7.9%需要旁路移植手术，11%需要进一步非随机BA。在随访中，药物治疗组23%进行了血运重建治疗。BA组的患者心绞痛发作程度较轻；在随机分组后3个月药物治疗组有超过2级或更严重的心绞痛的病人占16.5%($p<$

0.001)，2年后降低为7.6%。两组的运动时间(Bruce方案）均有所提高，随访3个月时BA组平均提高了35 s (p<0.001)。治疗方法与病变血管数目之间无明显关系，但因为数据有限，不能依据病变的血管数目（单支或多支病变）对主要终点事件进行评价。

AVERT试验（Atorvastatin Versus Revascularization Treatment)入选了341名稳定的冠心病患者（无症状或加拿大心血管学会Ⅰ~Ⅱ级的心绞痛)且左心室射血功能正常，随机分入药物治疗组（阿托伐他汀80 mg)或经皮血运重建加一般药物治疗组[16]。入选病人中约57%为单支血管冠心病。应用阿托伐他汀强化降脂药物治疗组的病人中有13%发生缺血事件，而PCI组有21%发生缺血事件(p=0.048)。这种差异归因于后继的血运重建治疗和因心绞痛加重而住院的需要下降。服用阿托伐他汀药物组的病人首次缺血事件发作的时间要明显晚于血管成形术加一般治疗组(p=0.03)(图1-1)。两组之间死亡、心肌梗死、复苏的心脏停止或血运重建的发生率没有明显差别。这个试验的结果相当有争议。该研究入选者代表高选择人群从而引发显著选择偏倚。进一步讲，"心绞痛恶化伴有心肌缺血的证据并且住院治疗"这一主观性很强的终点描述亦可导致主要终点差异(25个vs11个病人)；对已行PCI治疗有再狭窄迹象的患者进行重点监护也使结果产生偏倚。COURAGE(The Clinical Outcomes Utilizing Revascularization and Aggressive Dug Evaluation）试验对比了强化药物治疗和强化药物治疗+PCI治疗的稳定型心绞痛患者。这将更全面地回答AVERT试验所提出的问题。

ACIP(Asymptomatic Cardiac Ischemia Pilot)研究把558名冠状动脉结构解剖上适合行血运重建(PCI或旁路手术)且至少有一时期为无症状的心肌缺血（平板行走或踏车运动试验）的冠心病患者随机分为三组：(a)减轻心绞痛为目的的药物治疗（心绞痛指导的策略)；(b) 减轻心绞痛及运动心电图心肌缺血的药物治疗（缺血指导的治疗策略)；(c)血运重建策略(血管成形术或旁路手术)[17]。血运重建组接受较少的药物治疗，连续步行心电图记录和运动试验心肌缺血的发生少于药物治疗组。更重要的是，死亡率angina-guided组的为4.4%，ischemia-guided组为1.6%，血运重建组为0（总而言之，p=0.004；angina-guided对血运重建，p=0.003；其他配对比较，p=NS)。三组间终点事件（心肌梗死、不稳定型心绞痛、脑卒中和充血性心力衰竭)的各自发生率没有明显差别，但是1年时复合终点（死亡、心肌梗死、非预计血运重建或是住院治疗)的

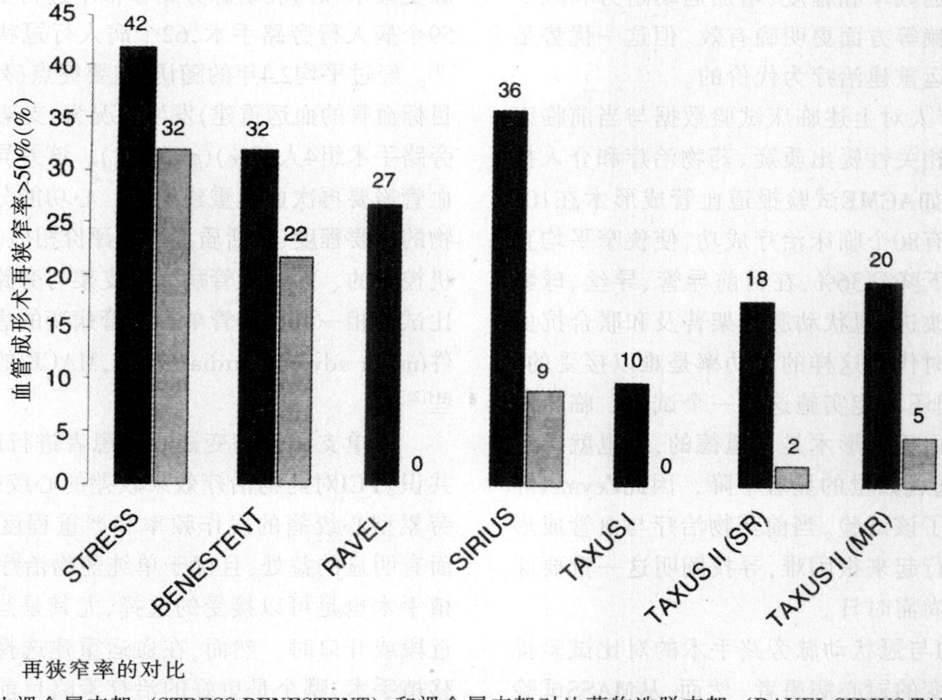

图1-1　再狭窄率的对比

BA对比裸金属支架（STRESS,BENESTENT）和裸金属支架对比药物洗脱支架（RAVEL,SIRIUS,TAXUS Ⅰ和Ⅱ)。STRESS=支架再狭窄研究，BA对比裸金属支架(BENESTENT,比利时荷兰支架研究，BA对比裸金属支架；RAVEL，西罗莫思bxvelocity随机研究，新生冠状动脉病变患者球囊扩张支架治疗，裸金属支架对比西罗莫思药物洗脱支架；SIRIUS，冠状动脉病变的西罗莫思药物洗脱支架，裸金属支架对比西罗莫思药物洗脱支架；TAXUS Ⅰ，裸金属支架对比紫杉醇药物洗脱支架；TAXUS Ⅱ，裸金属支架对比紫杉醇药物洗脱支架；SR，缓释；MR，平稳释放)

发生率情况如下：angina-guided 32%；ischemia-guided 31%；血运重建组18%（p=0.003）。亚组分析发现，行血运重建治疗组中前降支近段狭窄或是多支血管病变的患者获益最为明显，因此该研究数据与单支血管病变冠心病患者这一宽广人群的相关性尚有争议。而且在血运重建治疗组中行PCI治疗和旁路手术治疗的患者获益是否一致也难以确定。

ALKK（Arbeitsgemeinschaft Leitende Kardiologische Krankenhausarzte）研究小组把300名梗死相关动脉分为单支血管病变、无或仅有轻微心绞痛、在急性心肌梗死6周内的患者随机接受血管成形术或是药物治疗[18]。随访1年时无终点事件（主要终点：死亡、心肌梗死、重复血运重建治疗或因心绞痛恶化再入院）存活率在药物治疗组为82%，血管成形术组为90%（p=0.006）。长期随访结果（平均56个月）与之相似，两组存活率分别为89%和96%（p=0.02）。长期随访结果无主要终点事件的存活率仍有利于血管成形术组（66% vs80%，p=0.05），而且血管成形术组对硝酸盐类药物的应用需要显著较少（36%vs55%，p=0.006）。

上述所有试验的共同之处在于，对于冠心病单支血管病变患者，泛泛地讲，血管成形术和药物治疗在心肌梗死和死亡的发生率方面是等同的。BA在减轻患者心绞痛发作的频率和程度、增加运动耐力和减少抗心绞痛药物依赖等方面更明确有效。但这一优势是以更加频繁的血运重建治疗为代价的。

然而，现已有人对上述临床试验数据与当前临床药物治疗实践的相关性提出质疑。药物治疗和介入技术都有进步，例如ACME试验报道血管成形术在100个病人中应用只有80个临床治疗成功，使狭窄平均直径百分比由76%下降到36%，在目前导管、导丝、球囊和支架设计都已改进，冠状动脉支架普及和联合抗血小板药物治疗的时代，这样的成功率是难以接受的。事实上，目前我们还不能实施这样一个试验。临床医师普遍认为拒行血管成形术是不道德的，这也就导致了ALKK试验入选者数量的显著下降，因此Zeymer等不得不提前终止了该试验。当前药物治疗与血管成形术的对比试验施行起来很困难，寻找阐明这一重要课题的决定性证据尚需时日。

早期大多PCI与冠状动脉旁路手术的对比试验排除了单支血管病变的冠心病患者。然而，从MASS试验（前面已讨论）、RITA-1试验和lausanne试验的结果中我们还是能够总结出一些有限的结论。

RITA-1试验让1 011名冠心病患者（45%单支血管病变，55%多支血管病变）随机接受BA或旁路移植手术治疗[19]。主要终点（死亡或非致死性心肌梗死）发生情况如下：BA组为17%，旁路移植手术组为16%（p=0.64）。BA组病人中有45%需要进行额外的血运重建手术（26%再次BA，19%旁路移植手术），且这些干预大多发生在第1年，但3年后血运重建率为4%。旁路手术组血运重建率为每年2%。BA组的病人心绞痛发作较多，平均高于旁路手术组10%（p<0.001）。前面提到的一些比较在单支血管病变和多支血管病变组都是相似的。

Goy等（lausanne试验）随机为134名单纯LAD近段狭窄、左室功能正常且有心肌缺血表现的患者行血管成形术或旁路移植手术（左内乳动脉移植）[20]。两组患者住院期间的并发症发生率相似（旁路移植手术组有2名患者手术期间发生心肌梗死，血管成形术组有3名患者因急性闭塞行急诊旁路移植手术）。两组临床和功能上的指标没有差别，但血管成形术组需要更多的抗心绞痛药物治疗以控制症状。经过2.5年的随访，86%旁路移植手术组的病人和43%血管成形术组的病人未发生恶性事件（p<0.01）。这一差异由血管成形术组的病人因再狭窄重复血运重建治疗所致。两组患者死亡和心肌梗死的发生率没有显著差异。

最近Goy等针对LAD近段孤立狭窄病变，对冠状动脉支架术和内乳动脉旁路移植术进行了比较，随机为59个病人行旁路手术，62个病人行冠状动脉支架手术[21]。经过平均2.4年的随访，主要终点（死亡、心肌梗死、目标血管的血运重建）发生情况为：支架组19人（31%），旁路手术组4人（7%）（p<0.001）。该差异也由支架组靶血管需要再次血运重建所致。心功能分级抗心绞痛药物的需要程度、生活质量两组评价相似。这些结果与随机控制的、多支血管病变的支架与旁路移植手术的对比试验相一致，尽管单支血管病变的患者恶性心脏事件(major adverse cardia events，MACE)的发生率较低一些[22]。

对单支血管病变冠心病患者进行PCI治疗已达成共识。PCI对药物治疗效果较差的心绞痛明确有效，在劳累型心绞痛的发作频率和严重程度及运动耐力方面有明显的益处，且优于单纯药物治疗。同样，旁路移植手术也是可以接受的选择，尤其是当狭窄累及LAD近段或开口时。然而，在血运重建选择中（PCI或旁路移植手术）哪个是更好的治疗策略目前尚不明确。死亡和心肌梗死的发生率没有差别，但行PCI治疗的病人因靶血管再狭窄可能需要更频繁的血运重建。

然而这些结论的论据可能已经过时。随着介入和外科技术的迅猛进展，这些数据和当前临床实践的相关性已遭质疑。

当代外科技术

微创旁路移植手术

非体外循环下的微创旁路移植手术的进展更新了人们对当前血运重建策略优劣性的认识。

Diegeler等随机为220名LAD近段高度狭窄的患者行微创旁路移植手术或冠状动脉支架术[23]。6个月内支架组MACE(死亡、心肌梗死、靶血管血运重建)的发生较旁路手术组频繁(31%vs15%，p=0.02)。差异也是由支架组靶血管需要血运重建导致（29%vs8%，p=0.003)。6个月后62%支架组的病人和79%外科手术组的病人没有心绞痛发作(p=0.03)。

Gisowski等随机为100名CCS分级Ⅲ或Ⅳ级心绞痛、LAD严重狭窄的患者行直接支架术或内镜无创冠状动脉旁路移植手术[24]。支架组患者因靶血管再狭窄需要血运重建增多，但在死亡和心肌梗死的发生方面两组没有差别(两组都没有发生)。外科手术组有一个病人因LIMA-LAD吻合处严重狭窄需要BA治疗。

Reves等入选了100名病人，进行了针对LAD近段狭窄微创旁路移植手术和冠状动脉支架术的多中心随机对照试验[25]。12个月时累计风险率在旁路手术组为7.1%，支架组为9.2%(p=NS)。两组病人心绞痛症状、疾病特征和一般的生活质量都没有显著差异。微创旁路移植手术的费用高于冠状动脉支架术。

因此，微创旁路外科手术与冠状动脉支架的对比，和常规旁路移植手术和冠状动脉支架的对比结果相似。死亡和心肌梗死的发生率没有明显差异，但冠状动脉支架组靶血管血运重建的发生率较高。

非体外循环下的旁路移植手术

尽管非体外循环下的旁路移植手术理论上的优势能否在常规临床实践中体现尚不明确，但以非体外循环下的旁路移植手术取代传统的旁路移植手术可能减少死亡率、住院时间和住院费用[26]。然而，由于组织稳定剂及其他技术的进展，非体外循环下的旁路移植手术正趋普及。

Drenth等为102名LAD近段孤立高度狭窄的患者随机行PCI或非体外循环下的旁路移植手术[27]。经过平均3年的随访，主要恶性心脑血管事件的发生率在PCI组为23.5%，非体外循环下旁路移植手术组为9.8%(p=0.07)。行外科手术后的病人心绞痛发作分级较低并且对抗心绞痛药物的需求较少(p=0.01)。PCI后靶血管的血运重建较非体外循环下的外科手术后常见(15.7%vs4.1%，p=0.09)。

Eefting等把280名应行血管成形术的病人随机分为非体外循环下旁路移植手术组或冠状动脉支架组[28]。其中约70%的病人为单支血管病变。经过1年的随访，无脑卒中、心肌梗死和重复血运重建的存活率在支架术后为85.5%，非体外循环下旁路移植手术后为91.5%(RR，0.93；95% CI 0.86~1.02)。非体外循环下旁路手术后的心绞痛缓解更普遍（78.3%vs87.0%，p=0.06)。冠状动脉支架使总费用下降2 933美元(26.2%，p<0.01)。

同样，两组死亡和心肌梗死的发生率没有差异，但是非体外循环下旁路移植手术的临床效果较好，并且是LAD近段或开口病变合理的可选治疗策略，尤其是支架治疗可能效果不佳的冠状动脉狭窄病变。

当前经皮冠状动脉介入

临床效果的提高是近来PCI的重要进展，其中包括双重抗血小板药物，围手术期糖蛋白Ⅱb/Ⅲa受体拮抗剂和冠状动脉支架的应用[29-31]。最近，DES的发展使介入心脏病学的临床实践发生了革命。

球囊扩张西罗莫司药物涂层支架在新生冠状动脉病变患者中治疗的随机研究(RAVEL)入选238名患者随机接受西罗莫司药物涂层支架或裸金属支架(BMS)治疗[32]。经过6个月的随访，药物洗脱支架组迟发管腔径丢失(−0.01 mm ± 0.33 mm)明显小于BMS组（0.80 mm±0.53 mm，p<0.001)。在标准支架组中，26.6%的患者出现管腔直径50%或以上再狭窄，而西罗莫司洗脱支架组为零(p<0.001)。在1年随访期间，总MACE的发生率在西罗莫司洗脱支架组为5.8%，标准支架组为28.8%(p<0.001)。这种差异完全归因于BMS组靶血管较高的重复血运重建率。后继的一系列在不同人群中进行的试验已经证实西罗莫司和紫杉醇洗脱支架都能够预防内皮细胞的增生和支架内再狭窄，而且与以往对照，这些试验数据表明在冠心病单支血管病变患者能够显著降低靶血管的重复血运重建的需要(图1-2)[33-39]。

冠状动脉支架远期预后的改善，尤其是使用DES后靶血管再次血运重建率的显著下降，要求我们进一步评价冠心病单支血管病变患者冠状动脉支架和旁路移植手术的相关获益程度。

ST段抬高型心肌梗死

前面提到的数据大多是关于药物治疗、经皮或外

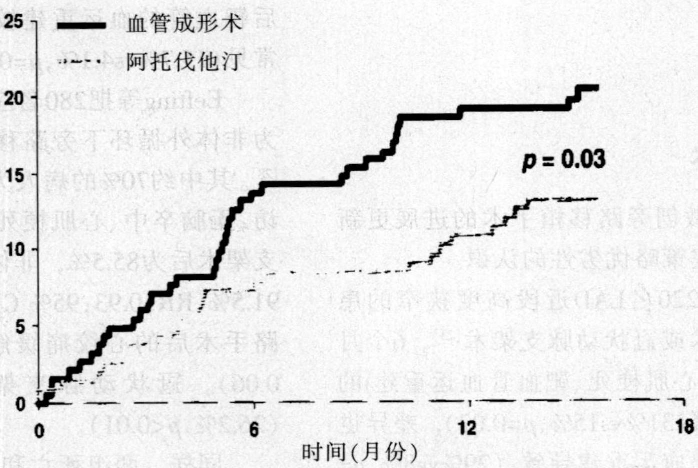

图1-2　AVERT试验：首次缺血事件的时间

科的血运重建手段对稳定型心绞痛、难治型心绞痛或恶化型心绞痛的治疗效果。最初血管成形术是ST段抬高型心肌梗死患者首选的治疗策略[40-41]，根据公开建议急性ST段抬高型心肌梗死的冠心病单支血管病变患者应行血管成形术和冠状动脉支架治疗；任何关于药物或是外科手术策略的疗效的讨论对这一特殊的患者人群都是不适用的。

同样的，对于非ST段抬高型的急性冠状动脉综合征患者，其中包括冠心病单支血管病变，联合糖蛋白Ⅱb/Ⅲa拮抗剂和冠状动脉支架的有创性评价和治疗手段能够提高临床预后[43-45]。

左主干冠状动脉支架

无旁路手术禁忌证的无保护左主干病变一直是心脏外科医生的领域。然而，前面已提到，冠状动脉支架术的手段和预后都已显著提高，冠状动脉支架也可能是一个安全有效的选择[46-48]。单独左主干病变很少见，但在药物支架时代，首选的治疗方法应包括冠状动脉支架。

慢性完全闭塞

慢性完全闭塞仍然是介入心脏病学家的一个特别的挑战。鉴于冠状动脉支架的成功率低(70%左右)和较高的再狭窄风险，许多医师偏爱选择旁路移植手术。然而，更深的进展有可能有助于我们通过慢性闭塞病变[49]；而且有初步证据显示对于导丝通过和球囊扩张成功的慢性闭塞患者，药物支架能够降低再狭窄的发生率[50-51]。

总结

不管采用何种治疗策略，冠心病单支血管病变患者的预后普遍较好。尽管冠心病单支血管病变患者对个体化的治疗选择也许会一直不明确，但药物治疗、PCI和较不常选用的旁路移植手术都能提高患者的生活质量，并且在一定的临床和解剖学条件下，降低心肌梗死恶化死亡的发生。

（麻力军　丛洪良　译）

参考文献

1. Sones FM, Jr., Shirey EK. Cine coronary arteriography. *Mod Concepts Cardiovasc Dis* 1962;31:735–738.
2. Gibbons RJ, Abrams J, Chatterjee K, et al. ACC/AHA 2002 guideline update for the management of patients with chronic stable angina—summary article: a report of the American College of Cardiology/American Heart Association Task Force on practice guidelines (Committee on the Management of Patients With Chronic Stable Angina). *J Am Coll Cardiol* 2003;41(1):159–168.
3. Legrand V, Mancini GB, Bates ER, et al. Comparative study of coronary flow reserve, coronary anatomy and results of radionuclide exercise tests in patients with coronary artery disease. *J Am Coll Cardiol* 1986;8(5):1022–1032.
4. Topol EJ, Nissen SE. Our preoccupation with coronary luminology. The dissociation between clinical and angiographic findings in ischemic heart disease. *Circulation* 1995;92(8):2333–2342.
5. Parisi AF, Folland ED, Hartigan P. A comparison of angioplasty with medical therapy in the treatment of single-vessel coronary artery disease. Veterans Affairs ACME Investigators. *N Engl J Med* 1992;326(1):10–16.
6. Fuster V, Lewis A. Conner Memorial Lecture. Mechanisms leading to myocardial infarction: insights from studies of vascular biology. *Circulation* 1994;90(4):2126–2146.
7. Nissen SE. Rationale for a postintervention continuum of care: insights from intravascular ultrasound. *Am J Cardiol* 2000;86 (4B):12H–17H.
8. Ledru F, Theroux P, Lesperance J, et al. Geometric features of coronary artery lesions favoring acute occlusion and myocardial infarction: a quantitative angiographic study. *J Am Coll Cardiol* 1999;33(5):1353–1361.

9. Taeymans Y, Theroux P, Lesperance J, et al. Quantitative angiographic morphology of the coronary artery lesions at risk of thrombotic occlusion. *Circulation* 1992;85(1):78–85.
10. MacNeill BD, Lowe HC, Takano M, et al. Intravascular modalities for detection of vulnerable plaque: current status. *Arterioscler Thromb Vasc Biol* 2003;23(8):1333–1342.
11. Karha J, Murphy SA, Kirtane AJ, et al. Evaluation of the association of proximal coronary culprit artery lesion location with clinical outcomes in acute myocardial infarction. *Am J Cardiol* 2003;92(8):913–918.
12. Gibson CM, Kirtane AJ, Murphy SA, et al. Distance from the coronary ostium to the culprit lesion in acute ST-elevation myocardial infarction and its implications regarding the potential prevention of proximal plaque rupture. *J Thromb Thrombolysis* 2003;15(3):189–196.
13. Hartigan PM, Giacomini JC, Folland ED, et al. Two- to three-year follow-up of patients with single-vessel coronary artery disease randomized to PTCA or medical therapy (results of a VA cooperative study). Veterans Affairs Cooperative Studies Program ACME Investigators. Angioplasty Compared to Medicine. *Am J Cardiol* 1998;82(12):1445–1450.
14. Hueb WA, Bellotti G, de Oliveira SA, et al. The Medicine, Angioplasty or Surgery Study (MASS): a prospective, randomized trial of medical therapy, balloon angioplasty or bypass surgery for single proximal left anterior descending artery stenoses. *J Am Coll Cardiol* 1995;26(7):1600–1605.
15. Coronary angioplasty versus medical therapy for angina: the second Randomised Intervention Treatment of Angina (RITA-2) trial. RITA-2 trial participants. *Lancet* 1997;350(9076):461–468.
16. Pitt B, Waters D, Brown WV, et al. Aggressive lipid-lowering therapy compared with angioplasty in stable coronary artery disease. Atorvastatin versus Revascularization Treatment Investigators. *N Engl J Med* 1999;341(2):70–76.
17. Rogers WJ, Bourassa MG, Andrews TC, et al. Asymptomatic Cardiac Ischemia Pilot (ACIP) study: outcome at 1 year for patients with asymptomatic cardiac ischemia randomized to medical therapy or revascularization. The ACIP Investigators. *J Am Coll Cardiol* 1995;26(3):594–605.
18. Zeymer U, Uebis R, Vogt A, et al. Randomized comparison of percutaneous transluminal coronary angioplasty and medical therapy in stable survivors of acute myocardial infarction with single-vessel disease: a study of the Arbeitsgemeinschaft Leitende Kardiologische Krankenhausarzte. *Circulation* 2003;108(11):1324–1328.
19. Coronary angioplasty versus coronary artery bypass surgery: the Randomized Intervention Treatment of Angina (RITA) trial. *Lancet* 1993;341(8845):573–580.
20. Goy JJ, Eeckhout E, Burnand B, et al. Coronary angioplasty versus left internal mammary artery grafting for isolated proximal left anterior descending artery stenosis. *Lancet* 1994;343(8911):1449–1453.
21. Goy JJ, Kaufmann U, Goy-Eggenberger D, et al. A prospective randomized trial comparing stenting to internal mammary artery grafting for proximal, isolated de novo left anterior coronary artery stenosis: the SIMA trial. Stenting vs Internal Mammary Artery. *Mayo Clin Proc* 2000;75(11):1116–1123.
22. Biondi-Zoccai GG, Abbate A, Agostoni P, et al. Stenting versus surgical bypass grafting for coronary artery disease: systematic overview and meta-analysis of randomized trials. *Ital Heart J* 2003;4(4):271–280.
23. Diegeler A, Thiele H, Falk V, et al. Comparison of stenting with minimally invasive bypass surgery for stenosis of the left anterior descending coronary artery. *N Engl J Med* 2002;347(8):561–566.
24. Cisowski M, Drzewiecki J, Drzewiecka-Gerber A, et al. Primary stenting versus MIDCAB: preliminary report-comparison of two methods of revascularization in single left anterior descending coronary artery stenosis. *Ann Thorac Surg* 2002;74(4):S1334–S1339.
25. Reeves BC, Angelini GD, Bryan AJ, et al. A multi-centre randomised controlled trial of minimally invasive direct coronary bypass grafting versus percutaneous transluminal coronary angioplasty with stenting for proximal stenosis of the left anterior descending coronary artery. *Health Technol Assess* 2004;8(16):1–43.
26. Boening A, Friedrich C, Hedderich J, et al. Early and medium-term results after on-pump and off-pump coronary artery surgery: a propensity score analysis. *Ann Thorac Surg* 2003;76(6):2000–2006.
27. Drenth DJ, Veeger NJ, Winter JB, et al. A prospective randomized trial comparing stenting with off-pump coronary surgery for high-grade stenosis in the proximal left anterior descending coronary artery: three-year follow-up. *J Am Coll Cardiol* 2002;40(11):1955–1960.
28. Eefting F, Nathoe H, van DD, et al. Randomized comparison between stenting and off-pump bypass surgery in patients referred for angioplasty. *Circulation* 2003;108(23):2870–2876.
29. Popma JJ, Ohman EM, Weitz J, et al. Antithrombotic therapy in patients undergoing percutaneous coronary intervention. *Chest* 2001;119[1 Suppl]:321S–336S.
30. Lincoff AM, Califf RM, Topol EJ. Platelet glycoprotein IIb/IIIa receptor blockade in coronary artery disease. *J Am Coll Cardiol* 2000;35(5):1103–1115.
31. Al SJ, Berger PB, Holmes DR, Jr. Coronary artery stents. *JAMA* 2000;284(14):1828–1836.
32. Morice MC, Serruys PW, Sousa JE, et al. A randomized comparison of a sirolimus-eluting stent with a standard stent for coronary revascularization. *N Engl J Med* 2002;346(23):1773–1780.
33. Moses JW, Leon MB, Popma JJ, et al. Sirolimus-eluting stents versus standard stents in patients with stenosis in a native coronary artery. *N Engl J Med* 2003;349(14):1315–1323.
34. Schofer J, Schluter M, Gershlick AH, et al. Sirolimus-eluting stents for treatment of patients with long atherosclerotic lesions in small coronary arteries: double-blind, randomised controlled trial (E-SIRIUS). *Lancet* 2003;362(9390):1093–1099.
35. Schampaert E, Cohen EA, Schluter M, et al. The Canadian study of the sirolimus-eluting stent in the treatment of patients with long de novo lesions in small native coronary arteries (C-SIRIUS). *J Am Coll Cardiol* 2004;43(6):1110–1115.
36. Lemos PA, Serruys PW, van Domburg RT, et al. Unrestricted utilization of sirolimus-eluting stents compared with conventional bare stent implantation in the "real world": the Rapamycin-Eluting Stent Evaluated at Rotterdam Cardiology Hospital (RESEARCH) registry. *Circulation* 2004;109(2):190–195.
37. Colombo A, Drzewiecki J, Banning A, et al. Randomized study to assess the effectiveness of slow- and moderate-release polymer-based paclitaxel-eluting stents for coronary artery lesions. *Circulation* 2003;108(7):788–794.
38. Tanabe K, Serruys PW, Grube E, et al. TAXUS III Trial: in-stent restenosis treated with stent-based delivery of paclitaxel incorporated in a slow-release polymer formulation. *Circulation* 2003;107(4):559–564.
39. Stone GW, Ellis SG, Cox DA, et al. A polymer-based, paclitaxel-eluting stent in patients with coronary artery disease. *N Engl J Med* 2004;350(3):221–231.
40. Keeley EC, Grines CL. Primary coronary intervention for acute myocardial infarction. *JAMA* 2004;291(6):736–739.
41. Lemos PA, Saia F, Hofma SH, et al. Short- and long-term clinical benefit of sirolimus-eluting stents compared to conventional bare stents for patients with acute myocardial infarction. *J Am Coll Cardiol* 2004;43(4):704–708.
42. Ryan TJ, Antman EM, Brooks NH, et al. 1999 update: ACC/AHA guidelines for the management of patients with acute myocardial infarction. A report of the American College of Cardiology/American Heart Association Task Force on Practice Guidelines (Committee on Management of Acute Myocardial Infarction). *J Am Coll Cardiol* 1999;34(3):890–911.
43. Smith SC, Jr., Dove JT, Jacobs AK, et al. ACC/AHA guidelines of percutaneous coronary interventions (revision of the 1993 PTCA guidelines)—executive summary. A report of the American College of Cardiology/American Heart Association Task Force on Practice Guidelines (committee to revise the 1993 guidelines for percutaneous transluminal coronary angioplasty). *J Am Coll Cardiol* 2001;37(8):2215–2239.
44. Bavry AA, Kumbhani DJ, Quiroz R, et al. Invasive therapy along with glycoprotein IIb/IIIa inhibitors and intracoronary stents improves survival in non-ST-segment elevation acute coronary syndromes: a meta-analysis and review of the literature. *Am J Cardiol* 2004;93(7):830–835.
45. Braunwald E, Antman EM, Beasley JW, et al. ACC/AHA 2002 guideline update for the management of patients with unstable angina and non-ST-segment elevation myocardial infarction—summary article: a report of the American College of Cardiology/American Heart Association task force on practice guidelines (Committee on the Management of Patients with Unstable Angina). *J Am Coll Cardiol* 2002;40(7):1366–1374.

46. Park SJ, Park SW, Hong MK, et al. Long-term (three-year) outcomes after stenting of unprotected left main coronary artery stenosis in patients with normal left ventricular function. *Am J Cardiol* 2003;91(1):12–16.
47. Arampatzis CA, Lemos PA, Tanabe K, et al. Effectiveness of sirolimus-eluting stent for treatment of left main coronary artery disease. *Am J Cardiol* 2003;92(3):327–329.
48. Brueren BR, Ernst JM, Suttorp MJ, et al. Long term follow up after elective percutaneous coronary intervention for unprotected non-bifurcational left main stenosis: is it time to change the guidelines? *Heart* 2003;89(11):1336–1339.
49. Morales PA, Heuser RR. Chronic total occlusions: experience with fiber-optic guidance technology—optical coherence reflectometry. *J Interv Cardiol* 2001;14(6):611–616.
50. Ferreira AC, Peter AA, Salerno TA, et al. Clinical impact of drug-eluting stents in changing referral practices for coronary surgical revascularization in a tertiary care center. *Ann Thorac Surg* 2003;75(2):485–489.
51. Lemos PA, Hoye A, Goedhart D, et al. Clinical, angiographic, and procedural predictors of angiographic restenosis after sirolimus-eluting stent implantation in complex patients: an evaluation from the Rapamycin-Eluting Stent Evaluated at Rotterdam Cardiology Hospital (RESEARCH) study. *Circulation* 2004;109(11):1366–1370.

第2章 多支冠状动脉血管病变患者的治疗选择概述

George L.Adams David E.Kandzari Daniel B.Mark

冠状动脉疾病具有很长的临床稳定期，急性恶化表现为不稳定型心绞痛、急性心肌梗死或充血性心力衰竭。对于冠心病多支血管病变的处理，需要对冠心病的自然病史和可行的治疗选择（包括药物治疗和冠状动脉血运重建）都有所了解。本章在于阐明涉及多支血管病变患者预后分层的主要概念，以证实治疗对重度冠状动脉疾病临床结果的影响。

药物治疗患者的预后

冠心病多支血管病变患者的风险预测

多支血管CAD在解剖学和预后方面并不都是一致的，它的心血管死亡、心肌梗死和脑卒中风险高低是有个体区别的[1]。因此，仅仅明确多支血管病变的存在尚不足以确定合适的治疗手段。而对患者发生恶性心脏事件（尤其是死亡和心肌梗死）的短期和长期风险进行有效评估才是制订治疗策略的主要基准。理论上以患者当前疾病状态及影响疾病发展的危险因素的数目来推测预后很有用处。

与患者当前状态相关的风险能够从4个主要的预后衡量指标进行评价（表2-1）。左室功能不全的程度是冠状动脉疾病的主要预后指标。多用射血分数来评价左心室功能[2]。然而，因为它是一个比率（每搏输出量和心室舒张末容积的百分比），当左室功能受损后，为维持心输出量的代偿性反应（如Frank-Starling机制），可能导致射血分数对左室收缩功能评价过高[3]。因此，最近的一些研究直接以心室容积作为心肌收缩功能不全的指标[4]。对扩大的左心室进行左室血管造影（非正式的左室容积测定）的观察表明，不管射血分数如何，心室扩大者均较无扩大者风险程度高。目前已发现胸部平片显示的心脏扩大同样有独立的预后预测价值[5~7]。另外一个对预后有预测价值的指标是充血性心力衰竭症状的出现和严重程度[6~8]。对任一给定的射血分数值，症状性心衰患者的实际风险要高于无心衰症状的患者。

对于多支冠状动脉疾病患者，忽略缺血性二尖瓣反流的存在是一个重要问题，而且往往被漏诊[6,10,11]。总的说来，约20%行诊断性心导管检查的CAD患者都有一定程度的二尖瓣反流，3%有重度反流。从病理生理学的角度看，这一功能的紊乱有3种主要形式，且各自或多或少具有对预后的预测。最常见的形式是乳头肌功能失调，主要是由于回旋支或右冠状动脉闭塞引起的后壁心肌梗死所致。这些梗死导致后中乳头肌功能不全和二尖瓣后叶活动受限。乳头肌功能不全导致的二尖瓣反流，如果罪犯血管是能被再血管化供养乳头肌的动脉且心室整体功能无损则长期预后较好。在缺血性心脏病中，二尖瓣反流常见的第二种类型是继发于全心室扩大的二尖瓣机械功能的损害。缺血导致的左心室扩大使乳头肌工作失调，造成二尖瓣瓣叶收缩期闭合不全和不同程度的反流。此外，长期的左室扩大继发二尖瓣环扩张也可导致正常的瓣膜功能受损。由于存在严重的左室功能不全，此类型二尖瓣反流的预后最差。最后，不常见的缺血性二尖瓣反流的形式是乳头肌断裂，急性心肌梗死为其主要原因，约在不少于1%的急性心肌梗死患者中能够观察到乳头肌断裂。除非二尖瓣反流被及时发现且被积极治疗，否则患者可能出现血流动力学的恶化和肺水肿。来自Duke的研究数据表明，至少Ⅰ度的二尖瓣反流都是不利的预后因素，重度反流是存活的CAD患者受损程度的主要的独立决定因素[11~13]。因为二尖瓣反流使左室后负荷减少，严重左室功能不全和中或重度二尖瓣反流共存时心室的真正收缩功能要比射血分数评价的差。

除了左室功能的影响，冠状动脉粥样硬化的程度

表 2-1 冠状动脉疾病相关危险状态的主要预后因素[1]

左室功能受损
既往心肌梗死病史
心力衰竭症状
胸片发现心脏扩大
射血分数
左室壁节段运动异常
左心室舒张功能
左心室收缩末期和舒张末期容积
二尖瓣反流
心房颤动
心电图示传导紊乱
冠状动脉疾病严重性
CAD的解剖学程度
短暂心肌缺血
侧支血管
冠状动脉斑块事件
症状表现(不稳定,恶化,稳定)
短暂心肌缺血
血流动力学境况
心电不稳定性
室性心律失常
晚电位
心率变异下降

From Mark DB.In:Roubin GS et al,eds.Interventional cardiovas-cular medicine:principles and practice.New York:Churchill Living-stone, 1994.*MI*,myocardial infarction;*CHF*,congestive heart failure;*LV*,left ventricular;*ECG*,electrocardiography;*CAD*,coronary artery disease.

和严重性仍然是预后的最主要决定因素。通常病变的程度用病变血管的数目来衡量。在这一系统中,"冠状动脉树"主要被分为3组:左前降支(包括对角支)、左回旋支(包括边缘支)和右冠状动脉。冠状动脉造影评价大于等于70%的狭窄有血流动力学意义。尽管这一分级被广泛应用,但尚不能以此作为唯一的预后因素来考虑临床策略的制订,因为它并不能代表一些其他因素:临床表现(如慢性、稳定型心绞痛vs不稳定的急性冠状动脉综合征)、病变的解剖部位(如LAD近段vs右冠状动脉远段)或左室功能的评估。

在过去的20年,医学界曾提出很多病变血管的分级方案,但尚没有一个被临床实践采纳。冠状动脉危险评分体系在研究中显示出一定的作用并且在随后的研究中已被独立确认[14]。这一评分将冠状动脉树分为6个主要节段,每个节段大于等于70%的狭窄被赋予2分。评分范围从0(无意义的CAD)至12(严重的左主干及右冠状动脉病变),可以提供比简单的病变血管数目分级更准确的预后。然而,评分有一定的局限。首先,评分认为有意义的病变在预后意义上都是平等的,而没有考虑到受损害的供养心肌的范围及与不同程度"有意义"狭窄相关的风险变化。再者,评分既不能说明弥漫病变和分叉病变的存在,也不能说明粥样硬化斑块形态学和病理生理学的特征,例如血栓的存在。

这一领域的新方法是使用计算机冠状动脉树程序,它能获得较常规临床实践更详细的信息。Duke CAD严重程度评分(表2-2),它包括冠状动脉造影的详细信息,但不需要对冠状动脉树进行量化分析或通过计算机程序进行评分[1,15,16]。尤其是,这项评分是一个系统的模型组,能依据血管病变的严重程度和位置,将每个患者都归入它所符合的最差的组。预后指数通过COX回归分析和线性转换指定,所以它的值由0(无CAD)至100(大于等于95%的左主干病变)。这一新的评分能够明确受益于PCI或CABG的多支血管病变患者的重要解剖分型,这是总病变血管数目的分级方法所无法明确的[17]。

定量冠状动脉造影已经对长期以来经目测决定冠状动脉"显著"狭窄的方法提出了建议[18]。尽管与目测相比,定量冠状动脉造影对狭窄的测量更为精确和一致,但尚不明确它是否会增加临床决策和预后风险分层的获益。ACME的研究人员发现,事实上目测狭窄与踏车运动试验的相符程度比定量血管造影和手持测径器还要好[19]。

一过性缺血事件的发生是CAD严重程度的另一标志。尽管许多研究人员将无症状的缺血事件称为"静息",人为地将心肌缺血事件分成两类。做此区分的最初原因是基于Cohn认为无症状心肌缺血是心绞痛预警系统缺陷的假设,认为具有相似症状而有此表现者发生恶性预后事件的风险要高[20]。在很大程度上,这种心绞痛预警系统缺陷理论并非来自于实践。目前已经明确许多CAD患者发生的大部分缺血事件是无症状的[21~23]。越来越多的证据显示缺血连续发生,一过性缺血事件(有或无症状)的发生频率和程度与潜在的冠状动脉病变严重程度密切相关。除了有冠状动脉造影检查获得的信息外,一过性心肌缺血到底能提供给我们多少独立的预后信息仍是个未知数。运动试验或动态监护发现的短暂心肌缺血能够帮助我们区分相似的冠状动脉病变在功能重要性方面的不同[21]。

除了CAD程度和左室功能之外,临床表现是另外

表 2-2 DUKE CAD 预后索引

CAD 范围	预后权重(0~100)
无 CAD≥50%	0
1VD 50%~74%	19
≥1VD 50%~74%	23
1VD 75%	23
1VD ≥95%	32
2VD	37
2VD 均≥95%	42
1VD LAD 近端≥95%	48
2VD LAD 95%	48
2VD LAD ≥ 95%	56
3VD	56
3VD 至少 1 支血管≥ 95%	63
3VD LAD 近端	67
3VD LAD 近端≥95%	74
左主干 75%	82
左主干≥ 95%	100

一个早期和晚期预后的重要预示。大多急性冠脉综合征病人,常见的原因是冠状动脉粥样硬化斑块表面血栓的破裂[24-26]。冠状动脉斑块的破裂更常发生于以薄纤维帽覆盖的较厚的脂质核心及以较强炎症反应为特征的高风险或易损斑块[26-27]。特别是炎性细胞和金属蛋白酶的存在可能会促进粥样硬化斑块破裂[28]。斑块破裂的临床表现变化很大,从没有症状到急性ST段抬高型心肌梗死甚至心源性猝死。值得注意的是,冠状动脉疾病的治疗焦点大多集中在冠状动脉造影认定的“有意义”的斑块上(即至少70%的狭窄),然而现在认为冠状动脉造影认定的无意义的斑块发生破裂和形成血栓的风险最高。目前认为,冠状动脉造影认为不适合PCI或CABG治疗的“无意义斑块”是很多病人血栓形成事件的主要来源[24-25]。

在临床上,不稳定冠状动脉斑块的主要标志是病人症状的变化,典型表现为发作频率高、程度加重或静息状态下发生缺血。详细评估从患者病史获得的预后信息，在既往6个月内症状的进展恶化和频繁发作都会带来不好的预后,即便把左心室射血分数和心导管获得的冠状动脉病变的严重性等信息考虑在内也是如此[29]。

CAD风险的第四个主要领域是心肌的电稳定性。目前仍然不清楚,房性和室性心律失常、室间传导阻滞和心室后电位仅仅是心肌严重受损的标志还是冠状动脉疾病患者独立的风险预示[30]。心房颤动在CAD患者中的发生率在CASS (Coronary Artery Surgery Study)研究中为0.6%[31],在goteborg研究中高达31.2%[32]。研究人员报道,冠状动脉疾病的心房颤动和二尖瓣反流、心力衰竭和脑卒中相互关联[31-33]。在framingham研究中对这些因素的统计发现,与窦性心律相比心房颤动的存在独立增加死亡风险，在男性OR (odds ratio)为1.5;CI(confidence interval)为1.2~1.8,女性OR为1.9;CI为1.5~2.2[34]。对室间传导紊乱的观测结果与之相似，特别是左束支传导阻滞或不完全的传导异常[35]。

最近的一些研究评价了不同形式的室性心律失常和冠状动脉疾病预后的关系。总的说来,这些研究的结论是,恶性室性心律失常(如持续室速、室颤)是不良预后的重要标志,除非它们发生在急性心肌梗死的超早期(如48 h 以内)。对于恶性程度较低的室性心律失常,如频繁室性期前收缩或非持续室速,它们的意义仍存在争议。目前仍不明确室性心动过速是心肌电稳定性的标志,还是左心室功能不全和瘢痕形成的结果且并不代表任何独立的预后信息。CAST试验使这一争论变得更加复杂,该试验发现有效抑制室性心律失常的抗心律失常的药物实际上增加心肌梗死患者的死亡率[36]。相反,β受体阻滞剂和冠状动脉旁路手术这两种治疗方法主要是影响缺血而不具有抗心律失常作用,可能会减少心源性猝死的风险[37-38]。

在信号平均心电图中应用晚电位的测量来识别有心源性猝死风险的病人。晚电位显示的是折返性室性心动过速的电生理学底物,而且许多研究报道晚电位是独立于动态心电图发现的室性心律失常和左室射血分数之外的不良预后标志[39]。然而,这一指标的临床效用仍存争议,而且检测心率变异性的研究提供了另外一个高风险标志,但它的病生理学和治疗学意义尚不明确[40-42]。心率变异可能反映副交感神经和交感神经的净效果,这二者对室颤的发生都有重要的影响。但人们没有把晚电位和心率变异作为标准的CAD风险判定指标。

药物治疗对预后的影响

CAD有很多可行的治疗方法。然而,只有很少药物经一些重要的随机试验证实能提高患者的生存率。

抗血小板治疗

因为血小板是形成血栓及急性冠状动脉综合征发展的基础,已经认为应用阿司匹林的抗血小板药物治疗是CAD患者的重要治疗部分。阿司匹林的生存获益证据来自于一些大规模的临床试验，其中包括了CAD多支血管病变患者[43-44]。在慢性稳定型心绞痛，医生健康研究[45]报道总心肌梗死的风险有统计学意义，显著下降47%(相对危险0.53;95%CI,0.42~0.67;p<0.000 01)。这包括阿司匹林对于致命和非致命事件都明显有益。对于不稳定型心绞痛,有4个随机试验显示阿司匹林与安慰剂相比能改善预后,使死亡和心肌梗死的发生率下降约50%[44]。在急性心肌梗死,ISIS2(International Study of Infarct Survival 2)试验显示即刻给予小剂量的阿司匹林治疗能够降低30天的死亡率,程度与链激酶治疗相仿。至少有8个独立的试验评价了急性心肌梗死后阿司匹林的作用。尽管这些试验结果有很多差异,但系统回顾,它们证实远期死亡率下降10%~15%,再梗死的发生率下降20%~30%[43]。

尽管阿司匹林普遍有效,但它的最合适的剂量仍不明确。Antithrombotic Trialist Collaboration进行了65个试验以确定阿司匹林预防高风险患者严重心血管事件的最佳剂量[46]。在每日服用较高剂量的阿司匹林与不服用阿司匹林的患者对比试验中,并没有发现某一范围的剂量在预防严重血管事件方面较适宜。相应的血管事件的下降率是：用量在500~1 500 mg/d为19%,用量在160~325 mg/d为26%,用量在75~150 mg/d为32%。对急性冠状动脉综合征患者的阿司匹林增量观察研究发现,小剂量的阿司匹林更有益于减少缺血事件的发生[47-48]。因此,在降低血管事件的发生率方面,使用小剂量的阿司匹林(75~150 mg)可能和高剂量一样有效,且同时减少胃肠道毒性和出血的风险。

氯吡格雷是一种噻吩并吡啶化合物,它的机制为阻断ADP依赖的血小板的激活。氯吡格雷与阿司匹林在有缺血风险患者中的对比试验表明,在19 185名有心肌梗死、脑卒中或外周动脉疾病病史患者中氯吡格雷较阿司匹林使严重血管事件减少10%。主要终点的年发生率在阿司匹林治疗组为5.8%,在氯吡格雷治疗组为5.3%(p=0.043)[49]。在非ST段抬高的急性冠状动脉综合征的患者,CURE(Clopidogrel in Unstable Angina to Prevent Recurrent Events)试验比较了氯吡格雷早期、长期与阿司匹林联用及单用阿司匹林的有效性和安全性。这一研究表明,与安慰剂组相比,氯吡格雷显著减少了心血管性死亡、非致死性心肌梗死或脑卒中的发生(9.3%vs11.4%,p=0.000 09)[50]。因此,当前非ST段抬高急性冠状动脉综合征的治疗指南重点建议拟行无创治疗和PCI治疗的患者服用阿司匹林联合氯吡格雷进行治疗[51]。

尽管不良缺血事件的发生率下降,该治疗方案对于有潜在出血风险病人的治疗后果尚不清楚,但对于不稳定冠状动脉综合征将行外科再血管化治疗的患者最初应用该联合治疗的作用已遭质疑。这些发现对于CAD多支血管病变患者尤其有意义。一项对224名基础应用阿司匹林联合氯吡格雷治疗非急症旁路移植手术患者的观察研究发现，手术7天内患者出血明显增高,且因出血并发症再次手术的概率升高约11倍(6.8%vs0.6%,p=0.018)[52]。

然而与外科再血管化不同，在经导管再血管化的围治疗期应用氯吡格雷则有显著的近期和远期获益。在一非随机的CURE的亚组研究发现,与预先单独应用阿司匹林相比,在PCI治疗前平均10天应用双重的抗血小板治疗使30天死亡、心肌梗死和靶血管的紧急再次血管化(TVR)的发生率显著下降(4.5%vs6.4%,p=0.03)[53]。CREDO研究让2 116名拟行PCI的患者随机接受在PCI前24 h内服用300 mg氯吡格雷预治疗或在经皮再血管化同时服用75 mg氯吡格雷[54]。预治疗组的患者在再血管化后1年内接受阿司匹林和氯吡格雷的联合治疗。尽管与单独应用阿司匹林相比，预治疗组28天恶性缺血事件的减少并不显著(6.8%vs8.3%,p=0.23),但氯吡格雷的长期治疗却显著减少1年死亡、心肌梗死和脑卒中的发生率(8.5%vs11.5%,p=0.02)。

β受体阻断剂

β-肾上腺素能阻断药物是另一组有较强证据显示能提高CAD临床结果的药物。然而目前多数数据是关于该疾病的急性心肌梗死和梗死后阶段的。没有数据支持对无症状者预防应用β受体阻断剂，也没有充足的数据说明β受体阻断剂对稳定型心绞痛患者的生存影响。有3个双盲随机试验就不稳定型心绞痛对β受体阻断剂和安慰剂进行了对比[44]。这些试验的荟萃分析表明β受体阻断剂可以使心肌梗死的风险下降13%(p<0.04)[55],但对于死亡率的影响尚不明确。在未经溶栓治疗的急性心肌梗死患者,β受体阻断剂在住院紧急治疗情况下能使死亡率下降约15%[55]。在心肌梗死患者出院前开始应用β受体阻断剂并持续到出院后最初几年,可使死亡和再梗死的发生率下降20%~25%。至于是否也可使接受再灌注治疗的患者预后获益目前还不是很清楚[57]。尽管β受体阻断剂预防心源性死亡的特定机制还不是很明确,且有可能是多因素共同作用的结果,但目前认为该组药物有类效应而不是其中个别药物的特性。

硝酸酯治疗

目前对于无症状、稳定或不稳定型心绞痛患者没有关于评价硝酸酯治疗的随机试验。GISSI3(Gruppo

Italiano per Io Studio della Streptochinasinell'infarcto Miocardico3)和ISIS4(Iternational Study of Infarct Survival 4)2个随机试验发现，给予急性心肌梗死后溶栓治疗的患者常规6周的硝酸酯类药物治疗并不降低死亡率[58~59]。尽管一项回顾性研究支持获益，但关于硝酸酯对心肌梗死后长期预后的影响仍不明确[60]。硝酸酯的作用机制可能源于其血流动力学机制(降低前后负荷)和(或)对冠状动脉血管的直接扩张[61~63]。此外，目前发现硝酸酯还有抗血小板作用[64]。

钙拮抗剂

基于验证关于钙拮抗剂对CAD患者潜在益处的一些试验研究，这类药物对CAD的控制作用有限[65]。5个评价急性心肌梗死患者应用硝苯地平治疗的试验全部显示安慰剂组患者的生存率较高[66~70]。尽管早先认为氨氯地平对非缺血性心肌病有益，但是无论对缺血性心肌病还是非缺血性心肌病应用氨氯地平都没有改善生存率[71~72]。一个对急性心肌梗死患者应用地尔硫䓬的大型试验显示，该药对总体死亡率没有影响，但却增加左室功能受损患者的死亡率和降低左室功能正常患者的死亡率[73]。两个关于维拉帕米在急性心肌梗死治疗中的试验报道治疗组有获益趋势[74,75]。地尔硫䓬也能减少非ST段抬高型心肌梗死早期非致死性再发梗死的的发生率[76]。钙阻滞剂的血管扩张性质使其成为有效的抗心绞痛药物，而且还会减轻心脏的前后负荷。此外，还有一些研究显示这些药物可以抑制动脉粥样硬化的进展[77]。然而，这些药物的不良预后影响，尤其是对于左室功能不全的患者，目前仍然不是很明确。因此，这些药物通常被认为是CAD患者的二线或三线药物[78]。

ACE抑制剂

随着最近的一些临床试验证实了ACE抑制剂可以提高左室功能不全和急性心肌梗死患者的生存率，该类药物的应用日益普遍[58,59,79~83]。然而具体机制尚不清楚，有两个试验还支持该类药物能减少非致死心肌梗死的发生率[79]。

血管紧张素受体阻滞剂

血管紧张素受体阻滞剂也可使心肌梗死后合并左室收缩功能不全的患者获益。OPTIMAAL(the Optimal Trial in Myocardial Infarction with the Angiotensin Ⅱ Antagonist Losartan)试验第一个比较了血管紧张素Ⅱ受体阻滞剂(氯沙坦)和ACE抑制剂(卡托普利)对心肌梗死后左室收缩功能不全的患者发病率和死亡率的影响。该试验结果倾向于强力支持卡托普利降低所有原因死亡率主要终点的发生，但没有统计学意义(p=0.069)[84]。其他终点(包括再发梗死、需要紧急再次血管化和再入院)没有显著差别。

最近，VALIANT (the Valsartan，Captopril，or Both in Myocardial Infarction Complicated by Heart Failure，Left Ventricular Dysfunction，or Both)研究对比了在心肌梗死后合并左室收缩功能不全的患者血管紧张素受体阻滞剂缬沙坦和ACE抑制剂卡托普利的效果。研究发现两个治疗组间任意和特异死亡率都相似(缬沙坦19.9%vs卡托普利19.5%，p=0.73)[85]。两组间心血管源性死亡、再发心肌梗死或因心衰再住院复合继发终点的发生率也相似(p=0.20)。所以，对ACE抑制剂不能耐受(如咳嗽或血管性水肿)的患者，应用血管紧张素受体阻滞剂治疗获益相似[86]。

降脂药物

降脂药物，尤其是抑制HMG-CoA还原酶的药物，也可以降低心脏事件和死亡率。这在高危人群(无症状高血脂者除外)[87,88] 和有症状的明确冠状动脉疾病患者都已经得到证实[89,90]。15个试验的荟萃分析显示，他汀治疗作为1级预防使心血管死亡率显著下降34%(相对危险，0.66；95%CI 0.49~0.90)，作为2级预防使死亡率下降24%(相对危险0.76；95%CI 0.69~0.84)[91]。然而，血脂下降的程度仍然不明确。REVERSAL(Reversal of Ather osclerosis with Aggressive Lipid Lowering)试验应用血管内超声对比阿托伐他汀80 mg强化降脂和普伐他汀40 mg缓和降脂治疗对动脉斑块负荷和进展的影响[92]。对于冠心病患者，基线LDL胆固醇水平(平均3.90 mmol/L)，普伐他汀组被降至110 mg/dL，阿托伐他汀组被降至79 mg/dL。与基线值相比，阿托伐他汀组的患者动脉斑块负荷没有变化(-0.4%缩小；95% CI，-2.4%~-1.5%，p=0.98)，而普伐他汀组的患者表现出动脉粥样硬化的进展(增长2.7%，95%CI，0.2%~4.7%，p=0.001)。近来，PROVFII-TIMI22 (the Pravastatin or Atorvastatin Evaluation and Infection Therapy-Thrombolysis in Myocardial Infarction 22)试验表明，对于急性冠状动脉综合征患者，较所推荐的将LDL-C降至2.6 mmol/L这一强化降脂治疗目标，可以降低死亡、心肌梗死、不稳定型心绞痛、再次血管化和脑卒中的发生率。应用普伐他汀40 mg和阿托伐他汀80 mg LDL的中位值分别为2.47 mmol/L和1.61 mmol/L。应用kaplan-meier估计2年时主要终点发生率

(任何原因的死亡、心肌梗死、需要再住院的不稳定型心绞痛、PCI或CABG再血管化治疗和脑卒中),普伐他汀组为26.3%,阿托伐他汀组为22.4%,这反应阿托伐他汀危险度下降16%(p=0.005;95%CI,5%~26%)。然而,大剂量他汀药物治疗的益处一部分被它潜在的毒性抵消。高于3倍正常值的肝脏转氨酶升高患者在普伐他汀组和阿托伐他汀组分别为1.1%和3.3%(p<0.001)[93]。最近,有建议提出应更改NCEP(National Cholesterol Education Program)关于胆固醇控制的指南。建议终点针对LDL≥100 mg/dL的极高危人群(心血管疾病合并糖尿病、高血压、吸烟或代谢综合征),将LDL的治疗目标定为<1.82 mmol/L[94]。

除了强化降低LDL,提升HDL的新治疗策略可能同样会使临床获益。ApoA-1Milano是从意大利乡村人群中鉴定的载脂蛋白A-1的变异体,该人群HDL水平很低,但动脉粥样硬化的发生却比预料的明显低。在最近的一项关于重组ApoA-1Milano对急性冠状动脉综合征患者冠状动脉粥样硬化影响的初步研究中证实,接受重组ApoA-1Milano治疗的患者动脉粥样硬化减轻,且有统计学意义[95]。

冠状动脉再血管化的影响

关于冠状动脉再血管化对CAD患者临床预后的影响,我们的许多认识是来源于早先冠状动脉旁路移植手术与药物治疗的对比试验[12,96]。在大多病例里,旁路移植手术的益处与动脉粥样硬化疾病的程度成比例[97]。然而,行旁路移植手术的决策必须中和考虑手术期间的并发症,这在高龄、心室功能减低或重要脑血管疾病的患者发生较多。

冠状动脉旁路移植手术的益处可依据它的相对效果(如相对于药物治疗使死亡风险下降50%)或绝对效果(如将5年生存率从75%增加到95%)或两者的结合来概括。相对益处标示了这一治疗手段的功效。因此,较心室功能正常、右冠中段和回旋支动脉病变的患者而言,尽管两组患者通过旁路移植手术都能使预期寿命显著提高,旁路手术对于左主干病变和心室功能减低的患者带来的死亡率的下降更显著。相反的,旁路移植手术与药物治疗生存率的绝对差异反映了这一治疗手段的相对效果和持续保守治疗(如药物治疗)的相关危险程度。因此,55岁三支病变、左室功能正常的患者行旁路移植手术的相对获益程度与相同冠状动脉病变且心室功能减低的75岁患者行旁路移植手术的相对获益程度相同,而后者实际生存率的绝对增长更多。总之,尽管旁路移植手术在高危患者的绝对益处增强,但其相对益处被一些增加患者心血管死亡的医疗风险的非冠状动脉因素扩大了。因此,旁路移植手术在最严重冠心病和绝对医疗风险最高的患者生存获益最大。

经皮冠状动脉再血管化相对于药物治疗和旁路移植手术的益处也被广泛研究。在Duke大学心血管疾病

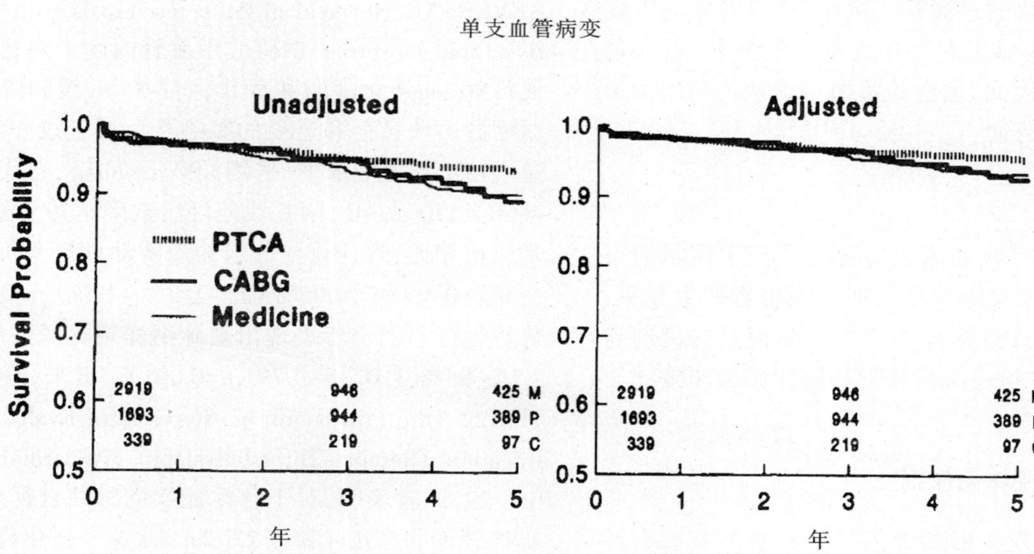

图2-1 3种治疗组非校正(左)和校正(右)的生存曲线证明绝对生存差异

x轴表示近5年的随访时间。y轴表示心血管生存率0.5~1。曲线下方的数字表示每个治疗组在0,3和5年随访时存留的可随访病人数目。PTCA表示经皮冠状动脉腔内血管成形术(P);CABG表示冠状动脉旁路移植术(C);Medicine表示药物治疗(M)。

(Reproduced with permission from mark DB et al.Circulation 1994;89(5):2015-2025.)

双支血管病变

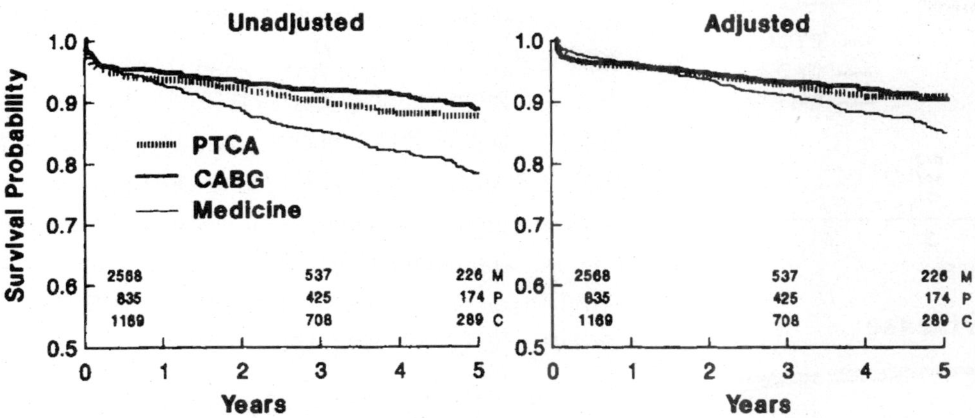

图2-2　双支血管病变的生存曲线

标示同图2-1，PTCA表示经皮冠状动脉腔内血管成形术(P)；CABG表示冠状动脉旁路移植术(C)；Medicine表示药物治疗(M)(Reproduced with permission from mark DB et al.Circulation 1994;89(5):2015-2025.)

数据库中，在7年间共有约9 000名有症状的CAD患者经药物、冠状动脉血管成形术或冠状动脉旁路移植手术治疗[15,98](图2-1~2-7)。对最严重的冠状动脉疾病患者(即三支血管病变和有前降支近段95%狭窄的两支血管病变)，较药物治疗和血管成形术而言，旁路移植手术能够显著提高生存率。对于中度CAD(即其他形式的两支血管病变)，再血管化治疗手段的生存获益程度相似，但因冠状动脉血管成形术操作的死亡率较低而略优于旁路手术。对于单支血管病变患者，与最初的药物治疗相比，再血管化并没有提高5年生存率。但这些研究是在没有支架或强化他汀和抗血小板治疗的背景下进行的，在当前实践中强化他汀和抗血小板治疗可能会增加行PCI或药物治疗的患者获益程度。

一些关于多支血管病变的随机试验比较了血管成形术和旁路移植手术，其中包括BARI (Bypass Angioplasty Revascularization Investigation)、CABRI (Coronary Angioplasty Versus Bypass Revascularization Investigation)、EAST (Emory Angioplasty versus Surgery Trial)、RITA (Randomized Intervention Treatment of Angina)、GABI (German Angioplasty Bypass Surgery Investigation)、ERACI (Argentine Randomized Trial of Percutaneous Transluminal Coronary Angioplasty versus Coronary Artery Bypass Surgery in Multivessel Disease) 和ARTS (Arterial Revascularzation Therapies Study)[99~107,110]。这些试验证实这两种再血管化策略的心脏事件(死亡或心肌梗死)的发生率相同。血管成形术初始花费较低，然而长远来看，将血管成形术后需要重复再血管化的费用加起来相比，两组仍相似[108]。自这些试验完成以后，血管成形术和外科手术都有了显著的提高，仍不清楚两种技术在当前实践中的相对优势。现在有约90%以上的PCI使用冠状动脉支架，与球囊血管成形相比，它显著降低了早期并发症和重复治疗的需要[109]。ARTS是最近的一个检验多支血管病变患者冠状动脉支架与旁路移植手术相对益处

三支血管病变

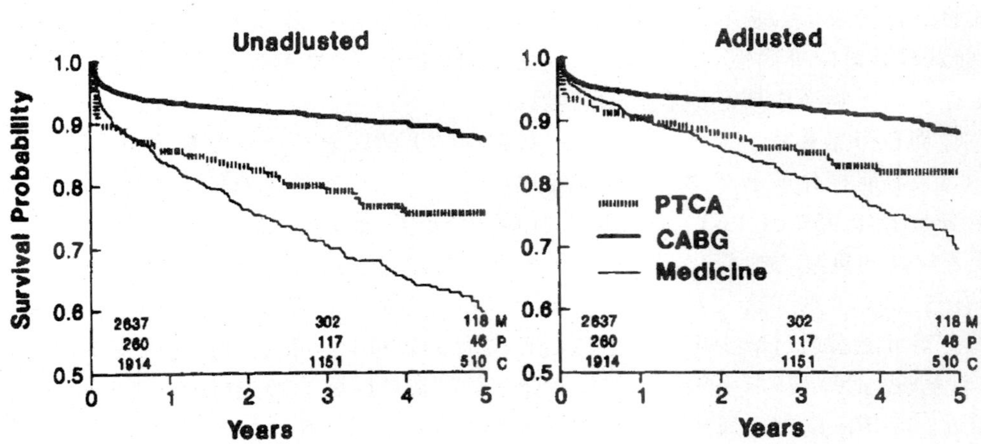

图2-3　三支血管病变的生存曲线

标示同图2-1，PTCA表示经皮冠状动脉腔内血管成形术(P)；CABG表示冠状动脉旁路移植术(C)；Medicine表示药物治疗 (M)(Reproduced with permission from mark DB et al.Circulation 1994;89 (5):2015 - 2025.)

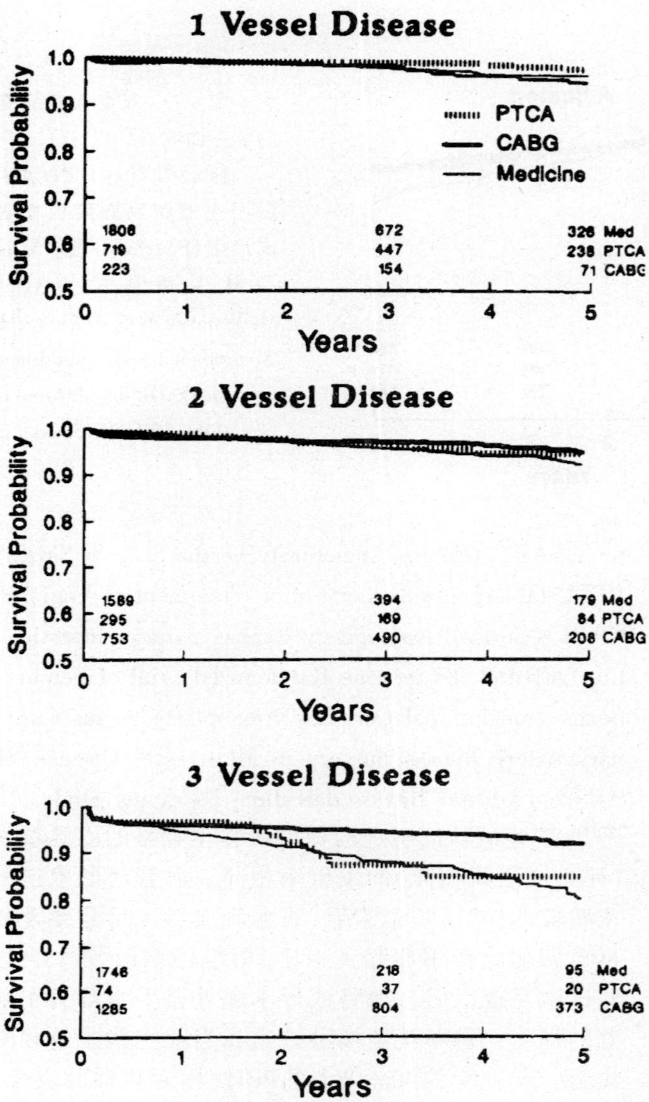

图2-4　单支、双支和三支血管病变校正的生存曲线，2周内的急性心肌梗死患者除外(28.1–28.3)。

PTCA表示经皮冠状动脉腔内血管成形术；CABG表示冠状动脉旁路移植术；Medicine表示药物治疗 (Reproduced with permission from mark DB et al.Circulation 1994;89(5):2015–2025.)

的对比试验[110]。设计这个试验是为了验证经皮和外科技术的进步是否会限制先前试验结论的准确性。在旁路手术和PCI组，actuarial生存率和无脑卒中或心肌梗死的生存率都没有明显差别。而在旁路移植手术组3年无事件生存率显著升高(死亡、心肌梗死或脑卒中复合终点83%vs66%，relative risk 2.01，95%CI 1.63~2.47)，这主要归因于PCI组显著较高的重复再血管化率 (21%vs3.8%，p<0.001)[111](图2–8)。考虑到这一差异，有抗增生特性的药物洗脱支架可能会通过减少再狭窄和重复血管化使多支血管病变行旁路移植手术治疗和PCI治疗的临床结果相近。与传统的裸金属支架相比，最近一些关于药物涂层支架的试验证实，在随访8个月时血管造影的再狭窄相对减少了约75%，靶病变的重复再血管化减少73%[112,113]。至今为止，没有研究显示冠状动脉支架较单独血管成形术相比能提高生存率[114]，也没有关于药物洗脱支架对多支血管病变患者的前瞻性随机试验。为了进一步评价药物洗脱支架相对于旁路手术的益处，FREEDOM (randomized Future Revascularziation evaluation in Patients with Diabetes Mellitus:Optimal Management of Multivessel Disease)试验将在糖尿病合并多支血管CAD的患者中比较这两种治疗策略。

多支血管CAD的治疗方法概述

尽管美国每年有庞大的再血管化治疗的例数，意外的是，关于多支血管CAD合适的治疗手段却少有共识[115]。在常规临床实践中，制订治疗策略考虑的因素包括：①持续药物治疗心脏事件的总风险；②再血管化的预计益处；③缺血症状的严重程度和相关功能受损情况；④PCI或CABG技术上的可行性；⑤伴随疾病的存在和程度及治疗操作的相关风险；⑥患者的选择。在前两个因素下，对于严重的左主干病变和高风险的多支血管病变(如前降支近段高度狭窄和左心室功能减低或急性冠状动脉综合征)，尽管后来的受试患者越来越多行经皮再血管化，旁路手术仍然是较好的治疗方法。缺血症状带来的体力活动和功能状况的限制是再血管化的另一指征。在ACME试验中，对于单支血管病变，冠脉血管成形术在提高患者的运动表现和缓解症状方面略优于药物治疗[116]。对于多支血管病变患者，相对于药物治疗，血管成形术和外科手术都能提高患者的功能状态[117]。此外，EAST和BARI试验提示，与单独球囊血管成形术相比，旁路移植手术在缓解症状上多少有些优势[108,118]。考虑一个患者的症状是否应以再血管化为最佳方法，取决于初始药物治疗控制这一症状的程度和为了更好地控制症状而达到更高的功能状态，患者接受再血管化治疗风险的意愿。

一些解剖学上的因素指导再血管化技术的选择。支持经皮再血管化的形态学病变特征包括短病变、无钙化、血管直径较大(如>3.0 mm)和无分叉病变。可能限制经皮再血管化成功的病变特征包括血管迂曲、慢性完全闭塞和偏心或开口斑块。严重的左主干病变(如≥50%直径的狭窄)一般也将对前降支或回旋支的经皮介入排除在外，除非预先已有旁路移植保护。经皮技术的出现和经验，例如冠状动脉支架、斑块旋

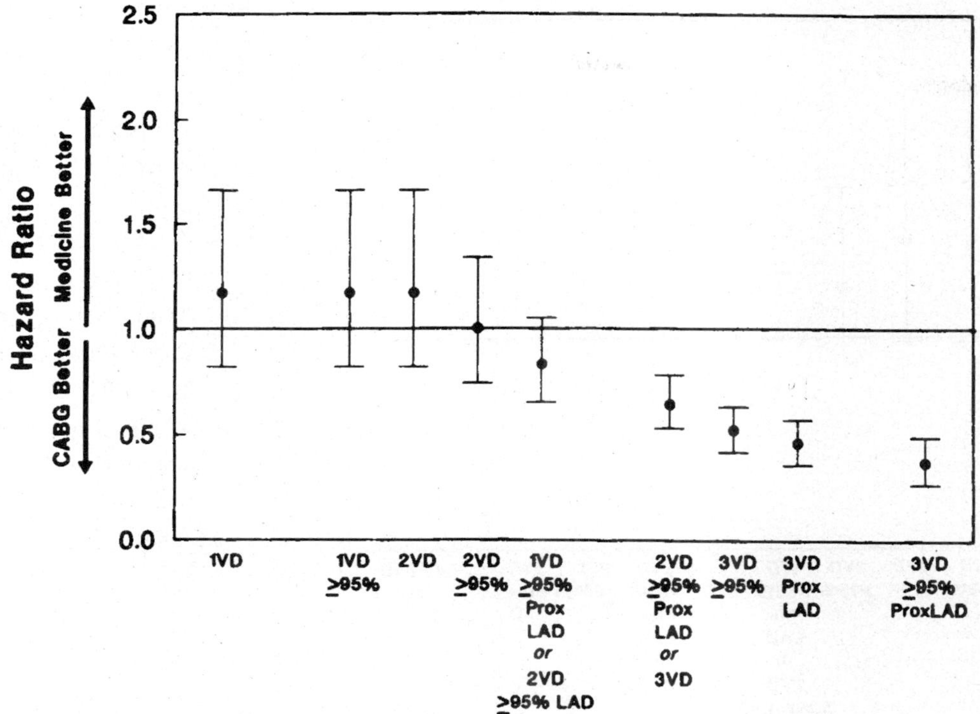

图2-5　以评价相对生存差异由cox回归模型计算出的冠状动脉旁路移植术(CABG)与药物的危险度(死亡率)比较

圆点表示各自冠状动脉疾病指标级别的危险度，横线表示95%可信区间。在比率1.0处的水平线代表两组预后均衡点。危险度在此线以下支持CABG，此线以上的支持药物治疗。VD表示血管病变；ProxLAD表示左前降支冠状动脉近端(Reproduced with permission from Mark DB et al.Circulation 1994;89 (5): 2015–2025.)

切术和远端栓子保护，已经拓展了能够成功治疗的病变的范围和复杂性，但还不明确与这些技术应用相关的临床结果的改善。现行的一些试验正在评价药物支架避免再狭窄和重复再血管化，是否可以用于左主干和(或)多支血管病变。考虑到对于多支血管病变患者PCI和旁路移植手术最大的不同是前者可能需要重复再血管化治疗，药物支架的影响很有可能会减少外科手术治疗。最近，例如，动脉再血管化治疗II试验证实，应用西罗莫司洗脱支架行PCI治疗的多支血管病变患者，6个月主要恶性心脏事件的发生率为6.4%，这

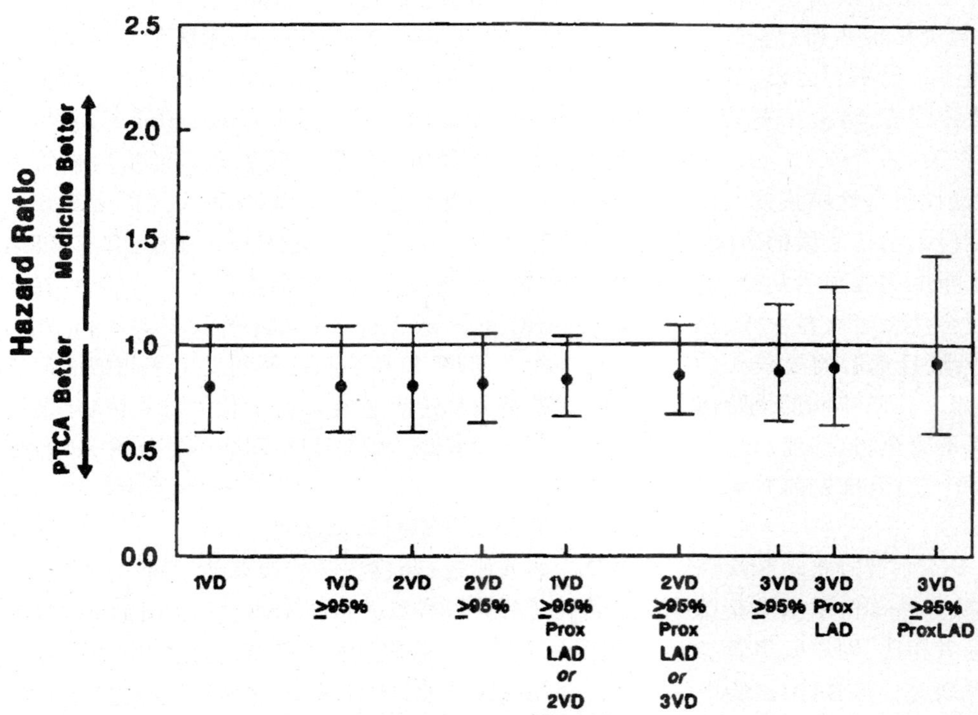

图 2-6　经皮腔内冠状动脉血管成形术(PTCA)与药物治疗的危险度对比

标示同图2-5。1.0以下的点支持PTCA。VD表示血管病变；ProxLAD表示左前降支冠状动脉近端 (Reproduced with permission from Mark DB et al.Circulation 1994;89(5): 2015–2025.)

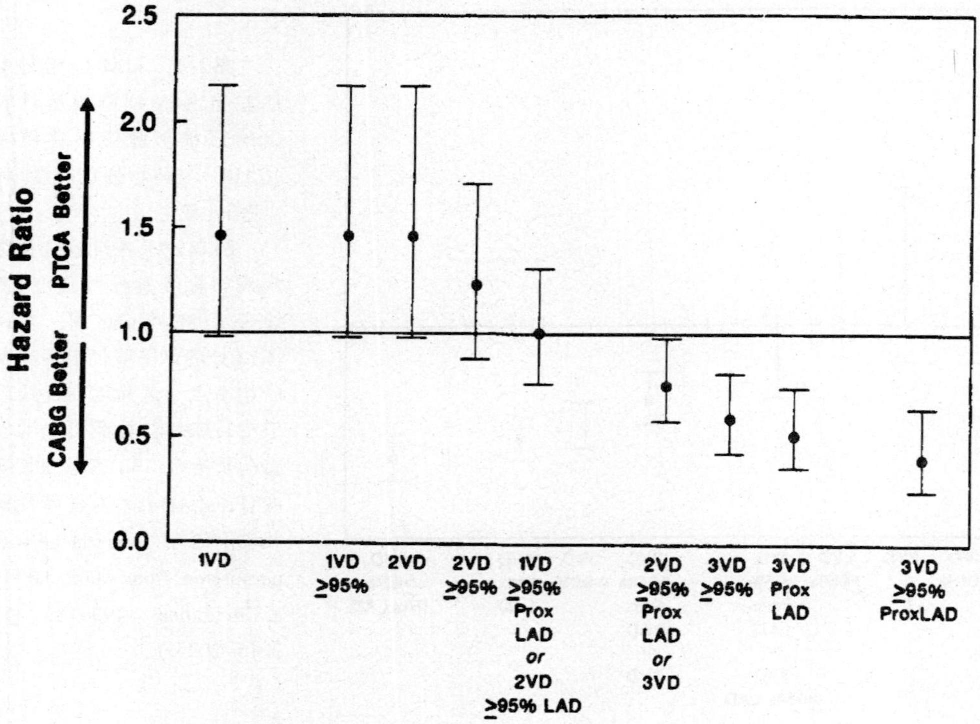

图2–7　CABG与PTCA的危险度对比

标示同图2–5。1.0以下的点支持CABG。VD表示血管病变；ProxLAD表示左前降支冠状动脉近端（Reproduced with permission from Mark DB et al.Circulation 1994；89(5)：2015–2025.）

低于ARTSI试验中被随机分到外科手术或PCI裸金属支架组的患者[119]。

解剖和形态学方面的因素也影响旁路移植手术作为最佳治疗选择。弥漫的末端血管病变或血管直径较小都不能行理想的旁路移植。因先前有过静脉剥脱、旁路移植手术或锁骨下动脉疾病（内乳动脉血流受限）导致合适的旁路血管缺乏，也会限制这一治疗手段的选择。类似地，既往心包炎症疾病和严重的左室功能受损也是选择旁路移植手术的不利因素。新的外科技术的出现，如采用桡动脉管道，将会拓宽适应该手术的患者人群的适应证[120]。

重要的伴随疾病，如重度慢性阻塞性肺疾病或依赖透析的肾功能衰竭，会改变侵入治疗手段的风险–效益比率。这些患者多存在严重的多支血管病变，这使我们进退维谷：侵入性治疗会使患者获益很大，但也有出现重要并发症的高危风险且术后需要较长的恢复期。由于目前我们对这些患者伴随疾病的风险何时超过再血管化获益的理解尚不完全，这一亚组患者的治疗抉择通常是个体化的和（或）得自先前并无对照的经验。

与PCI相比，糖尿病合并多支血管冠状动脉疾病的患者，生存率和发病率都能从旁路移植手术中获益[99,111]。此外，与没有糖尿病的患者相比，糖尿病患者经皮再血管化后再狭窄的风险比较高。在BARI试验中有19%的病人患有糖尿病，行旁路移植手术的糖尿病患者的治疗效果相对较显著，由此导致在总研究人群中CABG和经皮腔内冠状动脉血管成形术（PTCA）两组间5年生存率的轻微差别（89.3%vs86.3%；p=0.19）。其中被治疗的糖尿病患者中，5年生存率在PTCA组为65.5%，在CABG组为80.6%（p=0.003）。然而，在81%的无糖尿病患者中，两种再血管策略的5年生存率和无Q波心肌梗死的生存率几乎一致。这些发现致使国际心脏、肺和血液学会（NHLBI）向临床医师发出书面警告：对于存在CAD多支血管病变的药物控制的糖尿病患者，CABG为首选治疗。尽管有NHLBI的书面警告，但CAD多支血管病变的糖尿病患者行经皮再血管化治疗的比率并没有受到影响（临床警告之前为28.6%，之后为26.8%，p=0.06）[115]。在ARTS试验中，共有208名（17.3%）糖尿病患者（3.2%胰岛素依赖）。3年时，在支架或CABG组，有或无糖尿病的患者行支架术和CABG术后的死亡、脑卒中和心肌梗死的发生率相似。但支架组中的糖尿病患者重复再血管化需要在第1年及第1和第3年之间较高（第1至3年间额外再次介入治疗：糖尿病患者为15.2%vs无糖尿病患者为7.7%，p=0.023）。因此，支架组的糖尿病患者在3年随访时情况更糟。如前所述，药物洗脱支架有希望减少CAD多支血管病变的糖尿病患者再狭窄率。FREEDOM试验有希望通过在合并糖尿病的CAD多支血管病变患者中评价药物洗脱支架与旁路移植手术来回答这一问题。

当为病人制订治疗建议的时候，我们最后才考虑

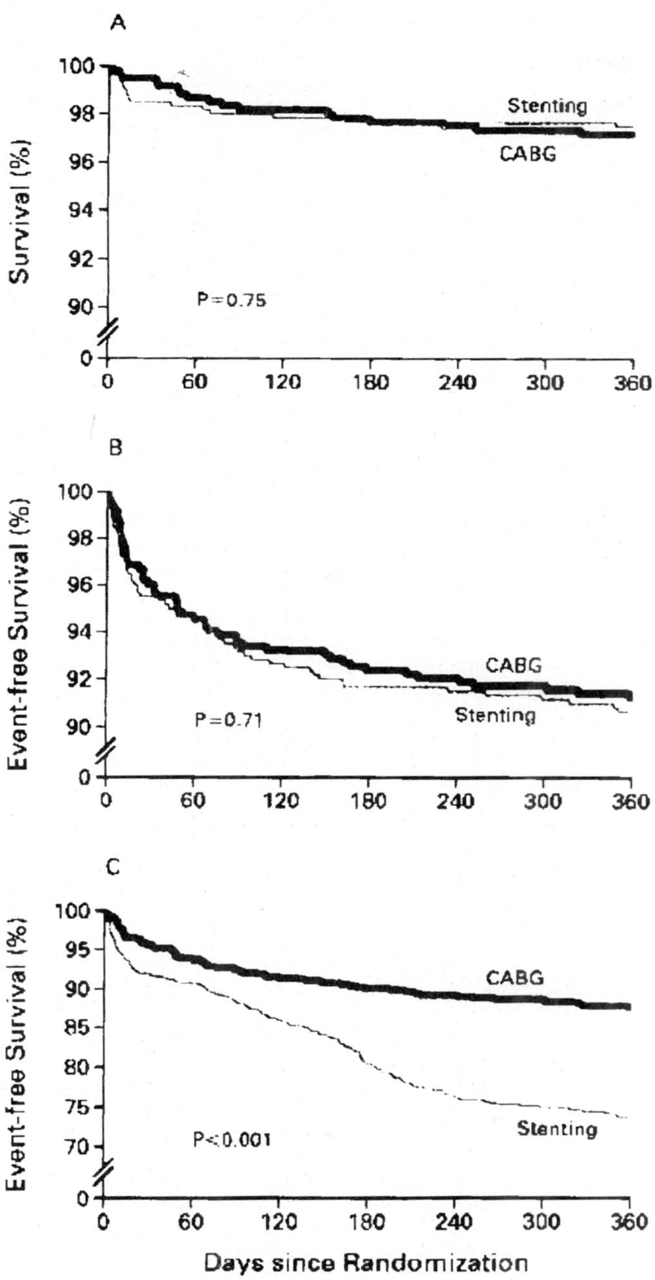

图2-8　CABG与支架组患者实际生存率（A），KAPLAN-MEIER法估计的无心肌梗死或脑血管事件的生存率（B），KAPLAN-MEIER法估计的无脑血管事件、心肌梗死或重复再血管化的生存率（C）(From Serruys et al.N Engl J Med 2001;344(15):1117-1124.)

病人的意愿这一因素，并非因为它不重要，而是由于我们不清楚如何较好地结合和评价。患者来到医院以后对某一治疗方法表现出的强烈喜好或厌恶，通常是基于家人、朋友或同事的经历。这样的选择来源于不充分的信息基础而非谨慎合理的选择。

CAD多支血管病变患者的治疗选择经常在某一特定疗法相关的早期与晚期的风险和益处没有完全告知病人的情况下发生。将患者自身意愿融入医疗决策制订过程中这一进步的方法是缺血性心脏病PORT (Patient Outcome Research Team) 试验要验证的一部分。这一新技术应用视频向患者展示各种治疗选项的风险效益及全面的治疗选项[121]。这项研究发现，心绞痛症状及受损功能状态对患者生活质量影响的程度差别极大。患者对于承受短期风险以换取远期获益的意愿也有极大的差别。随着电子媒体的发展，我们预计一些床旁设备将会容易帮助病人受到更好的关于治疗选项的教育，并使治疗决定更好地反映患者的意愿及目标风险-效益因素。

（麻力军　丛洪良　译）

参考文献

1. Mark DB. Assessment of prognosis in patients with coronary artery disease. In: Roubin GS, Califf RM, O'Neill WW, et al., eds. *Interventional Cardiovascular Medicine: Principles and Practice*. New York: Churchill Livingstone, 1994:165-185.
2. Pryor DB, Bruce RA, Chaitman BR, et al. Task force I: determination of prognosis in patients with ischemic heart disease. *J Am Coll Cardiol* 1989;14(4):1016-1025.
3. Konstam MA, Kronenberg MW, Udelson JE, et al. Effectiveness of preload reserve as a determinant of clinical status in patients with left ventricular systolic dysfunction. *Am J Cardiol* 1992;69:1591-1595.
4. Eng C. Enlargement of the heart. *Heart Failure* 1991;15-24.
5. Harrell FE Jr., Lee KL, Califf RM, et al. Regression modeling strategies for improved prognostic prediction. *Stat Med* 1984;3:143-152.
6. Harris PJ, Harrell FE Jr., Lee KL, et al. Survival in medically treated coronary artery disease. *Circulation* 1979;60:1259-1269.
7. Hammermeister KE, DeRouen TA, Dodge. Variables predictive of survival in patients with coronary disease selection by univariate and multivariate analysis from the clinical, electrocardiographic, exercise, arteriographic, and quantitative angiographic evaluations. *Circulation* 1979;59:421-430.
8. Bounous EP Jr., Mark DB, Pollock BG, et al. Surgical survival benefits for coronary disease patients with left ventricular dysfunction. *Circulation* 1988:78[Suppl I]:1151-1157.
9. Clements IP, Brown ML, Zinsmeister AR, et al. Influence of left ventricular diastolic filling on symptoms and survival in patients with decreased left ventricular systolic dysfunction. *Am J Cardiol* 1991:6 1245-1250.
10. Tcheng JE, Jackman JD, Nelson CL, et al. Outcome of patients sustaining acute ischemic mitral regurgitation during myocardial infarction. *Ann Intern Med* 1992;117:18-24.
11. Hickey MS, Smith LR, Muhlbaier LH, et al. Current prognosis of ischemic mitral regurgitation: implications for future management. *Circulation* 1988;78[Suppl I]:151-159.
12. Califf RM, Harrell FE Jr., Lee KL, et al. The evolution of medical and surgical therapy for coronary artery disease: a 15-year perspective. *JAMA* 1989;261:2077-2086.
13. Rankin JS, Livesey SA, Smith LR, et al. Trends in the surgical treatment of ischemic mitral regurgitation: effects of mitral valve repair on hospital mortality. *Semin Thorac Cardiovasc Surg* 1989;1:149-163.
14. Califf RM, Phillips HR, Hindman MC, et al. Prognostic value of a coronary artery jeopardy score. *J Am Coll Cardiol* 1985;5:1055-1063.
15. Mark DB, Nelson CL, Califf RM, et al. The continuing evolution of therapy for coronary artery disease: initial results from the era of coronary angioplasty. *Circulation* 1994;89(5):2015-2025.
16. Smith LR, Harrell FE, Jr., Rankin JS, et al. Determinants of early versus late cardiac death in patients undergoing coronary artery bypass graft surgery. *Circulation* 1991;84[Suppl III]:245-253.

17. Mark DB, Nelson CL, Harrell FE, et al. Improved survival benefits with coronary angioplasty and coronary bypass surgery: assessment using a new coronary prognostic index. *Circulation* 1992;86:I-536(abst).
18. Uren NG, Melin JA, De Bruyne B, et al. Relation between myocardial blood flow and the severity of coronary-artery stenosis. *N Engl J Med* 1994;330:1782–1788.
19. Folland ED, Vogel RA, Hartigan P, et al., and the Veterans Affairs ACME Investigators. Relation between coronary artery stenosis assessed by visual, caliper, and computer methods and exercise capacity in patients with single-vessel coronary artery disease. *Circulation* 1994;89:2005–2014.
20. Cohn PF. Silent myocardial ischemia in patients with a defective warning system. *Am J Cardiol* 1980;45:697–702.
21. Rocco MB, Nabel EG, Campbell S, et al. Prognostic importance of myocardial ischemia detected by ambulatory monitoring in patients with stable coronary artery disease. *Circulation* 1988;78:877–884.
22. Pepine CJ. Is silent ischemia a treatable risk factor in patients with angina pectoris? *Circulation* 1990;82:II135–II142.
23. Pepine CJ, Geller NL, Knaterud GL, et al. The Asymptomatic Cardiac Ischemia Pilot (ACIP) Study: design of a randomized clinical trial, baseline data and implications for a long term outcome trial. *J Am Coll Cardiol* 24(1):1–10.
24. Davies MJ, Thomas AC. Plaque fissuring: the cause of acute myocardial infarction, sudden ischemic death, and crescendo angina. *Br Heart J* 1985;53:363–373.
25. Davies MJ, Thomas A. Thrombosis and acute coronary artery lesions in sudden cardiac ischemic death. *N Engl J Med* 1984; 310(18):1137–1140.
26. Falk E. Morphologic features of unstable atherothrombotic plaques underlying acute coronary syndromes. *Am J Cardiol* 1989;63:114E–120E.
27. Fernandez-Ortiz A, Badimon JJ, Falk E, et al. Characterization of the relative thrombogenicity of atherosclerotic plaque components: implications for consequences of plaque rupture. *J Am Coll Cardiol* 1994;23(7):1562–1569.
28. Davies MJ. Reactive oxygen species, metalloproteinases, and plaque stability. *Circulation* 1998;97:2382–2383.
29. Califf RM, Mark DB, Harrell FE Jr., et al. Importance of clinical measures of ischemia in the prognosis of patients with documented coronary artery disease. *J Am Coll Cardiol* 1988;11:20–26.
30. Califf RM, McKinnis RA, Burks J, et al. Prognostic implications of ventricular arrhythmias during 24 hour ambulatory monitoring in patients undergoing cardiac catheterization for coronary artery disease. *Am J Cardiol* 1982;50:23–31.
31. Cameron A, Schwartz MJ, Kronmal RA, et al. Prevalence and significance of atrial fibrillation in coronary artery disease (CASS Registry). *Am J Cardiol* 1988;61:714–717.
32. Wilhelmsen L, Rosengren A, Lappas G. Hospitilizations for atrial fibrillation in the general male population: morbidity and risk factors. *J Intern Med* 2001: 250: 382–389.
33. Chugh SS, Blackshear JL, Shen W, et al. Epidemiology and Natural History of Atrial Fibrillation: Clinical Implications. *J Am Coll Cardiol* 37(2):371–378.
34. Benjamin EJ, Wolf PA, D'Agostino RB, et al. Impact of atrial fibrillation on the risk of death: the Framingham Heart study. *Circulation* 1998;98:946–952.
35. Bateman TM, Weiss MH, Czer LSC, et al. Fascicular conduction disturbances and ischemic heart disease: adverse prognosis despite coronary revascularization. *J Am Coll Cardiol* 1985;5: 632–639.
36. Echt DS, Liebson PR, Mitchell LB, et al., and the CAST Investigators. Mortality and morbidity in patients receiving encainide, or placebo. The Cardiac Arrhythmia Suppression Trial. *N Engl J Med* 1991;324(12):781–788.
37. Holmes DR, Davis KB, Mock MB, et al., Participants in the Coronary Artery Surgery Study. The effect of medical and surgical treatment on subsequent sudden cardiac death in patients with coronary artery disease: a report from coronary artery surgery study. *Circulation* 1986;73:1254–1263.
38. Furberg CD, Hawkins CM, Lichstein E. Effect of propanolol in postinfarction patients with mechanical or electrical complications. *Circulation* 1984;69:761–765.
39. Steinberg JS, Regan A, Sciacca RR, et al. Predicting arrhythmic events after acute myocardial infarction using the signal-averaged electrocardiogram. *Am J Cardiol* 1992;69:13–21.
40. Kleiger RE, Miller JP, Bigger JT, et al. Decreased heart rate variability and its association with increased mortality after acute myocardial infarction. *Am J Cardiol* 1987;59:256–262.
41. Bigger JT, Jr., Fleiss JL, Steinman RC, et al. Correlations among the time and frequency domain measures of heart period variability two weeks after acute myocardial infarction. *Am J Cardiol* 1992;69:891–898.
42. Tung CY, Lam LC, Waugh RA, et al. Clinical, pharmacologic health status, and socioeconomic correlates of heart rate variability in coronary disease. *Circulation* 1995;92:145A.
43. Antiplatelet Trialists' Collaboration. Collaborative overview of randomized trials of antiplatelet therapy. I. Prevention of death, myocardial infarction, and stroke by prolonged antiplatelet therapy in various categories of patients. *Br Med J* 1994;308:81–106.
44. Braunwald E, Mark DB, Jones RH, et al. Unstable angina: diagnosis and management. *AHCPR* 1994;94:0682.
45. The Steering Committee of the Physicians' Health Study Research Group: Preliminary Report: Findings from the Aspirin Component of the ongoing Physicians' Health Study. *N Engl J Med* 1988;318: 262–264.
46. Antithrombotic Trialists' Collaboration. Collaborative meta-analysis of randomized trials of antiplatelet therapy for prevention of death, myocardial infarction, and stroke in high risk patients. *Br Med J* 2002;324:71–86.
47. CURE Trial Investigators. Effects of aspirin dose when used alone or in combination with clopidogrel in patients with acute coronary syndromes: observations from the Clopidogrel in Unstable Angina to Prevent Recurrent Events (CURE) study. *Circulation* 2003;108(14):1682–1687.
48. Quinn MJ, Aronow HD, Califf RM, et al. Aspirin dose and six-month outcome after an acute coronary syndrome. *J Am Coll Cardiol* 2004;43(6):972–978.
49. CAPRIE Steering Committee. A randomized, blinded trial of clopidogrel versus aspirin in patients at risk of ischaemic events (CAPRIE). *Lancet* 1996;348:1329–1339.
50. Mehta SR, Yusuf S, Clopidogrel in Unstable Angina to Prevent Recurrent Events Study Investigators. The Clopidogrel in Unstable Angina to Prevent Recurrent Events (CURE) Trial Programme; rationale; design and baseline characteristics including a meta-analysis of the effects of thienopyridines in vascular disease. *Eur Heart J* 2000;21(24):2033–2041.
51. Braunwald E, Antman EM, Beasley JW, et al. ACC/AHA guidelines for the management of patients with unstable angina and non–ST-segment elevation myocardial infarction. *J Am Coll Cardiol* 2000;36:970–1062.
52. Hongo RH, Ley J, Dick SE, et al. The effect of clopidogrel in combination with aspirin when given before coronary artery bypass grafting. *J Am Coll Cardiol* 2002;40:231–237.
53. Mehta SR, Yusuf S, Peters RJG, et al., for the CURE Investigators. Effects of pretreatment with clopidogrel and aspirin followed by long-term therapy in patients undergoing percutaneous coronary intervention: the PCI-CURE study. *Lancet* 2001;358: 526–533.
54. Steinhubl SR, Berger PB, Mann III JT, et al., for the CREDO Investigators. Early and sustained dual oral antiplatelet therapy following percutaneous coronary intervention: a randomized controlled trial. *JAMA* 2002;288:2411–2420.
55. Yusuf S, Wittes J, Friedman L. Overview of results of randomized clinical trials in heart disease. II. Unstable angina, heart failure, primary prevention with aspirin, and risk factor modification. *JAMA* 1988;260: 2259–2263.
56. Yusuf S, Wittes J, Friedman L. Overview of results of randomized clinical trials in heart disease. I. Treatments following myocardial infarction. *JAMA* 1988;260:2088–2093.
57. Roberts R, Rogers WJ, Mueller HS, et al. Immediate versus deferred beta-blockade following thrombolytic therapy in patients with acute myocardial infarction. Results of the Thrombolysis in Myocardial Infarction (TIMI) II-B study. *Circulation* 1991;83(2):422–437.
58. Gruppo Italiano per lo Studio della Sopravvivenza nell'Infarto Miocardico. GISSI-3: effects of lisinopril and transdermal glyceryl trinitrate singly and together on 6-week mortality and ventricular function after acute myocardial infarction. *Lancet* 1994;343:1115–1122.

59. ISIS-4 Collaborative Group. ISIS-4: a randomized factorial trial assessing early oral captopril, oral mononitrate, and intravenous magnesium sulphate in 58,050 patients with suspected acute myocardial infarction. *Lancet* 1995;345:669–685.
60. Yusuf S, Collins R, MacMahon S, et al. Effect of intravenous nitrates on mortality in acute myocardial infarction: an overview of the randomized trials. *Lancet* 1988;1(8594):1088–1092.
61. Mason DT, Braunwald E. The effects of nitroglycerin and amyl nitrate on arteriolar and venous tone in the human forearm. *Circulation* 32:755, 1965.
62. Murad F, Arnold WP, Mittal CK, et al. Properties and regulation of guanylate cyclase and some proposed functions of cyclic GMP. *Cyclic Nucleotide Res* 11:175, 1979.
63. Danahy DT, Aronow WS. Hemodynamics and antianginal effects of high dose oral isosorbide dinitrate after chronic use. *Circulation* 56:205, 1977.
64. Diodati J, Theroux P, Latour JG, et al. Effects of nitroglycerin at therapeutic doses on platelet aggregation in unstable angina pectoris and acute myocardial infarction. *Am J Cardiol* 1990;66:683–688.
65. Held PH, Yusuf S, Furberg CD. Calcium channel blockers in acute myocardial infarction and unstable angina: an overview. *Br Med J* 1989;299:1187–1192.
66. Wilcox RG, Hampton JR, Banks DC, et al. Trial of early nifedipine in acute myocardial infarction: The TRENT Study. *Br Med J* 1986;293:1204.
67. Goldbourt V, Bechar S, Reicher-Reiss H, et al. Early administration of nifedipine in suspected acute myocardial infarction: the Secondary Prevention Reinfarction Israeli Nifedipine Trial 2 Study. *Arch Intern Med* 1993;153:345.
68. Secondary prevention reinfarction Israeli nifedipine trial (SPRINT). A randomized intervention trial of nifedipine in patients with acute myocardial infarction. The Israeli Sprint Study Group. *Eur Heart J* 1988;9:354.
69. Koenig W, Lowel H, Lewis M, et al. Long-term survival after myocardial infarction: Relationship with thrombolysis and discharge medication. Results of the Augsburg Myocardial Infarction Follow-up Study, 1985 to 1993. *Eur Heart J* 1996;17:1199.
70. Ishikawa K, Wakai S, Takenaku T, et al. Short acting nifedipine and diltiazem do not reduce the incidence of cardiac events in patients with healed myocardial infarction. *Circulation* 1997;95:2368.
71. Packer M, O'Connor CM, Ghali JK, et al. Effect of amlodipine on morbidity and mortality in severe chronic heart failure. *N Engl J Med* 335:1107,1996.
72. Wijeysundera HC, Hanson MS, Stanton E, Cropp AS, Hall C, Dhalla NS, Ghali J, Rouleau JL. PRAISE II Investigators. Neurohormones and oxidative stress in nonischemic cardiomyopathy: relationship to survival and the effect of treatment with amlodipine. *Am Heart J* 2003;146(2):291–297.
73. The Multicenter Diltiazem Postinfarction Trial Research Group. The effect of diltiazem on mortality and reinfarction after myocardial infarction. *N Engl J Med* 1988;319:385–392.
74. The Danish Study Group on Verapamil in Myocardial Infarction. Effect of verapamil on mortality and major events after acute myocardial infarction (the Danish Verapamil Myocardial Infarction Trial II. Davit II). *Am J Cardiology* 1990;66:779–785.
75. Jesperson CM. Anti-ischemic intervention as prognosis improvement in patients with coronary artery disease, with special focus on verapamil. *Am J Cardiology* 1996;77(16):32D–36D.
76. Gibson RS, Boden WE, Theroux P, et al., the Diltiazem Reinfarction Study Group. Diltiazem and reinfarction in patients with non–Q-wave myocardial infarction. *N Engl J Med* 1986;315:423–429.
77. Paoletti R, Corsini A, Soma MR, et al. Calcium, calcium antagonists and experimental atherosclerosis. *Blood Pressure Suppl* 1996;4:12–15.
78. Braunwald E, Mark DB, Jones RH, et al. Unstable angina: diagnosis and management. AHCPR Monograph No. 94–0682, 1994.
79. Yusuf S, Pepine CJ, Garces C, et al. Effect of enalapril on myocardial infarction and unstable angina in patients with low ejection fractions. *Lancet* 1992;340:1173–1178.
80. SOLVD Investigators. Effect of enalapril on survival in patients with reduced left ventricular ejection fraction and congestive heart failure. *N Engl J Med* 1991;325:293–302.
81. Kjekshus J, Swedberg K, Snapinn S. Effects of enalapril on long-term mortality in severe congestive heart failure. *Am J Cardiol* 1992;69:103–107.
82. Pfeffer MA, Braunwald E, Moye LA, et al., for the SAVE Investigators. Effect of captopril on mortality and morbidity in patients with left ventricular dysfunction after myocardial infarction. Results of the survival and ventricular enlargement trial. *N Engl J Med* 1992;327:669–677.
83. The ACE Inhibitor Myocardial Infarction Collaborative Group. Indications for ACE inhibitors in the early treatment of acute myocardial infarction. *Circulation* 1998;97:2202–2212.
84. Dickstein K, Kjekshus J, and the OPTIMAAL Steering Committee. Effects of losartan and captopril on mortality and morbidity in high-risk patients after acute myocardial infarction: the OPTIMAAL randomized trial. *Lancet* 2002;360:752–760.
85. Pfeffer MA, McMurray JJ, Velazquez EJ, et al. Valsartan, captopril, or both in myocardial infarction complicated by heart failure, left ventricular dysfunction, or both. *N Engl J Med* 2003;349(20):1893–1894.
86. Granger CB, McMurray JJ, Yusuf S, et al. Effect of Candesartan in patients with chronic heart failure and reduced left-ventricular systolic function intolerant to angiotensin-converting-enzyme inhibitors: the CHARM-Alternative trial. *Lancet* 2003;362(9386):754–755.
87. Shepherd J, Cobbe SM, Ford I, et al., for the West of Scotland Coronary Prevention Study Group. Prevention of coronary heart disease with pravastatin in men with hypercholesterolemia. *N Engl J Med* 1995;333:1301–1307.
88. Downs JR, Clearfield M, Weis S, et al., for the AFCAPS/TexCAPS Research Group. Primary prevention of acute coronary events with lovastatin in men and women with average cholesterol levels. *JAMA* 1998;279:1615–1622.
89. Scandinavian Simvastatin Survival Study Group. Randomised trial of cholesterol lowering in 4444 patients with coronary heart disease: the Scandinavian Simvastatin Survival Study (4S). *Lancet* 1994;344:1383–1389.
90. Sacks FM, Pfeffer MA, Moye LA, et al., for the CARE Investigators. Cholesterol and Recurrent Events (CARE). *N Engl J Med* 1996; 335:1001–1009.
91. Vrecer M, Turk S, Drinovec J, et al. Use of statins in primary and secondary prevention of coronary heart disease and ischemic stroke (meta-analysis of randomized trials). *Int J Clin Pharm Thera* 2003;41(12):567–577.
92. Nissen SE, Tuzcu EM, Schoenhagen P, et al. Effect of intensive compared with moderate lipid-lowering therapy on progression of coronary atherosclerosis. *JAMA* 2004;291(9):1071–1080.
93. Cannon CP, Braunwald E, McCabe CH, et al. Comparison of intensive and moderate lipid lowering with statins after acute coronary syndromes. *N Engl J Med* 2004;350(15):1495–1504.
94. Grundy SM, Cleeman JI, Merz CN, et al., and National Heart, Lung, and Blood Institute, American College of Cardiology Foundation, American Heart Association. Implications of recent clinical trials for the National Cholesterol Education Program Adult Treatment Panel III guidelines. *Circulation* 2004;110(2): 227–239.
95. Nissen SE, Tsunoda T, Tuzcu EM, et al. Effect of recombinant ApoA-1 Milano on coronary atherosclerosis in patients with acute coronary syndromes (a randomized controlled trial). *JAMA* 2003;290(17):2292–2300.
96. Yusuf S, Zucker D, Peduzzi P, et al. Effect of coronary artery bypass graft surgery on survival: overview of 10-year results from randomised trials by the Coronary Artery Bypass Graft Surgery Trialist Collaboration. *Lancet* 1994;344:563–570.
97. European Coronary Surgery Study Group. Coronary-artery bypass surgery in stable angina pectoris: survival at two years. *Lancet* 2:1173–1180,1982.
98. Jones RH, Kesler K, Phillips HR, et al. Long-term survival benefit of CABG and PTCA in patients with coronary artery disease. *J Thoracic Cardiovasc Surg* 1996;111:1013–1023.
99. BARI Investigators. Comparison of coronary bypass surgery with angioplasty in patients with multivessel disease. *N Engl J Med* 1996;335:217–225.
100. The WRITING Group for the Bypass Angioplasty Revascularizaxtion Investigation (BARI) Investigators. Five-year clinical and functional outcome comparing bypass surgery and angioplasty in patients with multivessel coronary disease: a multicenter randomized trial. *JAMA* 1997;277:715–721.
101. Pocock SJ, Henderson RA, Rickards AF, et al. Metaanalysis of randomized trials comparing coronary angioplasty with bypass

surgery. *Lancet* 1995;346:1184–1189.

102. RITA Trial Participants. Coronary angioplasty versus coronary artery bypass surgery: the Randomised Intervention Treatment of Angina (RITA) trial. *Lancet* 1993;341:573–580.
103. King SB III, Lembo NJ, Weintraub WS, et al., for the Emory Angioplasty versus Surgery Trial. A randomized trial comparing coronary angioplasty with coronary bypass surgery. *N Engl J Med* 1994;331:1044–1050.
104. Hamm CW, Reimers J, Ishinger T, et al. for the German Angioplasty Bypass Surgery Investigation. A randomized study of coronary angioplasty compared with bypass surgery in patients with symptomatic multivessel coronary disease. *N Engl J Med* 1994;331:1037–1043.
105. Sim I, Gupta M, McDonald K, et al. A meta-analysis of randomized trials comparing coronary artery bypass grafting with percutaneous transluminal coronary angioplasty in multivessel coronary artery disease. *Am J Cardiol* 1995;76:1025–1029.
106. Rodriguez A, Mele E, Peyregne, et al., for the ERACI Investigators. Three-year follow-up of the Argentine Randomized Trial of Percutaneous Transluminal Coronary Angioplasty versus Coronary Artery Bypass Surgery in Multivessel Disease (ERACI). *J Am Coll Cardiol* 1996;27:1178–1184.
107. CABRI Trial Participants. First-year results of CABRI (coronary angioplasty versus bypass revascularization investigation). *Lancet* 1995;346:1179–1184.
108. Hlatky MA, Rogers WJ, Johnstone I, et al., for the BARI Investigators. Medical care costs and quality of life after randomization to coronary angioplasty or coronary bypass surgery. *N Engl J Med* 1997;336:92–99.
109. Goy JJ, Eeckhout E. Intracoronary stenting. *Lancet* 1998;351:1943–1949.
110. Serruys PW, Unger F, Sousa JE, et al. Comparison of coronary-artery bypass surgery and stenting for the treatment of multivessel disease. *N Engl J Med* 2001;344(15):1117–1124.
111. Legrand VM, Serruys PW, Unger F, et al. Three-year outcome after coronary stenting versus bypass surgery for the treatment of multivessel disease. *Circulation* 2004;109:1114–1120.
112. Sousa JE, Costa MA, Abizaid AC, et al. Lack of neointimal proliferation after implantation of sirolimus-coated stents in human coronary arteries: a quantitative coronary angiography and three dimensional intravascular ultrasound study. *Circulation* 2001;103:192–195.
113. Stone GW, Ellis SG, Cox DA, et al. One-year clinical results with the slow-release, polymer-based, paclitaxel-eluting TAXUS stent (The Taxus-IV trial). *Circulation* 2004;109:1942–1947.
114. Al Suwaidi J, Holmes DR, Salam AM, et al. Impact of coronary artery stents on mortality and nonfatal myocardial infarction: meta-analysis of randomized trials comparing a strategy of routine stenting with that of balloon angioplasty. *Am Heart J* 147(5):815–822.
115. McGuire DK, Anstrom KJ, Peterson ED. Influence of the Angioplasty Revascularization Investigation National Heart, Lung and Blood Institute Diabetic Clinical Alert on practice patterns: results from the National Cardiovascular Network Database. *Circulation* 2003;107(14):1864–1870.
116. Parisi AF, Folland ED, Hartigan P. A comparison of angioplasty with medial therapy in the treatment of single-vessel coronary artery disease. *N Engl J Med* 1992;326:10–16.
117. Mark DB, Nelson C, Delong E, et al. Comparison of quality of life outcomes following coronary angioplasty, coronary bypass surgery and medicine. *J Am Coll Cardiol* 1993;21(2):216A (abst).
118. Weintraub WS, Mauldin PD, Becker E, et al. A comparison of the costs of and quality of life after coronary angioplasty or coronary surgery for multivessel coronary disease: results from the Emory Angioplasty Versus Surgery Trial (EAST). *Circulation* 1995;92:2831–2840.
119. Serruys P. Data presented at the Transcatheter Therapeutics 2004 Scientific Sessions, Washington, DC, September 2004.
120. Muneretto C, Negri A, Manfredi J, et al. Safety and usefulness of composite grafts for total arterial myocardial revascularization: a prospective randomized evaluation. *J Thorac Cardiovasc Surg* 2003;125(4):826–835.
121. Liao L, Jollis JG, Delong ER, et al. Impact of an interactive video on ischemic heart disease patient decision making. *J Gen Int Med* 1996;11:373–376.

第3章　药物洗脱支架时代的冠状动脉旁路移植术

Bruce W.Lytle

冠状动脉旁路移植术的实质是建立一种移植血管来运送狭窄的冠状动脉远端的血液，以缓解心绞痛，改善心肌功能，降低因冠心病(CAD)死亡的可能性。多因素随机研究证实，接受冠状动脉旁路移植术的患者亚群可以达到上述目的[1-4]。然而，伴随着冠心病经皮介入治疗(PCT)技术的不断提高，新型药物涂层支架的出现，以及药理学治疗所取得的成就，现如今，患者能否从冠状动脉旁路移植术中获得更多的疗效呢？

在过去，冠心病的解剖学治疗方法包括冠状动脉旁路移植术和经皮介入术，这两者既相互补充又相互竞争。通过回顾分析这两种治疗方法，我们或许能解决目前的难题。

第一代经皮介入治疗(PCT)技术、球囊血管成形术(BA)或经皮穿刺腔内冠状动脉成形术(PTCA)可能因发生急性或亚急性冠状动脉闭塞或夹层，需重复治疗。甚至低风险的患者在早期接受PCT后，重复治疗者约为1%，其中2%~10%的患者因持续心肌缺血而接受紧急手术治疗。即使早期的PTCA获得成功，晚期的结果也不十分确定。经BA治疗的患者血管内膜由于损伤后过度增生，在术后1年内，有25%~50%的患者再次出现局部血管狭窄的症状。

无论对单支血管受累的患者还是相对较少的多支血管受累的患者而言，PTCA术后症状都是常见的，所以需要重复应用PCT或冠状动脉旁路移植术进行干预。在对多支血管受累的患者行冠状动脉旁路移植血运重建术随机试验(BARI)研究中，经PCT治疗的患者在术后一年行冠状动脉造影检查，心绞痛的发生率为29.6%(旁路移植术后发生率为11.9%)，为了降低心绞痛的发生率，接受PCT治疗的患者中约48%在术后1年内需再次接受PCT或冠状动脉旁路移植术治疗[5]。患者接受PCT治疗时，由于操作过程中血运重建不完全以及治疗失败而形成再狭窄，所致心肌损害的危险也增加，这也使患者介入术后出现再发症状。

许多设计实施的随机试验是为了研究应用早期PTCA治疗方法取代外科手术后，患者的生存时限是否缩短了。一般来说，随机入选的患者本身都是低风险的，大多数可能接受过血管造影研究的患者不允许参加此项研究，因为血管造影结果不适用于行PTCA，而且大多数随机入选的患者存在2支而非3支血管受累。多项研究显示，PTCA和外科手术治疗后患者5~7年生存率是相等的，但经PTCA治疗的患者血运重建有效率较低，术后症状较多，服用的药物较多，并需更多的再次介入治疗。在最大型的BARI试验中证实，糖尿病患者在接受PCT治疗后的远期生存率确实降低了[6]。

BARI注重研究的是该试验的观察性部分，它包括了那些有资格被随机选择却因内科医生的偏好而未被选择的患者。在记录中，经PTCA治疗的糖尿病患者弥漫性病变的发生率要少于外科手术者，但二者的术后生存率却是相等的，都优于任一随机选择的亚群。但是糖尿病作为一个独立的主题词，也不一定预示着糖尿病患者经PTCA治疗后总是不好的结局。这些记录以及其他资料表明，糖尿病患者在PTCA治疗的有效性问题上似乎有不同之处。这一要素已经被记录在多项包含糖尿病患者的临床研究中。最终，经PCT治疗的糖尿病患者因时间的推移而引起的死亡与再狭窄的发生无关。

第二代PCT使用的是混合有血小板抑制因子和血小板膜糖蛋白Ⅱb-Ⅲa拮抗剂的单纯金属支架(BMSs)。这些先进技术和观念的最大效应就是降低了与PCT操作有关的风险。有效地控制了局部冠状动脉夹层和(或)穿孔，能降低急性或亚急性冠状动脉闭塞的风险，同时增加了介入心血管病专家的经验，降低了与操作有关的风险，如死亡、心肌梗死以及紧急外科手术联合PCT。

单纯金属支架对术后远期效果的改善不像操作相关安全性的提高那样引人注目。虽然在随机试验中，多支血管受累的患者再狭窄的发生率已降低了近一半，从40%~50%降至20%~25%，但是与外科手术相比[7,8]，PCT在缓解症状方面仍然稍差，并有相对较高的风险需要再次干预。早期局部再狭窄通常发生在支架安放处，这常使支架被拉长。实质上，与非糖尿病患者相比，糖尿病患者的结局仍然稍差[8]。随机试验表明，外科手术与PCT相比无生存差异或仅有轻微的生存优势，但由于随机选择的患者都有较好的风险面，所以二者的死亡率都很低[7-9]。

囊括了更高风险面的患者及更广范围的血管造影性疾病的非随机观察性试验已经证实，外科手术在术后生存率上占优势。北部新英格兰研究组的资料显示：3支血管受累的患者及糖尿病患者经PCT治疗后死亡率过高[10]。最近，对接受早期非紧急PCT或外科手术治疗的克利夫兰(Clever)临床中心的患者进行观察，发现他们当中的半数人有左心室功能异常或糖尿病，而且所有风险组PCT术后患者都有过高的死亡率[11]。

药物涂层或药物洗脱支架(DES)代表了第三代PCT，这似乎是对先前PCT技术的显著提高。在试验初期，DES和BMS相比术后1年内冠状动脉再狭窄的发生率降至5%~10%[12-14]，显然支架区域内再狭窄虽然仍又出现，但发生率逐渐减少。另外，在支架安放部位(再狭窄段)发生再狭窄似与支架末端内膜过度增生有关，这可通过植入技术得到部分改善。虽然糖尿病患者与非糖尿病患者相比再狭窄的风险增高，但是使用DES与先前的PCT相比，前者能降低糖尿病患者再狭窄的风险。药物涂层支架虽然不是人们所说的“全垒打”，但至少有双重保障。目前已经研究出有西罗莫司和紫杉醇涂层的DES，尚未发现由不同药物涂层支架所产生的疗效有明显的实质性差异。

对DES和BMS临床结果的初期研究表明，前者降低了目标血管再通术的风险和发生心肌梗死(MI)的可能性，而生存时限的差异尚不明显，因为随机选择的患者都是低风险的，经DES和BMS治疗后都有较好的结局。

尽管如此，关于药物洗脱支架的问题逐渐被人们所认识。对DES和BMS来说，冠状动脉分支再狭窄的发生率几乎是相等的。如果冠状动脉较长区域受累会引起慢性主干闭塞，如果病变弥漫，那么由于血管太细而不能放入支架和(或)使多分支受累。DES最严重的问题是发生支架内血栓以及对危及生命的CAD患者而言，它是否能降低再狭窄的风险，提高远期生存率[15]。

DES已经能与血小板抑制因子联合治疗CAD，较常用的是氯吡格雷，这种方法是利用药物的作用来防止内膜过度增生而形成再狭窄，也可延迟内皮重塑，降低支架血栓形成的可能性。只要患者使用氯吡格雷，那么支架血栓就不常发生（术后3个月大约为1%），但如果不继续使用该药，支架血栓的发生率似乎就会上升。心脏病医生希望在手术6个月后停用血小板抑制因子，但随着经验的积累，他们清楚地认识到，不用氯吡格雷的患者至少至术后1年还有可能发生支架血栓，这是否是DES的一个危险因素尚不可知。如果患者还需要进一步接受心脏或非心脏手术，那么这种对氯吡格雷的需求将是一个弊端。

关于药物涂层支架的第二个问题是它是否能降低治疗区域再狭窄的发生率，降低死亡危险，如果能，能降低多少？冠状动脉事件可能在治疗区域因再狭窄的发生而发生，也可能在无支架区域发生。如果DES能有效地降低治疗区域再狭窄的发生，那么它对经PCT治疗的高风险亚群患者的生命期望值是有较大影响，一些影响，还是完全无影响呢？

冠状动脉旁路移植术也有了发展和进步。第一代冠状动脉旁路移植术常用大隐静脉做移植血管(SVGs)，并借助心肺旁路来帮助实施。在冠状动脉旁路移植术发展的最初十年末期，已经明确了的是，旁路移植手术对寿命的影响受限于静脉移植血管内部的发展变化——内膜纤维组织形成、静脉移植血管发生粥样硬化[16]，这些病理变化可导致静脉移植血管发生狭窄或闭塞而引起的术后MI和死亡。阿司匹林和其他血小板抑制因子的药物治疗可提高静脉移植血管的早期开放率，但是一组最新的静脉移植血管远期开放率资料显示，用阿司匹林治疗的患者在术后10年其开放率大约为60%[18-20]。更新的研究是用他汀类药物除血小板抑制因子以外的药物进行治疗，能降低静脉移植血管的失败率，在近期一些小样本的研究中，术后5年静脉移植血管的开放率已高达85%~90%[17,21,22]。在增加静脉移植血管开放率方面，加用一些药物如氯吡格雷是否比单纯应用阿司匹林治疗更有益处尚不可知。虽然在延长静脉移植血管的开放时限方面取得了令人鼓舞的进展，但其后期失败仍是影响冠状动脉旁路移植术远期疗效的难以解决的问题。

内乳动脉(ITA)移植血管的使用始于冠状动脉旁路移植术开展初期，但是得到广泛应用却是在20世纪

80年代早期，那时它的优点已非常明显：它几乎不发生动脉粥样硬化，而且一直处于开放状态，即使在术后20年以上也只有很低的失败率。临床表明，与仅用静脉移植血管相比，患者接受将左胸廓内动脉吻合到冠状动脉左前降支的手术可提高生存率，改善症状体征，减少再手术的概率[23]。第二代冠状动脉旁路移植术是LITA-LAD移植联合静脉移植血管与其他血管的吻合，是随机试验中最常用于与PCT进行对照的手术方法。LITA-LAD移植的意义在于，随机试验中单纯接受LITA-LAD移植的患者确实比经PCT治疗的患者存在更高的生存率。从随机试验中积累的证据表明，标准冠状动脉旁路移植术后的生存率能通过更广泛地应用ITA移植血管而得到提高。

在冠状动脉旁路移植术发展的早期，一些研究中心应用两侧的胸廓内动脉（BITA）进行移植，他们认为扩大移植血管的使用范围不会增加其形成动脉粥样硬化的倾向，而且一些早期的小样本研究显示，接受BITA治疗的患者手术结果较好。但是因为各种各样的原因，BITA移植尚未在外科手术界得到广泛应用，如对一些患者来说，它是一个技术难度更高的手术，它能增加伤口并发症的发生，而且缺乏远期疗效的有力证明。甚至直至2001年，在STS数据库记载的患者中，只有4%的患者行单纯冠状动脉旁路移植术时使用了BITA移植。

BITA移植代表了第三代冠状动脉旁路移植术，目前有证据提示，BITA移植与单支ITA移植和静脉移植方法相比，前者能改善远期临床效果，提高术后生存率。尚无试验对单支ITA移植和BITA移植进行比较，而且没有工业的支持，这种试验也不可能实现（无人生产ITA）。再者，事实上ITA移植术的大部分益处都在术后10年以上才表现出来。无论如何，多因素观察性研究表明，BITA移植术和单支内乳动脉移植术（SITA）相比，前者能减少并发症的发生，降低再手术率，甚至是死亡率[23-27]。

在1980年及以前接受BITA和SITA移植术的Clever临床机构的患者，对其术后生存率进行了最大规模、最长时间的随访观察，这些患者被定期随访。目前平均随访时间为16年，有些已达20年[23-25]。在这些非随机试验中，多种统计学方法被用来校正患者自身条件中的差异，包括好斗倾向等。图3-1[24]中所显示的是配对试验中接受1支或2支ITA移植术的患者，其生存率的差异。患者本身因素将影响BITA移植术后病情好转的程度以及在随访期间疗效发生的时间点。无心脏或非心脏危险因素的患者在随访的最初10年内从BITA移植术获得的益处几乎无增加，因为较高的生存率对BITA和SITA组都是有好处的。在术后10~20年间，低风险组患者的生存率曲线发生偏离，那些接受BITA移植术的患者甚至在术后20年仍保持较高的生存率（图3-2）。更重要的是我们已发现无心脏或非心脏危险因素的患者，在50岁时接受BITA移植术后80%仍能继续生存20年。对于有心脏或非心脏危险因素者，BITA移植术的最大疗效发生在随访初期，因为总的来说，这两组患者的生存率都不太乐观。该研究除了确定和量化了BITA移植术的术后生存优势外，还注解了这样一个一般规律，即BITA移植术的患者特别是无危险因素者其心肌血运重建在数年内对生存率有不同的影响。

在研究早期，通过再次手术或PCT重复进行血运

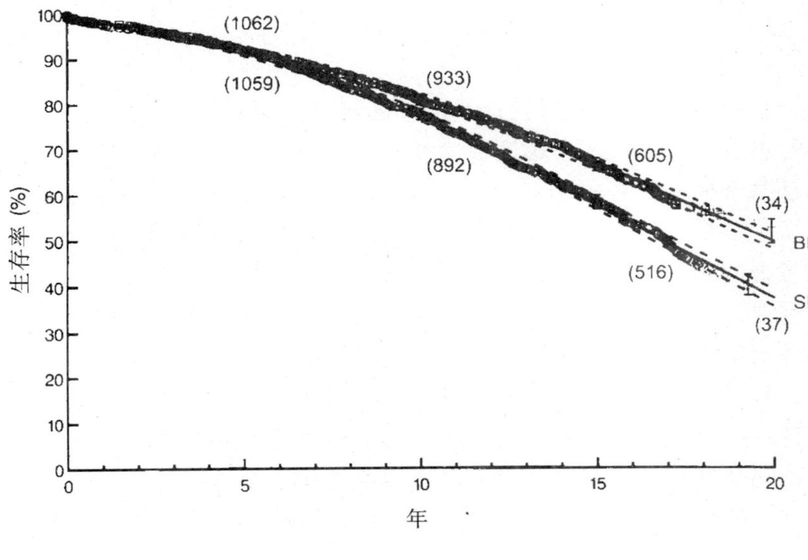

图3-1　接受BITA和SITA移植术的生存对照分析

在限定的随访期内生存患者数目如下，图中每个符号代表1例死亡数，直线标注了Kaplan-Meier68%的置信区间（相当于标准误差），在此置信区间内的实线代表参数估计。（Reprinted with permission from Lytle BW, Blackstone EH, Sabik JF, et at. The effect of bilateral internal thoracic artery grafting on survival during 20 Postoperative years. Ann Thorac Surg (In press.)

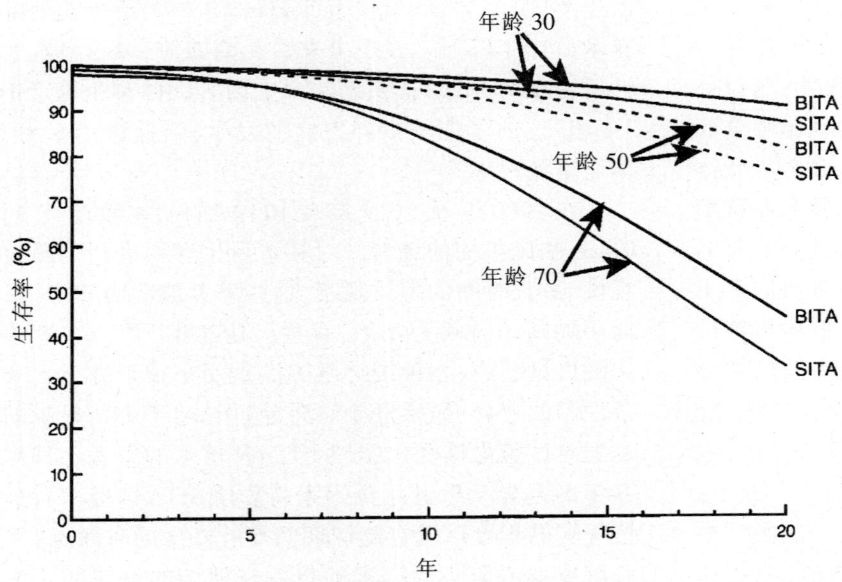

图3-2 基于年龄的无左心室功能不全和无心脏危险因素患者的生存率预测，采用BITA移植的患者术后20年生存率较好。(Reprinted with permission from Lytle BW, Blackstone EH, Sabik JF, et at. The effect of bilateral internal thoracic artery grafting on survival during 20 Postoperative years. Ann Thorac Surg (In press.)

重建也被作为一个检测终点。接受BITA移植术的患者除了要有较高的生存率以外,还应经历更少的重复性血运重建以及保持患者总数的完整,这些都预示着手术疗效较好(图3-3)。

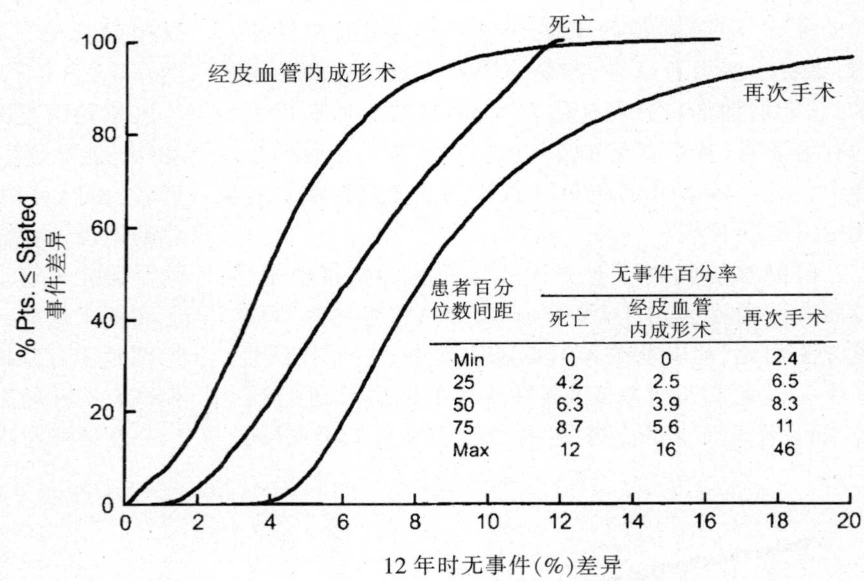

图3-3 基于SITA对比BITA移植术，习性相匹配的患者临床结果百分位区别的分布，每位患者能进行2次非比例危险程式、一次患者接受SITA移植，一次患者接受BITA移植。患者群体的百分比用垂直线表示，各事件发生不同百分比用水平线表示。(Reprinted with permission from Lytle BW, Blackstone EH, Loop FD, et al.Two internal thoracic artery grafts are better than one.J Thorac Cardiovasc Surg 1999;117:855-872.)

目前，尚无试验将应用PCT包括DES进行治疗的患者同应用现代冠状动脉旁路移植术治疗的患者进行比较。所以在向患者推荐治疗方法时,必须基于预先建立的信息资源,合理地估计DES治疗区域再狭窄的发生率较低的因素。在所有问题中,必须考虑的是不完全血运重建的重要性、支架闭塞的临床重要性以及怎样有力地降低再狭窄的发生率。这些都将对临床疗效产生影响,特别是死亡率。

不完全性血运重建很难明确定义,对其进行研究的也极少。对于接受PCT治疗的患者来说,不完全性血运重建的临床影响还很难鉴别，可能是由于随访间隔较短,以及治疗区域较高的再狭窄率造成的。如果不考虑不完全性血运重建定义的差异，那么在过去的20多年中，有大量涉及冠状动脉旁路移植术的文献以及一些涉及PCT的研究都表明,那些经解剖学治疗后冠状动脉的解剖已不再完美的患者，比那些冠状动脉闭塞却得到彻底治疗的患者更容易出现症状[5,28,29]。手术后的数据似乎也表明不完全性血运重建降低了术后生存率。Bell等人编写的ACASS显示，在5年的随访中,不完全性血运重建降低了左心室功能异常的患者的术后生存率，但对左心室功能正常的患者却无影响[27]。由Weintraub和Jones进行的更大规模的观察性研究，采用更长的随访间隔，用更多的患者来研究不完全性血运重建与术后生存率之间的联系[28]。通常很难区分不完全性血运重建是血管成形术的一种方法还是CAD进一步播散和迅速进展的标志。但是，确实有资料显示完全性血运重建的患者在症状和生存率方面更占优势。

对于大多数患有进展性CAD的患者来说，有经验的外科医生能提供更完全的血运重建，可能超过PCT所能达到的。Powell等人的一篇报道中称，有经验的血管造影师在检查外科术后患者的血管造影片时发现仅有6%的患者有损伤，以至于他们有资格参加DES试验。另外17%的患者有靶向损伤，它们可能通过现代技术得以治疗。如果将完全性血运重建作为目标，那么通过外科手术的方法将比PCT更有可能实现。

完全性血运重建很重要。但是即使冠状动脉已经获得完全再通的患者，最终也可能因为血管的再狭窄、移植血管的问题以及自身血管病的发展而变成不完全性再通。通常血管成形术的成功实施对于术后生存更为重要。在过去，外科血运重建术与冠状动脉旁路移植术所形成的血运重建相比，在存活力上更占优势。如今最主要的问题是：DES能降低冠状动脉的再狭窄率，这是否意味着外科手术在存活力上的优势已不再重要了？换句话说，用PCT治疗不能使患者实现完全的血运重建，特别是当血运重建的目的是延长生命时，那么唯一的方法就是外科手术。

目前有多种理由提示：具有高风险的患者经治疗后，冠状动脉再狭窄率的降低并不会带来术后生存率的相应增高。首先，PCT术后随时间推移发生的死亡，特别是患有糖尿病的患者，大约出现在手术1年以后，这段时间内冠状动脉再狭窄是最常见的。有人可能争辩说，对于缺血性心脏病的患者，无效的血运重建并不会导致患者立即死亡，但是冠状动脉再狭窄发生的时间与死亡发生的时间不一致，提示除了再狭窄以外，还有很多因素导致了死亡。其次，近年由Cutlip等人编写的一部关于患者参加支架试验的著作显示，手术后5年内，经PCT治疗后，在冠状动脉的非治疗区因解剖因素引起的严重的心血管事件比治疗局部的再狭窄更可能引起血管意外。

冠状动脉旁路移植术也不能避免自身CAD的进展，但是它与PCT的主要区别是大片区域的冠状动脉都与旁路血管相吻合，所以自身血管疾病的短期进展仅能造成较少的心肌损害。真实的情况是，即使功能完好的冠状动脉桥血管也可能变成孤立的，而血管近端和远端的动脉粥样硬化的进展对它影响很小，但是该区域发生自身血管的改变要多于支架远端长期未治疗的冠状动脉区段。

很难想象降低冠状动脉的再狭窄率对术后远期生存率是有害的，但越来越多的PCT术后生存资料确实是真实有效的，原则上讲，这似乎为那些已经通过外科手术而延长了生存时限的患者和并发冠状动脉综合征的糖尿病患者指明了一条手术路径。当然，这条路径对那些被认为具有近乎相等的外科手术和PCT操作相关风险的患者来说是最明智的。

PCT是一种有创性的治疗方法，在治疗过程中患者希望尽可能少地侵入机体，而且降低DES术后生存率的工作已被积极地完成了。接受多支ITA移植术的患者超过20年的生存时限和较低的再手术率预示着该手术的远期疗效确实与PCT不同。选择外科血运重建术是合乎逻辑的，特别是选择DES进行治疗。很显然，外科医生的职责就是在施行手术时要尽可能地达到一个显著的远期效果，这就意味着动脉移植术将会得到更广泛的应用。

（李文宇　丛洪良　译）

参考文献

1. Yusuf S, Zucker D, Passamani E, Peduzzi P, et al. Effect of coronary artery bypass graft surgery on survival: overview of 10-year results from randomised trials by the Coronary Artery Bypass Graft Surgery Trialists Collaboration. *Lancet* 1994;344:563–570.
2. Varnauskas E. Twelve-year follow-up of survival in the randomized European Coronary Surgery Study. *N Engl J Med* 1988;319:332–337.
3. Passamani E, Davis KB, Gillespie MJ, et al. A randomized trial of coronary artery bypass surgery. Survival of patients with a low ejection fraction. *N Engl J Med* 1985;312:1665–1671.
4. Peduzzi P. Eighteen-year follow-up in the Veterans Affairs Cooperative Study of coronary artery bypass surgery for stable angina. The VA Coronary Artery Bypass Surgery Cooperative Study Group. *Circulation* 1992;86:121–130.
5. Whitlow PL, Dimas AD, Bashore TM, et al. Relationship of extent of revascularization with changing at one year in the Bypass Angioplasty Revascularization Investigation (BARI). *J Am Coll Cardiol* 1999;34:1790–1799.
6. BARI Investigators. Seven-year outcome in the Bypass Angioplasty Revascularization Investigation by treatment and diabetic studies. *J Am Coll Cardiol* 2000;35:1122–1129.
7. Stables RH and The SOS Investigators. Coronary artery bypass surgery versus percutaneous coronary intervention with stent implantation in patients with multi-vessel coronary artery disease (the Stent or Surgery trial); a randomised controlled trial. *Lancet* 2002;360:965–970.
8. Abizaid A, Costa MA, Centemero M, et al. Clinical and economic impact of diabetes mellitus on percutaneous and surgical treatment of multivessel coronary disease patients: insights from the Arterial Revascularization Therapy Study (ARTS) Trial. *Circulation* 2001;104:533–538.
9. Hueb W, Soares PR, Gersh BJ, et al. The medicine, angioplasty, or surgery study (MASS-II): a randomized, controlled clinical trial of three therapeutic strategies for multivessel coronary artery disease: one-year results. *J Am Coll Cardiol* 2004;43:1743–1751.
10. Niles NW, McGrath PD, Malenka D, et al. Survival of patients with diabetes and multivessel coronary artery disease after surgical or percutaneous coronary revascularization: results of a large regional prospective study. Northern New England Cardiovascular

Disease Study Group. *J Am Coll Cardiol* 2001;37:1008–1015.
11. Brener SJ, Lytle BW, Casserly IP, et al. Propensity analysis of long-term survival after surgical or percutaneous revascularization in patients with multivessel coronary artery disease and high-risk features. *Circulation* 2004;109:2290–2295.
12. Lemos PA, Hoye A, Goedhart D, et al. Clinical, angiographic and procedural predictors of angiographic restenosis after sirolimus-eluting stent implantation in complex patients. *Circulation* 2004;109:1366–1370.
13. Stone GW, Ellis SG, Cox DA, et al. A polymer-based, paclitaxel-eluting stent in patients with coronary artery disease. *N Engl J Med* 2004;350:221–231.
14. Babapulle MN, Joseph L, Belisle P, et al. A hierarchical Bayesian meta-analysis of randomised clinical trials of drug-eluting stents. *Lancet* 2004;364:583–591.
15. Cutlip DE, Chhabra AG, Baim DS, et al. Beyond restenosis: five-year clinical outcomes from second-generation coronary stent trials. *Circulation* 2004; 110:1226–1230.
16. Lytle BW, Loop FD, Cosgrove DM, et al. Long-term (5–12 years) serial studies of internal mammary artery and saphenous vein coronary bypass grafts. *J Thorac Cardiovasc Surg* 1985;89:248–258.
17. Post-Coronary Artery Graft Trial Investigators. The effect of aggressive lowering of low-density lipoprotein cholesterol levels and low-dose anticoagulation on obstructive changes in saphenous-vein coronary artery bypass grafts. *N Engl J Med* 1997;336:153–163.
18. Goldman S, Copeland J, Moritz T, et al. Starting aspirin therapy after operation. Effects on early graft patency. Department of Veterans Affairs Cooperative Study Group. *Circulation* 1991;84:520–526.
19. Goldman S, Zadina K, Moritz T, et al. Long-term patency of saphenous vein and left internal mammary artery grafts after coronary bypass surgery: results from a Department of Veterans Affairs Cooperative Study. (In press.)
20. Buxton BF, Raman JS, Ruengsakulrach P, et al. Radial artery patency and clinical outcomes: five-year interim results of a randomized trial. *J Thorac Cardiovasc Surg* 2003;125:1363–1371.
21. Tatoulis J, Buxton BF, Fuller JA. Patencies of 2,127 arterial to coronary conduits over 15 years. *Ann Thorac Surg* 2004;77:93–101.
22. Loop FD, Lytle BW, Cosgrove DM, et al. Influence of the internal-mammary artery graft on 10-year survival and other cardiac events. *N Engl J Med* 1986; 314:1–6.
23. Lytle BW, Blackstone EH, Loop FD, et al. Two internal thoracic artery grafts are better than one. *J Thorac Cardiovasc Surg* 1999; 117:855–872.
24. Lytle BW, Blackstone EH, Sabik JF, et al. The effect of bilateral internal thoracic artery grafting on survival during 20 postoperative years. *Ann Thorac Surg* (In press.)
25. Buxton BF, Komeda M, Fuller JA, et al. Bilateral internal thoracic artery grafting may improve outcome of coronary artery surgery. Risk-adjusted survival. *Circulation* 1998;98:II1–6.
26. Endo M, Nishida H, Tomizawa Y, et al. Benefit of bilateral over single internal mammary artery grafts for multiple coronary artery bypass grafting. *Circulation* 2001;104:2164–2170.
27. Bell MR, Gersh BJ, Schaff HV, et al. Effect of completeness of revascularization on long-term outcome of patients undergoing coronary artery bypass surgery: a report from the Coronary Artery Surgery Study (CASS) Registry. *Circulation* 1992;86:446–457.
28. Jones EL and Weintraub WS. The importance of completeness of revascularization during long-term follow-up after coronary artery operations. *J Thorac Cardiovasc Surg* 1996;112:227–237.
29. Powell BD, Rihal CS, Bell MR, et al. Anticipated impact of drug-eluting stents on referral patterns for coronary artery bypass graft surgery: a population-based angiographic analysis. *Mayo Clin Proc* 2004;79:679–672.

第二部分

成像技术和病变评估

第4章 MRI和CT在冠状动脉疾病诊断和评估中的作用

Thomas C.Gerber Ronald S.Kuzo J.Norman Patton

MRI和心脏CT对心脏、冠状动脉和冠状动脉粥样硬化成像在更广泛领域提供了新的可能。在目前的发展阶段，MRI和CT在心血管疾病的评估中各有自己的优、缺点。因此，本章由心脏成像的临床目的及有密切关系的侵入和介入心脏病学实践构成。在这之前先对与技术和后续问题有关系的应用技术和术语进行简要的描述。

MRI和CT在心脏和冠状动脉成像应用中的主要挑战是心脏运动的持续性和冠状动脉树的小口径和复杂的三维(3D)排列。心脏运动的速度能够超过当前的MRI和CT扫描仪图像采集的时间分辨率，导致模糊伪影可能干扰心脏研究图像判断的准确性。因此，高的时间分辨率在心脏横断面成像中是非常重要的。MRI和CT的空间分辨率尽管有稳定的提高，仍然低于电影血管成像术，直径小于1.5 mm的冠状动脉节段即使在最佳条件下成像也不能定性诊断。和熟悉的侵袭性心脏病学电影血管造影术的投影总和不同，在一个成像或视图中捕获一条冠状动脉的整个迂曲线路是不可能的。MRI和CT冠脉血管成像的观察者必须学会把一系列相邻断面图像的信息整合起来对单一冠状动脉进行评估。

心血管MR和CT成像有关的技术和后续问题

磁共振成像MRI

磁共振成像和图像形成原理

磁共振成像的产生依靠磁矩网(H原子核或质子)带电粒子沿着外加的应用磁场的排列。当暴露于特定频率的射频脉冲时，这些质子的排列和自旋被激活，这一特定的频率叫拉摩尔频率，不同的磁场强度具有不同的拉摩尔频率。当射频脉冲停止后，这些质子弛豫回到最初磁场中的排列状态，弛豫产生的信号能够被接收线圈检测到。激活脉冲的时间和磁场的梯度变化规定了成像序列，不同的组织在每一成像序列中产生不同的信号强度。激动—驰豫序列每重复一次，产生一组数据决定图像的重建。要求的分辨率越高，重复的次数越多。

扫描仪类型

成像质量不仅依靠成像矩阵的大小，而且依靠信号产生的强度。强大的外部磁场导致大比例氢原子核在磁场中的排列，因此，在成像序列中产生非常大的信号。目前，大多数用于心脏成像的MR扫描仪有1.5T的磁场强度。磁场强度低的扫描仪(0.3~0.5T)叫开放式扫描仪，信噪比低，图像扫描所花的时间比高磁场强度扫描仪长。因此，低磁场强度的扫描仪不适合心脏成像。3T磁场强度的MR扫描仪已在商业上使用，并且有可能在短时间内产生高质量的图像。然而，在3T磁场中成像也有缺点。低磁场强度成像在磁敏性伪影方面更具优势。而且，常规心脏序列在3T磁场强度中可使患者体内积聚更多的射频能量，超过了美国食品和药品管理局(FDA)对特殊吸收率(SAR)的限制。

图像采集

为了降低心脏运动伪影，所有心脏MR研究者都采用心电门控。R波被用来触发MR序列，适当的触发延迟用来定位心动周期中运动最小时的数据采集窗。

在磁共振成像中，获得高空间分辨率和高时间分辨率是互相矛盾的。在一次或少数几次心动周期中，能够获得充足的数据重建低分辨率的图像。然而，在MR冠状动脉成像中，数据采集窗在正常心率人中不足100 ms，在心动过速病人中不足60 ms。数据采集窗如此短，为了重建高分辨率图像，数据采集需要多个心动周期。为了达到冠状动脉成像亚毫米分辨率，数据采集需几分钟，这种方法假设心脏在每个心动周期的同一时间点上回到相同的形状和大小。心动周期中长度的变异将导致成像模糊。

由于图像采集时间长，呼吸运动也是影响心脏和冠状动脉MRI图像质量低的一个原因。各种屏气或非屏气方法用来解决呼吸运动的问题。MR冠状动脉成像最早的方法是在屏气时采集图像。心电触发k空间分段梯度回波序列在每次屏气中采集单一的二维切面，获得一系列相邻、平行的切面，包括了不同成像平面上的冠状动脉树。大多数商业利用1.5 T MRI扫描仪能完成这一序列。但是要求检查者有一定的心脏解剖横断面经验和知识。这一技术需要屏气的时间(最少25~45 s)对部分患者太长了。而且，在呼吸暂停中，膈肌的连续变异发生超过1 cm，导致图像的模糊。整个冠状动脉树的成像通常需要许多次连续的屏气。然而，在连续屏气时，膈肌不是总在一个相同的位置，导致相邻图像切面位置不正。第二代MR血管成像技术采用导航回波跟踪膈肌位置，允许在自由呼吸中采集高分辨率的图像。现在，提高数据采集的速度使得在一次屏气中获得三维而不是单一切面成为可能。这些ECG门控、节段性快速小角度激发成像序列或稳态自由进动序列在有或没有钆增强对比剂时都能完成。3D容积平板是定向的，利用探测成像，沿着管轴成像。这些新的成像序列比梯度回波序列有更高的信噪比，3D数据采集方法使伪影减到最小。

磁共振成像安全性

MRI中用心电监护评估节律是有限的，因为磁场可使ST段变形，另外，在强磁场中，流动的血液流经大动脉时产生小的电流负荷(磁流体动力学效应)导致ECG伪影。这一效应使T波增高，如果扫描软件误把它当做R波，可引起扫描序列触发。大体积的MRI装置和成像装置布置的安全问题限制了对病人的观察和交流。这可能引起可疑急性冠状动脉综合征或行药理学负荷试验患者的担忧(见磁共振负荷成像一章)。

一些心脏磁共振研究，例如需要静脉药钆螯合物作为对比剂进行生存力和灌注研究。钆是一种非常安全的对比剂，在各种磁共振检查中已经用了好多年。不像碘对比剂，钆在常规临床用药剂量下无明显肾毒性。钆的副反应和过敏反应很罕见。

由于MRI扫描仪的强磁场能干扰铁性物质，安排MRI检查的患者应该谨慎检查其是否带有金属装置、埋植物、夹杂物。当不清楚一种具体装置在MR环境中是否安全时，应查询参考资料[1]。起搏器和植入性心脏除颤器一般认为是不安全的。然而，如果扫描患者不能通过其他方法获得临床所需信息时，也允许关闭起搏器扫描，并认为是安全的[2]，但检查后必须立即随访，因为带电的装置或植入器在MRI检查后可能发生故障。所有的人工瓣膜在1.5 T MRI中被认为是安全的。冠状动脉支架植入后立即在1.5 T强磁场行MRI成像是安全的[3]。尽管大多数外科金属夹子、金属丝、支架、整形外科的植入器是与MR相容的，但它们在磁场中可引起局部变形，并导致磁敏性伪影使相邻的解剖学结构模糊。

计算机断层摄影术

扫描仪类型和投射数据采集与图像重建原理

电子束CT

近来，用于心脏成像的CT扫描仪有两种类型[4]。电子束CT(EBCT)1984年引进，使用时在投射和数据采集过程中无机械性旋转，电子束CT的高时间分辨率(50~100 ms)使得它非常适合心脏成像。目前，EBCT扫描仪使用预先触发技术一次可获得一个层面的图像。心脏扫描的持续时间依赖患者的心率，有代表性的是30~60 s。由于成像质量的限制，EBCT对心血管系统以外器官的成像还没有被广泛的接受。因此，除了学术机构或专门的通常是商业的成像中心(在美国大约有200台扫描仪)外，不能够广泛获得。所有的EBCT扫描仪都由同一厂家生产。

多排探测器CT

多排探测器CT(MDCT)技术，自1999年利用以来发展很快。各种MDCT扫描仪，不同的厂家有不同的技术规范，被广泛应用于身体肌肉与骨骼系统和神经成像。MDCT扫描仪采用机械旋转的扫描架在一次旋转中可获得64层图像，有很高的空间分辨率和低的成像噪音。

当前，MDCT扫描仪的空间分辨率大约为165 ms或更高，在心脏搏动中有足够的时间获得图像而没有运动伪影。空间分辨率由扫描架旋转的时间而不是每次旋转时获得的扫描层面的多少决定。扫描架旋转时间和同时获得的层面数量，和一些其他扫描协同参数(层面的厚度、重复)决定心脏扫描的持续时间。采用最新一代的MDCT扫描仪，扫描整个心脏大约需要10~12 s。

CT成像安全性

大多数心脏CT研究，除冠状动脉钙化扫描外，需要静脉注射碘造影剂。例如，完成一次CT血管造影需要注射大量造影剂，依赖于心脏扫描持续时间和注射速度（一般是2~4 ml/s）；目前临床上应用的大多数CT扫描仪大约需100~140 ml[4]。采用最新的MDCT扫描仪心脏扫描持续时间短，允许CT血管造影用60~80 ml或更少即可完成。

用MDCT心脏扫描研究比EBCT心脏扫描研究患者接受的放射线量多（一次CT冠状动脉成像，大约为8.1 mSievert vs 1.1 mSievert）[5]。

成像数据的陈述和解释

MRI和CT冠状动脉成像与有创性的冠状动脉造影术不同，有创性的冠状动脉造影术不仅可以评估冠状动脉内腔，而且可以评估冠状动脉血管壁。然而，CT血管成像代表稳定状态的对比增强，不能估计冠状动脉的管腔充盈性。尽管MRI能够定量动态过程例如血流量，冠状动脉的大小和形状、血管流速的测量目前不可靠或不能重复。

采用MRI，成像序列类型的应用决定心脏成像研究的形态，在心脏CT研究中，可获得一系列心脏三维图像数据代表各种图像显示。经轴的断层照片资料是诊断信息的第一资料。所有的其他图像显示（例如多平面重新成形、最大强度投射、体积扫描法）通常第二次重建，没有包含更多的东西，图像细节比断层照片资料常常较少。当前，没有普遍接受的视图标准来判读心脏MRI或CT研究，各种图像显示技术的诊断价值知道的很少[4]。

冠状动脉狭窄检测

MRI负荷成像

由于MRI运动设备的安全性，患者在MRI扫描仪上的不舒适和由于患者移动和呼吸过度通气相关的图像质量的下降等相关的问题，因此MRI检测室壁运动异常通过药物负荷诱导，而不是运动负荷诱导。

大剂量多巴酚丁胺MRI可能成为选择大剂量多巴酚丁胺超声心动图患者的另一个选择。一项关于这两种最小创伤技术比较的研究中，208例患者都经过有创的冠状动脉造影术。在预测冠状动脉狭窄血流受限的精确性方面，MRI（86%）高于超声心动图（73%）[6]。MRI诊断上的高准确性归因于良好的心血管内膜清晰度。相同比例的研究结果（11%）MRI和超声心动图组不能诊断。超声心动图（9%）的图像质量低于MRI（1%），但存在严重肥胖、封闭场所恐怖或植入性金属器的患者不能行MRI检查。

在一项研究中，类似金标准预测价值的常规负荷成像测验，通过多巴酚丁胺负荷MRI检测诱导缺血和左心室功能低下的存在来预测未来严重心脏事件，包括心脏性猝死、独立于常规的心血管危险因素[7]。

灌注成像

MRI和CT都能提供心肌灌注的定性评估和定量测量。而到目前为止，大多数研究实验室仍采用CT来进行心脏灌注测量。

心肌灌注MRI在有经验的中心逐渐进入临床实践。当然，心肌灌注MRI定量测量也遇到了技术上的挑战。它需要高时间分辨率的脉冲序列和适合的测量心肌兴趣区信号强度曲线。在钆团注给药后，非常复杂的数学模型来解释钆在心脏室腔不同分布的清除动力学。

因此，半定量方法已经有了广泛的应用。例如，与早期^{201}铊研究相比，MRI首过心肌钆灌注期，药物诱导负荷能够证明单支病变存在流量限制，最少有85%相符[8]。与正电子发射体层摄影（PET）相比，更复杂的、最新的MRI技术敏感性达91%，特异性达94%[9]。新对比剂、更快的脉冲序列、能包括大部分心肌图像的采集技术、自动的后处理技术期望有更方便的MRI心肌灌注测量方法。

冠状动脉钙化扫描

冠状动脉钙化的流行病学、意义和量化

CT冠状动脉成像能够定量冠状动脉钙化的程度。常用的定量单位是Agatston积分和体积分。冠状动脉钙化的存在和数量与年龄高度相关。65~70岁以前，女性冠状动脉钙化的患病率比男性低。在任何年龄，女性的冠状动脉钙化量都比男性低[10]。

冠状动脉钙化的数量与冠状动脉粥样斑块负荷成比例。例如，一项离体的冠状动脉组织病理学分析，CT成像检测钙化面积的平方根之和与斑块总横截面积的平方根之和高度相关，约占其1/5，并适用于所有的冠状动脉主要分支[11]。然而，冠状动脉钙化的位置不能预测冠状动脉狭窄的位置。

MDCT扫描仪测量的冠状动脉钙化积分是否与EBCT扫描仪测量的积分数值相当是当前争论的焦

点。大多数用EBCT的冠状动脉钙化定量研究来预测冠状动脉狭窄和未来严重心脏事件。需要更多的研究证实或反驳MDCT设备的冠状动脉钙化积分与EBCT设备的冠状动脉积分有相同的含义。

用冠状动脉钙化积分来检测冠状动脉狭窄

由于冠状动脉重塑的生物学进展，这些动脉能增加他们的横断面积以适应粥样斑块的增长，但不是所有的CT成像发现的冠状动脉钙化都是高度冠状动脉狭窄。大量的斑块，显示在临床严重的管腔狭窄发生前出现大量的冠状动脉钙化。然而，当冠状动脉斑块占据大约40%扩大的冠状动脉横断面时，血管的重建能力耗尽，通过血管造影能够辨别——最终出现血流动力学意义——随着斑块负荷的增加侵犯冠状动脉管腔。因此，由于冠状动脉钙化的流行病学已在前面节段叙述，假如冠状动脉钙化定量能够用于预测高度的冠状动脉狭窄的存在是有症状患者胸痛的一个原因，我们必须考虑适当的年龄和性别阈值。

一项1 225例男性和539例女性的研究中，用EBCT测量Agatston积分的阈值来区分有症状的患者，这些患者已通过有创的血管造影术检测有高度或低的冠状动脉狭窄，EBCT在预测高度冠状动脉狭窄方面有很高的敏感性和中度特异性。特别是，任何EBCT扫描冠状动脉钙化的存在与低概率高度冠状动脉狭窄相关(图4–1)[12]。在另一项1 851例有症状患者的研究中，冠状动脉钙化积分对冠状动脉造影显示的冠状动脉疾病严重性和程度的预测价值增加，在有症状的患者中，该积分独立于临床预测因子"年龄"和"性别"，在中等危险人群中最有用。

冠状动脉发光绘图法

冠状动脉运动速度快、复杂，个体之间存在差异性。为了避免运动伪影，MR和CT冠状动脉成像图像通常在心室舒张中期或偶尔在收缩中、晚期采集，由于冠状动脉运动在这一时间点最慢。在目前发展阶段，与MR冠状动脉成像相比，可以很容易完成CT冠状动脉成像并且非常稳定，MR冠状动脉成像比CT冠状动脉成像有优点，它没有潜在的电离辐射危害或无需给予离子对比剂。最新的小的无创性MRI[14,15]、EBCT[15,16]和MDCT[17–19]冠状动脉成像与有创的选择性冠状动脉造影相比，如表4–1所示有代表性的研究结果。

MR冠状动脉血管成像

MR血管成像对临床评估脑内动脉、颈动脉、周围动脉和主动脉是已经确定可靠的方法。尽管冠状动脉MR血管成像最初被认为是有希望的并有广阔的前景，但是在技术上遇到了挑战。MR血管成像并不像人们所期望的那样成为冠状动脉疾病精确的、容易使用的、非侵袭性、无创性的检查方法。

1993年发表第一项研究比较MR冠状动脉血管成

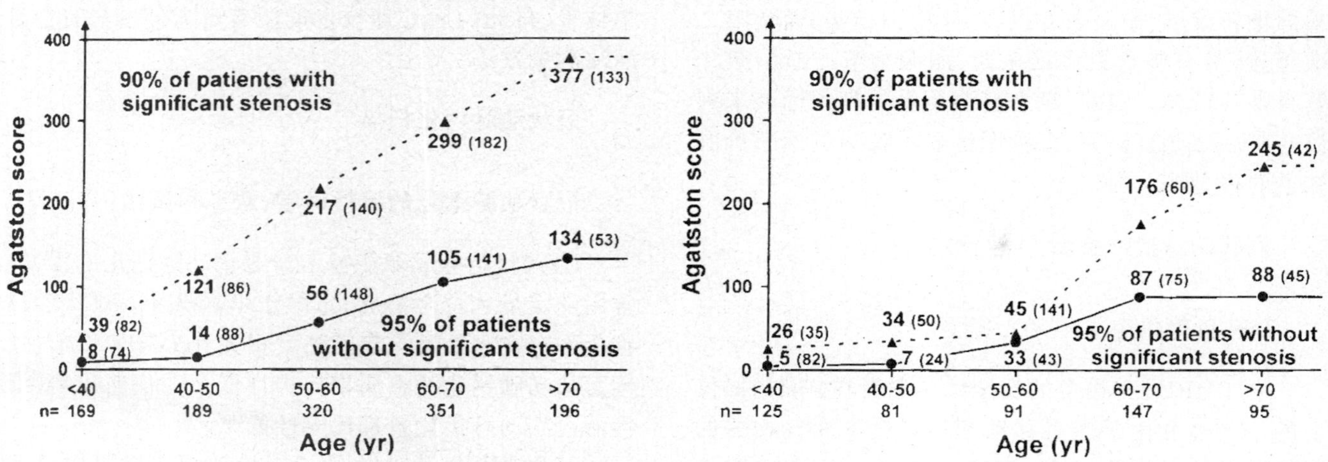

图4–1 年龄和性别分层的Agatston积分阈值表明高或低冠状动脉狭窄流限的可能性，1 764例有症状的患者在有创的冠状动脉血管造影术前，进行冠状动脉钙化积分，左图为1 225例男性数据，右图为539例女性患者，95%的Agatston积分在阈限值低限(用实线连接)以下的患者没有明显的冠状动脉狭窄。括号中与阈限值相邻的数值表示这组中患者的人数(灰线以下)，90%的Agatston积分高于阈限值高限的患者有显著的冠状动脉狭窄。括号中与阈限值相邻的数值表示这组中患者的人数(灰线以上)，Agatston积分在两个阈限值之间的(白色区域)患者患有显著的冠状动脉疾病的可能性不确定，有8%的男性和7%的女性在这一组(以上数据来源于Haberl R，Becker A，Leber A，et al.Correlation of coronary calcification and angiographically documented stenoses in patients with suspected coronary artery disease:result of 1 764 patients ，J Am Coll Cardiol 2001；37；451–457.)

像与有创的选择性冠状动脉造影术，采用2D屏气技术并且报告检测狭窄超过50%的敏感性达90%，特异性达92%[20]。亚组研究报告结果不良[21]。同期的3D冠状动脉MRA序列能精确地描述心外膜冠状动脉走行，在排除相邻冠脉节段血管造影显著狭窄中有一定的作用。然而，尽管扫描技术和新的成像序列不断改进，不同的研究临床结果还是有广泛的变异[22]，即使在不同的中心，用相同的设备和技术[14,23]。MR冠状动脉成像是非常准确的并且非常适合对先天性冠状动脉异常进行非侵袭性评估。

CT冠状动脉成像

1995年第一次描述EBCT冠状动脉造影[24]，对于EBCT冠状动脉成像，因为需要增加心率，减少屏气时间，需要频繁地使用阿托品。用MDCT扫描仪冠状动脉造影，广泛应用β受体阻滞剂，减慢心率使运动伪差的风险降到最小。

表 4–1 使用最小侵入冠状动脉血管成像技术 MRI 或 CT 与有创的选择性冠状动脉造影比较的最新研究

作者	年份	技术	患者数量	敏感性	特异性	PPV	NPV	不能评估
Kim et al[14]＊	2001	MRI(3D 回波)	109	93	42	70	81	16
Ropers et al[15]↑	2002	MRI(3D 回波)	118	73	49	23	90	26
Achenbach et al[16]↑	1998	EBCT	125	92	94	78	98	25
Ropers et al[15]↑	2002	EBCT	118	90	66	42	96	24
Nieman et al[17]＊	2002	16 排 MDCT	59	95	86	80	97	0
Ropers et al[18]＊	2003	16 排 MDCT	77	92	93	79	97	12
Mollet et al[19]＊	2004	16 排 MDCT	128	92	95	79	98	0

（EBCT:电子束CT；MDCT：多排探测器CT；MRI：磁共振成像；NPV：阴性预测值；PPV:阳性预测值。
＊定义显著狭窄超过50%，↑定义显著狭窄70%~75%）

在单中心研究中，并且由有经验的操作者执行，CT冠状动脉成像是一个稳定的技术[17~19]。CT冠状动脉成像非常适合症状不典型、负荷测验无诊断价值或可疑的、没有明确诊断冠状动脉疾病的患者（图4–2）。在大多数公开发表的研究中，CT冠状动脉成像的阴性预测价值很高。

轴位、大口径、固定位置的隐静脉旁路移植通过CT

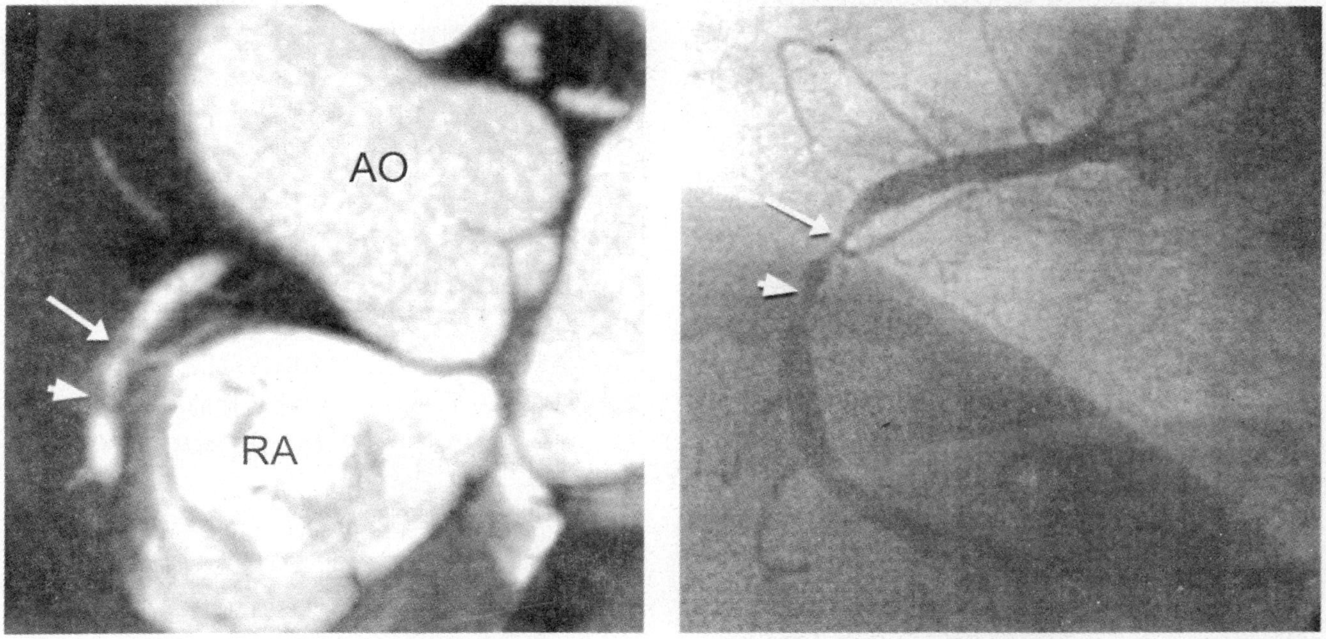

图4–2 胸痛症状不典型和运动超声心动图正常的一名72岁老年女性右冠状动脉损害（指针和箭头）

左图，最大强度投射短轴位重建图，16排多探头CT研究。AO，主动脉；RA，右房。右图，左前倾斜位投射侵袭性选择性冠脉造影图像

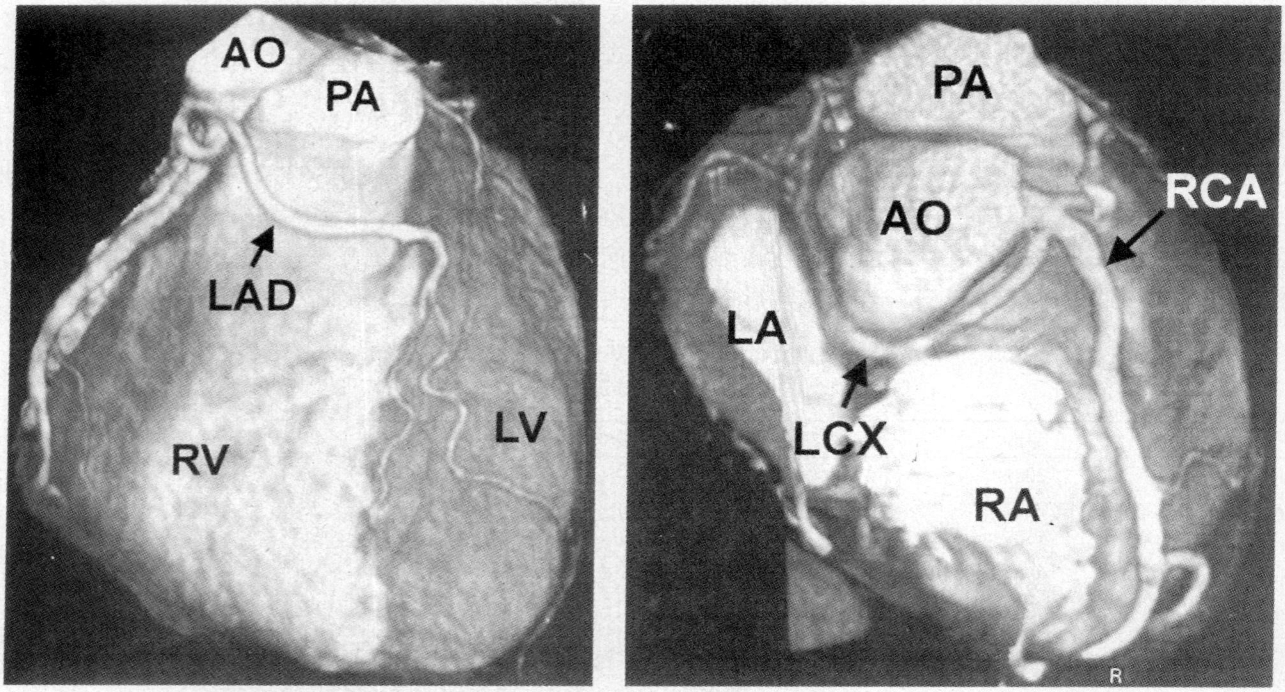

图4-3 一名34岁男性,起源于右主动脉佛氏窦的单支冠状动脉

多排螺旋CT体积扫描法重建图像。左图,经顶端视图。肺动脉前面的左前降支动脉走行。右图,经颅心脏后的视图,主动脉后面的左回旋支走行。左房和右房的一部分经电子移开。LV,左心室;RCA,右冠状动脉;RV,右心室(Reprinted with permission from Deibler AR,Kuzo RS,Vohringer M,et al.Imaging of congenital coronary anomalies with multislice computed tomography.Mayo Clin Proc 2004;79:1017-1023.)

冠状动脉成像有利于评估明显有高度狭窄的存在[25]。左乳内动脉移植由于口径较小,发现假阴性是非常普遍的。依靠外科技术、大量金属夹子的存在引起图像重建伪影干扰图像解释。CT冠状动脉成像非常适合于邻近的先天性冠状动脉大血管异常的病变(图4-3)[26]。

MR和CT发光绘图法的缺点

如这一章开头所讨论的,一些因素能干扰MR或CT冠状动脉成像研究判断的准确性。有一个或多个因素存在的患者不能入选MR或CT冠状动脉造影研究。

例如,对于心率超过70次/分,并且不能耐受控制心率的药物或控制心率药物无效的患者,运动伪影将干扰大比例冠状动脉节段MDCT成像的评估准确性,这些问题可以通过下一代MDCT扫描仪扫描架的速度、时间分辨率的改进部分解决。

心律失常或频繁期前收缩由于干扰数据采集和图像重建,干扰MRI或CT研究中图像的质量。

已明确冠状动脉疾病的患者也不能入选CT或MR冠状动脉成像[28]。在这些患者中,冠状动脉钙化和支架的存在,由于高的X线衰减系数,在CT冠状动脉造影中使大节段冠状动脉管腔模糊。在MRI,金属支架引起的磁化伪影能干扰冠状动脉管腔和管壁的成像。由于当前MRI和CT技术空间分辨率的限制,冠状动脉狭窄的定量评估不可靠,冠状动脉狭窄的精确进展(例如,从50%到70%的狭窄)不能容易地诊断。

由于目前经皮冠状动脉介入不能与MR或CT冠状动脉成像相结合,对于冠状动脉狭窄血流限制可能大的患者(例如:明确的阳性负荷测验或有典型心绞痛、心电图提示缺血、急性心肌梗死)应该直接行有创的冠状动脉造影术。

心肌存活性的评估

心肌存活性的评估是MRI的范围,目前,CT成像还不可靠。在MRI评估心肌存活性的所有技术中,延迟心肌增强MRI和小剂量多巴酚丁胺MRI研究最好。

延迟心肌增强

延迟心肌增强技术很容易完成并且被广泛的应用。与其他评估心肌存活性的成像技术不同,延迟心肌增强能在静息状态下完成,而且能够直接辨别非存活心肌。

一种静脉团注药物钆可在几个心动周期内进入

或流出正常心肌。T_1加权梯度回波序列在药物注入15~20 min后，在不可逆的心肌损害中持久的钆增强(图4-4)。与氯化四唑染色(TTC)的组织病理学标本相比,延迟增强能精确心肌梗死范围大小[29]。但辨别急性或慢性梗死是不可靠的[30]。在活体内,透壁延迟增强程度预示导管或外科血运重建功能恢复的可能性。例如,在50例患者804个收缩异常的心肌节段中,78%的节段收缩性增加而没有延迟增强，但仅仅2%的节段在超过75%的心肌组织中显示延迟增强[29]。

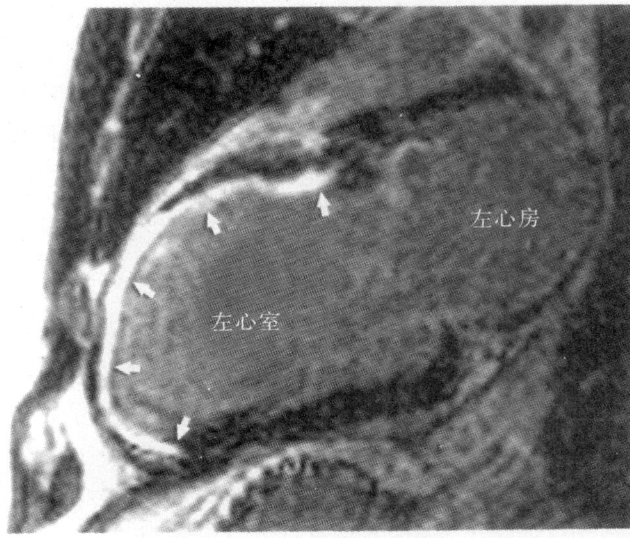

图4-4　一名42岁男性广泛的膈前梗死，左心室射血分数30%。MRI活力研究显示延迟心肌增强(箭头)横贯于受影响心肌节段的全部室壁厚度,提示经外科血管重建后功能恢复不太可能

小剂量多巴酚丁胺MRI

小剂量多巴酚丁胺MRI用于辨别心肌存活性与小剂量多巴酚丁胺超声心动图原理相同,叫做检测心肌节段性异常的收缩功能储备。与超声心动图相比的一个优点,MRI良好的心内膜清晰度不仅对收缩节段进行定量评估,而且能够测量左心室舒张末期心肌厚度和收缩期厚度,把定性和定量标准结合,小剂量多巴酚丁胺MRI对血管重建后的功能恢复有阳性和阴性预测价值,与经食道小剂量多巴酚超声心动图有相同的价值[31],与PET[32]和^{201}铊静息分布成像[33]相比,辨别心肌存活性的敏感性和特异性达到90%。

预测

对未来的急性冠状动脉事件危险提供评估是心脏MRI和CT成像的一个重要目标。大多数急性冠状动脉事件的发生不是由于长期稳定的、固定的、高度冠状动脉狭窄引起,而是由于不稳定或易碎斑块的急性破裂导致急性冠状动脉血栓形成。不稳定或易碎的动脉粥样斑块是主要的生物学特征,到目前为止没有临床成像方法能可靠地辨别哪些冠状动脉斑块易于破裂。

冠状动脉钙化扫描

血管钙化的生物学作用与冠状动脉钙化和不稳定或易碎斑块的确切关系还不清楚。心脏猝死的年轻受害者的组织学研究显示,急性破裂斑块比稳定斑块含钙频率更多,但是钙化的程度与总的斑块面积的关系在两类斑块中相似。愈合的、老的破裂斑块包含更多的钙[34]。

因此,冠状动脉钙化不能直接辨别冠状动脉斑块易于破裂,但是冠状动脉钙化的面积和不稳定或易损斑块是相关的。患者冠状动脉钙化积分越高(显示冠状动脉斑块负荷大,见前面章节冠状动脉钙化的流行病学、意义和定量),易于破裂的、引起急性冠状动脉事件的冠状动脉斑块的共存可能性越大。这和以前的研究相一致,非侵袭性冠状动脉成像显示患者冠状动脉斑块负荷越高,预后越差。

到目前为止,大多数公开发表的冠状动脉钙化与未来急性冠状动脉事件的预测价值研究采用EBCT。这些研究大多数显示早期的无症状患者有高的冠状动脉钙化积分，未来急性冠状动脉事件的风险增加。然而,这些研究因为是回顾性的,包括主要是男性、自主确定患者,灵活的研究终点和不完全的随访,所以用冠状动脉钙化扫描预测无症状患者的未来急性冠状动脉事件仍然受到争议。

一项最新的研究包括5 635例自主确定的低中等危险的患者，用EBCT行冠状动脉钙化扫描随访超过37个月中预测58例严重的和166例轻微的事件[35]。另一项最近的研究中,包括自主确定的1 172例患者,用EBCT行冠状动脉钙化扫描随访超过43个月中预测18例严重的和21例轻微的事件[36]。10 377例内科医生确定的患者中随访5年，冠状动脉钙化是所有引起死亡的独立于常规心脏危险因素的预测指标[37]。国立卫生研究院赞助的动脉粥样硬化流行病学多种族研究和动脉粥样硬化标记物对急性冠状动脉事件预测价值的调查,包括冠状动脉钙化研究正在进行中。

连续CT扫描CAC在1~2年间隔的进展速度被认为是个别患者CAD活跃程度的一个标志物。临床研究目前调查CAC随时间的进展是否是未来急性冠状动脉事件的一个预测指标,而不是单一的CAC的基线测量。

斑块的特征描述

尽管依据目前的经验，用MR或CT成像对CAD患者的预测可能最重要的尝试是通过斑块的特征描述直接辨别易损的或不稳定斑块。在目前发展阶段，MRI在这一目标比CT更有发展前景。

CT

MDCT扫描仪能提供薄片、高分辨率成像，使用CT成像能显示斑块的特征。非钙化性斑块的成像引起广泛的关注，但到目前为止，还不能很好地建立冠状动脉CT成像来看到临床有意义的非钙化性斑块，特别是和生物学不稳定斑块之间的关系。

用4排或16排MDCT与冠状动脉内超声（ICUS)成像[39,40]比较冠状动脉成像显示的冠状动脉斑块形态以及在活体内动脉粥样斑块的组织学分类[41,42]。一项小规模研究中，冠状动脉斑块X线衰减单位(Hu)在大部分富含脂类、富含纤维和钙化的冠状动脉斑块之间显著不同，进而对这些斑块类型区别。在另一个小型活体研究中，非钙化斑块与钙化斑块之间比例在急性心肌梗死患者中比慢性稳定心绞痛患者高[43]，显示非钙化斑块在急性冠状动脉综合征发病机理中的作用。然而，通过16排MDCT对整个冠状动脉斑块负荷定性与冠状动脉内超声相比不够精确，不能用于临床目的[44]。

MRI

MRI高对比分辨率允许在活体内对斑块成分、组织学、生物物理学、生物化学和斑块稳定性之间关系成像，例如，在动脉粥样硬化早期阶段出现的巨噬细胞，呈现出顺磁性三氧化二铁超微包囊，在顺磁性三氧化二铁超微包囊形成后，通过金属性的顺磁性三氧化二铁超微包囊在大动脉壁引起的可疑伪影辨别动物模型早期动脉粥样硬化损害[45]。

管壁内血管发生可能是易损斑块的一个特征。在动物模型中，钆增强MRI的气流形态能辨别大动脉壁血管形成的存在和程度[46]。而且，分子学成像用直接配体钆全氟化碳对比系统能辨别αVβ3-整联蛋白的存在，一种在高脂血症兔子的管壁与血管生成有关的生长因子[47]。一种相似的单克隆结合抗体，钆对比剂能识别和定量与斑块破裂或裂缝有关的血管内血栓，进而在将来可能很容易诊断急性冠状动脉综合征[48]。

总结

目前MRI和CT成像在心脏和冠状动脉成像方面有不同的优点，MRI非常适合于功能性和生物学过程。心肌延迟增强成像检测心肌活力和多巴酚丁胺负荷MRI检测心肌缺血对不适合负荷超声心动图检查的患者是非常可靠的临床技术。心肌灌注定量测量和动脉粥样硬化斑块生物特征未来可能用于MRI。

与心脏EBCT成像相比，心脏MDCT成像可以广泛应用。临床心脏CT成像主要用于：冠状动脉钙化扫描对于预测流量限制的冠状动脉狭窄和预测中等危险因素的症状不典型患者在常规危险因素基础上的急性冠状动脉事件及谨慎的选择患者行最小化有创性冠状动脉造影。CT冠状动脉造影时的冠状动脉斑块特征和一系列冠状动脉钙化进展预测心脏危险因素患者是目前临床研究的有发展前景的领域。

（柴仁贵　丛洪良　译）

参考文献

1. Shellock FG. *Reference Manual for Magnetic Resonance Safety–2003 edition*. Salt Lake City, UT: Amirsys, Inc.; 2003.
2. Martin ET, Coman JA, Shellock FG, et al. Magnetic resonance imaging and cardiac pacemaker safety at 1.5-Tesla. *J Am Coll Cardiol* 2004;43:1315–1324.
3. Gerber TC, Fasseas P, Lennon RJ, et al. Clinical safety of magnetic resonance imaging early after coronary artery stent placement. *J Am Coll Cardiol* 2003;42:1295–1298.
4. Gerber TC, Kuzo RS, Karstaedt N, et al. Current results and new developments of coronary angiography with use of contrast-enhanced computed tomography of the heart. *Mayo Clin Proc* 2002;77:55–71.
5. Morin RL, Gerber TC, McCollough CH. Radiation dose in computed tomography of the heart. *Circulation* 2003;107:917–922.
6. Nagel E, Lehmkuhl HB, Bocksch W, et al. Noninvasive diagnosis of ischemia-induced wall motion abnormalities with the use of high-dose dobutamine stress MRI: comparison with dobutamine stress echocardiography. *Circulation* 1999;99:763–770.
7. Hundley WG, Morgan TM, Neagle CM, et al. Magnetic resonance imaging determination of cardiac prognosis. *Circulation* 2002;106:2328–2333.
8. Lauerma K, Virtanen KS, Sipila LM, et al. Multislice MRI in assessment of myocardial perfusion in patients with single-vessel proximal left anterior descending coronary artery disease before and after revascularization. *Circulation* 1997;96:2859–2867.
9. Schwitter J, Nanz D, Kneifel S, et al. Assessment of myocardial perfusion in coronary artery disease by magnetic resonance: a comparison with positron emission tomography and coronary angiography. *Circulation* 2001;103:2230–2235.
10. Rumberger JA. Clinical use of coronary calcium scanning with computed tomography. *Cardiol Clin* 2003;21:535–547.
11. Rumberger JA, Simons DB, Fitzpatrick LA, et al. Coronary calcium area by electron-beam computed tomography and coronary atherosclerotic plaque area: a histopathologic correlative study. *Circulation* 1995;92:2157–2162.
12. Haberl R, Becker A, Leber A, et al. Correlation of coronary calcification and angiographically documented stenoses in patients with suspected coronary artery disease: results of 1,764 patients. *J Am Coll Cardiol* 2001;37:451–457.
13. Budoff MJ, Diamond GA, Raggi P, et al. Continuous probabilistic prediction of angiographically significant coronary artery disease using electron beam tomography. *Circulation* 2002;105:1791–1796.
14. Kim WY, Danias PG, Stuber M, et al. Coronary magnetic resonance angiography for the detection of coronary stenoses. *N Engl J Med* 2001;345:1863–1869.
15. Ropers D, Regenfus M, Stilianakis N, et al. A direct comparison of

noninvasive coronary angiography by electron beam tomography and navigator-echo-based magnetic resonance imaging for the detection of restenosis following coronary angioplasty. *Invest Radiol* 2002;37:386–392.

16. Achenbach S, Moshage W, Ropers D, et al. Value of electron-beam computed tomography for the noninvasive detection of high-grade coronary-artery stenoses and occlusions. *N Engl J Med* 1998;339:1964–1971.
17. Nieman K, Cademartiri F, Lemos PA, et al. Reliable noninvasive coronary angiography with fast submillimeter multislice spiral computed tomography. *Circulation* 2002;106:2051–2054.
18. Ropers D, Baum U, Pohle K, et al. Detection of coronary artery stenoses with thin-slice multi-detector row spiral computed tomography and multiplanar reconstruction. *Circulation* 2003;107:664–666.
19. Mollet NR, Cademartiri F, Nieman K, et al. Multislice spiral computed tomography coronary angiography in patients with stable angina pectoris. *J Am Coll Cardiol* 2004;43:2265–2270.
20. Manning WJ, Li W, Edelman RR. A preliminary report comparing magnetic resonance coronary angiography with conventional angiography. *N Engl J Med* 1993;328:828–832.
21. Duerinckx AJ, Urman MK. Two-dimensional coronary MR angiography: analysis of initial clinical results. *Radiology* 1994;193: 731–738.
22. Wielopolski PA, van Geuns RJ, de Feyter PJ, et al. Coronary arteries. *Eur Radiol* 2000;10:12–35.
23. Bogaert J, Kuzo R, Dymarkowski S, et al. Coronary artery imaging with real-time navigator three-dimensional turbo-field-echo MR coronary angiography: initial experience. *Radiology* 2003;226: 707–716.
24. Moshage WE, Achenbach S, Seese B, et al. Coronary artery stenoses: three-dimensional imaging with electrocardiographically triggered, contrast agent-enhanced, electron-beam CT. *Radiology* 1995;196:707–714.
25. Ropers D, Ulzheimer S, Wenkel E, et al. Investigation of aortocoronary artery bypass grafts by multislice spiral computed tomography with electrocardiographic-gated image reconstruction. *Am J Cardiol* 2001;88:792–795.
26. Deibler AR, Kuzo RS, Vohringer M, et al. Imaging of congenital coronary anomalies with multislice computed tomography. *Mayo Clin Proc* 1017;79:1017–1023.
27. Gerber TC, Kuzo RS, Lane GE, et al. Image quality in a standardized algorithm for minimally invasive coronary angiography with multislice spiral computed tomography. *J Comput Assist Tomogr* 2003;27:62–69.
28. Kuettner A, Kopp AF, Schroeder S, et al. Diagnostic accuracy of multidetector computed tomography coronary angiography in patients with angiographically proven coronary artery disease. *J Am Coll Cardiol* 2004;43:831–839.
29. Kim RJ, Fieno DS, Parrish TB, et al. Relationship of MRI delayed contrast enhancement to irreversible injury, infarct age, and contractile function. *Circulation* 1999;100:1992–2002.
30. Shan K, Constantine G, Sivananthan M, et al. Role of cardiac magnetic resonance imaging in the assessment of myocardial viability. *Circulation* 1328;109:1328–1334.
31. Baer FM, Theissen P, Crnac J, et al. Head to head comparison of dobutamine-transoesophageal echocardiography and dobutamine-magnetic resonance imaging for the prediction of left ventricular functional recovery in patients with chronic coronary artery disease. *Eur Heart J* 2000;21:981–991.
32. Baer FM, Voth E, Schneider CA, et al. Comparison of low-dose dobutamine-gradient-echo magnetic resonance imaging and positron emission tomography with [18F]fluorodeoxyglucose in patients with chronic coronary artery disease. A functional and morphological approach to the detection of residual myocardial viability. *Circulation* 1995;91:1006–1015.
33. Cwajg JM, Cwajg E, Nagueh SF, et al. End-diastolic wall thickness as a predictor of recovery of function in myocardial hibernation: relation to rest-redistribution T1-201 tomography and dobutamine stress echocardiography. *J Am Coll Cardiol* 2000;35:1152–1161.
34. Schmermund A, Erbel R. Unstable coronary plaque and its relation to coronary calcium. *Circulation* 2001;104:1682–1687.
35. Kondos GT, Hoff JA, Sevrukov A, et al. Electron-beam tomography coronary artery calcium and cardiac events: a 37-month follow-up of 5635 initially asymptomatic low- to intermediate-risk adults. *Circulation* 2003;107:2571–2576.
36. Arad Y, Spadaro LA, Goodman K, et al. Prediction of coronary events with electron beam computed tomography. *J Am Coll Cardiol* 2000;36:1253–1260.
37. Shaw LJ, Raggi P, Schisterman E, et al. Prognostic value of cardiac risk factors and coronary artery calcium screening for all-cause mortality. *Radiology* 2003;228:826–833.
38. Budoff MJ, Lane KL, Bakhsheshi H, et al. Rates of progression of coronary calcium by electron beam tomography. *Am J Cardiol* 2000;86:8–11.
39. Schroeder S, Kopp AF, Baumbach A, et al. Noninvasive detection and evaluation of atherosclerotic coronary plaques with multislice computed tomography. *J Am Coll Cardiol* 2001;37:1430–1435.
40. Leber AW, Knez A, Becker A, et al. Accuracy of multidetector spiral computed tomography in identifying and differentiating the composition of coronary atherosclerotic plaques: a comparative study with intracoronary ultrasound. *J Am Coll Cardiol* 2004;43: 1241–1247.
41. Becker CR, Nikolaou K, Muders M, et al. Ex vivo coronary atherosclerotic plaque characterization with multi-detector-row CT. *Eur Radiol* 2003;13:2094–2098.
42. Schroeder S, Kuettner A, Leitritz M, et al. Reliability of differentiating human coronary plaque morphology using contrast-enhanced multislice spiral computed tomography: a comparison with histology. *J Comput Assist Tomogr* 2004;28:449–454.
43. Leber AW, Knez A, White CW, et al. Composition of coronary atherosclerotic plaques in patients with acute myocardial infarction and stable angina pectoris determined by contrast-enhanced multislice computed tomography. *Am J Cardiol* 2003;91:714–718.
44. Achenbach S, Moselewski F, Ropers D, et al. Detection of calcified and noncalcified coronary atherosclerotic plaque by contrast-enhanced, submillimeter multidetector spiral computed tomography: a segment-based comparison with intravascular ultrasound. *Circulation* 2004;109:14–17.
45. Ruehm SG, Corot C, Vogt P, et al. Magnetic resonance imaging of atherosclerotic plaque with ultrasmall superparamagnetic particles of iron oxide in hyperlipidemic rabbits. *Circulation* 2001; 103:415–422.
46. Kerwin W, Hooker A, Spilker M, et al. Quantitative magnetic resonance imaging analysis of neovasculature volume in carotid atherosclerotic plaque. *Circulation* 2003;107:851–856.
47. Winter PM, Morawski AM, Caruthers SD, et al. Molecular imaging of angiogenesis in early-stage atherosclerosis with alpha(v)beta3-integrin-targeted nanoparticles. *Circulation* 2003; 108:2270–2274.
48. Flacke S, Fischer S, Scott MJ, et al. Novel MRI contrast agent for molecular imaging of fibrin: implications for detecting vulnerable plaques. *Circulation* 2001;104:1280–1285.

第5A章　血管内超声在导管室的作用

John Mc B.Hodgson　Suzanne Sorof

血管内超声(IVUS)可以通过造影和介入治疗的导管直接观测到冠状动脉的解剖结构[1~6]。不同于血管造影反映的是冠状动脉的轮廓,IVUS则可以显示出X线体层摄影的血管横断面的情况。这就有利于对管腔数据——最大直径、最小直径及横截面积的直接测量[7]。通过使用定时回撤技术,可以测量出血管长度[8]。超声所测量的数据要较血管造影更为准确[9,10]。除对管腔数据的测量以外,冠状动脉超声反映动脉壁内软组织的能力可以描绘出动脉瘤的大小、斑块的分布与病灶部位的组成结构[11~13]。因此,超声能够发现介入操作的机械刺激后血管壁是否存在结构异常,包括夹层、组织瓣、内部血肿、穿孔和不规则的表面特点。自从冠状动脉内超声于1988年首次使用以来,它就有助于我们理解冠状动脉的解剖和病理生理机制,并能够对介入手术进行详细的评价。在本章中,我们将介绍有关IVUS在导管室中作用的基本知识。

血管内超声仪器

冠状动脉内超声仪器由两部分元件组成：一个具有微型换能器的导管和一个收集必要电子信息的控制板导管,型号从2.9 F到3.5 F,直径从0.96 mm到1.17 mm。目前有两种换能器设计方法:机械旋转成像仪器和多元电子芯片仪。机械旋转成像设计需要一个成像鞘;多元电子芯片仪则可以直接进入动脉内。多数系统使用单轨设计,以便于快速交换导管。

伪像与局限性

机械换能器在转动过程中会出现变异的图像,这种变异来自于导管传动杆的机械拖拉运动,因此产生了不一致的旋转变形(NURD)和视觉扭曲。当传动杆进入一支狭小半径的扭曲血管内而成弯曲状时,NURD现象更为明显。另一种伪像——换能器低频实际上可以出现在所有医学超声设备中。这种伪像来自于压电换能器材料的声学振动，能产生高振幅信号,这种高振幅的信号使得周围区域的影像变得模糊。在机械旋转成像系统中，这种伪像与成像鞘伪像相融合。在相控阵导管中,这种伪像被掩饰减影技术大大消除了。所有的血管内成像系统都受间接成像影响而易于导致图像几何扭曲变形。因此,当超声波没有垂直投射到血管壁时,圆形的动脉管腔就会成像为椭圆形。一些换能器设计方式将指引导丝置于换能器之外,这样会产生导丝伪像。一般来说,换能器发射频率越高,穿透力越差。实际应用中,这在冠状动脉影像中不是问题,但在外周动脉成像中影响更为显著。选择性减频率导管被用于大管腔的外周血管成像和心脏内的检查。

冠状动脉超声的安全性

尽管IVUS是需要进入冠状动脉内的仪器，但在早期的诊断性导管术的研究中被证实很少出现严重的不良反应[18~20]。当图像换能器进入到狭窄部位或者远端小血管时,换能器会立即阻塞冠状动脉,但是只要导管迅速后撤,病人通常不会有胸痛发作。操作前给予硝酸甘油可以预防血管痉挛。在介入手术实践中,术者已经在大部分手术后安全地使用了冠状动脉内超声,包括球囊成形术和支架植入术。尽管冠状动脉超声相对安全,但任何冠状动脉内的仪器都存在内膜损伤或急性血管夹层的危险。尽管许多中心在诊断性导管术中使用IVUS，但是大多数导管室限制向介入培训人员颁发血管内影像操作的证书。这种安全措施确保在偶然发生内膜损伤的情况下,必要的人员和器械能够立即进行正确合适的介入操作。

管腔的定量测量

诊断和介入手术人员可以使用管腔测量技术来评估狭窄的严重程度，决定“正常”参考血管的大小，并评价血管化后管腔的增生情况。比较造影和IVUS对于血管面积的测量，二者之间仅存在有限的联系，特别是在偏心的管腔形态中[21]，这可能是由于造影在复杂、不规则的动脉粥样硬化的血管中描述管腔横截面积的能力不足所造成的。在球囊成形术后复合夹层的评价中，造影和IVUS之间几乎没有任何联系[22]。通常情况下，相对于IVUS影像，造影会高估管腔横截面积，甚至是在对称的支架植入术后[23]。血管内通过使用定时或定量的回撤技术，可以收集到三分之一的数据信息(长度)，因此可以计算出管腔、血管、斑块的相关数据[24]。这些数据信息有助于评价不同介入技术的效果、再狭窄的病理机制及药物治疗动脉粥样硬化的疗效。

造影不能识别的疾病

IVUS通常能够在造影认为正常的冠状动脉部位发现动脉粥样硬化的异常表现[25~28]。随着长期的观察仍存在不确定性。然而，Little等人发现造影显示的轻、中度狭窄的斑块更易于破裂和导致急性冠状动脉综合征。因此，造影阴性的冠状动脉疾病对于预后具有重要的意义。研究表明IVUS在决定冠状动脉疾病患者预后方面具有前瞻性价值。多项研究显示左主干的斑块负荷或管腔大小可能是冠状动脉血管活动的指标，IVUS所观察到的左主干病变预示着严重的心脏事件[29,30]。

使用测定体积的冠状动脉内超声，斑块和管腔体积的微小改变都可以被有效地探测到。通过对比基线和重复性研究，能够评价药物治疗动脉粥样硬化的效果[31~33]。由于有这种精确的测量，只要能够收集到临床终点，这种方法就能够使原先药学研究所需要的病例数大为减少[34,35]。

不能确定严重性的病变

尽管在造影时使用多体位的X光投射检查，我们还是会遇到不能准确描述的病变。冠状动脉粥样硬化可以受到血管重构和扩张的影响，因此，尽管可能存在着明显的斑块沉积但造影显示却是正常的。不能确定严重性的病变通常包括口部病变和中等狭窄的病变(血管造影上指40%~70%狭窄)，这些病人往往从症状表现上很难给予评价。对于这些模棱两可的病变，超声提供了体层测量，可以不依赖X光投射就能够对狭窄进行量化分析[36,21]。分叉病变特别难以通过造影来评价，这是因为重叠的分支经常会掩盖病变[37]。血管内病变的横截面积对于非侵入性影像研究在统计学上具有重要的意义[38-42]。通常来说，当管腔面积小于3~4 mm^2 时就具有阳性意义。我们自己的纵向研究入选了36名病人，这些病人都通过IVUS来评价病变，并且他们的治疗是延期的。这项研究显示在平均随访18.8个月内发生严重不良心脏事件的比例为14.3%(图5A–1)。然而在通常情况下，功能性指标比如血流储备分数更适宜用来评价非连续病变的预后。

因为左主干病变的严重性对于决定病人适宜的治疗非常重要，所以血管内的影像具有特别重要的意义。多项研究表明经IVUS证实的左主干病变的病人预后不良 [29,30,43-46]。有一项入选122例连续病人的研究，这些病人都有左主干造影结果并都接受了药物治疗，其中左主干病变管腔直径小于3 mm的病人更倾向于发生心脏事件[30]。

心脏移植疾病

心脏移植受体动脉粥样硬化的鉴别是一项特别具有挑战性的任务[26,47]。这些病人因为血管普遍复杂，会在造影时掩盖动脉粥样硬化，使之不易被发现。许多大型的移植中心现在已经常规地给所有接受心脏移植的受体患者每年行一次IVUS检查。多项研究已经揭示出两种与移植有关的动脉粥样硬化的途径，一些病人从供体心脏获得动脉粥样斑块，而另一些病人则发生免疫介导的血管病变[47,48]。

血管内超声和再狭窄

PCI术后的造影与超声指示下的管腔数值仅存在着微弱的联系，这就提出了一个问题：是因为长期发展导致的疾病再发还是因为手术当时存在着不适当的操作所致[49]？几个多中心的临床试验显示超声所得到的某些数据，比如最小管腔面积和斑块负荷能够预测介入治疗后的再狭窄。GUIDE试验用来评价采用血管内成像技术预测球囊成形术后病人的预后价值。残留的斑块负荷如果发生在狭窄>65%或者最小管腔面积<2 mm^{2}的病变中，那么该处发生再狭窄的概率会更高[50]。一项球囊成形术和定向旋切术的纵向研究证明再狭窄的主要机制是血管的收缩 (负向重构)(SURE试验)[51]。支架植入消除了负向重构，但刺激支架内的内膜增生[52]。支架内再狭窄的主要预测因子已被反复证明是最终的最小管腔面积。

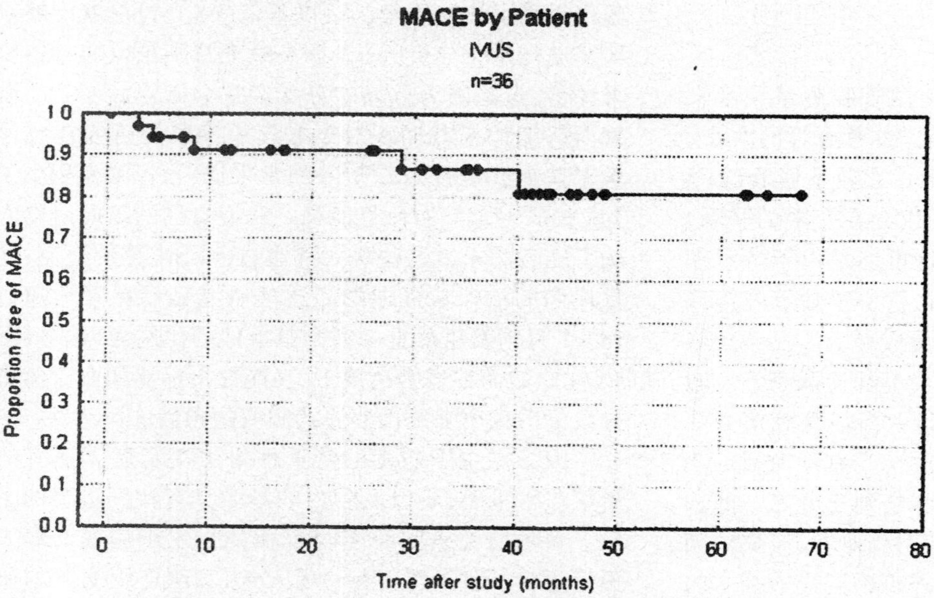

图5A-1 Kaplan-Meyer曲线显示的是药物治疗患者的主要心脏事件(MACE)发生率，这些患者均接受IVUS检查，提示为中间病变。其中16处病变发生在左主干

如果面积在8~10 mm²,靶病变再血管化的比率为10%或更少[53~56]。尽管不适当的最小支架面积是支架内再狭窄的主要因素，但将近5%的病例发现存在着严重的机械性植入异常[57]。很多专家建议所有的支架内再狭窄病例都要用IVUS来检查，以明确再狭窄机制，指导治疗。

冠状动脉内近距离放射疗法会明显延迟新内膜增生的形成，是治疗支架内再狭窄的有效办法。尽管血管内成像技术有助于近距离放射疗法推送系统的定位和剂量的选择，但在近距离放射疗法推送系统的使用手册中这样做通常不是必须的[58,59]。

球囊成形术

早期的血管内研究明确了球囊成形术的机制[15,60~62]。管腔扩张的主要机制是外膜的过伸，同时斑块远离病变中心在轴向位置的再分布。球囊PTCA后再狭窄的特定预测指标有残余斑块面积和最小管腔面积[50,63~65]。有的研究人员对靶病变周围参考片段内的粥样斑块经血管内成像定位后，尝试用大号的球囊扩张以加强球囊成形术的效果[66~72]。这种“临时支架”的策略具有良好的造影和临床结果[73]。大约有50%的病变可以通过这种方法得到有效的治疗，另外50%的病变需要植入支架以获得满意的效果。

经皮腔内斑块旋切术

IVUS已经被广泛应用于定向旋切术[61,78~80]和旋磨术[81]的观测和评价。二者都能明确地移除斑块。虽然能够移除斑块，然而定向旋切术同样能导致外膜扩张。对钙化病变介入手术影响的观测是IVUS成像技术最重要的贡献之一。靶病变中钙化的病发率很高(75%)，但很少能被造影所发现(敏感性仅为40%)[82,83]。在钙化区域支架扩张的效果会有所削弱，尽管不对称扩张很少成为一个临床问题[84]。大量在IVUS指示下的定向旋切术研究显示较球囊成形术[85~87]或者支架术[88~90]而言具有良好的临床效果。尽管如此，自从支架植入术被广泛接受以来，大多数导管室已经很少使用定向旋切技术了。

冠状动脉支架植入术

IVUS已经深刻地影响到我们对于支架植入术机制的理解，并且它现在已被广泛地应用到临床中[91]。一项小型研究证实造影指示下的第一代支架植入和低压扩张技术导致平均51%的残余狭窄(比较于最小支架直径与参考血管直径)[92]。此后，这个中心使用IVUS评价并采用高压球囊后扩张技术来优化支架植入术[87]。这项研究报道在仅使用抗血小板制剂情况下亚急性血栓发生率只有0.3%，从此改变了支架植入技术，并提出支架植入后可以不使用抗凝剂。

自从上述研究报道以来，支架植入术的机制以及此后超声指引下的优化金属裸支架使植入术的标准都更加明确了[93~97]。为了实现再狭窄最小化，大多数专家建议如果血管管径允许，术者应尽量使最小支架管腔横截面积达到8 mm²以上[53~56]。为了达到这个效果，高压扩张和选择大号球囊在某些情况下是必须的。

病变钙化是影响获得满意支架扩张(甚至是高压扩张)效果的最重要的因素[84,98~100]。在钙化病变中植入支架前使用旋切术可以提高支架植入的效果（图5A–2）[101,102]。许多研究都已经阐明了支架植入后再狭窄的预测因子。斑块负荷、斑块组成和最小管腔面积是晚期预后的最重要的预测因子[103~114]。很多对比造影和IVUS指引下的支架植入术的试验已经证实IVUS组效果更好（表5A–1）[115~121]。支架抗血小板方案研究（STARS）的亚组——常规使用IVUS能否影响支架扩张（CRUISE）研究结果表明IVUS指引下能将靶血管重建率从15.3%（造影指示下）降低到8.5%（IVUS指示下）。造影对比血管内超声直接冠状动脉支架植入术试验（AVID）同样显示IVUS指示下的第一代支架植入术在严重病变亚组（小血管、静脉桥血管）具有明显的正性效益[118]。然而，在减少支架再狭窄的优化使用ICUS（OPTICUS）研究中却显示的是中性的结论[120]。在我们的经验中，造影的观察是有可能失真的，在发现不良扩张和量化高压或大球囊反复扩张效果方面，IVUS具有重要的作用（图5A–3）。其他试验也证实了在小血管[122]、长病变[123,124]、高危分叉病变和左主干病变[125,126]中，血管内超声具有明显效益。研究发现，许多“小”血管其实并不小，某些严重病变实践证明在正性重构的血管中选择大尺寸的支架是有益的[127]。尽管多项研究亚组证实在许多支架植入术中使用IVUS是有积极作用的，但目前还缺少明确的证据支持在所有支架植入术中常规使用IVUS[121]。

支架内再狭窄主要归因于内膜的增生。IVUS能够有效地观测到使用各种球囊技术和其他器械治疗再狭窄的效果[128~130]。术后再狭窄最重要的预测因子是最终的最小支架面积。不论使用何种技术，最大化最小支架面积是非常重要的。

亚急性血栓是一种少见但严重的支架术后并发症。IVUS能够发现血栓发生的异常情况，而常规造影往往不能观测到[131,132]（图5A–4）。由于血栓发生概率

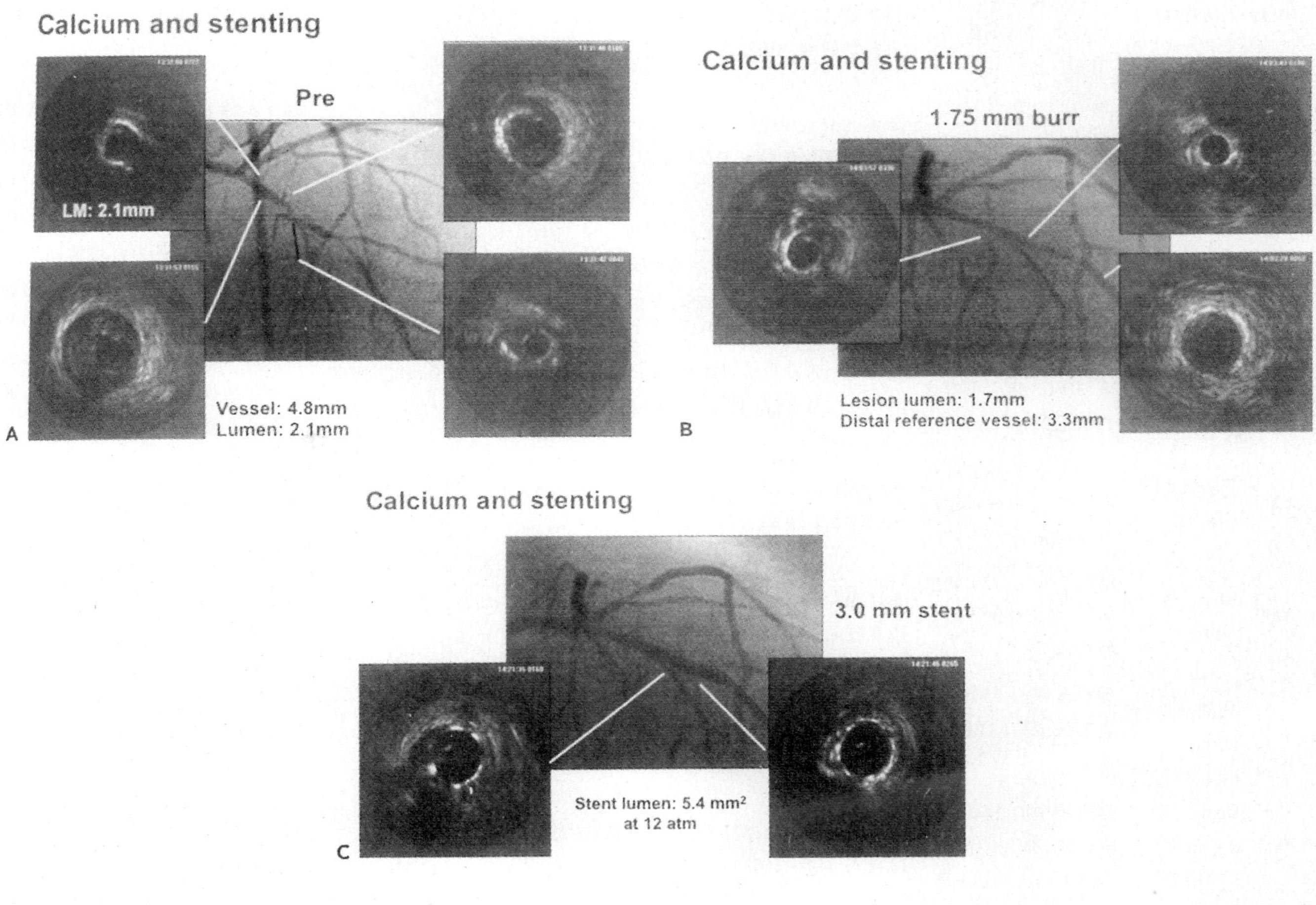

图5A–2 前降支（LAD）严重钙化病例一例

起初IVUS导管不能通过病变（A）。左主干（LM）弥漫性钙化，管腔直径仅有2.1 mm（左上图）。LAD中段血管（EEM）直径为4.8 mm（左下图）。病变中发现有大量的钙化（右下图）。送入直径1.77 mm的旋磨探头，旋磨处理后IVUS导管顺利到达血管远端（右下图）（B）。远端血管参考直径3.3 mm，选择了一枚直径3.0 mm的支架，植入支架后，造影显示效果良好（C）。然而IVUS观察支架管腔面积显示未充分扩张（5.4 mm^{2}相对于3 mm支架7.1 mm^{2}的命名面积）。血管造影指示下选择的支架尺寸实际上是小了

表 5A-1 IVUS 指引下与血管造影指引下进行 PCI 比较的试验

年份	试验研究	研究设计	主要结论	指导意义
1995	Colombo[92]	单中心注册 359 名患者，支架植入充分造影后 IVUS 检查	造影指引下 30%的支架植入有良好的扩张效果(CSA>参考直径的 60%)。IVUS 指导下该数值达到 90%，在仅使用抗血小板药情况下 6 个月的 SAT 发生率为 1.6%	IVUS 指引下 MSA 提高了 26%。研究建议常规高压植入支架，且术后不使用抗凝
1997	Albiero[115]	346 名病人的病例对照(两个中心)，比较 IVUS 和造影指引下的支架植入	支架植入早期，IVUS 指引下的再狭窄更少(IVUS 9.2% vs angio 28.3%；p=0.04)。远期随访二者没有差别(22.7%vs23.7%)	使用 IVUS，支架植入的近期效果更好
1997	Stone[66] CLOUT	102 名患者的多中心注册研究。造影后 IVUS 指引下的 PTCA	IVUS 测量的参考血管的 EEM 直径被用来决定大号球囊的直径。73%的病变球囊尺寸都增加了，但夹层并没有增加	由于血管的正性重构，大号球囊(B:A=1:3)在 PTCA 中的使用是安全的。IVUS 可以用来评价重构(造影下很难判断)的程度
1998	de jaegere [116] (MUSIC)	161 名患者的多中心注册研究。IVUS 指引下的支架植入	IVUS 指引下的支架植入术，6 个月 TVR 的发生率为 4.5%，造影下的再狭窄发生率为 9.7%。仅 IVUS 理想情况下才使用抗血小板药。无急性 Q 波心肌梗死，1 例 CABG，SAT 发生率为 1.3%	IVUS 标准指导下的试验设想会提高支架植入术后的再狭窄。与同期的支架研究相比，该研究报道的 TVR 发生率最低
1998	Schiele[119] (RESIST)	155 名患者的多中心随机试验。对比 IVUS 和造影指示下的支架植入	80%具有 IVUS 观测标准。IVUS 组支架 CSA 要大于 20%。6 个月再狭窄：IVUS22.5% vs angio 28.8%。管腔面积为 IVUS 技术中诊断再狭窄的唯一预测因子	IVUS 组 6 个月 MSA 更大
1999	Schroeder[69]	单中心 252 名连续注册的病人。IVUS 指引下 PTCA	球囊与病变 EEM1:1 比值的 PTCA，MACE 发生率低(14%)，造影显示下再狭窄发生率低(19%)。仅有 2%的病人植入了支架	基于血管重构的积极的 PTCA 策略。许多夹层没有给予处理，没有发生不良反应
1999	Abizaid[70]	单中心 284 名连续注册的病人。IVUS 指引下的必要性支架植入术	球囊与病变 EEM1:1 比值的 PTCA 术。PTCA 效果不理想的支架植入。47%的手术仅使用球囊扩张即成功。1 年的 TLR 发生率为 12%(IVUS 指引下的 PTCA8%；支架 16%)	该积极的 PTCA 策略研究比 Schroeder 研究更为自由地使用支架。IVUS 指引下仅球囊扩张的病变的临床效果是非常好的
2000	Frey[67] SIPS	单中心随机 291 名患者。IVUS 指引下对比 PICI 造影	支架植入术取得满意效果。6 个月再狭窄 IVUS 29% vs angio35%，p=0.42，2 年 TLR：17% vs 29%；p=0.02	常规使用 IVUS 指示下的手术患者 2 年的临床预后提高。IVUS 策略具有高效益
2000	Fitzgerald[117] CRUSE	多中心 525 名患者对照研究。IVUS 对比造影支架植入	急性 MSA：IVUS 7.78 m^2 vs angio7.06 mm^2，p<0.001，9 个月 TLR：IVUS 8.5% vs angio15.5%，p<0.05	使用 IVUS 指示下 PalmazSchatz 支架植入术患者 9 个月的临床预后提高
2000	Russo[118] AVID	随机多中心 759 名患者。IVUS 对比造影支架植入	急性 MSA：IVUS 7.54 m^2 vs angio6.94 mm^2，p<0.01，IVUS 指示下桥血管或小血管病变手术的 12 个月 TLR 明显减少	最终报道还未出现。目前报道的 TLR：IVUS 4.9% vs angio10.8%
2001	Mudra[120] OPTICUS	随机多中心 550 名患者随机试验。IVUS 对比造影支架植入术	6 个月再狭窄：IVUS 24.5% vs angio28.8%，p<0.68 12 个月 MACE：相关危险性 1.07；p=0.71 12 个月 TLR：相关危险性 1.04；p=0.87	仅为中性的随机化试验
2003	Oem-rawsingh [123]TULIP	随机单中心 144 名患者试验。IVUS 对比造影指引下支架植入术	狭窄长度>20mm；6 个月再狭窄：IVUS 23%；angio45% p<0.008 12 个月 TLR：10% vs 23%，p<0.018	IVUS 指示下的长病变支架植入术临床预后提高
2003	Schiele[72] BEST	随机多中心 254 名患者试验。IVUS 对比造影指引 PTCA	非劣试验设计 IVUS PTCA 组 44%的患者植入了支架 6 个月再狭窄：IVUS 16.8% vs stent18.1% 非劣结果	IVUS 指示下 PTCA+支架植入术不劣于常规造影指示下的支架植入

很低，在支架高压扩张后的一些研究中并未发现使用IVUS能够减少亚急性血栓发生率[133]。来自一些临床中心导管室的临床随访数据中支持使用IVUS。微小的支架移位[134]或者小的边缘撕裂[17]对术后病人没有不良的影响，可以不做处理。

药物洗脱支架

在许多病变中，药物洗脱支架已经取代裸金属支架作为治疗的首选。通过使用IVUS可以对药物洗脱支架进行观测[135~139]。药物洗脱支架提高患者预后最主要的机制是抑制内膜增生。许多早期测试药物洗脱支架的研究使用了血管内的影像技术。但是目前还缺少对比造影指示下和IVUS指示下药物支架植入术的随机研究。由于几乎完全抑制了内膜增生，理想的防止靶病变再血管化所需的最小支架面积在药物支架中要小于金属裸支架[140]。药物洗脱支架植入术后再狭窄通常是由于不连续内膜增生所致[141~143]，尽管药物支架再狭窄很少发生。再狭窄通常发生在植入后最小支架面积的部位[144]。因此，IVUS在药物洗脱支架时代同样是非常有用的。使用IVUS可以提供合适的尺寸、全病变覆盖和适宜扩张的效果和数据。

易损斑块

由于IVUS对血管壁组织结构的分辨能力，新的

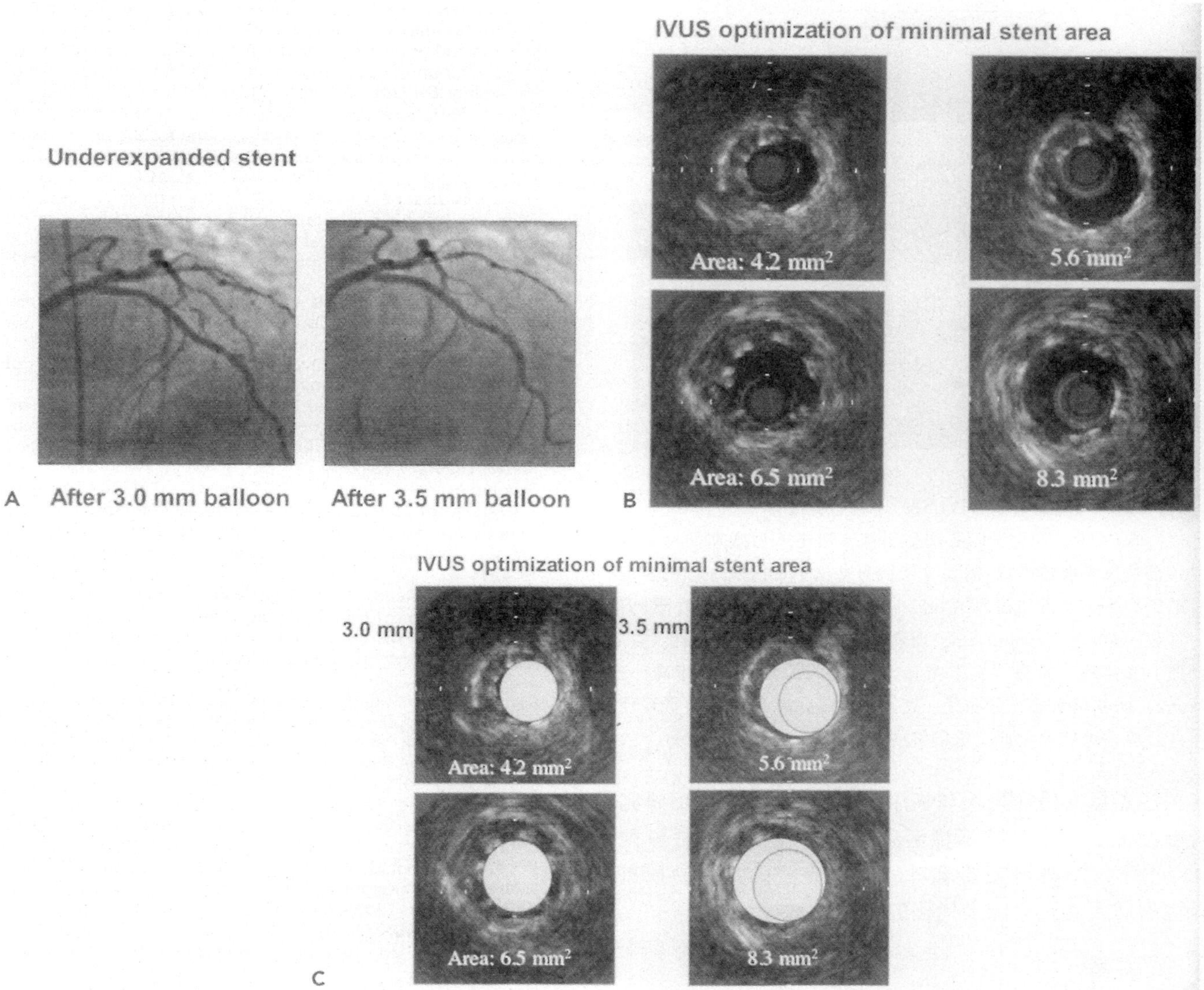

图5A-3　在简单病变支架植入术中使用IVUS来决定合适支架的病例一例

前降支支架在3.0 mm(A，左图)和3.5 mm(A，右图)球囊扩张后造影显示的效果是相同的。然而，IVUS显示在3 mm球囊扩张后近端(B，左上图)和远端(B，左下图)均扩张不良。IVUS建议更换3.5 mm球囊后扩张后，管腔面积提高了(B，右上图和右下图)。在C图中管腔面积的提高很明显，管腔面积有圆形标记

Late malapposition (bare metal stent)

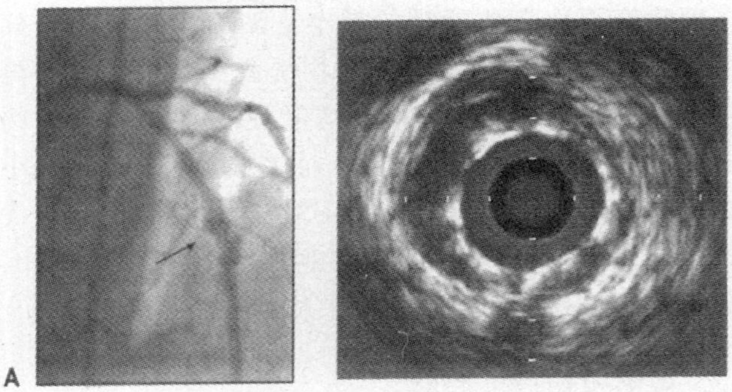

Underexpanded stent

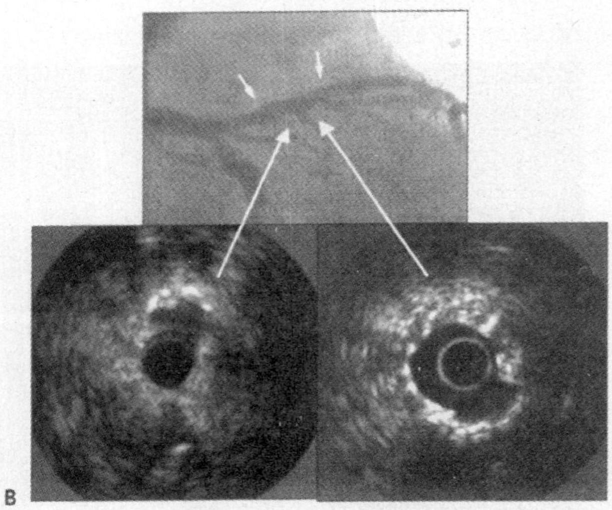

图5A-4 支架术后IVUS发现的问题

在(A)图片中,可以看到金属裸支架植入后晚期贴壁不良,该部位反复血栓形成,需要支架覆盖贴壁不良区域。(B)患者在造影指示下的支架植入术后12 h内再发心绞痛。IVUS发现钙化部位"餐巾环"(napkin-ring)现象,合并严重支架扩张不良(左下图)和不均一扩张(右下图)。尽管给予扩张的压力很高(>25 atm),病变仍未能充分扩张。这个病例提示术前影像的重要性,并且应在可疑钙化部位进行相应的治疗。

关注点指向易损斑块和临床症状[12-14,145-157]。多项研究已经证实了在症状不稳定患者中多病灶的异常影像[14,153,155]。另外研究要求对经IVUS证实的具有易损斑块的病人需要紧急最优化的管理。

总结

IVUS在导管室每天工作的决策中具有重要的意义。IVUS已经发展成更有利于支架植入术的先进技术。药物洗脱支架被认为拓宽了导管室经皮治疗术的数量和复杂程度。IVUS特别适用于小血管、复杂的解剖部位和长病变中。因此,介入人员应该具备IVUS的基本知识并将其最优最适宜地使用于PCI技术中。

(周 津 丛洪良 译)

参考文献

1. Hodgson JM, Graham SP, Savakus AD, et al. Clinical percutaneous imaging of coronary anatomy using an over the wire ultrasound catheter system. *Int J Card Imaging* 1989;4:187–193.
2. Bom N, Lancée CT, VanEgmond FC. An ultrasonic intracardiac scanner. *Ultrasonics* 1972;10:72–76.
3. Nissen SE, Grimes CL, Gurley JC, et al. Application of a new phased-array ultrasound imaging catheter in the assessment of vascular dimensions: in vivo comparison to cine angiography. *Circulation* 1990;81:660–666.
4. Yock PG, Starksen N. Clinical applications of intravascular ultrasound imaging. *Am J Card Imaging* 1991;12:54–59.
5. Di Mario C, Gorge G, Peters R, et al. Clinical application and image interpretation in intracoronary ultrasound. Study group on intracoronary imaging of the working group of coronary circulation and of the subgroup on intravascular ultrasound of the working group of echocardiography of the European Society of Cardiology. *Eur Heart J* 1998;19(2):207–229.
6. Oesterle SN, Limpijankit T, Yeung AC, et al. Ultrasound logic: the value of intracoronary ultrasound imaging for the interventionist. *Cathet Cardiovasc Interv* 1999;47:475–490.
7. Mintz GS, Nissen SE, Anderson WD, et al. ACC clinical expert consensus document on standards for the acquisition, measurement and reporting of intravascular ultrasound studies: a report of the American College of Cardiology Task Force on Clinical Expert Consensus Documents. *J Am Coll Cardiol* 2001;37:1478–1492.
8. Prati F, Di Mario C, Gil R, et al. Usefulness of on-line three-dimensional reconstruction of intracoronary ultrasound for guidance of stent deployment. *Am J Cardiol* 1996;77:455–461.
9. Ziada KM, Kapadia SR, Tuzcu EM, et al. The current status of intravascular ultrasound imaging. *Curr Prob Cardiol* 1999;24(9).
10. Gil R, von Birgelen C, Prati F, et al. Usefulness of three-dimensional reconstruction for interpretation and quantitative analysis of intracoronary ultrasound during stent deployment. *Am J Cardiol* 1996;77:761–764.
11. Schoenhagan P, Tuzcu EM, Stillman AE, et al. Non-invasive assessment of plaque morphology and remodeling in mildly stenotic coronary segments: comparison of 16 slice computed tomography and intravascular ultrasound. *Coron Artery Dis* 2003, 14:459–462.
12. Hodgson JM, Reddy KG, Suneja R, et al. Intracoronary ultrasound imaging: correlation of plaque morphology with angiography, clinical syndrome and procedural results in patients undergoing coronary angioplasty. *J Am Coll Cardiol* 1993; 21:35–44.
13. Rasheed Q, Dhawale P, Anderson J, et al. Intracoronary ultrasound defined plaque composition: Computer-aided plaque characterization and correlation with histologic samples obtained during directional coronary atherectomy. *Am Heart J* 1995;129:631–637.
14. Rioufol G, Finet G, Ginon I, et al. Multiple atherosclerotic plaque rupture in acute coronary syndrome: a three-vessel intravascular ultrasound study. *Circulation* 2002;106:804–808.
15. Potkin BN, Keren G, Mintz GS, et al. Arterial responses to balloon coronary angioplasty: an intravascular ultrasound study. *J Am Coll Cardiol* 1992;20:942–951.
16. Fitzgerald PJ, Ports TA, Yock PG. Contribution of localized calcium deposits to dissection after angioplasty. *Circulation* 1992;86:64–70.
17. Sheris SJ, Canos MR, Weissman NJ. Natural history of intravascular ultrasound-detected edge dissections from coronary stent placement. *Am Heart J* 2000;139:59–63.
18. Hausmann D, Erbel R, Alibelli-Chemarin M-J, et al. The safety of intracoronary ultrasound. A multicenter survey of 2,207 examinations. *Circulation* 1995;91:623–630.
19. Batkoff BW, Linker DT. Safety of intracoronary ultrasound: data

from a Multicenter European Registry. *Cathet Cardiovasc Diagn* 1996;38:238–241.
20. Pinto FJ, St. Goar FG, Gao S-Z, et al. Immediate and one-year safety of intracoronary ultrasonic imaging. Evaluation with serial quantitative angiography. *Circulation* 1993;88:1709–1714.
21. Nissen SE et al. Intravascular ultrasound assessment of lumen size and wall morphology in normal subjects and patients with coronary artery disease. *Circulation* 1991;84:1087–1099.
22. Nakamura S, Mahon DJ, Maheswaran B, et al. An explanation for discrepancy between angiographic and intravascular ultrasound measurements after percutaneous transluminal coronary angioplasty. *J Am Coll Cardiol* 1995;25:633–639.
23. Blasini R, Neumann FJ, Schmitt C, et al. Comparison of angiography and intravascular ultrasound for the assessment of lumen size after coronary stent placement; impact of dilation pressures. *Cathet Cardiovasc Diagn* 1997;42:113–119.
24. Dhawale PJ, Wilson DL, Hodgson JMcB. Volumetric intracoronary ultrasound: methods and validation. *Cathet Cardiovasc Diagn* 1994;33:296–307.
25. White CJ, Ramee SR, Collins TJ, et al. Ambiguous coronary angiography: clinical utility of intravascular ultrasound. *Cathet Cardiovasc Diagn* 1992;26:200–203.
26. St. Goar FG, Pinto FJ, Alderman EL, et al. Detection of coronary atherosclerosis in young adult hearts using intravascular ultrasound. *Circulation* 1992;86:756–763.
27. Mintz GS, Painter JA, Pichard AD, et al. Atherosclerosis in angiography "normal" coronary artery reference segments: an intravascular ultrasound study with clinical correlations. *J Am Coll Cardiol* 1995;25:1479–1485.
28. Little WC, Constantinescu M, Applegate RJ, et al. Can coronary angiography predict the site of a subsequent myocardial infarction in patients with mild to moderate coronary artery disease? *Circulation* 1988;78:1157–1166.
29. Riccardi MH, Meyers S, Choi K, et al. Angiographically silent left main disease detected by intravascular ultrasound: A marker for future adverse cardiac events. *Am Heart J* 2003;146:507–512.
30. Abizaid AS, Mintz GS, Abizaid A, et al. One-year follow-up after intravascular ultrasound assessment of moderate left main coronary artery disease in patients with ambiguous angiograms. *J Am Coll Cardiol* 1999;34:707–715.
31. Nissen SE, Tsunoda T, Tuzcu EM, et al. Effect of recombinant ApoA-1 Milano on coronary atherosclerosis in patients with acute coronary syndromes. *JAMA* 2003;290:2292–2300.
32. Nissen SE, Tuzcu EM, Schoenhagen P, et al. Effect of intensive compared with moderate lipid-lowering therapy on progression of coronary atherosclerosis. *JAMA* 2004;291:1071–1080.
33. Schartl M, Bocksch W, Koschyk DH, et al. Use of intravascular ultrasound to compare effects of different strategies of lipid-lowering therapy on plaque volume and composition in patients with coronary artery disease. *Circulation* 2001;104: 387–392.
34. Franco AC, Nissen SE. Coronary intravascular ultrasound: Implication for understanding the development and potential regression of atherosclerosis. *Am J Cardiol* 2001;88(supp):7M–20M.
35. Schoenhagan P, Nissen SE. Coronary atherosclerotic disease burden: an emerging endpoint in progression/regression studies using intravascular ultrasound. *Curr Drug Targets Cardiovasc Haematol Disord* 2003;3:218–226.
36. Topol EJ, Nissen SE. Our preoccupation with coronary luminology: dissociation between clinical and angiographic findings in ischemic heart disease. *Circulation* 1995;92:2333–2342.
37. Badak O, Schoenhagen P, Tsunoda T, et al. Characteristics of atherosclerotic plaque distribution in coronary artery bifurcations: an intravascular ultrasound analysis. *Coron Artery Dis* 2003; 14:309–316.
38. Moses JW, Undermir C, Strain JE, et al. Relation between single tomographic intravascular ultrasound image parameters and intracoronary Doppler flow velocity in patients with intermediately severe coronary stenoses. *Am Heart J* 1998;135:988–994.
39. Takagi A, Tsurumi Y, Ishii Y, et al. Clinical potential of intravascular ultrasound for physiological assessment of coronary stenosis. Relationship between quantitative ultrasound tomography and pressure-derived fractional flow reserve. *Circulation* 1999;100:250–255.
40. Nishioka T, Amanullah AM, Luo H, et al. Clinical validation of intravascular ultrasound imaging for assessment of coronary stenosis severity. *J Am Coll Cardiol* 1999;33:1870–1878.
41. Briguori C, Anzuini A, Airoldi F, et al. Intravascular ultrasound criteria for the assessment of the functional significance of intermediate coronary stenoses and comparison with fractional flow reserve. *Am J Cardiol* 2001;87:136–141.
42. Takayama T, Hodgson JMcB. Prediction of the physiologic severity of coronary lesions using 3-D IVUS: validation by direct coronary pressure measurements. *Cathet Cardiovasc Interv* 2001;53:48–55.
43. Wolfhard GG, Konrza T, Haude M, et al. Intravascular ultrasound (IVUS) examination reverses therapeutic decision from percutaneous intervention to a surgical approach in patients with alterations of the left main stem. *Thorac Cardiovasc Surg* 1998;46:281–284.
44. Nishimura RA, Higano ST, Holmes DR. Use of intracoronary ultrasound imaging for assessing left main coronary artery disease. *Mayo Clin Proc* 1993;68:134–140.
45. Davies SW, Winterton SJ, Rothman MT. Intravascular ultrasound to assess left main stem coronary artery lesion. *Br Heart J* 1992;68:524–526.
46. Hermiller JB, Buller CE, Tenaglia AN, et al. Unrecognized left main coronary artery disease in patients undergoing interventional procedures. *Am J Cardiol* 1993;71:173–176.
47. Tuzcu EM, et al. Occult and frequent transmission of atherosclerotic coronary disease with cardiac transplantation: insights from intravascular ultrasound. *Circulation* 1995;91:1706–1713.
48. Tsutsui H, Ziada KM, Schoenhagen P, et al. Lumen loss in transplant coronary artery disease is a biphasic process involving early intimal thickening and late constrictive remodeling. *Circulation* 2001;104:653–657.
49. Honye J, Mahon DJ, Jain A, et al. Morphological effects of coronary balloon angioplasty in vivo assessed by intravascular ultrasound imaging. *Circulation* 1992;85:1012–1025.
50. Fitzgerald PJ, Yock PG. Mechanisms and outcomes of angioplasty and atherectomy assessed by intravascular ultrasound imaging. *J Clin Ultrasound* 1993;21:579–588.
51. Kimura T, Kaburagi S, Tamura T, et al. Remodeling of human coronary arteries undergoing coronary angioplasty or atherectomy. *Circulation* 1997;96:475–483.
52. Hoffmann R, Mintz GS, Dussaillant GR, et al. Patterns and mechanisms of in-stent restenosis. A serial intravascular ultrasound study. *Circulation* 1996;94:1247–1254.
53. Morino Y, Honda Y, Okura H, Oshima A, et al. An optimal diagnostic threshold for minimal stent area to predict target lesion revascularization following stent implantation in native coronary lesions. *Am J Cardiol* 2001;88:301–303.
54. De Feyter PF, Kay P, Disco C, et al. Reference chart derived from post-stent-implantation intravascular ultrasound predictors of 6-month expected restenosis on quantitative coronary angiography. *Circulation* 1999;100:1777–1783.
55. Ziada KM, Kapadia SR, Belli G, et al. Prognostic value of absolute versus relative measures of the procedural result after successful coronary stenting: importance of vessel size in predicting long-term freedom from target vessel revascularization. *Am Heart J* 2001;1414:823–831.
56. Kasaoka S, Tobis JM, Akiyama T, et al. Angiographic and intravascular ultrasound predictors of in-stent restenosis. *J Am Coll Cardiol* 1998;32:1630–1635.
57. Castagna MT, Mintz GS, Leiboff BO, et al. The contribution of "mechanical" problems to in-stent restenosis: an intravascular ultrasonographic analysis of 1,090 consecutive in-stent restenosis lesions. *Am Heart J* 2001;142:970–974.
58. Mintz GS, Weissman NJ, Fitzgerald PJ. Intravascular ultrasound assessment of the mechanisms and results of brachytherapy. *Circulation* 2001;104:1320–1325.
59. Meerkin D, Tardif JC, Crocker IR, et al. Effects of intracoronary β-radiation therapy after coronary angioplasty. *Circulation* 1999;99:1660–1665.
60. Fitzgerald PF, Yock PG. Mechanisms and outcomes of angioplasty and atherectomy assessed by intravascular ultrasound imaging. *J Clin Ultrasound* 1993;21:579–588.
61. Tenaglia AN, Buller CE, Kisslo KB, et al. Mechanisms of balloon angioplasty and directional coronary atherectomy as assessed by intracoronary ultrasound. *J Am Coll Cardiol* 1992;20:685–691.
62. Mintz GS, Pichard AD, Kent KM, et al. Axial plaque redistribution as a mechanism of percutaneous transluminal coronary

angioplasty. *Am J Cardiol* 1996;77:427–430.

63. Mintz GS, Popma JJ, Prichard AD, et al. Arterial remodeling after coronary angioplasty: a serial intravascular study. *Circulation* 1996;94:35–51.
64. Dangas G, Mintz GS, Mehran R, et al. Preintervention arterial remodeling as an independent predictor of target-lesion revascularization after nonstent coronary intervention: an analysis of 777 lesions with intravascular ultrasound imaging. *Circulation* 1999;99:3149–3154.
65. Okura H, Bayase M, Shimodozono S, et al. Impact of preinterventional arterial remodeling on subsequent vessel behavior after balloon angioplasty: a serial intravascular ultrasound study. *J Am Coll Cardiol* 2001;38:2001–2005.
66. Stone GW, Hodgson JMcB, Goar FG, et al. Improved procedural results of coronary angioplasty with intravascular ultrasound guided balloon sizing: The CLOUT Pilot Trial. Clinical outcomes with ultrasound trial (CLOUT) investigators. *Circulation* 1997;95:2004–2052.
67. Frey AW, Hodgson JMcB, Müller C, et al. Ultrasound-guided strategy for provisional stenting with focal balloon combination catheter: results from the randomized strategy for intracoronary ultrasound-guided PTCA and stenting (SIPS) trial. *Circulation* 2000;102:2497–2502.
68. Haase KK, Athanasiadis A, Mahrholdt H, et al. Acute and one-year follow-up results after vessel size adapted PTCA using intracoronary ultrasound. *Eur Heart J* 1998;19:263–272.
69. Schroeder S, Baumback A, Haase KK, et al. Reduction of restenosis by vessel size adapted percutaneous transluminal coronary angioplasty using intravascular ultrasound. *Am J Cardiol* 1999;83:875–879.
70. Abizaid A, Pichard AD, Mintz GS, et al. Acute and long-term results of an intravascular ultrasound-guided percutaneous transluminal coronary angioplasty/provisional stent implantation strategy. *Am J Cardiol* 1999;84:1298–1303.
71. Müller C, Hodgson JMcB, Schindler C, et al. Cost-effectiveness of intracoronary ultrasound for percutaneous coronary interventions. *Am J Cardiol* 2003;91:143–147.
72. Schiele F, Meneveau N, Gilard M, et al. Intravascular ultrasound-guided balloon angioplasty compared with stent: immediate and 6-month results of the multicenter, randomized Balloon Equivalent to Stent Study (BEST). *Circulation* 2003;107:545–551.
73. Cantor WJ, Peterson ED, Popma JJ, et al. Provisional stenting strategies: systematic overview and implications for clinical decision-making. *J Am Coll Cardiol* 2000;36:1142–1151.
74. Müller C, Hodgson JMcB, Roskamm H, et al. Single device approach to ultrasound guided PTCA and stenting: initial experience with a combined intracoronary ultrasound/variable diameter balloon. *Cathet Cardiovasc Diagn* 40:393–399.
75. Karvouni E, Standovic G, Albiero R, et al. Cutting balloon angioplasty for treatment of calcified coronary lesions. *Catheter Cardiovasc Interv* 2001;54:473–481.
76. Hara H, Nakamura M, Asahara T, et al. Intravascular ultrasonic comparisons of mechanisms of vasodilatation of cutting balloon angioplasty versus conventional balloon angioplasty. *Am J Cardiol* 2002;89:1253–1256.
77. Montorsi P, Galli S, Fabbiocchi F, et al. Mechanism of cutting balloon angioplasty for in-stent restenosis: an intravascular ultrasound study. *Cathet Cardiovasc Interv* 2002;56:166–173.
78. Suneja R, Nair RN, Reddy KG, et al. Mechanisms of angiographically successful directional coronary atherectomy: evaluation by intracoronary ultrasound and comparison with transluminal coronary angioplasty. *Am Heart J* 1993;126:507–514.
79. Suarez de Leso J, et al. Intracoronary ultrasound assessment of directional coronary atherectomy: immediate and follow up findings. *J Am Coll Cardiol* 1993;21:298–307.
80. Matar FA, Mintz GS, Farb A, et al. The contribution of tissue removal to lumen improvement after directional coronary atherectomy. *Am J Cardiol* 994;74:647–650.
81. Mintz GS, et al. Intravascular ultrasound evaluation of the effect of rotational atherectomy in obstructive atherosclerotic coronary artery disease. *Circulation* 1992;86:1383–1393.
82. Tuzcu EM, et al. The dilemma of diagnosing coronary calcification: angiography versus intravascular ultrasound. *J Am Coll Cardiol* 1996;27:832–838.
83. Mintz GS, Pichard AD, Popma JJ, et al. Determinants and correlates of target lesion calcium in coronary artery disease: a clinical, angiographic and intravascular ultrasound study. *J Am Coll Cardiol* 1997;29(2):268–274.
84. Albrecht D, Kaspers S, Füssl R, et al. Coronary plaque morphology affects stent deployment: assessment by intracoronary ultrasound. *Cathet Cardiovasc Diagn* 1996;38:229–235.
85. Simonton CA, Leon MB, Saim DS, et al. "Optimal" directional coronary atherectomy final results of the optimal atherectomy restenosis study (OARS). *Circulation* 1998;97:332–339.
86. Baim DS, Cutlip DE, Sharma SK, et al. Final results of the balloon vs. optimal atherectomy trial (BOAT). *Circulation* 1998;97:322–331.

86a. Maehera A, Takage A, Okura H, et al. Longitudinal plaque redistribution during stent expansion. *Am J Cardiol* 2000;86:1069–1072.

87. Suzuki T, Hosokawa H, Katoh O, et al. Effects of adjunctive balloon angioplasty after intravascular ultrasound-guided optimal directional coronary atherectomy. *J Am Coll Cardiol* 1999;34:1028–1035.
88. Moussa I, Moses J, Di Mario DC, et al. Stenting after optimal lesion debulking (SOLD) registry. Angiographic and clinical outcome. *Circulation* 1998;98:1604–1609.
89. Aizawa T, Tamai H, Asakura Y, et al. Clinical and angiographic results of the debulking and stenting in restenosis elimination (DESIRE) trail. *Circulation* 2001;104:II–624.
90. Tsuchikane E, Sumitsuji S, Awata N, et al. Final results of the stent versus directional coronary atherectomy randomized trial (START). *J Am Coll Cardiol* 1999;34:1050–1057.
91. Nakamura S, Colombo A, Gaglione A, et al. Intracoronary ultrasound observations during stent implantation. *Circulation* 1994;89;2026–2034.
92. Colombo A, Hall P, Nakamura S, et al. Intracoronary stenting without anticoagulation accomplished with intravascular ultrasound guidance. *Circulation* 1995;91:1676–1688.
93. Stone GW, St Goar FG, Hodgson JMcB, et al. Analysis of the relation between stent implantation pressure and expansion. Optimal stent implantation (OSTI) investigators. *Am J Cardiol* 1999;83:1397–1400, A8.
94. Hur SH, Kitamura K, Morino Y, et al. Efficacy of postdeployment balloon dilatation for current generation stents as assessed by intravascular ultrasound. *Am J Cardiol* 2001;88:1114–1119.
95. Colombo A, De Gregorio J, Moussa II, et al. Intravascular ultrasound-guided percutaneous transluminal coronary angioplasty with provisional spot stenting for treatment of long coronary lesions. *J Am Coll Cardiol* 2001;38:1427–1423.
96. Gorge G, Haude M, Ge J, et al. Intravascular ultrasound after low and high inflation pressure coronary artery stent implantation. *J Am Coll Cardiol* 1995;26:725–730
97. Shah VM, Mintz GS, Apple S, et al. Background incidence of late malapposition after bare-metal stent implantation. *Circulation* 2002;106:1753–1755.
98. Hodgson JM. Oh no, even stenting is affected by calcium! *Cathet Cardiovasc Diagn* 1996;38:236–237.
99. Hoffmann R, Mintz GS, Popma JJ, et al. Treatment of calcified coronary lesions with Palmaz-Schatz stents. An intravascular ultrasound study. *Eur Heart J* 1998;19:1224–1231.
100. Vavuranakis M, Toutouzas K, Stefanadis C, et al. Stent deployment in calcified lesions: Can we overcome calcific restraint with high-pressure balloon inflations? *Cathet Cardiovasc Interv* 2001;52:164–172.
101. Hoffmann R, Mintz GS, Kent KM, et al. Comparative early and nine-month results of rotational atherectomy, stents, and the combination of both for calcified lesions in large coronary arteries. *Am J Cardiol* 1998;81:552–557.
102. Henneke KH, Regar E, Konig A, et al. Impact of target lesion calcification on coronary stent expansion after rotational atherectomy. *Am Heart J* 199;137:93–99.
103. von Birgelen C, Gil R, Ruygrok P, et al. Optimized expansion of the Wallstent compared to the Palmaz-Schatz stent: on-line observations with two- and three-dimensional intracoronary ultrasound after angiographic guidance. *Am Heart J* 1996;131: 1067–1075.
104. Okura H, Morino Y, Oshima A, et al. Preinterventional arterial remodeling affects clinical outcome following stenting: an intravascular ultrasound study. *J Am Coll Cardiol* 2001;37: 1031–1035.
105. Endo A, Hirayama H, Yoshida O, et al. Arterial remodeling influences the development of intimal hyperplasia after stent implantation. *J Am Coll Cardiol* 2001;37:70–75.

106. Hibi K, Suzuki T, Honda Y, et al. Quantitative and spatial relation of baseline atherosclerotic plaque burden and subsequent in-stent neointimal proliferation as determined by intravascular ultrasound. *Am J Cardiol* 2002;90:1164–1167.
107. Shiran A, Weissman NJ, Leiboff B, et al. Effect of preintervention plaque burden on subsequent intimal hyperplasia in stented coronary artery lesions. *Am J Cardiol* 2000;86:1318–1321.
108. Hoffman R, Mintz GS, Kent KM, et al. Serial intravascular ultrasound predictors of restenosis at the margins of Palmaz-Shatz stents. *Am J Cardiol* 1997;79:951–953.
109. Hoffman R, Mintz GS, Mehran R, et al. Intravascular ultrasound predictors of angiographic restenosis in lesions treated with Palmaz-Schatz stents. *J Am Coll Cardiol* 1998;31:43–49.
110. Prati F, Di Mario C, Moussa I, et al. In-stent neointimal proliferation correlates with the amount of residual plaque burden outside the stent: an intravascular ultrasound study. *Circulation* 1999;99:1011–1014.
111. Hong MK, Park SW, Lee CW, et al. Preintervention arterial remodeling as a predictor of intimal hyperplasia after intracoronary stenting: a serial intravascular ultrasound study. *Clin Cardiol* 2002;25:11–15.
112. Hong MK, Park SW, Lee CW, et al. Relation between residual plaque burden after stenting and six-month angiographic restenosis. *Am J Cardiol* 2002;89:368–371.
113. Mintz GS, Popma JJ, Hong MK, et al. Intravascular ultrasound to discern device-specific effects and mechanisms of restenosis. *Am J Cardiol* 1996;78:18–22.
114. Bauters C, Hubert E, Prat A, et al. Predictors of restenosis after coronary stent implantation. *J Am Coll Cardiol* 1998;31:1291–1298.
115. Albiero R, Rau T, Schluter M, et al. Comparison of immediate and intermediate-term results of intravascular ultrasound versus angiography-guided Palmaz-Schatz stent implantation in matched lesions. *Circulation* 1997;96:2997–3005.
116. DeJaegere P, Mudra H, Figulla H, et al. Intravascular ultrasound-guided optimized stent deployment. Immediate and 6-month clinical and angiographic results from the Multicenter Ultrasound Stenting in Coronaries Study (MUSIC Study). *Eur Heart J* 1998;19:1214–1223.
117. Fitzgerald PJ, Oshima A, Hayase M, et al. Final results of the Can Routine Ultrasound Influence Stent Expansion (CRUISE) study. *Circulation* 2000;102:523–530.
118. Russo RJ, Attubato MJ, Davidson CJ, et al. Angiography versus intravascular ultrasound-directed stent placement: final results from AVID. *Circulation* 1999;100:I–234.
119. Schiele F, Meneveau N, Vuillemenot A, et al. Impact of intravascular ultrasound guidance in stent deployment on 6-month restenosis rate: a multicenter, randomized study comparing two strategies with and without intravascular ultrasound guidance. RESIST study group. Restenosis after IVUS guided stenting. *J Am Coll Cardiol* 1998;32:320–328.
120. Mudra H, DiMario C, de Jaegere P, et al. Randomized comparison of coronary stent implantation under ultrasound or angiographic guidance to reduce stent restenosis (OPTICUS study). *Circulation* 2001;104:1343–1349.
121. Orford JL, Lerman A, Homes DR. Routine intravascular ultrasound guidance of percutaneous coronary intervention. A critical reappraisal. *J Am Coll Cardiol* 2004;43:1335–1342.
122. Park SW, Lee CW, Hong MK, et al. Randomized comparison of coronary stenting with optimal balloon angioplasty for treatment of lesions in small coronary arteries. *Eur Heart J* 2000;21:1785–1789.
123. Oemrawsingh PV, Mintz GS, Schalij MJ, et al. Intravascular ultrasound guidance improves angiographic and clinical outcome of stent implantation for long coronary artery stenoses: final results of a randomized comparison with angiographic guidance (TULIP Study). *Circulation* 2003;107:62–67.
124. Nageh T, De Belder AJ, Thomas MR, et al. Intravascular ultrasound-guided stenting in long lesions: an insight into possible mechanisms of restenosis and comparison of angiographic and intravascular ultrasound data from the MUSIC and RENEWAL trials. *J Interv Cardiol* 2001;14:397–405.
125. Robinson NM, Balcon R, Layton CA, et al. Intravascular ultrasound assessment of culotte stent deployment for the treatment of stenoses at major coronary bifurcations. *Int J Cardiovasc Intervent* 2001;4:21–27.
126. Hong MK, Mintz GS, Hong MK, et al. Intravascular ultrasound predictors of target lesion revascularization after stenting of protected left main coronary artery stenoses. *Am J Cardiol* 1999;83:175–179.
127. Okabe T, Asakura Y, Ishikawa S, et al. Determining appropriate small vessels for stenting by intravascular ultrasound. *J Invasive Cardiol* 2000;12:625–630.
128. Wu Z, McMillan TL, Mintz GS, et al. Impact of the acute results on the long term outcome after the treatment of in-stent restenosis: a serial intravascular ultrasound study. *Catheter Cardiovasc Interv* 2003;60:483–488.
129. Koster R, Hamm CW, Seabra-Gomes R, et al. Laser angioplasty of restenosed coronary stents: results of a multicenter surveillance trial. *J Am Coll Cardiol* 1999;34:25–32.
130. Mehran R, Mintz GS, Popma JJ, et al. Mechanisms and results of balloon angioplasty for the treatment of in-stent restenosis. *Am J Cardiol* 1996;78:618–622.
131. Uren NG, Schwarzacher SP, Metz JA, et al. Predictors and outcomes of stent thrombosis. *Eur Heart J* 2002;23:124–132.
132. Moussa I, Di Mario C, Reimers B, et al. Subacute stent thrombosis in the era of intravascular ultrasound-guided coronary stenting without anticoagulation: frequency, predictors and clinical outcome. *J Am Coll Cardiol* 1997;29:6–12.
133. Cutlip DE, Baim DS, Ho KK, et al. Stent thrombosis in the modern era: a pooled analysis of multicenter coronary stent clinical trials. *Circulation* 2001;103:1967–1971.
134. Mintz GS, Shah VM, Weissman NJ. Regional remodeling as the cause of late stent malapposition. *Circulation* 2003;107: 2660–2663.
135. Hong MK, Mintz GS, Lee CW, et al. Paclitaxel Coating reduces in-stent intimal hyperplasia in human coronary arteries: a serial volumetric intravascular ultrasound analysis from the Asian paclitaxel-eluting stent clinical trial (ASPECT). *Circulation* 2003;107:517–520.
136. Serruys PW, Degertekin M, Tanabe K, et al. for the RAVEL Study Group. Intravascular ultrasound findings in the multicenter randomized double blind RAVEL (Randomized study with the sirolimus-eluting velocity balloon expandable stent in the treatment of patients with de novo native coronary artery lesions) TRIAL. *Circulation* 2002;106:798–803.
137. Sousa JE, Costa MS, Abizaid A, et al. Lack of neointimal proliferation after implantation of sirolimus-coated stents in human coronary arteries: a quantitative coronary angiography and three-dimensional intravascular ultrasound study. *Circulation* 2001;103:192–195.
138. Honda Y, Grube E, de la Fuente LM. Novel drug-delivery stent intravascular ultrasound observations from the first human experience with the QP2-eluting polymer stent system. *Circulation* 2001;140:380–383.
139. Sousa JE, Costa MS, Abizaid AC, et al. Sustained suppression of neointimal proliferation by sirolimus-eluting stents: one-year angiographic and intravascular ultrasound follow-up. *Circulation* 2001;104:2007–2011.
140. Sonoda S, Morino Y, Ako J, et al. and SIRIUS Investigators. Impact of final stent dimensions on long-term results following sirolimus-eluting stent implantation: serial intravascular ultrasound analysis from the SIRIUS trial. *J Am Coll Cardiol* 2004;43:1959–1963.
141. Ako J, Morino Y, Honda Y, et al. Late incomplete stent apposition following sirolimus-eluting stent: serial quantitative IVUS analysis from the SIRIUS trial. *J Am Coll Cardiol* 2003;41:33A.
142. Virmani R, Liistro F, Standovic G, et al. Mechanism of late in-stent restenosis after implantation of a paclitaxel derived-eluting polymer stent system in humans. *Circulation* 2002;106: 2649–2651.
143. Kataoka T, Morino Y, Courtney BK, et al. Influence of calcium on neointimal growth following drug-eluting and bare metal stents implantation: A 3D IVUS substudy of the SCORE trial. *J Am Coll Cardiol* 2003;41:80A.
144. Fujii K, Mintz GS, Kobayashi Y, et al. Contribution of stent underexpansion to recurrence after sirolimus-eluting stent implantation for in-stent restenosis. *Circulation* 2004;109: 1085–1088.
145. Beckman JA, Ganz J, Creager MA, et al. Relationship of clinical presentation and calcification of culprit coronary artery stenoses. *Arterioscler Thromb Vasc Biol* 2001;21:1618–1622.
146. Gyongyosi M, Yang P, Hassan A, et al. Arterial remodeling of native human coronary arteries in patients with unstable angina pectoris: a prospective intravascular ultrasound study. *Heart*

1999;82:68–74.
147. Nakamura M, Nishikawa H, Mukai S, et al. Impact of coronary artery remodeling on clinical presentation of coronary artery disease: an intravascular ultrasound study. *J Am Coll Cardiol* 2001;37:63–69.
148. Von Birgelen C, Klinkhart W, Mintz GS, et al. Plaque distribution and vascular remodeling of ruptured and nonruptured coronary plaques in the same vessel: an intravascular ultrasound study in vivo. *J Am Coll Cardiol* 2001;37:864–870.
149. Takano M, Mizuno K, Okamatsu K, et al. Mechanical and structural characteristics of vulnerable plaques: analysis by coronary angioscopy and intravascular ultrasound. *J Am Coll Cardiol* 2001;38:99–104.
150. Pasterkamp G, Schoneveld AH, van der Wal AC, et al. Relation of arterial geometry to luminal narrowing and histologic markers for plaque vulnerability: the remodeling paradox. *J Am Coll Cardiol* 1998;32:655–662.
151. Varnava AM, Mills PG, Davies MJ. Relationship between coronary artery remodeling and plaque vulnerability. *Circulation* 2002;105:939–943.
152. Smits PC, Pasterkamp G, Quarles Van Ufford MA, et al. Coronary artery disease: arterial remodeling and clinical presentation. *Heart* 1999;82:461–464.
153. Schoenhagen P, Ziada KM, Kapadia SR, et al. Extent and direction of arterial remodeling in stable versus unstable coronary syndromes: an intravascular ultrasound study. *Circulation* 2000;101:598–603.
154. Gyongyosi M, Yang P, Hassan A, et al. Intravascular ultrasound predictors of major adverse cardiac events in patients with unstable angina. *Clin Cardiol* 2000;23:507–515.
155. Schoenhagen P, Tuzcu EM, Ellis SG. Plaque vulnerability, plaque rupture, and acute coronary syndromes: multi-focal manifestation of a systemic disease process. *Circulation* 2002;106: 760–752.
156. Jang IK, Bouma BE, Kang DH, et al. Visualization of coronary atherosclerotic plaques in patients using optical coherence tomography: comparison with intravascular ultrasound. *J Am Coll Cardiol* 2002;39(4):604–609.
157. Fuchs S, Stabile E, Mintz GS, et al. Intravascular ultrasound findings in patients with acute coronary syndromes with and without elevated troponin I level. *Am J Cardiol* 2002;89:1111–1113.

第5B章　用IVUS观测冠状动脉成像

IlkeSipahi KhaledM.Ziada SamirKapadia StevenE.Nissen

冠状动脉造影术是心脏导管介入术形成的最基础的影像，可以快速提供冠状动脉内腔的完整影像。但是，造影术不能清晰显示血管壁的情况。血管内超声（intravascular ultrasound，IVUS）在活体实验中很好地解决了血管壁和内腔的问题。在这章中，我们在心脏导管介入(术)实验室针对现在IVUS在诊断、介入和研究方面的应用进行了试验。美国心脏病学会（ACC）和美国心脏协会(AHA)于2001年在经皮冠状动脉内介入术指南中发表了关于冠状动脉内IVUS适应证的建议（表5B-1）[1]。美国心脏病学会和欧洲心脏学会也发表了关于IVUS成像标准的专家意见的文件，这个文件包括了IVUS在临床和科研领域的定义和方法论方面的细节问题[2,3]。

诊断应用

临界冠状动脉病变

尽管采取了多种投照角度，术者仍经常遇到不能准确定义的病变。造影时血管不能被完全显示（由于冠状动脉的重叠、冠状动脉的弯曲、偏心病变、心脏瓣膜或血管分支的病变以及严重的钙化导致），当遇到临界病变（40%~70%）的病人，症状难以评价时，这点尤其重要。对于这些临界病变，IVUS提供了一个独立于射线技术外的断层X光摄影透视图，同时也量化了斑块和血管内腔。另外，它还可以决定斑块的形态以帮助评价病变的临床意义。

当遇到临界病变时，可以通过压力或血流测量进行病变的功能学评价或通过IVUS进行形态学上的描述。在可以得到足够的临床敏感性和特异性的临界值的基础上，血流储备分数（fraction flow reserve，FFR）和冠状动脉血流速度储备（coronary velocity flow reserve，CVFR)检测被证实在确定病变的血流动力学意义上是很有效的[4,5]。如果病变的结构分布（例如，细小血管或分支）或形态学（例如，溃疡与钙化的对抗是形成病变的原因）对临床诊断十分必要时，那么就要优先考虑使用IVUS。因此，IVUS对临界病变的判断就应该包括对病变的形态学进行认真的检查和详细的评价。

在用IVUS鉴定有血流动力学意义的病变时，其临界值往往是对比血管内腔的功能学检查例如FFR而得到的。然而，这些IVUS检测的临床数据只是在小型的回顾性研究中被证实有效。另一方面，FFR数据被证实有前瞻性效果，并提示经FFR检测在血流动力学上无意义的缓慢进展的临界病变有良好的临床随诊效果[6]。对42位病人的51例病变进行研究（不包括左主干病变）发现，应用IVUS，面积<3 mm^{2}的微小管腔和狭窄度>60%（损伤部位的面积）的管腔其FFR可以最好地预测在血流动力学上有意义的损伤[7]。另外还对43位病人的53个病变进行了研究，发现直径<1.8 mm、面积<4 mm^{2}的微小管腔和血管交叉部位的狭窄（斑块面积被外弹力膜面积分开，图5B-1）>70%是有血流动力学意义损伤的提示[8]。这两个研究对于FFR的测量有重要的方法学上的差别（分别在冠状动脉内注入腺苷酸和罂粟碱使之充血），这也许可以解释两个研究临界值之间的差异。面积≥4 mm^{2}微小管腔的临床随访数据显示，在这些损伤中随访>1年的事件发生率很小[9]。

IVUS标准的联合可以提高诊断有血流动力学意义损伤的特异性[8]。应用IVUS评价临界病变的例子见图5B-2。在这两组研究中，由于IVUS可以对疾病的严重性和斑块的形态学有更好的认识，所以20%以上的病人在冠状动脉介入之前需要改变处理策略[10,11]。然而，这两组试验对超声病人的选择可能导致高估超声图像对临床决定的影响。

表5B-1　ACC/AHA对冠状动脉血管内超声的建议

Ⅰ级

无

Ⅱa级

1. 评价冠状动脉内支架植入后效果，包括支架重叠的程度和支架内最小腔直径。（证据水平:B）
2. 血管内支架再狭窄的机制（扩张不足 vs 血管内皮增生）和恰当治疗方案的选择（斑块消融 vs 重复球囊扩张）。（证据水平:B）
3. 对于血流限制性狭窄的病人难以用血管造影法反映的冠状动脉阻塞的评价。（证据水平:C）
4. PCI 之后次优血管造影术结果的评价。（证据水平:C）
5. 心脏移植术后冠状动脉疾病的诊断和评价。（证据水平:C）
6. 计划进行冠状动脉旋磨术的病人冠状动脉内钙质的存在和分布。（证据水平:C）
7. 以斑块的定位和周围分布作为直接冠状动脉旋磨术的指导。（证据水平:B）

Ⅱb级

1. 决定有典型心绞痛，但血管造影术显示没有严重狭窄和中危冠心病的病人的动脉硬化的程度。（证据水平:C）
2. 在介入前估计病变的特征和血管的尺寸以选择一个最理想的血管再形成的设备。（证据水平:C）

Ⅲ级

血管造影术的诊断很明确以及不需要实施介入治疗时。（证据水平:C）

这个文件采用了ACC/AHA的Ⅰ、Ⅱ、Ⅲ级分级标准。这些分级简述了PCI的指征：Ⅰ级——有证据显示或一致认为血管内超声有用、有效。Ⅱ级——关于治疗过程效用的相互矛盾的证据和（或）有分歧的观点。Ⅱa级——支持有效用的证据和观点。Ⅱb级——证据或观点证实不是很有效。Ⅲ级——证据或一致认为治疗过程没用，甚至在某些情况下有害。支持每一条建议的证据的重量级别如下：证据水平A——数据来源于多个随机的临床试验。证据水平B——数据来源于一个随机的或者不随机的研究。证据水平C——专家的一致观点。

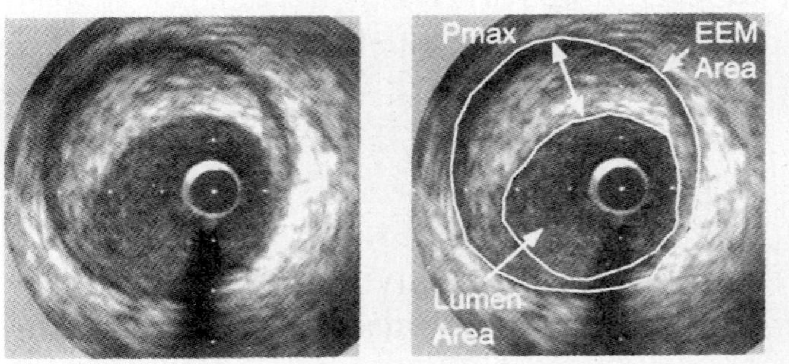

图5B-1　计算交叉部位再狭窄的例子（也被看做是斑块负担）

外弹力膜（EEM）面积是18.8 mm²·管腔面积是8.3 mm²。此处显示斑块面积（实际上是斑块+介质）是10.5 mm²。交叉部位再狭窄是10.5/18.8=0.56或56%。Pmax指斑块最厚的部位

对左主干病变的评价

血管造影法对于左主干冠状动脉（LMCA）阻塞的量化提出了一个特别苦恼的临床问题（图5B-3）[12]。同时，位于主动脉根部的造影剂被阻滞在窦口，这就要求术者使用血管造影导管依靠造影剂的反流使得近段的血管清晰可见。有时，左主干很短，没有正常的部位可以用来参考。来自注射漩涡的造影物质流也可能引起管腔狭窄。此外，主干分叉出分支干的时候可能掩盖主干末端的情况。因此，LMCA比冠状动脉其他部分血管造影量化的可重复性差就不足为奇了[13]。当血管造影结果不明确时，IVUS图像常常被用来量化左主干冠状动脉的病变。

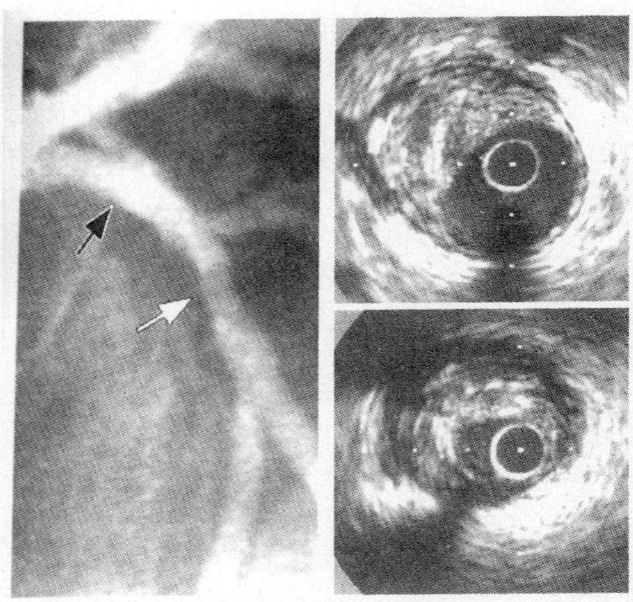

图5B-2　不明损伤的IVUS图像（白箭头和底下的IVUS图像）

显示最小管腔直径为1.4 mm²·最小管腔面积为1.8 mm²，交叉区域的狭窄达到81%；因此，有充分理由进行介入治疗。虽然病变附近的相关区域（黑箭头和上面的IVUS图像）被认为有病变的存在，但是它的最小管腔直径为2.2 mm，最小管腔面积为4.8 mm²，因此不需要实施任何介入手术

用IVUS获取LMCA图像时必须认真操作以取得最好的效果。通常情况下(典型的),IVUS探头被放入较直的远端血管(通常是LAD),指引导管被放开,使导管与LMCA保持同轴性。选择好指引导管对于获取同轴图像是很重要的。在许多患者应用JL–4短头指引导管时回缩头端可以提供保持共轴性的能力。

与血管造影相似,用IVUS评估的LMCA损伤显著性的标准与其他冠状动脉分支不同。在最近一项对55名LMCA血管造影都很模糊的病人的研究中发现,FFR测得最小管腔直径<2.8 mm和最小管腔面积<5.9 mm^{2}提示在血流动力学上有显著损害[14]。一个独立中心对122名LMCA中度狭窄 (QCA显示42%±16%直径狭窄)病人的研究显示:最小损伤直径对心脏事件(死亡、心肌梗死和血管再生)是最重要的量化信息,最小损伤直径3 mm是一个阈值[15]。另外一个临床研究表明FFR检测最小管腔面积7.5 mm^2 (一个高于5.9 mm^{2}的值)应作为实施血管重建的临界值[16]。因为当下将不同的最小损伤面积作为临界值,我们希望用最小损伤直径3 mm作为LMCA损伤不明的血管重建的临界值。

移植性血管病变的评价

心脏移植的长期成功受到移植性血管病变(TV)的限制。这是移植术后1年死亡的主要原因,当急性细胞排斥和致死性感染危险消退时, 早期TV在临床上倾向于静止,而且功能试验在早期敏感度低[17]。同时,这种疾病在临床上表现为心力衰竭, 这是非常早的,而且治疗的选择性很受限制。正确识别病人处在TV的早期阶段可以为移植生存提供一个干预有害的不可逆的影响的机会。

虽然冠状动脉造影对于诊断非移植性的冠状动脉疾病非常有用,但是由于该疾病的传播特性,它的敏感性在TV却相当低[18,19]。IVUS提供了一个研究TV发展和进程非常有用的工具[20]。 在这种背景下,常规使用IVUS,无论是短期还是长期,都是安全的[21,22]。

考虑到正常人冠状动脉的组织学和IVUS数据,TV常常被定义为一个位点,在这点上,内膜的厚度≥0.5 mm[23,24]。许多心脏移植学家应用一个评分系统将移植血管病变分为5级, 在分级时以0.3 mm作为诊断早期损害的临界值(表5B–2)[25]。

IVUS应用于检查TV时, 移植后一个基准的IVUS检查可以大大的帮助将供体动脉粥样硬化病变从新的TV损害中分离出来(图5B–4)。尽管供者年轻,但传统的动脉粥样硬化损害在供者的心脏很常见。在一个供者平均年龄为32岁的系列研究中,大多数的病人心脏中可见动脉粥样硬化损伤 (最大的内膜厚度≥0.5 mm)。供者损伤是常见的非环状病灶,最常见于冠状动脉的近端[26]。和供者动脉粥样硬化相比,TV损伤没有钙化。尽管移植1年后供者疾病的进程可以在接近一半的损伤中发现, 供者损伤的进展在第2年和之后都是不重要的[26]。重要的是,供者动脉粥样硬化的出现似乎并不能预先处置TV的发展[27,28]。

与IVUS在冠状动脉疾病预后价值研究中匮乏的资料不同, 几项超声研究阐明在IVUS评价的疾病严重性和心脏移植者的临床结果之间有联系。在一系列研究中, 用IVUS证明的快速进行性血管病变是全因死亡、心肌梗死(MI)和血管造影异常的有力预测指标[29],被定义为移植1年后增加了≥0.5 mm的内膜厚度。其他的横剖研究显示了相似的发现。在一项研究中,内膜厚度>0.5 mm的病人在接下来的4年中易出现心脏事件(猝死、MI、血管重建)[30]。另一项研究显示,不管血管造影显示有无疾病,中等厚度血管内膜>0.3 mm的病人的总死亡率和心脏事件发生率不断增加(总死亡率相对的危险系数为4.7,p=0.01)[31]。

IVUS除了具有诊断和预后价值之外, 还是一个评价各种疗法对TV影响的有效性的敏感工具。应用

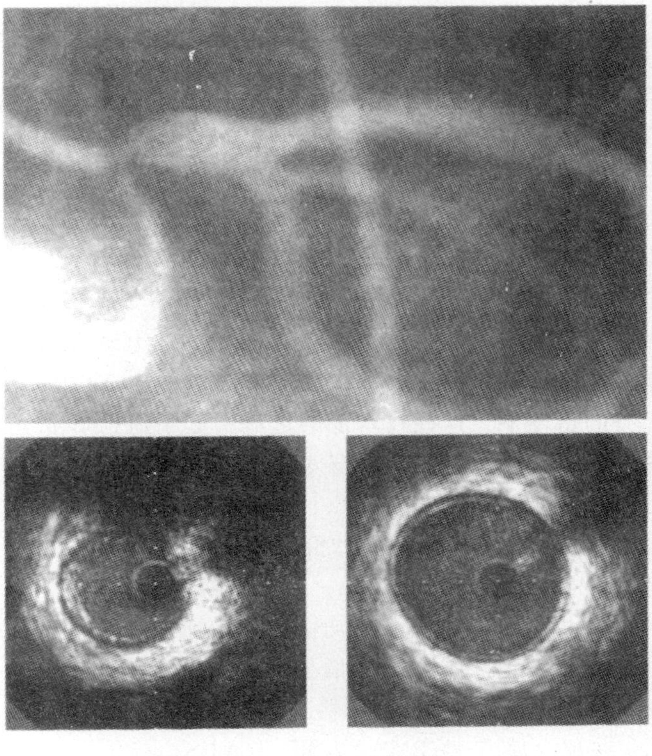

图5B–3　冠状动脉造影影像显示左主干口的狭窄。然而,IVUS显示左主干口仅有轻微的病变(左下图)。冠状动脉口的损伤比左主干远端(右下图)的损伤要轻。这有时指逆向挛细

表 5B-2 冠状动脉移植性血管病变的分级系统

0级——没有可测的内膜层
Ⅰ级——最薄的内膜层(<0.3 mm 和<180°)
Ⅱ级——轻微内膜厚度(<0.3 mm 和>180°)
Ⅲ级——中等内膜厚度(0.3~0.5 mm 或>0.5 mm 和<180°)
Ⅳ级——最大内膜厚度(>1.0 mm 或>0.5 mm 和>180°)

IVUS图像和临床终点可以显示降脂药普伐他汀[32]、地尔硫䓬[33]、维生素C和E[34]、免疫抑制剂[35]在移植性血管病变中的有效性。

介入的应用

IVUS图像可以理解为动脉对PCI反应的手段，也可以作为精简各种介入器材在应用和制造方面技术细节的手段。然而，尽管IVUS对各种经皮冠状动脉手术的提高有影响，还是应该指出现在介入中常规的IVUS指南并没有被认可。随着冠状动脉支架主导地位的发展，支持IVUS图像对PCI装置的选择有帮助的数据已经变得缺乏相关性了。在挑选的几个有经皮腔内斑块旋切术的病例中，IVUS评估可能提供了有用的数据。在下一部分，我们将讨论IVUS在支架中的作用以及简单地强调一下它在其他介入过程中的作用。

支架

正如现在IVUS的应用一样，在十几年前，IVUS图像就在提高冠状动脉内支架技术方面起关键作用。最初IVUS的观察显示，应用于20世纪90年代初的支架技术，尽管支架在植入后收到了满意的血管造影结果，但是早期大量的随机试验导致了尽管操作后冠状动脉造影结果满意，仍出现扩张不充分的支架及附近支撑不佳的结果[36,37]。这些观测结果导致了支架技术主要的改进，最显著的是高压下后扩张和加大球囊的应用。随着双联抗血小板疗法的引进，即使在没有IVUS的指导下，这些技术上的进展引起了血栓形成率的迅速缩减[38]以及支架植入后避免应用口服抗凝药。

许多研究提倡用特异的标准定义最佳支架扩张程度[41-43]。然而，这些建议的标准大多数难以如愿以偿，也没有被证实。随着成功例数的增加和日益增长的非再狭窄的概率，支架内最小管腔面积≥平均外弹力膜面积的55%被认为是最恰当的标准[43]。

在裸金属支架(BMSs)方面，于IVUS指导下植入支架应用于多种主要心脏事件和(或)支架内再狭窄可能得到的好处在许多非随机的注册研究[44-48]和许多随机的试验[49-51]中得到评价。这些研究的荟萃分析(一种统计学方法)也已经发表[52]。通过IVUS指导，在这些研究和荟萃分析中，死亡和非致命性MI的发生率没有改变。在这些注册研究中，IVUS指南可能因为扩大了处置后微小血管的直径，而在预防血管造影的二次狭窄和目标血管重建方面显示出益处。然而，随机试验产生了混杂的结果。在相对低的RESIST(Restenosis After IVUS Guided Stenting)研究中，在IVUS指导的支持下，血管造影的再狭窄率有很小的减少，但是没有统计学意义[49]。在ICUS最优化治疗减少支架内再狭窄(OPTICUS)的研究中，报道的最大的比较IVUS指导的支架和血管造影指导的支架的随机性试验显示，虽然IVUS指导的病变有明显高的早期获益[50]，在随访中这两者有相似的再狭窄率(24.5% vs 22.8%，p=0.68)和目标血管重建率。OPTICUS针对损伤长度≤25 mm和血管直径≥2.5 mm的病人。另一个血小板活力评估决定超声引导长冠状动脉内支架植入(TULIP)[51]的影响的随机研究，研究了长冠状动脉(≥20 mm)狭窄支架植入术中IVUS的可能作用。与血管造影指导相比，IVUS指导发生的二次狭窄(23% vs 46%，p=0.008)和局部出血导致的目标损伤血管再生(4% vs 14%，p=0.04)不常见。在IVUS指导群中，支架长度、每个病人植入的支架数、末端球囊的大小和介入后最小管腔直径均较大。与TULIP的结果相反，IVUS指导对TULIP的积极影响可能暗示IVUS可以减少高风险病人的再狭窄。

随着药物洗脱支架(DESs)的广泛应用，使用IVUS指导对于减少再狭窄的潜在优势已经不那么明显了。然而，扩张不足的支架可能仍然是DESs内再狭窄的主要因素。这两项研究显示，应用紫杉醇洗脱支架，在随访中处置后最小支架面积<5 mm^{2}或最小管腔面积<4 mm^{2}是一个强的血管造影二次再狭窄的预示

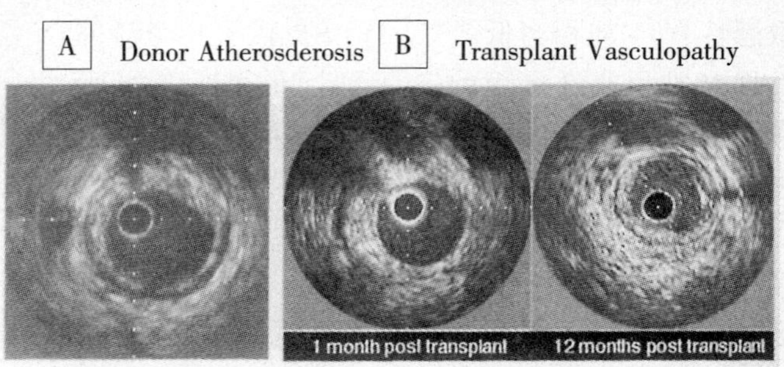

图5B-4 A图显示心脏移植1个月后拍的LAD近段的IVUS图像。这一偏心病变是供者自身动脉硬化的例子。图B显示移植后1个月和12个月的LAD图像。这是移植后血管病变的例子，因为病变发生在先前正常的位置。这些例子强调早期基线研究的重要性以将供者自身的动脉硬化与移植后血管病变区分出来

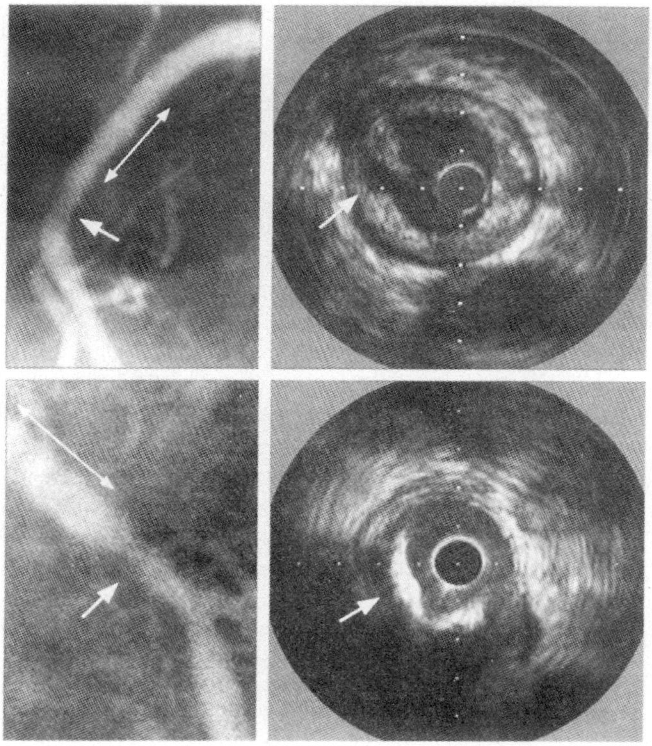

图5B-7　作为支架旁模糊的原因，上图显示切开，下图显示钙化。双直箭头显示支架区域，箭头指向模糊区域

研究应用

IVUS除了作为评价各种介入设备的研究工具之外，还被用于研究动脉粥样硬化的本质。IVUS还被证明是一个强大的研究体内动脉重塑的图像工具[73]。许多前瞻-回顾性试验研究以即将采用或正在采用IVUS评价各种药理学疗法用药模式（抑制素、钙拮抗剂、ACE抑制剂、抗糖尿病、重组HDL类似物、胆固醇酯转运蛋白抑制剂、乙酰辅酶A：胆固醇乙酰转移酶抑制剂，等）对动脉硬化进程的影响[74,75]。用自动的牵手式安全仪器匀速伸拉主近端和远端分支，总的动脉粥样化体积和动脉粥样硬化百分比（动脉粥样硬化体积/外弹力膜体积）就可以计算出来，通过一系列图像可以追踪药物介入的差异影响（图5B-8）。这样的试验没有像血管造影前瞻-回顾性试验研究那样的内在限制，并有潜力定义一个新的标准以评价药物对限制动脉粥样硬化发展或诱导动脉粥样硬化退化的疗效。

近几年，许多潜在的方法浮现出来用以决定冠状动脉粥样硬化斑块破裂的可能性。有前途的诊断工具包括描绘斑块形态学和定位特性的图像技术和量化斑块炎症以鉴定易损斑块的其他技术[76]。基于IVUS的图像技术在用高周波反向散射分析技术描绘斑块的组分方面发展非常迅速[77]。对综合的反向散射技术性能的多方面评估证明多种斑块成分（如脂质、纤维组织和钙化）能影响散射大小、周期依赖的变易、峰值时间和低压槽水平的改变[78,79]。这项技术已经得到了商业化的发展，常常被称为“实际的组织学”（图5B-9）。正在进行的“以部位观察为条件来研究冠状动脉分支上事件的预示信息（PROSPECT）”试验将使我们明确IVUS新图像的应用是否对结果有任何临床作用。

弹性成像是基于组织变形的一种图像技术[80]。在血管，采用IVUS测量管腔的改变，用和传感器相连的指导导管测定连续血压。弹性成像图（应变放射图）被设计为IVUS图像的补充。这项技术用管腔内压力引起的变形来估计局部的力学特征。

从IVUS的进化可以看出，这种图像的主要贡献是评价动脉粥样硬化和它的发展和退化，以及有关经皮介入治疗设备的各种各样的问题。这一点变得越来

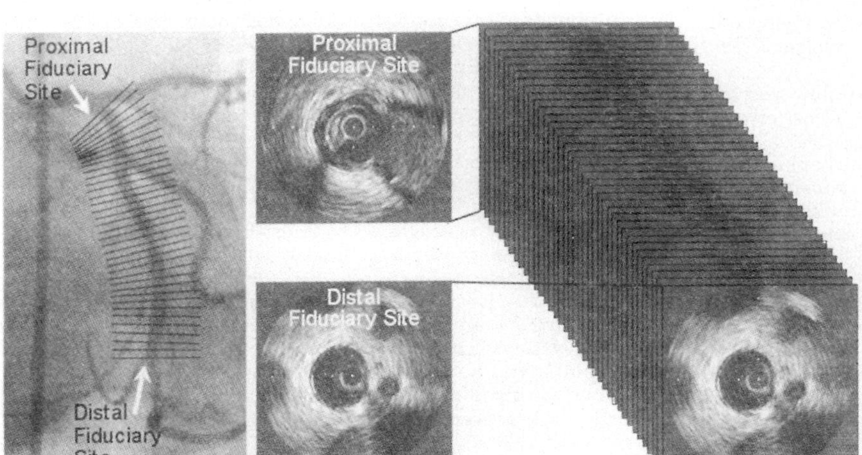

图5B-8　动脉粥样硬化进行性-退行性试验中，IVUS检测开始于远端fiduciary side-branch，结束于近端的fiduciary side-branch。机动化的牵手式安全仪器使支架内有分析的空间。普通的动脉粥样硬化斑块面积乘以长度得到硬化的体积

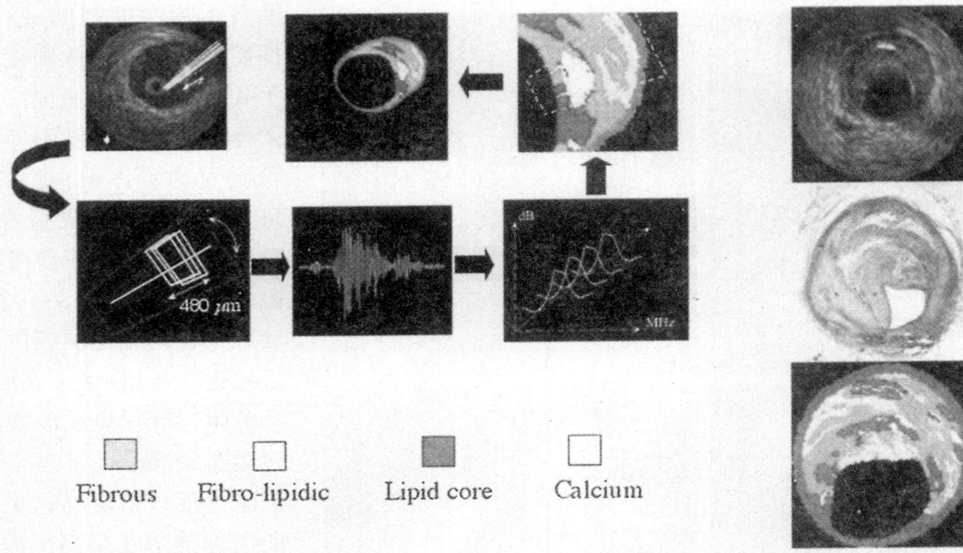

图5B–9　高周波分析中，在每一个IVUS扫描线（240扫描线/IVUS框架）中用了一个长度为480 μm的移动窗口分析数据。对窗口中的样本计算了频谱并得出光谱的参数，通过这些参数得到组织的特性。用颜色编码斑块的成分，绘制组织图谱

越明显了。用IVUS鉴别“易损斑块”是否可行仍然是一个没有答案的亟待解决的问题。

（郑君毅　丛洪良　译）

参考文献

1. Smith SC, Jr., Dove JT, Jacobs AK, et al. ACC/AHA guidelines for percutaneous coronary intervention (revision of the 1993 PTCA guidelines)—executive summary: a report of the American College of Cardiology/American Heart Association Task Force on Practice Guidelines (committee to revise the 1993 guidelines for percutaneous transluminal coronary angioplasty) endorsed by the Society for Cardiac Angiography and Interventions. *Circulation* 2001;103:3019–3041.
2. Mintz GS, Nissen SE, Anderson WD, et al. American College of Cardiology Clinical Expert Consensus Document on Standards for Acquisition, Measurement and Reporting of Intravascular Ultrasound Studies (IVUS). A report of the American College of Cardiology Task Force on Clinical Expert Consensus Documents. *J Am Coll Cardiol* 2001;37:1478–1492.
3. Di Mario C, Gorge G, Peters R, et al. Clinical application and image interpretation in intracoronary ultrasound. Study Group on Intracoronary Imaging of the Working Group of Coronary Circulation and of the Subgroup on Intravascular Ultrasound of the Working Group of Echocardiography of the European Society of Cardiology. *Eur Heart J* 1998;19:207–229.
4. Pijls NH, De Bruyne B, Peels K, et al. Measurement of fractional flow reserve to assess the functional severity of coronary-artery stenoses. *N Engl J Med* 1996;334:1703–1708.
5. Miller DD, Donohue TJ, Younis LT, et al. Correlation of pharmacological 99mTc-sestamibi myocardial perfusion imaging with poststenotic coronary flow reserve in patients with angiographically intermediate coronary artery stenoses. *Circulation* 1994; 89:2150–2160.
6. Bech GJ, De Bruyne B, Pijls NH, et al. Fractional flow reserve to determine the appropriateness of angioplasty in moderate coronary stenosis: a randomized trial. *Circulation* 2001;103:2928–2934.
7. Takagi A, Tsurumi Y, Ishii Y, et al. Clinical potential of intravascular ultrasound for physiological assessment of coronary stenosis: relationship between quantitative ultrasound tomography and pressure-derived fractional flow reserve. *Circulation* 1999; 100:250–255.
8. Briguori C, Anzuini A, Airoldi F, et al. Intravascular ultrasound criteria for the assessment of the functional significance of intermediate coronary artery stenoses and comparison with fractional flow reserve. *Am J Cardiol* 2001;87:136–141.
9. Abizaid AS, Mintz GS, Mehran R, et al. Long-term follow-up after percutaneous transluminal coronary angioplasty was not performed based on intravascular ultrasound findings: importance of lumen dimensions. *Circulation* 1999;100:256–261.
10. Lee DY, Eigler N, Luo H, et al. Effect of intracoronary ultrasound imaging on clinical decision making. *Am Heart J* 1995; 129:1084–1093.
11. Mintz GS, Pichard AD, Kovach JA, et al. Impact of preintervention intravascular ultrasound imaging on transcatheter treatment strategies in coronary artery disease. *Am J Cardiol* 1994; 73:423–430.
12. Isner JM, Kishel J, Kent KM, et al. Accuracy of angiographic determination of left main coronary arterial narrowing. Angiographic–histologic correlative analysis in 28 patients. *Circulation* 1981; 63:1056–1064.
13. Fisher LD, Judkins MP, Lesperance J, et al. Reproducibility of coronary arteriographic reading in the coronary artery surgery study (CASS). *Cathet Cardiovasc Diagn* 1982;8:565–575.
14. Jasti V, Ivan E, Yalamanchili V, et al. Correlations between fractional flow reserve and intravascular ultrasound in patients with an ambiguous left main coronary artery stenosis. *Circulation* 2004;110:2831–2836.
15. Abizaid AS, Mintz GS, Abizaid A, et al. One-year follow-up after intravascular ultrasound assessment of moderate left main coronary artery disease in patients with ambiguous angiograms. *J Am Coll Cardiol* 1999;34:707–715.
16. Fassa AA, Wagatsuma K, Higano ST, et al. Intravascular ultrasound-guided treatment for angiographically indeterminate left main coronary artery disease: a long-term follow-up study. *J Am Coll Cardiol* 2005;45:204–211.
17. Stark RP, McGinn AL, Wilson RF. Chest pain in cardiac-transplant recipients. Evidence of sensory reinnervation after cardiac transplantation. *N Engl J Med* 1991;324:1791–1794.
18. Uretsky BF, Murali S, Reddy PS, et al. Development of coronary artery disease in cardiac transplant patients receiving immunosuppressive therapy with cyclosporine and prednisone. *Circulation* 1987;76:827–834.
19. Pascoe EA, Barnhart GR, Carter WH, Jr., et al. The prevalence of cardiac allograft arteriosclerosis. *Transplantation* 1987;44: 838–839.
20. Pflugfelder PW, Boughner DR, Rudas L, et al. Enhanced detection of cardiac allograft arterial disease with intracoronary ultrasonographic imaging. *Am Heart J* 1993;125:1583–1591.
21. Pinto FJ, St. Goar FG, Gao SZ, et al. Immediate and one-year safety of intracoronary ultrasonic imaging. Evaluation with serial quantitative angiography. *Circulation* 1993;88:1709–1714.
22. Ramasubbu K, Schoenhagen P, Balghith MA, et al. Repeated intravascular ultrasound imaging in cardiac transplant recipients does not accelerate transplant coronary artery disease. *J Am Coll Cardiol* 2003;41:1739–1743.

23. Tuzcu EM, De Franco AC, Hobbs R, et al. Prevalence and distribution of transplant coronary artery disease: insights from intravascular ultrasound imaging. *J Heart Lung Transplant* 1995;14:S202–207.
24. Escobar A, Ventura HO, Stapleton DD, et al. Cardiac allograft vasculopathy assessed by intravascular ultrasonography and nonimmunologic risk factors. *Am J Cardiol* 1994;74:1042–1046.
25. St. Goar FG, Pinto FJ, Alderman EL, et al. Intracoronary ultrasound in cardiac transplant recipients. In vivo evidence of "angiographically silent" intimal thickening. *Circulation* 1992;85:979–987.
26. Kapadia SR, Nissen SE, Ziada KM, et al. Development of transplantation vasculopathy and progression of donor-transmitted atherosclerosis: comparison by serial intravascular ultrasound imaging. *Circulation* 1998;98:2672–2678.
27. Gao HZ, Hunt SA, Alderman EL, et al. Relation of donor age and preexisting coronary artery disease on angiography and intracoronary ultrasound to later development of accelerated allograft coronary artery disease. *J Am Coll Cardiol* 1997; 29:623–629.
28. Botas J, Pinto FJ, Chenzbraun A, et al. Influence of preexistent donor coronary artery disease on the progression of transplant vasculopathy. An intravascular ultrasound study. *Circulation* 1995;92:1126–1132.
29. Tuzcu EM, Kapadia SR, Sachar R, et al. Intravascular ultrasound evidence of angiographically silent progression in coronary atherosclerosis predicts long-term morbidity and mortality after cardiac transplantation. *J Am Coll Cardiol* 2005;45:1538–1542.
30. Mehra MR, Ventura HO, Stapleton DD, et al. Presence of severe intimal thickening by intravascular ultrasonography predicts cardiac events in cardiac allograft vasculopathy. *J Heart Lung Transplant* 1995;14:632–639.
31. Rickenbacher PR, Pinto FJ, Lewis NP, et al. Prognostic importance of intimal thickness as measured by intracoronary ultrasound after cardiac transplantation. *Circulation* 1995;92:3445–3452.
32. Kobashigawa JA, Katznelson S, Laks H, et al. Effect of pravastatin on outcomes after cardiac transplantation. *N Engl J Med* 1995;333:621–627.
33. Mehra MR, Ventura HO, Smart FW, et al. An intravascular ultrasound study of the influence of angiotensin-converting enzyme inhibitors and calcium entry blockers on the development of cardiac allograft vasculopathy. *Am J Cardiol* 1995;75:853–854.
34. Fang JC, Kinlay S, Beltrame J, et al. Effect of vitamins C and E on progression of transplant-associated arteriosclerosis: a randomised trial. *Lancet* 2002;359:1108–1113.
35. Eisen HJ, Tuzcu EM, Dorent R, et al. Everolimus for the prevention of allograft rejection and vasculopathy in cardiac-transplant recipients. *N Engl J Med* 2003;349:847–858.
36. Nakamura S, Colombo A, Gaglione A, et al. Intracoronary ultrasound observations during stent implantation. *Circulation* 1994;89:2026–2034.
37. Kiemeneij F, Laarman G, Slagboom T. Mode of deployment of coronary Palmaz-Schatz stents after implantation with the stent delivery system: an intravascular ultrasound study. *Am Heart J* 1995;129:638–644.
38. Colombo A, Hall P, Nakamura S, et al. Intracoronary stenting without anticoagulation accomplished with intravascular ultrasound guidance. *Circulation* 1995;91:1676–1688.
39. Serruys PW, Degertekin M, Tanabe K, et al. Intravascular ultrasound findings in the multicenter, randomized, double-blind RAVEL (RAndomized study with the sirolimus-eluting VElocity balloon-expandable stent in the treatment of patients with de novo native coronary artery Lesions) trial. *Circulation* 2002; 106:798–803.
40. Degertekin M, Serruys PW, Tanabe K, et al. Long-term follow-up of incomplete stent apposition in patients who received sirolimus-eluting stent for de novo coronary lesions: an intravascular ultrasound analysis. *Circulation* 2003;108:2747–2750.
41. de Jaegere P, Mudra H, Figulla H, et al. Intravascular ultrasound-guided optimized stent deployment. Immediate and 6 months clinical and angiographic results from the Multicenter Ultrasound Stenting in Coronaries Study (MUSIC Study). *Eur Heart J* 1998; 19:1214–1223.
42. Hoffmann R, Mintz GS, Mehran R, et al. Intravascular ultrasound predictors of angiographic restenosis in lesions treated with Palmaz-Schatz stents. *J Am Coll Cardiol* 1998;31:43–49.
43. Moussa I, Moses J, Di Mario C, et al. Does the specific intravascular ultrasound criterion used to optimize stent expansion have an impact on the probability of stent restenosis? *Am J Cardiol* 1999;83:1012–1017.
44. Albiero R, Rau T, Schluter M, et al. Comparison of immediate and intermediate-term results of intravascular ultrasound versus angiography-guided Palmaz-Schatz stent implantation in matched lesions. *Circulation* 1997;96:2997–3005.
45. Blasini R, Neumann FJ, Schmitt C, et al. Restenosis rate after intravascular ultrasound-guided coronary stent implantation. *Cathet Cardiovasc Diagn* 1998;44:380–386.
46. Fitzgerald PJ, Oshima A, Hayase M, et al. Final results of the Can Routine Ultrasound Influence Stent Expansion (CRUISE) study. *Circulation* 2000;102:523–530.
47. Choi JW, Goodreau LM, Davidson CJ. Resource utilization and clinical outcomes of coronary stenting: a comparison of intravascular ultrasound and angiographical guided stent implantation. *Am Heart J* 2001;142:112–118.
48. Orford JL, Denktas AE, Williams BA, et al. Routine intravascular ultrasound scanning guidance of coronary stenting is not associated with improved clinical outcomes. *Am Heart J* 2004;148: 501–506.
49. Schiele F, Meneveau N, Vuillemenot A, et al. Impact of intravascular ultrasound guidance in stent deployment on 6-month restenosis rate: a multicenter, randomized study comparing two strategies—with and without intravascular ultrasound guidance. RESIST Study Group. REStenosis after Ivus guided STenting. *J Am Coll Cardiol* 1998;32:320–328.
50. Mudra H, di Mario C, de Jaegere P, et al. Randomized comparison of coronary stent implantation under ultrasound or angiographic guidance to reduce stent restenosis (OPTICUS Study). *Circulation* 2001;104:1343–1349.
51. Oemrawsingh PV, Mintz GS, Schalij MJ, et al. Intravascular ultrasound guidance improves angiographic and clinical outcome of stent implantation for long coronary artery stenoses: final results of a randomized comparison with angiographic guidance (TULIP Study). *Circulation* 2003;107:62–67.
52. Casella G, Klauss V, Ottani F, et al. Impact of intravascular ultrasound-guided stenting on long-term clinical outcome: a meta-analysis of available studies comparing intravascular ultrasound-guided and angiographically guided stenting. *Catheter Cardiovasc Interv* 2003;59:314–321.
53. Sonoda S, Morino Y, Ako J, et al. Impact of final stent dimensions on long-term results following sirolimus-eluting stent implantation: serial intravascular ultrasound analysis from the SIRIUS trial. *J Am Coll Cardiol* 2004;43:1959–1963.
54. Fujii K, Mintz GS, Kobayashi Y, et al. Contribution of stent underexpansion to recurrence after sirolimus-eluting stent implantation for in-stent restenosis. *Circulation* 2004;109: 1085–1088.
55. Stone GW, Hodgson JM, St. Goar FG, et al. Improved procedural results of coronary angioplasty with intravascular ultrasound-guided balloon sizing: the CLOUT Pilot Trial. Clinical Outcomes with Ultrasound Trial (CLOUT) Investigators. *Circulation* 1997;95:2044–2052.
56. Painter JA, Mintz GS, Wong SC, et al. Serial intravascular ultrasound studies fail to show evidence of chronic Palmaz-Schatz stent recoil. *Am J Cardiol* 1995;75:398–400.
57. Hoffmann R, Mintz GS, Dussaillant GR, et al. Patterns and mechanisms of in-stent restenosis. A serial intravascular ultrasound study. *Circulation* 1996;94:1247–1254.
58. Lemos PA, Saia F, Ligthart JM, et al. Coronary restenosis after sirolimus-eluting stent implantation: morphological description and mechanistic analysis from a consecutive series of cases. *Circulation* 2003;108:257–260.
59. Castagna MT, Mintz GS, Leiboff BO, et al. The contribution of "mechanical" problems to in-stent restenosis: An intravascular ultrasonographic analysis of 1090 consecutive in-stent restenosis lesions. *Am Heart J* 2001;142:970–974.
60. Sharma SK, Kini A, Mehran R, et al. Randomized trial of Rotational Atherectomy versus Balloon Angioplasty for Diffuse In-stent Restenosis (ROSTER). *Am Heart J* 2004;147:16–22.
61. vom Dahl J, Dietz U, Haager PK, et al. Rotational atherectomy does not reduce recurrent in-stent restenosis: results of the Angioplasty

versus Rotational Atherectomy for Treatment of Diffuse In-stent Restenosis trial (ARTIST). *Circulation* 2002;105:583–588.

62. Abizaid A, Costa MA, Blanchard D, et al. Sirolimus-eluting stents inhibit neointimal hyperplasia in diabetic patients. Insights from the RAVEL Trial. *Eur Heart J* 2004;25:107–112.
63. Walton AS, Pomerantsev EV, Oesterle SN, et al. Outcome of narrowing related side branches after high-speed rotational atherectomy. *Am J Cardiol* 1996;77:370–373.
64. Motwani JG, Raymond RE, Franco I, et al. Effectiveness of rotational atherectomy of right coronary artery ostial stenosis. *Am J Cardiol* 2000;85:563–567.
65. Safian RD, Gelbfish JS, Erny RE, et al. Coronary atherectomy. Clinical, angiographic, and histological findings and observations regarding potential mechanisms. *Circulation* 1990;82:69–79.
66. Orlic D, Reimers B, Stankovic G, et al. Initial experience with a new 8 French-compatible directional atherectomy catheter: immediate and mid-term results. *Catheter Cardiovasc Interv* 2003;60:159–166.
67. Stankovic G, Colombo A, Bersin R, et al. Comparison of directional coronary atherectomy and stenting versus stenting alone for the treatment of de novo and restenotic coronary artery narrowing. *Am J Cardiol* 2004;93:953–958.
68. Casserly IP, Aronow HD, Schoenhagen P, et al. Relationship between residual atheroma burden and neointimal growth in patients undergoing stenting: analysis of the atherectomy before MULTI-LINK improves lumen gain and clinical outcomes trial intravascular ultrasound substudy. *J Am Coll Cardiol* 2002;40:1573–1578.
69. Maehara A, Mintz GS, Bui AB, et al. Incidence, morphology, angiographic findings, and outcomes of intramural hematomas after percutaneous coronary interventions: an intravascular ultrasound study. *Circulation* 2002;105:2037–2042.
70. Schuhlen H, Hadamitzky M, Walter H, et al. Major benefit from antiplatelet therapy for patients at high risk for adverse cardiac events after coronary Palmaz-Schatz stent placement: analysis of a prospective risk stratification protocol in the Intracoronary Stenting and Antithrombotic Regimen (ISAR) trial. *Circulation* 1997;95:2015–2021.
71. Ziada KM, Tuzcu EM, De Franco AC, et al. Intravascular ultrasound assessment of the prevalence and causes of angiographic "haziness" following high-pressure coronary stenting. *Am J Cardiol* 1997;80:116–121.
72. Grewal J, Ganz P, Selwyn A, et al. Usefulness of intravascular ultrasound in preventing stenting of hazy areas adjacent to coronary stents and its support of support spot-stenting. *Am J Cardiol* 2001;87:1246–1249.
73. Nissen SE, Yock P. Intravascular ultrasound: novel pathophysiological insights and current clinical applications. *Circulation* 2001;103:604–616.
74. Nissen SE, Tsunoda T, Tuzcu EM, et al. Effect of recombinant ApoA-I Milano on coronary atherosclerosis in patients with acute coronary syndromes: a randomized controlled trial. *JAMA* 2003;290:2292–2300.
75. Nissen SE, Tuzcu EM, Schoenhagen P, et al. Effect of intensive compared with moderate lipid-lowering therapy on progression of coronary atherosclerosis: a randomized controlled trial. *JAMA* 2004;291:1071–1080.
76. Tuzcu EM, Schoenhagen P. Acute coronary syndromes, plaque vulnerability, and carotid artery disease: the changing role of atherosclerosis imaging. *J Am Coll Cardiol* 2003;42:1033–1036.
77. Nair A, Kuban BD, Tuzcu EM, et al. Coronary plaque classification with intravascular ultrasound radiofrequency data analysis. *Circulation* 2002;106:2200–2206.
78. Barzilai B, Madaras EI, Sobel BE, et al. Effects of myocardial contraction on ultrasonic backscatter before and after ischemia. *Am J Physiol* 1984;247:H478–483.
79. Fitzgerald PJ, McDaniel MM, Rolett EL, et al. Two-dimensional ultrasonic variation in myocardium throughout the cardiac cycle. *Ultrason Imaging* 1986;8:241–251.
80. de Korte CL, Schaar JA, Mastik F, et al. Intravascular elastography: from bench to bedside. *J Interv Cardiol* 2003;16:253–259.

第6章 血流储备分数在导管室的作用

Nico H.J.Pijls William F.Fearon

目前已经证实冠状动脉造影并不能完全反映冠状动脉狭窄的程度。尽管术中缺血的诱发可以判定病人的预后，但是绝大多数临床决策还是以血管腔内造影结果为依据。为了在造影术中能更精确地判断狭窄的意义，人们进行了很多的新尝试。其中，冠状动脉压力源性血流储备分数(FFR)是对临床决策最有意义以及最有实际应用价值的指标。

冠状动脉压力测量是用于评价冠状动脉疾病的血流动力学的一种准确、易于进行且非常有效的技术，从而帮助确定关于血管化的决策和评价经皮冠状动脉介入(PCI)后的结果。

从历史来看，已经认识到冠状动脉压力测量包含了有用的信息，而且有能够评价狭窄病变的作用[1]。

然而，过去压力测量的应用受到三大限制:①没有可靠的仪器测量冠状动脉压力。早期，操作者使用皮下导管或球囊导管，这常导致严重的不可预计的高估压力曲线坡度。②最大充血的重要性未被认识。③不仅是曲线坡度，远端充血灌注压的重要性在判断缺血和患者限制程度方面的重要性没有得到充分的认识。

我们将在这里对这些问题进行充分的讨论。首先3.6×10^{-4} m(0.014英寸)导引钢丝可用于测量冠状动脉压力。除非是非常严重的狭窄，否则这些导引钢丝对压力曲线率和远端冠状动脉压力的影响微乎其微。在这种情况下，测得的狭窄病变血流动力学意义是毋庸置疑的[2,3]。

其次，已经充分认识到应该在最大充血状态下进行测量。大多数冠心病患者在休息时不发作心绞痛。然而，当劳累和心肌耗氧量增加时，冠状动脉血流应当相应增加，以满足需氧量；若不能相应增加，如冠状动脉狭窄时，将会发生心绞痛。因此，有必要采用最大可达血流来准确描述冠状动脉狭窄的血流动力学，而不是应用静息时血流量。

再次，应该认识到不是狭窄程度本身而是其远端灌注压决定了狭窄的血流动力学意义。为了了解狭窄病变程度对于病人的意义，我们得知经狭窄病变处的狭窄血流动力学或压力血流之间是没有关系的。但这些变量足够了解对充血时远端冠状动脉灌注压力的影响。这些观点反映在FFR的概念中[5,6]。

血流储备分数

血流储备分数(FFR)定义为当冠状动脉狭窄时心肌所能获得的最大血流，在假设动脉完全正常的条件下，FFR与最大血流相关。当动脉扩张到最大，心肌阻力最小且恒定时[7~9]，那么心肌血流与“驱动压”或心肌灌注压是成比例的(图6-1上图)。正常的冠状动脉本身没有压力阶差，甚至当最大充血时也没有[6,10]。因此对于正常的心外膜的冠状动脉，心肌灌注压等于主动脉压减去中心静脉压，后者一般接近于0。

当冠状动脉狭窄时，末梢冠脉压会降低，在高灌注时此末梢压力(减去中心静脉压)是由狭窄冠状动脉所供应给心肌的实际灌注压。因为在高灌注时心肌血管床阻力（以及灌注压和心肌血流的线性比例关系)、狭窄部位的最大血流可以表达(正常最大血流/各自灌注压力)，也就是末梢冠状动脉压除以主动脉压。

因此，最大血流比值可以由一个简单的压力比值来计算，表达为：

$$FFR=(pd-pv)/(pa-pv)\approx pd/pa$$

这里pa，pd，pv分别代表主动脉、末梢冠状动脉和中心静脉压。

事实上，血流储备分数代表了即使在狭窄病变的情况下正常心肌可获得的最大血流的准确分数[4,6]。

如果血流储备分数等于0.6，这仅仅表示作为狭窄的结果，最大心肌血流是正常情况下血流的60%(图6-1第二幅)。如果在PCI后该数值增加到0.9，这表

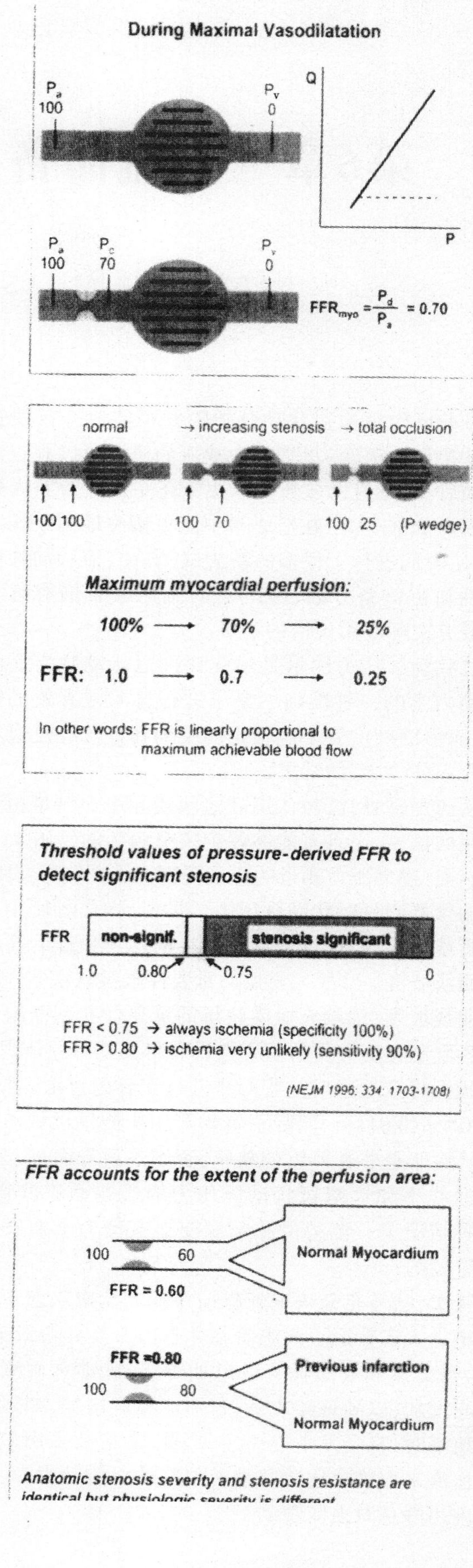

图6-1

上图

FFR原理阐述。血管扩张最大时，心肌灌注压力直接与最大心肌血流成比例。正常的冠状动脉，充血时远端灌注压力与主动脉压力相同，因此，在此例中，心肌灌注压力等于13.33kPa（100 mmHg）。

现在假设冠状动脉狭窄发生在相应血管中，作为狭窄的结果，充血时远端冠状动脉压力降至9.33kPa(70mmHg)。在这种情况下，心肌灌注压力也同时降至9.33kPa(70mmHg)。因为灌注压力与心肌血流之间存在一定比例，当狭窄发生时，最大心肌灌注只有供应血管完全正常时假设值的70%。

尽管狭窄存在，正常最大血流分数维持在0.70或70%。这一分数称为心肌血流储备分数(FFR或FFRmyo)，等同于在最大心肌血管扩张时，狭窄动脉测得的远端灌注压。因此，最大血流比率可以表达为灌注压力比率。

第二幅图

FFR的独特特点之一是与心肌最大血流的降低呈线性相关。随着狭窄程度的增加，可获得的冠状动脉血流的降低可以直接由降低的FFR反映。总之，心肌血流减少成为侧支血流，仍然由FFR表达作为与正常最大血流的比例。

第三幅图

这幅图阐述了血流储备分数从有病变存在但不引起缺血的病变中区分病变血流动力学的重要性(比如与诱导缺血相关)。只有非常少的灰色区域介于0.75到0.80之间，当FFR低于0.75时，介入治疗是合理的选择。当FFR大于0.80时，病变不可能引起缺血，再血管化是没有必要或没有益处的。

下图

FFR也能将狭窄的严重程度与灌注区域的范围相匹配。这也是血流储备分数的特性。在两名具有相同的狭窄严重程度、相同的解剖、相同的狭窄抵抗能力但供应心肌范围不同(比如陈旧心肌梗死后)的患者，FFR能够反映病变严重程度的不同。因为灌注区域越大，血管扩张能力越强，FFR越低明最大血流(同时心肌的氧供)增加了50%。

血流储备分数的概念和假设在实验和临床研究中都得到了很好的确认[3~12]。

血流储备分数的特性

FFR的许多特性使得它成为一项有价值的指标，从而每天应用于导管室内诊断和介入操作中。

这些特性列于表6-1中，将在本章后面的内容中简要介绍。

不同于其他大多数指标，FFR对于每位患者和每支冠状动脉都存在一个统一的正常值1.0[6,10]。另外，它不随心率、血压或收缩力的变化而改变[13~15](图6-2)。因此，不同于传统的冠状动脉血流储备，FFR数值的判定不受个体间差异的影响。

FFR是心肌血流的指标，它不仅包括冠状动脉血流，而且还将侧支血流考虑在内[4~6,8]。因此，从患者的观点来看，它比其他仅考虑冠状动脉血流的指标能更好地描述冠状动脉疾病的严重性。重要的是，FFR尤其指出心外膜血管异常对心肌血流的影响，相对于FFR，不易与微血管异常相混淆[7,8]。甚至可能分别计算冠状动脉和侧支血流对心肌血流的影响。关于FFR用于评价冠脉介入和更广泛内容的文献将在下面的部分进行讨论[5,6,16]。

FFR存在的缺血临界点允许对显著狭窄病变进行功能性地识别(图6-1第三幅)。从0.75到0.80这一显著的临界点在许多冠状动脉造影情况下和许多前瞻性研究中得到证实[3,6,17~19]。FFR是唯一的经过有效验证的生理指标，被证实为不同于可诱导性缺血的金标准[4]。FFR低于0.75几乎总与可诱导性缺血相关(指标特异度接近100%)，然而指标高于0.80表明在大多数患者不存在可诱导性缺血(敏感度为90%)。

因此，由于灰色区域如此之窄，所以FFR是一项适合的指标，其主要适应证是用于判断某一特殊的狭窄或斑块是否与诱发缺血相关[3]。

表 6-1　血流储备分数的特性

对于每支动脉和每位患者均为统一的正常值 1.0
与最大血流呈线性相关
不受心率、血压或收缩力的影响
心外膜血管狭窄的特异性指标
FFR 用总的心肌血流解释，包括侧支
显著的缺血临界值(0.75~0.80)
易于测量和良好的可重复性
FFR 使狭窄严重性与灌注区域的面积相匹配
无与伦比的空间分辨力(压力撤退记录)

从实践的观点来看，FFR易于测量，成功率几乎为100%，而且可以在几分钟之内完成；多项大型研究[20~22](图6-2)指出，该指标具有很好的可重复性。典型的成对测量的变异率在0%到3%之间。如以上部分所描述的，FFR能够应用于很多临床情况中。比起那些只注重冠状动脉的指标，FFR也可以被用于心肌梗死(MI)之前，因为它与狭窄严重性和灌注区域的面积相匹配[17]。

最后，冠状动脉压力测量具有无与伦比的空间分辨力，以分辨不同的血管异常或冠状动脉内的灌注疾病，正如压力撤退记录部分所解释的。在这一部分中，冠状动脉压力测量是独特的，较其他侵入性或非侵入性技术更加精确[23~25]。

最后，FFR直接的临床和病理生理意义相同：一般而言，当由一特定冠状动脉测得的FFR为0.6时，表明动脉疾病的严重狭窄使得所供应心肌的最大血流降低至正常时的60%。如果PCI术后，该值改善至0.90，表明心肌最大血流增加了50%。FFR为0.90时意味着心肌内血流是FFR为0.45时的2倍。因此，FFR与最大血流呈线性相关(图6-1第二幅)。FFR的范围从大约0.25(完全闭塞侧支血流)到1.0(完全正常血管)[6,10,26]。

冠状动脉压力测量的实践

测量冠状动脉压力所需仪器

目前，美国食品和药物管理局(FDA)批准了用于测量FFR的压力导丝(压力导丝，Radi医学系统，Reading，马萨诸塞；Smart导丝，Vulcano治疗公司，RanchoCordova，加利福尼亚)。两种导丝均能作为经皮腔内冠状动脉血管成形术(PTCA)的导引导丝，其机械特性接近正常导丝。

压力感受器位于距两种导丝顶端3 cm处，放射线透光与不透光交界处。因此，压力感受器能够跨过冠状动脉狭窄处来回移动(显示压力阶差)，而没有必要将导丝尖端反复跨过狭窄部位[27,28]。

数据可以记录和分析或传输到标准的导管室监测系统。

导丝可以与接口线缆连接和分离。当连接时，可以压力测量；而当脱离时，球囊导管、支架或其他介入设备可以被连接使用。一般建议使用6F指引导管，但是其他导引或诊断用的导管也同样能被使用。

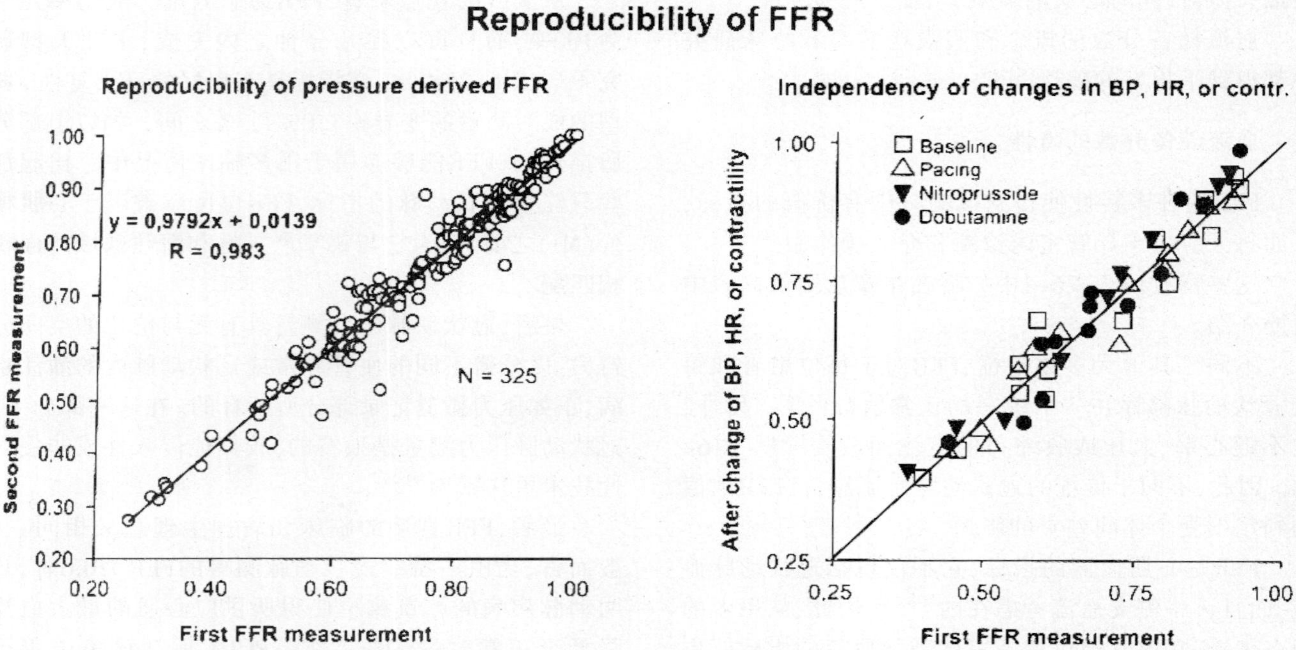

图6-2 （左图）多中心325例患者FFR的重复性，每隔10 min测量2次。（右图）心率变化血流动力学干预时FFR的重复性（三角），血压（反三角）和收缩力（圆点）。

尽管有40%的心率变化、35%的血压变化、50%的收缩力变化，但这些变化没有影响FFR。（Reprinted with permission from circulation 2001;103:2928–2934和Circulation 1996;94:1842–1849）

冠状动脉压力测量的建议规程

当测量FFR时，常规使用肝素和硝酸甘油，当感受器位于指引导管的尖端时要预先连接好压力导丝。在这种情况下，导丝和导管记录的压力是相同的。接着导丝被送到冠状动脉并跨过狭窄处，或在那些多处病变或弥漫病变的冠状动脉的远端（图6–3）。

接着，给予最大的充血刺激（表6–2），使血流流速达到最大同时远端压力最小。这时，FFR的计算为远端冠状动脉压力（由压力导丝测量）与主动脉压力（由指引导管测量）之间的比值。

为了研究病变血管的异常分布，可以在充血时缓慢撤回导丝，从而很好地反映特定部位血流动力学的显著异常情况（图6–4）。如果PCI治疗对一处或更多处病变是必要的，将导丝脱离后，即可进行介入治疗，然后重新连接导丝再次进行压力测定。这样，介入操作时血管造影和血流动力学评价都可以重复进行（图6–4）。当球囊阻塞时，可以测量冠状动脉楔压并用于侧支血流的定量[16]。

表 6–2 最大充血刺激

罂粟碱 i.c.	（10 mg 右冠，15~20 mg 左冠）
腺苷或 ATP i.c.	（30 ug 右冠，40~80 μg 左冠）
腺苷或 ATP i.v.	（140μg/(kg·min)中心静脉）

注释：最大充血对于测定 FFR 十分重要

有时，增加腺苷或ATP i.c的剂量可能是必要的。

由股静脉注射腺苷或ATP更好（更可靠、更快），或经大的肘前静脉（长时间的注入更必要）。

充血水平的波动可能与呼吸有关。

将FFR当做pd/pa的最小值（充血达到峰值时）。

如果存在多处狭窄病变，在监测该进程的任何一个步骤之后压力记录都可以多次被重复测量[12,24,25,28]。在操作结束时，当感受器撤回到导引导管顶端时，通过导引导管和压力导丝测得的压力应该相同，从而确保没有压力漂移的发生。

这些操作使得整个过程时间稍有延长。这项技术对于介入心脏病学专家来说是容易的，其危险性不会超过一般正常的操作。学习周期很短[29]。

尽管存在一些潜在的实施缺陷但是很容易被避免，将会在下面进行讨论。

最大充血的重要性

鉴于评价冠状动脉狭窄时血流动力学的重要意义，最大充血是非常重要时。仅在充血条件下，远端心肌抵抗是最小和不变时，FFR才可以被测量。通过计

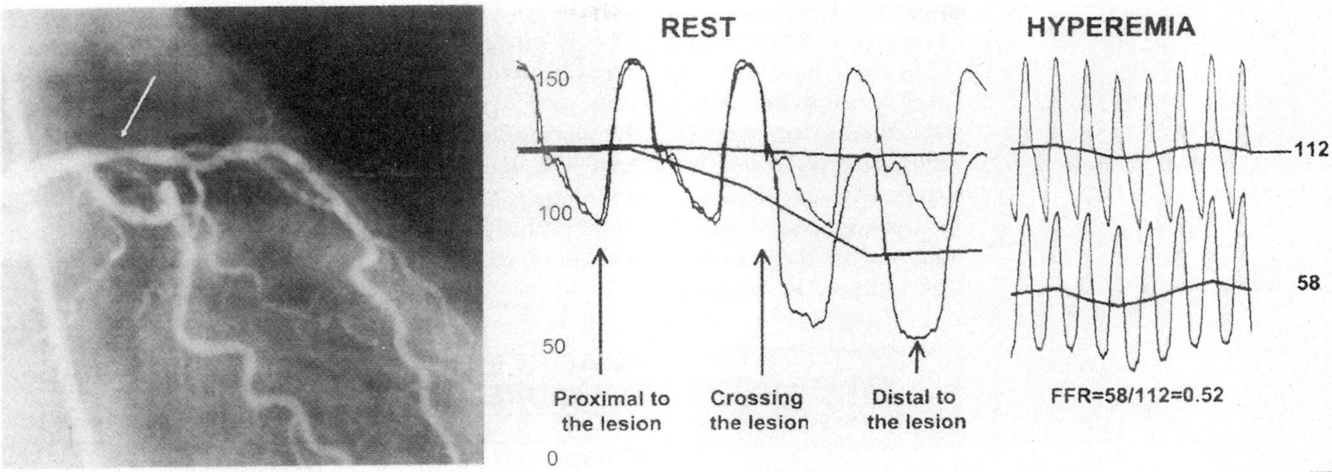

图6-3 FFR测量77岁患者左前降支近端中等程度病变。局部和平均压力信号由导引导管和压力导丝尖端感受器显示并记录

左手描记压力，当压力感受器位于狭窄近端时，显示两个相同的压力。可以观察到，压力感受器一旦跨过狭窄，远端压力明显降低。

为了揭示狭窄所导致缺血的情况，应当诱导最大充血。最大充血期间（压力描记的右手边），充血远端压力降至7.73kPa（58 mmHg），FFR为0.52。因此，由于LAD近端狭窄，这位患者前壁心肌最大血流降至正常时的52%。用这种方法不仅说明了狭窄的严重性，也说明了其确切位置

算，FFR意味着最大充血。总之，如果不是在最大充血条件下测量，则pd/pa比值仅有很小的临床意义。因此，通过测量，每支血管都有其FFR数值。将压力感受器放在血管的最远端时所获得的最大充血条件下pd/pa比值即为FFR值。用这种方法，可以充分地定量分析多支病变或弥漫病变血管的分布。在最大充血时缓慢撤回压力感受器，pd/pa比值接近1，则可以测得压力最大递减处的血管横截面积。

在临床操作中，可以使用多种充血刺激物；每种都有其优点和缺点（表6-3）。冠状动脉内腺苷、静脉内腺苷、冠状动脉内罂粟碱是最常用的试剂，在以后的章节中将进行叙述[15,25]。

如果剂量足够大，大多数患者在冠状动脉内注射腺苷时都会出现短暂的最大充血（大约5 s）。不同于早先的一些研究，现在的推荐剂量是左冠状动脉至少40 μg，右冠状动脉至少30 μg[15,25]。如果对最大充血有任何怀疑，应该使用更大的剂量。冠状动脉内注射腺苷非常安全，临床上出现短暂的、不显著的心动过缓是它唯一的副作用。由于它的作用短暂，仅适用于对单支病变时分析FFR，但在多支异常或弥漫病变时则不适用，由于它的作用太短暂，不足以允许记录到充血时导丝回拉时的压力。当处理左主干或右冠开口病变时，在冠状动脉内注射腺苷来准确地测量FFR受到质疑，因为在注射完腺苷后导引导管需立即从冠状动脉口撤离。因此在某些情况下，静脉内注射腺苷是更好的选择。

选择从中心静脉以140 μg/(kg·min) 的剂量静脉内注射腺苷，在几乎所有患者都能维持最大稳定状态的充血[25,30,31]。用药期间大多数病人会经历胸部不适或气短样症状，类似于心绞痛发作。应该注意到这不是缺血的表现，而这样的现象也是完全无害的。这种作用是由于心脏自主神经受到刺激（这也是心绞痛的固有传递神经）所引起的。如果事先已经告知了患者，这就绝不是停止注射的理由。这种不适不应该与非常罕见的存在严重阻塞性肺疾患的患者气管痉挛相混淆。尽管气管痉挛很少见，但是严重的哮喘应视为静脉内注射腺苷的禁忌证。

而且，在静脉注射腺苷期间，应教给患者正常呼吸，并避免Valsalva动作。因为这可能干扰腺苷的持续

表 6-3　FFR：压力撤退记录

表 6-3 FFR：压力撤退记录
将感受器放在冠状动脉远端
通过腺苷 i.v.或罂粟碱 i.c.诱导持续的最大充血
在放射线下缓慢撤回感受器（能够用手操作）
如果存在局部压力下降，可通过来回移动感受器跨过狭窄处来确定病变。每部分和每点病变程度的特定分布可以用这种方法研究，这就需要放置支架的正确位置才能够被准确无误地进行确定
多点病变需要放置支架时，撤离曲线能够在每一步骤被重复测定
在动脉内压力逐渐降低时，没有局部压力的降低，则支架没有意义，表明应行药物治疗

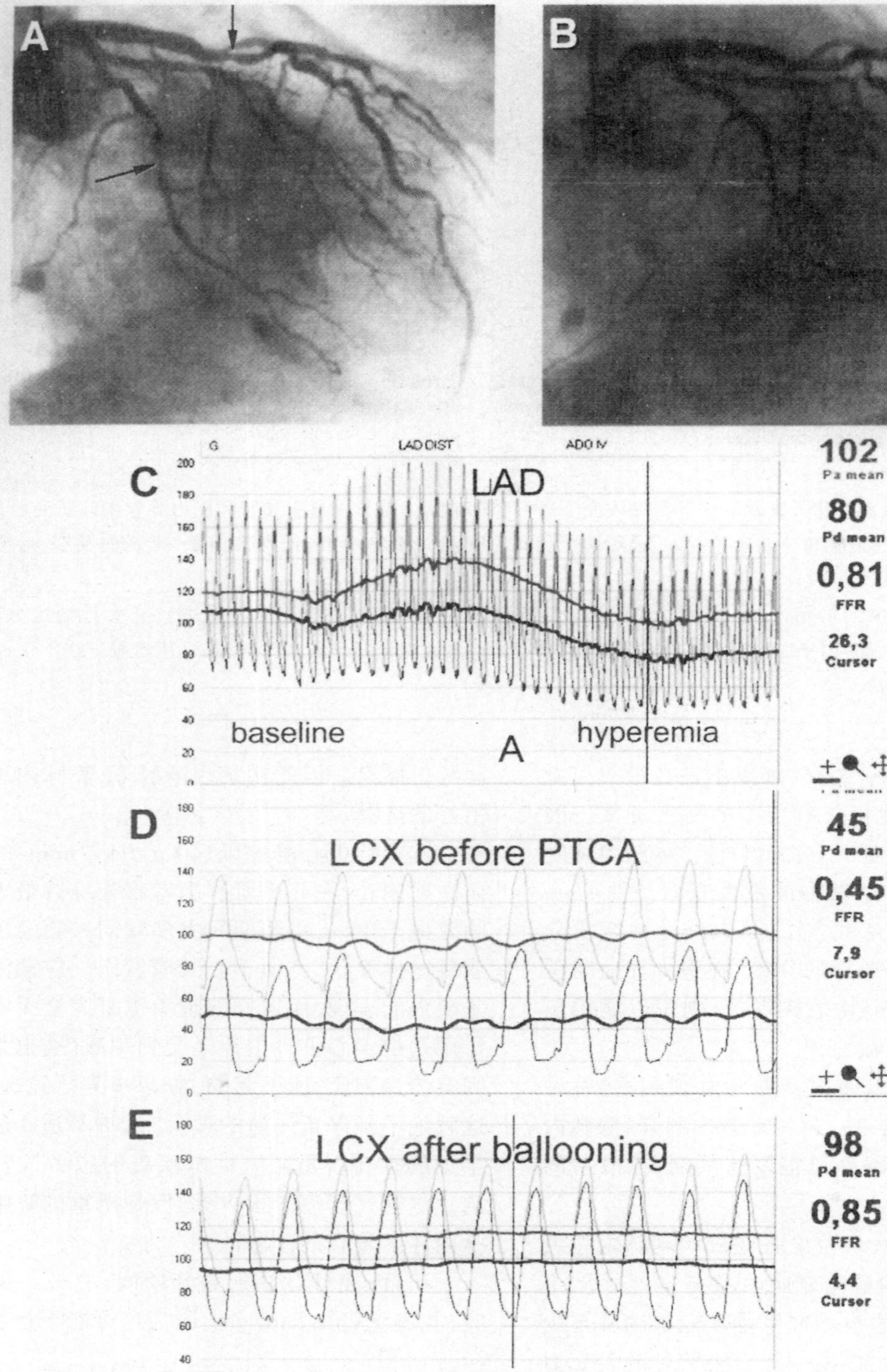

图6-4 复杂微血管病变的60岁患者1年前接受右冠状动脉中段支架植入术，患者症状表现为典型心绞痛，下壁核素扫描阳性。最初建议患者行旁路移植术，但经压力测量后，患者在小的回旋支接受PTCA，右冠植入两枚支架后得到了很好的治疗。

左冠内，LAD50%狭窄，其FFR为0.81(图A和C)，因此诱发的缺血不大可能由于左冠所引起。

然而，小回旋支内局部狭窄，FFR结果为0.45(图A和D)。于LCX狭窄处行PTCA，冠状动脉造影结果满意，FFR上升2倍为0.85(图B和E)。

右冠状动脉显示弥漫病变，存在5处中等程度狭窄(图F)。

RCA供应的远端心肌FFR为0.62(图G)。充血时压力撤退曲线显示多处斑块中有两处存在血流动力学意义，用星号表示。

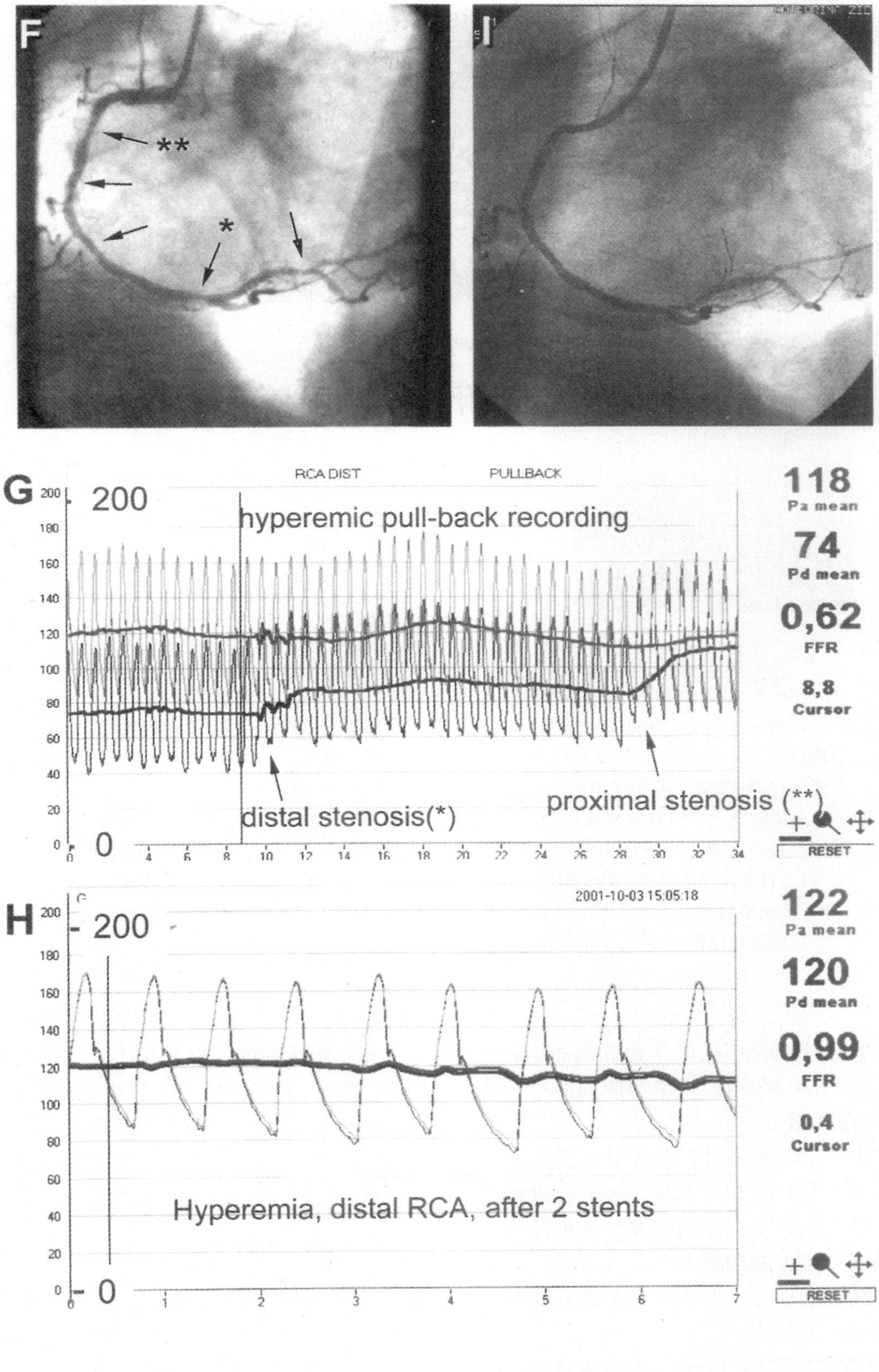

图6-4(续)　而其他斑块则没有血流动力学意义。因此，两枚支架植入到星号所指位置。随着FFR恢复正常，得到了很好的造影结果和功能的恢复(图H和I)。

导管室内回拉导丝所测定的冠状动脉压力是非常有用的，且是决策必需的，如该患者右冠所示。通过撤退记录，可获得病变冠状动脉所有异常的详细空间信息

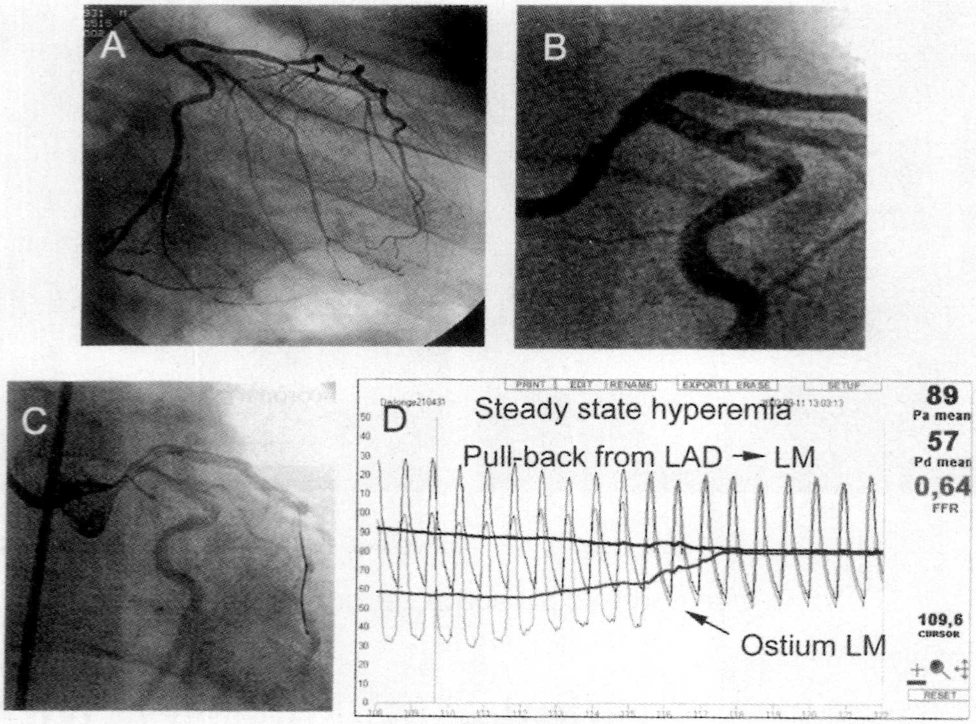

图6–5　由冠状动脉压力测量评价不确定的左主干开口和开口病变的技术

一名准备接受对角支冠状动脉PCI治疗的71岁患者，压力导丝用来代替常规导丝（图A）。当跨过左主干时，可观察到压力阶差，因此怀疑是否存在左主干开口病变。随后再次行冠状动脉造影检查（图B）。可以看出压力撤退曲线能够用于分析开口病变（图C和D）。

为了防止导引导丝阻塞开口，导致可能会高估FFR值，并遮盖了病变真正的严重性。压力导丝放置在狭窄远端，应用静脉内充血刺激物，在最大充血状态下，导引导管轻轻地由开口撤出，因此得到了压力撤退曲线（图D）。某些压力降低总是发生在左冠脉主干，当感受器跨过开口时，可观察到压力突然进一步降低。为了能够准确地分析开口病变，要求测量撤退曲线时一定要使用静脉内腺苷，并且导引导管要稍微远离口部

应用，并引起冠状动脉血流、远端压力和测得的FFR数值波动。如果存在呼吸变异，应取呼吸周期中最低的pd/pa比值作为FFR数值。

静脉内注射腺苷能够引起可靠稳定状态的最大充血，从而用于压力撤退记录的测量。因此在冠状动脉多处病变的条件下，静脉内注射腺苷是最可靠的方法，以分析动脉每个部位的功能情况。作为另一种充血剂冠状动脉内或静脉内注射ATP与腺苷的使用方法相同，但不能在美国使用。

冠状动脉内注射罂粟碱可制造最大充血状态并维持大约30 s[15,30-32]，这通常足以得到压力撤退曲线。右冠状动脉推荐剂量为10 mg，左冠状动脉为15 mg。罂粟碱价廉且易于应用，但它常常与Q–T间期延长有关，而且在极少数病例上出现尖端扭转型室速或室颤[32]。

充血刺激物的选择基于个人的爱好和操作者的经验。常常，初期的操作者和单支病变时使用冠状动脉内注射腺苷，但随着经验的增加和更多的复杂病变，以及静脉内腺苷可制造长时间的充血利于辨认撤退曲线，大多数导管室转向使用静脉内注射腺苷。

压力撤退记录

最初，压力导线被用于分析中度的单一狭窄病变[31]。在这种情况下，感受器被放置在狭窄远端，当FFR测量时给予一种充血刺激物（比如冠状动脉内腺苷）。如今，PCI治疗开始应用于越来越复杂的病变。在这种背景下，压力导丝得到了更广泛的应用，包括描记撤退记录，目的是完全准确地评价冠状动脉病变的程度[24,28]（表6–3，图6–4、6–5）。为了描记撤退曲线，感

应器要放在冠状动脉远端，并且要选择静脉内腺苷或冠状动脉内罂粟碱诱导维持最大充血。这就保障能够测得完整动脉的FFR，并提示操作者诱发的缺血是否与动脉相关(所有的异常加在一起)。

然后在放射线的指引下用手将感受器缓慢撤回，这样压力曲线就能够被记录下来。如果愿意，可以在观察到压力降低时来回推送感受器，以确认动脉内血流阻塞的确切部位[图6-3,6-4,6-5]。由于感受器位于导丝顶端3 cm处，所以在这样的操作中导丝仍然安全地远离狭窄部位。这样，可以确定是冠状动脉血管哪处病变导致了压力曲线的变化。为了分析冠状动脉多支或弥漫病变，由充血压力撤退记录提供的信息是非常有用的[22,24,28]。这样详细的空间信息不能由任何其他侵入或非侵入性方法获得[28]。

压力撤退记录同样可以应用于评价开口病变和左主干病变，其意义在于基于单冠状动脉造影结果很难确定这样的病变[33-35](见以下部分)。如果打算处理同一冠状动脉内多处狭窄或斑块，在每一部分处理后应进行压力撤退曲线的重复测定，以评价是否有进一步行置入支架的需要[24,28]。

根据不同冠状动脉造影条件下血流储备分数的实践决策

以下内容叙述了冠状动脉压力导丝在许多常见临床实践中的作用，包括中等程度狭窄、多血管病变、左主干和开口病变、连续狭窄、冠状动脉弥漫病变和长病变、陈旧心梗和不稳定冠状动脉综合征。

中等程度狭窄

冠状动脉压力测量最早应用于研究单支中等程度狭窄的血流动力学意义，为了测定其缺血的可能性和是否需要进一步治疗(图6-3)。在这一条件下，如果FFR<0.75，缺血总是可以被诱发的，因此PCI治疗是有充分根据的(特异性100%)。如果FFR>0.80，一般不推荐行PCI治疗，这可能将患者暴露于不必要的危险中。在许多研究中，包括前瞻性、随机的DEFER研究，其显示中等程度狭窄和冠状动脉血流分数>0.75的特定冠状动脉狭窄，仅药物治疗时，死亡或急性心肌梗死的联合危险每年仅有1%[20,33,34]。在DEFER研究中，如果中等程度病变的血管FFR值>0.75，经皮植入裸金属支架，其不良事件危险增加，即使植入药物洗脱支架，其死亡和急性心肌梗死的危险仍超过不干预的危险，因此介入治疗是不安全的[20,36-38]。这些数据突出显示了不仅是安全性，而且行PCI的疗效也是基于FFR>0.75，并且警告对无意义、无症状的斑块一味行PCI治疗其贡献不如有证据基础的药物治疗。

如果一名胸痛患者某一特定狭窄病变处FFR值>0.75，则重要的是寻找引起胸痛的心脏以外原因。DEFER研究中，一些患者死于上消化道癌症，这可能是胸痛的原因，使得他们也被列入到心脏病学家的研究范围[20]。

另一方面，如果狭窄具有血流动力学意义(FFR≤0.75)，则可以认为PCI是有必要的且能改善患者的预后和生活质量[20,39-41]。

总之，测量FFR的典型指征是在无缺血的非侵入性证据情况下1支或多支冠状动脉内中等程度狭窄(30%~70%)。

多血管病变

随着导管室内冠状动脉压力测量经验的增多和越来越多的复杂的患者群，压力测量最频繁出现的指征转向为多血管病变(图6.4)[22,23,28]。

在这些患者中冠状动脉压力测量是有益处的，理由如下。首先，非侵入试验准确指示缺血部位的可靠性往往受限。在近期的研究中[42,43]，阐述了在90%的患者中应用锝^{99m}Tc单电子放射计算机显影 (MIBI-SPECT)不能正确地指示所有的缺血心肌区域，经常由于一个区域被另一个更严重的灌注减少区域所掩盖。据记载35%的多血管病变患者，MIBI中存在无灌注缺损，可能由于缺血被平衡的结果。另外，MIBI-SPECT可能显示某一些特定区域低灌注，但它不能区别某一血管供应区域内不同的异常，也不能区别两支不同血管可能供应相同区域的异常。在临床实践中，它经常导致没有意义的斑块反而与缺血相关，然而在冠状动脉造影下看来很严重的病变却没有血流动力学意义。

为了测量这些患者血管开口部位的冠状动脉压力，以静脉内腺苷或冠状动脉内罂粟碱作为充血刺激物是必要的，因为它可以维持足够长时间的充血状态来分析整个冠状动脉。实际上，当由一支动脉到另一支动脉时腺苷是被中断的。

一些研究致力于多血管病变中冠状动脉压力测量的合法化，并发现缺血临界值0.75~0.80仍然有效[19,22]。

近期一项研究对多支血管病变行冠状动脉旁路移植术的患者进行调查发现，由FFR决定的对于那些存在血流动力学意义的狭窄病变进行选择性PCI，而对那些生理上无意义的病变行药物治疗，与冠状动脉造影后血管行旁路移植手术的预后相同(图6-6)。随着DES的引入，压力指导下多血管支架术的策略可能较绝对

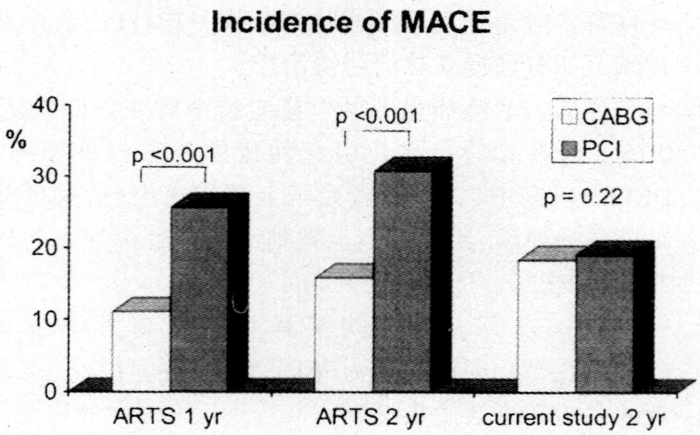

图6-6 复杂微血管病变患者冠状动脉压力引导的多血管PCI治疗和旁路移植手术的比较

研究150名准备行旁路移植手术的患者，以FFR为依据，大约一半的患者分到了多血管PCI组，根据压力测定只有存在血流动力学意义的病变行支架术。通过这一策略的实施，2年时间的不良事件的发生率等同于搭桥组，组间功能分级没有差异(Reprinted with permission from Cathet Cardiov Interv ,2004;63:184–191)。ARTS试验比较了相同时间1~2年随访的数据，在ARTS试验中，该研究显示根据压力测量，多血管PCI治疗与旁路移植手术有相似的可喜结果

地将所有血管进行旁路移植有更好的结果[22]。通过使用压力指导的方法，许多冠状动脉造影广泛多支病变的患者可以从接受旁路移植手术转向介入治疗。

左主干和开口病变

FFR测量的使用便于对中等程度左主干病变或右冠开口病变的患者进行决策[28,33,34]。特别在左主干狭窄病变，QCA的可靠性差，根据冠状动脉造影判定血流动力学意义受到质疑。在其他患者抛开尚不能解决的问题，即开口病变是否存在或定位问题，导管在开口处适当的定位也是困难的。而且，由于左主干动脉流量大，即使轻度的冠状动脉造影病变也可能与缺血性FFR相关。在这些患者，正确的诊断具有重要的预后意义。

对于多血管病变患者，不能确定是否存在左主干病变可能是行外科手术的原因，然而如果左主干病变没有意义，可能考虑其他病变行PCI治疗。在所有这些情况下，其他生理测量评价左主干或其他病变开口是有帮助的(图6–5)。

在左主干和右冠开口狭窄处行FFR测量时，使用静脉内充血刺激物是更准确的。因为当使用冠状动脉内刺激物时，很难做到试剂进行可靠的传递，并且从开口处撤出导管对狭窄无益，且会增加压力阶差。在这些患者，压力导丝应该送入左前降支或左回旋支，或跨过右冠开口。接下来，在诱导稳定的充血状态同时，将指引导管小心地由开口撤出，避免人为地影响狭窄。FFR开始被计算，此后如果狭窄存在，导丝缓慢地经开口撤回，就会清楚地显示压力的突然下降(图6–5)。在左主干病变中，我们经常用压力导丝在两大血管内进行二次操作[例如左前降支(LAD)和回旋支(LCX)]，这在重要决策时是很好的控制和支持。

没有证据证实为什么左主干缺血临界值应该不同于其他任何冠状动脉。为了理解这一点，应该意识到FFR是与冠状动脉相应的灌注区域相匹配[17]。

在两项由Bech和Jasti等人所做的对照研究中，FFR用于决策左主干狭窄的作用被确认[33,34]。在这些研究中，评价了109例不确定左主干病变患者。44例患者FFR值≤0.75，行旁路移植术；65例患者FFR值≥0.75，选择了药物治疗(或相关的PCI治疗，无左主干病变)。3年随访观察到组间生存率或功能分级无差异，而延期的组中没有患者出现心肌梗死或死于心脏原因。这些研究建议FFR值能安全地用于指导不确定左主干病变患者行冠状动脉旁路移植术的决策。相同的考虑可以适用于右冠开口病变。

连续狭窄

当同一血管内有一个或多个狭窄时，主要应考虑充血(压力阶差)的血流经过第一个病变，将会受到第二个病变存在的影响，反之亦然。一处狭窄可能会阻碍其他狭窄获得最大充血能力，从而掩盖其他连续狭窄对血流动力学的真正作用。理论上分别对每处狭窄的FFR进行准确评价是可能的[12,24]，但是进行这些计算需要阻塞时的冠状动脉压力。大拇指定律是指远端狭窄对近端狭窄的阶差有更大影响，反之亦然。在临床实践中，压力撤退记录特别有用。

首先，压力导丝应尽可能放置在冠状动脉远端，以计算整个动脉的FFR。如果数值<0.75，则应明确所有的异常合在一起与可逆性缺血有关。

下面，进行充血撤退记录(图6–4，右冠)。如果某处狭窄的压力阶差最大，则先处理该病变是有意义的。此后，反复进行撤退记录以评价其他病变是否需要治疗。相同的操作用于局部狭窄发生在弥漫性血管病变的情况下。在这些患者，冠状动脉压力测量优于非侵入性研究的主要优点之一是优越的空间分辨能力。植入支架的点或段易于辨认。

弥散病变和长病变

如果患者的一支冠状动脉内存在连续病变，其处

理应与弥漫病变和长病变相似。最大充血状态下的压力撤退记录为是否植入支架和何处植入有益提供了必要的信息(图6–4)。在绝对正常的冠状动脉内,沿着心外膜动脉不会观察到压力降低，即使是在充血状态。换句话说,真正正常的动脉不会对血流产生任何阻抗[6,10]。在弥漫病变中,沿冠状动脉内压力会逐渐降低,这种情况在充血时最易观察到。有趣的是,冠状动脉疾病患者一支血管存在明显血流动力学意义时,常常观察到沿着对侧血管也会出现压力的降低,即使冠状动脉造影表面正常或仅有轻微的病变[10]。后者所观察到的弥漫动脉粥样硬化的存在，这也可以经IVUS研究确定[44]。

37支冠状动脉造影绝对正常的冠状动脉FFR值为0.97±0.02；然而106支非狭窄动脉的FFR值为0.89±0.08，因其冠状动脉循环内其他部位存在粥样硬化，这些患者中的8%直接缺血数值<0.75[10]。

当冠状动脉造影可见弥漫病变时，充血冠状动脉压力的降低更加显著，而当压力感受器在冠状动脉远端测得的FFR值位于0.75到0.80时,即便没有局限狭窄的存在,也可以解释诱发缺血和心绞痛症状的存在。

如果存在局部压力降低,加上弥漫病变,在这一点植入支架可能会增加灌注压力和FFR值,并足以使患者受益。在其他情况下,压力降低很弥散,则不能进行介入治疗,而药物治疗(有时是旁路移植手术)是更好的选择[23]。重要的是,即使介入治疗没有可能,压力测量也向医生和患者显示了症状的病因,并强调了药物治疗的重要性。

在弥漫病变和局部叠加病变的情况下，我们建议处理这些部分时,充血阶差至少在1.33kPa(10 mmHg),因为植入支架后，由于内膜增生,BMS植入的3~6个月后经常会发生压力降低0.67~1.33 kPa (5~10 mmHg)[23,46]。使用DES治疗后局部小的压力降低可证明治疗的作用，但18 mm DES植入后6个月典型的充血阶差大约是每个支架0.67 kPa(5 mmHg)[45]。操作者的一些辨别和经验使得他们为是否处理这些具有争议的血管做出合适的决策,但是压力测量提供了冠状动脉造影以外有价值的帮助。

最后,有趣的是,从物理学的观点来看,一位健康的妇女,体重50 kg,在正常的直径2.5 mm冠状动脉内未观察到压力降低,但是一位体重100 kg的男性弥漫病变的血管直径2.5 mm(其原有直径为3.5 mm),则可能存在巨大的阶差。这正反映了供应冠状动脉的大小和心肌灌注区域的范围之间物理学的匹配,正如之前Gould和Kirkeeide的假设[17,47]。考虑到供应血管和灌注区域之间的匹配是FFR有价值的特性,正如下面讨论的,这对于陈旧心肌梗死的患者也同样重要。

陈旧心肌梗死后的FFR

将FFR测量用于陈旧心肌梗死患者的可靠性在许多论文中都讨论过[17,48,49]。理论上,由于缺血临界值的存在,FFR测量仍然有效，这将在下面进行进一步的了解(图6–1,下图)。

陈旧心肌梗死患者其梗死相关动脉供应的部分区域已经坏死,而仍有其他部分区域存活。

因为梗死造成的微血管损伤,使得梗死相关区域最大可获得的血流减少。因此,梗死相关动脉狭窄部分的充血压力阶差的下降与灌注区域下降的程度相似。换句话说,即使原有狭窄不变,因灌注区域的减少其功能意义也降低。实际上,FFR描述了狭窄的严重程度、充血血流、心肌灌注程度、区域和缺血之间的复杂关系(图6–1,下图)。另一方面,存在轻度狭窄且有广泛侧支供血的血管,可能FFR值很低,因为血管供应了大面积的心肌——即为血流减少的血管多于正常血管,这导致任何程度的狭窄都会引起较大的压力阶差。这些见解在许多前瞻性研究中被验证过[17,49]。

一项对57例陈旧心肌梗死患者(至少超过5天)的残余血管狭窄进行PCI治疗前后均测量FFR的研究显示,PCI前后行MIBI–SPECT检查。MIBI–SPECT真阳性被定义为介入前为阳性,介入后为阴性。然而,MIBI–SPECT真阴性为介入前后均为阴性。

如果考虑到所有患者,FFR正确显示诱导缺血的准确性大约为85%。比较无陈旧心肌梗死的患者FFR的数值，如果仅考虑到SPECT的真阳性和真阴性,敏感性为87%,特异性为100%。在这一研究中,显示诱导缺血最具差别的值为0.78,实际是在灰色区域。而且,这一研究阐述了功能性狭窄的严重性和灌注区域范围之间的关系。因此,可以得出FFR仍然可以作为研究残余狭窄是否具有功能意义的重要指标。

下面将要讨论的FFR在急性心肌梗死的准确性,尚不清楚。

不稳定冠状动脉综合征

如今,FFR在不稳定冠状动脉综合征的作用尚未被充分地研究。心肌梗死早期可能会出现严重的微血管损伤(无复流、顿抑、炎症)。顿抑的微血管很大程度上减少了最大充血血流，减少狭窄造成的压力阶差,增加了FFR。随着时间的推移,某些微血管的功能恢复,会导致充血增加、阶差加大、FFR减少。因此,心外

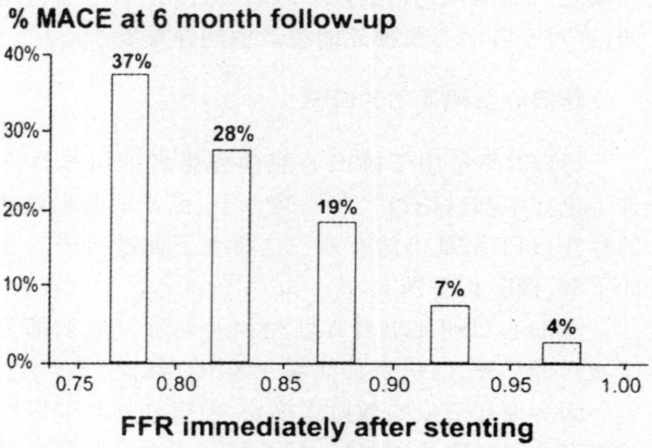

图6-7 支架植入术后FFR值和随访不良事件的关系

在750名接受支架治疗的患者中，FFR在支架释放后马上测量，尽管5组中冠状动脉造影剂的结构相似，不同的FFR值是评价预后的强有力指标（Reprinted with permission from Circulation，2002;105:2950-2954）

膜血管残余狭窄的作用可以在梗死后最初几天内进行低估[17,23,35,50]。在这种情况下，低FFR仍然表明残余狭窄的血流动力学意义，但高FFR也不能排除这种可能性。

由于这些原因，我们不建议心肌梗死患者早期测量FFR，至少不用于评估梗死相关动脉的意义。如果患者早期接受冠状动脉造影术，FFR用于研究其他动脉不确定的病变。反过来，如前面讨论的，在慢性阶段（从第5天起，当微血管功能重新稳定），FFR可以被应用。

近期，从纳入的不稳定型心绞痛或非ST段抬高心肌梗死（NSTEMI）患者获得了有趣的数据。一项前瞻性随机研究将70例不稳定型心绞痛或NSTEMI患者稳定后随机分组进行住院早期侵入性评估，包括冠状动脉压力测量或进行非侵入性评估，使用灌注扫描。在侵入组，根据FFR的测量值决定是否再血管化；在非侵入组，决策依据MIBI-SPECT。侵入性措施不仅被证明对预防不良事件同样有效，减少随访中心绞痛的发生，而且与住院时间缩短和治疗费用显著降低有关。

应该强调，那些不稳定型心绞痛患者在药物治疗稳定后被纳入到研究中。清楚的是，在临床稳定措施失败时，任何情况下紧急冠状动脉造影术都是正确的。在这种情况下，压力测量没有必要证明谁是罪犯病变应该行PCI治疗，却是有帮助的。如果存在更多的病变，则需从不确定的病变中确定罪犯病变。

而且，罪犯病变治疗后，分析其他狭窄（当存在时）的FFR值将确定是否需要额外治疗，并考虑到节省费用防止重复侵入性操作[51,52]。

血流储备分数评价冠状动脉介入的结果

PCI术后再狭窄可能是不明确的结果，即冠状动脉造影可能没有表现而需要血流动力学测量方能判断[53,54]。一些研究为了优化冠状动脉介入预防再狭窄评价了冠状动脉压力测量的有效性。

在支架时代前，一些研究发现球囊成形术后FFR大于0.90预测了低的再狭窄率[53]。在BMS时代，更多的研究显示FFR与IVUS评价最佳支架植入相关，支架植入术后FFR与6个月后临床结果存在负相关（图6-7）[21]。

植入合适的支架后，仅出现很小的充血阶差。

近来一项大型研究针对750例接受裸金属支架的患者，大约70%患者FFR值大于0.90，这与6个月主要不良事件下降5%相关。支架植入后随着直接测定FFR值的下降，MACE发生率逐渐增加。对于FFR低于0.80的患者，MACE发生率高达30%。支架植入术后FFR的下降可能是由支架因扩张不良、支架边缘分离或未能完全覆盖病变导致支架植入入欠佳所引起。任何上述情况都可能导致患者远期不良事件的发生。另外，支架植入术后FFR的下降可能是血管腔内病变残留的结果。推测得出，与无上述情况发生的患者相比，这些结果可能是急性冠状动脉综合征的高危因素。另外，也能推测出冠状动脉任何部位的病变都可能增加支架内再狭窄的发生[21,23]。总之，PCI术后FFR值大于0.9是治疗目标。如果不能达到，应该进行压力测定来帮助明确这种压力阶差是否由于支架置入不良或血管内残留病变所导致。额外的治疗应该在压力测定后马上进行。

应用冠状动脉压力测定评价侧支循环情况

该章节着重于心肌水平FFR值。因为心肌血流是代表储备功能和病人健康状况的关键指标。无论如何，我们必须明确冠状动脉压力的测定能让我们在心外膜血流分布和心肌血流灌注方面进行区分，如下列公式所示：

FFRmyo=(pd−pv)/(pa−pv)　心肌血流储备分数

FFRcor=(pd−pw)/(pa−pw)　冠状动脉血流储备

FFRcollaterals=(pw−pv)/(pa−pv)　侧支血流储备

计算冠状动脉和侧支血流的先决条件是测定冠状动脉楔压力（pw），它是通过测定完全闭塞血管远端压力来反应心肌侧支循环情况。因为该测量需要完全血管堵塞，因此只能在进行PCI手术中实施。尽管FFRmyo静脉压力的测定大体上可以被忽略，因为pd通常情况明显高于pv，但是测定侧支血流时静脉压力应该包括在内，因为pw通常并不是很高。

FFRcollaterals是侧支血流量化的指标，由De-Bruyne和Pijls首先提出。随后，Werner和Seiler等人测量了同样的指数CFIp。一系列的研究提供了更多有关这些参数的阐述。

冠状动脉血流包括冠状动脉和侧支血流，因为对于严重狭窄性疾病而言后者组成开始越来越显得重要，它还对我们了解心肌微血管功能有所帮助。一些先前的研究报道，最小程度的心肌微血管阻力随着严重狭窄的增加而增加。直觉上，一方面期待最初由Gould等人提出当狭窄程度增加时静息状态下微血管阻力下降。另一方面不期待最小微血管阻力改变。很多最近的研究显示，最小微血管阻力的增加最早表现为当狭窄严重程度增加时不能测定到侧支循环血流测量的改变。当侧支血流能够被测量时，最小微血管阻力则不受严重狭窄的影响，而取决于生理的原因。

了解到测量侧支循环的重要性不仅仅是为了研究微血管，而且是为了评价心外膜冠状动脉的狭窄程度。

形态学上相同的狭窄可以依靠侧支的广泛程度从生理上得到明显的区分。一个经冠状动脉造影证实严重狭窄的血管如果有丰富的侧支循环的话可能有很高的FFR。FFR可以通过侧支循环进行测定，然而其他指标能仅能测定对心外膜狭窄的影响。

陷阱和局限

当测定冠状动脉压力时存在一些潜在的缺陷和混淆的状况。当他们一旦被认识，绝大部分是可以避免的[23,63]。这些情况总结于表6–4。

表 6–4　缺陷

充血不足
检查灌注、灌注溶液
在中央静脉应用腺苷
避免 Valsalva 动作
如果难以确定，经头静脉给予腺苷
与导引导管相关
导管中的沉积可能导致导引导管测量压力的不正确：应用 5~10ml 盐水冲洗导管。
大的导引导管有小的引流口或口部狭窄：撤回导引导管并应用静脉腺苷
导引导管有侧孔：撤回导引导管并静脉应用腺苷
临床情况：
微血管疾病：大体上没有问题。见 LVH，尽管有很高的 FFR，但缺血仍有可能存在
漂移信号：认识并由撤回记录收集

充血不足

混淆原因大多见于充血不足。最大充血是测定FFR的首要因素。充血不足导致FFR过高评价和过低评价狭窄的严重程度。因此，如果FFR在0.75~0.80的边缘，确定最大程度的充血是至关重要的。在这种情况下，可以经冠状动脉腺苷冲击量基础上外加静脉腺苷的应用。如果静脉腺苷不能通过中央静脉给予，将明显延长作用时间，而且往往不能达到真正程度上的最大充血。

仪器操作后果

导引导管可能是导致FFR测量错误的另一个原因。在正常冠状动脉口部，6F的冠状动脉导引导管几乎不会影响最大血流的灌注[64]。无论如何，对于口部的病变或者应用大的导引导管，充血的血流流速可能受到导引导管存在的影响[63]。另一方面，导管可以作为第二个近端狭窄而降低最大血流流速，从而导致过低评估FFR。在这些情况下，应用长时间的充血刺激如静脉腺苷和在测量中慢慢从口部撤出导引导管显得尤为重要。

有侧孔的导引导管可能会导致更大的缺陷。如果应用有侧孔的导管，则不能进行冠状动脉内血流刺激，因为手术者不知道有多少药物注射进了冠状动脉。另外，侧孔间存在压力梯度并且导管内导管尖端造成狭窄的作用。这些情况通常不被认识，但是当测定冠状动脉压力时可以被导管尖端的传感器所发现，表现为侧孔测得主动脉压力和有压力导管测得的压力的不同。可以发现导管内充血时有1.3~2 kPa(10~15 mmHg)的压力梯度。因此，FFR既能因导引导管的存在而被高估，也能因侧孔和导管尖端人为造成的狭窄而被低估。解决该问题的最佳方法是采用静脉途径刺激充血和在测量中将导管从口部撤出。

第三个与导管相关的潜在缺陷是导管测定主动脉压力时由于毛细血管压力作用于导管柄造成的1.3~2 kPa(10~15 mmHg)的过高或过低评价。人为造成的主动脉和冠状动脉远端血管压力的不同可以解释为压力对于导管柄的作用。术者的第一个反应常常是由压力导管来判断趋势，但是当用5 ml的生理盐水冲洗导管后，主动脉压力再测量一次更可靠。

最后，真实的漂移可能发生在压力导管操作中。在这些情况下，压力传感器必须撤回到导管尖端再次测量压力，或者最后测定的压力应该由先前的测定值进行校正。由于压力导管的存在无论如何漂移现象的产生是少见的。

临床混淆的情况

如前所述，由于微血管的损伤在MI的急性阶段FFR可能被高估。同样的，在慢性微血管损伤情况下，FFR可能会由于心外膜的狭窄而升高。推理而言，在这种情况下，缺血可以导致FFR值超过0.8。

在临床实践中，微血管疾病不是主要的禁忌证。事实上，在大多数的病人，可逆性的心肌缺血或心绞痛在成功的PTCA或CABG术后就能消失，这就意味着，导致心外膜疾病的大多数缺血原因和微血管疾病在大多数病人中仅起到微小作用[48]。甚至在表现为严重的微血管疾病，与理论上没有狭窄的情况相比FFR仍能够在心外膜狭窄处测得最大心肌血流流速。因此，对于慢性微血管病变，FFR仍能够指示解决外膜病变后血流的改善程度。或者换句话说，FFR仍能够反应治疗外膜血管后远端灌注压力的升高情况。对于高度怀疑有严重微血管病变的患者并且有FFR的下降，尽管轻度高于缺血阈值，如果仅是局部压力的下降或者不是血管弥漫性疾病我们仍可以认为可以对心外膜血管进行治疗。

最后，左心室肥厚是一种心肌组织不适当的增生表现形式，没有管腔的增加。基于此原因，心绞痛的发生可能没有严重的心外膜血管狭窄，并且有很高的FFR值。对于左心肥厚的病人，FFR下降仍能指示心肌缺血但是高的FFR值也不能除外。因此，对于表现有左心肥厚的患者，FFR没有特殊的阈值，FFR的测量应当更加小心。

安全性

由于压力导管的出现，全世界接近200 000名患者已经接受治疗。对于特殊应用压力导管的禁忌证很少被报道。这是可以理解的，因为它的构造上与常规的PTCA导管没有什么区别。在很多大型的多中心的研究(the FFR-post-Stent Registry, the DEFER study, the Taillored Approach Study)包括了大于1 500名血管病变患者进行压力测定，没有报道一例与压力测量本身有关的禁忌证[20,22,55]。大体上讲，对于诊断有用的资料和对于冠状动脉压力测量可能的益处远远超过了非常小的潜在的危险。在FFR测量中对于不同充血药物可能潜在的边缘效应已经得到证实是最小限度的。

冠状动脉压力测定经济方面的问题

一旦一项有益的技术如FFR的测量得到建立，非常重要的是要调查与该器械相关的花费，尤其是连续的药物治疗的花费。在裸支架时代，两个研究对FFR的效价比进行了研究。在第一个研究中，评判标准是比较长期的花费和治疗中度冠状动脉病变患者三个阶段的收益:①有核素技术判断延迟PCI(NUC阶段)；②冠状动脉造影过程中测定FFR帮助是否进行PCI(FFR阶段)；③支架治疗中度病变(STENT阶段)[52]。观察者发现FFR阶段较NUC阶段每名患者节省1 795美元，而与支架阶段相比节省3 820美元。生活治疗判定三组患者大致相同。

计算机模型是检测假设非常有用的第一步骤，无论如何，随机研究有很严格的方法。第二个FFR效价比的研究包括了70名心绞痛或非ST段抬高心肌梗死患者，经冠状动脉造影证实为中度病变，随机分为立即测量FFR并进行介入治疗或者有由FFR指示药物治疗或者进行核素检测后如果发现异常再回导管室进行介入治疗[51]。观察者发现FFR阶段与核素扫描阶段很大程度上降低了该过程和住院的累计消费（1 329美元±44美元 vs 2 113美元±120美元，$p<0.05$）。而且，应用FFR能明显减少住院时间（11 h±2 h vs 49 h±5 h，$p<0.001$），过程时间、辐射量和药物治疗方面没有明显的不同。1年临床随访显示不良事件方面没有区别[51]，而且FFR组有更好的生活质量。

DES时代测量FFR没有特殊的研究，无论如何，直觉上讲，一方面希望花费有更大程度的节省并且扩展对于冠状动脉病变的评价范围。对于冠状动脉造影发现多支血管病变先前没有侵入性检查评价缺血程度的患者是FFR增加的新的范围。这种情况下的FFR测定有多种方法，任何一种方法的花费都受DES时代的牵连。例如，如果三个血管都有缺血导致的损伤，由FFR进行测定，在一支或多支血管中缓慢撤回压力导管测定后意味着每个血管需要多枚支架，可能CABG是更好的治疗策略。冠状动脉造影证实患者三支血管病变，但是通过FFR测量发现仅有两个血管有局限的缺血损伤，放置两个或更多的DES支架可能是更好的选择。当支架植入后，通常支架近端或远端常残留部分病变。通过FFR测量能立即确定是否需要第二个或第三个支架，或者避免上述情况的发生，但是应该严格从花费角度和病人健康角度考虑。一方面，对于冠状动脉造影表现轻微但是对于狭窄有明显作用的额外支架应用随访可以被阻止，并且完全的治疗可以马上开始。另一方面，扩张和过分单纯化的多支架植入只能增加并发症和再狭窄的风险，应该避免。

另外，应该认识对于非侵入性检查概念上和实际应用的限制[42]，FFR的测定对于多支血管病变的病变特异性、准确性和完全的诊断和治疗提供很好的方法。

我们期待更多确实的资料来证实想象，但是我们预料对于严重病变PCI术后侵入性的生理评价可以在DES时代给患者带来更高的效价比。

总结

绝大多数证据证实，从临床症状和预后的观点考虑，只有那些有意义的冠状动脉狭窄（可以使心肌缺血恢复）才应该接受PCI治疗[20,39-41,67]。FFR基于冠状动脉压力的测定是提示缺血非常可靠的技术，尤其是对于复杂病变。它是一种简单的、准确的、巧妙的和效价比非常高的方法，具有以下作用：①评价病例上明显的特殊狭窄；②确定是否冠状动脉介入治疗是适当的；③选择罪犯病变、斑块和节段进行支架治疗，尤其是对于多支和复杂病变；④评价PCI的结果；⑤避免不必要的介入治疗。

（任　宁　丛洪良　译）

参考文献

1. Grüntzig AR, Senning A, Siegenthaler WE. Nonoperative dilatation of coronary artery stenosis: percutaneous transluminal coronary angioplasty. *N Engl J Med* 1979 Jul 12;301:61–68.
2. De Bruyne B, Pijls NHJ, Paulus W, et al. Transstenotic coronary pressure gradient measurement in humans: in vitro and in vivo evaluation of a new pressure monitoring angioplasty guide wire. *J Am Coll Cardiol* 1993 Jul;22(1):119–26.
3. Pijls NHJ, De Bruyne B. Influence of the presence of a guidewire across the lesion on stenosis hemodynamics. In: *Coronary Pressure,* 2nd edition. Amsterdam: Kluwer Academic Publishers, 2000; p. 107–112.
4. Pijls NHJ, De Bruyne B, Peels K, et al. Measurement of fractional flow reserve to assess the functional severity of coronary-artery stenoses. *N Engl J Med* 1996;334:1703–1708.
5. Pijls NHJ, Van Son JAM, Kirkeide RL, et al. Experimental basis of determining maximum coronary, myocardial, and collateral blood flow by pressure measurements for assessing functional stenosis severity before and after percutaneous transluminal coronary angioplasty. *Circulation* 1993;87:1354–1367.
6. Pijls NHJ, Van Gelder B, Van Der Voort P, et al. Fractional flow reserve: a useful index to evaluate the influence of an epicardial coronary stenosis on myocardial blood flow. *Circulation* 1995;92: 3183–3193.
7. Fearon WF, Aarnoudse W, Pijls NHJ, et al. Microvascular resistance is not influenced by epicardial coronary artery stenosis severity. *Circulation* 2004;109:2269–2272.
8. Aarnoudse W, Fearon WF, Manoharan G, et al. Epicardial stenosis severity does not affect minimal microcirculatory resistance. *Circulation* 2004;110 (in press).
9. Hoffmann JIE. Maximum coronary flow and the concept of coronary vascular reserve. *Circulation* 1984;70:153–159.
10. De Bruyne B, Hersbach F, Pijls NHJ, et al. Abnormal epicardial coronary resistance in patients with diffuse atherosclerosis but "normal" coronary angiography. *Circulation* 2001;104:2401–2406.
11. De Bruyne B, Baudhuin T, Melin JA, et al. Coronary flow reserve calculated from pressure measurements in humans. Validation with positron emission tomography. *Circulation* 1994;89:1013–1022.
12. De Bruyne B, Pijls NHJ, Heyndrickx GR, et al. Pressure-derived fractional flow reserve to assess serial epicardial stenoses: theoretical model and animal validation. *Circulation* 2000;101:1840–1847.
13. De Bruyne B, Bartunek J, Sys SU, et al. Simultaneous coronary pressure and flow velocity measurements in humans: feasibility, reproducibility, and hemodynamic dependence of coronary flow velocity reserve, hyperemic flow versus pressure slope index, and fractional flow reserve. *Circulation* 1996;94:1843–1849.
14. Sambuceti G, Marzilli M, Fedele S, et al. Paradoxical increase in microvascular resistance during tachycardia downstream from a severe stenosis in patients with coronary artery disease: reversal by angioplasty. *Circulation* 2001;103:2352–2360.
15. De Bruyne B, Pijls NHJ, Barbato E, et al. Intracoronary and intravenous adenosine 5-triphosphate, adenosine, papaverine, and contrast medium to assess fractional flow reserve in humans. *Circulation* 2003;170:1877–1883.
16. Pijls NHJ, De Bruyne B. Assessment of collateral blood flow by coronary pressure measurement. In: *Coronary Pressure,* 2nd edition. Amsterdam: Kluwer Academic Publishers, 2000; 327–351.
17. De Bruyne B, Pijls NHJ, Bartunek J, et al. Fractional flow reserve in patients with prior myocardial infarction. *Circulation* 2001;14:157–162.
18. Abe M, Tomiyama H, Yoshida H, et al. Diastolic fractional flow reserve to assess the functional severity of moderate coronary artery stenoses. *Circulation* 2000;102:2365–2370.
19. Chamuleau SAJ, Meuwissen M, Van Eck-Smit BLF, et al. Fractional flow reserve, absolute and relative coronary blood flow velocity reserve in relation to the results of Tc-99m sestamibi SPECT in patients with two-vessel coronary artery disease. *J Am Coll Cardiol* 2001;37:1316–1322.
20. Bech GJW, De Bruyne B, Pijls NHJ, et al. Fractional flow reserve to determine the appropriateness of angioplasty in de moderate coronary stenosis. A randomized trial. *Circulation* 2001;103:2928–2934.
21. FFR Post-stent Registry Investigators. Coronary pressure measurement after stenting predicts adverse events at follow-up. A multicenter registry. *Circulation* 2002;105:2950–2954.
22. Botman KJ, Pijls NHJ, Bech GJW et al. Percutaneous coronary intervention or bypass surgery in multivessel coronary disease? A tailored approach based on coronary pressure measurement. *Catheter Cardiovasc Interv* 2004; (in press).
23. Kern MJ. Guidelines for the physiological assessment of coronary artery disease in the cardiac catheterization laboratory. *Circulation* 2004;110 (in press).
24. Pijls NHJ, De Bruyne B, Bech GJW, et al. Coronary pressure measurements to assess the hemodynamic significance of serial stenoses within one coronary artery. Validation in humans. *Circulation* 2000;102:2371–2377.
25. Pijls NHJ, Kern MJ, Yock PG, De Bruyne B. Practice and potential pitfalls of coronary pressure measurement. *Catheter Cardiovasc Interv* 2000;49:1–16.
26. Samady H, Ragosta M, Beller GA. Coronary collaterals, stenoses, and stents. *J Am Coll Cardiol* 2002;40:1551–1554.
27. Pijls NHJ, De Bruyne B. The pullback curve. In: *Coronary Pressure,* 2nd edition. Amsterdam: Kluwer Academic Publishers, 2000; 94–95.
28. Pijls NJH. Optimum guidance of complex PCI by coronary pressure measurement. Education in heart series. *Heart* 2004 (in press).
29. Barbato E, Aarnoudse W, Aengevaeren WR, et al. Validation of coronary flow reserve measurements by thermodilution in clinical practice. *Eur Heart J* 2004;25:219–223.
30. Wilson RF, Wyche K, Christensen BV, et al. Effects of adenosine on human coronary arterial circulation. *Circulation* 1990;82:1595–1606.
31. Van der Voort, van Hagen E, Hendrix G, et al. Comparison of intravenous adenosine to intracoronary papaverine for calculation of pressure-derived fractional flow reserve. *Cathet Cardiovasc Diagn* 1996;39:120–125.
32. Talman CL, Winniford MD, Rossen JD, et al. Polymorphous ventricular tachycardia: a side effect of intracoronary papaverine. *J Am Coll Cardiol* 1990;15:275–278.
33. Bech GJW, Droste H, Pijls NHJ, et al. Coronary pressure and fractional flow reserve for decision making in equivocal left main coronary disease. *Heart* 2001;86:547–552.
34. Jasti V, Ivan E, Yalamanchili V, et al. Correlation between FFR and intravascular ultrasound in patients with ambiguous left main coronary artery stenosis. *Circulation* 2004; (in press).
35. Pijls NHJ. Is it time to measure fractional flow reserve in all patients? *J Am Coll Cardiol* 2003;41:1122–1124.
36. Stone GW, Ellis SG, Cox DA, et al. A polymer-based, paclitaxel-

eluting stent in patients with coronary artery disease. *N Engl J Med* 2004;350:221–231.
37. Stone GW, Ellis SG, Cox DA, et al. One-year clinical results with the Taxus stent. The Taxus IV trial. *Circulation* 2004;109:1942–1947.
38. Lemos PA, Serruys PW, Van Domburg RT, et al. Unrestricted utilization of Sirolimus-eluting stents compared with conventional bare stent implantation in the "real world." *Circulation* 2004;109:190–195.
39. Iskander S, Iskandrian AE. Risk assessment using single-photon emission computed tomographic technetium-99m sestamibi imaging. *J Am Coll Cardiol* 1998;32:57–62.
40. Alderman EI, Corley SD, Fisher LD, et al. Five-year angiographic follow-up of factors associated with progression of coronary artery disease in the coronary artery surgery study (CASS). CASS participating investigators and staff. *J Am Coll Cardiol* 1993;22:1141–1154.
41. Davies RF, Goldberg AD, Forman S, et al. Asymptomatic cardiac ischemia pilot (ACIP) study two year follow-up. *Circulation* 1997;95:2037–2043.
42. Lima RSL, Watson DD, Goode AR, et al. Incremental value of combined perfusion and function over perfusion alone by gated SPECT myocardial perfusion imaging for detection of severe three-vessel coronary artery disease. *J Am Coll Cardiol* 2003;42:64–70.
43. Aarnoudse WH, Botman KJBM, Pijls NHJ. False-negative myocardial scintigraphy in balanced three-vessel disease, revealed by coronary pressure measurement. *Int J Cardiov Interv* 2003;1:67–71.
44. Di Mario C, Görge G, Peters R, et al. Clinical applications and image interpretation in intracoronary ultrasound. *Eur Heart J* 1998;19:207–229.
45. Abizaid AS, Mintz GS, Mehran R, et al. Long-term follow-up after percutaneous transluminal coronary angioplasty was not performed based on intravascular ultrasound findings: importance of lumen dimensions. *Circulation* 1999;100:256–261.
46. Hanekamp CEE, Koolen JJ, Pijls NHJ, et al. Comparison of quantitative coronary angiography, intravascular ultrasound, and coronary pressure measurement to assess optimum stent deployment. *Circulation* 1999;99:1015–1021.
47. Gould KL, Kirkeeide RL, Buchi M. Coronary flow reserve as a physiologic measure of stenoses severity. *J Am Coll Cardiol* 1990;15:459–474.
48. Claeys MJ, Bosmans JM, Hendrix J, et al. Reliability of fractional flow reserve measurements in patients with associated microvascular dysfunction. *Catheter Cardiovasc Interv* 2001;54:427–434.
49. Lee CW, Park SW, Cho GY, et al. Pressure-derived fractional collateral blood flow: a primary determinant of left ventricular recovery after reperfused acute myocardial infarction. *J Am Coll Cardiol* 2000;35:949–955.
50. Tamita K, Akasaka T, Takagi T, et al. Effects of microvascular dysfunction on myocardial fractional flow reserve after PCI in patients with acute myocardial infarction. *Catheter Cardiovasc Interv* 2002;57:452–459.
51. Leesar MA, Abdul-Baki T, Akkus NI, et al. Use of fractional flow reserve versus stress perfusion scintigraphy after unstable angina. Effect on duration of hospitalization, cost, procedural characteristics, and clinical outcome. *J Am Coll Cardiol* 2003;41:1115–1121.
52. Fearon WF, Yeung AC, Lee DP, et al. Cost-effectiveness of measuring fractional flow reserve to guide coronary interventions. *Am Heart J* 2003;145:882–887.
53. Bech GJW, Pijls NHJ, De Bruyne B, et al. Usefulness of fractional flow reserve to predict outcome after balloon angioplasty. *Circulation* 1999;99:883–888.
54. Hodgson JM, Reddy KG, Suneja R, et al. Intracoronary ultrasound imaging: correlation of plaque morphology with angiography, clinical syndrome, and procedural results in patients undergoing coronary angioplasty. *J Am Coll Cardiol* 1993;21:35–44.
55. Mintz GS, Popma JJ, Pichard AD, et al. Intravascular ultrasound predictors of restenosis after percutaneous transcatheter coronary revascularization. *J Am Coll Cardiol* 1996;27:1678–1687.
56. Matsuo H, Watanabe S, Kadosaki T, et al. Validation of collateral fractional flow reserve by myocardial perfusion imaging. *Circulation* 2002;105:1060–1065.
57. Seiler C, Pohl, T, Wustman K, et al. Promotion of collateral growth by granulocyte-macrophage colony-stimulating factor in patients with coronary artery disease. *Circulation* 2001;104:2012–2017.
58. Werner GS, Richartz BM, Heinke S, et al. Impaired acute collateral recruitment as a possible mechanism for increased cardiac adverse events in patients with diabetes mellitus. *Europ Heart J* 2003;24:1134–1142.
59. Schaper W. Therapeutic arteriogenesis has arrived. *Circulation* 2001;104:1994–1995.
60. Meeuwissen M, Chamuleau SAJ, Siebes M, et al. Role of variability in microvascular resistance on fractional flow reserve and coronary blood flow velocity in intermediate coronary lesions. *Circulation* 2001;103:184–187.
61. Chamuleau SAJ, Siebes M, Meeuwissen M, et al. The association between coronary lesion severity and distal microvascular resistance in patients with coronary artery disease. *Am J Physiol Heart Circ Physiol* 2003;285:H2194–2200.
62. Aarnoudse W, van den Berg P, van de Vosse F, et al. Myocardial resistance assessed by guidewire based pressure-temperature measurement: in-vitro validation. *Catheter Cardiovasc Interv* 2004;62:56–63.
63. Pijls NHJ, De Bruyne B. Pitfalls in coronary pressure measurement. In: *Coronary Pressure,* 2nd edition. Amsterdam: Kluwer Academic Publishers, 2000; p. 115–130.
64. Pijls NHJ, Uijen GJH, Hoevelaken A, et al. Mean transit time for the assessment of myocardial perfusion by videodensitometry. *Circulation* 1990;81:1331–1340.
65. Qiao JH, Fischbein MC. The severity of coronary atherosclerosis at sites of plaque rupture with occlusive thrombosis. *J Am Coll Cardiol* 1991;17:1138–1142.

第三部分

冠状动脉血管重建技术

第7章 经皮冠状动脉介入术中的指引导管和导丝

Ivan P.Casserly Irving Franco

在不断变化、革新的介入心脏病学领域中存在一种倾向，即人们较少关注现有的，尽管是常规使用的、必要的装备。指引导管和导丝就属于这一范畴。目前，在导管室中传授指引导管或导丝的恰当选择及操控技术普遍还是通过手把手的训练模式进行。在不久的将来，医学模拟技术可能会发挥重要的作用，甚至可能被要求在对人体进行介入手术之前必须要掌握。编写介入书籍来讨论指引导管和导丝起初像是"使非智能化的努力智能化"，毕竟其中存在智力因素，使之能成功地以书面方式表达出来以便在导管室中更好地得到运用。

指引导管

1976年，在Gruntzig所做的第一个冠状动脉成形术中，指引导管是作为将介入器材输送到冠状动脉开口的管道并为成功送达靶病变部位提供足够的支撑[1,2]。指引导管的这些基本功能直到现在仍保留着。早期对原有血管成形技术所做的改进，产生了指引导管的第二个辅助功能，即可对导管前端的压力进行测量，以及手术过程中使造影剂能够注入血管以了解冠状动脉血管分布和走行情况。

指引导管的输送作用是其最简单、直接的特性，在很大程度上依赖于其内径大小，与之相对的支撑性能则复杂许多[3]。指引导管所提供的内在"被动"支撑，依赖于指引导管壁内特殊的结构以及导管远端的

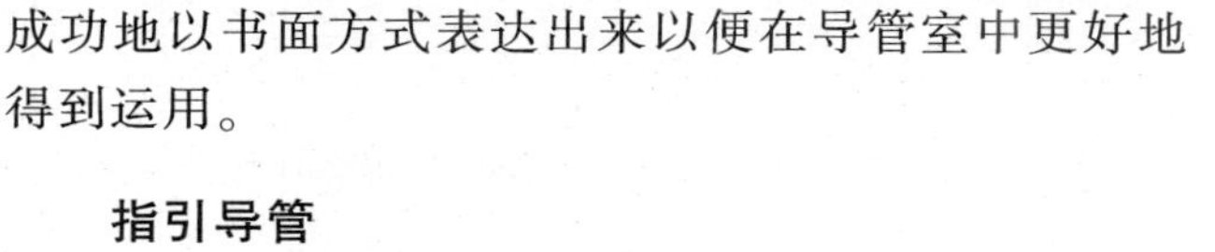

图7-1 指引导管的三层结构

(Outer Jacket：外层；Stainless Steel：不锈钢；Inner Liner：内线)

塑型，后者影响到导管与冠状动脉开口的同轴性，以及是否从主动脉壁或冠状窦得到额外的支撑。导管的"主动"支撑依赖于术者的技术，如越过血管开口深插导管或使导管在冠状窦内保持特定形状。

其他重要性能则为指引导管的使用提供更多的方便和安全性，包括：柔软的导管头部可最大限度减少损伤冠状动脉开口的可能；不透光的设计使其具有更好的可视性；传递扭转的性能使导管尾端至头端的扭转比例达到1:1；在迂曲的主动脉和外周血管内的顺应性；导管转动时抵抗扭折的能力。这些特性相互关联并且在某些方面相互制约。例如：以牺牲管壁厚度为代价来增加导管内径，可以增强输送功能以及减少损伤冠状动脉开口的危险，但其支撑性能及扭转可控性则会受影响。目前指引导管的设计体现的是对这些相互竞争的性能之间的一种妥协，尽管不同的厂家之间存在着一些差异，但所有指引导管都包括基本的三层结构(图7-1)：内层是润滑的材料，典型的是特富隆(Teflon)或PTEE特富隆，这有助于介入手术器材的通过；中间的编织层由不锈钢或Kevlar构成，提供导管的支撑功能、扭转操控性和抗塌陷性能；不同厂家所生产的导管外层差异极大，其常用材料为聚乙烯和聚氨基甲酸酯，二者均具透明及抗血栓形成特点，参与整体支撑及抗塌陷性能。大多数指引导管为多节段设计，仅在导管尾端和头端中间的三层结构存在差异。总的来说，最靠近尾端的节段能提供更大的支撑，而最靠近头端的节段则更具灵活性以利于调整导管同轴性和减少损伤冠状动脉开口的危险性。

绝大多数冠状动脉介入手术采用6F、7F或8F的指引导管。除最简单的手术外，我们倾向于使用8F指引导管。这反映出一种思想，即依靠指引导管的内在被动支撑，努力减少额外的针对指引导管的操作，减少与之相关的冠状动脉开口和近段血管损伤的危险；而

对于倾向使用6F指引导管的术者来说,多数则需要进一步的操作以达到增加主动支撑力的目的。两种选择策略各有优缺点,需要根据具体情况灵活掌握。例如:存在严重外周血管疾病或冠状动脉开口病变的情况下倾向于选择小一些的指引导管,而有些病变相关因素,如严重钙化、严重近段扭曲、完全闭塞以及分叉病变则倾向于选用较大的指引导管。最后,还要考虑到我们输送手术器材到冠状动脉病变处所需要的最小管腔内径。不断更换手术器材就要求术者确信所选用的指引导管型号与特定手术设备相匹配。

大多数指引导管在头部近段均带有侧孔，一些术者在处理冠状动脉或桥血管开口病变时多选用这样的指引导管,其合理性在于,当存在开口病变,血流不能流过导管前段时，这些指引导管有助于血流通过侧孔进入冠状动脉血管以维持冠状动脉的血流灌注。主要的危险在于，从侧孔传导的压力可能完全掩盖导管顶端与冠状动脉开口吻合不良，从而增加产生血管夹层的危险,因此,我们在实际操作中完全不使用此类导管。

根据导管前端的塑型,可以对其进行鉴别。所有导管在头部都有第一弯曲,有的在第一弯曲以后还有第二和(或)第三弯曲(图7–2)。与造影导管不同,出于对指引导管与冠状动脉开口同轴性的要求,人们生产出更多形状的指引导管(图7–3)。例如:与JR造影导管相比,JR指引导管具有短头和更大的第一弯曲。此外,不同厂家生产的名称相似的指引导管之间也存在微小的差异。

针对不同原位血管和桥血管进行介入治疗时,我们选择指引导管的策略将在下一部分阐述。术者不可能对现有的每一种导管都精通,更实用的办法是将主要的材料限制在最偏爱的几种导管中,在其使用中成为真正的专家,足以能够分辨其细微的差别,应用这一方法,大多数术者在对相对少的指引导管进行选择时,会有自己的体会,而在极少数情况下才会用到额外的指引导管。成功应用这一策略的关键在于,对影响成功选择导管的因素(包括主动脉弓和主动脉根部解剖、冠状动脉或桥血管开口的位置、血管开口和近段血管走行方向、导管的几何形状、导管对术者操控的反应、靶病变的特点等)有深刻的理解。尽管说教式的训练有助于这些因素的掌握,但仍然没有任何方法可以代替在经验丰富的老师指导下亲自进行大量的实践。

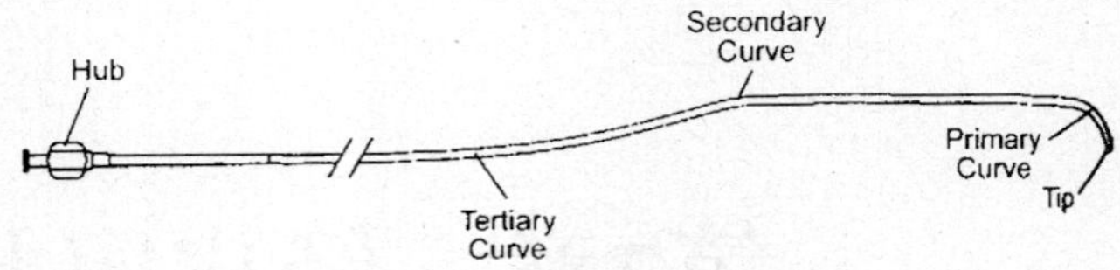

图7–2 JR4指引导管第一、第二和第三弯曲的位置(Hub:导管尾部;Tertiary Curve:第三弯曲;Secondary Curve:第二弯曲;Primary Curve:第一弯曲;Tip:导管头部)

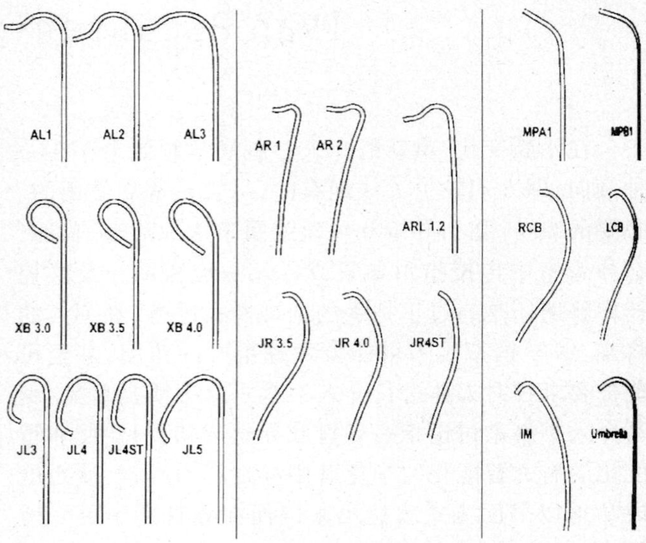

图7–3 进行冠状动脉介入手术时可供选择的导管类型

左冠状动脉

针对左冠状动脉(LCA)介入治疗选择合适的指引导管时,必须考虑到LCA开口相对于主动脉窦的位置及其朝向(图7–4)。典型的LCA由左瓦式(Valsalva)窦左前方中间部分垂直发出,恰好位于窦与大血管的连接处[4]。不到1%的病例存在独立起源的左前降支(LAD)和回旋支(LCX),而LCX的开口位于LAD开口后方。左主干(LM)从左窦出发后的朝向则可能在其经典正交平面上存在上下和前后方向上的变异。

我们导管室所用的最多的LCA指引导管为Extra-Backup (XB) 3.5,其进入开口后多直接朝向LCA。该导管经指引钢丝送入后导管前端位于左窦内。撤出导丝时,指引导管前端朝向LCA开口会做向上运动。顺时针或逆时针转动导管,可使导管头向LCA开口的前方或后方移动,最好在右前斜(RAO)位置进行判定。使用该导管时,导管的第一弯曲部分恰好靠在对侧主动脉壁上,大多数情况下位于无冠窦内。因此,主动脉根部及主动脉窦较宽或较窄的个体则分别可选用大一些(XB4.0或XB5.0)或小一些(XB3.0)的指引导管。对于左主干走行方向朝上的个体，则可选择小一些的XB导管以达到更佳的同轴性要求，对于左主干走行方向朝下者则相反。

Amplatz左(AL)指引导管仍是我们导管室常备的选择，特别是对于需要增加支撑力的病例尤为有用。但因为它存在损伤冠状动脉开口的危险，必须强调该导管的正确使用，所以需要由经验丰富的术者对被培训人员进行认真的指导。沿导引钢丝送入AL指引导管到达主动脉根部，绝大多数情况下，AL指引导管头起初先进入右冠状动脉窦，后撤并顺时针转动导管可使其进入左冠状动脉窦，有时还需要在不同方向上前后移动尝试几次才能成功。当导管头在左冠状动脉窦内，逆时针转动导管(使导管头进一步向后)，然后推送导管可使导管头在冠状动脉窦内上升并朝向冠状动脉开口。而对于XB导管，则需要RAO体位投照以判断开口所在的后前位平面，然后顺时针、逆时针转动分别使导管向前、后移动。导管弯曲部分(如:第二弯曲)多支撑在无冠窦内。围绕着使用AL指引导管的秘诀之一是与撤出导管有关，我们观察到LAO投照体位下撤出导管，95%以上的情况小心后撤导管可以成功退出导管而不至于过深插入左主干。

根据我们的经验，AL2指引导管的大小适合于大部分男性病人，而AL0.5或AL0.75指引导管适合于大部分的女性病人。AL0.5指引导管需要特别向厂家订购，因为其并不常备。AL3或AL4指引导管适用于主动脉根部及主动脉窦增宽或左冠开口较高的患者。较少见的情况下，当AL指引导管不易进入左冠开口时，更换大一型号的导管可能凭借其第二弯曲处于右窦内而获得成功。对于左冠开口朝向上方的患者来说，AL

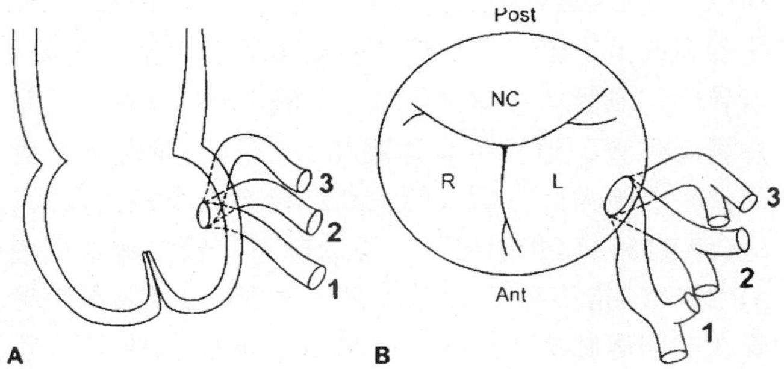

图7-4　正面(A)和水平面(B)观察主动脉根部示意图，显示左冠起源最常见的三种变异

A.向下倾斜(A1)，正常垂直起源(A2)和向上倾斜(A3)；B.向前倾斜(B1)，正常垂直倾斜(B2)和向后倾斜(B3)

NC:无冠窦，R:右冠窦，L:左冠窦(Reproduced with permission from Angelini P, Villason S, Chan AV, et al.Normal and anomalous coronary arteries in humans.In:Angelini P [ed.], Coronary Artery Anomalies, 1st ed.Maryland:Lippincott Williams & Wilkins, 1999: 27–79.)

是理想的选择。大多数作者强调，由于其导管头部向下，AL导管在选择性朝向回旋支时有优势。

针对简单的左冠介入治疗(如:LAD近端病变，无明显血管钙化)，通常预计所需要的支撑力最小，为此我们通常还配备Judkins左(JL)指引导管，但其最主要的弱点在于大多数介入治疗中不能提供足够的支撑力。在使用XB指引导管时所需要考虑的管腔大小与主动脉根部大小的问题，在使用JL指引导管时同样应该考虑到。只有极少数情况下，JL指引导管可以作为唯一适合的指引导管以进入开口位置较高的左冠状动脉。短头的JL指引导管在处理左主干狭窄，特别是开口病变时具有优势，因为其不会产生过强的支撑，从而减少了导管刺激所引起的开口损伤。

左冠状动脉介入治疗过程中遇到左主干短以及LAD、LCX双开口的情况下常为指引导管的选择带来难题。要使导管与LAD吻合良好，通常选择第二弯曲小(如:XB3.0，JL3.0/3.5)的指引导管，顺时针旋转使得导管头向前；要使导管与LCX吻合良好，通常选择第二弯曲大(如:XB4.0，JL5.0)的指引导管，逆时针旋转导管。不少术者称在使导管朝向LCX时，多倾向选择短头的AL指引导管。

右冠状动脉

典型的右冠状动脉(RCA)由右前窦的中部，恰好位于窦与大血管的连接处垂直发出[4]。与LCA相比，RCA开口位置和朝向的变异更大(图7–5)。

在我们的导管室中，针对RCA的介入治疗多选用JR4指引导管。当RCA近端从主动脉窦垂直发出时，该导管较为适合。相对于JL指引导管而言，JR指引导管的缺点在于缺少支撑力。众所周知，对于缺乏经验的术者而言，导管很难进入RCA以提供足够的支撑力，这一事实与JL指引导管的缺点常同时出现，但人们对这一困难常估计不足，而处理远端病变所需支撑力比近端病变要大得多，JR指引导管不可能到达处于前方位置的RCA开口，并且要进入开口向上的RCA也有难度，这是因为，在这一位置上，导管的第一弯曲在主动脉窦与大血管的连接部位有被拉直的趋势。

因此，我们在指导右冠状动脉介入治疗过程中选择Amplatz右(AR)指引导管，导管与冠状动脉的吻合不如AL导管那样困难。通常，导管被送入右冠窦时，导管头部正好对准右冠开口水平位置，顺时针旋转即可送入右冠开口。在吻合有较大困难的情况下(如:开口位置靠上)，导管可以先送到右窦底部，然后顺时针旋转。用与操作AL相似的手法向前推送导管，使导管

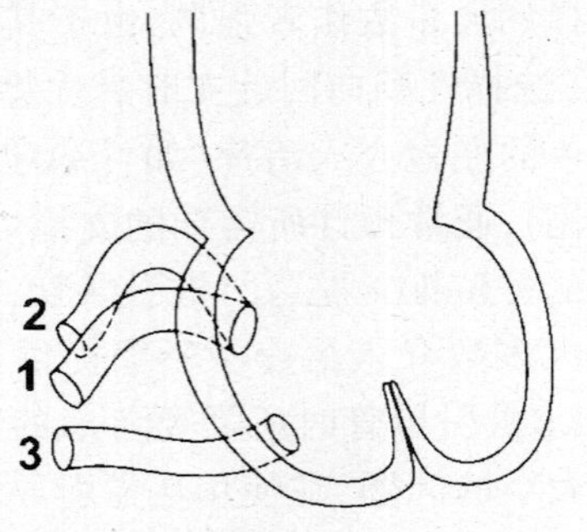

图7-5 右冠起源最常见的三种变异

1.正常垂直起源；2.上提呈牧羊鞭状；3.较低的异位起源并呈水平方向走行

头部在窦内向上移动并指向开口。对于大多数男性和女性患者来说，AR2导管的大小较为合适，不论右冠近段血管的朝向如何，该导管均可以满足与血管开口部位的同轴性要求。例如，开口向上时，可向前推送导管以使导管第二弯曲部按照右冠顶部走行，而头部则更朝向上方；相反，右冠近段向下时，让导管自由“悬吊”在右冠窦内，可使头部指向下方。

因为在RCA介入治疗中，最常使用到AR导管，我们发现很少需要使用到其他指引导管。Williams导管(ALR1.2)结合了AL与AR的特点，并可提供极出色的支撑力，由于其第二弯曲长于AR2指引导管，对于开口位于前方的右冠，它可更好地进入开口内；与AR2指引导管相比，其头部更向上，这在RCA近段走行朝上时使得导管与血管吻合得更好。此外，这种情况下AL0.75指引导管同样适用。对于位置较高且开口向上的RCA，尽管IMA指引导管常可吻合良好，但因其不能提供足够的支撑，一般情况下应避免使用。对于位置较低和/或RCA近段朝下的情况，可替代AR的指引导管包括：短头JR指引导管和多用途指引导管，二者头部均向下，在AR导管吻合不满意时可能有用。

桥血管

大隐静脉桥血管

静脉桥血管病变的介入治疗选择指引导管时，除一些独特的考虑外，需要像原位血管那样进行对待，与原位血管相比，静脉桥血管的介入治疗，支撑力并不是较常考虑的问题，这是因为过度扭曲和钙化现象并非常见，静脉桥血管管腔较大，人们通常只需处理介入器材容易通过的局限性狭窄。因而，确保导管与桥血管开口的同轴性才是首先应考虑的问题，例外的情况存在于经过桥血管来处理复杂原位血管病变。

在处理左侧桥血管病变时，导管长度并不是让人担心的问题，而有时处理右侧通向左室后支的桥血管时需要考虑这一问题。这种情况下，应使用90 cm长指引导管，此外，使用6F指引导管可能更适合，因为它可深插进入桥血管内，足够充分利用球囊或支架传送系统的长度，使之足以到达桥血管或原位血管病变处。

主动脉右侧桥血管发出于主动脉右侧，正处于右冠窦上方，相对于升主动脉而言，其开口朝向下方。根据我们的经验，右侧桥血管介入治疗中多用途导管常可提供最佳同轴性和支撑力。针对水平发出的桥血管，可以使用JR指引导管、右冠桥(RCB)指引导管和AR指引导管。JR和RCB指引导管非常相似，二者区别在于，RCB有较长的第三弯曲，其头部朝向更倾向于水平(JR头部稍微朝向下方)。

左侧桥血管常位于降主动脉前壁，朝向水平方向或上方。除朝向问题外，主动脉弓的大小也严重影响着指引导管的选择。许多术者把JR4或左冠桥血管(LCB)指引导管作为首选。主动脉弓较宽的患者使用JR4时不理想，而且由于其头部朝向水平，对开口朝上者应用更差。LCB与JR相比第二弯曲更短，开口朝上，能更好地达到降主动脉前壁。尽管这些导管通常都为左侧桥血管介入治疗提供足够支撑力，但我们倾向于使用AL和AR指引导管，因为它们所提供的支撑更为可靠。使用Amplatz(尤其是AL)指引导管进入左侧静脉桥血管时，需要术者的操作以使导管头部抓靠在升主动脉中部某个地方，然后再顺时针或逆时针旋转使其头部朝向主动脉前壁。在导管头部很好地朝向降主动脉前壁后(最好通过RAO体位来判断)，可在细微变化的朝向上进退导管，使之与桥血管开口吻合良好。当导管与血管口部衔接好后，稍微推送即可使导管到达满意位置，这样可以达到加大Amplatz导管弯曲度的效果。绝大部分病人的主动脉根部大小是正常的，适合AR1和AL1指引导管，主动脉根部较宽者则选用AR2和AL2指引导管。有作者还发现Umbrella指引导管在左侧静脉桥血管的介入治疗中非常有用，该导管实际上就是AL3指引导管去除末端头部，这样一来使得在主动脉根部的操作更加容易，同时还能提供极佳的支撑力，但若静脉桥开口在主动脉弓上的位置较高时使用起来则有些困难。

内乳动脉自身桥血管

内乳动脉(IMA)桥血管对于冠状动脉血运重建非常重要，这就强调对其进行导管操作时必须格外小心。由于近端迂曲和粥样硬化病变，使得将导管插入

IMA桥血管变得非常困难。另一个需要注意的问题在于，锁骨下动脉粥样硬化病变可能累及IMA开口处。对于此类有难度的病例，我们从外周血管介入同行那里借鉴了一些技巧，这样可增加安全性与成功输送和衔接IMA指引导管的可能性，这些技巧包括：①使用8F指引导管时，导管内套入一长(125 cm)5FJR4造影导管(图7-6)。造影导管可以选择性衔接锁骨下动脉或无名动脉开口，0.09 cm(0.035 in)的导丝可进入到肱动脉近端，尽管导丝头部的J形弯足以满足这一要求，但在血管明显扭曲的情况下，还是有必要使用Wholey或带硬弯的超滑导丝。JR4造影导管沿导丝进入到锁骨下动脉远端。通过导丝—导管的配合，指引导管可以进入到IMA的开口处。该技术能为器械的传输提供额外的支撑，并且对于从锁骨下动脉近端至IMA开口部位粥样硬化斑块损伤的危险性也降低到最小；②当近端存在严重扭曲，以至于术者估计很难将指引导管与IMA开口很好衔接时，我们建议以下操作技术(图7-7)，将5FJR4造影导管套在一根70 cm长的

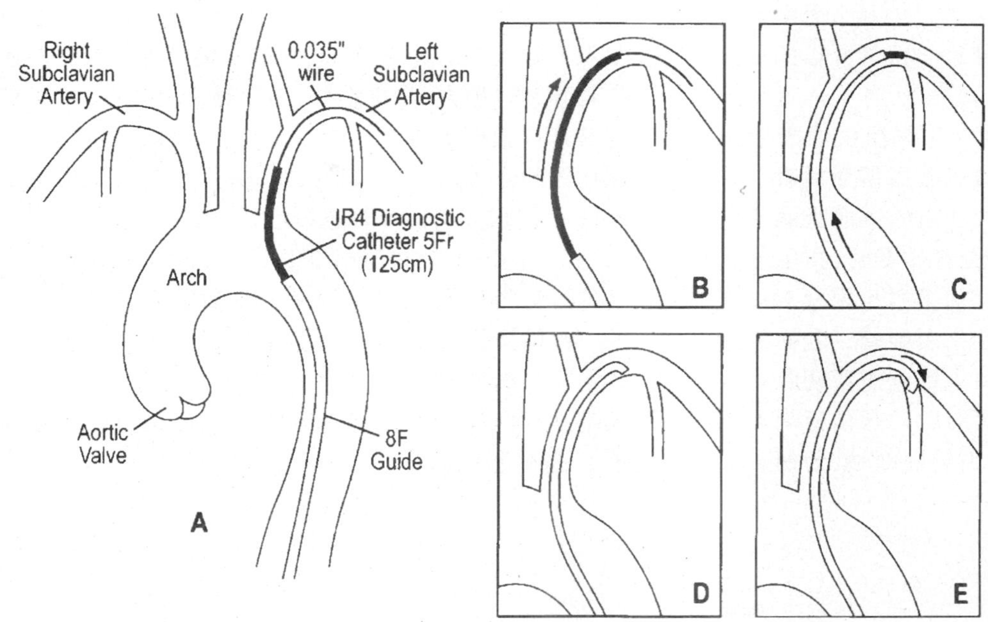

图7-6 安全地将8F指引导管送入锁骨下动脉近端进行针对IMA的介入治疗的技术

(Right Subclavian Artery: 右锁骨下动脉；wire: 导丝；Left Subclavian Artery:左锁骨下动脉；JR4 Diagnostic Catheter 5F: JR4造影导管5F；Arch: 主动脉弓；Aortic Valve: 主动脉瓣；8F Guide: 8F指引导管)

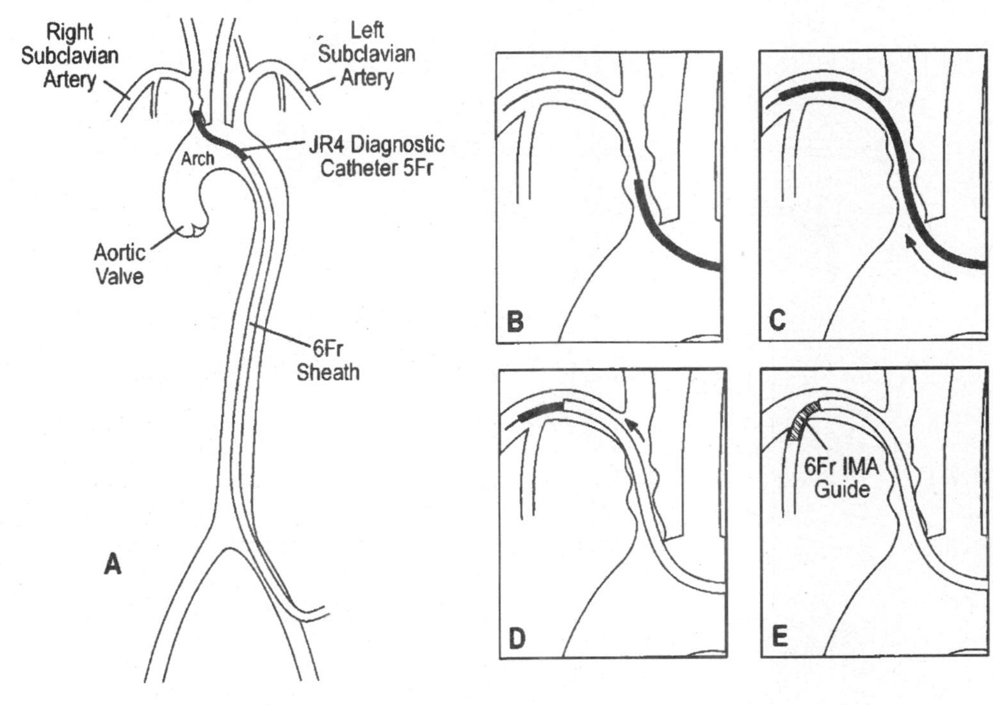

图7-7 内乳动脉(IMA)介入治疗过程中近端迂曲情况下，将鞘管送入锁骨下动脉近端的技术

在指引导管通过鞘管送入后可进行介入手术，详见文中解释

6F或8F输送鞘管内,起到类似股动脉鞘的作用。用与上述相似的方法,通过导管—导丝相结合,将输送鞘管送入IMA开口处,随后相应地通过6F或8F输送鞘管送入6F或8F指引导管与IMA相衔接,其作用在于减少血管近端扭曲的影响,以利于指引导管的操作,这与在严重髂动脉迂曲患者应用长股动脉鞘管的方法相似。

如果从股动脉入径不能成功地将指引导管与左或右IMA衔接,一定要想到改用同侧肱动脉或桡动脉入径,将使操作变简单。这是因为,左IMA通常发自于左锁骨下动脉顶端或水平部,相反右IMA通常发自于右锁骨下动脉近端,给指引导管与血管开口的衔接带来困难。

IMA介入治疗时的指引导管选择仅局限于JR或内乳动脉指引导管,而大多数术者更偏爱后者。针对IMA的介入治疗,特别是严重迂曲的桥血管病变以及经IMA桥血管处理远端原位血管病变时,指引导管的长度便成为最应考虑的问题。大多数厂家针对此类情况生产出90cm长的IMA和JR4指引导管,若需要指引导管的长度短一些,可从接口处根据需要切除一定长度,将比指引导管小1Fr的短的股动脉鞘管割去预塑型的头端部分后送入上述指引导管断端,为便于操作还可使用鞘管扩张器(图7–8)。

异常冠状动脉的介入治疗

最常提到的冠状动脉异常是回旋支起源的异常,它可以是RCA的一个分支,也可能从右窦内单独发出[5],后一种情况下,回旋支开口位于RCA的后方,这种异常的回旋支是逆主动脉方向走行,这样一来,外科血运重建手术就无法实施。有人记载,涉及异常回旋支的介入治疗可使用不同的指引导管(JR、短头JR、多用途导管、AL1、AR1)[6,7]。这就有可能需要一些尝试甚至是错误,才能最终选定理想的指引导管。

发自于左窦的异常起源的RCA(ARCA)是第二位常见的冠状动脉异常[5]。通常该异常血管发自于左冠状动脉开口前方,在主动脉、肺动脉之间走行,将导管与其开口相衔接通常在技术上具有一定挑战性,并为该血管的介入治疗带来较大难题。一些作者报道成功地运用AL或JL指引导管进行操作,当然这些导管的第二弯曲与用在LCA的导管相比要大一些[8]。这两种导管均可被先送入左窦内,然后顺时针旋转使其头端向前。Leya及其同事们专门为ARCA设计了一种可调整的指引导管[9],该导管是对AL和XB指引导管的改良,其末端可向前调整为45°或90°,这一改进可能会增加手术的成功率。

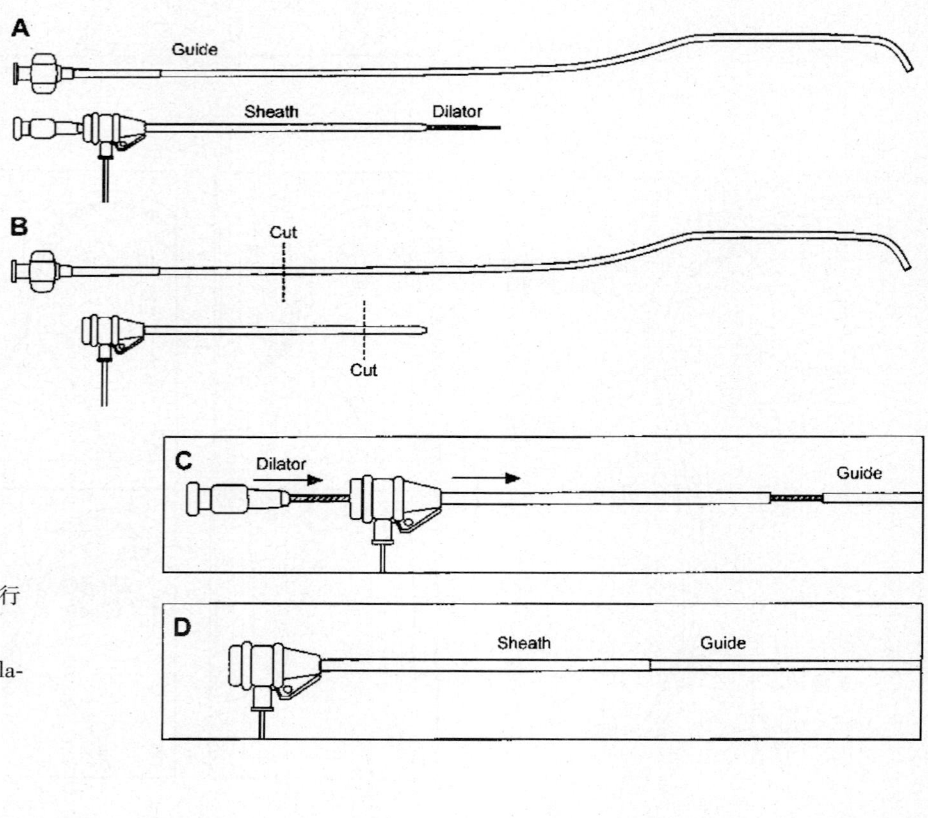

图7–8 缩短指引导管长度来进行桥血管介入治疗的技术

(Guide:指引导管;Sheath:鞘管;Dilator:扩张器;Cut:切割)

基于桡动脉和肱动脉的介入治疗

基于桡动脉和肱动脉的介入治疗在介入领域中慢慢地得到了更广泛的接受，作者认为，对股动脉穿刺存在禁忌证的患者，应考虑上肢动脉入径。需要强调的是，通过上肢入径进行介入治疗，需要着重在正常和异常上肢血管解剖[10]、穿刺技术和辅助药物方面接受更多的培训，并且对经桡动脉造影导管和指引导管的使用应有所熟悉，建议读者参阅此类优秀的文献[11~13]。

指引导丝

在首例血管成形术中所使用的导丝被固定在成形球囊前端，以助于安全地通过靶病变。该系统的缺点在于不能独立移动导丝或球囊，为更换使用其他球囊带来了困难。这也迅速导致经导丝球囊系统的产生，其中使用到独立的导丝，它可通过病变，并为随后的介入器材的传输提供了操作平台。从那以后便作为成功的范例应用至今。

每四个主要冠状动脉导丝生产厂家中就有一个能够提供种类繁多的直径为0.036 cm(0.014 in)的冠状动脉导丝，这些导丝结构上的变化决定了不同的操作特性。虽存在着差别，但其基本的部分可由图7–9来概括。此外，对于基本原理的掌握使得人们从其结构设计来判断导丝可能表现出的特性时更加有把握。

导丝的基本结构要素是圆柱形的芯，通常由不锈钢制成，近来还有镍钛诺和具有专利权的合金制成的导丝。导丝的主芯贯穿导丝并在远端逐渐呈锥形变细。锥形变细的开始部分存在着不同，并且有的可以是连续性(无跳跃)的，有的则是节段性的。主芯的直径和锥形部分的结构特点极大地影响到输送器材时导丝的支撑力。主芯的直径较大、锥形部分的长度较短以及在一定空间内分布的锥形部分数量较少都增强导丝的支撑力以及推送力的传递；主芯的直径较小、锥形部分的长度较长以及在一定空间内分布的锥形部分数量较多则带来相反的效果并增加了导丝的顺应性。大多数导丝的主芯一直延伸到头部(即从芯到头部的设计)，到头部后主芯才开始变平。这种设计增强了从导丝近端到头部扭转力的传递，并且降低了导丝头部脱垂的可能性。少数导丝的主芯在到达导丝头部之前就停止了，在导丝头部和主芯之间留下一个过渡带，这样一来虽然降低了扭转力的传递并增加头部脱垂的倾向，但以此为代价变成了柔软、无创伤性的导丝头部设计。多数导丝具有不锈钢线圈缠绕在导丝头部或者缠绕从头部到主芯锥形的部分。覆盖在头部(即，头部—线圈设计)的线圈与覆盖在主芯锥形部分的线圈(中间线圈)在组成上有细微的区别。一般此类线圈的作用是增加导丝远端部分的顺应性。导丝头部的可视性是导丝一项重要的安全特性，由不透射线的铂线圈制成，长度在2~3 cm，有的还可以更长。

组成导丝的最后一步是添加涂层，所使用的是具有专利技术的亲水或疏水涂层，分别产生一种润滑的胶样或蜡样表面。该涂层从远端覆盖大约30 cm，以助于介入器材沿导丝的移动，此外还可能帮助导丝克服解剖上的迂曲。

遗憾的是，一些厂家因使用了亲水涂层而对自己所生产的导丝都使用了"亲水的"这一术语，却给介入医师带来了困惑。在介入医师看来，"亲水导丝"(如：Whisper 导丝、Shanobi 导丝、Asahi Prowater 导丝、Choice PT导丝)的概念是指在导丝主芯和头部线圈上应用了以硅和特富龙为基质的塑料聚合物而使其体部和头部具有极其润滑的特性。由于这一原因，线圈的末端是不可见的。这些导丝的头部保留了其形状，有更佳的推送性，但顺应性相应降低。标准的亲水涂层额外添加在塑料聚合物表面以增加润滑性。

在介入治疗中，此前提到的关于选择指引导管的建议同样适用于选择导丝，术者应该熟悉有限的几种

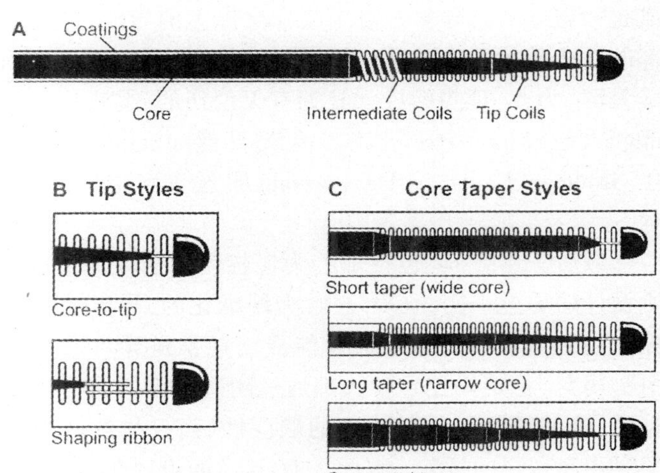

图7–9　导丝设计的典型结构

A.Coatings: 涂层；Core: 内芯；Intermediate Coils: 中间的内芯；Tip Coils:头部的内芯

B.Tip Styles: 头端类型；Core–to–tip: 内芯到顶端；Shaping ribbon:塑型带

C.Core Taper Styles：内芯锥形类型；Short taper(wide core):短锥形(粗的内芯)；Long taper(narrow core)：长锥形(细的内芯)；Segmental taper：节段锥形

导丝并精通其特性，并不需要去尝试熟悉现有全部的导丝。人们可将导丝分为四个大类并从各大类中挑选1~2种导丝，这样看来，一名术者可依靠精心挑选的6种左右的导丝来完成超过95%的介入手术。

首先，人们应选定一种常用导丝来完成大多数的介入手术。导丝的安全性是第一位的，因此，一种头部具有顺应性、无损伤性、可以提供低到中等支撑的导丝就是理想的选择了。我们选择了Balance Trek导丝(Guidant公司) 或Balance Middle Weight (BMW) 导丝(Guidant公司)，此种类其他的导丝包括：Asahi Light导丝、Asahi Soft导丝、ChoICE Floppy导丝、Hi -Torque Floppy导丝以及Wizdom Floppy导丝。

对于严重迂曲病变，导丝的操控性和轨道性能便成为首要考虑的问题，而支撑作用则不那么重要。顺应性在迂曲血管内非常有用，但导丝头部的顺应性过大也造成前端容易脱垂的危险。这种情况下，锥形的从芯到头部的设计以及应用亲水涂层或亲水塑料聚合物等都是对其性能的改进。我们首选Whisper导丝，但还应强调其他备选导丝，包括：PT Graphix、ChoICE PT导丝、PT^2导丝和Asahi Prowater导丝。

有些情况下，输送介入器材需要超强支撑力，特别是在迂曲血管或血管近端严重成角时，导丝可将血管拉直有助于器械的输送。安全的策略是，用上述导丝通过病变，然后通过经导丝(over-the-wire)球囊换成超强支撑力的导丝。对于超强支撑力的导丝，其头部的性能相对不重要，但导丝体部所提供的支撑力才是关键。为此，理想的设计是拥有无创伤的、柔软的头部和大直径的不锈钢主芯，此类导丝如Stabilizer导丝、Ironman、Banlance Heavyweight导丝和Mailman导丝。

最后一组导丝，包括那些为慢性闭塞病变(CTO)所设计的导丝。因为CTO通常为纤维化的，导丝的头部和主芯应具有特殊组成才能成功地推送导丝通过闭塞病变。稳定操控导丝头部通过闭塞病变的能力很重要，这就牺牲了导丝头部的顺应性，而且显然增加了穿孔和夹层的危险。因此，CTO导丝的设计包括，头部到主芯(tip-to-core)的结构，主芯远端锥形部分短、尖，头部呈锥形，长约0.254 cm(大约0.010 in)。可控的、有"真正亲水性"的头部具有更大的支撑力，使这些导丝在此时更受推崇。在我们导管室最常用的CTO导丝包括：Cross-IT(100XT、200XT、300XT、400XT，编码随头部支撑力而增加) 导丝、Asahi Miraclebros(3、4、5、6，编码随头部支撑力而增加)导丝和Confianza导丝。少数术者使用亲水PT Graphix导丝或Shanobi导丝，使用这些导丝处理CTO时需要特别小心，因为它们可能进入到内膜下层造成夹层，不像传统非亲水导丝那样可以通过触觉反馈给操作者。我们更习惯于从安全的、头部柔软的导丝(如BalanceTrek导丝)开始，通过经导丝球囊逐步更换、增加CTO导丝的硬度。第一根导丝失败后尝试中等硬度亲水的Whisper导丝，这时我们会使用不同硬度的Cross-IT XT导丝，先从头部硬度最小的100XT开始，逐渐到400XT导丝，或者，我们还会使用不同硬度的Miraclebros导丝，也会把Confianza导丝作为最后的办法。这种方法的缺点在于，术者在使用低性能的导丝时会造成假腔，给随后使用高性能导丝带来困难。这种情况下，我们选择保留导丝在假腔内，以此帮助后续的导丝找到真腔。

结论

冠状动脉介入治疗时正确选择指引导管和导丝需要透彻掌握这些器材的设计和结构，掌握可能影响到器材成败的解剖特点。通过讲解和手把手地指导来获得这种技巧是非常重要的，并可带来某些潜在的益处，包括：缩短手术时间、节省手术器材及其相关费用、减少并发症的发生率和增加手术成功率。

(王　林　丛洪良　译)

参考文献

1. Gruntzig A. Transluminal dilatation of coronary-artery stenosis. *Lancet* 1978;1(8058):263.
2. Gruntzig AR, Senning A, Siegenthaler WE. Nonoperative dilatation of coronary-artery stenosis: percutaneous transluminal coronary angioplasty. *N Engl J Med* 1979;301(2):61-68.
3. Tenaglia AN, Tcheng JE, Phillips III HR. Coronary angioplasty: Femoral approach. In: Stack RS, Roubin GS, O'Neill WW (eds.), *Interventional Cardiovascular Medicine*, 2nd ed. Philadelphia: Churchill Livingstone, 2002: 477-489.
4. Angelini P, Villason S, Chan AV, et al. Normal and anomalous coronary arteries in humans. In: Angelini P (ed.), *Coronary Artery Anomalies*, 1st ed. Maryland: Lippincott Williams & Wilkins, 1999: 27-79.
5. Kimbiris D, Iskandrian AS, Segal BL, et al. Anomalous aortic origin of coronary arteries. *Circulation* 1978;58(4):606-615.
6. Wong CB, Schreiber TL. Stenting of an anomalous left circumflex coronary artery arising from the right sinus of Valsalva. *Tex Med* 1998;94(1):64-66.
7. Blanchard D, Ztot S, Boughalem K, et al. Percutaneous transluminal angioplasty of the anomalous circumflex artery. *J Interv Cardiol* 2001;14(1):11-16.
8. Cohen MG, Tolleson TR, Peter RH, et al. Successful percutaneous coronary intervention with stent implantation in anomalous right coronary arteries arising from the left sinus of Valsalva: a report of two cases. *Catheter Cardiovasc Interv* 2002;55(1):105-108.
9. Qayyum U, Leya F, Steen L, et al. New catheter design for cannulation of the anomalous right coronary artery arising from the left sinus of Valsalva. *Catheter Cardiovasc Interv* 2003;60(3):382-388.
10. Yokoyama N, Takeshita S, Ochiai M, et al. Anatomic variations of the radial artery in patients undergoing transradial coronary intervention. *Catheter Cardiovasc Interv* 2000;49(4):357-362.
11. Kiemeneij F, Laarman GJ, de Melker E. Transradial artery coronary angioplasty. *Am Heart J* 1995;129(1):1-7.

12. Campeau L. Entry sites for coronary angiography and therapeutic interventions: from the proximal to the distal radial artery. *Can J Cardiol* 2001;17(3):319–325.
13. Almany SL. Radial and brachial artery-based access for diagnostic and interventional procedures. In: Stack RS, Roubin GS, O'Neill WW (eds.), *Interventional Cardiovascular Medicine*, 2nd ed. Philadelphia: Churchill Livingston, 2002: 547–556.

第8章 直接支架植入与预扩张后支架植入

David R.Holmes, Jr.

近几年随着支架治疗技术的不断进展，支架已经成为治疗冠状动脉疾病的主要的经皮再血管化方法。早期，支架植入前的预扩张不仅仅是一种规范，而且是必需的。以下是一些研究的结果（表8-1）。

·最早支架正式被批准使用是作为一种补救措施，即所有接受支架治疗的病人都接受了既往传统的经皮冠状动脉球囊成形术。

·最早的第一代支架体积大、硬度高、缺乏柔韧性，所以需要充分的预扩张以增加支架通过病变的机会。

·一些早期支架有从输送球囊上脱落的可能，为尽可能减少这种可能，通常需要预扩张。

·总结许多有关评价支架的随机临床研究后表明支架前需要预扩张。这一要求在最近的药物涂层支架随机临床研究中被采纳。

·预扩张是为了避免损伤支架，包括药物涂层支架，如果没有预扩张则支架不易通过病变。

·对于僵硬或钙化的病变，预扩张是必须的，因为早期的支架球囊在低压之下，如果支架球囊不能扩张僵硬的病变，就会导致支架释放不完全。很少情况下，球囊不能从支架撤出。有时，应用支架球囊试图扩张僵硬病变时球囊破裂并造成动脉损伤。

·因为在支架释放前血流较少，所以有可能低估血管大小而错误地选择支架的尺寸，所以预扩张有助于避免这种错误。

与常规预扩张观点相对立，一些研究者开始考虑直接支架。支持这种策略的一些可能的原因见表8-1。首先是因为节省了预扩张球囊而具有经济上的益处。此外，也缩短了手术时间，减少造影剂的应用。另一个可能的好处是减少在预扩张时发生的斑块栓塞的可能，并降低动脉损伤的可能。如果能够降低早期的动脉损伤，直接支架植入就可以降低再狭窄率。总之，要完全覆盖损伤病变，用DES直接支架是很便利的，这一点非常必要。

尽管有上述有利和不利的背景，一些直接支架的注册随机研究已经开始[1-13]。

这些研究主要看多个临床和血管造影的终点事件。一项最大的研究中，Wilson等[7]评价了从1996年到1999年共777例直接支架治疗的结果，并与3 176例首先预扩张再支架植入的患者进行比较，这代表了早期

表 8-1 直接支架

可能的益处	可能的不利处
经济上	不能释放支架
器材	支架损伤
时间	不能完全扩张支架在硬的病变以及不能回撤球囊
减少造影剂	因为血管充盈不佳，导致支架过小
减低预扩张斑块栓塞	
减少动脉损伤	
最优化支架覆盖损伤段，预防 DES 影像丢失	
减少 X 线曝光时间	
减少再狭窄	

DES=药物释放支架；BMS=裸支架

支架的技术。在这项研究中，手术成功率在直接支架和预扩张组之间没有差别(96.3% vs 96.4%)。多变量分析后表明，两组在院内死亡率、院内心肌梗死和远期临床结果上没有差别(图8–1)。唯一显著的差别是手术时间和造影剂的减少，并减少了球囊和导丝的应用。Wilson的研究表明，直接支架治疗组中，最初的5%时间是用来进行尝试，因此有可能需要转到另一组中。在现代支架技术下，无预扩张的支架植入手术失败率降低了，这是由于在较长病变、远端病变和弥漫病变行介入治疗中需要更多的预扩张。小规模的注册研究已经证明一些结果[1,11,16,17]。在一些亚组分析中，例如，急性冠状动脉综合征，包括MI，直接支架可改善TIMI血流，并降低心脏生化指标的水平。另外，静脉桥血管的病变可以应用直接支架治疗以减少远端栓塞的可能，尽管目前远端保护装置的应用已使得这方面的作用不再那么至关重要。总的来说，观察研究并未显示应用裸金属支架的直接植入可降低再狭窄率。

多项随机临床研究比较了直接支架和预扩张的结果，特别是应用BMS[9,10,13]。总的来说，手术成功率很高，并发症发生率低。然而需要记住的是，这些研究随机入选的是单一病变，而且病例选择都是术者认为直接支架是可行的。因此，这些入选的病变倾向于短的且没有严重钙化或迂曲的病变。在较复杂病变，试图直接支架可能导致不同的后果。然而，观察结果一致认为直接支架与预扩张后再植入支架比较不会增加再狭窄率。

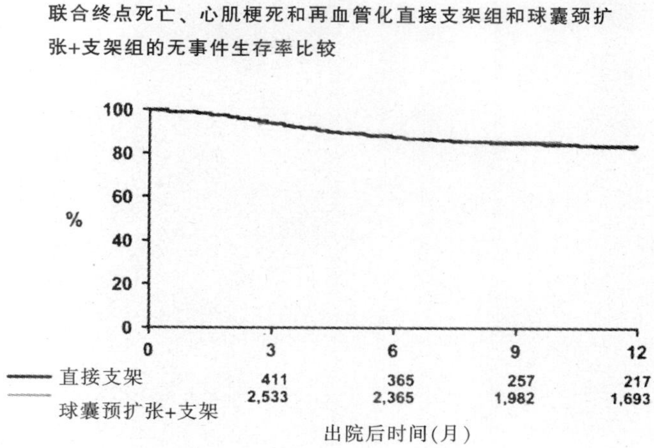

图8–1　Kaplan–Meier生存曲线显示，直接支架与球囊扩张+支架相比，在包括MI、再血管化等在内的联合终点方面无事件生存情况

在最近经济学上的分析中，Barbato等[1]发现直接支架手术时间缩短(36.5 min vs 45.6 min)，应用球囊数量减少（1.2 vs 2.1），造影剂使用减少（146 ml vs 169 ml)，因此总的手术费用也降低。

药物涂层支架的出现改变了心脏介入学的惯例。在关键的多中心SIRIUS研究中[14]，药物涂层支架的再狭窄率是3.2%，但是在亚组分析中也观察到支架两端5 mm范围的再狭窄率增加到8.9%。对这种“边缘效应”的可能解释是，在必要的预扩张后，在治疗段产生一定程度的损伤，尽管支架覆盖了初始病变，但没有

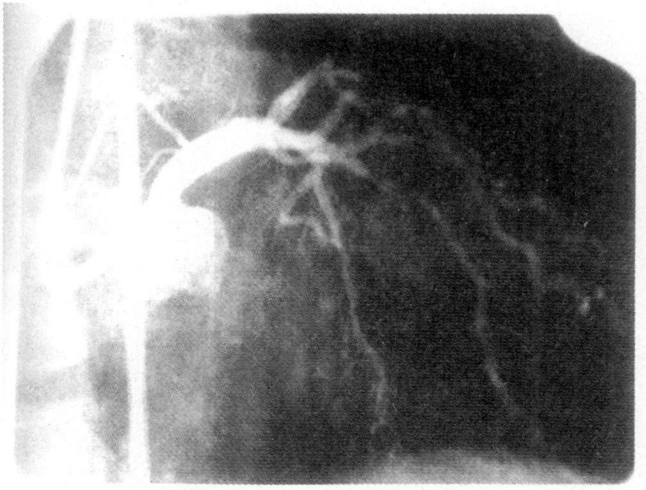

图8–2　右前斜头位显示的左冠状动脉

出于对选择支架大小的考虑，该病例应避免使用直接支架治疗。远端血管由于严重狭窄病变导致充盈不良而显细小，预扩张后可帮助术者选择理想的支架

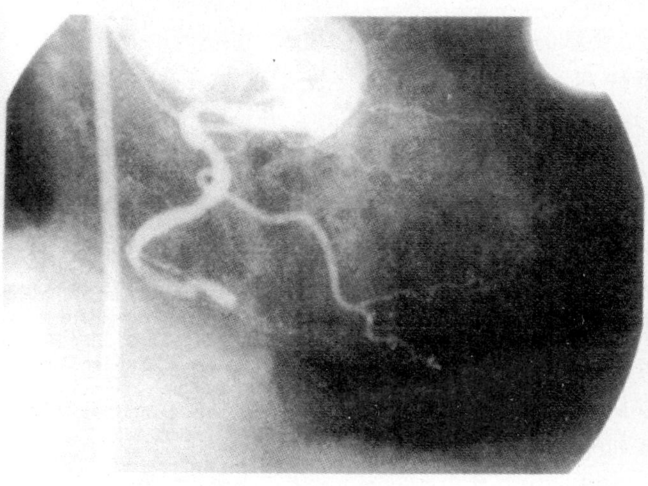

图8–3　右前斜位显示严重迂曲的RCA远端闭塞，需要处理，血管还存在钙化

因存在严重迂曲和闭塞，应避免使用直接支架治疗

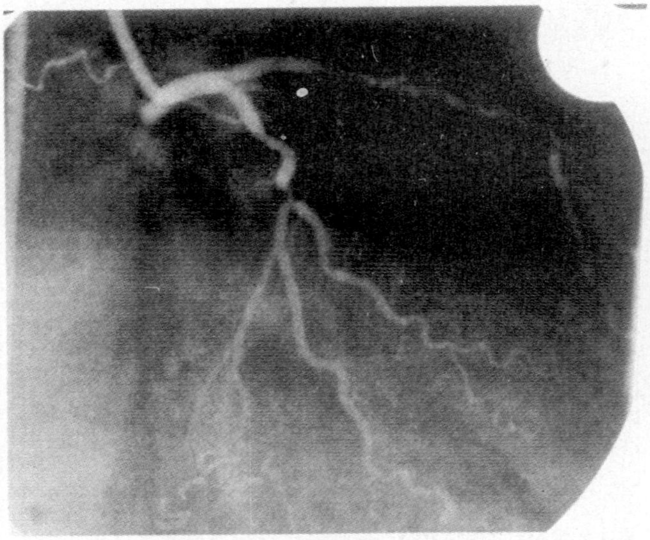

图8-4 右前斜位显示迂曲的回旋支狭窄累及边支。该病变应避免使用直接支架，而应预扩张

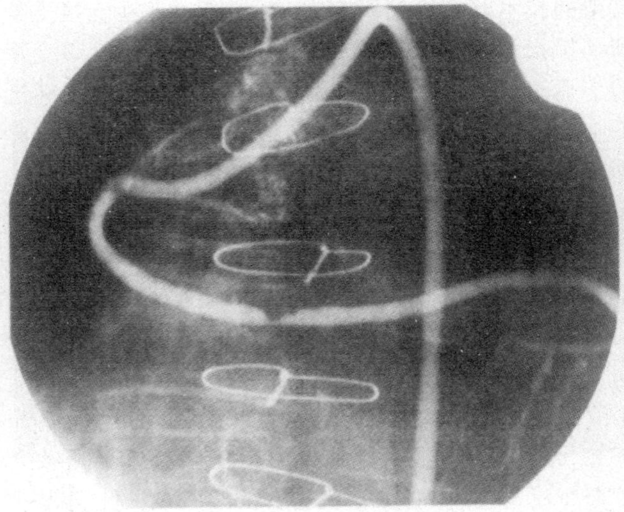

图8-5 大隐静脉桥血管局限性病变。该病变中为远端保护提供了足够的空间。除此之外，直接支架在减少远端栓塞方面也有益处

适当的覆盖预扩张后的损伤段。避免使用预扩张可预防这一问题，与应用较长支架效果一样。在以后的E-SIRIUS注册研究中，应用直接支架时，段内再狭窄率与支架内再狭窄率相似。这说明在药物涂层支架准确放置在动脉损伤部位时，可明显改善直接支架植入的效果。

DIRECT研究[13]是一项多中心的前瞻性非随机研究，入选225例病人接受直接西罗莫司(sirolimus)涂层支架植入，并与412例接受预扩张后再植入SIRIUS涂层支架的患者进行比较。主要研究终点是8个月病变内的晚期丢失、30天死亡、心肌梗死、靶病变血管内重建、紧急的冠状动脉旁路移植术、主要的心血管不良事件和心绞痛。尽管直接支架的总手术并发症是1.4%，而预扩张组是3.7%，但二者没有统计学的差异(p=0.23)。30天总MACE发生率两组无显著差别(20.0% vs 17.7%，p=0.377)；8个月的病变晚期丢失也没有显著下降。病变内再狭窄有所下降(6.0%直接支架，9.1%预扩张支架)，但仍没有统计学显著性。在一项重要的亚组分析中，41例胰岛素依赖型糖尿病患者，在这个非常小的亚组中，直接支架的病变内再狭窄从35%下降到0。是否这将支持大规模、更好的对照系列研究还不清楚。

对于DES来说直接支架植入所带来的益处仍然是经济上的，尽管直接支架植入在降低边缘再狭窄上并没有显示出重要性。

为达到最佳结果，病变的选择很关键(表8-2和图8.2~8.7)。一些有利于直接支架植入的因素包括非迂曲病变和血管，相对短的局限病变，病变内或近端仅轻到中度迂曲，最小限度的钙化和次全闭塞。另一方面，不利因素包括弥漫的或非常远端的病变、严重钙化和过度迂曲的病变。病变位置在开口部位也是非常不利的因素。如果僵硬的病变位于开口，直接支架植入时支架可能移动。给人一种直觉认为开口部位的病变总是需要预扩张。

慎重的器材选择也很重要(表8-2)，指引导管的

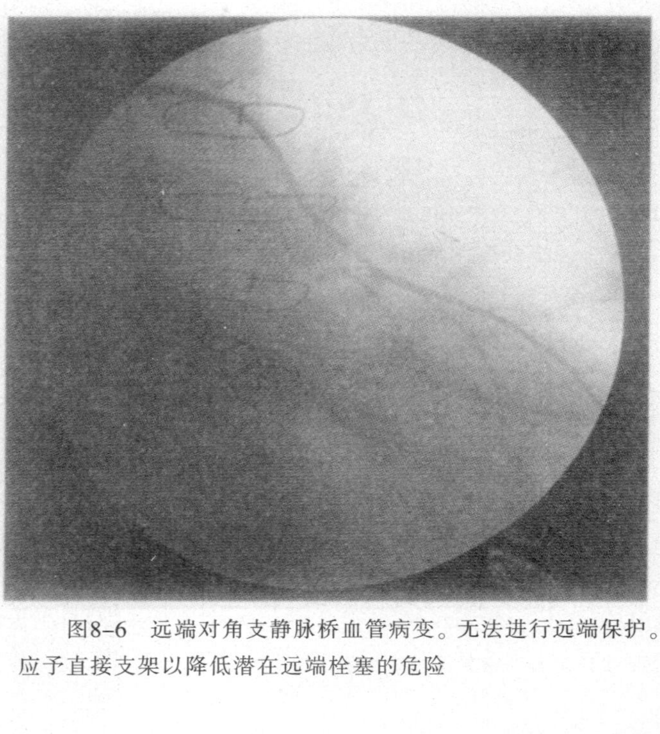

图8-6 远端对角支静脉桥血管病变。无法进行远端保护。应予直接支架以降低潜在远端栓塞的危险

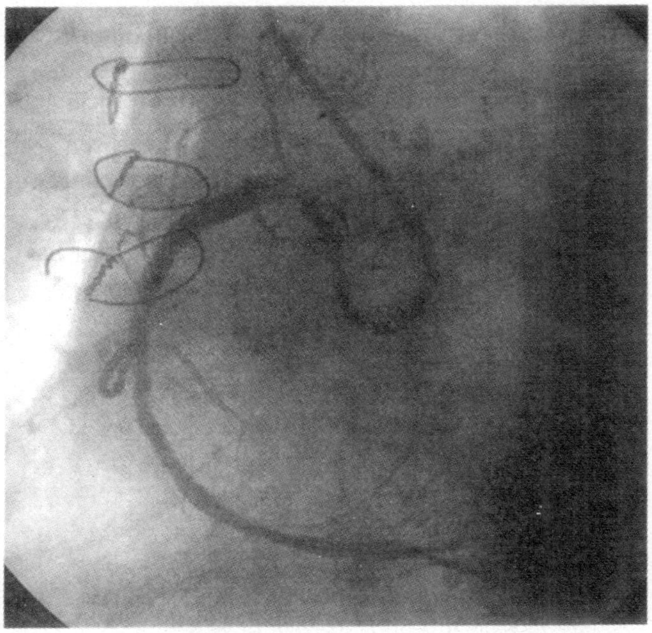

图8-7　处理RCA开口部狭窄。病变局限且有钙化，应避免直接支架，因为病变可能已纤维化，不可能扩张完全。支架球囊可能会像“西瓜子”样滑脱，导致支架定位不理想

位置应该同轴以避免在支架放置时支架发生移动，并提供适当的指引导管支撑。导丝应送到远端，为支架的输送提供合适的”轨道”，这也很重要。

表 8-2　直接支架植入——最佳成功

慎重的病变选择
有利因素：病变近端无迂曲或仅轻度迂曲；
短的或相对短的钙化程度小的病变；
几乎完全狭窄病变；
不利因素：弥漫病变，显著钙化病变；
不能确定血管大小，病变或病变近端严重迂曲；
开口病变，远端病变
慎重的器材选择
合适的指引导管支撑
指引导管位置同轴

总结

支架策略在不断的发展，在很多情况下直接支架植入在可能的时候已经成为主要的方法。因为支架技术的进步，直接支架植入变得更加容易，更加可重复操作。总的来说，直接支架植入不能改善早期或远期的临床和血管造影的结果，却可降低在时间和人员上的手术费用。

（张敬霞　译）

参考文献

1. Barbato E, Marco J, Wijns W. Direct stenting. *Eur Heart J* 2003;24:394–403.
2. Pentousis D, Guerin Y, Funck F, et al. Direct stent implantation without predilatation using the Multilink stent. *Am J Cardiol* 1998;82:1437–1440.
3. Hamon M, Richardeau Y, Lecluse E, et al. Direct coronary stenting without balloon predilatation in acute coronary syndromes. *Am Heart J* 1999;138:55–59.
4. Gasior M, Gierlotka M, Lekston A, et al. Randomised comparison of direct stenting and stenting after predilatation in acute myocardial infarction. In-hospital results of DIRAMI trial. *Eur Heart J* 2002;23:2060.
5. Capozzolo C, Piscione F, De Luca G, et al. Direct coronary stenting: effect on coronary blood flow, immediate and late clinical results. *Catheter Cardiovasc Interv* 2001;53:464–473.
6. Sabatier R, Hamon M, Zhao QM, et al. Could direct coronary stenting reduce no-reflow in acute coronary syndromes? A randomized pilot study. *Am Heart J* 2002;143:1027–1032.
7. Wilson SH, Berger PB, Mathew V, et al. Immediate and late outcomes after direct stent implantation without balloon predilatation. *J Am Coll Cardiol* 2000;35:937–943.
8. Abizaid AS, Mehran R, Mintz GS, et al. Direct stenting improves target lesion revascularization in saphenous vein graft lesions: an intravascular ultrasound-guided study. *J Am Coll Cardiol* 2002;35A.
9. Baim DS, Flatley M, Caputo R, et al. Comparison of predilatation vs. direct stenting in coronary treatment using the Medtronic AVE S670 coronary stent system (The PREDICT trial). *Am J Cardiol* 2001;88:1364–1369.
10. Martinez-Elbai L, Ruiz-Nodar JM, Zueco J, et al. Direct coronary stenting versus stenting with balloon pre-dilation: immediate and follow-up results of a multicentre, prospective, randomized study. The DISCO trial. *Eur Heart J* 2002;23:633–640.
11. Loubeyre C, Morice MC, Lefevre T, el al. A randomized comparison of direct stenting with conventional stent implantation in selected patients with acute myocardial infarction. *J Am Coll Cardiol* 2002;39:15–21.
12. Stys T, Lawson WE, Liuzzo JP, et al. Direct coronary stenting without balloon or device pretreatment: acute success and long-term results. *Catheter Cardiovasc Interv* 2001;54:158–163.
13. Moses J, et al. DIRECT study. ACC 2004.
14. Moses JW, Leon MB, Popma JJ, et al. Sirolimus-eluting stents versus standard stents in patients with stenosis in a native coronary artery. *N Engl J Med* 2003;349:1315–1323.

第9章 小 血 管 病 变

Heidar Arjomand Andrey Espinoza Sheldom Goldberg

大多需要植入支架来进行的经皮血运重建治疗，已经成为最常见的介入治疗方式[1]。在美国，每年要进行100万例经皮冠状动脉介入治疗(PCI)手术。接受PCI的患者中，大约30%~50%患者的小血管(参考血管直径<3.0 mm)存在病变[1]。人们知道这些患者在接受PCI后出现急性并发症和再发缺血事件的危险性更高，不仅如此，再狭窄发生率与参考血管的直径成反比，而且，糖尿病和复杂血管病变的存在也显著增加了造影发现再狭窄的危险性[1,2]。

历史观点

小血管病变患者在组织学上出现不良结果的危险性更高，围手术期并发症的比率也较大。在针对冠状动脉成形术的一项回顾性研究中Palacios等人报道，小血管存在病变者，急性并发症，包括心肌梗死(MI)和紧急旁路移植术的发生率较高[3]。实际上，小的参考直径已经成为球囊成形术(BA)后不良预后的强大的独立预测因素[3]。

尽管不同临床表现，包括：急性MI和冠状动脉多支病变的患者接受冠状动脉支架(CS)的有效性已被证实，但冠状动脉小血管病变患者中支架植入方面的资料仍不明确[1]。在小的冠状动脉血管内植入支架的一个潜在问题在于可能增加支架内血栓的发生率，这一担心最早来自于法国支架植入注册研究[4]。在该项研究中，接受支架治疗的2 900例患者均服用阿司匹林和噻氯吡啶。30天随访中，51例(1.8%)患者发生支架内血栓，人们发现使用小的球囊是这一并发症的强大的预测因素。使用大小为2.5~3.0 mm球囊的患者中，支架内血栓的发生率为10%；而使用3.0~3.5 mm球囊的患者中，支架内血栓的发生率仅为2.3%；使用3.5 mm以上球囊的患者中，支架内血栓的发生率仅为1.0%[4]。但在其他研究中并没有观察到小血管病变患者有较高的支架内血栓发生率[5-9]。

观察和回顾性研究

最初关于支架植入的随机研究是针对发生在直径3 mm以上原位血管的原发病变进行介入治疗时，通过与BA进行对比，来评估支架的有效性[6,7]。在对STRESS试验所进行的回顾性研究中评价了为冠状动脉小血管病变患者植入支架的结果，其中小血管病变(参考直径<3 mm) 是由中心导管室通过定量冠状动脉造影统一判定的[5]。STRESS试验中，原位血管发生新病变的患者被随机分组，接受Palmaz-Schatz支架或BA治疗。患者均应用阿司匹林、华法林以及术后肝素抗凝 [6]。在全部入选STRESS Ⅰ+Ⅱ试验的598例患者中，331例(56%)被定量冠状动脉造影分析判定为参考血管直径<3 mm[5]。

这些患者中随机选定163例接受Palmaz-Schatz支架，168例接受BA治疗。支架治疗与BA相比，手术成功率明显较高(100% vs 92%，p<0.001，图9-1)。应说明的是，该试验所用的支架输送系统的管腔较大且并非专为小血管设计的，这就更值得注意。更重要的是血管闭塞率(3.6%)在两组之间没有差别。管腔直径方面，与BA相比支架术后即刻(2.26 mm vs 1.80 mm，p<0.001)及6个月随访时(1.54 mm vs 1.27 mm，p<0.001，图9-2)的管腔较大。血管造影再狭窄率，在BA组为55%，而在支架组则下降为34%(p<0.001，图9-3)。这一造影结果上的优势伴随着临床预后的改善。1年内无事件生存率在BA组为67%，在支架组为78%(图9-4)。这种无事件生存率的差别主要是由于显著减少了靶血管血运重建的需要。有意思的是，在6个月随访时支架治疗相对于BA的益处明显地超出了由最小管腔直径所判断的范畴。人们应该注意到，这项回顾性分析所依靠的资料是从前瞻性随机试验中获得的。此

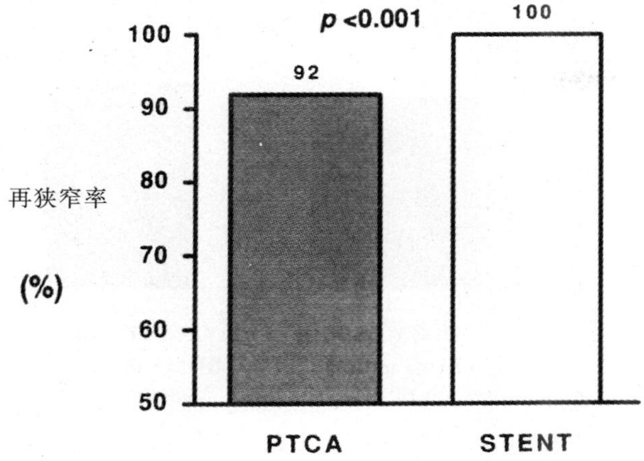

图9-1　在STRESS Ⅰ和Ⅱ试验中，支架植入与球囊成形术手术成功率的比较

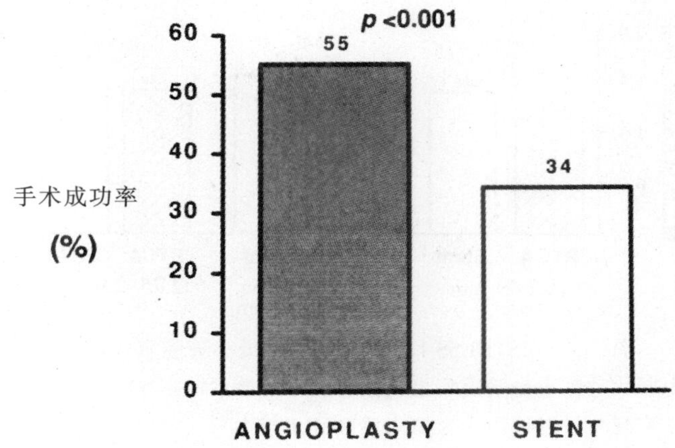

图9-3　造影显示在STRESS Ⅰ和Ⅱ试验中，小血管病变的再狭窄率，单纯血管成形术组为55%，支架组则减少为38%

外，临床实践中常见的一些情况，如：血管迂曲和钙化、弥漫性病变等，均被该试验排除在外[5]。

随着冠心病患者支架植入的日益广泛，越来越多地涌现出其他一些研究来评价小血管病变患者接受支架治疗的结果[8,9]。其中有一项研究比较了696例大血管(>3 mm)和602例小血管(参考血管直径<3 mm)病变患者使用各种不同的支架后的结果[8]。6个月随访时造影显示的再狭窄在小血管病变组显著较高(19% vs 33%，$p<0.011$)。正如所预期的，大血管病变组术后绝对管腔直径较大，而两组间绝对管腔丢失却是相似的，因此丢失指数(晚期丢失/术后即刻管腔直径)在小血管病变组不令人满意(图9-6)。特别应提到的是，两组之间的血栓发生率相似(图9-7)，无事件生存(无死亡、MI、CABG或再次介入治疗)率在小血管病变组较低(图9-8)，该研究中术后支架重叠区域是再狭窄的重要预测因素[8]。

有一项研究入选了因不同症状冠心病而成功接受支架植入的2 602例患者，以此来进一步评价血管大小对支架植入后的影响[9]。在该研究中，Elezi等根据血管大小(<2.8 mm、2.8~3.2 mm、>3.2 mm)将患者进一步分组。最小直径组1年内无事件生存率为69.5%，中等直径组为77.5%，最大直径组为81%($p<0.001$，图9-9)。再狭窄率从最大直径组的20.4%增加到中等直径组的28.2%，到最小直径组则为38.6%(图9-10)。小血管再狭窄率高并且需要更频繁的重复性血运重建治疗，而在更小的血管病变组中观察导管再狭窄的比率则更高。除此之外，小血管病变导致再狭窄重要的危险因素还包括：糖尿病史、此前接受过血

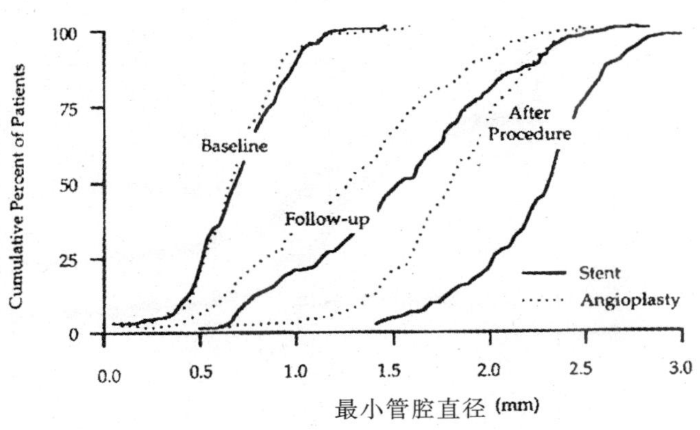

图9-2　在STRESS Ⅰ和Ⅱ试验中，小血管病变患者定量冠状动脉造影分析结果。累积频率曲线显示，两组间最小管腔直径(MLD)在初始时无显著差异，而术后支架组MLD显著较大，且这种获益可维持到6个月随访

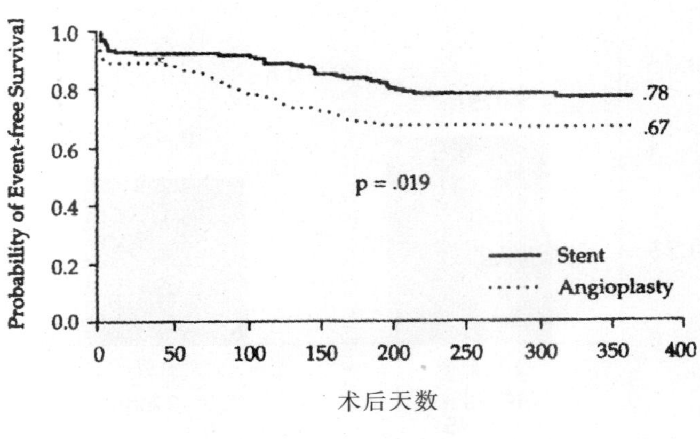

图9-4　在STRESS Ⅰ和Ⅱ试验中，小血管病变的无事件生存率在单纯球囊扩张组为67%，在支架组为78%

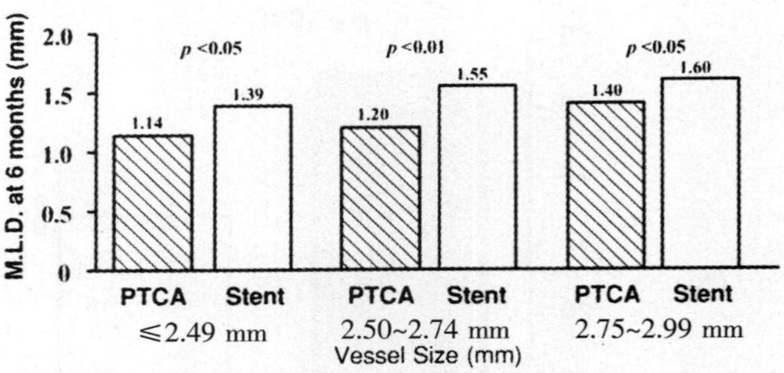

图9-5 在STRESS I和II试验中，以最小管腔直径(MLD)作为冠状动脉小血管疾病患者血管大小对预后的影响。以参考直径来判断可以认为支架植入后的MLD较大

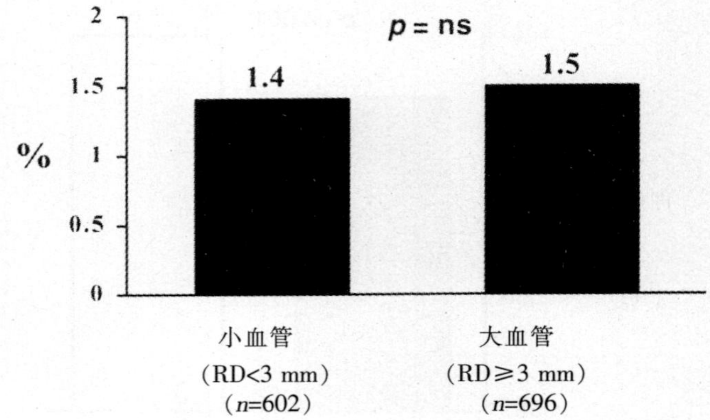

图9-7 小血管与大血管病变患者支架内血栓的发生率对比无明显差异。

管成形术、复杂病变和需要多支架植入[9]。如图9-11所示，血管直径<2.8 mm者再狭窄率为38.6%，存在复杂病变时再狭窄率则更高(41.6%)。无复杂病变患者，再狭窄率则明显降低(31.5%)。无糖尿病或复杂病变者的再狭窄率为29.6%，而在有糖尿病且存在复杂病变者则升高至53.5%[9]。

前瞻性随机研究

虽然从上述观察中已得到了一些数据，但对于小血管病变患者而言，尚不足以对支架植入与球囊成形术进行比较。为此人们设计一些前瞻性随机试验来评估小血管病变中冠状动脉支架(CS)与球囊成形术(BA)的效果(表9-1)[10-23]。这些试验为单中心或多中心试验，入选病例参考血管直径<3 mm，所使用的支架类型各有不同(表9-2)[23]。

这些试验中，针对BA组中可能因夹层导致血流中断或血管闭塞而导致前向血流受影响或残存狭窄>50%导致术后结果不满意时，均允许补救性改为支架治疗[23]。Park等所进行的一项随机研究中，120例患者被随机分组，接受NIR支架或BA治疗。造影随访时再狭窄率未见显著差异（CS组：35.7%，BA组：30.9%，p=NS)[10]。在ISAR-SMART试验中，404例患者被随机分组，接受Multi-Link支架或单纯BA治疗。该试验中的全部患者应用了阿昔单抗。随访时造影观察两组再狭窄率相近(35.7% vs 37.4%，p=NS)[11]。在上述两试验中，有20%的患者从BA组转到CS组中[10,11]。SISCA试验拟入选200例患者，但入选145例之后被赞助商所终

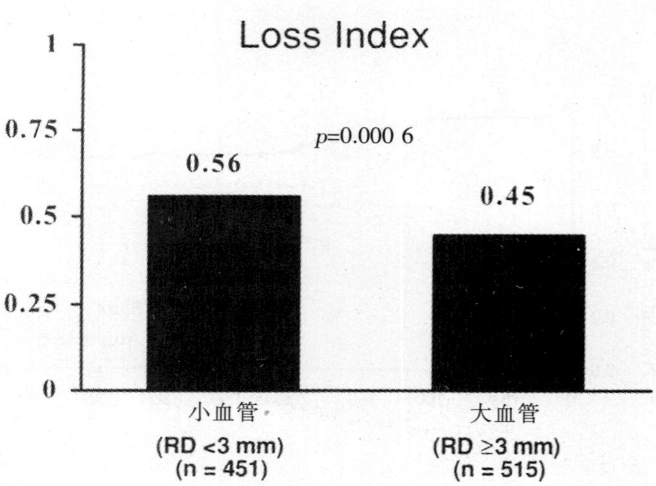

图9-6 在STRESS Ⅰ和Ⅱ试验中，小血管病变与大血管病变丢失指数[=(术后MLD−随访MLD)/即刻管腔增加]的比较，提示：随访时丢失的术后管腔增加部分的百分比在较小血管病变患者中较低

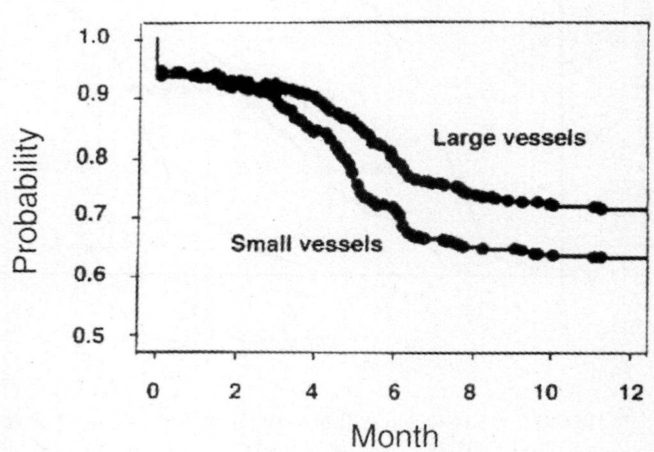

图9-8 支架植入后小血管与大血管病变患者无事件生存率的对比

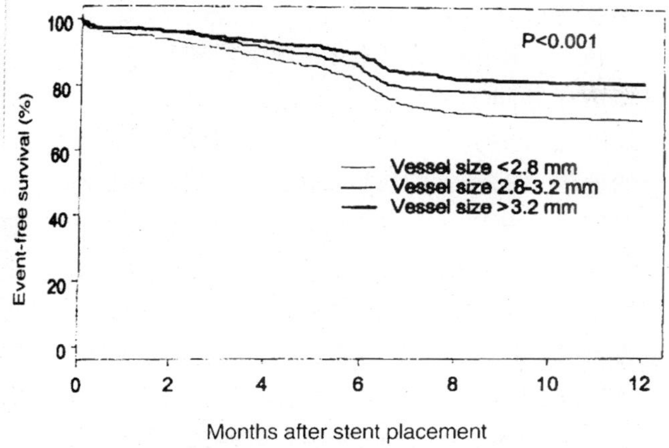

图9-9　支架植入后的患者根据不同血管直径绘制出1年期间kaplan-mcin生存曲线

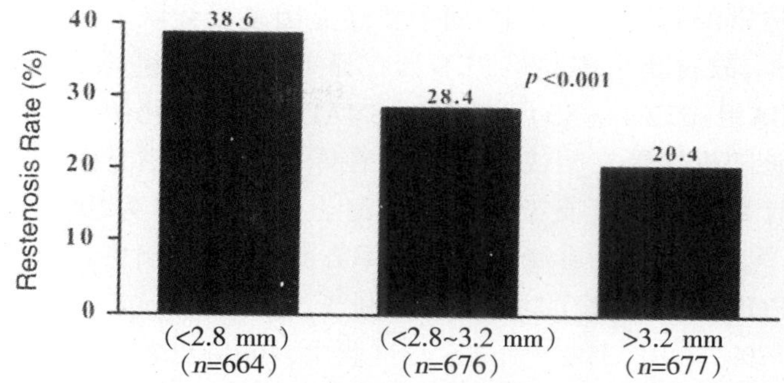

图9-10　支架植入后的患者根据不同血管直径分组显示造影再狭窄率

表 9-1 小血管病变患者冠状动脉支架与球囊成形术对比的随机试验

名称缩写	试验
Park(10)	Park 等进行的单中心随机试验
ISA-SMART(11)	应用冠状动脉内支架或球囊减少小动脉再狭窄
SISCA(12)	冠状动脉小血管支架治疗
BESMART(13)	小动脉内应用 Bestent 支架
SISA(14)	小动脉内支架
COAST(15)	小动脉内肝素涂层支架
RAP(16)	
LASMA-I(17)	拉美小血管随机研究
SVS(18)	小血管研究
CALVAS(19)	支架与球囊成形术治疗冠心病小血管病变研究
COMPASS(20)	小血管病变经皮腔内成形术应用西洛他唑或 Multi-Link 支架的研究
CORDIS-MICA(20)	CORDIS Mini-crown 支架治疗冠状动脉小血管疾病

止。6个月造影随访的结果倾向于支架治疗有力，其再狭窄率有低的趋势（9.7% vs 18.8%，p=0.15）[12]。在BESMART试验中，381例患者被随机接受beStent支架或BA治疗。6个月后，支架组再狭窄率为21%，BA组则为47%（p<0.001）。BESMART试验中的BA组再狭窄率高于其他试验中BA的再狭窄率[13]。SISA试验入选352例患者，同样使用beStent支架，6个月再狭窄率无明显差异（CS组：28%，BA组：32.4%，p=NS）[14]。在COAST试验中，588例患者随机接受BA、非涂层JoStent(Flex支架)及肝素涂层的JoStent支架治疗，该试验中从BA组转到支架组的比例较高（27%），随访期间的再狭窄率，在支架组为27%，BA组为32%（p=NS）[15]。在RAP研究中，426例患者被随机接受beStent支架或BA治疗，造影随访再狭窄率，在支架组为27%，BA组为37%（p<0.05）[16]。CORDIS-MICA试验最初拟入选600例患者，但随机入选了128例患者后被赞助商所终止，该研究中BA组的转组率非常高（37%）。由于单纯复查

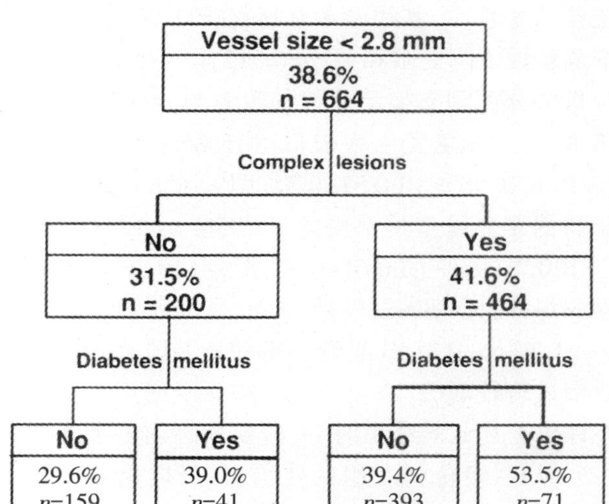

图9-11　冠状动脉小血管病变患者组再狭窄分布范围

应注意到无复杂病变或糖尿病危险因素的患者与同时存在上述危险因素患者相比再狭窄率从30%左右上升到50%以上

造影的病例数非常少，而主要还是因复发症状才来复查，故再狭窄率高但仍不具有显著差异（CS组：61%，BA组：63%，p=NS）[21]。在LASMAL研究中，246例患者被随机接受支架或BA治疗，在降低再狭窄率方面统计数据有利于支架组（支架组为19%，BA组为29%）[17]。与之相似，在降低再狭窄率方面入选100例患者的COMPASS试验的结果也有利于支架治疗（CS组：17%，BA组：25%）[20]。在SVS试验中，496例患者随机接受支架或BA治疗，再狭窄率方面无显著差异（CS组：21%，BA组：25%，p=NS）[18]。随机的CHIVAS研究中，141例患者接受支架治疗，143例接受单纯BA治疗，随访发现，支架治疗组再狭窄率降低显著（31% vs 43%，$p<0.05$）。尤其应注意到，CHIVAS研究中，从BA组需要转组的病例在最终分析时均被排除在外[19]。

基于上述独立的试验，有理由说明针对小血管的支架治疗等同于或轻微优于BA治疗，而并没有一致性地降低再狭窄率[1]。由于样本小可能是得出相似结论的原因，Moreno等对11项小血管支架的随机研究进行了荟萃分析[23]。由于CORDIS-MICA研究[21]仅入选了最初拟定的600例中的128例，故未包括在此荟萃分析之中。表9-3显示了各研究中术后即刻及随访时的造影参数。由此荟萃分析看出，汇总的再狭窄率，支架治疗为25.8%，BA治疗为34.2%（p=0.003，RR：0.77，95%CI:0.65~0.92）（表9-3，图9-12）[23]。

应强调，当单独回顾每一项研究时，只有BE-SMART、RAP和CHIVAS研究中两组再狭窄率的差异具有统计学显著性。基线参考血管直径（RVD）较小与再狭窄危险性下降更多相关（p=0.012，图9-13）。在该荟萃分析中分配到支架治疗组的患者与分配到BA组的患者相比，MACE发生率较低（15% vs 21.8%，p=0.002，RR:0.70，95% CI:0.57~0.87，图9-14A），这主要归因于新的靶血管重建率更低（12.5% vs 17.0%，p=0.004，RR:0.75，95% CI:0.61~0.91，图9-14B）[23]。正如所预期的那样，无论CS组还是BA组，总的死亡率较低（0.7% vs 1.2%，p=0.2），分配到CS组的患者罹患心肌梗死的比率显著较低（2.7% vs 4.3%，p=0.12）[23]。

表 9-2 MORENO 等进行荟萃分析中所包括的试验研究特点

试验	国家	设计	病例数		入选标准 (mm)	再次评估(%)	支架类型	厚度
			球囊成形术	冠状动脉支架术				
Park 等	韩国	单中心	60	60	<3.0	92.5	NIR	100
ISAR-SMART	德国	多中心	200	204	2.0~2.8	82.7	Multi-Link	50
SISCA	挪威/瑞典	多中心	71	74	2.1~3.0	9.2	Hepamed-coated	85
BESMART	法国	多中心	189	192	<3.0	85.3	BeStent	85
SISA	日本	单中心	182	169	2.3~2.9	81.2	BeStent	85
COAST	欧洲	多中心	195	393	2.0~2.6	79.9	JoStent±coated	90
RAP	西班牙	多中心	214	212	2.2`2.7	81.9	BeStent	85
LASMAL-1	拉丁美洲	多中心	122	124	2.0~2.9	87.8	BioDivisyo	101
SVS	荷兰	多中心	246	250	2.0~3.0	71.6	Tenax	80
CHIVAS	日本	多中心	143	141	<3.0	80.3	Multi-Link	50
COMPASS	日本	单中心	50	50	<3.0	93.0	Multi-Link	50

在评价上述试验结果时，一些要素必须要考虑在内，包括：从BA组转到CS组的转组率、所应用支架的类型以及一些的特定试验中BA治疗的结果。Moreno等所做的荟萃分析中总体转组率为19%[23]。在一项综述加荟萃分析中，Kastrati等指出了BA治疗结果的重要性[22]。这些都提示支架在降低再狭窄率方面所带来的益处似乎有赖于BA治疗所取得的成果。他们相信，一些小血管病变研究中，BA治疗后的残存狭窄与倾向于支架治疗的再狭窄率方面的差异之间存在着良好的相关性（图9-15）。可见，与满足于次佳结果的BA治疗相比进行支架治疗当然会更好[22]。

目前的标准及未来方向

对于因小血管病变接受PCI治疗的患者来说，再狭窄是严重的问题，可见于25%~50%的患者之中。近来由于药物涂层支架（DESs）的应用，小血管介入治疗后再狭窄的危险性大大降低了[24-29]。Regar等[24]对RAVEL试验所进行的一项亚组分析显示雷帕霉素涂层支架对于低危患者而言在局限性、原位冠状动脉病变处进行PCI治疗可防止再狭窄的发生。在对SIRIUS和TAXUS-IV研究所进行的亚组分析中包括了更大的样本量，DESs降低再狭窄率的有效性被进一步显示出来。在SIRIUS研究中，雷帕霉素涂层支架显著降低了冠状动脉小、中、大血管的再狭窄的危险性（图9-16）。对于平

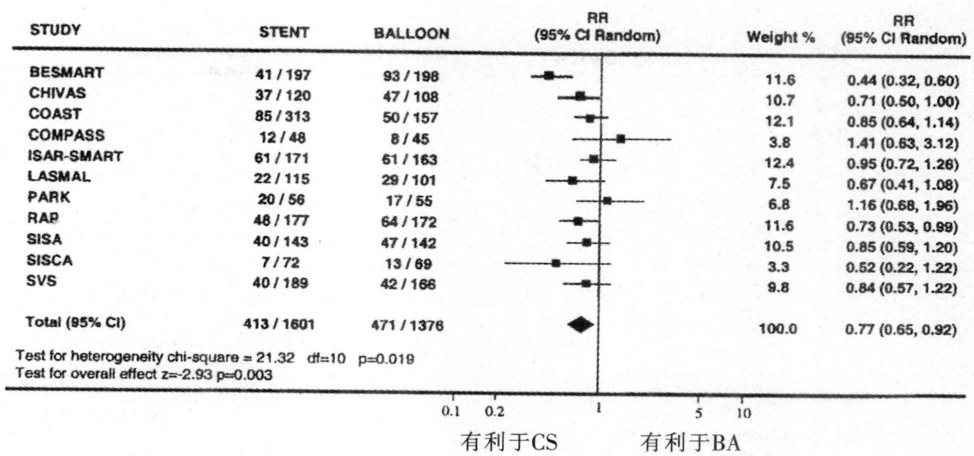

图9-12　小血管病变患者6个月随访时冠状动脉支架(CS)与球囊成形术(BA)相比对再狭窄率的影响

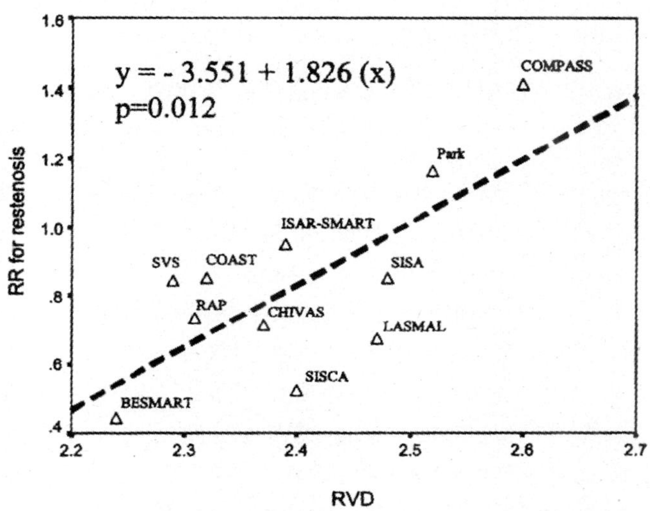

图9-13　小血管病变研究中患者参考血管直径(RVD)与再狭窄率危险率的关系(线性回归)

均直径在3.3 mm、2.8 mm和2.3 mm的血管，支架内晚期丢失分别为0.22 mm、0.16 mm和0.15 mm。而对于平均直径在3.3 mm、2.8 mm和2.3 mm的血管而言，雷帕霉素支架降低再狭窄率的相对危险性为94%、83%和57%[25]。TAXUS-IV研究中观察到，应用紫杉醇涂层支架治疗不同参考直径的血管均可使再狭窄率降低(图9-17)。对于直径>3.0 mm、2.5~3.0 mm和≤2.5 mm的血管而言，支架内晚期丢失分别为0.35 mm、0.44 mm和0.38 mm。紫杉醇涂层支架可使直径>3.0mm、2.5~3.0 mm和≤2.5 mm的血管再狭窄的相对危险性分别降低55%、76%和73%[26,27]。值得注意的是，SIRIUS研究中，造影数据所确定的参考血管直径可作为造影再狭窄的独立预测因素，每毫米血管直径的相对危险率为0.42(p<0.001)[25]。节段内的晚期丢失最可能是由于

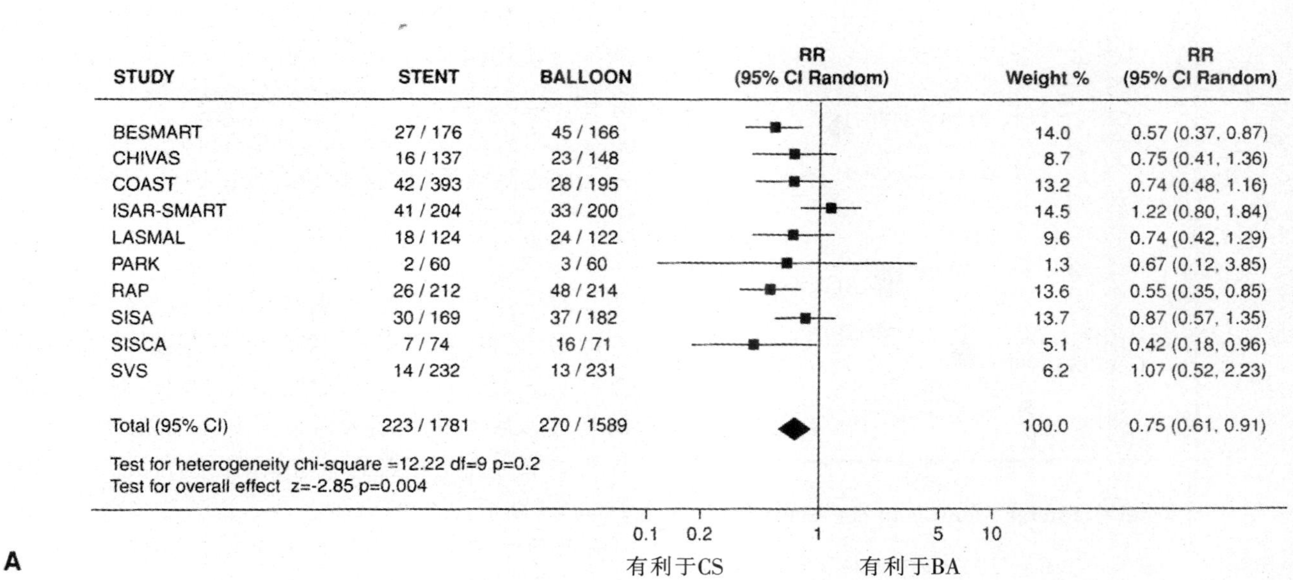

图9-14A　小血管病变患者6个月随访时冠状动脉支架(CS)与球囊成形术(BA)相比对心脏事件发生率的影响

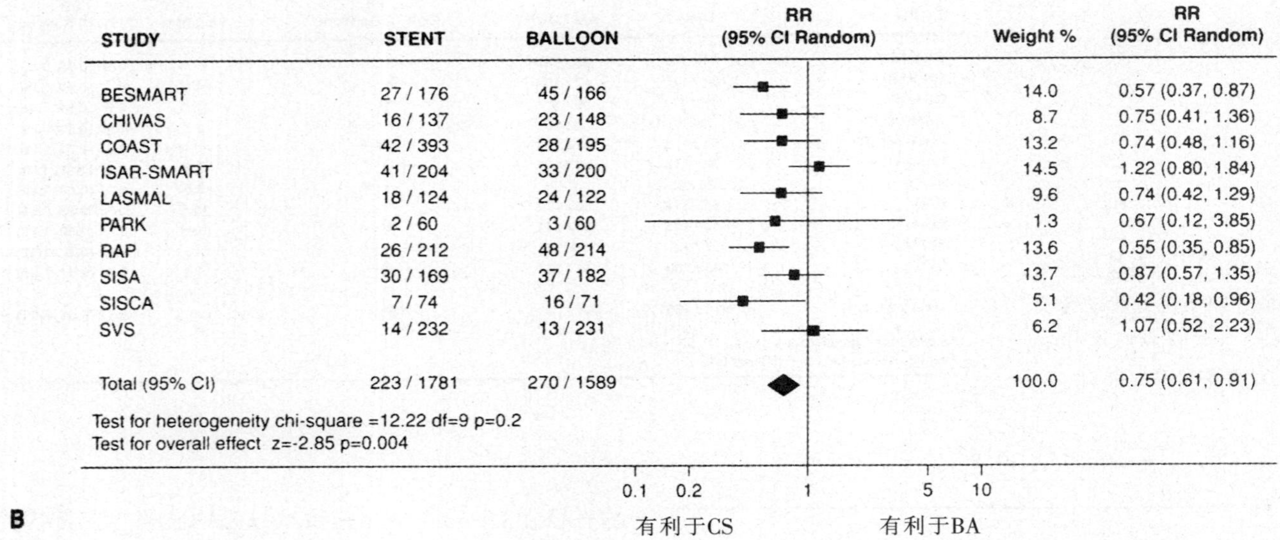

图9-14B 小血管病变患者6个月随访时冠状动脉支架(CS)与球囊成形术(BA)相比对新发血运重建手术的影响

球囊扩张超过了雷帕霉素支架的边缘,从而导致在小血管病变应用此类支架时再狭窄发生率较高。

其他关于DESs减少再狭窄有效性的资料来源于RESEARCH注册研究[28]。在Lemos等所做的研究中,应用特殊设计的2.25 mm雷帕霉素(CYPHER)支架处理112例冠状动脉狭窄。随访期间,平均管腔丢失为0.07 mm,再狭窄率为10.7%。该注册研究观察到的结果被C-SIRIUS研究所肯定[29],后者随机安排100例患者接受CYPHER雷帕霉素支架(n=50,参考血管直径:2.65 mm ±0.30 mm)。8个月随访时,支架内晚期丢失为CYPHER支架组:0.12 mm±0.37 mm,裸支架组:1.02 mm±0.37 mm(p<0.001,图9-18)。

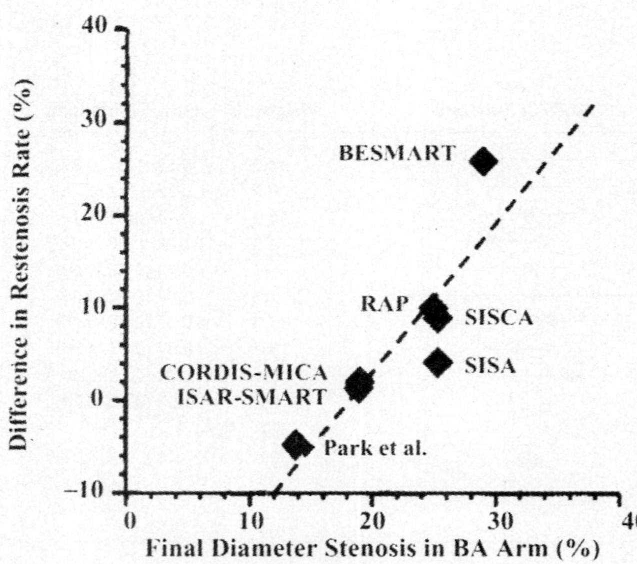

图9-15 再狭窄率的差值与BA组最终直径狭窄率的相关性

再狭窄率的差值(BA组数值–支架组数值)作为支架治疗益处的指标;再狭窄率作为BA手术质量的指标

应用CYPHER支架后造影再狭窄率明显下降(2.3% vs 52.3%,p<0.001)。通过Kaplan–Meier分析可见,无MACE发生率在雷帕霉素支架组为96%,裸支架组为81.7%(p=0.029,图9-19)[29]。这些结果与SVELTE试验所得到的数据一致,后者入选的是参考血管直径2.55~2.75 mm的长病变(15~30 mm)病例。8个月随访结果显示支架内再狭窄率为3.2%,无支架病变阶段内再狭窄率为6.3%。靶血管血运重建率和联合严重临床不良事件发生率分别为0和5.0%[30]。大部分关于小血管病变应用DESs有效性的数据来自大型试验的亚组分析,这些试验中并未针对小血管病变进行专门的设计。针对现有的几种类型的DESs,有必要专门进行一项前瞻性随机试验对专门设计的DESs进行评价。

结论

对于介入医生而言,冠状动脉小血管病变患者的介入治疗仍具挑战性。该类患者中,根据病变复杂程度和是否存在糖尿病等因素所预计的远期预后时间跨度大。总体而言,植入裸金属支架(BMS)与BA相比在再狭窄方面是相当的,但如果BA术后管腔直径存在狭窄时BMS可带来益处。由大型荟萃分析看来,植入BMS似乎优于BA,可以显著降低造影再狭窄率。改善远期预后的目标在于通过DESs减少内膜增生。现有的关于DESs的资料,大多来自大型随机试验的亚

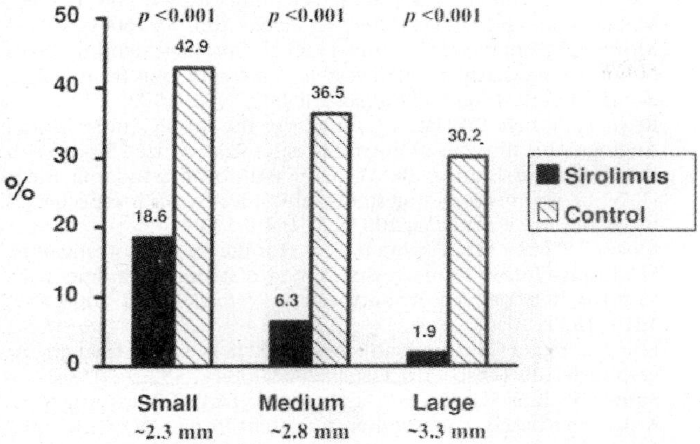

图9-16 SIRIUS试验中随机接受雷帕霉素涂层支架或裸金属支架的患者，根据血管直径分析支架再狭窄率

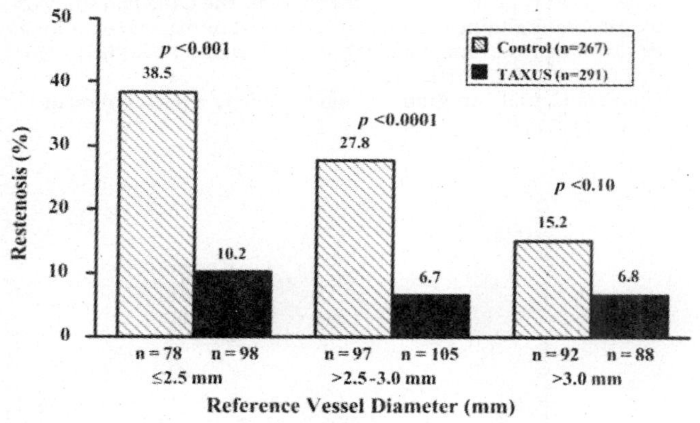

图9-17 TAXUS-Ⅳ试验中随机接受雷帕霉素涂层支架或裸金属支架的患者，根据血管直径分析支架再狭窄率。

组分析，提示这些支架对于降低小血管病变患者PCI后的再狭窄率有益。针对现有的几种类型的DESs，有必要进行前瞻性随机试验对小血管PCI治疗进行评

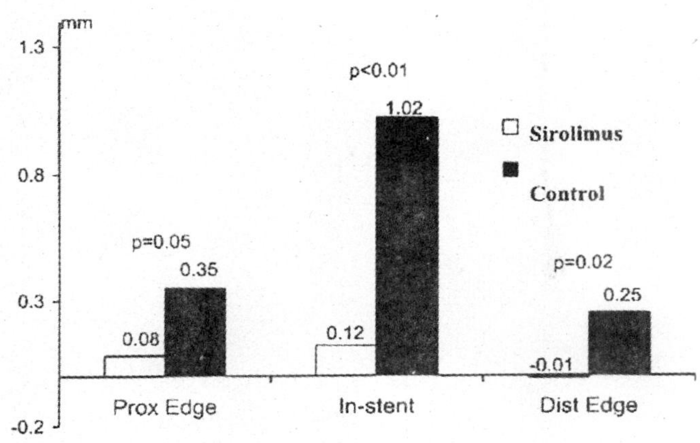

图9-18 C-SIRIUS试验中由定量冠状动脉造影分析得出的晚期管腔丢失

近端边缘：支架近端5 mm之内；远端边缘：支架远端5 mm以内

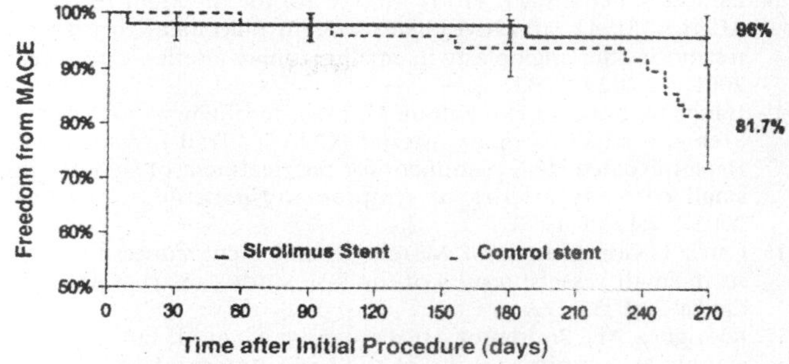

图9-19 C-SIRIUS试验中入选的小血管长病变患者由Kaplan-Meire分析得出的无事件生存率

价，最好是使用针对小血管所设计的支架。

（王 林 译）

参考文献

1. Arjomand H, Turi ZG, McCormick D, et al. Percutaneous coronary intervention: historical perspectives, current standards, and future directions. *Am Heart J* 2003;147:787–798.
2. Goldberg S, Savage MP, Fischman DL. Coronary artery stents. *Lancet* 1995;345:1523–1524.
3. Schunkert H, Harrell L, Palacios IF. Outcome of coronary intervention in patients with small vessels. *J Am Coll Cardiol* 1999; 34:40–48.
4. Karrillon GJ, Morice MC, Benveniste E, et al. Intracoronary stent implantation without ultrasound guidance and with replacement of conventional anticoagulation by antiplatelet therapy: 30-day clinical outcome of the French Multicenter Registry. *Circulation* 1996;94:1519–1527.
5. Savage MP, Fischman DL, Rake R, et al., for the Stent Restenosis Study (STRESS) Investigators. Efficacy of coronary stenting versus balloon angioplasty in small coronary arteries. *J Am Coll Cardiol* 1998;31:307–311.
6. Fischman DL, Leon MB, Baim DS, et al., for the Stent Restenosis Study Investigators. A randomized comparison of coronary-stent placement and balloon angioplasty in the treatment of coronary artery disease. *N Engl J Med* 1994;331:496–501.
7. Serruys PW, De Jaegere P, Kiemeneij F, et al., for the BENESTENT Study Group. A comparison of balloon-expandable-stent implantation with balloon angioplasty in patients with coronary artery disease. *N Engl J Med* 1994;331:489–495.
8. Akiyama T, Moussa I, Reimers B, et al. Angiographic and clinical outcome following coronary stenting of small vessels: a comparison with coronary stenting of large vessels. *J Am Coll Cardiol* 1998;32:1610–1618.
9. Elezi S, Kastrati A, Neumann FJ, et al. Vessel size and long-term outcome after coronary stent placement. *Circulation* 1998;98: 1875–1880.
10. Park SW, Lee CW, Hong MK, et al. Randomized comparison of coronary stenting with optimal balloon angioplasty for treatment of lesions in small coronary arteries. *Eur Heart J* 2000;21: 1785–1789.
11. Kastrati A, Schomig A, Dirschinger AJ, et al. A randomized trial comparing stenting with balloon angioplasty in small vessels in patients with symptomatic coronary artery disease. ISAR-SMART Study Investigators. Intracoronary Stenting or Angioplasty for Restenosis Reduction in Small Arteries. *Circulation* 2000;102: 2593–2598.
12. Moer R, Myreng Y, Molstad P, et al. Stenting in small coronary arteries (SISCA) trial: a randomized comparison between balloon angioplasty and the heparin-coated BeStent. *J Am Coll Cardiol* 2001;38:1598–1603.
13. Koning R, Eltchaninoff H, Commeau P, et al., for the BESMART (BeStent in Small Arteries) Trial Investigators. Stent placement compared with balloon angioplasty for small coronary arteries: in-hospital and 6-month clinical and angiographic results. *Circulation* 2001;104:1604–1608.

14. Doucet S, Schalij MJ, Vrolix MC, et al., for the Stent In Small Arteries (SISA) Trial Investigators. Stent placement to prevent restenosis after angioplasty in small coronary arteries. *Circulation* 2001;104:2029–2033.
15. Haude M, Konorza FM, Kalnins U, et al., for the heparin-COAted STents in small coronary arteries (COAST) Trial Investigators. Heparin-coated stent placement for the treatment of stenoses in small coronary arteries of symptomatic patients. *Circulation* 2003;107:1265–1270.
16. Garcia E, Gomez-Recio M, Moreno R, et al. Stent reduces restenosis in small vessels: results of the RAP study (abstr). *J Am Coll Cardiol* 2001;37:17A.
17. Rodriguez AE, Rodriguez MJ, Fernandez C, et al. Final angiographic and clinical results of the Latin America Small Vessel Randomized Study (LASMAL trial) (abstr). *J Am Coll Cardiol* 2003;41:26A.
18. Bonnier JJM. The Small Vessel Study (SVS). Is a silicon carbide coating stent reducing restenosis in small vessels? *Transcatheter Cardiovascular Therapeutics* 2002. Available on www.tctmd.com.
19. Muramatsu T, Iwasaki K, Inoue N, et al. Coronary heart disease stenting in small vessels versus balloon angioplasty study (CHIVAS): a randomized prospective multicenter trial (abstr). *J Am Coll Cardiol* 2002;39:50A.
20. Tsuchikane E, Takeda Y, Kobuyashi Y, et al. Which is better for small coronary artery disease, stenting or balloon angioplasty plus cilostazol? From results of COMPASS. *Circulation* 2002;106:II482.
21. Savage MP, Fischman DL, Kada F, et al. A randomized comparison of elective stenting and balloon angioplasty in the treatment of small coronary arteries. *Circulation* 1999;100:I–503.
22. Kastrati A, Schuhlen H, Schomig A. Stenting for small coronary vessels: a contestable winner. *J Am Coll Cardiol* 2001;38:1604–1607.
23. Moreno R, Fernandez C, Alfonso F, et al. Coronary stenting versus balloon angioplasty in small vessels. A meta-analysis from 11 randomized trials. *J Am Coll Cardiol* 2004;43:1964–1972.
24. Regar E, Serruys PW, Bode C, et al., for the RAVEL Study Group. Angiographic findings of the multicenter Randomized Study With the Sirolimus-Eluting Bx Velocity Balloon-Expandable Stent (RAVEL): sirolimus-eluting stents inhibit restenosis irrespective of the vessel size. *Circulation* 2002;106:1949–1956.
25. Moses JW, Leon MB, Popma JJ, et al., for the SIRIUS Investigators, Sirolimus-eluting stents versus standard stents in patients with stenosis in a native coronary artery. *N Engl J Med* 2003;349:1315–1323.
26. Ellis SG, Stone GW, Popma JJ, et al. TAXUS IV study: final angiographic results (abstr). *Circulation* 2003;108:IV–532.
27. Stone GW, Ellis SG, Cox DA, et al., for the TAXUS-IV Investigators. A polymer-based, paclitaxel-eluting stent in patients with coronary artery disease. *N Engl J Med* 2004;350:221–231.
28. Lemos PA, Arampatzis CA, Saja F, et al. Treatment of very small vessels with 2.25 mm diameter sirolimus-eluting stents (from the RESEARCH Registry). *Am J Cardiol* 2004;93:633–636.
29. Schampaert E, Cohen EA, Schulter M, et al. The Canadian study of the sirolimus-eluting stent in the treatment of patients with long de novo lesions in small native coronary arteries (C-SIRUS). *J Am Coll Cardiol* 2004;43:1110–1115.
30. The SVELTE trial (sirolimus in small coronary arteries). Presented at EuroPCR 2004.

第10章　在介入术中植入支架前压缩斑块方法

Samin K.Sharma　Ramanjit S.Bagga　Annapoorna S.Kini

对于接受经皮冠状动脉内介入(PCI)治疗的患者来说，冠状动脉内支架已经成为主要的介入治疗手段，特别是在药物涂层支架(DES)的时代。随机研究表明，在被研究的病变中再狭窄和靶病变血运重建(TLR)的发生率非常低[1,2]。随着术者经验的增加和技术的提高，越来越多的复杂病变（如钙化病变、非扩张的僵硬病变、开口病变、分叉病变和慢性闭塞病变）已被介入工作者在应用DES过程中尝试解决，尽管如此，目前还需要有力数据证明其有效性。对于复杂病变来说，手术过程的复杂性、院内并发症和远期的复发仍然是DES的主要问题，因为较大的和/或有抵抗力的斑块负荷可以导致支架扩张不充分，并且会增加支架内血栓形成和再狭窄的机会。有时在复杂的钙化病变内支架植入很困难，可能出现：支架塌陷、支架脱落、扩张不充分和球囊破裂，还有大的冠状动脉夹层的危险和急性院内并发症。即使是DES植入，最佳的支架扩张和最后的最小管腔直径依然是主要的再狭窄预测因子[3]。充分扩张DES，使其支架网孔之间保持最大的距离，能够保证均匀的药物释放和扩散。在DES置入前，对这些复杂病变可以选用高压非顺应性球囊预先扩张的方法，但并非都能成功，因为这会受到斑块移动、斑块僵硬、夹层和血管穿孔的限制。DES不能精确定位也是晚期支架血栓形成的预测因素。人冠状动脉尸检组织病理学研究也显示高压支架植入，常用来保证充分的扩张，但可造成动脉中层的破裂（内弹力层的破坏）或脂质核心的渗出，这将导致动脉炎症，从而增加新生内膜的生长（图10-1）[5]。应用血管内超声(IVUS)研究发现，在PCI前斑块负荷（斑块面积）的程度和PCI后最小管腔面积可以预测新生内膜面积和晚期再狭窄反应[6]。另外，Prati等用血管内超声分析后发现晚期丢失（内膜增生的程度）与支架植入后残余斑块负荷量直接相关，表明在支架植入前压缩斑块(debulking)可降低再狭窄率[7]。

因此，复杂病变的治疗是一个挑战，斑块修整（压缩）技术被认为是支架的辅助治疗，通过均衡和最理想的支架扩张来维持DES输送系统和聚合体的完整性。常规应用IVUS，加上血管造影较好的可视性，可用来选择合适的斑块修整策略。

斑块修整技术可分为以下4级：①斑块去除装置，可以移除斑块，例如直接冠状动脉内旋切(DCA)或旋磨血管成形术(rotational atherectomy)(RA)；②斑块破坏装置，用低压损伤切割斑块，例如切割球囊(CB)和FXminiRALL球囊；③应用准分子激光切除的激光血管成形术；④其他的新型斑块压缩装置。

球囊血管成形术或支架术仅仅通过粥样斑块转移而扩张管腔，而斑块消除或破坏技术实际是通过从管腔壁移除组织或以可控制的方式切割斑块而使管腔扩张。每一个切除装置都有独特的斑块切除机制，但共同的目标是通过压缩斑块以达到最理想的即刻效果、最低限度的内摸损伤、方便的支架输送，并且减少斑块的移动，达到最佳的和均衡的支架扩张，降低再狭窄。

直接冠状动脉内旋切术

直接冠状动脉内旋切术通过以导管为基础的切除技术来移除阻塞组织，利用鼻形椎，一种金属刀具，及机架和球囊进行扩张。这项技术首次出现在1987年，1990年被美国食品和药物管理局（FDA）批准通过，随后开始了多中心的注册研究。DCA在移除纤维性非钙化斑块，特别是对主动脉开口病变、分支开口病变、分叉病变和大血管（直径大于3mm）近端的大体积的偏心病变效果明显。单纯DCA与普通BA比较，前者显示出更好的即刻和远期影像效果，然而晚期再狭窄率仍然很高，因为DCA没有消除动脉重塑和慢性回

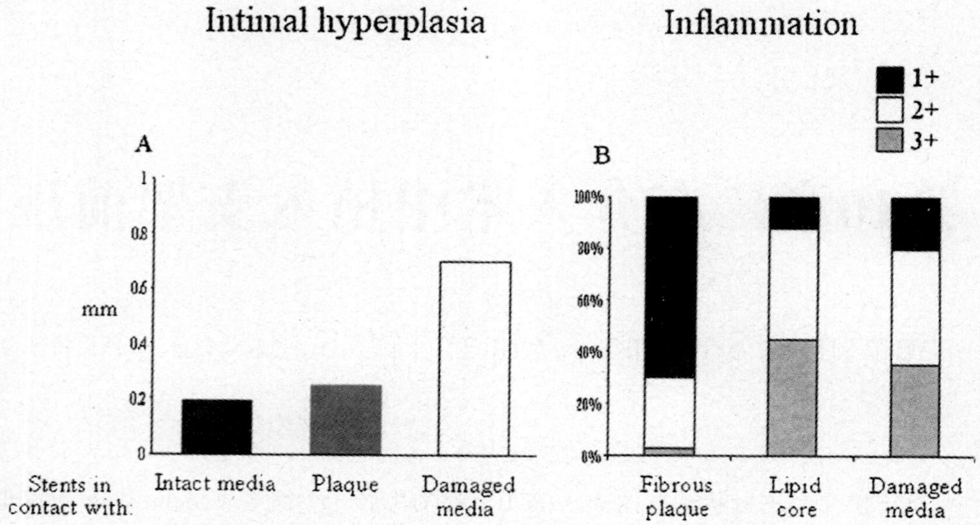

图10-1 (A)内膜增生程度与同支架梁相接触的管壁面积的关系;(B)炎症程度与支架梁接触部位的关系。

缩。冠状动脉内支架通过抑制血管即刻回缩和慢性动脉重塑而降低影像上的再狭窄率,因此,在斑块压缩后植入支架被证实可以克服每个装置的不足并改善临床结果。一些注册研究的数据证实了复杂的冠状动脉内病变在支架植入前行DCA的可行性、安全性和有效性,以及较低的再狭窄率和可接受的即刻效果[8-11]。这些注册研究所看到的令人鼓舞的结果,导致了2个大规模的前瞻性、随机临床研究,比较在支架植入前DCA和单纯支架方案(图10-2):在MULTI-LINK前旋切术改善管腔获益和临床结果研究(AMIGO)以及压缩斑块和支架对再狭窄消除研究(DESIRE)。在AMIGO研究中随机入选753名患者,分为2组,其中一组先接受DCA随后支架治疗,另一组只接受单纯支架治疗,随访8个月结果显示两组的影像学或临床再狭窄率无显著差异[12]。压缩斑块的技术水平取决于术者,仅有26.5%可以达到最佳的压缩斑块(定义为DCA后直径狭窄<25%),欠佳的压缩斑块有显著升高的狭窄率(32%),最佳的压缩斑块再狭窄率为16%。累积的术后30天的主要不良心脏事件发生率(MACE)在DCA治疗组轻度升高。在一些IVUS引导的DCA和支架研究中也得到类似结果。因此,通过压缩斑块使管腔扩大是降低再狭窄率的关键。DESIRE研究随机入选500例患者,比较IVUS引导下DCA后再支架治疗和单纯支架治疗[13]。尽管随访中发现DCA+支架组得到较低的管腔丢失指数(0.34 mm vs 0.41 mm),但6个月随访中也没有显示出明显的临床益处。

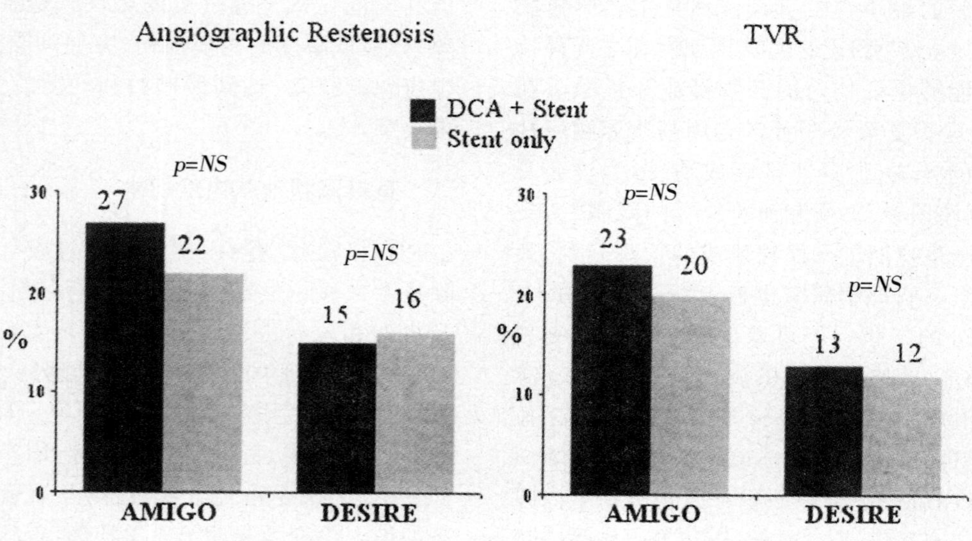

图10-2 AMIGO和DESIRE研究6个月和8个月随访提示通过定量冠状动脉造影显示的再狭窄率(>50%)和靶血管重建(TVR)

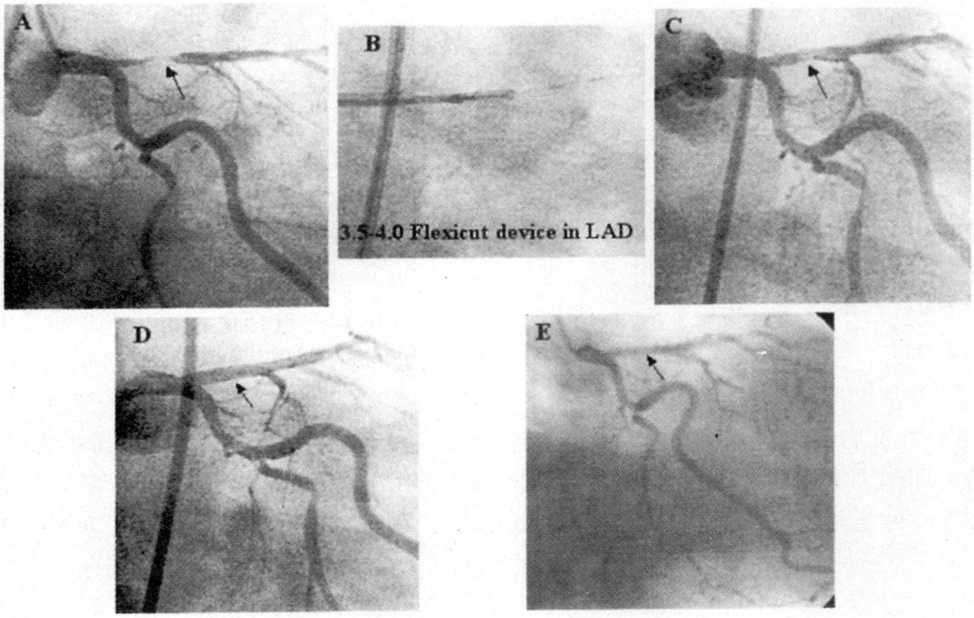

图10–3　定向旋切(DCA)和支架治疗用于LAD开口病变。

A. 术前造影显示LAD开口严重狭窄90%~95%；B.LAD内应用3.5~4.0 mm Flexicut装置；C.40 psi压力下切割15次后造影；D.最终造影显示良好的结果，置入3.5/16 mm NIRSox支架(12 atm)，残存狭窄小于10%，无夹层；E.3年后随访，处理位置无再狭窄(残存狭窄<30%)，后处理回旋支病变

因此，基于这些有效的数据，目前DCA联合支架治疗仅限于左前降支开口和大的分叉部位的非钙化病变，通过减少斑块移动得到可接受的即刻效果，并提高晚期的影像学结果(图10–3和10–4)。尽管有这些可能的好处，DCA的应用仍受各种原因限制，包括较小的成角病变、钙化病变、手术时间、穿孔的危险和大型装置的Dotter影响[8]。

旋磨斑块切除术

高速旋磨斑块切除术(RA)更适用于重度钙化、开口病变和无扩张的冠状动脉病变。

传统的支架治疗，这种病变的成功率常常很低，且并发症高，因为支架输送和扩张比较困难。高压非顺应性球囊预扩张可能偶尔会成功，但常常不足以克服血管壁/斑块的抵抗力，并导致急性回缩、动脉夹层和穿孔[14]。RA技术通过钻石表面以150 000~160 000 r/min的旋转将斑块切除和粉碎。旋切(rotablation)进行不同的切割和选择性地切除非弹性钙化病变，并产生极好的即刻手术效果且并发症很少。旋磨后的斑块被粉碎为直径5~10 μm的微粒，小到足以通过冠状动

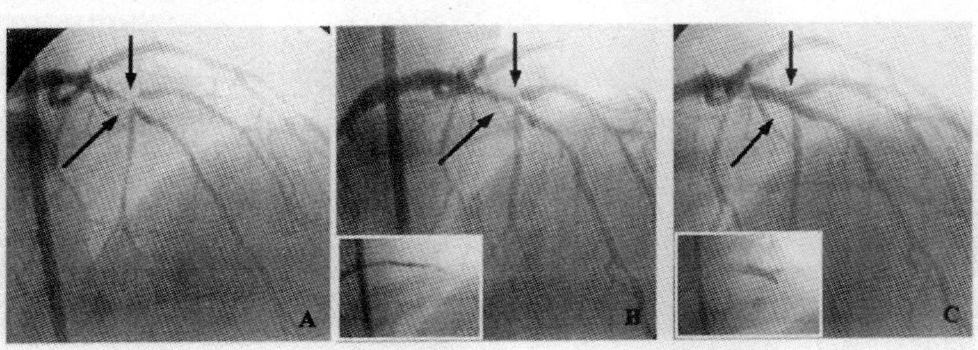

图10–4　在LAD和第1对角支分叉病变进行定向旋切(DCA)和切割球囊(CB)+同步对吻扩张支架(SKS)治疗

A.术前右前斜头位显示LAD严重狭窄90%~95%，第1对角支开口狭窄90%~95%；B.应用3.0~3.5 mm FlexicutDCA处理LAD，以2.5/6 mm切割球囊处理第1对角支，插图为LAD内的DCA；C.最终造影显示满意结果，应用SKS技术植入3.0/13 mm和2.75/13 mm的Cypher支架，插图为对吻支架

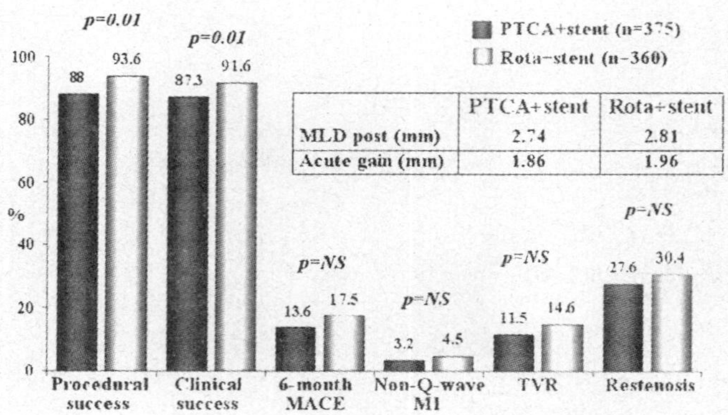

图10-5 SPORT研究中的即刻结果和6~8个月随访

脉微循环，最终在肝脏、脾脏和肺脏被吞噬。切除钙化斑块有很高的即刻手术成功率，单独RA治疗也有很高的再狭窄率，可能是由于慢性动脉回缩和重塑[15]。有报道说对于严重钙化或非扩张的冠状动脉病变，成功的RA可以使支架输送和扩张更加容易，同时降低斑块移动，从而降低分支血管闭塞的可能。一些非随机、回顾性研究表明在ICS前应用RA比单纯ICS治疗钙化病变可以更加提高手术成功率并降低再狭窄率[15-19]。这一结论带来了2个随机研究，来观察在ICS前用RA压缩斑块比较单独ICS的结果。在斑块压缩对再狭窄的效果研究（EDRES）中，150名患者随机入选单独ICS组和RA+ICS组[20]。尽管即刻获益在两组中相同，但RA+ICS组在6个月时的血管造影再狭窄率是降低的。在大规模的支架植入后旋磨斑块切除术研究（SPORT）（图10-5）中，750名患者随机接受经皮冠状动脉成形术（PTCA）或者RA+ICS[21]。RA组的手术成功率较高，然而，两组在6~8个月的影像和临床终点上没有显著差别。这一结果的解释是在研究入选病例时因排除了严重钙化病变而造成的操作误差。一项前瞻性随机研究比较了在ICS之前RA（或PCA）和PTCA对慢性阻塞性病变的治疗效果，研究发现在支架前压缩斑块策略可以显著降低随访中影像学的再狭窄率[22]。ICS前RA可产生更好的长期效果，然而也伴有较高的围手术期心肌梗死的发生率[23]。

分叉病变是另一种显示RA优越性的病变。大多数这样的病变多为钙化病变，大概反映了慢性过程，其尖锐的成角也使得它们不适合其他的斑块切除装置[24,25]。分叉病变由于动脉重塑也伴随着大的粥样负荷，因此，用PTCA+支架术很难达到好的结果，特别是分支血管。分叉病变支架的主要问题是“雪犁效果”和斑块移动进入分支血管，从而导致分支血管严重狭窄

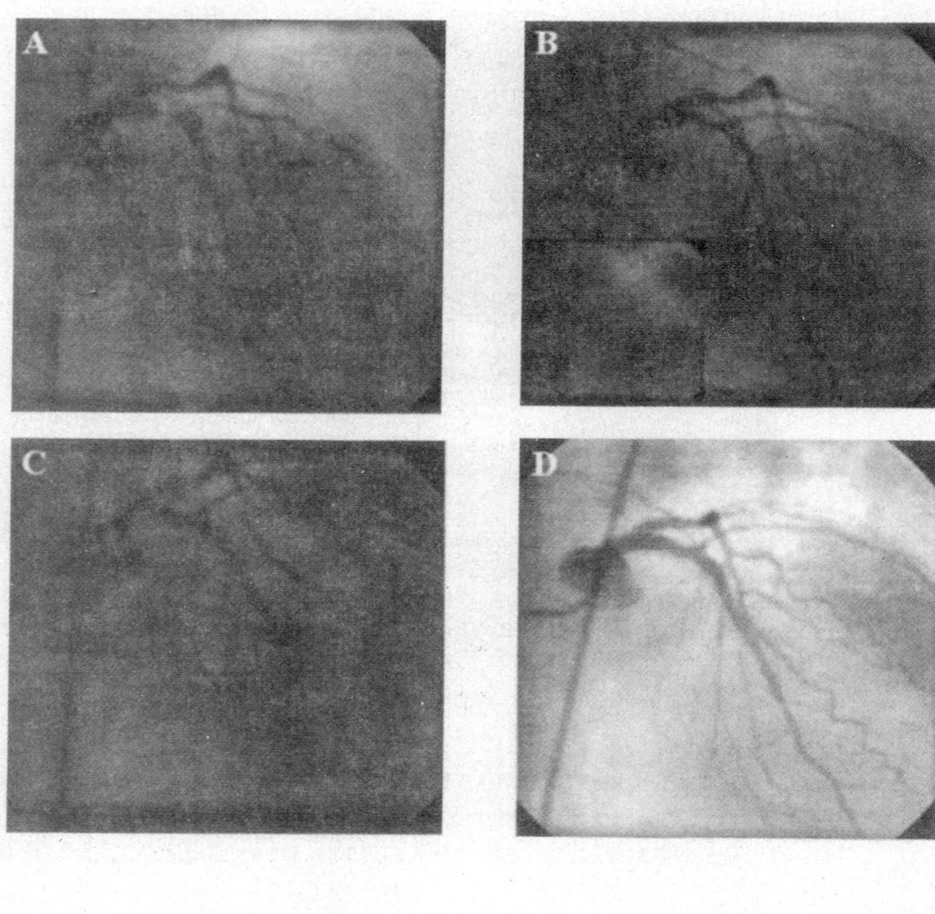

图10-6 旋切和DES（Cypher）治疗LAD近中段复杂、钙化病变，有多支对角支从病变部位发出

A. 术前造影显示LAD近段严重狭窄90%~95%，中段狭窄70%~80%；B. 消除斑块并以3.0/20 mm MaverickII球囊（4 atm）扩张后造影；C. 植入2枚Cypher支架（3.5/28 mm和3.0/33 mm）后最终造影满意，残留10%以下狭窄，对角支通畅；D.6个月随访，LAD内支架畅通，极少晚期丢失。

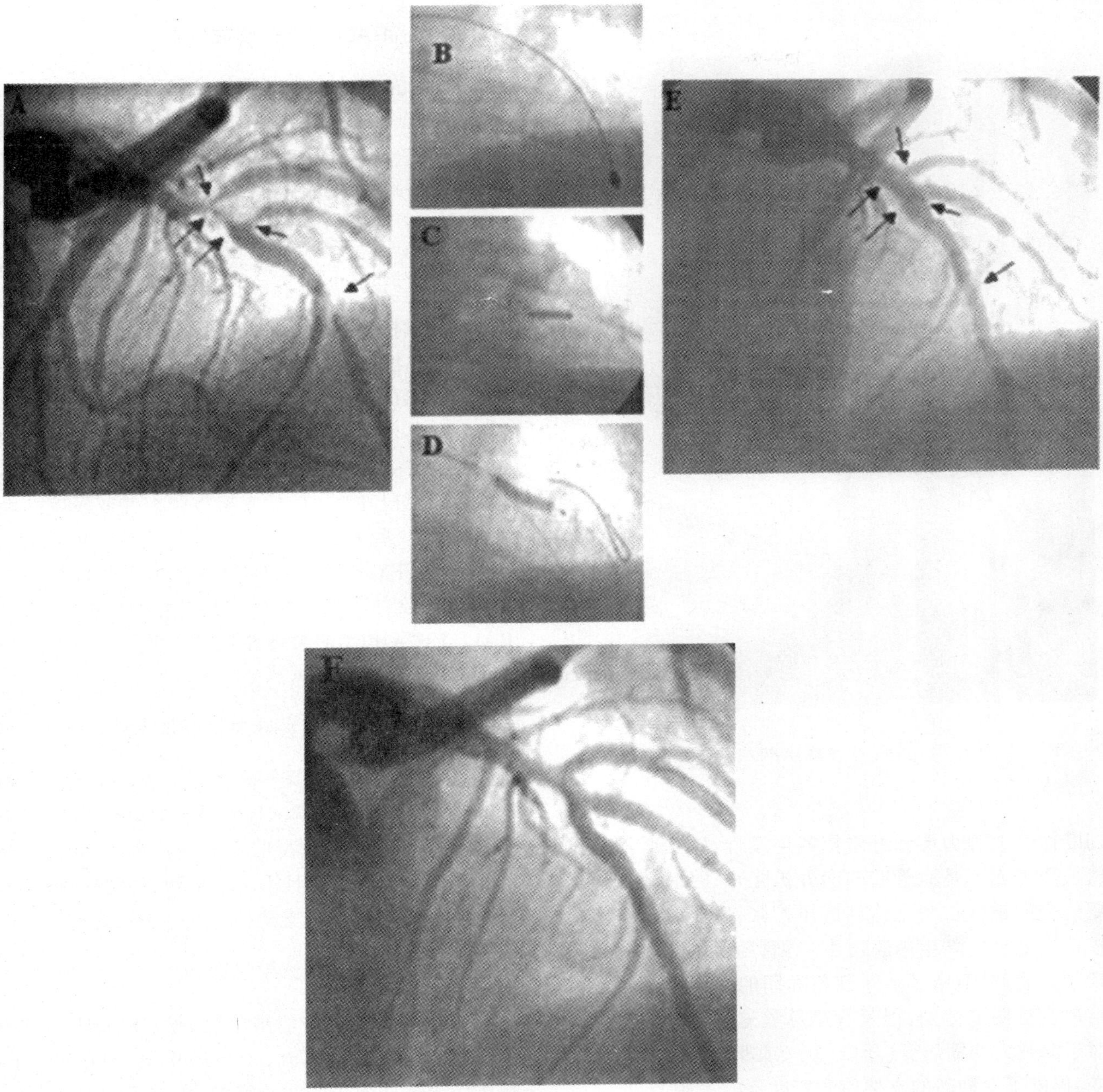

图10-7　LAD/D1/D2分叉、钙化病变应用旋切和切割球囊(CB)处理

A.术前右前斜头位显示LAD中段严重狭窄80%~90%,远段狭窄95%,第1对角支狭窄80%~90%,第2对角支狭窄70%~80%;B.应用1.75 mm和2.15 mmRotablator burr通过LAD病变;C.D1内应用FX miniRAIL2.5/10 mm;D.D2内应用CB2.5/10 mm;E.LAD内消除斑块、扩张并植入4.0/18 mm S7支架后最终造影满意,D1残留10%~30%狭窄,D2残留狭窄<10%;F.6个月随访显示手术部位LAD、D1、D2通畅

或闭塞,特别是开口本来就有病变的情况[16,25]。旋磨可以达到很准确的效果，并且也可以控制压缩较大的、角度小的(锐角)钙化分叉病变,同时产生一个通路来保证球囊或支架的通过,并有降低分支血管闭塞的可能[25]。

总之,RA被推荐在严重钙化、慢性完全闭塞和分叉病变的支架植入前使用,并且在手术量大的导管室才可使用(图10-6和图10-7)。然而,这种技术需要高水平的训练和丰富的经验,才能始终获得好的结果和较低的并发症发生率。

切割球囊血管成形术

切割球囊设备在是非顺应性球囊外端有3或4个纵向的微型手术刀片,它可以精确地切割粥样斑块并

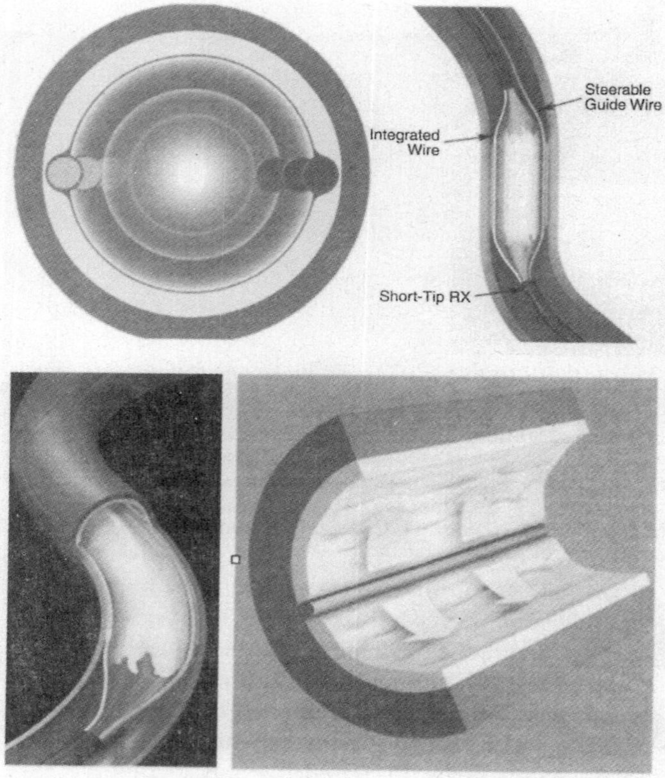

图10-8 DES时代的治疗策略：A_3斑块修整和显影。

切断血管壁弹力层和纤维层的连续性，它主要是通过斑块压缩而不是血管壁的向外扩张来达到管腔获益。靶病变的最佳扩张是达到低压扩张，以尽量减少内膜损伤和随后的新生内膜增生。尽管随机临床研究比较切割球囊和PTCA显示即刻和远期的临床和血管造影结果没有明显差别，但是切割球囊这种新的作用机制对于高弹力回缩病变(开口、分叉或非扩张中度钙化病变)提供了一种新的支架前病变准备的途径[26]。

血管内超声分析表明，低压切割球囊PTCA与单纯PTCA比较，可进一步获得更大的管腔获益和斑块减少[27]。在切割球囊降低再狭窄评价Ⅲ(REDUCEⅢ)研究中，521例患者随机进入CB+ICS组(260例)或PTCA+ICS组(261例)[28]。此外，每组再随机分为IVUS组和血管造影组。6个月随访发现，CB+ICS组血管造影再狭窄率显著降低，主要在IVUS组。

因此，要获得最佳的支架扩张，在支架植入前CB可用于开口、分叉或非扩张中度钙化病变。与PTCA比较，CBPTCA伴有轻微升高的穿孔并发症。

FXminiRALL球囊血管成形术

FX miniRALL PTCA导管(图10-8)是一项创新的新型斑块修整技术，应用到纵向力、聚集的球囊成形术等。导管包括一个完整的导丝，外层是半顺应性球囊，和一个短小的单线圈，单线圈有导丝腔，位于远端直通球囊[29]。这个唯一的双导丝装置可使许多球囊扩张时不仅作用于标准的冠状动脉导丝，同时还作用于完整的外层导丝，这样可沿着两根导丝提供集中的纵向力来切割斑块，在低的膨胀压力下产生一个扩张平台，使得有抵抗力的弹性病变的扩张更容易。单独应用FX miniRALL PTCA的安全性和有效性，包括用于轻-中度钙化病变已有报道。这种斑块修整技术的有效性也在PreFX注册研究中被评价，主要结果显示在FX miniRALL PTCA后的支架扩张，并或多或少地表现出有好一些的趋势。

因此，FXminiRALLPTCA可被用于开口和未扩张的慢性病变的支架治疗前。其设计的优点，FX miniRALL PTCA比CB的柔韧性更好，可以更容易地进入成角病变(图10-7)。

准分子激光冠状动脉血管成形术

激光技术首次应用于心血管系统是在20世纪80年代。支架前应用激光切割技术对于主动脉-开口病变和静脉桥血管病变有较高的手术成功率(>90%)，但是再狭窄率没有降低并且手术设备和装置费用高[30]。因此，目前ELCA仅限于支架植入前病变的修整。

其他创新的斑块修整设备

其他创新的斑块切割装置，例如SiverHawk系统、AngioSculpt scoring球囊、orbital atherectomy和Cardio-Path都正在复杂病变的研究中，我们正在等待关于这些装置有效性结论的最终研究结果。

总结

在多中心随机研究中，由于费用的增加和一些负面结果，在支架植入前通过压缩斑块的病变准备仍然是有争论的，特别是在DES时代。在支架前应用压缩斑块中，由于复杂病例入选较少的选择偏差和可能有一些术者的手术技术问题，从而使这些随机多中心研究产生相应的负面结果。在目前的DES时代，斑块压缩已经显示可以降低复杂病变的靶病变再血管化，特别是钙化和分叉病变以及慢性完全闭塞病变[31]。在这些病变中，选择合适的血管造影和血管内超声来评价

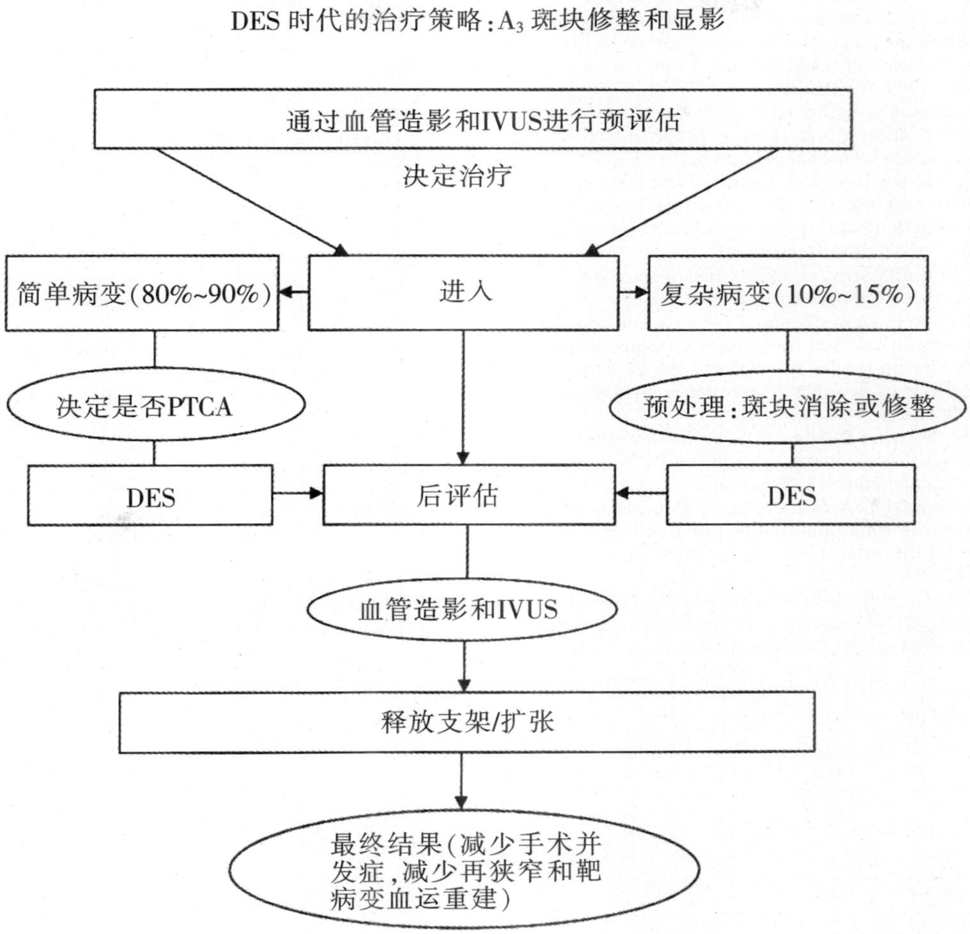

图10–9　DES时代的治疗策略：A_3斑块修整和显影

斑块，将使(斑块)形态更有利于支架的完全定位和扩张(A_3)(图10–9)。在当今的心脏介入学水平下，当手术操作水平最佳时，对于少部分病人和病变（5%~10%）来说，在复杂病变DES植入前的斑块压缩被认为是必要的[32]。

（张敬霞　译）

参考文献

1. Moses JW, Leon MB, Popma JJ, et al. Sirolimus-eluting stents versus standard stents in patients with stenosis in a native coronary artery. *N Engl J Med* 2003;349:1315–1323.
2. Stone GW, Ellis SG, Cox DA, et al. A polymer-based, paclitaxel-eluting stent in patients with coronary artery disease. *N Engl J Med* 2004;350:221–231.
3. Fujii K, Mintz GS, Kobayashi Y, et al. Contribution of stent underexpansion to recurrence after sirolimus-eluting stent implantation for in-stent restenosis. *Circulation* 2004;109:1085–1088.
4. Takebayashi H, Mintz G, Carlier S. Nonuniform strut distribution correlates with more neointimal hyperplasia after sirolimus-eluting stent implantation. *Circulation* 2004;110:3430–3434.
5. Farb A, Sangiorgi G, Carter A, et al. Pathology of Acute and Chronic Coronary Stenting in Humans. *Circulation* 1999;99:44–52.
6. Takeda Y, Tsuchikane E, Kobayashi T, et al. Effect of plaque debulking before stent implantation on in-stent neointimal proliferation: a serial 3-dimensional intravascular ultrasound study. *Am Heart J* 2003;146:175–182.
7. Prati F, Mario C, Reimers B, et al. In-stent neointimal proliferation correlates with the amount of residual plaque burden outside the stent: an intravascular ultrasound study. *Circulation* 1999;99:1011–1014.
8. Baim DS, Cutlip DE, Sharma SK, et al. Final results of the Balloon vs Optimal Atherectomy Trial (BOAT). *Circulation* 1998;97:322–331.
9. Bramucci E, Repetto A, Ferrario M, et al. Effectiveness of adjunctive stent implantation following directional coronary atherectomy for treatment of left anterior descending ostial stenosis. *Am J Cardiol* 2002;90:1074–1078.
10. Kiesz RS, Rozek MM, Mego DM, et al. Acute directional coronary atherectomy prior to stenting in complex coronary lesions: ADAPTS Study. *Cathet Cardiovasc Diagn* 1998;45:105–112.
11. Moussa I, Moses J, Di Mario C, et al. Stenting after optimal lesion debulking (SOLD) registry. Angiographic and clinical outcome. *Circulation* 1998;98:1604–1609.
12. Stankovic G, Colombo A, Bersin R, et al. Comparison of directional coronary atherectomy and stenting versus stenting alone for the treatment of de novo and restenotic coronary artery narrowing. *Am J Cardiol* 2004;93:953–958.
13. Aizawa T, et al. The Debulking and Stenting in Restenosis Elimination Trial (DESIRE) (abst.). *Circulation* 2001;104:2954A.
14. Reifart N, Vandormael M, Krajcar M, et al. Randomized compari-

son of angioplasty of complex coronary lesions at a single center: excimer laser, rotational atherectomy, and balloon angioplasty comparison (ERBAC) study. *Circulation* 1997;96:91–98.

15. Kini A, Marmur J, Duvvuri S, et al. Rotational atherectomy: improved procedural outcome with evolution of technique and equipment—single-center results of first 1,000 patients. *Catheter Cardiovasc Interv* 1999;46:305–311.
16. Chung CM, Nakamura S, Tanaka K, et al. Stenting alone versus debulking and debulking plus stent in branch ostial lesions of native coronary arteries. *Heart Vessels* 2004;19:213–220.
17. Lee SW, Hong MK, Lee CW, et al. Early and late clinical outcomes after rotational atherectomy with stenting versus rotational atherectomy with balloon angioplasty for complex coronary lesions. *J Invas Cardiol* 2004;16:406–409.
18. Cavusoglu E, Kini A, Marmur J, et al. Current status of rotational atherectomy. *Catheter Cardiovasc Interv* 2004;62:485–498.
19. Moussa I, Di Mario C, Moses J, et al. Coronary stenting after rotational atherectomy in calcified and complex lesions. Angiographic and clinical follow-up results. *Circulation* 1997;96:128–136.
20. Dunn B. The effects of debulking on restenosis (EDRES). *J Saudi Heart Assoc* 1998;10:55.
21. Buchbinder M, Fortuna R, Sharma S, et al. Debulking prior to stenting improves acute outcomes: early results from the SPORT trial. *J Am Coll Cardiol* 2000;53:359–367.
22. Tsuchikane E, Suzuki T, Asakura Y, et al. Debulking of chronic total occlusions with rotational or directional atherectomy before stenting trial: a multicenter randomized study (abst.). *J Am Coll Cardiol* 2004;43:59A.
23. Kobayashi Y, De Gregorio J, Kobayashi N, et al. Lower restenosis rate with stenting following aggressive versus less aggressive rotational atherectomy. *Catheter Cardiovasc Interv* 1999;46:406–414.
24. Sharma SK. Simultaneous kissing drug-eluting stent technique for percutaneous treatment of bifurcation lesions in large-size vessels. *Catheter Cardiovasc Interv* 2005;65:10–16.
25. Tan R, Kini A, Shalouh E, Marmur J, et al. Optimal treatment of nonaorto-ostial coronary lesions in large vessels: acute and long-term results. *Catheter Cardiovasc Interv* 2001;54:283–288.
26. Mauri L, Bonan R, Weiner BH, et al. Cutting balloon angioplasty for the prevention of restenosis: results of the Cutting Balloon Global Randomized Trial. *Am J Cardiol* 2002;90:1079–1083.
27. Okura H, Hayase M, Shimodozono S, et al. Mechanisms of acute lumen gain following cutting balloon angioplasty in calcified and non-calcified lesions: an intravascular ultrasound study. *Catheter Cardiovasc Interv* 2002;57:429–436.
28. Ozaki Y, Suzuki T, Yamaguchi T, et al. Can intravascular ultrasound guided cutting balloon angioplasty before stenting be a substitute for drug eluting stent? Final results of the prospective randomized multicenter trial comparing cutting balloon with balloon angioplasty before stenting (Reduce III) (abst.). *J Am Coll Cardiol* 2004;43:82A.
29. Ischinger TA, Solar RJ, Hitzke E. Improved outcome with novel device for low-pressure PTCA in de novo and in-stent lesions. *Cardiovasc Radiat Med* 2003;4:2–6.
30. Reifart N, Vandormael M, Krajcar M, et al. Randomized comparison of angioplasty of complex coronary lesions at a single center, excimer laser, rotational atherectomy, and balloon angioplasty comparison (ERBAC) Study. *Circulation* 1997;96:91–98.
31. Kini A, Kim M, Das S, et al. Efficacy of drug-eluting stents in the calcified lesions. *J Am Coll Cardiol* 2005;45[Suppl A]:65A.
32. Williams DO, Snead D, Popma JJ, et al. Persistent restenosis following drug-eluting stents: influence of contributing factors (abst.). *J Am Coll Cardiol* 2004;43:44A.

第11章　切割球囊

Kenneth Chin

切割球囊有3或4个金属微刀片(0.25 mm),纵向排列于非顺应性球囊的表面[1]。扩张时,它可以在3或4个方向上对血管内膜进行切割。血管内超声研究证明斑块和血管内的纵向切割降低了夹层发生率,同时也降低血管面积[2]。切割球囊血管成形术可限制血管壁损伤的程度,这是传统球囊成形术(BA)难以避免的。

切割球囊近端导管鞘包含有球囊的扩张腔。远端的鞘由顺应性的Hytrol材料和2个内腔组成。1个腔用于球囊扩张,第2个腔是导丝腔。远端鞘外层覆盖1个亲水涂层。从导管尖端到导丝出口全长24 cm。这个出口便于快速交换。

技术上的考虑

切割球囊可使用的直径大小为2~4 mm。可用的球囊长度为6 mm、10 mm和15 mm。这种新型超(Ultra)切割球囊包含一个2.6 mm的小亲水涂层鞘。切割球囊大小的选择是根据1.1:1的球囊–动脉比。3.5~4.0 mm的切割球囊有4个斑块切割刀(atherotomes),其他尺寸的仅有3个手术刀。一般情况下,切割球囊比冠状动脉成形球囊有更高的外径和较低的顺应性。

建议切割球囊在体外和鞘内保持负压 (wet)状态。医生应该尽量将切割球囊直接送到病变处。然而,如果切割球囊不能通过病变,那么就需要用小球囊预先扩张。切割球囊应以1 atm/5 s的速度缓慢扩张,最高到8~10 atm。当切割球囊用于长病变时,应该首先扩张靶病变的远端,再重叠扩张近端病变。不建议重复扩张同一病变。

切割后, 切割球囊装置通过压力释放而回缩,并回到负压。维持切割球囊的真空状态,并在造影下证实已经回缩。这可以保证手术刀完全回到球囊里,不会在回辙至导管时造成任何夹层损伤。

血管扩张机制

Hera等报道了40例应用切割球囊成形术治疗的病例和25例用传统球囊成形术治疗的病例,分别在治疗前和治疗后应用血管内超声评价血管面积、管腔面积和斑块面积。血管膨胀率用治疗后与治疗前的血管面积的比值来评价。研究发现,切割球囊成形术后和传统球囊成形术后的血管面积分别是13.9 mm^2±3.2 mm^2和14.8 mm^2±3.0 mm^2,而管腔面积分别是5.5 mm^2±1.2 mm^2和5.7 mm^2±1.2 mm^2, 斑块面积则分别是8.5 mm^2±2.7 mm^2和9.1 mm^2±2.2 mm^2。切割球囊成形术后血管若小,斑块面积显著减小。

研究者发现切割球囊成形术后血管膨胀率允许45%的血管扩张和55%的斑块压缩或推移。这与传统球囊成形术是对立的,后者血管膨胀率达到67%而斑块压缩或推移仅为33%(图11–1)。与传统球囊成形术相比,切割球囊成形术后血管膨胀率显著降低。这些结果表明切割球囊扩张的主要机制是斑块的压缩或推移,而不是血管的向外扩张。

血管内超声REDUCE研究

最近冠状动脉的血管内超声研究表明,球囊成形术(BA)后管腔的扩大是血管膨胀和斑块减小的共同结果[4–7]。然而,也有报道提出不同的机制,认为动脉反应会随着斑块成分的不同而不同[8–9]。Mintz等[10]应用血管内超声分析研究表明,斑块的纵向再分布是斑块减小的主要原因。

作为REDUCE多中心研究的一部分,血管内超声(IVUS) 亚组研究主要评价切割球囊成形术的应用。REDUCE入选了800例患者,根据操作者的分布,其中224例接受了IVUS检查。然而,总计有118例患者进入了IVUS的分析研究 (切割球囊89例, 球囊成形术91

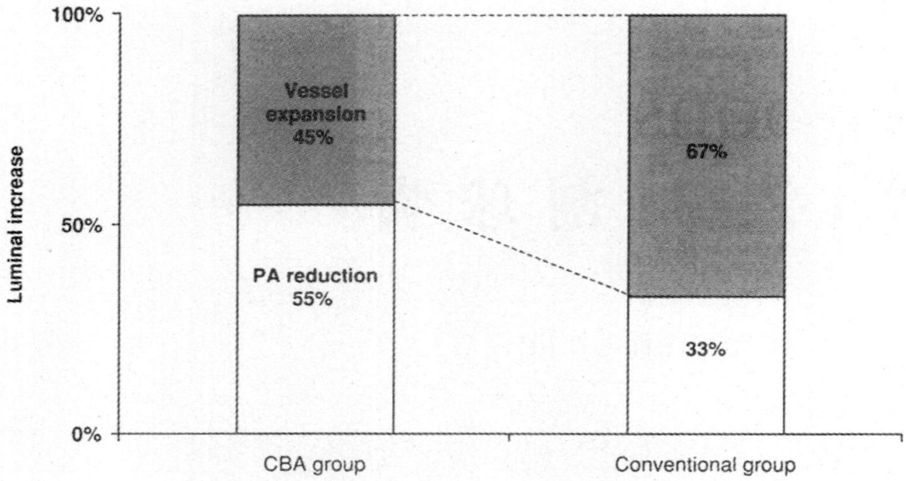

图11-1 病变部位应用切割球囊扩张和传统血管成形术后管腔增加的机制

切割球囊组斑块面积减少至血管的55%，而管腔面积增加至血管的45%，而在传统血管成形术组则分别为33%和67%

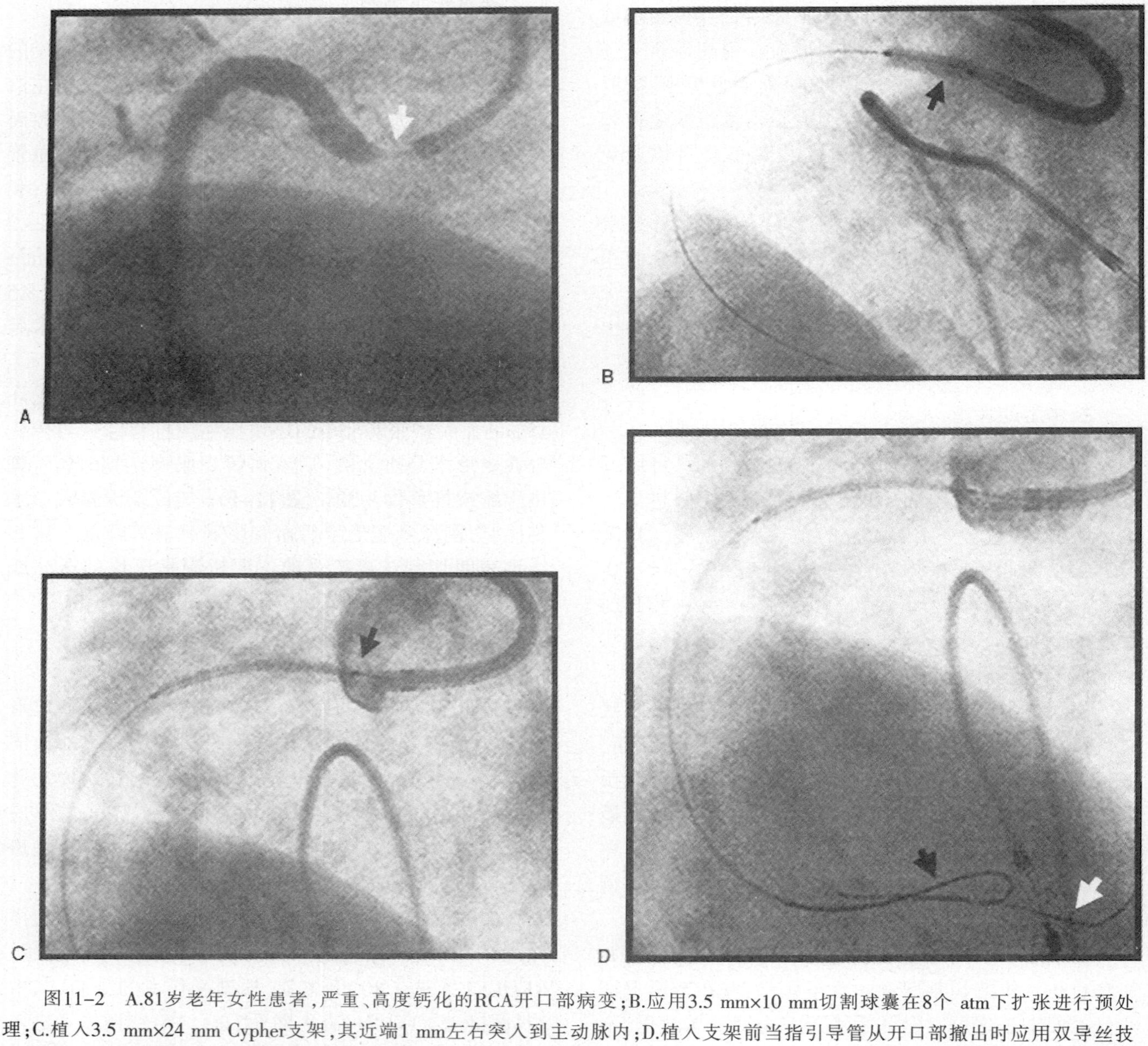

图11-2 A.81岁老年女性患者，严重、高度钙化的RCA开口部病变；B.应用3.5 mm×10 mm切割球囊在8个 atm下扩张进行预处理；C.植入3.5 mm×24 mm Cypher支架，其近端1 mm左右突入到主动脉内；D.植入支架前当指引导管从开口部撤出时应用双导丝技术以保证足够的支撑力。黑箭头指示Choice PTE xtrasupport导丝。白箭头指示BMW导丝

例）。

IVUS亚组研究发现，与传统球囊比较，切割球囊应用低压扩张，可获得较大的管腔获益和进一步的斑块减少。对于非钙化病变，切割球囊与传统球囊相比可获得相似的管腔大小，且切割球囊即刻管腔增加的机制是斑块的进一步减少和血管膨胀的减少。对于钙化病变，切割球囊的即刻管腔增加更加显著，机制与传统球囊是相似的，但可以伴随夹层的产生。

REDUCE的IVUS亚组研究进一步表明，切割球囊即刻管腔获益的机制与BA是不同的。增加斑块的减少和减小管腔的膨胀，正如在非钙化病变中所证实的，可减少血管壁的损伤[12,13]，这样可能有助于愈合，与以前的报道[14-16]一致。

有意思的是，对于钙化病变，尽管管腔获益的机制与传统球囊相似，但切割球囊仍可获得更大的管腔。切割球囊组管腔获益增加伴随着夹层的产生，表明切割钙化病变的非钙化部分可以部分解释为什么管腔进一步增大。这些结果与既往研究一致，包括钙化病变和非钙化病变；有夹层比没有夹层的病人可获得更大的管腔增加。

指征

来自北美、欧洲和日本的多个观察病例系列研究（小型随机研究）已经发布了切割球囊成形术的安全性和可行性[17-29]，而且切割球囊与PTCA比较可降低再狭窄率[30,31]。

然而，应用切割球囊目前仅限于适合其应用的地方使用。切割球囊特别适用于纤维钙化病变、小血管和复杂病变，包括开口病变和分叉病变。切割球囊也适用于支架内再狭窄和血管大于3 mm的裸金属支架

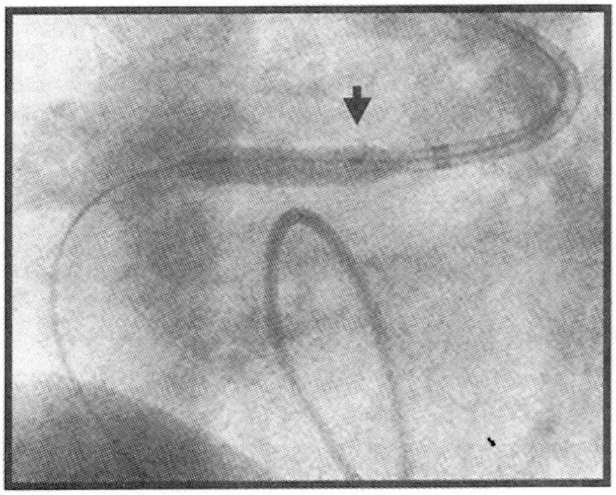

E

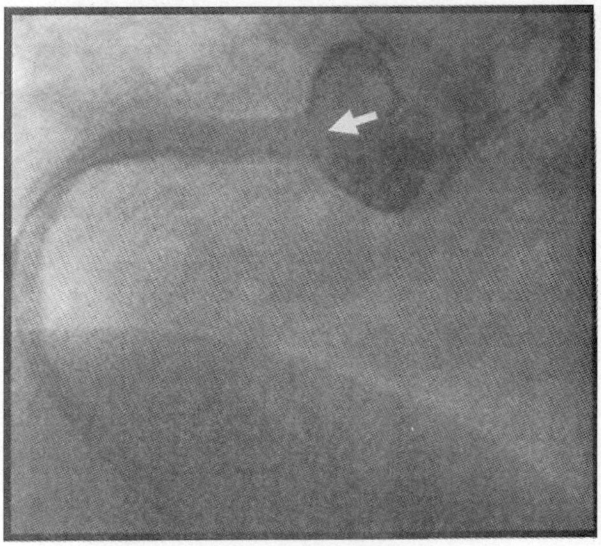

F

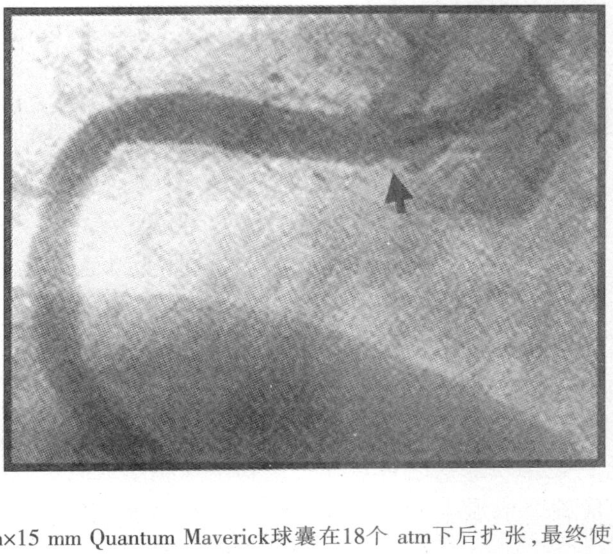

G

图11-2　（接前页）E.应用4.5 mm×15 mm Quantum Maverick球囊在18个 atm下后扩张，最终使得主动脉内的支架近端部分呈喇叭口形状；F.最终造影结果令人满意；G.9个月后复查造影

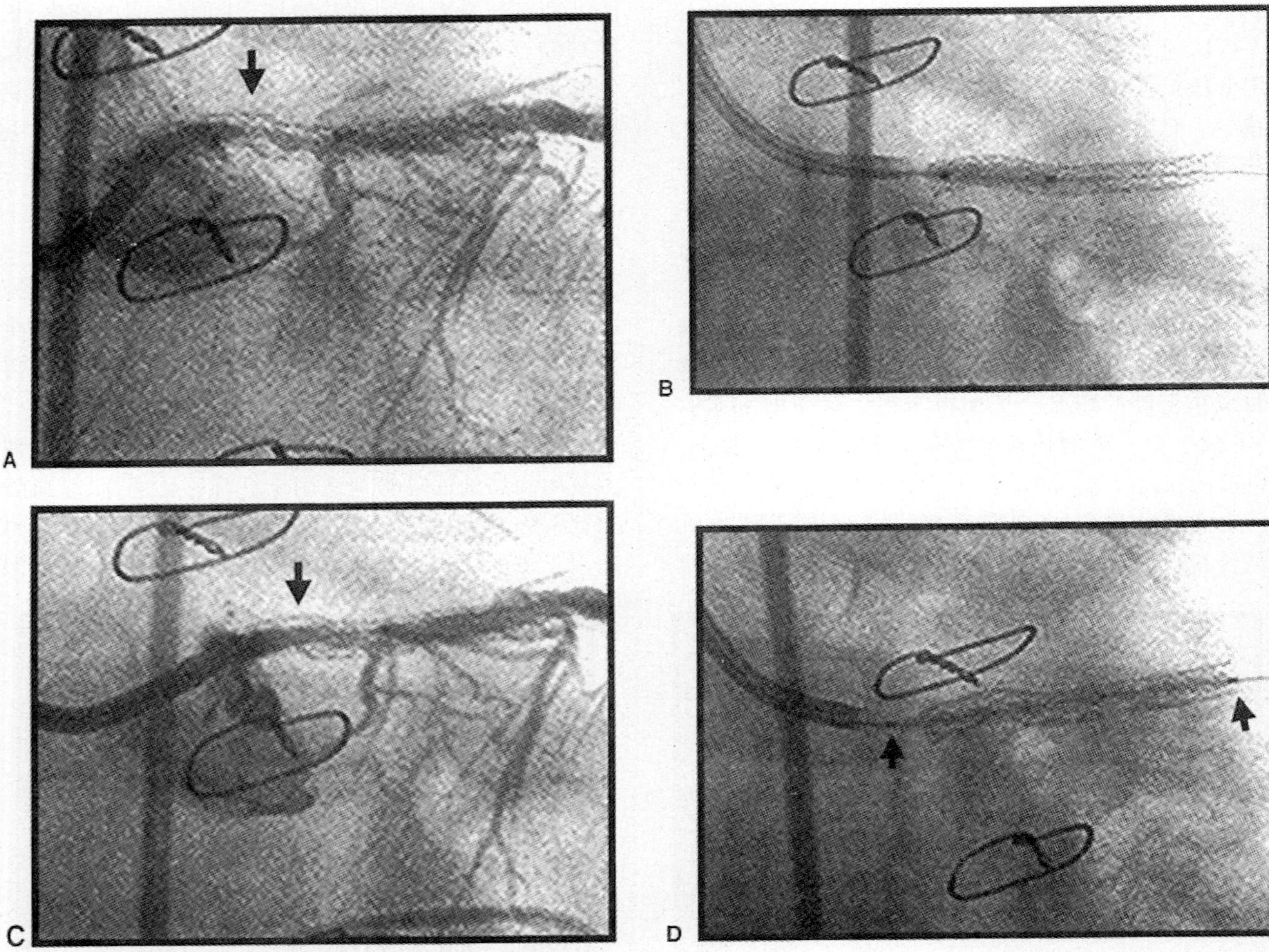

图11-3 A.有保护的左主干中段高度支架内再狭窄(裸金属支架);B.应用3.5 mm×10 mm切割球囊在6个 atm下扩张进行预处理;C.应用切割球囊预处理后造影;D.植入3.5 mm×33 mm Cypher支架,其近端2mm突入到主动脉内,完全覆盖左主干开口

的辅助治疗。

药物涂层支架

在药物涂层支架(DESs)时代,切割球囊可用于纤维钙化病变、支架内再狭窄、小血管、开口病变和分叉病变的介入治疗。

纤维钙化病变

在支架治疗前,应用IVUS可以容易地判断和评价严重的钙化病变。然而,如果没有IVUS,在支架放置前进行了预扩张,且传统球囊在10 atm时仍不能充分扩张,应考虑到可能是纤维钙化斑块。这时可以在支架放置前应用切割球囊替代旋磨成形术来修整钙化斑块[32-41](图11-2)。

支架内再狭窄

再狭窄病变,特别是长的、弥漫病变应注意在球囊扩张时可产生“西瓜子样”效应。传统球囊扩张可造成球囊从病变处滑脱,从而造成远端损伤。切割球囊使这种滑脱减少到最小。另外,切割球囊可使内膜松弛,这样允许它通过鞘来推挤,因此获得最大化的管腔面积[42-43](图11-3)。

小血管

切割球囊被用于治疗直径小于3 mm的小血管。切割球囊压缩斑块以在支架前得到更大的管腔面积。一些注册研究数据也表明在小血管应用切割球囊的益处[44-46]。

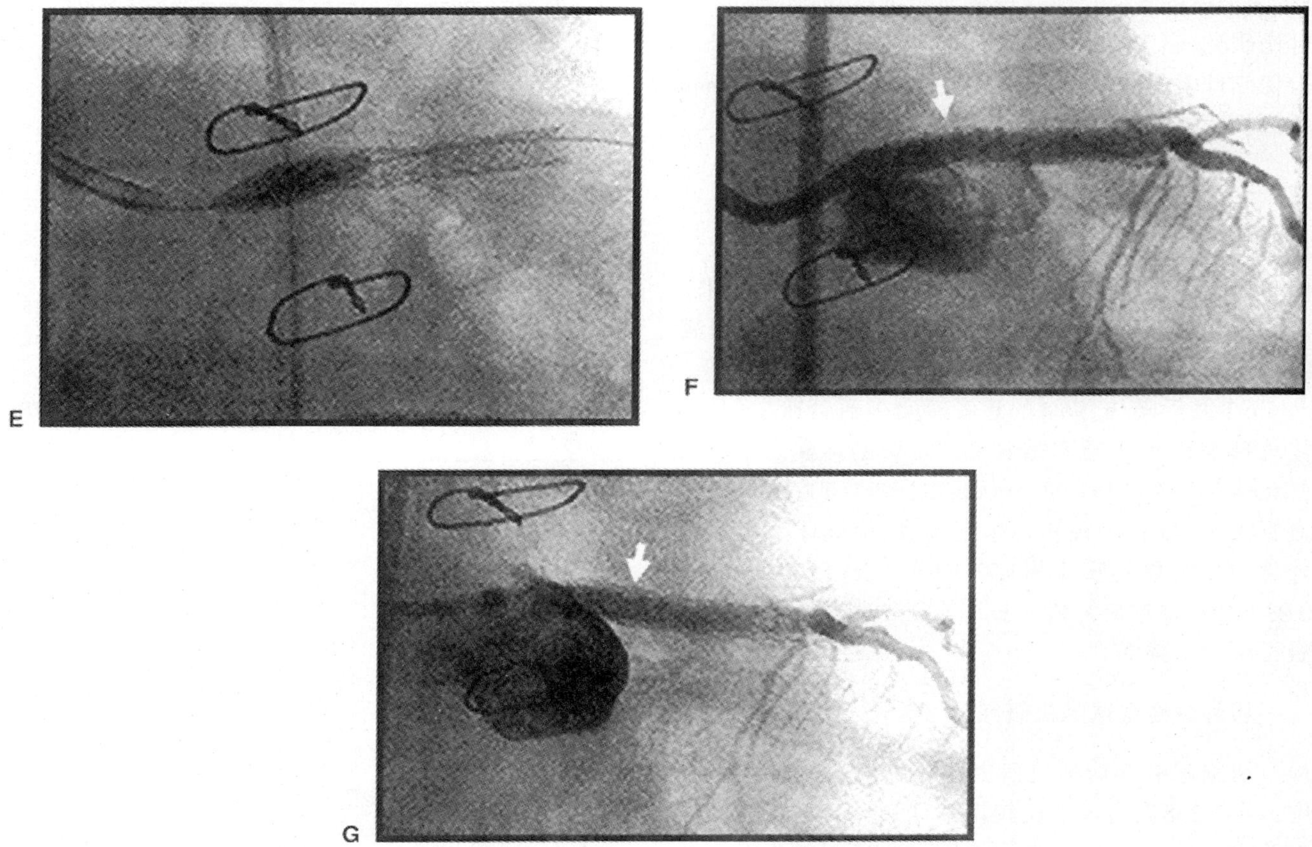

图11-3　(接前页)E.应用4.5 mm×9 mm Quantum Maverick球囊在18个 atm下后扩张，最终使得主动脉内的支架近端部分呈喇叭口形状；F.最终造影结果令人满意；G.9个月后复查造影

开口病变

“西瓜子样”效应在主动脉-开口病变的球囊扩张时常常遇到。传统球囊预扩张可造成球囊滑脱和血管远端损伤。切割球囊可减少这种滑脱。开口病变常常是纤维钙化病变，可抵抗传统球囊的扩张[47~53]。切割球囊可以在短的局限病变中切割纤维钙化病变，因为切割球囊仅仅6 mm长，它可控制损伤的范围，与传统BA不同。

分叉病变

切割球囊治疗分叉病变的可行性和安全性在一些注册研究中已有报道[54~58]。在分叉病变直接支架和传统的球囊扩张可造成斑块移动。切割球囊被证实可最大限度地减少斑块移动[59]。对于分叉病变，在主要血管支架放置前应用切割球囊扩张，随后在两支血管球囊对吻扩张(final kissing)，是处理分叉病变的一种可能途径。当遇到效果欠佳时可以在分支血管必要时(privisional)支架。在短的局限病变，切割球囊仅仅6 mm长，这样可控制损伤范围。

大的冠状动脉的效果

切割球囊的作用模式是在粥样斑块上可控的线性切割。有人认为，在切割球囊扩张时的纵行切割可通过减少弹性回缩和最大限度地减少内膜损伤而有利于手术的成功，从而最大限度地减少内膜的增生反应。理论上，这种反应可降低再狭窄率。

表 11-1　CUBA 研究

手术结果	切割球囊	标准 PTCA	p
参考直径(mm)	3.00±0.4	2.95±0.4	ns
最小管腔直径增加(mm)	1.50±0.5	1.50±0.5	ns
心肌梗死	2%	2%	ns
成功率	11%	9%	ns
CABG	1%	0%	ns
6 个月再狭窄率	30%	42%	0.047
6 个月晚期丢失(mm)	0.37±0.8	0.52±0.7	0.09

2个随机研究，切割球囊与传统球囊血管成形术对比研究(CUBA)和切割球囊全球随机研究，用来检验切割球囊是否比传统球囊更能减少直径大于3mm的冠状动脉的再狭窄率。

切割球囊对比传统球囊研究

CUBA研究是一项前瞻性、随机对比研究，比较切割球囊和传统球囊在原位非再狭窄冠状动脉的结果。

总计306例病人随机入选，153例入组切割球囊组，153例入组传统球囊组[60]。

6个月后随访，96%的患者接受了血管造影分析。传统球囊组再狭窄率是42%，而切割球囊组是30%(RR=1.66，95%CI=1.28；p=0.047)(表11-1)。在校正了血管大小、血管位置和临床表现后，传统球囊与切割球囊的相对再狭窄比为1.73 (95% CI=1.02~2.92，p=0.03)[61-63]。这项研究进一步证实了切割球囊比传统球囊再狭窄率减低。

切割球囊全球随机研究

切割球囊全球随机研究是一项随机、多中心研究，在1 238例病人中比较切割球囊和传统球囊的再狭窄发生率 [64]；617例患者随机入选切割球囊组，621例入选冠状动脉内血管成形术组。平均血管直径是2.86 mm±0.49 mm，平均病变长度为8.9 mm±4.3 mm，合并糖尿病者是13%。

6个月后切割球囊治疗组和传统BA/PTCA治疗组分别有551例和559例复查了冠状动脉造影。随访中发现，6个月后主要终点中，再狭窄率在两组之间没有显著差别(CB 31.4%，PTCA 30.4%，p=0.75)(表11.2)，最小管腔直径和直径狭窄百分比也是相似的。

6个月时切割球囊组晚期丢失有非显著性降低(0.43 mm±0.61 mm vs 0.50 mm±0.60 mm，p=0.06)，这不能解释为再狭窄率降低，因为切割球囊比PTCA即刻获益要小(1.09 mm±0.54 mm vs 1.15 mm±0.53 mm，p=0.04)。另外，对损伤的部分反应，如所测量的晚期丢失指数一样，在两组之间没有显著差别(0.49±0.04 vs 0.44±0.05，p=0.3)。

270天时，切割球囊组和PTCA组分别有580人(94%)和572人(92%)进行了临床随访，30天主要不良心脏事件(MACE)的发生率分别是3.7%和2.7%(p=0.34)，270天MACE发生率分别是13.6%和15.1%(p=0.47)。然而，靶血管重建的自由度在切割球囊组较高，为88.5%，PTCA组则为84.6%(p=0.04)。与PTCA组比较，切割球囊组大部分人心肌梗死，比非Q心肌梗死的发生率增高(4.7% vs PTCA2.4%，p=0.03)，9个月的死亡率也高(1.3% vs 0.3%，p=0.06)。

表 11-2 切割球囊全球随机研究血管造影定量分析

病变特征	CB	PTCA	p 值
治疗即刻			
参考血管直径(mm)	2.89±0.49	2.93±0.48	0.13
最小管腔直径(mm)	2.05±0.52	2.13±0.53	0.01
管腔残余狭窄	29%±14%	27%±13%	0.01
即刻获益(mm)	1.09±0.54	1.15±0.53	0.04
6月随访			
参考血管直径(mm)	2.79±0.46	2.83±0.47	0.15
最小管腔直径(mm)	1.63±0.62	1.65±0.61	0.44
直径狭窄	42%±19%	42%±19%	0.99
两端再狭窄	31.4%	30.4%	0.75
晚期丢失(mm)	0.43±0.61	0.50±0.60	0.06

总之，与传统BA比较，切割球囊可控制的扩张机制并不能降低再狭窄率。

小血管

一些注册和观察数据研究表明，在小血管应用切割球囊有非常令人鼓舞的结果[65~72]。2个大型随机研究，切割球囊血管成形术在小血管的研究(CBASS)和普通老式(Plain Old)切割球囊成形术研究(CAPAS)中都得出了这一结论。

切割球囊成形术对小血管的研究

CBASS研究是一项多中心研究，比较切割球囊和传统BA对直径小于2.6 mm的小血管的安全性和有效性[73]。99例病人入选，50例进入切割球囊组，49例入选传统球囊组。4个月所有病人复查血管造影，结果显示切割球囊组再狭窄率为26%，而传统BA治疗组为48%(p<0.05)(表11-3)。这项主要的小规模研究显示了应用切割球囊治疗小血管比传统球囊有显著效果。

切割球囊成形术与普通老式球囊血管成形术随机对比研究

CAPAS在B/C型病变的研究是一项前瞻性、随机、单中心研究对比切割球囊和传统BA在直径小于3 mm小血管的治疗结果[74]。

表 11-3 CBASS 研究

4个月造影	切割球囊组(n=50)	传统球囊组(n=49)	p值
直径狭窄百分比	40%±30%	51%±20%	<0.05
再狭窄	26%	48%	<0.05

在血管成形术前、后和3个月随访时对血管造影结果进行了定量分析。主要的终点事件是再狭窄，定义为直径狭窄≥50%。1年时的临床事件发生率已经被评价。

232人，共计248个病变入选；120个病变入选切割球囊组，128个病变入选BA/PTCA组。两组入选时一般情况没有显著差别。

手术前两组的直径狭窄百分比（%DS）相似（69.8%和69.6%），而手术后和随访中%DS在切割球囊组降低（26.23% vs 28.9%，p=0.072；40.8% vs 47.5%，p=0.011）。

切割球囊组再狭窄率也降低（25.2% vs 41.5%，p=0.009）（表11–4）。随访1年，无事件存活率在切割球囊组可达到72.8%，而传统BA组为61.0%（p=0.047）。1年临床事件情况见表11–5，其靶病变血管重建率在切割球囊组为22.1%，而传统BA组为33.9%（p=0.049）。

亚组分析结果见表11–4。病变分组是根据治疗前血管造影的参考直径分组：1组包括130个病变，血管参考直径<2.25 mm，2组包括99个病变，血管参考直径≥2.25 mm。1组中，切割球囊组的再狭窄率显著低于PTCA组（24.2% vs 49.2%，p=0.003）。在2组中，两组之间没有显著差别（26.7% vs 33.3%，p=0.472）。根据病变形态特征（ACC/AHA分级）比较发现，切割球囊组和传统球囊组在治疗B1型病变中再狭窄率分别为11.1%和33.3%（p=0.023），在B2型病变中分别为25.5%和43.6%（p=0.057），在C型病变中分别为42.9%和48.1%（p=0.694）（表11–6）。

表 11–4 CAPAS 研究

		CBA 组（n=111）	PTCA 组（n=118）	p
治疗前	参考直径（mm）	2.17±0.43	2.21±0.42	
	%DS	89.7±13.3	89.5±11.3	0.898
治疗后	参考直径（mm）	2.25±0.42	2.29±0.46	
	%DS	26.2±11.7	28.9±10.3	0.072
随访 90 天	参考直径（mm）	2.08±0.67	2.100.64	0.80
	%DS	40.8±19.2	47.5±20.4	0.011
	再狭窄	25.2%	41.5%	0.009
	参考直径<2.25 mm	24.2%	49.2%	0.003
	参考直径>2.25 mm	26.7%	33.3%	0.472
	1 年无事件存活	72.8%	61.0%	0.047

小血管开口病变应用

BA/PTCA治疗冠状动脉开口病变手术成功率低、严重并发症的危险性高，以及因弹性回缩和痉挛引起的扩张不充分和再狭窄率高。应用放射性球囊和旋膜成形术也不能解决这些问题，特别是再狭窄的问题。冠状动脉内支架可明显改变开口病变介入治疗的结果。冠状动脉内支架与BA相比可以降低局部原位病变的再狭窄率。然而，开口病变，特别是小的分支血管开口病变的再狭窄仍然是未解决的问题。与传统BA比较，切割球囊更有助于开口病变，对于直径小于3 mm的血管重建，切割球囊是一个更好的选择。切割球囊成形术及其随后支架植入对治疗主动脉开口病变也是一个可行的技术。

Chung等比较了切割球囊和单纯支架治疗小分支血管开口病变的即刻和后期结果以及主支血管的效果[75]。研究组包括61例在小分支血管开口病变成功的血管成形术的病人。参考血管直径在2.5 mm和3.0 mm之间。病人随机分为2组：组1为切割球囊组（n=30），组2为单纯支架组（n=31）。介入治疗后，组2的患者得到

表 11–5 CAPAS 研究累积 1 年临床结果

终点	CBA 组（n=113）	PTCA 组（n=118）	p 值
死亡	2.6%	2.5%	0.986
Q 波心肌梗死	0	0	–
紧急 CABG	0	0	–
靶病变重建	22.1%	33.9%	0.049
靶血管重建	24.8%	36.4%	0.050
其他事件	27.2%	39.0%	0.047

表 11–6 CAPAS 研究血管造影结果

	CBA 组（n=111）	PTCA 组（n=118）	p 值
再狭窄率（%）			
AII	25.2	41.5	0.009
B1	11.1	33.3	0.023
B2	25.5	43.6	0.057
C	42.9	48.1	0.694
参考直径<2.25 mm	24.2	49.2	0.003
参考直径≥2.25 mm	26.7	33.3	0.472

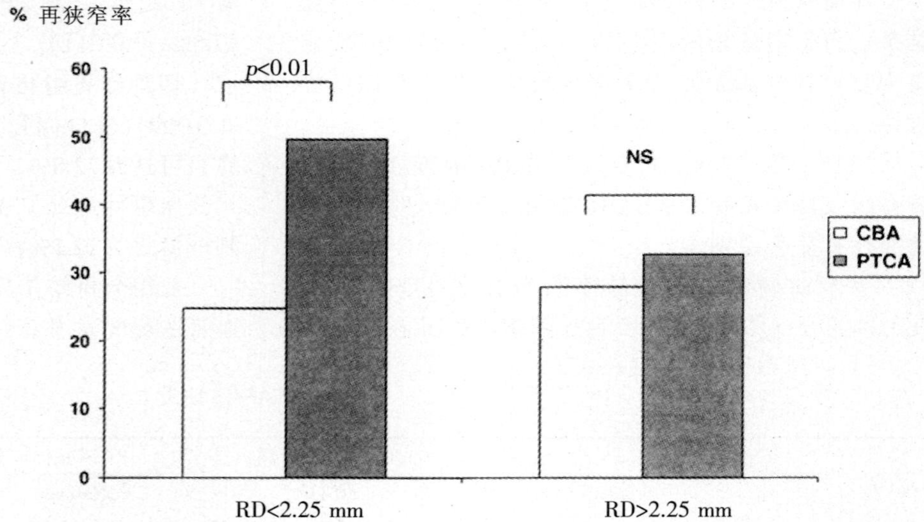

图11-4 CAPAS试验。再狭窄率，互相分析

显著的即刻管腔获益、较大的最小管腔直径(MLD)和较少的直径狭窄。3个月随访中，两组的MLD和直径狭窄几乎相同。然而，组1的晚期丢失是降低的。6个月随访时，累积再狭窄率组1是41%(11/27)，组2是63%(19/31)(p=0.05)，靶病变的血管重建在切割球囊组也是低的(29%，8/27)，支架组为53%(16/30；p=0.05)(表11-7)。在组1，切割球囊治疗前后和随访中大血管的MLD没有变化。相反，在单纯支架组随访中主支血管的MLD显著降低。在切割球囊组不会发生斑块移动的情况。这样，根据这项研究，切割球囊成形术对治疗小分支血管开口病变是可行的，不会造成主支血管的显著狭窄。

支架内再狭窄

来自一些研究的数据表明，切割球囊治疗支架内再狭窄是可行的[76~86]。在一项pilot的随机研究中，Chevalier等[87]应用IVUS发现，切割球囊的即刻管腔获益大于传统的BA/PTCA (2.1mm±0.47mm，1.74mm±0.58mm)，且1天后管腔丢失也低于后者(0.5mm±0.46mm，0.68mm±0.51mm)。这使得切割球囊比PTCA的管腔获益增加了49.5%。Muramatsu等[88]应用IVUS评价后也发现切割球囊治疗后即刻管腔面积增大(4.0mm±1.7mm，3.3mm±0.7mm)。切割球囊后即刻管腔获益的增加和内膜回缩的减少，二者共同产生了良好的远期结果。Tahara等(90)发现治疗长度≤30mm的病变时，切割球囊的再狭窄率是30%，而PTCA是49%，当病变长度>30mm时，则分别是50%和63%。平均随访5.6个月，Kinashita等[90]发现切割球囊的再狭窄率是30%，PTCA为56%。另一项50例病人的随机研究中，6个月时复查造影发现，切割球囊与PTCA比较可获得更大的管腔(6.0 mm±1.4 mm vs 5.0 mm±1.6 mm；p<0.03)。这就使得切割球囊后的再狭窄率比PTCA后的少1/4，同样靶病变的再血管化也仅为3.8% vs 28.0%。在治疗支架内再狭窄方面，这些研究所得的数据与冠状动脉造影和临床结果是一致的。

支架内再狭窄的作用机制

传统的血管成形球囊的扩张是以随机的方式将作用力作用于狭窄病变。根据动脉-球囊的几何学原理，球囊扩张的大部分力被转变为圆周的剪切力，从而导致多个弧形的夹层，而不是放射状的定向的裂沟。切割球囊的纵向刀片有两个可能的益处。首先，刀片可使扩张力集中，能够克服有抵抗力的斑块。其次，支架内再狭窄组织的成分中，大量的平滑肌细胞的存在产生更大的抵抗力和更强的弹性回缩。

Suzuki等[92]发现，应用切割球囊，有63%的管腔扩大是由于斑块压缩造成，37%是由于血管膨胀造成。而应用PTCA，27%是由于斑块压缩造成，73%是由于血管膨胀造成。

Ahmed等[93]也发现，应用切割球囊之后，平均管

表 11-7 针对小的边支开口病变的策略，3个月和6个月随访

	切割球囊	单纯支架	p值
3个月随访			
n	30	31	
再狭窄	11(37%)	17(55%)	0.15
靶病变重建	8(27%)	14(45%)	0.13
6个月随访			
累积 n	27	30	
累积再狭窄	11(41%)	19(63%)	0.05
累积靶病变重建	8(29%)	16(53%)	0.05

腔横截面积扩大，而平均内膜增生横截面积显著减小。这主要因为新生内膜增生通过支架网孔突出到支架外，以及新生内膜增生的纵向再分布进入到支架边缘。支持组织突出到支架外的证据是：①外层弹力膜横截面积增加；②斑块和内膜横截面积增加；③支架过度扩张的倾向。

新生内膜到支架边缘的纵向再分布的证据是在支架近端和远端管腔横截面积减少和斑块–中层横截面积的增加。

既往IVUS研究表明，在治疗支架内再狭窄中，新生内膜组织的切除、新生内膜组织的挤出和支架的过度扩张都是管腔扩大的重要机制[94-97]。特别是传统PTCA治疗支架内再狭窄后一半以上的管腔扩大是支架过度扩张的结果。

两个大规模的有关切割球囊治疗支架内再狭窄病变的有效随机研究已被启动，一个是再狭窄切割球囊评价研究（RESCUT），这是多中心的欧洲研究，另一个是切割球囊降低再狭窄Ⅱ研究（REDUCE Ⅱ），这是多中心的日本研究。

再狭窄切割球囊评价研究

回顾性研究[98,99]表明切割球囊血管成形术在治疗支架内再狭窄方面优于传统BA。一项以前的观察研究[100]表明，与传统BA相比，切割球囊可使更多的纤维性残余新生内膜斑块从支架网孔中被挤出。

RESCUT研究是一项前瞻性、随机、多中心的研究，目的是评价切割球囊与传统BA/PTCA治疗各种类型的支架内再狭窄病变的即刻和7个月的效果[101]。主要终点是造影靶病变的再狭窄率（直径减少≥50%），通过7个月随访时的血管造影定量分析（QCA）来评价。次要终点是30天和7个月的MACE发生率、需要再次支架植入和再狭窄复发的形式。

总共有446名各种类型（局限、多发、弥漫、增生性的）的再狭窄患者随机入选；229名随机进入切割球囊组，237名进入传统BA组。两组中，大多数支架内再狭窄短于20 mm，再狭窄支架的长度也相似（切割球囊组：18.6 mm±9.7 mm；PTCA：18.3 mm±8.7 mm）。用于治疗支架内再狭窄的球囊数量在切割球囊组是低的，82.3%的切割球囊病例仅用了一个球囊，而BA组为75%（p=0.03）。球囊滑脱在切割球囊组也较少见（6.5% vs PTCA 25%，p<0.01）。切割球囊组需要增加支架的倾向也是低的（3.9% vs PTCA 8.0%，p=0.07）。

表 11–8 RESCUT 研究

	CBA(n=229)	PTCA(n=237)	p 值
7 个月总 MACE 发生率	16.4%	15.4%	0.79
7 个月再狭窄复发	29.8%	31.4%	0.82
仅 1 个球囊应用	82.3%	75%	0.03
需要支架植入	3.9%	8.0%	0.07
球囊滑脱	6.5%	25.0%	<0.01

冠状动脉造影定量分析表明，在治疗前、治疗后和7个月随访中，两组在MLD上没有显著差别（切割球囊组n=188；PTCA n=194）。两组之间在直径狭窄百分比，晚期丢失，丢失指数和冠状动脉造影再发狭窄上差别都没有显著性（切割球囊组29.8%，PTCA31.4%；p=0.82），并且再狭窄复发率也相似(图11–8)。

应用多变量logistic回归分析表明，冠状动脉造影定量分析的基础病变长度越长，再狭窄靶支架的通过时间越短，应用球囊数量越多，不稳定心绞痛的存在和以前就有靶病变再狭窄是再狭窄复发的独立危险因素。

与以往所报道[98~100]不同，RESCUT研究没有证明两种治疗方法在研究终点包括7个月再发再狭窄率，30天和7个月随访MACE发生率和再狭窄复发形式上有显著的不同。

切割球囊降低再狭窄评价Ⅱ研究

REDUCEⅡ研究是一项由日本人完成的随机的多中心研究，比较传统BA和切割球囊在治疗支架内再狭窄的结果[102]总共492人随机入选，248人进入切割球囊组，244人进入传统球囊组。随访中用冠状动脉造影定量分析，切割球囊组有217人，传统BA组有199人进行了冠状动脉造影随访。6个月再狭窄发生率切割球囊组是24%，传统球囊组是22%，两组没有显著差别。靶病变的再血管化发生率切割球囊组是20%，传统球囊组是20%（表11–9）。REDUCE Ⅱ研究在切割球囊和传统球囊治疗支架内再狭窄病变上没有显示出统计学的显著性。

表 11–9 REDUCE II QCA 随访数据

n(n=416)	切割球囊(n=217)	POBA(n=199)	p
RD(mm)	2.61±0.56	2.60±0.50	ns
MLD(mm)	1.55±0.54	1.59±0.52	ns
%DS	41%±16%	39%±16%	ns
再狭窄率	24%	22%	ns
TLR	20%	20%	ns

切割球囊和近距离放射治疗

放射治疗在欧洲Novoste 注册研究

血管近距离放射治疗目前被认为是治疗支架内再

狭窄的有效措施[103-106]。一些已经发表的随机研究结果表明，血管成形术和近距离放射治疗比较，靶血管再血管化的需要分别降低35%和73%。早期这项技术主要受到所谓的“边缘再狭窄”的限制，大多数认为与位置失误(geographical miss)有关。随着经验的增加，术者认识到应通过有效的放射剂量完全覆盖“球囊-损伤”病变部位，以防止这种再狭窄的边缘效应。这种不光滑的切割球囊有可能减少血管的气压性创伤，与源于两侧的放射活性的低剂量放射一起，是位置失误(geographical miss)的首要必备条件。一些注册研究报道，对于支架内再狭窄病变来说，在切割球囊治疗后随之以近距离放射治疗，这有助于降低再血管化[107-111]。

放射治疗在欧洲Novoste注册研究（RENO）是一项前瞻性研究，评价切割球囊和近距离放射治疗联合应用在支架内再狭窄上的治疗效果[112]。这项研究前瞻性地追踪了所有应用β-Cath系统接受冠状动脉内β射线治疗的患者，但是不包括在随机的放射治疗研究中。在亚组病人中，支架内再狭窄以切割球囊和冠状动脉内β射线治疗的病人（组1，n=166）被前瞻性地确定，病人在6个月的临床结果与应用传统的血管成形术和冠状动脉内β射线治疗的患者（组2，n=712）进行比较。6个月随访中，两组之间在靶血管再血管化上有显著的差别（10.2% vs 16.6%；p=0.04）(表11-10)，和MACE的发生率包括死亡、心肌梗死和再血管化相比也显示出明显差别(10.8% vs 19.2%；p=0.01)。这一结果进一步被多变量分析后证实，6个月随访MACE的危险性较低（oddsratio:0.49；CI:0.27；p=0.02）(表11-11)。与传统血管成形术比较，切割球囊之后结合β-Cath系统在冠状动脉内β射线治疗可以提高支架内再狭窄病人6个月时的临床结果。

表 11-10 RENO 注册研究 6 个月随访的事件

	CB+VBT	BA+VBT	P 值
死亡	2(1.2%)	16(2.2%)	0.39(ns)
心肌梗死	2(1.2%)	19(2.7%)	0.27(ns)
靶血管再血管化	17(10.2%)	118(16.6%)	0.04
主要不良临床事件	18(10.8%)	137(19.2%)	0.01

表 11-11 RENO 注册研究多变量分析随访中 MACE 的预测因素

年龄	P=0.03	OR:0.98	(0.981-0.998)
不稳定心绞痛	P=0.01	OR:1.63	(1.13-2.36)
Native target	P=0.02	OR:0.45	(0.23-0.87)
病变长度	P=0.01	OR:1.02	(1.005-1.032)
球囊直径	P=0.01	OR:0.61	(0.41-0.90)
切割球囊应用	P=0.02	OR:0.49	(0.27-0.88)
新的支架置入	P=0.009	OR:1.61	(1.13-2.29)

表 11-12 支架前切割球囊血管成形术

QCA	单独支架(n=118)	切割球囊+支架(n=73)
参考直径(mm)	3.0±0.5	3.1±0.6
治疗前%DS	64%±14%	67%±11%
治疗前 MLD	1.0±0.4	1.0±0.4
治疗后%DS	2.6%±6.5%	4.7%±9.5%
治疗后 MLD(mm)	3.2±0.4	3.4±6.7
再狭窄率	20%	1%

支架植入前应用切割球囊

在原位冠状动脉的支架前使用切割球囊是令人鼓舞的结合，报道的再狭窄率为10%~13%[113-119]。切割球囊和支架可以降低再狭窄率的观点被一项小规模的观察研究所证实[120]（表11-12）。

切割球囊降低再狭窄评价研究Ⅲ

切割球囊降低再狭窄评价研究Ⅲ（REDUCEⅢ）是一项前瞻性、随机、多中心的日本研究，比较切割球囊和支架与传统BA和支架在原位冠状动脉的治疗结果[121]。随机入选了521名患者，其中260名进入切割球囊和支架组，261名进入传统BA和支架组。在260名切割球囊和支架组病人中，228人（87.7%）接受了6个月随访的冠状动脉造影检查；261名传统BA和支架组病人中，225人(86.2%)接受了6个月随访的冠状动脉造影检查。两组的基本特征没有显著差别。

随访中QCA数据表明，切割球囊组术后MLD比传统BA组较高，分别为2.6 mm±0.4 mm和2.5 mm±0.41 mm（p=0.084）。术后直径狭窄切割球囊组是14%±5%，传统BA组为16%±6%（p=0.022）（表11-13）。

6个月随访冠状动脉造影表明，切割球囊和支架组再狭窄率显著降低，再狭窄率为11.8%，传统BA和支架组为19.1%(p=0.32)(表11-14)。

应用IVUS引导下的切割球囊-支架的再狭窄率为6.6%，冠状动脉造影引导下的再狭窄率为17.9%(p<0.1)。IVUS引导下的传统BA-支架的再狭窄率为19.8（p<0.01），冠状动脉造影引导下的传统BA-支架的再狭窄率为18.2%(p<0.01)[122]。IVUS引导下的切割球囊-支架组和IVUS的传统BA-支架组的基础血管面积和管腔面积是相似的，在支架前切割球囊和传统BA扩张后的即刻管腔面积（5.29 mm^2±1.61 mm^2 vs 4.15 mm^2±1.33 mm^2；p<0.5），支架植入后的管腔面积(7.39 mm^2±2.29 mm^2 vs 6.61 mm^2±2.04 mm^2；p<0.5)，和随访中的管腔面积(5.26 mm^2±2.82 mm^2 vs 4.41 mm^2±2.05

表 11-13 REDUCE III 即刻 QCA 数据

	切割球囊(n=260)	POBA(n=261)	p 值
病变长度(mm)	14.4±5.4	15.3±5.3	ns
治疗前参考直径(mm)	2.82±0.47	2.78±0.47	ns
治疗前 MLD(mm)	1.06±0.31	1.01±0.31	ns
治疗前%DS	62±10	63±9	ns
治疗后 MLD(mm)	2.60±0.40	2.54±0.41	0.084
治疗后%DS	14±5	16±6	0.022

表 11-14 REDUCE III 随访 QCA 数据

	切割球囊(n=228)	POBA(n=225)	p 值
参考直径(mm)	2.73±0.50	2.72±0.47	ns
MLD(mm)	1.85±0.55	1.79±0.55	ns
%DS	32±15	35±15	0.136
再狭窄率	11.8%	19.1%	0.032

mm^2;$p<0.5$),在IVUS切割球囊支架组明显高于IVUS传统球囊支架组。多变量回归分析评价了临床冠状动脉造影和IVUS变量对再狭窄的独立作用后发现，在支架前应用传统的BA、糖尿病、LAD病变和小血管病变是再狭窄的独立预测因素(表11-15)。

并发症

应用切割球囊常遇到的并发症是穿孔、夹层、冠状动脉痉挛和切割球囊的嵌顿。

穿孔

切割球囊的大小选择是关键,球囊的大小应大于1.1:1的球囊-动脉比。血管大小应该用IVUS或通过QCA来判断。过大的切割球囊可导致血管穿孔,并随后发生心脏填塞。晚期穿孔也可在应用切割球囊后发生[123~126]。治疗穿孔可用延长的球囊膨胀。晚期冠状动脉瘤也可能发生[127~128]。在没有明显穿孔的病人晚期动脉瘤的形成也是一个晚期的并发症。

夹层

无血流影响的夹层，在切割球囊中可能发生,特别在钙化病变[129~131]。然而,当遇到血流影响的夹层时,病变部位应植入支架以避免突然的闭塞。

冠状动脉痉挛

冠状动脉痉挛在应用切割球囊时很少发生[132]。这可以用冠状动脉内注射硝酸甘油来治疗。

嵌顿(entrapment)

切割球囊嵌顿并不常见，在支架内再狭窄的介入治疗中也有报道[133~135]。切割球囊嵌顿可能因为刀片的断裂[136]或因为切割球囊在支架内被卡住。支架网孔撕裂或嵌顿在应用切割球囊治疗主动脉开口，如右冠状动脉开口病变的支架内再狭窄的曾有报道[137]。这可能是因为PTCA导丝错误地进入了支架近端的网眼中。当嵌顿的切割球囊被撤出后，不常见的情况是支架网孔的撕脱,或整个支架被不易发现地拔出。这将导致血管的突然闭塞,需要紧急支架植入。在导丝尖端做一个J形弯曲能更好地保证导丝穿过支架的中心。

表 11-15 REDUCEⅢ多变量分析

多变量 Logistic 回归分析评价临床特点、造影、IVUS 变量等各因素对再狭窄(≥50%DS)的影响

变量	回归系数	回归系数标准差	p 值
应用 CB	−3.588	1.246	0.004
DM	1.258	0.421	0.002
LAD 位置	1.143	0.437	0.008
通过 IVUS 判断血管大小	−0.188	0.006 1	0.002

(张敬霞 译)

参考文献

1. Barath P, Fishbein MC, Vari S, et al. Cutting balloon: a novel approach to percutaneous angioplasty. *Am J Cardiol* 1991;68: 1249–1252.
2. Tsukahara R, Muramatsu T, Akimoto N, et al. Mechanism of acute gain and late loss operating in angioplasty with cutting balloon as evaluated by intravascular ultrasonography. *Jpn J Interv Cardiol* 1996;11:439–442.
3. Hara H, Nakamura M, Asahara T, et al. Intravascular ultrasound comparison of mechanism of vasodilatation of cutting balloon versus convention balloon angioplasty. *Cardiol* 2002;89: 1253–1256.
4. Potkin BN, Keren G, Mintz GS, et al. Arterial responses to balloon coronary angioplasty: an intravascular ultrasound study. *J Am Coll Cardiol* 1992;20:942–951.
5. Tenaglia AN, Buller CE, Kisslo KB, et al. Mechanisms of balloon angioplasty and directional coronary atherectomy as assessed by intracoronary ultrasound. *J Am Coll Cardiol* 1992;20:685–691.
6. Braden GA, Herrington DM, Downes TR, et al. Qualitative and quantitative contrasts in the mechanisms of lumen enlargement by coronary balloon angioplasty directional coronary atherectomy. *J Am Coll Cardiol* 1994;23:40–48.
7. Baptista J, Umans VA, di MC, et al. Mechanisms of luminal enlargement and quantification of vessel wall trauma following balloon coronary angioplasty and directional atherectomy. *Eur Heart J* 1995;16:1603–1612.
8. Baptista J, di MC, Ozaki Y, Escaned J, et al. Impact of plaque morphology and composition on the mechanisms of lumen enlargement using intracoronary ultrasound and quantitative angiography after balloon angioplasty. *Am J Cardiol* 1996;77: 115–121.
9. Di Mario C, Gil R, Camenzind E, et al. Quantitative assessment with intracoronary ultrasound of the mechanisms of restenosis after percutaneous transluminal coronary angioplasty and directional coronary atherectomy. *Am J Cardiol* 1995;75:772–777.
10. Mintz GS, Picard AD, Kent KM, et al. Axial plaque redistribution as a mechanism of percutaneous transluminal coronary angio-

plasty. *Am J Cardiol* 1996;77:427–430.
11. Okura H, Hayase M, Shimodozono S, et al., and REDUCE Investigators. Restenosis reduction by cutting balloon evaluation. Mechanisms of acute lumen gain following cutting balloon angioplasty in calcified and noncalcified lesions: an intravascular ultrasound study. *Catheter Cardiovasc Interv* 2002;57(4): 429–436.
12. Sarembock, IJ, LaVeau PJ, Sigal SL, et al. Influence of inflation pressure and balloon size on the development of intimal hyperplasia after balloon angioplasty: a study in the atherosclerotic rabbit. *Circulation* 1989;80:1029–1040.
13. Indolfi C, Espositio G, Di Lorenzo E, et al. Smooth muscle cell proliferation is proportional to the degree of balloon injury in a rat model of angioplasty. *Circulation* 1995;92:1230–1235.
14. Uterberg C, Buchwald AB, Barath P et al. Cutting balloon coronary angioplasty: initial clinical experience. *Clin Cardiol* 1993;16:660–664.
15. Inoue T, Sakai Y, Hoshi K, et al. Lower expression of neutrophil adhesion molecule indicates less vessel wall injury and might explain lower restenosis rate after cutting balloon angioplasty. *Circulation* 1998;97:2511–2518.
16. Muramatsu T, Tsukahara R, Ho M, et al. Efficacy of cutting balloon angioplasty for in-stent restenosis: an intravascular ultrasound evaluation. *J Invas Cardiol* 2001;13:439–444.
17. Popma JJ, Lansky AJ, Purkayastha DD, et al. Angiographic, and clinical outcome after cutting balloon angioplasty. *J Invasive Cardiol* 1996;8[Suppl A]: 12A–19A.
18. Hosokawa H. Cutting balloon angioplasty. A Japanese center's early experience. *J Invasive Cardiol* 1996;8[Suppl A]:20A–24A.
19. Bittl JA, Chew DP, Topol EJ, et al. Meta-analysis of randomized trials of percutaneous transluminal coronary angioplasty versus atherectomy, cutting balloon atherectomy, or laser angioplasty. *J Am Coll Cardiol*. 2004;43(6):936–942.
20. Auer J, Maurer E, Berent R, et al. Clinical and angiographic outcome after cutting balloon angioplasty. *J Interv Cardiol* 2003;16(1):15–21.
21. Yang CH, Guo GB, Chang HW, et al. The safety and feasibility of transradial cutting balloon and angioplasty: immediate results, benefits, and limitations. *Jpn Heart J* 2003;44(1):51–60.
22. Almeda FG, Klein LW. Cutting balloon angioplasty: to cut is to cure? *J Invasive Cardiol* 2002;14(12):725–727.
23. Orford JL, Fasseas P, Denktas AE, et al. Safety and efficacy of cutting balloon angioplasty: the Mayo Clinic experience. *J Invasive Cardiol* 2002;14(12):720–724.
24. Lee MS, Singh V, Nero TJ, et al. Cutting balloon angioplasty. *J Invasive Cardiol* 2002;14(9);552–526.
25. Kawaguchi K, Kondo T, Shumiya T, et al. Reduction of early elastic recoil by cutting balloon angioplasty as compared to conventional balloon angioplasty. *J Invasive Cardiol* 2002;14(9):515–519.
26. Ajani AE, Kim HS, Castagna M, et al. Clinical utility of the cutting balloon. *J Invasive Cardiol* 2001;13(7):554–557.
27. Anwar A. The cutting balloon: a significant advance in the treatment of coronary artery disease. *J Invasive Cardiol* 2001;13(6): 445.
28. Marti V, Salas E, Aymat RM, et al. Influence of residual stenosis in determining restenosis after cutting balloon angioplasty. *Catheter Cardiovasc Interv* 2000; 49(4):410–414.
29. Balan O, Kobayashi Y, Moses JW. Cutting balloon angioplasty for underexpanded stent deployed through struts of previously implanted stent. *J Invasive Cardiol* 2002;14(11):697–701.
30. Kondo T, Kawaguchi K, Awaji Y, et al. Immediate and chronic results of cutting balloon angioplasty: a matched comparison with conventional angioplasty. *Clin Cardiol* 1997;20:459–463.
31. Molstad P, Myreng Y, Golf S, et al. The Barath cutting balloon versus conventional angioplasty. A randomized study comparing acute success rate and frequency of late restenosis. *Scand Cardiovasc J* 1998;32:79–85.
32. Betrand OF, Legrand V, Bonan R. New therapeutic approach for the treatment of resistant coronary lesions: the cutting balloon. *J Invasive Cardiol* 1996;8[Suppl]:141.
33. Betrand OF, Bonan R, Bilodeau L, et al. Management of resistant coronary lesions by the cutting balloon: initial experience. *Cath Cardiovasc Diag* 1997;41:179–184.
34. Asakura Y, Furukawa Y, Ishikawa S, et al. Successful predilation of a resistant heavily calcified lesion with cutting balloon for coronary stenting. *Cathet Cardiovasc Diagn* 1998;44:420–422.
35. Matsushita T, Ogura H, Kiyota M, et al. Guidance for calcified lesion. Are calcified lesions contraindicated for the cutting balloon? *Am J Cardiol* 2001;88[Suppl]:118.
36. Meerkin D, Tardif JC, Bertrand OF, et al. Cutting and stenting in a heavily calcified left anterior descending artery lesion. *J Invasive Cardiol* 2002;14(9):547–551.
37. Chambers JW, Dulas DD, Stark RP, et al. Device combination approach to difficult lesion. The Rota/cut procedure. *Am J Cardiol* 2002;90[Suppl]:109H.
38. Kashima Y, Kinoshita Y, Matsuno Y, et al. Intravascular ultrasound-guided cutting balloon angioplasty for the treatment of calcified coronary lesions. *J Am Cardiol* 2002;90[Suppl]:1407H.
39. Goy P, Lefevre T, Louvard Y, et al. Usefulness of cutting balloon for treating very calcified undilatable coronary lesions. *J Am Coll Cardiol* 2002;41[Suppl]:1028–1029.
40. Erglis A, Kumsars I, Narbutc I, et al. CARVING Study. Intravascular ultrasound-guided cutting balloon coronary intervention followed by stenting for long calcified lesions. *Am J Cardiol* 2003;90[Suppl]:390.
41. Karvouni E, Stankovie G, Albiero R, et al. Cutting balloon angioplasty for treatment of calcified coronary lesions. *Catheter Cardiovasc Interv* 2001;54(4):473–481.
42. Stankovic K, Albiero R, Di Mario C, et al. Cutting balloon angioplasty for in-stent restenosis. *Am J Cardiol* 2000;86[Suppl]:24i.
43. Schmidt C, Lauer B, Steliberg S, et al. Cutting balloon for treatment of in-stent restenosis: is it more effective than conventional PTCA? *J Am Coll Cardiol* 2000;35[Suppl]:1175–1180.
44. Bassand JP, McFadden EP, Knop FW, et al. Efficacy and safety of cutting balloon in small coronary arteries <2.75 mm: a report from the Cutting Balloon Global Randomized trial. *Circulation* 1997;96[Suppl]:2953.
45. Kawaguchi K, Kondo T, Murakami H, et al. Cutting balloon angioplasty versus stenting in small coronary vessels: acute and long-term angiographic results. *Am J Cardiol* 2000;86[Suppl]:62i.
46. Suzuki Y, Ishihara H, Kanda H, et al. Initial and long-term results of gradual prolonged low-pressure inflation angioplasty using perfusion balloon for smaller coronary vessels: comparison with conventional balloon angioplasty and cutting balloon angioplasty. *Am J Cardiol* 2000;86[Suppl]: 61i.
47. Kurbaan A, Kelly P, Sigwart U. Cutting balloon angioplasty and stenting for aorto-ostial lesion. *Heart* 1997;77(4):350–352.
48. Amin R, Kurbaan AS, Sigwart U. Ostial left main stem stenting after cutting balloon angioplasty. *J Interven Cardiol* 1998;11:507–510.
49. Colombo A, Adamian M. Cutting balloon angioplasty of ostial coronary lesions: do we need the stent support? *J Invasive Cardiol* 1999;11:231–232.
50. Muramatsu T, Tsukahara R, Ho M, et al. Efficacy of cutting balloon angioplasty for lesions at the ostium of the coronary arteries. *J Invasive Cardiol* 1999;11:201–206.
51. Inoue T, Hoshi K, Mizoguchi K, et al. Cutting balloon angioplasty for ostial lesions of the left anterior descending artery. *J Interven Cardiol* 2000;13:7–14.
52. Haridas KK, Kumar V, Rajesh T, et al. Percutaneous transluminal angioplasty with cutting balloon and stenting for isolated bilateral aorto-coronary ostial stenosis in a young female. *Indian Heart J* 2001;53:490–492.
53. Hong RH, Brent BN. Cutting balloon angioplasty through stent struts of a jailed sidebranch ostial lesion. *J Invasive Cardiol* 2002;14(9):558–560.
54. Oyama N, Urasawa K, Sakai H, et al. Side branch protection with hydrophilic polymer coated guide wire during cutting balloon angioplasty of a bifurcated lesion. *Jpn Heart J* 2003;44(4): 565–573.
55. Chen S, Duan B, Fei Y. Feasibility and safety of kissing balloon techniques with cutting balloon for bifurcation lesions: single-center experience. *Am J Cardiol* 2003;90[Suppl]:404.
56. Bair T, Muhlestein JB, Home BD, et al. Primary use of the cutting balloon results in fewer major adverse cardiovascular events at six months than balloon angioplasty in a subgroup of patients with ostial/bifurcation or small vessel lesions. *J Am Coll Cardiol* 2003;41[Suppl]:1005A–217.
57. Takebayashi H, Haruta S, Kohno H, et al. Immediate and 3-month follow-up outcome after cutting balloon angioplasty for bifurcation lesions. *J Interv Cardiol* 2004;17(1):1–7.
58. Kawamura A, Asakura Y, Okabe T. Cutting balloon for bifurcation lesions jailed by NIR stent. *J Invasive Cardiol* 2004;16(2):

84–86.
59. Verapaneni RS, Liu MW, Ho HC. Cutting balloon limits plaque shift in bifurcation lesions. *J Am Coll Cardiol* 2002;12[Suppl]: 1028–1012.
60. Goicolea J, Auge J, Dominguez J, et al. On behalf of the CUBA Investigators. Cutting balloon versus Convention Angioplasty Final In-Hospital Results of the CUBA Study. *Eur Heart J* 1997;18[Suppl]:349.
61. Morris C, Bethencourt A, Gomez-Recio M, et al. Angiographic follow-up of cutting balloon versus conventional balloon angioplasty. Results of the CUBA study. *J Am Coll Cardiol* 1998;31 [Suppl]:223A.
62. Melgares R, Gomez-Ricio M, Dominguez J, et al. Cutting balloon versus conventional balloon angioplasty: 7 months clinical and angiographic follow-up. Final results of the CUBA study. *Eur Heart J* 1998;19[Supp]:48.
63. Dominguez Jesus, Rodriguez Jose A, Gomez-Recio Manuel, et al. for the CUBA Investigators. Cutting balloon versus conventional balloon angioplasty. Sub group analysis of a prospective and randomized trial. *J Am Coll Cardiol* 1999;33(2)[Supp A]:48A, 1098–1041.
64. Mauri L, Bonan R, Weiner BH, et al. Cutting balloon angioplasty for the prevention of restenosis: results of the cutting balloon global randomized trial. *Am J Cardiol* 2002;15;90(10): 1079–1083.
65. Ergene O, Seyithanoglu BY, Tastan A, et al. Comparison of angiographic and clinical outcome after cutting balloon and conventional balloon angioplasty in vessels smaller than 3 mm in diameter: a randomized trial. *J Invasive Cardiol* 1998;10: 70–75.
66. Umeda H, Iwase M, Kanada H, et al. Promising efficacy of primary gradual and prolonged balloon angioplasty in small coronary arteries: randomized comparison with cutting balloon angioplasty and conventional balloon angioplasty. *Am Heart J* 2004;147(1):E4.
67. Muramatsu T, Tsukahara R, Ho M, et al. Effectiveness of cutting balloon angioplasty for small vessels less than 3.0 mm in diameter. *J Interv Cardiol* 2002;15(4);281–286.
68. Murase et al. Six-month results of unplanned stenting following suboptimal results of cutting balloon angioplasty in small coronary arteries. *J Am Coll Cardiol* 2002;39[Suppl]:318B.
69. Kawaguchi K, Kondo T, Suzuki T, et al. Comparison with coronary stent and cutting balloon in small coronary vessel in diabetic patients. *J Am Coll Cardiol* 2002;41[Suppl]:844–845.
70. Kawaguchi K, Kondo T, Hchikawa T, et al. Cutting balloon angioplasty in small vessels comparison with conventional balloon angioplasty and stent. *J Am Coll Cardiol* 2002;41[Suppl]: 1028–1027.
71. Iijima R, Nakamura M, Nakajiwa H, et al. Cutting balloon angioplasty is superior to balloon angioplasty and stent for the treatment of small coronary artery. *Eur Heart J* 2002;4:387.
72. Umeda H, Tajika T, Murase Y, et al. Initial and six month results of gradual and prolonged balloon angioplasty in small coronary arteries: a randomized comparison with cutting balloon angioplasty and conventional balloon angioplasty. *J Am Coll Cardiol* 2002;41[Suppl] 1004:11–16.
73. Tamaki K, Nozaki E, Sugie T, et al. Cutting balloon angioplasty for small size vessel. *J Am Coll Cardiol* 1999;33[Suppl]:1098–1039.
74. Izumi M, Tsuchikane E, Funamote M, et al. Final results of the CAPAS trial. *Am Heart J* 2001;142(5):782–789.
75. Chung CM, Nakamura S, Tanaka K, et al. Comparison of cutting balloon versus stenting alone in small branch ostial lesions native coronary arteries. *Circ J* 2003;67(1):21–25.
76. Iijima R, Ikari Y, Anzai H, et al. The impact of cutting balloon angioplasty for the treatment of diffuse in-stent restenosis. *J Invasive Cardiol* 2003;15(8):427–431.
77. Ajani AE, Waksman R, Cheneau E, et al. The outcome of percutaneous coronary intervention in patients with in-stent restenosis who failed intracoronary radiation therapy. *J Am Coll Cardiol* 2003;41(4):551–556.
78. Schiele TM, Konig A, Rieber J, et al. Comparison of volumetric intravascular ultrasound analysis of acute results and underlying mechanisms from cutting balloon and conventional balloon angioplasty for the treatment of coronary in-stent restenotic lesions. *Am J Cardiol* 2002:90(5):539–542.
79. Braun P, Stroh E, Heinrich KW. Rotablator versus cutting balloon for the treatment of long in-stent restenoses. *J Invasive Cardiol* 2002;14(6):291–296.
80. Osula S, Ramsdale DR. "Cutting balloon and the Three Burrs": treatment for ostial left anterior descending artery in-stent restenosis. *J Invasive Cardiol* 2002;14(2):93–95.
81. Kurbaan AS, Foale RA, Sigwart U. Cutting balloon angioplasty for in-stent restenosis. *Catheter Cardiovasc Interv* 2000;50(4): 480–483.
82. Miyamoto T, Araki T, Hiroe M, et al. Standalone cutting balloon angioplasty for the treatment of stent related restenosis: acute results and 3–6 months angiographic recurrent restenosis rates. *Catheter Cardiovasc Interv* 2001;54:301–308.
83. Hayashi T, Takaya T, Takarada A, et al. Evaluation of perfusion balloon compared with cutting balloon for in-stent restenosis (EPICUT): a randomized study. *Am J Cardiol* 2003;90[Suppl]: 80H.
84. Cha KS, Kim DJ, Kim JW, et al. Lesion length is independent predictor of recurrent restenosis after cutting balloon angioplasty for in-stent restenosis. *Am J Cardiol* 2002;90[Suppl]: 82H.
85. Khogali S, Airoldi P, Chieffo A, et al. A matched comparison of directional atherectomy and cutting balloon angioplasty in the treatment of in-stent restenosis. *Am J Cardiol* 2003;90[Suppl]: 413.
86. Montorsi P, Galli S, Teruzzi G, et al. Percutaneous transluminal coronary angioplasty versus cutting balloon for in-stent restenosis: acute and 24 hour angiographic and intravascular ultrasound evaluation. *Am J Cardiol* 2002;90[Suppl]:84H.
87. Chevalier B, Royer T, Guyon P, et al. Treatment of in-stent restenosis: short and midterm results of a pilot randomized study between balloon and cutting balloon. *J Am Coll Cardiol* 1999;33[Suppl A]:62A.
88. Muramatsu T, Tsukahara R, Mami H, et al. Evaluation of mechanism of cutting balloon for in-stent restenosis by intravascular ultrasound. *Am J Cardiol* 1998;82[Suppl]:193.
89. Tahara H, Suzuki T, Hosokawa H, et al. The efficacy of cutting balloon angioplasty for in-stent restenosis: comparison with plain old balloon angioplasty. *Jpn Circ* 1999;5:992.
90. Kinoshita Y, Matsuno Y, Ohta T, et al. Dilatation mechanism of cutting balloon angioplasty for in-stent restenosis: comparison with plain old balloon angioplasty using volumetric intraventricular ultrasound analysis. *J Am Cardiol* 2000;86[Suppl]:120i.
91. Mizobe M, Oohatta K, Osada T. The efficacy of cutting balloon for in-stent restenosis: compared with conventional balloon angioplasty. *Circulation* 1999;100[Suppl I]:1308.
92. Suzuki T, Nakamura M, Matsuda K, et al. Plaque compression without plaque shift is the mechanism of stenting after cutting balloon angioplasty. *Am J Cardiol* 1999;84[Suppl]:56P.
93. Ahmed JM, Mintz GS, Castagna M, et al. Intravascular ultrasound assessment of the mechanism of lumen enlargement during balloon angioplasty treatment of in-stent restenosis. *Am J Cardiol* 2001;1;88:1032–1034.
94. Mehran R, Mintz GS, Popma JJ, et al. Mechanisms and results of balloon angioplasty for the treatment of in-stent restenosis. *Am J Cardiol* 1996;78:618–622.
95. Mehran R, Mintz GS, Popma JJ, et al. Treatment of in-stent restenosis with excimer laser coronary angioplasty. Mechanism and results compared to PTCA alone. *Circulation* 1997;96: 2183–2189.
96. Mehran R, Danges G, Mintz GS, et al. Treatment of in-stent restenosis with excimer laser coronary angioplasty versus rotational atherectomy: comparative mechanisms and results. *Circulation* 2000;101:2484–2489.
97. Montorsi P, Galli S, Fabbiocchi F, et al. Mechanisms of cutting balloon angioplasty for in-stent restenosis: an intravascular ultrasound study. *Catheter Cardiovasc Interv* 2002;56(2): 166–173.
98. Muramatsu T, Tsukahar R, Ho M, et al. Efficacy of cutting balloon angioplasty for in-stent restenosis an intravascular ultrasound evaluation. *J Invasive Cardiol* 2001;13:439–444.
99. Adamiam M, Colombo A, Briguori C, et al. Cutting balloon angioplasty for the treatment of in-stent restenosis: a matched comparison with rotational atherectomy, additional stent implantation and balloon angioplasty. *J Am Coll Cardiol* 2001; 38(3):672–679.
100. Albiero R, Nishida T, Karvouni E, et al. Cutting balloon angioplasty for the treatment of in-stent restenosis. *Catheter Cardiovasc*

Interv 2000;50(4):452–459.
101. Albiero R, Silber S, Di Mario C, et al. and RESCUT Investigators. Cutting balloon versus conventional balloon angioplasty for the treatment of in-stent restenosis: results of the Restenosis Cutting Balloon Evaluation trial (RESCUT). *J Am Coll Cardiol* 2004; 43:943–949.
102. Suzuki T. REDUCE II Clinical study. TCT 2002.
103. Park S, Kang WC, Rhee JH, et al. Intracoronary 166Holmium brachytherapy combined with cutting balloon angioplasty for the treatment of in-stent restenosis. *Cardiovasc Radiat Med* 2003;4(3):119–125.
104. Kobayashi Y, Mehran R, Mintz GS, et al. Acute and long-term outcomes of cutting balloon angioplasty followed by gamma brachytherapy for in-stent restenosis. *Am J Cardiol* 2003;92(11): 1329–1331.
105. Almeda FG, Chua DY, Nathan S, et al. Clinical outcomes of patients treated with the cutting balloon and Sr-90 beta-irradiation for in-stent restenosis. *Cardiovasc Radiat Med* 2002;3(1): 12–15.
106. Moustapha A, Salloum J, Saikia S, et al. Combined cutting balloon angioplasty and intracoronary beta radiation for treatment of in-stent restenosis: clinical outcomes and effect of pullback radiation for long lesions. *Catheter Cardiovasc Interv* 2002;57(3): 325–329.
107. Siber S, Krische I, von Rottkay P, et al. Improved outcome after intracoronary brachytherapy using the cutting balloon: results from the CUBIST Study. *J Am Coll Cardiol* 2002;39(9)[Suppl B]:5086.
108. New G, Adamian MG, Mehran R, et al. Lower repeat-revascularization after cutting balloon angioplasty followed by gamma radiation for in-stent restenosis: results from the SCRIPPS III study. *J Am Coll Cardiol* 2002;39(9)[Suppl B]:5088.
109. Awadalla H, Salloum J, Moustapha A, et al. Ostial in-stent restenotic lesions are not associated with a higher 6-month target lesion revascularization rate following cutting balloon atherectomy and brachytherapy. *Catheter Cardiovasc Interv* 2002; 56[Suppl]:122.
110. Almeda FQ, Chua DY, Sheter S, et al. Outcomes of patients treated with cutting balloon and strontium-90 beta-irradiation for in-stent restenosis. *Am J Cardiol* 2002;90[Suppl]:102H.
111. Almeda FQ, Chua S, Seuter S, et al. Clinical outcomes of patients with small vessels treated with cutting balloon angioplasty and strontium-90 beta irradiation for in-stent restenosis. *Am J Cardiol* 2003;90[Suppl]:410.
112. Roguelov C, Eeckhout E, De Benedetti E, et al., and RENO Registry Investigators. Clinical outcome following combination of cutting balloon angioplasty and coronary beta-radiation for in-stent restenosis: a report from the RENO registry. *J Invasive Cardiol* 2003;15(12):706–709.
113. Matsushita T, Ogura H, Kiyota M, et al. Low-pressure stenting after cutting balloon angioplasty: early results. *Am J Cardiol* 1999;84[Suppl]:60P.
114. Park SW, Lee CW, Hong MK, et al. Role of cutting balloon angioplasty prior to coronary stent (GFX) implantation. *J Am Coll Cardiol* 1999;33[Suppl]:84A.
115. Oemrawsingh P, Dijkstra J, Heiper PD. Cutting balloon used before stenting (CUBUS study). Intravascular ultrasound analysis of randomized predilatation with conventional or cutting balloon before stent placement. *Clinic* 2001;104(17):623.
116. Kinoshita Y, Matsuno Y, Ohta T, et al. Efficacy of stenting small vessels after cutting balloon angioplasty. An acute and long-term comparison with plain old balloon angioplasty and stenting. *Am J Cardiol* 2002;90[Suppl]:90H.
117. Bonan R, Meerkin D. Benefits of cutting balloon before stenting cut and stent. *J Invasive Cardiol* 2003;15(11):629.
118. Rizik DG, Popma JP, Leon MB, et al. Benefits of cutting balloon before stenting. *J Invasive Cardiol* 2003;15(11):624–628.
119. Rizik DG, Adem AM, Barman NC. Clinical images. Cutting balloon before stent: angiographic and IVUS correlation. *J Invasive Cardiol* 2003;15(4):234.
120. Nakamura R, Yamamoto R, Suzuki T. Cutting balloon angioplasty prior to stenting is a useful strategy for the reduction of stent restenosis. *J Am Coll Cardiol* (in press).
121. Ozaki Y, Yamaguchi T, Suzuki T, et al. Impact of cutting balloon angioplasty prior to stenting on stent restenosis; a prospective randomized multicentre trial comparing cutting balloon angioplasty before stenting. The PI for REDUCE III STUDY. *JACC*, 2003.
122. Ozaki Y, Suzuki T, Yamaguchi T, et al. Can intravascular ultrasound guided cutting balloon angioplasty before stenting be a substitute for drug eluting stent? Final results of the prospective randomized multicenter trial comparing cutting balloon with balloon angioplasty before stenting (Reduce III). *J Am Coll Cardiol* 2004;435(82A):1138–1166.
123. Takatsuki T. A case report: coronary perforation during percutaneous transluminal coronary angioplasty with cutting balloon. *Jpn J Interven Cardiol* 1996;11:200–204.
124. Stankovic G, Ferraro MF, Kostas KT, et al. Coronary artery perforations incidence. Predictors and clinical outcome. *Eur Heart J* 2002;4[Suppl]:641.
125. Maruo T, Yasuda S, Miyazaki S. Delayed appearance of coronary artery perforation following cutting balloon angioplasty. *Catheter Cardiovasc Interv* 2002;57(4):529–531.
126. Stankovic G, Kostov J, Chieffo A, et al. Coronary perforations during percutaneous coronary interventions. Early and late clinical outcomes. *Am J Cardiol* 2002;90[Suppl]:147H.
127. Fukutomi T, Suzuki T, Hosokawa H. Long-term follow-up after coronary perforation in different coronary interventions. *Circulation* 1997;96[Suppl]:446.
128. Bertrand OF, Mongrain R, Soualmi L, et al. Development of coronary aneurysm after cutting balloon angioplasty: assessment by intracoronary ultrasound. *Cathet Cardiovasc Diagn* 1998; 44:449–452.
129. Marti V, Martin V, Garcia J, et al. Significance of angiographic coronary dissection after cutting balloon angioplasty. *Am J Cardiol* 1998; 81:1349–1352.
130. Niccoli G, Orr WP, Banning AP. Extensive right coronary artery dissection following cutting balloon treatment of in-stent restenosis. *J Invasive Cardiol* 2002;14(4):209–211.
131. Montorsi P, Galli S, Fabbiocchi F, et al. Different types of coronary artery wall injury following cutting balloon angioplasty. *Ital Heart J* 2002;3(11):676–681.
132. Takaiwa A. A case report coronary artery spasm documented by intravascular ultrasound imaging following cutting balloon angioplasty. *Jpn J Interven Cardiol* 1996;2[Suppl]:2.
133. Harb TS, Ling FS. Inadvertent stent extraction six months after implantation by an entrapped cutting balloon. *Catheter Cardiovasc Interv* 2001;53(3):415–419.
134. Almeda FG, Billhardt RA. Inadvertent intracoronary stent extraction 10 months after implantation complicating cutting balloon angioplasty for in-stent restenosis. *Cardiovasc Radiat Med* 2003;4(3):160–163.
135. Haridas KK, Vijayakumar M, Viveka K, et al. Fracture of cutting balloon microsurgical blade inside coronary artery during angioplasty of tough restenotic lesion: a case report. *Catheter Cardiovasc Interv* 2003;58(2):199–201.
136. Kawamura A, Asakura Y, Ishikawa S, et al. Extraction of previously deployed stent by an entrapped cutting balloon due to the blade fracture. *Catheter Cardiovasc Interv* 2002;57(2):239–243.
137. Wang HJ, Kao HL, Liau CS, et al. Coronary stent strut avulsion in aorto-ostial in-stent restenosis: potential complication after cutting balloon angioplasty. *Catheter Cardiovasc Interv* 2002;56(2): 215–219.

第12章 远端保护——球囊闭塞装置

Manish S.Chauhan Donald E.Cutlip

冠状动脉旁路移植术(CABG)存在着重要的长期局限性,就是桥血管粥样变性最终导致复发性缺血事件。早期(<1个月)旁路移植失败是由于旁路移植后血栓形成造成的,常与技术漏洞有关,近期(1~12个月)旁路移植失败多数是由于内膜增生引起,常位于近端或远端吻合口处。晚期(>1年)旁路移植失败是由于进行性动脉粥样硬化改变,与自身血管动脉粥样硬化相比更加容易蔓延且发展迅速[1]。16%旁路移植病人在第1年内桥血管闭塞,超过50%病人10年后发展为严重疾病[2]。

桥血管的介入治疗

很多发展为桥血管病变的病人因为他们年龄较大且有并发症,如充血性心力衰竭、糖尿病和肾功能不全等,需要接受二次旁路移植手术。对老年桥血管病变患者,介入治疗就成为首选,但是仍存在血栓栓塞的高危险性。与原位血管的治疗相比,针对大隐静脉桥血管(SVG)的球囊成形术与近期、远期预后较差有关,同时并发症的发生率和再狭窄的比例高达40%到70%[3]。桥血管内支架成为首选治疗,这要归功于较高的手术成功率,血栓栓塞的风险低,与球囊成形术(BA)相比明显减少再狭窄的发生[4-6]。

然而桥血管支架的主要局限性是缺血性事件的持续的高发生率。病人接受SVG支架后,连续收集心肌酶,则CK–MB升高者达到48%,CK–MB升高超过正常值5倍以上者达到15%[7]。不能达到TIMI 3级血流(远端血栓栓塞或所谓"无复流"现象的标志)与Q波或无Q波心肌梗死发生率为32%和8%,且与院内死亡率有关[8]。SVG支架以后的远端栓塞倾向是多因素的,但最好的解释是其血管直径较大且为弥漫性粥样硬化,同时自身桥血管的粥样斑块较脆,支架的释放和扩张所引起的压力损伤可导致斑块的移位[9]。

无复流的发生机制

无复流现象尽管并没有近端狭窄、痉挛、夹层或严重的远端栓塞,但可阻断血流,发生心肌缺血并会减慢前向血流。人们已经认识到关于无复流现象的一些机制(表12–1)。在动物试验中,试验性无复流已经显示是由于红细胞和中性粒细胞堵塞毛细血管,心肌细胞挛缩,局部细胞内和间质水肿所致[10,11]。毛细血管自身调节能力降低和严重的微血管功能障碍最终导致微血管解剖学改变。

Hori等的早期研究显示增加栓子数目或直径(100~300 μm)可导致明显的血流储备障碍,最终降低静息血流[12]。除粥样硬化血栓因素外,微血管的痉挛还可能缘于血管收缩剂,如5–羟色胺和血栓素A_2的作用。根据临床情况的不同,无复流的机制有所区别(表12–1)。

药理学和生理学方面针对桥血管内血栓形成和栓塞的策略包括:溶栓药的应用,血小板糖蛋白Ⅱb/Ⅲa受体拮抗剂,血栓抽吸,旋磨、旋切术和局部血管扩张剂。溶栓药物,如尿激酶没有显示能降低栓塞的并发症,但与缺血性并发症的发生率高(10%)有关[13]。同样地,首选GpⅡb/Ⅲa拮抗剂用于介入治疗并没有能降低旁路移植术后早期缺血性并发症的发生率

表 12–1 已提出的关于"无复流"现象的机制

由于微血管收缩、痉挛所引起的严重微血管功能异常
血栓和(或)粥样硬化碎片引起远端栓塞
氧自由基引起的内皮损伤
由红细胞和激活的中性粒细胞引起毛细血管阻塞
由P选择素和其他介质引起内皮细胞功能异常或血管收缩
细胞内或细胞间隙水肿和血管壁内血肿
心肌梗死后血管紧张素Ⅱ受体密度增加或毛细血管完整性丧失

[14]。器械除栓，利用设备如AngioJet (Possis Medical, Minneapolis)，能加快完成有效除栓且不诱发全身影响。在与尿激酶比较的随机试验中，AngioJet获得更大的成功，降低了严重不良事件的发生，并能缩短住院时间，减少花费。然而，11%的病人仍发生围手术期梗死，这支持了一种观点：无论除栓效果怎样，粥样物质栓塞是主要的元凶[15]。冠状动脉内血管扩张剂，从钙离子拮抗剂到硝普钠和腺苷，已经被用于治疗无复流，但是这些药物对于改善血流缓慢的有效率仅为80%[16-19]。

远端保护装置的进展

根据上述原理，多数处于SVG介入期间的无复流病例首先与粥样硬化碎片或血小板团块造成的远端栓塞有关，该装置可以在移植静脉内网罗这些颗粒并避免它们在微循环中播散。现在该装置已被批准在临床观察下使用，包括阻断球囊或微孔过滤器。最可靠的关于微颗粒栓塞导致无复流，而非血管活性物质单独作用的证据，源自对Percusurge GuardWire(Medtronic, Santa Rosa, California)远端闭塞球囊的早期临床评价[4]。Webb等报告指出在23个可分析的标本中有21个存在标志性的动脉栓塞物质，并且论证出这些碎片包含有胆固醇结晶、高脂巨噬细胞和纤维蛋白的坏死细胞，平均大小为长轴204 μm±57 μm、短轴83 μm±22 μm。无论有没有血管收缩介质的存在，这些微粒释放到心肌循环将会产生远端血流较差的问题。

远端闭塞球囊能够俘获这些最小的微颗粒，包括那些比过滤孔小的颗粒。有效的远端闭塞球囊系统必须提供完全的远端闭塞以切断血流。因此这种设备必须使用简便，以缩短闭塞时间，可使那些不能忍受长时间阻断血流而只能间断阻断血流的病人完成连续的手术过程。最重要的是，成功的闭塞必须紧跟着一种吸收装置，在前向血流恢复之前能取出悬浮颗粒和血栓。正在使用或发展中的远端闭塞球囊系统有一个普通的顺应性球囊，被放置在靶病变的远端来闭塞血管，这是一种能转移血栓的吸收装置。关于远端闭塞球囊或吸收装置，潜藏着一些值得考虑的问题，而这在早期装置的试验和发展阶段已经被认识到或发现。

首先，远端闭塞球囊有损伤靶血管非病变节段的潜在危险。为了降低这种风险，球囊设计得非常柔软，在低压状态下能充分膨胀。其次，由于不能完全闭塞或维持充分闭塞，导致不能彻底地阻断血流。顺应性球囊被设计成在规定的血管大小范围内能贴附血管壁且扩张后与血管大小相匹配，这样就在膨胀机制上产生漏洞，使术者低估了血管大小，或在介入治疗中因球囊移动导致闭塞失败。在吸出之后快速抽空球囊和恢复顺向血流是远端闭塞球囊系统的另一重要方面，也是该设备作用不理想的潜在因素。随着球囊膨胀和随后抽空的新机制的进展，新的解决方案已经被找到。

成功和彻底移出被驱散的微颗粒是远端保护操作过程不可或缺的部分。在GuardWire的早期发展中，栓子导致近端栓塞和远端栓塞相似，因此最初设计包括了使病变周围封闭的远端和近端闭塞球囊[20]。由于近端栓塞不会发生在远端闭塞和阻断过程中，因此目前的设计仅包括远端闭塞球囊。回吸装置是成败的关键。重要的是成功地吸收转移其中悬浮碎片和附着在闭塞球囊或血管壁中被驱散的颗粒，以免前向血流恢复时它们进入到循环中。不同的回吸系统及其利弊以及特定的装置将在下一节中讨论。

病例选择和禁忌证

大隐静脉桥血管病变，除开口处及远端吻合口20 mm以内的范围，均适合应用远端闭塞球囊。必须强调排除开口病变，因为治疗此类病变可能需要撤出一些指引导管，又因远端血流已经被阻断，近端栓塞进入主动脉和体循环或脑循环的危险性就增加了。由于需要对远端球囊定位后才能清除血栓，远端限制并不困难。其他重要禁忌证包括病变位于供应全部或大部分存活心肌的桥血管，即使短暂的血流阻断也不能耐受，续贯桥血管的远端节段病变，远端闭塞使得近端桥血管有发生栓塞的风险(图12-1)。

球囊闭塞远端血栓保护装置

Percusurge保护导丝

Percusurge GuardWire系统(GuardWire; Medtronic, Santa Rosa, California)由四部分组成：①0.036 cm (0.014英寸)空芯导丝；②连在导丝远端的柔软的顺应性球囊和空芯相通；③近端的接口，由此借助稀释的造影剂使远端闭塞球囊膨胀和抽空；④直径5F(1.7 mm)的抽吸导管(输出导管)(图12-2)。空芯导丝首先通过病变然后让远端闭塞球囊顶部位于距远端吻合口处至少20 mm无病变的部分。使远端阻断球囊逐渐膨胀直到前向血流停止。然后确定接口位置以密封空芯管腔，在这个位置接口可以移动并用该导丝代替常规导丝来进行血管成形术。介入治疗完成或任何球囊闭塞进程完成以后，抽吸导管沿导丝到达闭塞球囊；

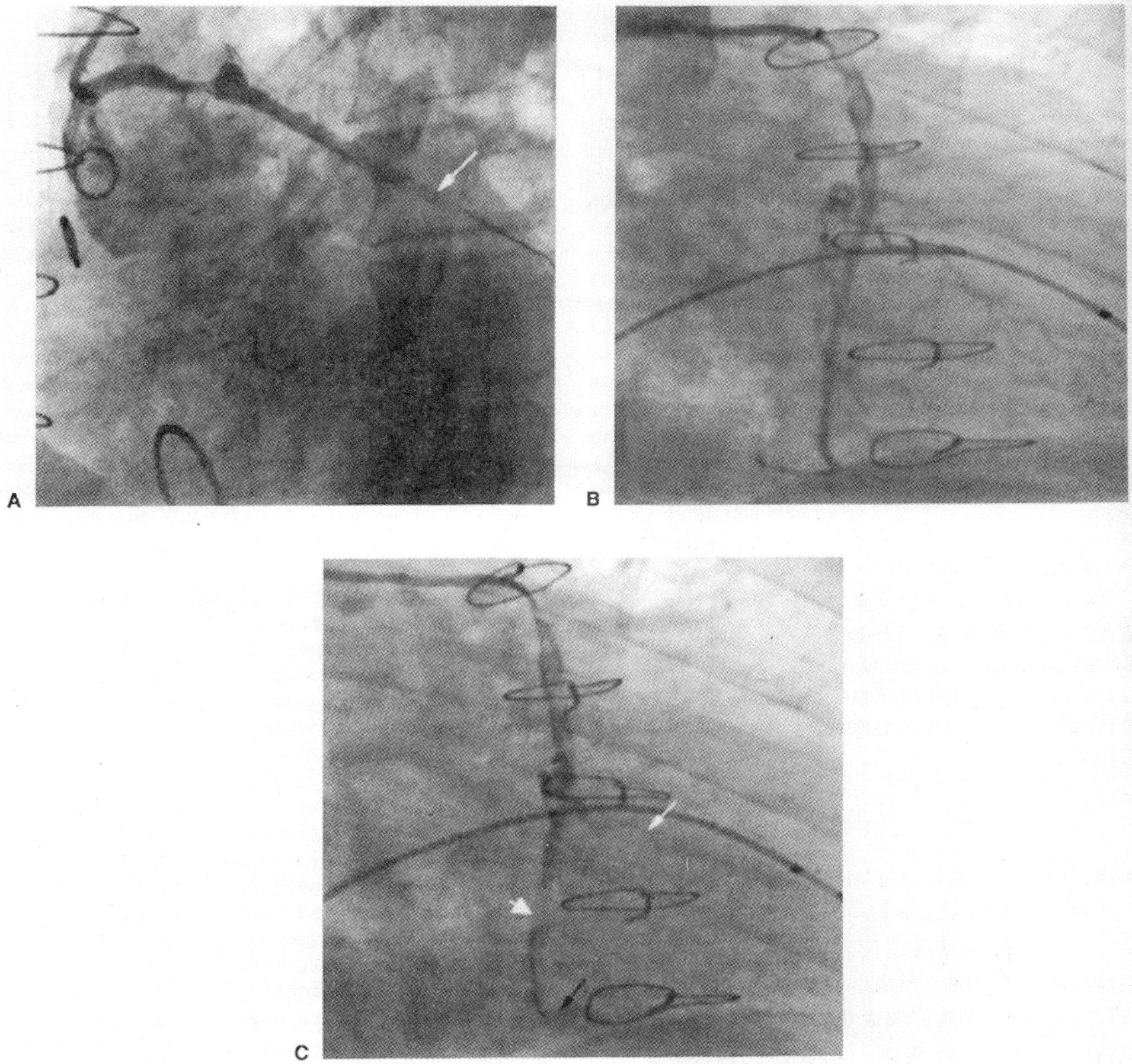

图12-1　A.大隐静脉桥血管(SVG)体部中段病变,适于远端闭塞球囊治疗,阻断球囊(箭头)证实血流已被阻断;B.血栓性病变延伸到SVG续贯桥血管近端吻合口;C.远端阻断球囊置于吻合口远端(大箭头),保护了下一支血管(白箭头),但增加了上一支血管(黑箭头)发生栓塞的危险

用20 ml真空注射器经负压吸入20~40 ml阻断于其中的血液和碎片。重新连上接口,空芯打开,回抽远端球囊。如果支架术需要多步完成,这一过程可以重复。

早期试验和临床数据

关于GuardWire系统的研究最初是为证明微颗粒能导致微血管阻塞提供确切的证据,球囊在退化的桥血管内扩张可能导致栓塞就可以证明这一点,利用远端球囊装置可以回收这些颗粒。在27例大隐静脉桥血管病人进行的一项研究中,有22例应用GuardWire接受支架治疗,Webb等指出在23例被分析的样本中有21例存在微颗粒[21]。观察表明在GuardWire远端闭塞球囊和抽吸导管的使用中,出现1例病人发生远端栓塞,3例发生即刻无复流。27例中有26例达到TIMI 3级

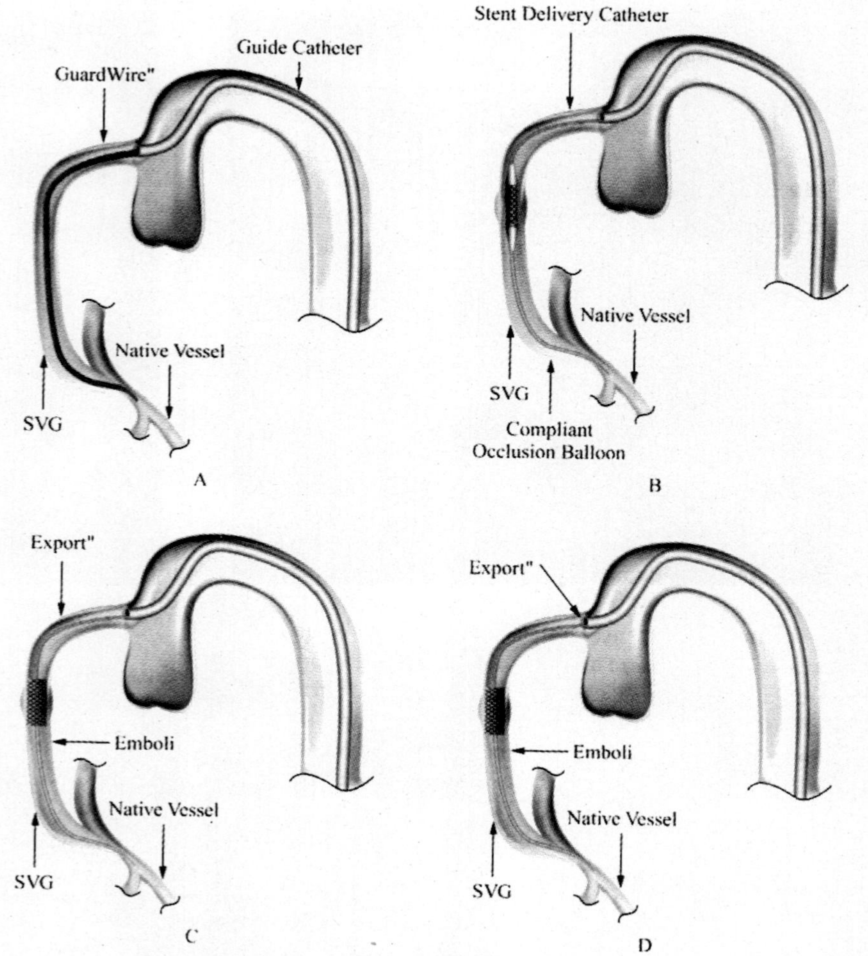

图12-2 GuardWire装置

A.GuardWire越过病变；B.阻断球囊定位于吻合口前且距离病变处至少20 mm以上的非病变节段；C.植入支架后，沿GuardWire送入抽吸导管，吸出血液和悬浮碎屑；D.回抽球囊，恢复血流

血流，1例(4.5%)病人出现MI(总CK>3倍正常值)。

在SVG Angioplasty Free of Emboli(SAFE)注册研究中对GuardWire的安全性和可行性进行了评价[22]。在这项研究中，106个旁路移植术后病人中有104个进行该治疗。这一装置能够成功植入、远端血流阻断、完成彻底抽吸的有85%病例。94例(91%)病人中找到肉眼可见的红色或黄色碎片，超过60%病例的颗粒大小<57 μm。术后血流有96例(99%)人达到TIMI 3。30天内6例(5.8%)病人发生严重不良心脏事件(MACE)，确定为死亡、MI(CKMB>3倍正常值)、紧急CABG或靶血管重建。

随机临床试验结果

基于大型多中心随机临床试验SVG Angioplasty Free of Emboli(SAFER)的结果，GuardWire被FDA正式批准使用[23]。在这项研究中，47个临床基地中801例患者被随机分成SVG支架组和GuardWire远端保护支架组。入选病人根据SVG中段靶血管狭窄大于50%，有心肌缺血，距远端吻合口前至少20 mm的区域，不包括开口5 mm内的范围来放置远端闭塞球囊。主要排除标准包括近期MI，严重左心室功能减退(射血分数<25%)，使用旋切装置。SAFE注册研究中定义的30天内MACE发生率为主要研究终点。

在最初的142例病人入选以后，便扩大了病变入选标准，而桥血管内病变程度不是入选的限制条件。这导致在最后分析中高危的基线病变：包括较大的桥血管直径(3.4 mm)，较长的病变长度(16 mm，最大到79 mm)和普遍存在的病变相关的血栓(39%)。技术上的成功被定义为依照使用说明，成功地到达GuardWire系统所要求的位置，成功地膨胀、抽吸，以及回抽球囊。这在90.1%病例中获得成功；失败率(5.4%)，主要的失败类型包括不能维持阻断(3.2%)，不能完成至少20 ml的抽吸(1.2%)。

GuardWire远端保护的应用与明显降低30天内MACE发生率(9.6% vs 16.5%，p=0.004)相关。这种区别相应的使MI降低(8.6% vs 14.7%，p=0.008)，最终TIMI 3血流的成功率(98% vs 95%，p=0.04)、无复流的发生率(3.2% vs 8.3%，p=0.001)在GuardWire组有

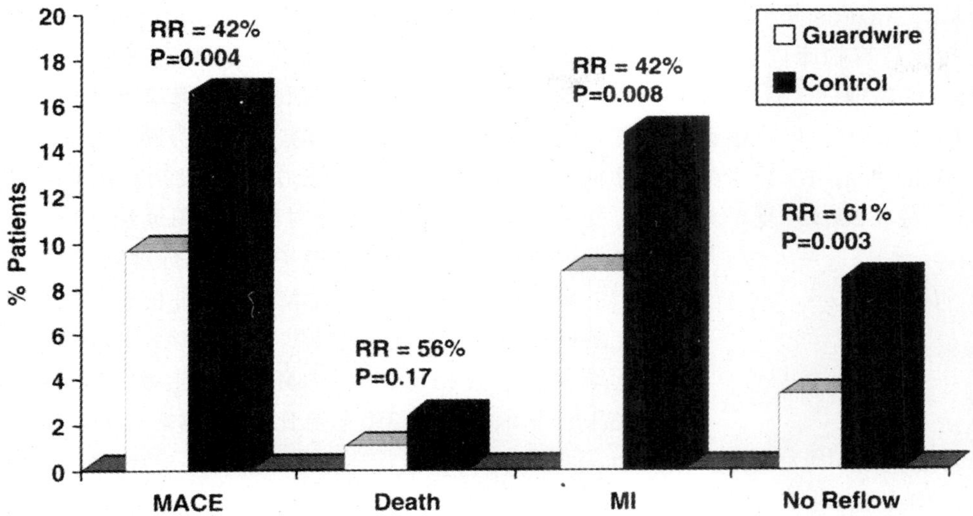

图12-3 SAFER研究的结果。术后30天内事件发生率。MACE(严重心脏不良事件)的定义为：死亡、心梗或靶血管的再次血运重建。

Death：死亡；MI：心梗；No Reflow：无复流

明显的优势，且按病生理机制能降低远端栓塞的发生(图12-3)。从技术上能否使GuardWire远端保护系统到位影响到患者的获益。在90.1%成功的病人中，30天内MACE的发生率仅7.9%，无复流率下降到2.4%。相比之下，那些没有手术成功的病例MACE(25.8%)和无复流(12.8%)至少和对照组的发生率一样高。然而，尽管应用GuardWire系统远端保护的优势很明显，但术者的学习曲线显然是应该考虑的，同时也需要强调术者经验的重要性。

TriActiv球囊保护冲洗抽吸系统

TriActiv球囊保护冲洗抽吸系统(TriActiv；Kensey Nash，Exton，Pennsylvania)由远端保护闭塞球囊和主动冲洗及抽吸部分组成。闭塞球囊的组成和GuardWire相似。顺应性阻断球囊直径大小在3.0~5.0 mm，远端导丝为0.036 cm(0.014 in)，用来通过靶病变。球囊被放置在病变远端并在远端吻合口前，允许范围从病变到吻合口之间20 mm以上。考虑到闭塞球囊的快速膨胀和抽吸而应用能充入CO_2的新型装置使球囊膨胀，这样一来在球囊阻断时球囊扩张和(或)支架释放便可完成了。

TriActiv系统的主要不同之处在于主动冲洗和抽吸系统，由三部分组成：外部灌注和抽吸泵；一个3F注水管；带侧孔的指引导管(7F或更大)，主动抽取悬浮的血栓并从处理的血管和主动脉内灌注液体。撤出球囊或支架导管后，灌注管被送到TriActiv导丝之上放置在闭塞球囊的近端。应用外部灌注泵，以50 ml/min速度注入生理盐水，后以200 ml/min通过指引导管主动抽出。这种主动冲洗和抽吸的设计是考虑到有效地取出悬浮的微粒，同时可以取出那些黏附在血管壁或闭塞球囊上的微粒。

早期临床数据

上述假设已经在欧美研究中得以验证。入选病人的缺血症状来自于单一病变的桥血管，直径在3.0~5.0 mm，病变距远端吻合口至少20 mm，并且不累及开口。近期已经提交了40个病人所得出的初步结论[24]。基本病变特征和高危人群相一致，包括平均旁路移植时间9.8年，平均病变长度19.0 mm，20%桥血管基础血流低于TIMI 3级。在36个按照规定进行治疗的病人中有8.3%在30天内发生MACE，包括：心源性死亡，MI(Q波或CKMB>3倍正常值)，靶血管血运重建，或脑卒中。一项关键性试验已通过FDA批准，包括一组随机接受TriActiv(n=31.3)与GuardWire(n=31.8)非劣性试验，该试验已完成并被证明与FilterWire相类似。

GuardDOG血栓保护系统和AngioJet

GuardDOG血栓保护系统(GuardDOG；Possis，Minneapolis)包括2个组成部分—CO_2膨胀装置和球囊阻断导丝。和GuardWire与TriActiv相类似，阻断导丝是0.036 cm(0.014 in)导丝，可以使弹性闭塞球囊贴附在远端。导丝用来通过病变，闭塞球囊被放置在距病变至少20 mm桥血管无病变的区域，利用特殊的装置进行扩张。球囊扩张之后，导丝近端的空芯片段利用膨胀装置上的工具被封闭，这样膨胀装置工作，球囊重新扩张。膨胀装置和阻断导丝可以提供反复扩张。

GuardDOG用于连接AngioJet除栓系统(AngioJet；Possis，Minneapolis)来收集血栓碎片。AngioJet导管被放置在远端，通过其顶端以声速一半的速度喷射生理盐水来创造低压区。血栓和其他大量或部分碎片被抽到导管里，通过喷射器将碎片排出。AngioJet是有效的抽吸导管，与缓慢尿激酶灌注相比具有临床优势，针对含血栓成分的SVG进行PCI时可作为辅助工具[15]。

人们已经拟定了一项关于GuardDOG的可行性研究，与该研究相配合的是6F AngioJet XMI-RX导管的兼容性研究，预计入选40例病人，将在2004年夏季开始进行。

实践考虑及其他应用

与过滤装置的优缺点比较

过滤装置的潜在优势大于球囊闭塞，因为在介入过程中它能灵活使用并能维持前向血流，对于短期血流阻断也不能耐受的患者，更是如此。一般情况下，尽管需要较长的学习曲线，但我们的经验是球囊闭塞装置显然更容易输送到位，相比之下更容易使用，对有经验的术者也更容易取得技术上的成功。远端球囊闭塞理论上的优势在于能捕获小于过滤孔(<100μm)的粒子，并阻止远端血管释放缩血管物质。近来，后一优势受到了挑战，一项研究显示，试验性使用远端球囊闭塞或过滤装置粒子的体积和大小相似[25]，但不能阻止释放出更小的粒子。

根据我们的实际情况，对于完全阻断血流无法耐受的患者或者需要保护更近端的桥血管时，则倾向于使用过滤装置；而对于近端严重迂曲和非常狭窄的病例，过滤装置输送困难或需要球囊预扩张时，则倾向于使用球囊闭塞装置。

设备相关的并发症

大多数设备相关的并发症是由技术上的失败导致的，包括不能维持血流的阻断和快速交换设备与抽吸导管过程中阻断球囊的移动。如SAFER研究中所强调的，这种失败所引起的MACE发生率至少同没有使用保护装置时是相当的。也应注意到，成功地阻断血流后仍可能发生其特有的严重并发症，在远端球囊阻断期间，我们观察到在球囊扩张部位的远端血管或远端阻断球囊位置的血管会发生破裂。该并发症显然是由于指引导管的深插，导致支架球囊在封闭系统内的移位造成血管近端和远端的闭塞和破裂。在球囊扩张期间，避免指引导管压力衰减或深插可以防止这种情况的发生。

急性心肌梗死时应用于原位血管

无复流现象还严重影响到急性心肌梗死时直接PCI的成功率，因此，作为直接PCI过程中预防远端栓塞的手段之一，远端球囊保护装置也被进行了评价。不幸的是，至今仅有的一项研究显示远端球囊保护装置与改善预后无关。欧洲和澳洲关于房颤多非利特的评估(EMERALD)研究针对505例ST段抬高的MI患者接受补救性或直接PCI治疗时随机应用远端保护装置(GUARDWIRE)或无远端保护装置进行观察，预先设定的研究终点，如：ST段回落和由心脏核素扫描所判定的梗死范围大小均无差异。应用GUARDWIRE与无远端保护装置相比，30天内MACE发生率 (14.0% vs 13.1%)和术后TIMI 3级血流比例(91.8% vs 89.3%)相似。

(王 林 译)

参考文献

1. Motwani JG, Topol EJ. Aortocoronary saphenous vein graft disease: pathogenesis, predisposition, and prevention. *Circulation* 1998;97:916–931.
2. Campeau L, Enjalbert M, Lesperance J, et al. The relation of risk factors to the development of atherosclerosis in saphenous-vein bypass grafts and the progression of disease in the native circulation. A study 10 years after aortocoronary bypass surgery. *N Engl J Med* 1984;311:1329–1332.
3. Platko WP, Hollman J, Whitlow PL, et al. Percutaneous transluminal angioplasty of saphenous vein graft stenosis: long-term follow-up. *J Am Coll Cardiol* 1989;14:1645–1650.
4. Wong SC, Baim DS, Schatz RA, et al. Immediate results and late outcomes after stent implantation in saphenous vein graft lesions: the multicenter U.S. Palmaz-Schatz stent experience. The Palmaz-Schatz Stent Study Group. *J Am Coll Cardiol* 1995;26:704–712.
5. Piana RN, Moscucci M, Cohen DJ, et al. Palmaz-Schatz stenting for treatment of focal vein graft stenosis: immediate results and long-term outcome. *J Am Coll Cardiol* 1994;23:1296–1304.
6. Savage MP, Douglas JS, Jr., Fischman DL, et al. Stent placement compared with balloon angioplasty for obstructed coronary bypass grafts. Saphenous Vein De Novo Trial Investigators. *N Engl J Med* 1997;337:740–7.
7. Hong MK, Mehran R, Dangas G, et al. Creatine kinase-MB enzyme elevation following successful saphenous vein graft intervention is associated with late mortality. *Circulation* 1999; 100:2400–2405.
8. Piana RN, Paik GY, Moscucci M, et al. Incidence and treatment of 'no-reflow' after percutaneous coronary intervention. *Circulation* 1994;89:2514–2418.
9. Carrozza JP, Jr., Schatz RA, George CJ, et al. Acute and long-term outcome after Palmaz-Schatz stenting: analysis from the New Approaches to Coronary Intervention (NACI) registry. *Am J Cardiol* 1997;80:78K–88K.
10. Kloner RA, Ganote CE, Jennings RB. The "no-reflow" phenomenon after temporary coronary occlusion in the dog. *J Clin Invest* 1974;54:1496–1508.
11. Kloner RA. No reflow revisited. *J Am Coll Cardiol* 1989;14: 1814–1815.
12. Hori M, Inoue M, Kitakaze M, et al. Role of adenosine in hyperemic response of coronary blood flow in microembolization. *Am J Physiol* 1986;250:H509–518.
13. Teirstein PS, Mann JT, 3rd, Cundey PE, Jr., et al. Low- versus high-dose recombinant urokinase for the treatment of chronic saphenous vein graft occlusion. *Am J Cardiol* 1999;83:1623–1628.
14. Roffi M, Mukherjee D, Chew DP, et al. Lack of benefit from intravenous platelet glycoprotein IIb/IIIa receptor inhibition as adjunctive treatment for percutaneous interventions of aortocoronary bypass grafts: a pooled analysis of five randomized clinical

trials. *Circulation* 2002;106:3063–3067.
15. Kuntz RE, Baim DS, Cohen DJ, et al. A trial comparing rheolytic thrombectomy with intracoronary urokinase for coronary and vein graft thrombus (the Vein Graft AngioJet Study [VeGAS 2]). *Am J Cardiol* 2002;89:326–330.
16. Pomerantz RM, Kuntz RE, Diver DJ, et al. Intracoronary verapamil for the treatment of distal microvascular coronary artery spasm following PTCA. *Cathet Cardiovasc Diagn* 1991;24:283–285.
17. Fischell TA, Carter AJ, Foster MT, et al. Reversal of "no reflow" during vein graft stenting using high velocity boluses of intracoronary adenosine. *Cathet Cardiovasc Diagn* 1998;45:360–365.
18. Hillegass WB, Dean NA, Liao L, et al. Treatment of no-reflow and impaired flow with the nitric oxide donor nitroprusside following percutaneous coronary interventions: initial human clinical experience. *J Am Coll Cardiol* 2001;37:1335–1343.
19. Klein LW, Kern MJ, Berger P, et al. Society of cardiac angiography and interventions: suggested management of the no-reflow phenomenon in the cardiac catheterization laboratory. *Catheter Cardiovasc Interv* 2003;60:194–201.
20. Oesterle SN, Hayase M, Baim DS, et al. An embolization containment device. *Catheter Cardiovasc Interv* 1999;47:243–250.
21. Webb JG, Carere RG, Virmani R, et al. Retrieval and analysis of particulate debris after saphenous vein graft intervention. *J Am Coll Cardiol* 1999;34:468–475.
22. Grube E, Schofer JJ, Webb J, et al. Evaluation of a balloon occlusion and aspiration system for protection from distal embolization during stenting in saphenous vein grafts. *Am J Cardiol* 2002; 89:941–945.
23. Baim DS, Wahr D, George B, et al. Randomized trial of a distal embolic protection device during percutaneous intervention of saphenous vein aorto-coronary bypass grafts. *Circulation* 2002; 105:1285–1290.
24. Carrozza JPJ, Lancelin B, Caussin C, et al. Clinical outcome in patients undergoing stenting of saphenous vein grafts using the TriActiv balloon-protection system: initial U.S. and European experience. *J Am Coll Cardiol* 2002;39:51A.
25. Rogers C, Huynh R, Seifert PA, et al. Embolic protection with filtering or occlusion balloons during saphenous vein graft stenting retrieves identical volumes and sizes of particulate debris. *Circulation* 2004;109:1735–1740.

第13章 远端保护装置——滤器

Jacqueline Saw Jay S.Yadav Deepak L.Bhatt

20世纪科技的进步和发展，让经皮介入方法治疗心血管动脉粥样硬化血栓性疾病这场革命成为可能。从1976年由Gruntzig第一次尝试冠状动脉造影术以来[1]，经皮冠状动脉介入治疗（PCI）已经在世界范围内得到广泛应用。仅在美国2000年就多于100万人接受PCI治疗[2]。随着对球囊血管成形术（BA）经验的积累和对禁忌证理解的深入，加速了对靶血管弹性回缩、再狭窄以及突发血管闭塞等治疗设备的研发。接下来介绍的冠状动脉支架和经皮腔内血管旋切术装置以及伴随着PCI指征对更多血栓形成疾病和静脉桥血管病变指征的放宽，更加突现了远端血管保护装置的重要性，而且这与围手术期心肌梗死（MI）有关。排除了心外膜血流储备的影响以外，冠状动脉内远端血栓形成将明显影响冠状动脉微血管的灌注。上述机制不仅加剧心肌细胞坏死，而且导致血小板的激活和炎症反应。因此，无论是药理还是机械方法都是阻止远端血栓形成的手段，但结果还在积极观察中。

经皮介入治疗后血栓栓塞

尽管一系列的证据说明围手术期心肌梗死与PCI相关（边支的堵塞、突发闭塞等），但是远端血栓形成无疑是最明显的原因。最近研究显示，仅<3%和<1%病人边支闭塞和突发堵塞发生率与PCI相关[3,4]。相反的，血栓栓塞已经证实存在于所有的PCI方法中[5]，表现在复杂的介入病变和不同程度动脉粥样硬化负荷时。Yadav等人[6]研究表明，每50名接受冠状动脉造影和支架治疗的患者中就有1名应用远端血管保护装置（EPD），捕获到动脉内血栓。冠状动脉内支架植入与球囊扩张相比很大程度上增加了围手术期心肌梗死的发生率[4,7,8]，这可以部分地归因于"cheese grater"效应（图13-1）。在Kini等人的研究中[7]，肌酸磷酸激酶同工酶的升高与单独血管成形术相比更常见于非球囊装置的应用中（19.5% vs 11.5%，$p<0.01$）。

在应用经皮腔内斑块旋切术中，无论是直接的还是被动的经皮腔内斑块旋切术，更易发生远端血栓栓塞，围手术期心肌梗死发生率与其他治疗相比至少增加2倍[8,9]。EPIC研究显示，应用直接的经皮腔内斑块旋切术与BA相比增加大约2倍的非Q波梗死发生率（9.6% vs 4.9% p=0.006）。可喜的是，应用经皮腔内斑块旋切术的患者随机应用阿昔单抗降低71%的非Q波发生率。在其他研究中，4 484名成功接受PCI治疗的患者中，应用经皮腔内斑块旋切术CKMB的升高相关[10]（OR=4.1）。

斑块负荷程度是远端血栓栓塞的主要决定因素。在Kini研究中，表现为弥漫性的冠状动脉粥样硬化病

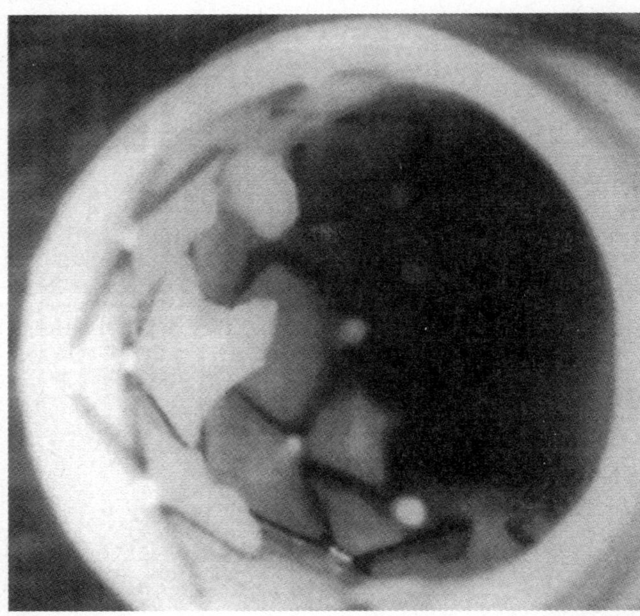

图13-1 "cheese grater"效应，冠状动脉支架植入后从动脉粥样硬化斑块中产生大量血栓碎片

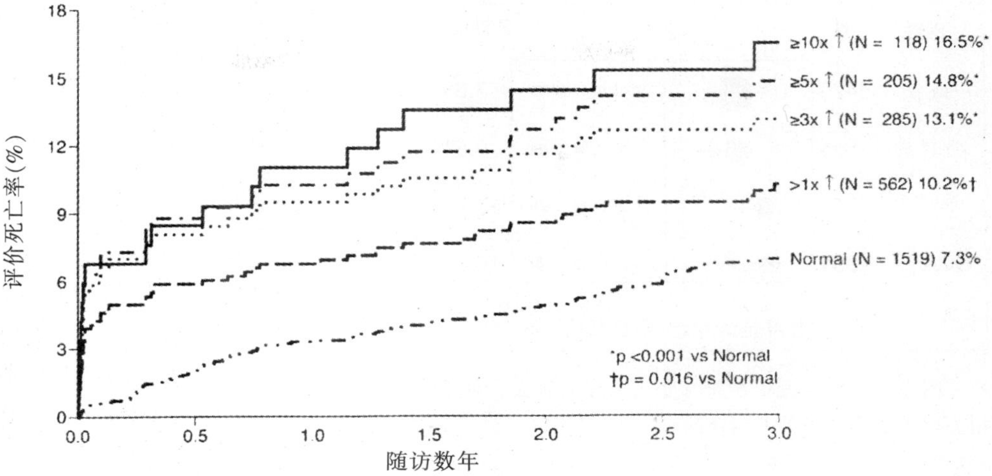

图13–2　EPIC试验3年随访，证明与那些无CK升高病人相比，术后CK升高的病人死亡率明显升高

变和全身的动脉粥样硬化病变是CKMB明显升高的预测指标[7]。在SVG退行形变的PCI治疗中，有着与复杂的斑块负荷相同的血栓栓塞的发生率[11]。急性冠状动脉综合征的患者同样存在血栓栓塞发生的病理基础，表现为纤维帽的破裂和血小板血栓形成和下游的血栓栓塞。

栓塞的病理生理机制

临床上远端血栓栓塞表现由痉挛、心外膜血管堵塞、无/慢复流、无症状的心肌酶升高组成。这种可变性取决于栓子的质量、体积[12]以及随机的血小板的激活和炎症反应程度。从病理学角度而言，血管成形术和支架机械性地破坏血管内皮、暴露内膜下的基质和促进血小板的黏附、激活、聚集和血栓形成。作为一种结果，小的栓子由斑块或血管内皮组成（脂质、胶原、内皮细胞），它和血小板血栓构成的血管内血栓栓塞碎片可以堵塞至远端血管。栓子部分寄居于微血管下游，不仅引起微血管堵塞，而且成为炎症的核心，这已经从狗的试验中得出结论：微血管堵塞破坏了远端内皮结构的完整性并上调内皮细胞P选择素表达，P选择素可以导致血小板和白细胞的黏附。这种多细胞栓子的形成与血小板激活所释放出的血管活性物质，加重了微血管的栓塞并且导致心肌坏死，导致心肌酶升高。

临床上围手术期心肌梗死的重要性

PCI术后心肌酶升高预测血管远端血栓栓塞，并且与长期临床不良事件相关。有研究表明CK或CKMB的升高发生在PCI术后5%~30%患者[14]。尽管心肌酶升高是围手术期心肌梗死开端的定义还没有在世界范围内建立，但是CKMB升高大于3倍已经得到了普遍认可[14]。肌钙蛋白作为心肌坏死更敏感的指标已经被证实在25%~50%PCI术后患者中升高[15~17]。

PCI术后围手术期心肌梗死与远期不良事件相关，包括死亡率。这已经在EPIC研究中得到阐明[18]：术后CK水平升高得越高，随之死亡率也越高[19]（图13–2）。当CK升高大于5倍时死亡风险至少成倍增加。其他研究同样表明PCI术后轻度的心肌酶升高的明显相关性[20,21]。一项回顾性研究分析了4 664名在Cleveland Clinic接受成功PCI治疗的患者，CK升高大于正常值下限2到5倍与远期不良事件明显相关。尤其是，CK升高与心源性死亡增加明显相关（OR=2.19，p=0.000 1）[20]。在一项小的373人回顾性分析中，CK高于正常值高限1~3倍的患者在随后的3.5年的随访中死亡率明显增加。CK每增加100 U/L，相关的心源性死亡率增加1.05(95%可信区间，1.03~1.08)[21]。同样的，PCI术后肌钙蛋白的升高也已经被证实与死亡率升高有关，尤其是明显的升高（≥正常值8倍）[17,22]。

防止远端血栓栓塞的策略

由于多发的和明显的远端血管栓塞，已经进行了很多关于药理和机械上的减轻微血管堵塞和损伤的尝试。药理学上的治疗仅在本章进行简单的介绍。静脉给予GPⅡb/Ⅲa受体拮抗剂已经证实能够降低PCI围手术期心肌梗死和随后远期死亡率[23]。在5个阿昔单抗与安慰剂对照荟萃研究中，Bhatt指出，阿昔单抗降低30天死亡或心肌梗死发生率与介入器械选择的不同无关（图13–3）[5]。提前给予噻吩并吡啶类药物、噻氯匹啶和氯吡格雷同样能减低PCI围手术期心肌梗死[24~27]。同样的，在不稳定心绞痛PCI治疗中应用直接凝血酶抑制剂、水蛭素能够减低肌钙蛋白的释放[28]。但是，这些药物并不能完全阻止远端血栓栓塞，因此需要联合相关

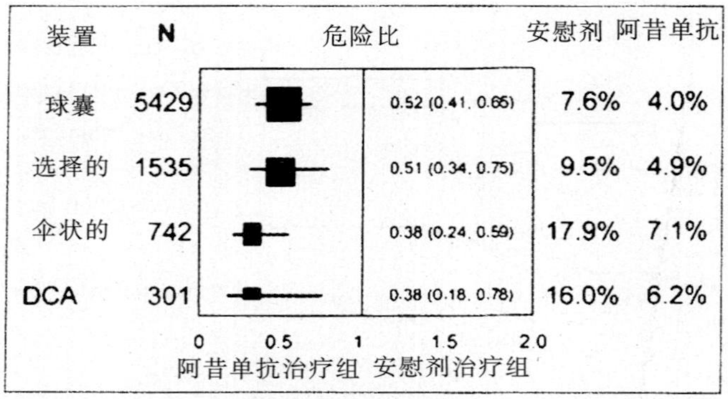

图13-3 血栓发生在所有介入治疗的病人，阿昔单抗减少相关死亡率或者围手术期梗死

的机械策略。尤其是大的动脉粥样硬化和血栓形成负荷过重的血管进行PCI治疗中。在SVG介入治疗中，5个荟萃研究显示应用GPIIb/IIIa受体拮抗剂并没有降低缺血事件的发生[29]。

EPD机械的原理可分为球囊堵塞和过滤装置。球囊堵塞可以更细分为近端和远端堵塞类型，将在下一章中详细讨论。表13-1描述了过滤装置对比球囊堵塞潜在优点和缺点。

滤网栓子保护装置

滤网装置的原型是由含完整滤网篮的导丝组成。放置该装置时，允许血流从滤网中通过，但是阻止那些大于滤网孔直径的栓子。一旦滤网被释放，滤网导丝可以起到冠状脉造影导丝的功能，推荐球囊和支架应用滤网装置进行保护。目前只有一种EPD滤网装置即EPI Fliterwire EX装置应用于静脉桥血管介入治疗得到FDA的批准。其他一些EPD正在研发和进行冠状动脉、颈动脉和肢体血管介入治疗的临床试(表13-2)。

FliterwireEX

该导丝滤网系统由直径为0.036 cm (0.014 in)不锈钢的导丝和3 cm长的可塑性的软尖组成，可应用范围是190 cm到300 cm。与导丝一体化的是由稀疏的、多孔的聚亚安酯附着的镍钛诺环组成的滤网篮。这个镍钛诺环可以与血管进行360°贴合，推荐血管直径从3.5 mm到5.5 mm。这个滤网是唯一的闭环设计，当收回时成“鱼口”样张开，这样就有充足的微粒保留能力。这套系统兼容6F导引导管，有3.9F的传送鞘(图13-4)。当含导丝滤网装置的传送鞘到达病变远端时，传动鞘以单轨方式撤回并释放滤网篮。单独地撤回导管用于捕获滤网篮并回收该系统。肝素化后激活的凝血时间大于300 s后方推荐应用该装置阻止血栓栓塞。这种装置新的进步是Filter EZ导丝上预先加载的传送鞘。其拥有更小的传送横截面(3F)，并且有悬浮臂从而更好地适应血管的弯曲。这种装置正在进行FIRE、BEACH和CABERNET临床试验。

AngioGuardXP

AngioGuard XP (Cordis, Warren, New Jersey)导丝滤网系统由聚四氟乙烯涂层的0.036 cm(0.014 in)的不锈钢导丝和3.5 cm可塑性的软尖组成。导丝整合了由稀疏的、多孔的聚亚安酯膜组成的滤网篮，支撑系统由8号金属丝的镍钛诺组成(图13-5)。从4~8 mm不同直径的滤网可供选择。总的来说，滤网篮应该超过血管直径0.5~1.0 mm。根据滤网的大小，目前传送系统横截面从3.2F到3.9F。回收系统5.1F的大横截面。这套系统由SAPPHIRE实验应用于颈动脉支架。

NeuroShield

NeuroShied (Abbott Laboratories, Abbott Park, Illinois)装置由独立的导丝和滤网系统组成。导丝是为PTFE涂层的0.036 cm(0.014 in)的不锈钢，长315 cm，有0.046 cm(0.018 in)宽3 cm长的可塑性软头组成。导丝没有整合滤网，这样就更容易通过弯曲和狭窄的病

表 13-1 过滤装置和堵塞装置对比

	过滤装置	堵塞装置
交叉剖面	目前装置大多数有很大的交叉剖面，可以对严重狭窄病变进行必要的预扩张。	较小的交叉剖面，较滤网有更好的可塑性。
潜在的栓子	当导丝穿过时有很高的潜在血栓栓塞风险	当导丝穿过时有较低的潜在血栓栓塞风险
血管造影	无障碍的血管造影，允许精确的支架植入	球囊扩张导致血管现象的困难
灌注	允许血流顺利地灌注远段血管床，病人有良好的耐受性	阻止血流灌注远端血管床，侧枝循环差的情况下引起缺血
应用的容易程度	较容易应用	较为繁琐，需要栓子抽吸和快速的介入技术
栓子保护	仅能捕获大于滤网网眼的栓子	理论上球囊弯曲堵塞和应用抽吸装置能捕获全部栓子
对血管壁的贴靠	如果大小不合适或偏心安置，可能不能完全贴靠	球囊大小合适的话会有很好的贴靠
回收剖面	当富含血栓时很难回缩，并且在回缩时有挤压栓子的可能	小的剖面

表 13-2 滤网栓子保护装置举例

EPI FilterWire EX	Boston Scientific, Natick, MA
AngioGuard XP	Cordis, Warren, NJ
NeuroShield	Abbott Laboratories, Abbott Park, IL
AccuNet	Guidant, Indianapolis, IN
SPIDER	Ev3, Plymouth, MN
Interceptor	Medtronic, Minneapolis, MN
Rubicon Embolic Filter	Rubicon Medical Inc, Salt Lake City, UT

变。滤网篮由镍钛诺支撑聚亚安酯附着的140 μm直径的孔组成(图13-6)。滤网篮装载于传送导管,沿导丝到达需要位置后由回收传动导管进行释放。回收鞘用于捕获和移动滤网。这套装置应用于冠状动脉的SECURITY研究和包括静脉桥血管的CAPTIVE研究中。

AccuNet

AccuNet(Guidant Corporation, Indianapolis)导丝滤网系统设计与AngioGuard相似。有PTFE涂层的0.036 cm (0.014 in) 的不锈钢导丝和3.5 cm可塑性软头。滤网整合于导丝上,由4号镍钛诺支撑的稀疏的、多孔的聚亚安酯孔组成(图13-7)。滤网有从直径4 cm到8 cm不同规格。这个装置由ARCHER研究进行试验(见13章)。

SPIDER血栓保护装置

EV3(Plymouth, Minnesota)从Microvena′s Trap滤网装置发展而来,引入了一种新的SPIDER,它得到了CE评估推荐应用于血管介入治疗(包括肢体、冠状动脉和颈动脉介入治疗)阻止远端血栓栓塞。这套系统的优点在于可应用于任何最初通过病变的导丝。小横截面的传送导管(2.9F),可应用于6F的导引导管中,这样可以沿导丝到达病变远端。撤出导丝,镍钛诺合金的滤网由传送鞘管释放 (图13-8)。镍钛诺滤网有

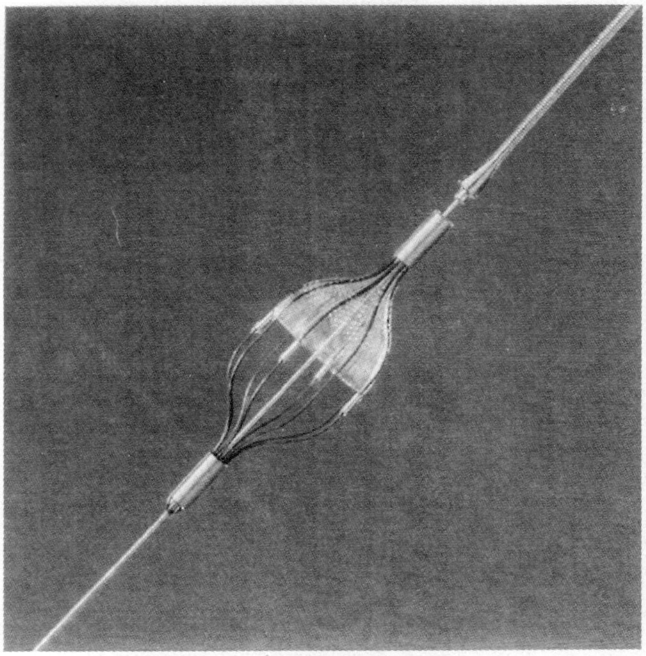

图13-5　Angio Guard 装置

HEPROTEC涂层,这个可以维持到60 min。5种型号可供选择。这种装置目前由CREATE进行研究。

Interceptor

Interceptor装置目前刚获得CE评价推荐应用。导丝上装配有小横截面的由镍钛诺弹性编织的滤网,滤孔直径100 μm。该系统的直径大致与小的纸夹相似(图13-9)。该装置目前由AMEthyst研究进行评价,该研究随机入选600名患者应用Interceptor或PercuSurge的静脉桥介入治疗。

Rubicon Embolic Fliter

Rubicon Embolic Fliter (Rubicon Medical Inc, Salt Lake City)是目前拥有最小外型的导丝滤网装置

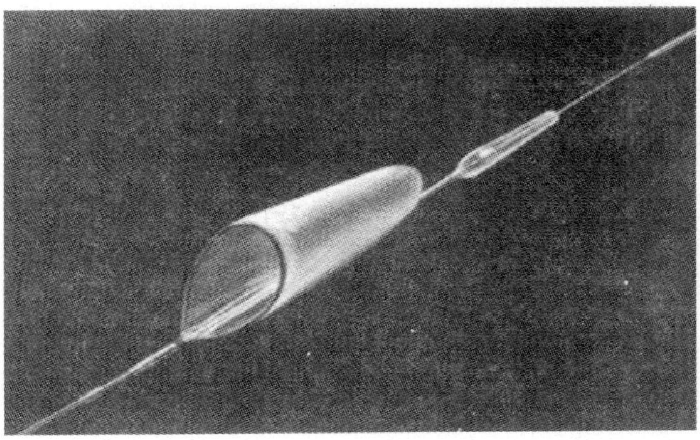

图13-4　Filter wire Ex 装置

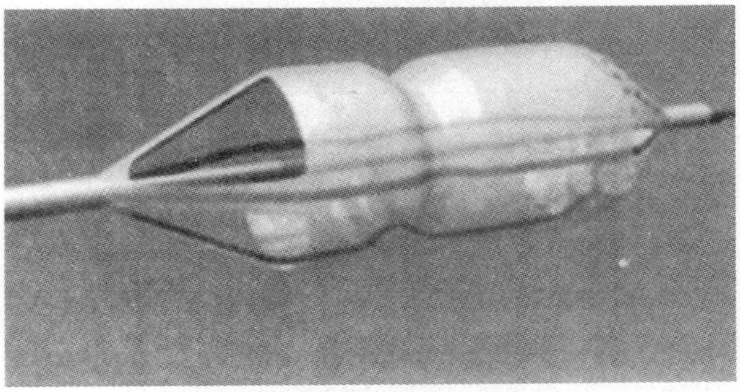

图13-6　Neuroshield 装置

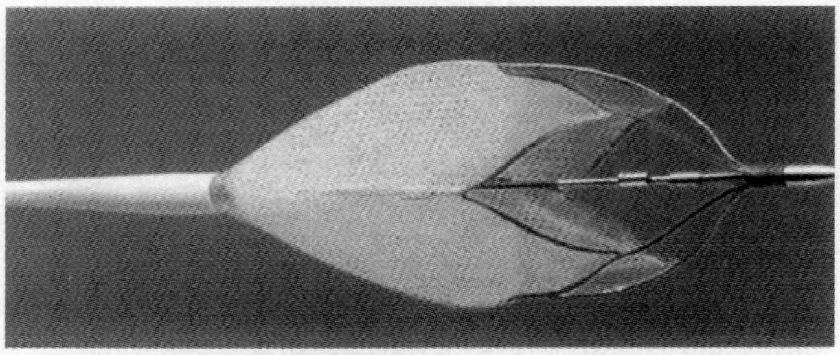

图13-7 AccuNet 装置

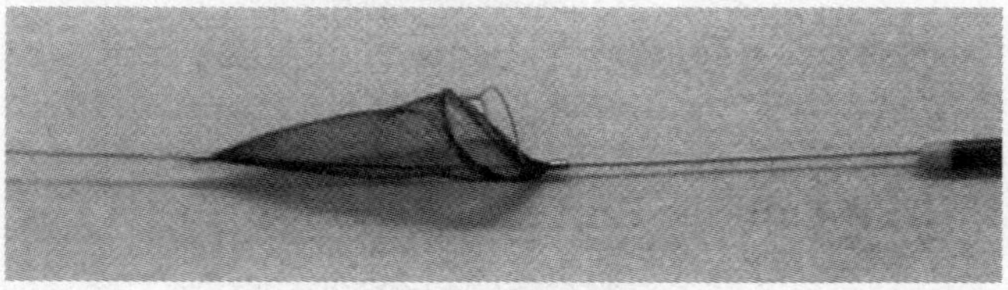

图13-8 SPIDER 装置

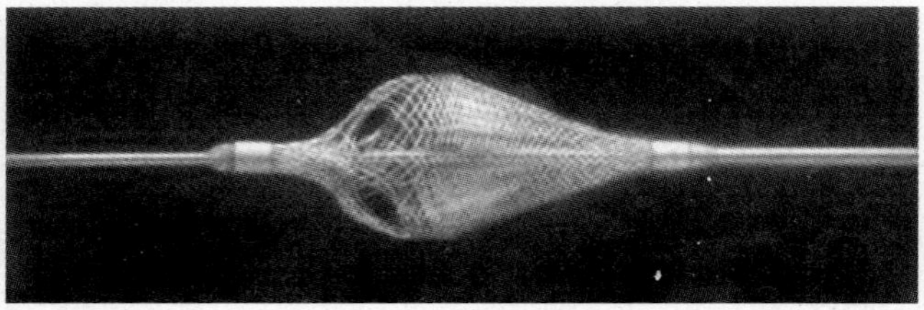

图13-9 Interceptor 装置

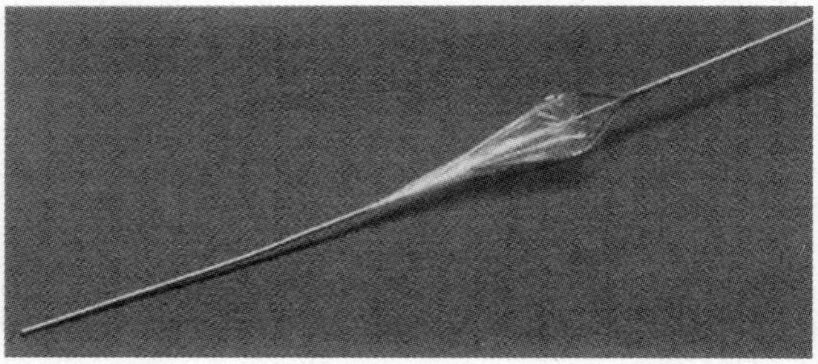

图13-10 Rubicon Embolic 装置

之一发展而来。滤网装配于0.036 cm(0.014 in)的导丝上。唯一的同轴启动导丝设计在导丝末端展开滤网，因此省去了传送导管。小的外形允许支架提前加载于滤网导丝上，这样可以1步插入2个装置。滤网篮有100 μm的小孔并有悬浮的镍钛诺支柱更加良好地贴靠血管壁(图13-10)。该装置兼容6F导引导管，而且有4 mm、5 mm、6 mm三种直径可供选择。手术完成后，滤网由大的捕获导管回收，它可以压缩滤网并捕获碎片。

EPD应用于冠状动脉介入治疗的证据

静脉桥中应用EPD为在PCI中应用提供了更多的证据，如表13-3所示完成或正在进行的静脉桥或急性心肌梗死介入治疗中应用EPD的研究。第一个被FDA批准应用于静脉桥介入治疗的是PercuSurge GuardWire球囊堵塞装置，其来源于SAFER实验研究。接下来的一系列随机试验是新的EPD与对照组或与PercuSurge GuardWire对比研究。

SAFER研究

SAFER研究是评价栓子保护装置的第一个大规模、随机临床研究。接受静脉桥介入治疗的患者(n=801)随机分为PercuSurge组和非EPD组。符合条件的静脉桥病变(大于50%狭窄，TIMI血流至少1级)至少距开口5 mm，距吻合口末端20 mm。应用PercuSurge组患者终点事件(死亡、Q波心肌梗死、非Q波心肌梗死、紧急外科旁路移植治疗或靶血管血运重建)30天内下降42%(9.6% vs 16.5%，p=0.004)(图13-11)。这种下降归因于低的心肌梗死发生率 (8.6% vs 14.7%，p=0.009) 和低的无复流现象发生率 (3% vs 9%，p=0.02)。尤其是非Q波心肌梗死(CKMB大于正常值上限3倍)发生率在应用PercuSurge组明显降低(表13-4)。平均堵塞球囊膨胀时间为6.5 min，只有3%的病人不能耐受此段心肌缺血。应用PercuSurge的成功率大约

表 13-3 血栓保护装置(EPD)应用于经皮冠脉介入治疗试验

试验	EPD	人数	人群	状态
AMEthyst	Interceptor versus PercuSurge	600	SVG	进行中
CAPTIVE	CardioShield	800	SVG	进行中
EMERALD	PercuSurge	500	AMI	完成
FIRE	FilterWire EX versus PercuSurge	651	SVG	完成
GUARD	AngioGuard	400~700	SVG	进行中
PRIDE	TriActiv	800	SVG	进行中
SAFER	PercuSurge	801	SVG	完成
TRAP	TRAP	785	SVG	暂停

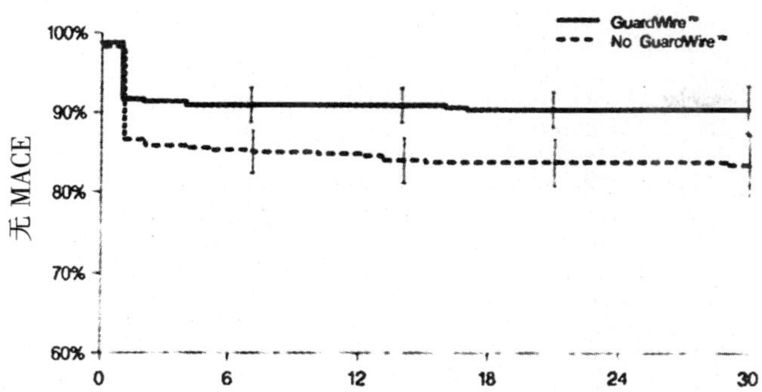

图13-11　在SAFER试验中，与没有使用血栓保护装置相比，30天无心血管不良事件生存率的Kaplan-Meier曲线

为90%。这个关键性的研究成为了在SVG介入治疗应用PercuSurge的标准，进而得到了FDA的推荐。

FIRE

FIRE是EPD应用于SVG中发表的第二个随机研究[30]。作为SAFER的对照研究，对照组应用PercuSurge的Filter Wire EX装置。该研究一共入选了651名患者随机应用滤网或球囊堵塞装置。成功率两组大致相同。Filter Wire EX组为95.5%，PercuSurge组为97.2%。30天终点事件(死亡、心肌梗死或靶血管重建)Filter Wire EX组为9.9%，PercuSurge组为11.6%(p=0.53)。应用FilterWire EX组30天不良事件率与PercuSurge组相比，95%可信区间基本上从45%较好到33%较差。尽管术后心肌血流和冠状动脉造影的并发症两组相同，但是应用GPIIb/IIIa Filter Wire EX组要少(0 vs 1.5%，p=0.03)。与SAFER研究相似一级终点事件的下降取决于非Q波心肌梗死发生率的降低(表13-5)。因此，FIRE研究揭示SVG中应用PCI介入治疗滤网装置30天不良事件的发生率上不劣于球囊堵塞装置。

EMERALD

EMERALD研究入选了一共501名ST段抬高的心肌梗死患者，随机分为PercuSurge组和对照组。所有患者均接受阿司匹林、肝素、氯吡格雷和β受体阻滞剂治疗。所有患者在5~14天均采用锝进行心梗面积评测。应用EPD的平均操作时间较对照组较长（130 min vs 116 min)。两组技术上和冠状动脉造影评测成功率基本相同。大约81%应用PercuSurge的患者能看到可见性的血栓。但是，终点事件30 min ST段的回落(PercuSurge组为62%，对照组为60%，p值无统计学差异)和5~14天心梗面积的减小两组未见差别。而且，TIMI 3级血流和无复流两组也相似。30天不良事件两组也未见差别，尽管该研究尚不能推测临床上的区别。该研究遇到了诸多令人感到失望和奇怪的结果。尽管可见性或显微镜下可见的栓子被EPD所捕获，但是没有临床事件或心梗面积的缩小。该研究显示在心梗几个小时后应用远端保护装置可能太晚而不再有益。尽管在急诊PCI治疗中应用EPD保护急性血栓损伤预计有意义，但是并没有被临床证据所支持。正在进行的研究可能提供更多的证据。

血栓保护装置在其他动脉血管的应用

EPD除应用于冠状动脉血管外还可以应用于颈动脉和肾动脉。在颈动脉支架介入治疗中应用超声显

表 13-4 SAFER 研究中 MACE 事件发生率

临床终点	PercuSurge 组　n=406	非 PercuSurge 组　n=395	p 值
全部终点	9.6%	16.5%	0.0004
死亡	1.0%	2.3%	0.17
所有心肌梗死	8.6%	14.7%	0.008
Q 波心肌梗死	1.2%	1.3%	–
非 Q 波心肌梗死	7.4%	13.7%	–
紧急 CABG	0.0%	0.5%	0.24

表 13-5 血栓保护装置(EPD)应用于经皮冠状动脉介入治疗试验

临床终点	Filterwire EX　n=332	PercuSurge　n=319	p 值
任何 CKMB 升高	19.6%	19.1%	0.92
CKMB 升高 1~3 倍	10.2%	9.7%	0.90
CKMB 升高 3~8 倍	4.2%	5.0%	0.71
CKMB 升高大于 8 倍	3.6%	3.4%	0.99
Q 波心肌梗死	0.9%	0.6%	0.99
Q 波心肌梗死或 CKMB 升高大于 8 倍	4.5%	4.1%	0.85

示很大一部分人存在远端血栓栓塞，尤其是在颈动脉内膜旋切术中更为常见[32]。很多的研究均证实EPD应用于颈动脉介入治疗能减低50%以上的死亡率和30天卒中发生率[33,34]。因此，尽管颈动脉血管重建术最初没有应用EPD，但是目前EPD应用于颈动脉支架治疗已成常规。很多的随机和注册研究评价了不同的装置的应用，该方面讨论将在颈动脉支架治疗一章进行阐述。远端血栓栓塞同样会发生在肾动脉支架介入治疗中，它可以导致将近1/3的成功接受介入治疗的患者发生肾功能恶化。这可能使动脉粥样硬化大血管在导管操作中更容易给发生远端血栓栓塞患者带来更大的问题。球囊堵塞和滤网装置都已经成功地应用于肾动脉的介入治疗中[35,36]，尽管有效的数据并不是很多。正在进行的RESIST研究随机入选患者在肾动脉支架中应用AngioGuard装置和阿昔单抗的2×2队列研究，进而评价EPD应用于肾动脉的安全性和有效性。

总结

总之，成功的PCI术后发生围手术期MI较为常见。尤其是应用旋切装置和SVG的介入治疗中。PCI术后心肌酶的升高与心脏不良事件相关，其中包括死亡率的升高。应用GP Ⅱb/Ⅲa受体拮抗剂可以有效地阻止PCI术造成围手术期心肌梗死的发生和随之而来的死亡率增加。另外附加地应用EPD（包括球囊堵塞和滤网装置）在SVG的介入治疗中是有益的而且是不可或缺的。但是在急性血栓形成的冠状动脉损伤中应用并没有改善相关终点事件。正在进行的EPD心血管研究（如颈动脉和肾动脉）中将会更多地提高这些装置在阻止远端血栓形成中的作用。

（杜纪兵　丛洪良　译）

参考文献

1. Gruntzig AR, Senning A, Siegenthaler WE. Nonoperative dilatation of coronary-artery stenosis: percutaneous transluminal coronary angioplasty. *N Engl J Med* 1979;301:61–68.
2. American Heart Association. *Heart Disease and Stroke Statistics—2003 Update*. Dallas, Texas: American Heart Association; 2002.
3. Topol EJ, Yadav JS. Recognition of the importance of embolization in atherosclerotic vascular disease. *Circulation* 2000;101:570–580.
4. The EPISTENT Investigators. Randomized placebo-controlled and balloon angioplasty controlled trial to assess safety of coronary stenting with use of platelet glycoprotein IIb/IIIa blockade. *Lancet* 1998;352:87–92.
5. Bhatt DL, Lincoff AM, Califf RM, et al. The benefit of abciximab in percutaneous coronary revascularization is not device-specific. *Am J Cardiol* 2000;85:1060–1064.
6. Yadav J, Grube E, Rowold S, et al. Detection and characterization of emboli during coronary intervention. *Circulation* 1999;100:I–780.
7. Kini A, Marmur JD, Kini S, et al. Creatine kinase-MB elevation after coronary intervention correlates with diffuse atherosclerosis, and low-to-medium level elevation has a benign clinical course: implications for early discharge after coronary intervention. *J Am Coll Cardiol* 1999;34:663–671.
8. Adgey AA, Mathew TP, Harbinson MT. Periprocedural creatine kinase–MB elevations: long-term impact and clinical implications. *Clin Cardiol* 1999;22:257–265.
9. Lefkovits J, Blankenship JC, Anderson KM, et al. Increased risk of non-Q wave myocardial infarction after directional atherectomy is platelet dependent: evidence from the EPIC trial. Evaluation of c7E3 for the Prevention of Ischemic Complications. *J Am Coll Cardiol* 1996;28:849–855.
10. Abdelmeguid AE, Topol EJ, Whitlow PL, et al. Significance of mild transient release of creatine kinase-MB fraction after percutaneous coronary interventions. *Circulation* 1996;94:1528–1536.
11. Waksman R, Douglas JS, Jr., Scott NA, et al. Distal embolization is common after directional atherectomy in coronary arteries and saphenous vein grafts. *Am Heart J* 1995;129:430–435.
12. Hori M, Inoue M, Kitakaze M, et al. Role of adenosine in hyperemic response of coronary blood flow in microembolization. *Am J Physiol* 1986;250:H509–518.
13. Eguchi H, Ikeda H, Murohara T, et al. Endothelial injuries of coronary arteries distal to thrombotic sites: role of adhesive interaction between endothelial P-selectin and leukocyte sialyl LewisX. *Circ Res* 1999;84:525–535.
14. Califf RM, Abdelmeguid AE, Kuntz RE, et al. Myonecrosis after revascularization procedures. *J Am Coll Cardiol* 1998;31:241–251.
15. Johansen O, Brekke M, Stromme JH, et al. Myocardial damage during percutaneous transluminal coronary angioplasty as evidenced by troponin T measurements. *Eur Heart J* 1998;19:112–117.
16. Abbas SA, Glazier JJ, Wu AH, et al. Factors associated with the release of cardiac troponin T following percutaneous transluminal coronary angioplasty. *Clin Cardiol* 1996;19:782–786.
17. Cantor WJ, Newby LK, Christenson RH, et al. Prognostic significance of elevated troponin I after percutaneous coronary intervention. *J Am Coll Cardiol* 2002;39:1738–1744.
18. The EPIC Investigators. Use of a monoclonal antibody directed against the platelet glycoprotein IIb/IIIa receptor in high-risk coronary angioplasty. *N Engl J Med* 1994;330:956–961.
19. Topol EJ, Ferguson JJ, Weisman HF, et al. Long-term protection from myocardial ischemic events in a randomized trial of brief integrin beta3 blockade with percutaneous coronary intervention. EPIC Investigator Group. Evaluation of Platelet IIb/IIIa Inhibition for Prevention of Ischemic Complication. *JAMA* 1997;278:479–484.
20. Abdelmeguid AE, Ellis SG, Sapp SK, Whitlow PL, Topol EJ. Defining the appropriate threshold of creatine kinase elevation after percutaneous coronary interventions. *Am Heart J* 1996;131:1097–1105.
21. Kong TQ, Davidson CJ, Meyers SN, et al. Prognostic implication of creatine kinase elevation following elective coronary artery interventions. *JAMA* 1997;277:461–466.
22. Nallamothu BK, Chetcuti S, Mukherjee D, et al. Prognostic implication of troponin I elevation after percutaneous coronary intervention. *Am J Cardiol* 2003;91:1272–1274.
23. Topol E, Lincoff A, Kereiakes D, et al. Multi-year follow-up of abciximab therapy in three randomized, placebo-controlled trials of percutaneous coronary revascularization. *Am J Med* 2002;113:1–6.
24. Steinhubl SR, Lauer MS, Mukherjee DP, et al. The duration of pretreatment with ticlopidine prior to stenting is associated with the risk of procedure-related non-Q-wave myocardial infarctions. *J Am Coll Cardiol* 1998;32:1366–1370.
25. Steinhubl SR, Ellis SG, Wolski K, et al. Ticlopidine pretreatment before coronary stenting is associated with sustained decrease in adverse cardiac events: data from the Evaluation of Platelet IIb/IIIa Inhibitor for Stenting (EPISTENT) Trial. *Circulation* 2001;103:1403–1409.
26. Chew D, Bhatt D, Robbins M, et al. Effect of clopidogrel added to aspirin before percutaneous coronary intervention on the risk associated with C-reactive protein. *Am J Cardiol* 2001;88:672–674.
27. Mehta S, Yusuf S, Peters R, et al. Effects of pretreatment with clopidogrel and aspirin followed by long-term therapy in patients undergoing percutaneous coronary intervention: the PCI-CURE study. *Lancet* 2001;358:527–533.
28. Rupprecht HJ, Terres W, Ozbek C, et al. Recombinant hirudin (HBW 023) prevents troponin T release after coronary angioplasty in patients with unstable angina. *J Am Coll Cardiol* 1995;26:

1637–1642.

29. Roffi M, Mukherjee D, Chew DP, et al. Lack of benefit from intravenous platelet glycoprotein IIb/IIIa receptor inhibition as adjunctive treatment for percutaneous interventions of aortocoronary bypass grafts: a pooled analysis of five randomized clinical trials. *Circulation* 2002;106:3063–3067.
30. Stone GW, Rogers C, Hermiller J, et al. Randomized comparison of distal protection with a filter-based catheter and a balloon occlusion and aspiration system during percutaneous intervention of diseased saphenous vein aorto-coronary bypass grafts. *Circulation* 2003;108:548–553.
31. Baim DS, Wahr D, George B, et al. Randomized trial of a distal embolic protection device during percutaneous intervention of saphenous vein aorto-coronary bypass grafts. *Circulation* 2002;105:1285–1290.
32. Jordan WD, Jr., Voellinger DC, Doblar DD, et al. Microemboli detected by transcranial Doppler monitoring in patients during carotid angioplasty versus carotid endarterectomy. *Cardiovasc Surg* 1999;7:33–38.
33. Mas JL, Chatellier G, Beyssen B. Carotid angioplasty and stenting with and without cerebral protection: clinical alert from the Endarterectomy versus Angioplasty in Patients with Symptomatic Severe Carotid Stenosis (EVA-3S) trial. *Stroke* 2004;35:e18–20.
34. Wholey MH, Al-Mubarek N. Updated review of the global carotid artery stent registry. *Catheter Cardiovasc Interv* 2003;60:259–266.
35. Henry M, Henry I, Klonaris C, et al. Renal angioplasty and stenting under protection: the way for the future? *Catheter Cardiovasc Interv* 2003;60:299–312.
36. Henry M, Klonaris C, Henry I, et al. Protected renal stenting with the PercuSurge GuardWire device: a pilot study. *J Endovasc Ther* 2001;8:227–237.

第14章　导管基础上的放射治疗

Ron Waksman

使用β和γ发射器进行血管内缓慢释放的放射治疗（缓释放疗VBT）是PCI治疗的一个革命，特别是对于支架内再狭窄（ISR）尤为如此。临床预试验结果喜人，使临床试验成为可能。首先在外周动脉，然后是在冠状动脉内，最后在1999年通过商品化技术支持使该技术进入到临床应用。在2000年11月，该治疗获得美国FDA的许可。自此，缓释放疗确立成为ISR治疗的合理手段，扩大的适应证还包括静脉桥血管、下肢、肾动脉以及在冠状动脉和股腘动脉的原位病变。

放射生理学与放疗机制

在受照射的粥样硬化动脉，放射线可干预细胞周期，使对放射敏感的细胞死亡，从而抑制平滑肌细胞和内膜细胞(SMC)增殖，特别是血管损伤后的细胞有丝分裂。在M和G_2期的细胞对放射线最敏感，G_1期的细胞仅在G_1早期敏感；G_0期细胞则对放射有抵制作用。受放射损伤的组织或者直接被分子吸收，如DNA、RNA或酶，或者间接地通过高敏的羟基自由基形成与分子相互作用。图14–1举例说明了球囊和支架术后动脉内放射治疗作用。放射组织损伤的另一个机制是诱导程序性细胞死亡或者凋亡。

在血管的外膜和中层，放射线抑制增殖的第一层并减轻血管重构，降低再狭窄的作用很强[1]。其他的机制还包括抑制巨噬细胞和外膜的成纤维细胞[2,3]。细胞能修复放射损伤，不过低于治疗剂量的放射线只能延缓再狭窄，因为生存细胞会继续分裂并逐渐占据管腔，所以合理的剂量选择对于获得理想的治疗结果是非常重要的。VBT的远期效果在治疗的5~10年才看得见，包括迟发性血栓、纤维化、中膜变薄，动脉瘤形成和晚期再狭窄。

放射物理学、剂量和放射系统

在几个作为VBT治疗使用的同位素中只有三个得到广泛临床使用：γ发射器^{192}Ir、β发射器^{90}Sr/^{90}Y、^{32}P。对于理想的放射治疗同位素要求包括剂量分布在从放射源数毫米以内有最小的剂量梯度，散射到周围组织的仅仅是低剂量水平，治疗时间少于10 min，当使用导管系统时有多种可应用的半衰期。γ和β放射同位素VBT治疗的临床使用和研究的临床试验情况见表14–1。发射放射线的主要平台是以导管为基础的系统，如线源导线、放射活性种子、放射活性气体、液体灌注球囊或者可支架应用的β和γ发射器。因为在支架末端造成狭窄问题即糖纸效应，后者已不再应用。

能源选择依赖于能量源的半衰期、可应用活性、穿透力和剂量分布、暴露于病人和操作者的放射性以及费用。冠状动脉内VBT的同位素和剂量选择要依赖于血管和病变的解剖学特点、靶组织（内膜、中层、外膜）、血管的直径和曲度、离心度和斑快的成分、病变的长度、含钙量以及在治疗段支架存在与否。剂量学问题包括同位素的选择、β和γ发射的同位素、放射同

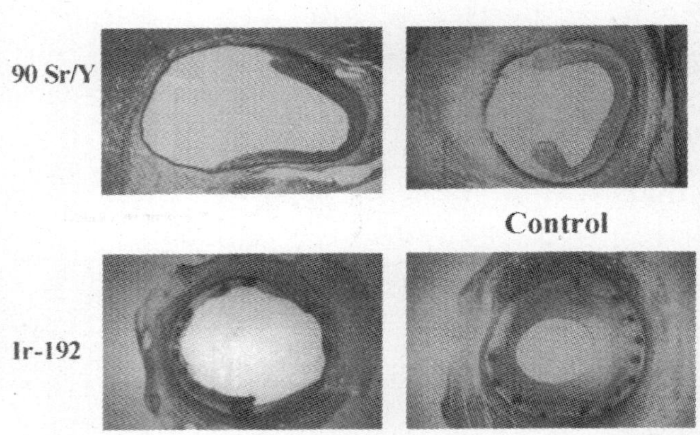

图14–1　球囊和支架术后动脉内反射治疗

位素高低剂量的比例在血管壁的中心或非中心以及治疗步骤的需求。血管内超声(IVUS)有助于治疗安排和剂量选择,因为它可以确定血管腔真正的内径大小、从放射源到管腔和外膜的距离。不过如果能描述确定的放射点应该更实际更容易些,尚没有结论性的意见。

^{192}Ir通过Checkmate系统给予 (Cordis Corporation, Miami, Florida),它需要人工放置放射活性种子(图14-2)。AngioRad系统 (Vascular Therapies, Norwalk, Connecticut) 使用弹性的30 mm ^{192}Ir线源。伽利略系统(Guidant Corporation, Irvine California)给予^{32}P,并且提供自动分步技术和中心球囊 (图14-3)。RDX系统(Radiance Medical SanDiego, California) 也给予^{32}P,不过同位素不能直接与PTCA球囊导管合并使用。^{90}Sr/Y用BetaCath系统给予 (Novaste Corporation, Norcross, Georgia),它采用液压技术输送放射活性种子(图14-4)。^{188}Re可从^{188}W/^{188}Re两种放射源获得并作为一种溶质,它注入冠状动脉扩张球囊中,在球囊扩张时应用到靶部位。

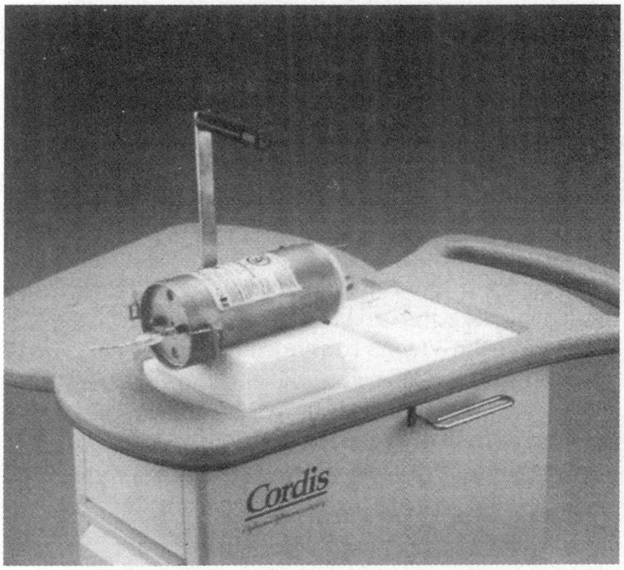

图14-2　Cordis Checkmate系统

缓释放疗在动物模型中的应用

Schwartz等在猪的支架再狭窄模型中应用外部放射治疗(400~800 cGy),冠状动脉支架植入后采用中等电压的X光显示向心的新生内膜增生[4]。在以后的研究中大剂量的20 Gy整体照射心脏显示在同一模型中新生内膜形成受抑制。上述结果的出现是因为受损伤程度的差异和输送到心外膜动脉位置的精确度不足造成的。尽管更高的放射量有帮助,但它可以导致迟发心脏整体的纤维化。与血管内途径相比,大剂量照射不受人关注。

对于应用β和γ发射器的安全性和有效性,几个以导管为基础的应用系统已经获得了一致的证据。使用^{192}Ir照射球囊损伤后, 新生内膜的增生程度短期 (2~4周)和6个月(对猪再狭窄模型采用组织形态学的检测)均显著减低,电镜显示血管在球囊损伤2周后和受照射(14 cGy)的动脉获得完全再内皮化[5]。然而使用相同剂量照射的血管,在相同剂量下支架植入后4周也存在内皮化不完全, 而此时血管对乙酰胆碱的舒张反应是正常的。放射剂量和系统的特异性尚在研究中。

Verin等用^{90}Y和中心球囊导管从髂动脉和颈动脉途径向动脉硬化的兔冠脉给予放射治疗, 采用6 Gy、12 Gy、18 Gy显示在治疗组新生内膜减少。而在6周时持续性内皮减少只存在于接受18Gy照射组的兔。Waksman等用^{90}Sr/Y证实内皮增生减少在猪冠脉存在剂量依赖模式(7~56 Gy)。与内皮增殖减少相一致的是以大于21 Gy的剂量照射时没有副反应的增加。

表 14-1 血管缓释放射治疗的放射元素

发射物	同位素	半衰期	能量(MeV) 最大	能量(MeV) 平均	活性	放射系统
Gamma	^{192}Ir	74 天	0.67	0.18	500 mCi	Checkmate(cordis)
Beta	^{90}Sr/Y	29 年	2.28	0.93	50 mCi	BetaCath(Novoste)
	^{90}Y	64 小时	2.28	0.93	50 mCi	
	^{32}P	14 天	1.71	0.69	40 mCi	Galileo(Guidante);RDX(Radiance Medical)
	^{186}Re	90 小时	1.08	0.38	300 mCi	液体灌注球囊
Beta &	^{133}Xe	5.2 天	0.35*	0.10*	300 mCi	气体灌注球囊
Gamma	^{188}Re	17 小时	2.12	0.77*	100 mCi	液体灌注球囊
	^{106}Rh	130 天	3.54	1.42*	30 mCi	
	^{188}W/Re	69 天	2.12	0.77*	50 mCi	

* 仅 Beta 能量

Raizner等研究使用^{32}P、32 Gy的剂量以及β发射器也显示球囊和支架损伤后新生内皮增殖的减少。总之，β和γ发射器在支架动脉显示出一致的抑制内皮增殖作用，特别是在支架植入后给予放射治疗。

另一种途径也已经得到检验，包括放射活性支架和放射同位素灌注球囊[13~22]，但二者均尚未实现商业化。

认识γ射线

γ射线是由原子核中心产生的光量子，与X线相反，后者产生于原子核外的轨道。γ射线具有20 keV和2 MeV的能量和较强的穿透力。因为这种较强的穿透力(相对于β和X线发射器)，所以需要更严格的防护。在临床实验中用于再狭窄预防的唯一γ发射器是^{192}Ir，从临床和影像学方面许多临床研究已经证实了^{192}Ir在减少支架内再狭窄作用的有效性。

认识β射线

β射线是由原子核发射的高能量电子，而原子核包含甚多或者甚少的中子。这些带负电荷的颗粒能量

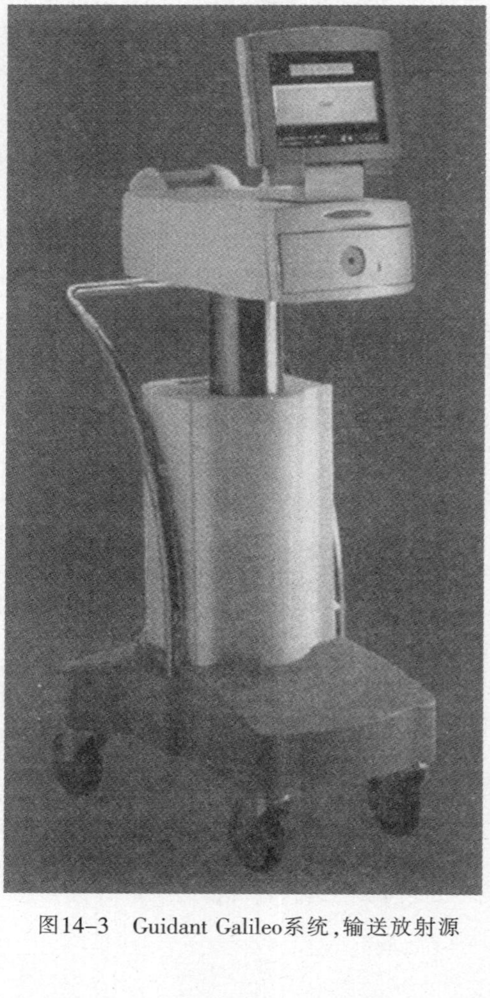

图14-3 Guidant Galileo系统，输送放射源

变化范围很大。β发射器的半衰期变化范围从几分钟(^{62}Cu)到30年($^{90}Sr/Y$)。β发射器快速衰减能量到周围组织，组织范围为1 cm。大规模的临床研究检验β射线对于原位病变、再狭窄病变、ISR病变的作用，其效能与γ射线的效能相平行。

血管缓释放疗的临床试验

外周系统

Liermann和Schopohl (Frankfurt, Germany)最早将VBT对30例大隐静脉、股腘动脉(SFAs)有支架内再狭窄的病人实验性用于外围动脉再狭窄防治[23]。病人进行动脉粥样斑块切除和PTCA，随后以Microselectron-HDR后装治疗机行血管内放射治疗 (Nucletron-Odelft, The Netherlands，图14-5)还有一个非中心性导管^{192}Ir。随访7年没有副作用报道。靶血管的5年开通率为82%，在治疗段血管仅有11%的狭窄。37个月后总的闭塞率7%。

在Vienna试验中，113例原位血管病变和再发的股腘动脉病变随机分配到PTCA+缓释放疗组(n=57)和单纯PTCA组(n=56)。随访12个月后基本终点和累计开通率PTCA+缓释放疗组 (63.6%) 高于单纯PTCA组(35.3%)[24]。Vienna组的病人继续进行跟踪，并且一系列病人使用更高剂量18 Gy来提高放射组的预后。在另一个系列研究中，放射治疗作为33例病人SFA的辅助治疗。在这一系列中，6个月的再发率为30%；但这主要是由于血栓溶解后较高的迟发性血栓发生率(将近10%)，仅有12%有ISR。在Vienna5研究中，90个SFA病变病人随机分为支架-放疗组和单纯支架组，结果发现一旦给予抗血小板治疗迟发性血栓显著减低。

PARIS研究包括203个病人，基础分析显示再狭窄率在放射治疗组和对照组之间没有显著性差异(分别为28.6%和27.5%)。此实验中以PTCA治疗SFA狭窄病人，采用Microselectron-HDR后装治疗机给予14 Gy的剂量[25]。这些数据显示高剂量放射治疗股腘疾病的安全性，与球囊血管成形术相比，无改善再狭窄和功能性症状的优势。

冠脉系统

研究β和γ射线用于再狭窄的治疗，而仅β射线显示出对原位病变的治疗作用。

γ试验

第一个在人的冠状动脉内行放射治疗的研究是

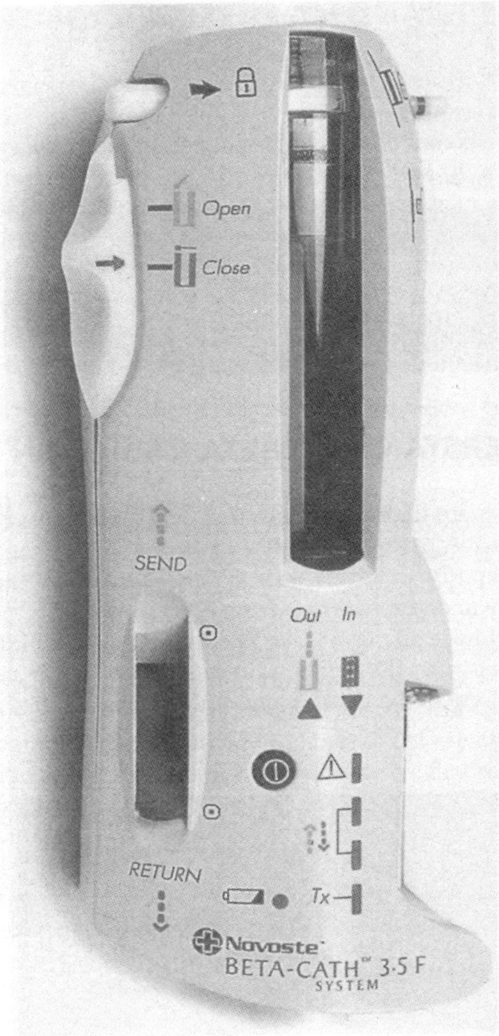

图14-4　Novoste Betacath系统

1994年由Condado等人完成。该研究中21个病人(22处病变,2/3属于原位病变)常规球囊扩张成形后给予^{192}Ir放射治疗。6个月时连续的定量冠状动脉成形术(QCA)检测到两位数的再狭窄率达到28.6%[26]，并且保持5年无变化。血管造影并发症包括4个动脉瘤(2例与操作相关,2例3个月内发生)。在3和5年，除一例外均保持不变,没有观察到其他的造影并发症[27]。

γ射线治疗支架内再狭窄

大量的临床试验均证实^{192}Ir降低临床和冠状动脉影像上支架内再狭窄的效率(见图16-6A-C),包括两个单中心试验。Scripps Coronary Radiation to Inhibit Proliferation Post-Stenting (SCRIPPS) 和Washington Radiation for In-Stent RestenosisTrial(WRIST)系列以及多中心试验GAMMA-1和GAMMA-2。

SCRIPPS试验

SCRIPPS试验是第一个随机试验,用于检测作为支架治疗辅助治疗的γ射线冠状动脉内放射治疗的安全性和有效性。55个病人随机分配到^{192}Ir治疗组 (n=26)或安慰剂组(n=29)。在6.8个月和3年的时候造影随访显示^{192}Ir放射治疗组再狭窄率显著减低分别为17%和33%,安慰剂组分别为54%和63%。对35例ISR病人进行亚组分析显示,与安慰剂组比较在非放射治疗组再发率减低71%[28,29]。没有证据表明临床并发症与放射治疗有关。临床受益持续5年,靶病变再血管重建率显著减低(TIR)[30]。

SCRIPPS Ⅱ 针对ISR弥漫性病变 (30~80 mm);SCRIPPS Ⅲ 延长使用抗血小板治疗 (波立维治疗6~12个月);SCRIPPS Ⅳ 跟踪继续SCRIPPS研究，显示大剂

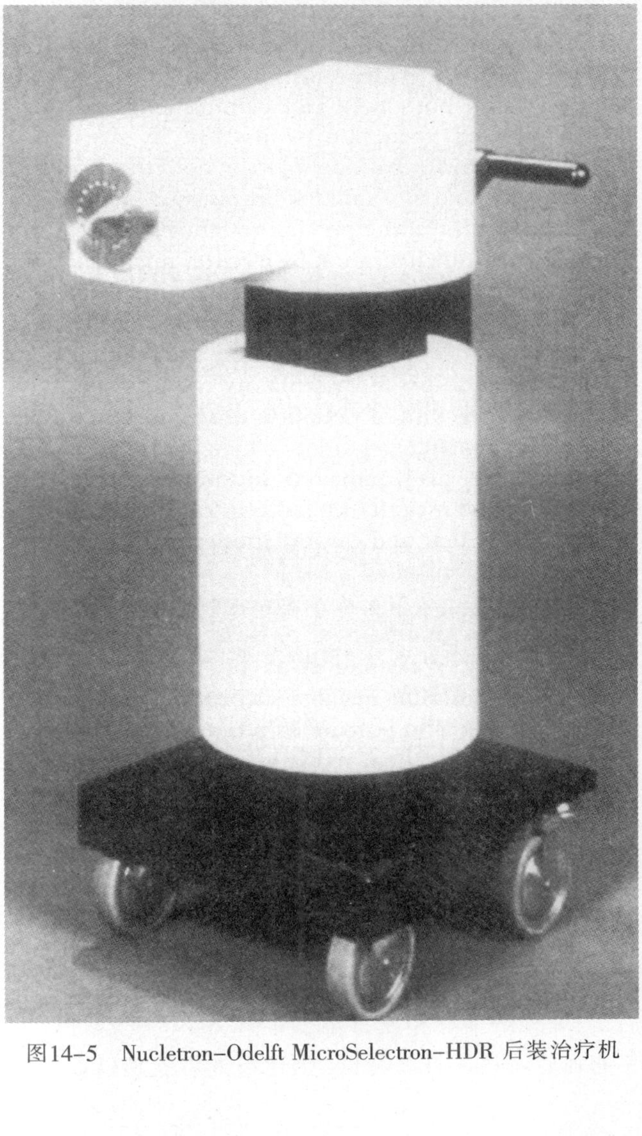

图14-5　Nucletron-Odelft MicroSelectron-HDR 后装治疗机

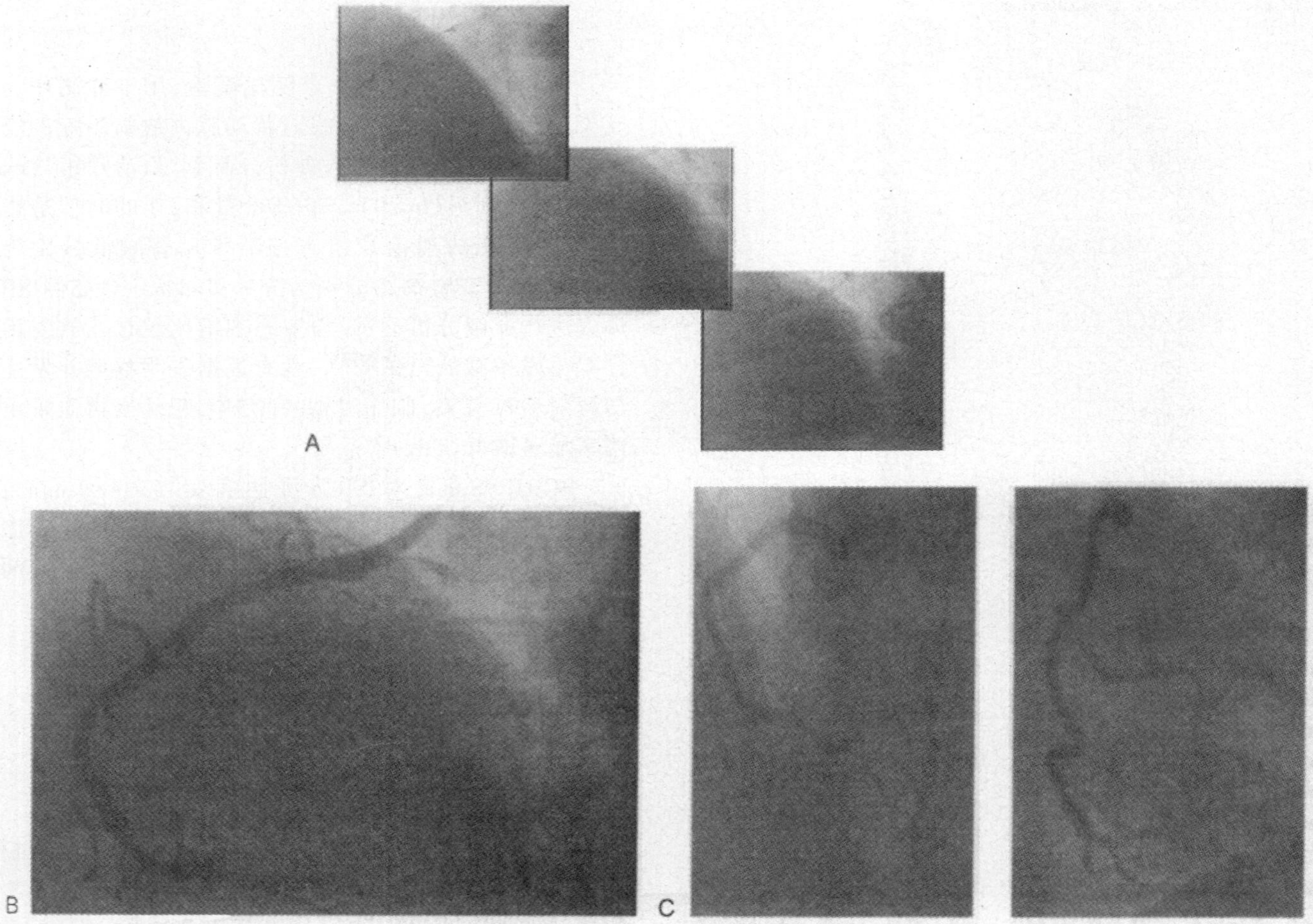

图14-6 A.Novoste 40 mm放射源链；B. 放疗后造影结果；C. 6个月时造影随访结果

量放射治疗 (17~14 Gy之间) 对于弥漫性病变依然有效，延长抗血小板治疗可以减少迟发性血栓，避免再次介入治疗；理想的放射治疗剂量可以改善弥漫性病变的远期预后。

华盛顿放射治疗支架内再狭窄试验系列

最初的WRIST试验是最早用于评价ISR病人放射治疗效率的。本研究中130例支架内再狭窄患者(100例冠状动脉造影阴性，30例大隐静脉桥血管)(病变长度在47 mm以内) 随机接受^{192}Ir放射治疗和安慰剂治疗。6个月时放射治疗组显示再狭窄率减低(^{192}Ir放射治疗组为19%和安慰剂组为58%)；与安慰剂组比，减低再血管化率和主要心脏不良事件率(MACE)分别为79%和63%[31]。

本研究显示，冠状动脉内γ射线放疗作为ISR介入治疗的辅助治疗是可行、安全、有效的。延长随访时间后，与安慰剂治疗相比，1年、3年[32]、5年[33]受益持久，5年心血管不良事件率减低。上述益处可能是以重复再血管化程序为代价，但放疗确实可以部分延缓生物学进程；不过迟发性血栓也使放疗的远期益处受影响。

其他的标志性试验还有SVG-WRIST试验，该试验评价放疗对SVG病人弥漫性ISR病变的作用[34]；长WRIST试验评价原位冠脉弥漫性ISR病变 (病变长度36~80 mm)[35]。长WRIST大剂量试验检测采用18Gy剂量放射治疗的效率；WRIST PLUS加WRIST21试验用于检测联合使用并延长氯吡格雷治疗的降低迟发性血栓的效率(分别为6个月和12个月)。WRIST21试验正在进行中以评价弥漫性ISR病变的最适合治疗剂量(采用21 Gy剂量)。

这些试验已经证明放射治疗在ISR治疗中对于静脉桥血管病变(SVG-WRIST试验)、弥漫性病变(长WRIST试验)的优越性。长WRIST大剂量注册研究显示增加3 Gy，即从15 Gy增到18 Gy，可以使MACE发生率进一步降低[36]。在WRIST PLUS试验延长抗血小板治疗至6个月时，与非放疗对照相比，血栓发生率从9.6%降低至2.5%。WRIST 12证实12个月的氯吡格雷治疗可以进一步降低MACE和靶病变再血管重建(TLR)率[38]。基于以上研究结果，对ISR患者接受放疗的病人给予最低12个月的氯吡格雷治疗已经成为治疗的要求。大剂量放射治疗研究如LONG WRIST HIGH DOSE(18 Gy)和WRIST 21显示合理的剂量选择将进一步降低MACE发生率，特别是对于弥漫性ISR病变的治疗。

GAMMA试验

GAMMA-1属多中心、随机试验，有252个ISR病人参加，采用8~30 Gy的剂量，放射量测定采用IVUS手工输送，结果显示在6个月造影随访时，与对照组的50.5%和55.3%相比，支架内（21.6%）和病变内(32.4%)再狭窄率显著降低，其中长病变和(或)糖尿病患者受益最大。在本研究中，尽管TLR率稍低，但与对照组相比，非放射治疗组病死率和AMI发生率均高。这些并发症部分与迟发性血栓有关，这种现象在接受放射治疗的病人比接受安慰剂的病人发生率更高(5.3%和0.8%)。研究过程中，^{192}Ir组所有出现迟发性血栓的病人均在支架内靶病变部位再次植入支架[39]。该实验表明冠状动脉内γ射线放射治疗对于防止ISR的有效性，提高人们对迟发性血栓与MI风险增加的相关性认识。

GAMMA-1 4年随访研究表明，到第四年时放射治疗对临床预后已不再有益。这些研究发现提高了人们对缓释放疗后期表现的认识，但与其他放射治疗长期随访研究相比，本研究结果应归因于过多使用支架、抗血小板治疗时间不足，后者导致GAMMA-1组的病人其后期总的闭塞率增加。

GAMMA2注册125例病人，包括那些复杂病变如需要旋磨的钙化病变，使用固定14 Gy的剂量，距离中心源2 mm，显示一个支架内和病变内再狭窄的减低，分别为52%和40%，TLR降低率为48%，MAC降低率为36%[40]。

BETA试验

大量的临床研究用于检测β射线对于再狭窄和原位病变的有效性，其结果与γ射线一样令人鼓舞。

β射线治疗支架内再狭窄

β WRIST

β WRIST显示β射线对50例ISR病人有效。与WRIST的过去对照比，这些病人6个月时TLR率降低58%，TVR率降低53%[41]。随访2年时益处仍在继续，与安慰剂组比，TLR降低（42% vs 66%），TVR降低（46% vs 72%），MACE降低（46% vs 72%）。本研究显示β和γ射线对于治疗ISR病变的远期效果是相似的。

START和START40/20

在Stent and Radiation Therapy (START) 试验中，476名病人随即分配到安慰剂组和活性射线组。射线长度30 mm，使用BetaCath系统[42]。试验过程中迟发性血栓作为最早的并发症出现，抗血小板治疗延长到至少90天。8个月时造影显示的放射段再狭窄率为24%，安慰剂组为46%。放射治疗组TLR、TVR、MACE率分别为13%、16%、18%，对照组分别为22%、24%、26%。

在诸多放射研究中，包括START，医疗机构逐渐明白介入损伤长度和放射治疗长度的不匹配，即所谓的地理缺失（“geographic miss”）现象以及对临床预后的不良作用[43]。START40/20是一个270例病人参加的注册研究，属于START的镜像研究，保证足够的放射治疗周边有10 mm，利用最近的和最边缘的损伤带，即每边额外增加5 mm照射。与START的对照组相比，START40/20的病人在分析片段有44%的再狭窄率减低，TLR减低55%，TVR降低34%，MACE降低26%。本研究证明，额外增加10 mm的照射是无害的，但是ISR者地理缺失与临床或者影像学预后的关系尚不确定。

INHIBIT和GALILUO INHIBIT

Intimal Hyperplasia Inhibition with Beta In-Stent Trial(INHIBIT)试验检验Galileo系统对332例病人治疗的效率[44]。9个月时，^{32}P放射治疗降低两端再狭窄率分别达67%和分析片段50%，活性照射组和对照治疗组没有边缘效应的差异。9个月随访时，TLR和MACE率显著减低。以^{32}P纵向排列覆盖弥漫病变大于22 mm也是安全有效的。Galileo INHIBIT试验是国际范围、多中心注册120个ISR病人参加的试验，试验输送^{32}P以20 Gy的剂量进入血管壁1 mm。临床终点时MACE-TLR降低49%，造影终点是支架内狭窄降低74%，分析片段降低27%[45]。血栓率很低，仅1.5%，类似于对照组。

球囊导管为基础的β射线治疗支架内再狭窄

BRITE，TRITE-II，4R与治疗

β射线防治支架内再狭窄(BRITE)是一个可行性研究，以27个病人检测放射系统，使用剂量均数为19.8 Gy±0.4 Gy。球囊充气时给予70%的剂量。6个月时TVR(3.7%)，MACE(3.7%)，血管造影两端再狭窄率

表 14–2 以导管为基础 γ 射线放疗治疗支架内再狭窄的临床试验

研究名称	设计	放射系统	剂量(Gy)	结果与状况
SCRIPPS1	单中心、双盲、再狭窄病人 55 例	手工输送 0.076 cm(0.030 in)尼龙导丝，携带种子至非中心定位、盲端腔的 4.5F 导管	≥8 到 30，通过 IVUS 到中膜	完成，放射治疗组再狭窄率减低，持续 3 年
SCRIPPS2	单中心、随机研究 100 例弥漫性支架内再狭窄病人 55 例	手工输送 0.076 cm(0.030 in)尼龙导丝，携带种子 ^{192}Ir，非中心性盲端 4.0F 导管	≥8 到 30，通过 IVUS 到中膜	完成，对于复杂病变和 SVGs 的安全性和有效性
SCRIPPS 3	注册研究，500 例支架内再狭窄病人，plavix 使用 6 个月无支架，plavix 使用 12 月有支架，	手工输送 0.076 cm(0.030 in)尼龙导丝，携带种子 ^{192}Ir，非中心性盲端 4.0F 导管	14，距离中心源 2 mm	完成，低估了避免再次支架和延长使用抗血小板治疗对于防止迟发性血栓的意义
SCRIPPS 4	双盲、随机试验，358 例病人，对比研究，从放射源 2 mm，使用 14/17 Gy 剂量	手工输送 0.076 cm(0.030 in)尼龙导丝，携带种子 ^{192}Ir，非中心性盲端 4.0F 导管	14/17，距离中心源 2 mm	完成，适度但是显著地降低了 8 个月时再狭窄率达 36%，在 17 Gy 组降低 MACE 达 41%
WRIST	单中心、双盲、随机，130 例支架内再狭窄患者，100 例原位血管，30 例桥血管	手工输送 0.076 cm(0.030 in)尼龙导丝，携带种子 ^{192}Ir，非中心性盲端 5.0F 导管	15，距离中心源 2 mm，血管内径 3~4 mm；大于 4 mm 采用 18Gy	完成，降低再狭窄率 67%和再次血管重建 63%，2 年时 TLR 和 TVR< 40%
SVG WRIST	多中心、双盲、随机，120 例支架内再狭窄病人	手工输送 0.076 cm(0.030 in)尼龙导丝，携带种子 ^{192}Ir，非中心性盲端 5.0F 导管	15，距离中心源 2.4 mm，血管>4 mm	完成，6 个月时再狭窄率减低 (21%，安慰剂组 44%)。1 年时与安慰剂组比较 TLR 和 MACE 分别降低 70%和 49%
LONG WRIST	双中心、双盲、随机，120 例支架内再狭窄病变(36~80 mm)	手工输送 0.076 cm(0.030 in)尼龙导丝，携带种子 ^{192}Ir，非中心性盲端 5.0F 导管	15，距离中心源 2 mm，血管 3~4 mm	完成，照射组再狭窄率(45%)低于对照组(73%)
LONG WRIST HD	单中心注册研究，120 例支架内再狭窄病人，病变 36~80 mm，60 例接受氯吡格雷治疗 1 月，60 例接受治疗 6 个月	手工输送 0.076 cm(0.030 in)尼龙导丝，携带种子，非中心性盲端 5.0F 导管	18，距离中心源 2 mm，血管 3~4 mm	完成，再狭窄率进一步降低(38%)，1 年时 MACE 18%，接受 6 个月氯吡格雷治疗的迟发性血栓仅 9%
WRIST PLUS	注册研究 120 例支架内再狭窄病人，接受 plavix 治疗 6 个月，75 mg/d	手工输送 0.076 cm(0.030 in)尼龙导丝，携带种子 ^{192}Ir，非中心性盲端 4.0F 导管	14，距离中心源 2 mm	完成，6 月时迟发血栓 4.2%；MACE 36%；TLR35%
WRIST 12	注册研究 120 例支架内再狭窄病人，服用 plavix 12 个月，15 个月时造影	手工输送 0.076 cm(0.030 in)尼龙导丝，携带种子 ^{192}Ir，非中心性盲端 4.0F 导管	14，距离中心源 2 mm	完成，15 月随访时迟发血栓 3.3%；MACE 21%；TLR20%
WRIST 21	注册研究弥漫性 ISR 病变	手工输送 0.076 cm(0.030 in)尼龙导丝，携带种子 ^{192}Ir，非中心性盲端 4.0F 导管	21，距离中心源 2 mm	进行中
GAMMA 1	多中心、随机、双盲 252 例支架内再狭窄病人	手工输送 0.076 cm(0.030 in)尼龙导丝，携带种子 ^{192}Ir，非中心性盲端 4.0F 导管	≥8，<30，通过 IVUS 到中膜	完成，放疗组再狭窄率及 TLR 显著降低，分别为 21.6%和 50.5%
GAMMA 2	多中心、注册研究 125 例支架内再狭窄病人	手工输送 0.076 cm(0.030 in)尼龙导丝，携带种子 ^{192}Ir，非中心性盲端 4.0F 导管	14，距离中心源 2 mm	完成，与 GAMMA1 相似。与安慰剂组相比，MACE 降低 36%，TLR 降低 48%
GAMMA 5	多中心、注册研究 600 例病人，服用 plavix 12 个月，再植入支架和波力维，6 个月无支架	手工输送 0.076 cm(0.030 in)尼龙导丝，携带种子 ^{192}Ir，非中心性盲端 4.0F 导管	14，距离中心源 2 mm	完成，尚未报告
GRANITE	欧洲注册研究 96 例支架内再狭窄病人	手工输送种子 ^{192}Ir，盲端 3.7F 导管	14，距离中心源 2 mm	完成，6 月时 32%再狭窄，1 年时 38.4% MACE，58%的无事件存活

仅7.7%，与其他所有缓释放疗相比是最低的[46]。BRIE-II研究评价RDX系统采用β射线治疗的效率。研究入选429例病人，随机分配到放射治疗组(n=321)和安慰剂组(n=108)，结果显示RDX系统安全，技术成功率高(>95%)，外周程序性并发症低(<1%)，30天MACE率低(<1%)，最普遍的再狭窄部位是在放射血管外，受损区域以内，也伴有低的“地理缺失”率(8.5%)[47]。RDX系统具有非常低的ISR率(10.9% vs 46.1%)，与既往研究相比是理想的。

4R是一个韩国注册研究，采用^{188}Re-MAG$_3$灌注球囊在斑块旋切术后给予50例弥漫性ISR病人β射线放射治疗。放射治疗成功输送，采用15 Gy剂量进入血管壁1 mm。放射时间均数为201.8 s±61.7 s。在随访期内没有不良事件发生。6个月再狭窄率为10.4%。该技术两个重要的局限性在于在球囊边缘剂量减少(边缘效应)和球囊破裂风险以及射线物质溢出。在^{188}Re球囊破裂事件中，伴随的高氯酸钾摄入可以降低甲状腺的摄取能力[48]。

Columbia University Restenosis Elimination(CURE)试验采用液态^{188}Re注入灌注球囊。30例患者单独球囊治疗，30例患者支架治疗(随后为^{188}Re治疗)。输送20 Gy的剂量到球囊表面，驻留时间6.9min±2.2 min。12个月随访先入的37例患者，无TLR的患者存活率为75%[49]。

RENO和BRIE

其他研究评价β射线治疗效率的试验都在进行中。Registry Novoste(RENO)试验连续注册1 098例患者，使用Novoste Beta Cath系统。6个月随访数据显示，18.8%的病人没有阻塞性再狭窄，总阻塞5.7%，MACE率18.7%(1.9%全因性死亡，2.6%的病人死于AMI，13.3%的病人因为TVR而再次支架治疗，3.3%的病人因为TVR而CABG)[50]。Beta Radiation in Europe(BRIE)研究评价Beta Cath系统的安全性和效率。病人具有可治疗的在不同血管分布、不连续的病变(采用20 mm球囊)。在最初的149例病人中，6个月时PTCA后TVR率为22%，1年时为31%。

β射线治疗原位病变

有几个临床研究是用来检测β射线治疗原位病变效率的，与ISR试验同时进行。重要的早期研究包括Gevena 试验[52]the Dose–finding study Beta Energy

表 14-3 以导管为基础 γ 射线放疗治疗支架内再狭窄的临床试验

试验名称	设计	放射系统	同位素与剂量	结果
BETA WRIST	注册研究 50 例支架内再狭窄	Schneider 系统 ^{90}Y 中心球囊后装治疗机	20.6 Gy，距离球囊表面 1 mm	完成，6 个月再狭窄率 22%，2 年 MACE46%，结果与 gamma WRIST 相似
START	多中心、随机、双盲，476 例支架内再狭窄病变(20 mm)	Beta cath 系统，30 mm 源链	^{90}Sr/Y，18~20Gy，2mm	完成，显示非放疗组 TLR、TVR 减低，MACE (35%)没有迟发性血栓
START40/20	250 例支架内再狭窄病变	Betacath 系统，40 mm 源链	^{90}Sr/Y，18 ~20 Gy，2 mm	再狭窄减低 44%，MACE26%和再次血管重建
INHIBIT	多中心、随机、双盲试验，332 例支架内再狭窄病变(20 mm)	自动后装治疗机 0.046 cm (0.018in)，27 mm 固定导线，螺旋状中心球囊	^{32}P，20 Gy，进入血管壁 1 mm	完成，证明再狭窄减低 50%(分析片段)，MACE 减低 55%
GALILEO™ INHIBIT	国际、多中心，120 例支架内再狭窄病变	Galileo 自动后装治疗机系统，螺旋状中心球囊	^{32}P，20 Gy，进入血管壁 1 mm	TLR-MACE 减低 49%，支架内和病变内再狭窄减低 74%
BRITE	支架内再狭窄病变可行性研究，<25 mm	Deployable ^{32}P 球囊放射系统	^{32}P，20 Gy，距离球囊表面 1 mm	登记完成，证明 30 天安全和 6 个月低再狭窄率
BRITE-II	随机研究，429 例	RDX 系统及 ^{32}P 球囊(热球囊)	^{32}P，20 Gy，距离球囊表面 1 mm	9 个月时 ISR 10.9%，地理缺失 8.5%
4R	韩国 50 例支架内再狭窄病变	液体灌注球囊，36 mm 长，旋切术后使用	^{188}Re，15 Gy，进入血管壁 1 mm	6 个造影再狭窄率 10.4%
CURE	开放性研究，60 例	液体注入灌注球囊	^{188}Re，20 Gy，到球囊表面	最初 37 例病人 12 个月无 TLR 存活 75%
RENO	注册欧洲和中东共计 1 098 例	Beta Cath 系统	^{90}Sr/Y 放射源链，14~18 Gy，距离放射源轴中心线 2 mm	6 个月随访 MACE 率 18.7%

Restenosis试验 (BERT), 采用^{90}Y [53];the Proliferation Reduction with Vascular Energy试验(PREVENT)[54],采用^{32}P。

BERT

BERT是可行性研究,23例患者参加,采用Novoste系统,12 Gy、14 Gy、16 Gy三种剂量, 治疗时间在3.5min以内[53]。30天内和9个月时随访没有并发症或者不良事件出现。3例病人再次靶病变血管重建。本研究的加拿大部分有30个病人参加,6个月随访时,造影再狭窄率为10%,伴有负的晚期管腔丢失和丢失指数[55]。BERT的欧洲部分试验(BERT1.5)在鹿特丹的胸科中心进行。荷兰30例患者,成功接受球囊扩张治疗,该组造影再狭窄发生率高于美国和加拿大的试验组。总之,在BERT试验系列中,80个病人中的64例再狭窄率为17%,晚期管腔丢失和丢失指数低于5%。超过50%的病人在随访期比对照组有较大的最小管腔直径(MLD)。IVUS亚组分析显示在非照射部位有血管重构[56]。

PREVENT

PREVENT是一个随机研究,105名患者中70%为原位病变,30%为再狭窄病变, 使用^{32}P三个不同照射剂量(16Gy、20Gy、24Gy,进入动脉壁1mm)。血管造影显示的再狭窄6个月时为8.2%(靶部位),22.4%(与靶部位相连部位), 对照组分别为39.1%和50%[54]。1年MACE(死亡、梗死、TLR)放疗组很低,但没有显著性统计学差异。有7例患者出院后因血栓发生梗死,7例患者均属于放疗组。

寻找最佳剂量

本研究中183例患者随机分配:181例患者接受^{90}Y β射线治疗(9~18 Gy),组织深度1 mm,由于存在残存狭窄或者主要严重夹层,有47%的病人进行支架治疗。6个月时造影随访表明,受益多少有显著的剂量依赖性。单纯球囊扩张治疗的患者靶血管部位血栓或者迟发性血栓发生率为3.3%,而接受新支架治疗的患者发生率为14.3%。本研究证明给予18 Gy β射线治疗的非支架动脉发生再狭窄率显著减低,尤其是那些接受普通(BA)球囊治疗的患者。依据以上证据可以考虑把β射线治疗作为PTCA治疗的辅助治疗。

Beta-Cath

在这个大规模、随机研究中,1 455例接受球囊扩张治疗后效果不甚满意的病人接受支架治疗,随机分配接受放射治疗^{90}Sr/Y,或安慰剂治疗[58]。在接受单纯球囊治疗的患者,放射治疗264人,TVF率(14.2%)略低于安慰剂组(20.4%,n=240)。452例支架并接受延长抗血小板治疗的患者,240天TVF率无差异。比较安慰剂组、PTCA联合放射治疗组和支架治疗且延长抗血小板治疗组 (60天以上) 发现,8个月的TLR率、TVF-MACE率相似。

本研究中一个有趣的发现是,单纯球囊并放射治疗的患者TVF发生率低。这是由于在病变初始部位造影显示的再狭窄减低 (治疗组为21.4%, 安慰剂组为34.3%),尽管受分析的病变部位(治疗段+放射边缘)再狭窄率相似。治疗边缘受益减损是由于研究中相对较短的治疗长度而出现“地理缺失”。本研究第一次发现放射治疗用于支架术时迟发性血栓发生率比预期值高。

SVG BRITE

本研究使用RDX系统^{32}P、20 Gy的剂量、距离球囊表面1 mm放射治疗49例患者SVG病变和24例患者的原位病变。多数原位病变新植入支架。原位病变的患者结局喜人,12个月时TVR发生率仅8%,全部受分析片段造影再狭窄率仅13%(允许有边缘效应)。这个结果保证了这种有希望的技术有了进一步研究的意义,特别是由于潜在替代物如药物洗脱支架的效率还没有在SVG病变中得到验证。

ECRIS

Endocoronary -Rhenium -Irradiation -Study (ECRIS)试验随机入选225例患者(70%原位病变)随机分配接受22.5 Gy β射线治疗,组织深度0.5 mm,采用^{188}Re再灌注球囊导管(n=113),和没有附加介入治疗(n=112)。除了对照组再次支架率(63%)高于放疗组(45%)外,两组临床和手术资料没有差异。6个月随访后,放射治疗组的晚期丢失显著低于对照组, 不论是靶病变部位(0.11 mm±0.54 mm vs 0.69 mm±0.81mm),还是全分析片段(0.22 mm±0.67 mm vs 0.70 mm±0.82 mm)。在原位病变和无支架治疗亚组所得结果与此一致。与对照组相比,^{188}Re缓释放射治疗组两端再狭窄率和TVR显著低于对照组[60]。

BRIDGE

BRIDGE试验是一个多中心、随机、对照试验,112例患者入选,评价原位病变直接支架术后即刻给予^{32}P(20 Gy,冠状动脉壁内1 mm)血管内缓释放射治疗,评价即刻和远期效果。1年时，放射治疗组TVR率和MACE率(分别为20.4%和25.9%)高于对照组(分别为12.1%和17.2%)[61]。

所有使用β和γ射线进行治疗的临床试验列于表14–4。

表 14–4　β射线导管系统治疗原位病变的临床试验

研究名称	设计	放射系统	同位素与剂量	结果
Gevena	开放、标记、注册，15 例 PTCA 后病人	通过节段中心球囊、采用机械放置固定导线	^{90}Y，18 Gy 到球囊表面	证明原位病变治疗的安全性和可行性。再狭窄率高 40%
BERT	开放、标记、注册，23 例 PTCA 后病人	液压、手送种子链，非中心 5.0F 导管	^{90}Sr/Y，12 Gy、14 Gy、16 Gy，距放射源 2mm	再狭窄率 15%，晚期丢失 10%，丢失指数 5%
BRIE	注册，149 例病人	Beta Cath 系统	^{90}Sr/Y，14~18 Gy，距放射源轴中心线 2mm	PTCA 后 TVR 6 个月后 22%，12 个月后 31%
Beta Cath	多中心、前瞻、随机、双盲试验，1 455 例 PTCA 后和临时支架病人	Beta Cath 系统	^{90}Sr/Y，12 Gy、14 Gy、16 Gy，距放射源中心轴 2mm	240 天 TVF 率 14.2%，31%的再狭窄率
Dose–Finding Study Group	前瞻、随机、多中心、最佳剂量寻找研究	自动后装治疗机、固定导线、中心球囊	^{90}Y，1 mm 深度，9(n=45) 12(n=45) 15(n=46) 18(n=48) Gy	6 个月时随访发现受益有显著的剂量依赖性
PREVENT	多中心、前瞻、非对照研究，105 例 PTCA 和支架后病人	自动后装治疗机	^{32}P，16 Gy，20 Gy 或 24 Gy，动脉壁内 1mm	6 个月再狭窄率 22.4%，1 年时 MACE16%
CURE	开放–标记 60 例病人	液体注射进入灌注球囊	^{188}Re，20 Gy，到球囊表面	37 例病人 12 个月无 TLR 存活 75%
SVG BRITE	可行性研究，24 例病人	RDX 系统、用热球囊	^{32}P，20 Gy，距球囊表面 1 mm	1 年时 8%的 TVR 和 13%再狭窄率
ECRIS	单中心、随机试验，225 例病人	液体灌注球囊导管	^{188}Re，22.5 Gy，在 0.5 mm	6 个月时 TVR 6.3%，晚期丢失显著低
BRIDGE	多中心、随机试验，112 例病人	Galileo 系统	^{32}P，20 Gy，距球囊表面 1 mm	TVR 和 MACE(分别为 20.4%、25.9%)高于对照组(12.1%和 17.2%)

结论

药物洗脱支架，企图使用药物局部模拟缓释放射治疗的作用，是下一个介入治疗学的前沿科目。然而，药物洗脱支架仅仅是裸金属支架的一个改进，使全部再狭窄率平均降低了5%。药物支架是个花费增加的技术，所以还没有证明它对所有的病人或病变具有理想的效价比。由于血管缓释放射治疗也获得预期的冠脉再狭窄率减低，降低了对药物支架的使用依赖性。目前，药物支架治疗失败后使用放射治疗的策略尚在探讨中。初步结果认为它安全，事件率低。不过，由于药物支架使用范围扩大到更复杂的病变和病人亚组，缓释放疗将从治疗支架内再狭窄转移到药物支架治疗失败的病人。所以我们期望放射治疗在药物支架年代能存在并发展，只要再狭窄还存在，就是导管室里一件重要的辅助性工具。

（高明东　译）

参考文献

1. Waksman R, Rodriquez JC, Robinson KA, et al. Effect of intravascular irradiation on cell proliferation, apoptosis and vascular remodeling after balloon overstretch injury of porcine coronary arteries. *Circulation* 1997;96:1944–1952.
2. Rubin P, Williams JP, Riggs PN, et al. Cellular and molecular mechanisms of radiation inhibition of restenosis. Part I: role of the macrophage and platelet-derived growth factor. *Int J Radiat Oncol Biol Phys* 1998;40:929–941.
3. Wang H, Griendling KK, Scott NA, et al. Intravascular radiation inhibits cell proliferation and vascular remodeling after angioplasty by increasing the expression of p21 in adventitial myofibroblasts. *Circulation* 1999;100: I-700.
4. Schwartz RS, Koval TM, Edwards WD, et al. Effect of external beam irradiation on neointimal hyperplasia after experimental coronary artery injury. *J Am Coll Cardiol* 1992;19:1106–1113.
5. Waksman R, Robinson KA, Crocker IR, et al. Endovascular low-dose irradiation inhibits neointima formation after coronary artery balloon injury in swine. A possible role for radiation therapy in restenosis prevention. *Circulation* 1995;91:1533–1539.
6. Waksman R, Robinson KA, Crocker IR, et al. Intracoronary radiation before stent implantation inhibits neointima formation in

stented porcine coronary arteries. *Circulation* 1995;92:1383–1386.
7. Wiedermann JG, Marboe C, Amols H, et al. Intracoronary irradiation markedly reduces restenosis after balloon angioplasty in a porcine model. *J Am Coll Cardiol* 1994;23:1491–1498.
8. Wiedermann JG, Marboe C, Amols H, et al. Intracoronary irradiation markedly reduces neointimal proliferation after balloon angioplasty in swine: persistent benefit at 6-months follow-up. *J Am Coll Cardiol* 1995;25:1451–1456.
9. Mazur W, Ali MN, Khan MM, et al. High dose rate intracoronary radiation for inhibition of neointimal formation in the stented and balloon injured porcine models of restenosis: angiographic, morphometric and histopathological analyses. *Int J Radiol Oncol Biol Phy* 1996;36:777–788.
10. Wiedermann JG, Leavy JA, Amols H, et al. Effects of high dose intracoronary irradiation on vasomotor function and smooth muscle histopathology. *Am J Physiol* 1994;267 (*Heart Circ Physiol* 36):H125–132.
11. Verin V, Popowski Y, Urban P, et al. Intra-arterial beta irradiation prevents neointimal hyperplasia in a hypercholesterolemic rabbit restenosis model. *Circulation* 1995;92:2284–2290.
12. Waksman R, Robinson KA, Crocker IR, et al. Intracoronary low-dose beta-irradiation inhibits neointima formation after coronary artery balloon injury in the swine restenosis model. *Circulation* 1995;92:3025–3031.
13. Fischell TA, Kharma BK, Fischell DR, et al. Low dose beta particle emission from stent wire results in complete localized inhibition of smooth muscle cell proliferation. *Circulation* 1994;90:2956–2963.
14. Hehrlein C, Kniser S, Kollum M, et al. Effects of very low dose endovascular irradiation via an activated guidewire on neointima formation after stent implantation. *Circulation* 1995;92:I-69.
15. Hehrlein C, Gollan C, Donges K, et al. Low dose radioactive endovascular stent prevent smooth muscle cell proliferation and neointimal hyperplasia in rabbits. *Circulation* 1995;92:1570–1575.
16. Laird JR, Carter AJ, Kufs WM, et al. Inhibition of neointimal proliferation with low-dose irradiation from a beta-particle-emitting stent. *Circulation* 1996;93:529–536.
17. Carter AJ, Laird JR, Bailey LR, et al. Effects of endovascular radiation from a beta-particle-emitting stent in a porcine coronary restenosis model. A dose-response study. *Circulation* 1996;94: 2364–2368.
18. Waksman R, Chan RC, Vodovotz Y, et al. Radioactive 133-xenon gas-filled angioplasty balloon: a novel intracoronary radiation system to prevent restenosis. *J Am Coll Cardiol* 1998;31:356A.
19. Weinberger J. Solution-applied beta emitting radioisotope (SABER) system. In: Waksman R, Serruys P, eds. *Handbook of Vascular Brachytherapy*, 1st ed. London: Martin Dunitz, Ltd., 1998.
20. Robinson KA, Pipes DW, Bibber RV, et al. Dose response evaluation in balloon injured pig coronary arteries of a beta emitting ^{186}Re liquid filled balloon catheter system for endovascular brachytherapy. Advances in Cardiovascular Radiation Therapy II, Washington DC, 1998, March 8–10.
21. Makkar R, Whiting J, Li A, Cordero H, et al. A beta-emitting liquid isotope filled balloon markedly inhibits restenosis in stented porcine coronary arteries. *J Am Coll Cardiol* 1998;31:350A.
22. Kim HS, Cho YS, Kim JS, et al. Effect of transcatheter endovascular holmium-166 irradiation on neointimal formation after balloon injury in porcine coronary artery. *J Am Coll Cardiol* 1998;31:277A.
23. Liermann DD, Bottcher HD, Kollath J, et al. Prophylactic endovascular radiotherapy to prevent intimal hyperplasia after stent implantation in femoropopliteal arteries. *Cardiovasc Intervent Radiol* 1994;17:12–16.
24. Minar E, Pokrajac B, Maca T, et al. Endovascular brachytherapy for prophylaxis of restenosis after femoropopliteal angioplasty: results of a prospective randomized study. *Circulation* 2000;102: 2694–2699.
25. Waksman R, Laird JR, Jurkovitz CT, et al. Intravascular radiation therapy after balloon angioplasty of narrowed femoropopliteal arteries to prevent restenosis: results of the PARIS Feasibility Clinical trial. *J Vasc Interv Radiol* 2001;12: 915–921.
26. Condado JA, Waksman R, Gurdiel O, et al. Long-term angiographic and clinical outcome after percutaneous transluminal coronary angioplasty and intracoronary radiation therapy in humans. *Circulation* 1997;96:727–732.
27. Condado JA, Waksman R, Saucedo JF, et al. Five-year clinical and angiographic follow-up after intracoronary iridium-192 radiation therapy. *Cardiovasc Radiat Med* 2002;3:74–81.
28. Teirstein PS, Massullo V, Jani S, et al. Catheter-based radiotherapy to inhibit restenosis after coronary stenting. *N Engl J Med* 1997; 336:1697–7703.
29. Teirstein PS, Massullo V, Jani S, et al. Two-year follow-up after catheter-based radiotherapy to inhibit coronary restenosis. *Circulation* 1999;99:243–247.
30. Grise MA, Massullo V, Jani S, et al. Five-year clinical follow-up after intracoronary radiation, results of a randomized clinical trial. *Circulation* 2002;105:2737–2740.
31. Waksman R, White RL, Chan RC, et al. Intracoronary radiation therapy for patients with in-stent restenosis: 6-month follow-up of a randomized clinical study. *Circulation* 1998;98:17,I-651: 3421.
32. Ajani AE, Waksman R, Sharma AK, et al. Three-year follow-up after intracoronary gamma radiation therapy for in-stent restenosis. Original WRIST. Washington Radiation for In-Stent Restenosis Trial. *Cardiovasc Radiat Med* 2001;2:200–204.
33. Waksman R, Ajani AE, White RL, et al. Five-year follow-up after intracoronary gamma radiation therapy for in-stent restenosis. *Circulation* 2004;109:340–344.
34. Waksman R, Ajani AE, White RL, et al. Intravascular gamma radiation for in-stent restenosis in saphenous-vein bypass grafts. *N Engl J Med* 2002;346:1194–1199.
35. Waksman R, Cheneau E, Ajani AE, et al. Intracoronary radiation therapy improves the clinical and angiographic outcomes of diffuse in-stent restenotic lesions results of the Washington Radiation for In-Stent Restenosis Trial for Long Lesions (Long WRIST) studies. *Circulation* 2003;107:1744–1749.
36. Javed MH, Mintz GS, Waksman R et al. Serial intravascular ultrasound assessment of the efficacy of intracoronary γ radiation therapy for preventing recurrence of very long, diffuse, in-stent restenosis lesions. *Circulation* 2000;104:856–859.
37. Waksman R, Ajani AE, White RL, et al. Prolonged antiplatelet therapy to prevent late thrombosis after intracoronary gamma-radiation in patients with in-stent restenosis: Washington Radiation for In-Stent Restenosis Trial plus 6 months of clopidogrel (WRIST PLUS). *Circulation* 2001;103:2332–2335.
38. Waksman R, Ajani AE, Pinnow E, et al. Twelve versus six months of clopidogrel to reduce major cardiac events in patients undergoing γ-radiation therapy for in-stent restenosis. Washington Radiation for In-Stent restenosis Trial (WRIST) 12 versus WRIST PLUS. *Circulation* 2002;106:776–778.
39. Leon MB, Teirstein PS, Moses JW, et al. Localized intracoronary gamma-radiation therapy to inhibit the recurrence of restenosis after stenting. *N Engl J Med* 2001;344:250–256.
40. Kim HS, Ajani AE, Waksman R. Vascular brachytherapy for in-stent restenosis. *J Interv Cardiol* 2000;13:417–423.
41. Waksman R, White RL, Chan RC, et al. Intracoronary beta radiation therapy inhibits recurrence of in-stent restenosis. *Circulation* 2000;101:1895–1898.
42. Popma J. Late clinical and angiographic outcomes after use of 90 Sr/^{90}Y beta radiation for the treatment of in-stent restenosis: results from the ^{90}Sr treatment of angiographic restenosis (START) trial. *J Am Coll Cardiol* 2000;36:311–312.
43. Kim HS, Waksman R, Cottin Y, et al. Edge stenosis and geographical miss following intracoronary gamma radiation therapy for in-stent restenosis. *J Am Coll Cardiol* 2001;15:1026–1030.
44. Waksman R, Raizner AE, Yeung AC, et al. Use of localized intracoronary beta radiation in treatment of in-stent restenosis: the INHIBIT randomized controlled trial. *Lancet* 2002;359: 551–557.
45. Waksman R on behalf of the Galileo INHIBIT and INHIBIT Investigators. Manual stepping of 32P β-emitter for diffuse in-stent restenosis lesions, tandem versus single position. Clinical and Angiographic Outcome from a Multicenter Randomized study. Presented at AHA 2001.
46. Waksman R, Buchbinder M, Reisman M, et al. Balloon-based radiation therapy for treatment of in-stent restenosis in human coronary arteries: results from the BRITE I study. *Catheter Cardiovasc Interv* 2002;57:286–294.
47. Waksman R on behalf of the BRITE II Investigators. Balloon based radiation for coronary in-stent restenosis: 9 months results from the BRITE II study. Presented at ACC 2003.
48. Park S-W, Kong M-K, Moon DH, et al. Treatment of diffuse in-stent restenosis with rotational atherectomy followed by radiation

therapy with a rhenium-188-mercaptoacetyltriglycine-filled balloon. *J Am Coll Cardiol* 2001;38:631–637.
49. Weinberger J, Giedd KN, Simon AD, et al. Radioactive beta-emitting solution filled balloon treatment prevents porcine coronary restenosis. *Cardiovasc Radiat Med* 1999;1:252–256.
50. Urban P, Serruys P, Baumgart D, et al. A multicentre European registry of intraluminal coronary beta brachytherapy. *Eur Heart J* 2003;24:604–612.
51. Sianos G, Kay P, Costa MA, et al. Geographical miss during catheter-based intracoronary beta-radiation: incidence and implications in the BRIE study. *J Am Coll Cardiol* 2000;38:415–420.
52. Verin V, Urban P, Popowski Y, et al. Feasibility of intracoronary beta-irradiation to reduce restenosis after balloon angioplasty. A clinical pilot study. *Circulation* 1997;95:1138–1144.
53. King SB III, Williams DO, Chougule P, et al. Endovascular beta-radiation to reduce restenosis after coronary balloon angioplasty. Results of the beta energy restenosis trial (BERT). *Circulation* 1998;97:2025–2030.
54. Raizner AE, Osterle SN, Waksman R, et al. Inhibition of restenosis with β-emitting radiotherapy report of the proliferation reduction with vascular energy trial (PREVENT). *Circulation* 2000;102: 951–958.
55. Bonan R, Arsenault A, Tardif JC, et al. Beta energy restenosis trials, Canadian arm. *Circulation* 1997;96:I-219.
56. Gijzel AL, Wardeh AJ, van der Giessen WJ, et al. β-energy to prevent restenosis: the Rotterdam contribution to the BERT 1.5 trial—1 yr. follow up. *Eur Heart J* 1999;370 [abstract 1945].
57. Verin V, Popowski Y, deBruyne B, et al. Endoluminal beta-radiation therapy for the prevention of coronary restenosis after balloon angioplasty. *N Engl J Med* 2001;344:243–249.
58. Results from late-breaking clinical trails sessions at ACC 2001. *J Am Coll Cardiol* 2001;38:595–612.
59. Stone GW, Mehran R, Midei M, et al. Usefulness of beta radiation for de novo and in-stent restenotic lesions in saphenous vein grafts. *J Am Coll Cardiol* 2003;92:312–314.
60. Höher M, Wöhrle J, Wohlfrom M, et al. Intracoronary beta-irradiation with a rhenium-188-filled balloon catheter: a randomized trial in patients with de novo and restenotic lesions. *Circulation* 2003;7:3022–3027.
61. Serruys PW, Wijns W, Sianos G, et al. Direct stenting versus direct stenting followed by centered beta-radiation with IVUS-guided dosimetry and long-term antiplatelet treatment: results of a randomized trial (the BRIDGE trial). *J Am Coll Cardiol* 2004;44:528–537.

第15章　药物洗脱支架——复杂病变的解决途径

A　概论

Stephen G.Ellis

尽管药物洗脱支架没有显示改善患者的长期生存或避免发生心肌梗死，但由于药物洗脱支架能显著降低远期再血管化概率，DES在介入团体中受到广泛的接受。很多美国医学中心报道DES在病人中的应用接近90%。对于一名内科医生在非价值成本约束的环境中，原则上的问题就变为“基于增加的风险什么是DES的禁忌证？”对于一名内科医生在更关心费用问题的手术环境中，另外一个关键的问题是“哪些人群是由于边缘价值所致存在DES相对禁忌证”。

DES应用领域仍在不断延伸。尽管一些中等规模随机试验和注册研究显示，谁应该接受DES治疗成为非常重要的问题。现在一些研究表明应用DES和裸支架(BMS)相比远期支架内血栓形成危险性明显增加。这种绝对性的增加在术后6~12个月大约是0.5%[1]。这个现象主要发生在停止抗血小板治疗阶段尤其是手术期。对这些病人确切的风险目前很难查实，原因是我们并不确定患者随机入选研究后一直应用哪种药物，但是这种与停用抗血小板药物1周或和非心脏手术应激有关的风险最多为5%[2]。是否CYPHER和TAXTS支架会造成同样的风险目前还未阐明。早期报道提出对于阿司匹林抵抗和(或)氯吡格雷抵抗的患者风险性增加[3]。如果确认，尤其是能让这些实验标准化，这些报道建议在应用DES之前应该做抗血小板药物抵抗试验。而对于这些抗血小板药物抵抗的人群目前或以后可能是应用DES的禁忌证。对于这组人群，就必须加到对西罗莫斯或紫杉醇过敏的人群行列中。

药物洗脱支架主要的效价比在于很大程度上降低了再狭窄的发生。大体上说，药物洗脱支架降低再狭窄与大量的等同人群交叉相关，因此，风险性绝对的降低直接与裸支架原始的风险性有关。这种显现尤其是在糖尿病患者、长病变、小的参考直径、治疗部位前再狭窄和静脉桥介入治疗中更为常见。相反，缺乏相关的风险，与其相关的获益就消失了。这些现象可以在TAXUS系列研究中靶血管重建率对病变长度/参考血管直径[4]的图中看到。Cohen[5]更多的正式工作见图15A-2。

对于药物洗脱支架有严重后果的相对禁忌证的

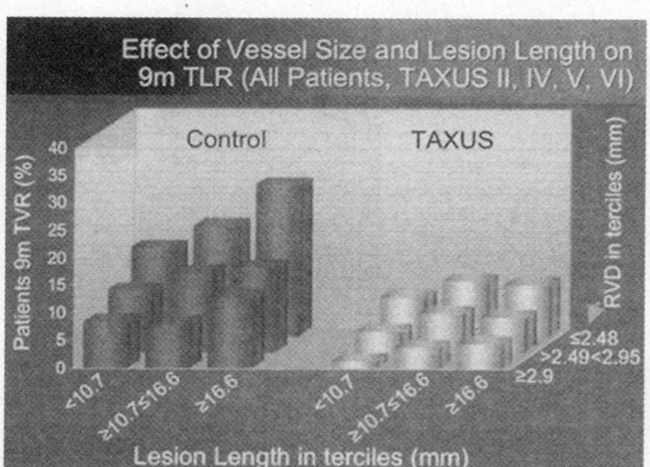

图15A-1　血管直径及病变长度为9 m TLR的效果

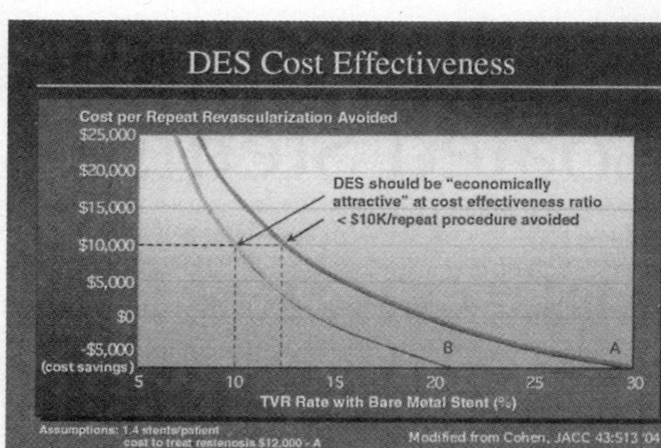

图15A-2　DES效一价比

一组人群，如复杂的介入治疗和病变部位，可能很大程度上增加亚急性血栓形成。这些也许可能得出结论，在个别情况下，如病人接受CRUSH治疗或其他左主干远端分叉病变介入治疗（当血管没有保护的情况下）和前降支近端长病变。大致两倍的亚急性血管形成的风险性一定要与降低再狭窄率的风险性相比较。

总之，当支架内血栓形成风险高或临床上相关的降低再狭窄的益处不明显时，内科手术医生应该在裸支架基础上选择药物洗脱支架。我们在以后的出版物中较之前收集了更多的资料。我们是否可以用患者对阿司匹林或氯吡格雷抵抗或一些特殊的检查来评价患者具有亚急性血栓形成的高风险性，仍有待明确。

参考文献

1. Stone GW. Meta-analysis of TAXUS II, IV, V and VI studies. Presented at Boston Scientific evening symposium at the Annual Scientific Session (ACC) 2005, March 7, Orlando, Florida.
2. Ong TL, McFadden EP, Regar E, et al. Late angiographic stent thrombosis (LAST) events with drug-eluting stents. *J Am Coll Cardiol* 2005 (submitted).
3. Hoffmann S, Klamroth R, Landgraf H, et al. Clopidogrel resistance, ASA resistance and coronary stent thrombosis: a causal relation? *J Am Coll Cardiol* 2005;45:87A;868.
4. Stone G. Outcomes of the polymer-based, paclitaxel-eluting TAXUS stent in complex lesions. Presented at Annual Scientific Session (ACC) 2005, March 6–9, Orlando, Florida.
5. Greenberg D, Bakhai A, Cohen DJ. Can we afford to eliminate restenosis? Can we afford not to? *J Am Coll Cardiol* 2004;43:513.

B　患者的选择

Ryan D.Christofferson　Mark Reisman

再狭窄并不是一个良性的过程。尽管其不增加死亡率[1]，但是再发心绞痛和再血管化降低了患者的生活质量和舒适度，与此同时增加了健康花费支出[2]。从Achilles'heel of PCI研究中得出结论，大约三分之一的接受PCI患者受到影响，而且不可预见的高再狭窄率限制了PCI的应用。尽管很长时期预防再狭窄的创新都失败了，但是最近药物洗脱支架出现的先前未曾预见的降低再狭窄率，成为PCI适应证的革命[4,5]。这种结果可以与支架大量地替代简单的球囊扩张相媲美[6]。但是，全球性药物洗脱支架的适应证受到其昂贵的价格和缺少“真实世界”的人群和复杂病变的相关证据的影响[8]。受于该限制，药物洗脱支架仅被部分学者提倡使用。

本文的初衷在于讨论DES对患者和复杂病变是有

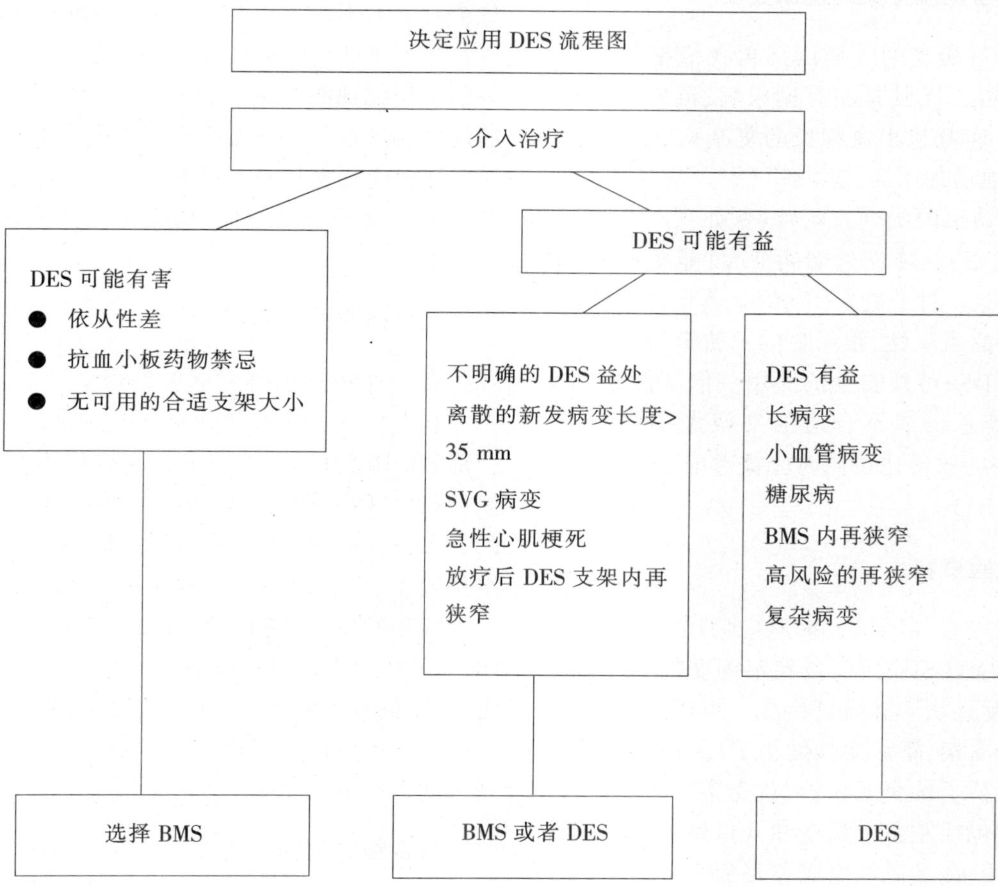

图15B-1　准备应用DES的流程图

表 15B-1 西罗莫司和紫杉醇洗脱支架的随机试验

		介用前冠状动脉造影测量值(mm)				靶血管再血管化	
研究名称	病例数	长度	直径	支架数	随访	BMS	DES
RAVEL (S)[4]	238	9.58±3.25	2.62±0.53	1+	12mos	22.9%‡	0%‡
TAXUS I (P)[5]	61	10.70±3.27*	2.99±0.46*	1+	12mos	10%	3%
ASPECT (P)[12]	177	10.9±3.6	2.94±0.39	1+	6mos	5.1%‡	3.4%‡
SIRIVS (S)[13]	1 058	14.4±5.8	2.80±0.47	1.4	9mos	16.6%	4.1%
E-SIRIUS (S)[14]	352	15.0±6.0	2.55±0.37	1-2+	9mos	20.9%‡	4.0%‡
TAXUS IV (P)[15]	1 314	13.4±6.2*	2.75±0.47*	1.08±0.29*	9mos	12%	4.7%
C-SIRIUX (S)[16]	100	14.5±6.3*	2.65±0.30±	1.5±0.7	9mos	18%	4%
SES-SMART (S)[17]	257	11.8±6.2	2.2±0.28	1+	8mos	21.1%‡	7%‡

* 数据仅对药物洗脱支架报告

+支架数以每切设计,非实际数

‡靶病变的再血管化

P,paclitaxel;S,sirolimus

益还是有害,同时提出合理选择病人的大体框架。随机对照试验关于大量的不同支架平台与裸支架的比较已经开展。但是只有雷帕酶素和紫杉醇药物洗脱支架获得了美国FDA的批准并且广泛应用。本文同其他发表的回顾性研究相同,仅关注了雷帕酶素和紫杉醇支架。

病人选择药物洗脱支架的基本策略

正在经历不可接受的支架内高再狭窄率患者成为DES的目标人群。尤其是在有糖尿病、再狭窄前病变、慢性闭塞性病变和小血管长的复杂病变的患者中,裸支架明显地增加了再狭窄率[3,10,11]。另外,患者接受复杂的或者高风险的介入治疗(例如:分叉病变、无保护左主干病变、前降支近端病变)可能从再狭窄中增加并发症产生。对于病人DES的个体化选择应该结合患者再狭窄的风险性,很明显的再狭窄将要发生并且有证据证明DES可被安全的应用。依从性差、抗血小板药物的禁忌证或不合适的支架大小均阻止DES的应用。DES的效价比也同时应被考虑。建议DES选择法则见图15B-1。

随机对照试验资料

已经报道了一系列随机、对照应用DES的研究。所有研究中(除TAXUSI应用于再狭窄病变外)入选病人均为单支、新发冠状动脉血管病变。早期可行性研究仅应用于单一支架,靶病变长度小于12~18 mm。晚期标志性研究包括了长病变和1~2枚支架。典型血管成形术排除标准包括左主干病变和开口病变,中到重度钙化,分叉病变、富含血栓病变和完全闭塞病变。临床排除标准包括急性心肌梗死、心律失常、射血分数<25%和抗血小板药物抵抗患者。DES在这些研究中明显优于BMS,大约减少了80%再血管化率。

对于再狭窄率的典型转化来源于DES应用的随机和亚组分析。在应用DES后传统的再狭窄因素作用明显减少或无作用。实际上,TAXUSIV研究总结出糖尿病、病变长度和参考血管直径在应用紫杉醇支架再狭窄发生上不起作用[15]。从SIRIUS研究以后很多研究以及接下来的注册研究发现,西罗莫思支架上述传统的因素仍能预测再狭窄的发生。西罗莫思支架的相关的优点表现在与BMS支架高再狭窄率上[18]。DES的再狭窄取决于更多的技术和机械原因,包括地理丢失、低或高的支架与血管比、病变不完全覆盖、边缘效应和支架贴靠不良。

随机研究的缺陷

对于这些随机研究试验的资料缺陷在于均为单一、独立、新发的原冠状动脉病变,这仅是真实世界的一部分。DES在公开的研究中很少应用于完全闭塞病变(AHA/ACCC型病变)。很快就要公布的应用紫杉醇的TAXUSIV研究包括了很多C型病变。该研究的初步结果显示,即使是在完全病变中,紫杉醇支架仍能降低再狭窄的发生。随机研究的缺点还存在着没有对于DES支架的"吸住"现象(再狭窄仅仅是被延迟而不是被终止,同样发现于分叉病变),进行充足的随访。早期可行性研究已经报道了长达2年的随访并且没有发现远期再狭窄的发生。

特殊病变的DES支架

一些注册和病例对照研究已经开始评价DES支架

表 15B-2　药物洗脱支架推荐适应证

Ⅰ	1.新发病变<32 mm，血管直径 2.25~2.75 mm
	2.糖尿病
Ⅱa	1.裸支架内再狭窄
	2.慢性闭塞性病变
Ⅱb	1.病变长度>36mm 及血管直径 2.5~3.5 mm
	2.分叉病变或边支病变
	3.急性 ST 段抬高心肌梗死
	4.左主干病变
	5.药物洗脱支架内再狭窄
	6.前降支多处病变
	7.静脉桥血管病变
	8.放射治疗失败
	9.右冠、前降支、回旋支口部病变
Ⅲ	1.依从性差
	2.抗血小板药物抵抗

对雷帕霉素和(或)紫杉醇深层支架的限制
推荐的分级
Ⅰ介入治疗有用和有效；
Ⅱa 有关证据/观点倾向于有用/有效；
Ⅱb 有关证据/观点不能充分说明有用/有效；
Ⅲ介入治疗没有用/无效并可能有害
证据级别
A 资料来自多中心大规模临床随机试验；
B 资料来自单个随机试验或非随机试验，注册研究；
C 专家们的一致意见

在特殊病变亚型的安全性和有效性，不包括这些随机试验。表15B-2列出了一些源自O'Neil的建议指南[8]，此对指导临床医生在DES使用说明以外的一些复杂病变应用DES起到一定作用。

FIM回顾性研究显示在ISR患者及新发病变患者中，6个月晚期管腔丢失或当前狭窄直径上没有区别[24]。Sousa等人在对25名ISR患者接受西罗莫司药物洗脱支架观察中发现相似结果，仅有一名患者在1年随访中发展为冠状动脉造影可见的再狭窄[23]。传统意义上，血管内放射治疗作为复杂病变再狭窄的治疗方法。Radke等人在病例对照研究中比较了紫杉醇支架和放疗，12个月内对于再狭窄和靶血管再血管化没有区别[25]。同样的结果发现于西罗莫司支架与放射治疗比较中[26]。还需要更多的随机试验来最终回答这个问题。

DES内应用DES可以增加远期不良事件受到关注。Lesmos等人发现DES应用对于DES支架内再狭窄是安全的，在24名患者随访9个月中没有不良事件发生，尽管再狭窄率为18.2%[38]。同样的，DES支架应用于先前经过放射治疗血管的安全性也受到质疑，因为它导致了内皮愈合的延迟，随之增加远期血栓栓塞的风险。但是在Saia等人的对12名患者的研究中证实是安全的，仅有1名患者在随访8个月时死于终末期心力衰竭[41]。SECURE注册研究（146名接受放射治疗失败的患者进行西罗莫司药物支架治疗）显示很低的支架内血栓形成率(1.4%)和低的靶血管再血管化发生率(11.6%)。对于该问题要得出结论的话还需要更多的对照研究。

目前很多的研究高度关注DES支架晚期血栓形成情况，目前报道了4名晚期血栓形成的患者发生于终止抗血小板药物治疗后，其中3名患者因非心脏手术停用氯吡格雷[43]。对于该问题目前还没有系统性的研究。但是可以看出对于抗血小板药物抵抗或不适合服用抗血小板药物的患者，BMS甚至单纯的球囊扩张作为推荐治疗的优势也是值得怀疑的。

目前有假设提出急性心肌梗死患者应用DES可以增加再狭窄或支架内血栓形成的风险，尤其是发生于炎症和(或)富含血管的梗死动脉。一项96人参加的注册研究显示，在急性ST段抬高心肌梗死患者中应用西罗莫司支架随访6个月中，无论是早期还是晚期均没有血栓形成，没有一名患者发生再狭窄。先前的一些对于慢性闭塞性病变[30,31]、长病变(>36 mm)[32]、分叉病变[33,34]、左主干病变[36,37]包括前降支的多支血管介入治疗[39]和静脉桥病变[40]的研究都得到了可喜的结果。

价格因素

目前DES和BMS之间将近有2 000美元的差异，看上去DES技术太昂贵而不能广泛地应用于所有的患者中。心血管造影和介入治疗协会最近估算应用一枚DES支架大约需要3 000美元，而如果靶血管再血管化能降低80%，每个人大约需要1.4枚[7]。这个参数脱离真实的世界。例如，在RESEARCH注册研究中，应用DES支架与BMS支架相比仅降低65%的靶血管再血管化，而同时需要应用2.1枚支架[45]。与之区别的SIRIUS试验分析发现，尽管没有节省费用，西罗莫司支架效价比至少还在目前美国健康保险系统之内[46]。

对于低再狭窄率的患者应用BMS支架还是可取的。Ellis等人对于非糖尿病患者新发血管病变，并且参考血管直径大于3.5 mm，长度小于15 mm有较低再狭窄发生(3.6%~5.8%)[47]。另外，TAXUSIV亚组分析在大于3.0 mm直径的血管中应用DES支架益处没有统计学差异[15]。如果DES花费仍然很高的话，在非糖尿病、新发大血管简单病变中应用BMS的效价比大于DES。

结论

目前，应用DES涉及一些费用问题，使病人、医生、工厂、纳税人和医院之间存在复杂的相互关联。基于有效性而言，发现DES目前在多个病人和病变资料中均优于BMS。选择西罗莫司还是紫杉醇支架取决于术者。无论如何，从SIRTAX研究中发现，西罗莫司支架在靶血管损伤和靶血管再血管化方面比紫杉醇支架有潜在的微弱优势。大规模、双盲、头对头的REALITY很快就要得出结论。到那时，对于限制DES支架应用的安全性和花费上关注的问题都能得到解决。DES应用于所有的患者是有理有据的，除了那些对安全性提出疑问或应用BMS同样有效的患者。最后，DES支架作为一种改造的技术有可能对PCI最初的适应证提出挑战。任何指南的公布都会很快过时，介入心脏病学专家需要活力，站在学术的前沿。

参考文献

1. Al Suwaidi J, Holmes J, David R, et al. Impact of coronary artery stents on mortality and nonfatal myocardial infarction: meta-analysis of randomized trials comparing a strategy of routine stenting with that of balloon angioplasty. *Am Heart J* 2004;147:815–822.
2. Gilbert SP, Weintraub WS, Talley JD, et al. Costs of coronary restenosis (Lovastatin Restenosis Trial). *Am J Cardiol* 1996;77:196–199.
3. Kastrati A, Mehilli J, Dirschinger J, et al. Restenosis after coronary placement of various stent types. *Am J Cardiol* 2001;87:34–39.
4. Morice MC, Serruys PW, Sousa JE, et al. A randomized comparison of a sirolimus-eluting stent with a standard stent for coronary revascularization. *N Engl J Med* 2002;346:1773–1780.
5. Grube E, Silber S, Hauptmann KE, et al. TAXUS I: six- and twelve-month results from a randomized, double-blind trial on a slow-release paclitaxel-eluting stent for de novo coronary lesions. *Circulation* 2003;107:38–42.
6. Serruys PW, de Jaegere P, Kiemeneij F, et al. A comparison of balloon-expandable-stent implantation with balloon angioplasty in patients with coronary artery disease. Benestent Study Group. *N Engl J Med* 1994;331:489–495.
7. Hodgson JM, Bottner RK, Klein LW, et al. Drug-eluting stent task force: final report and recommendations of the working committees on cost-effectiveness/economics, access to care, and medicolegal issues. *Catheter Cardiovasc Interv* 2004;62:1–17.
8. O'Neill WW, Leon MB. Drug-eluting stents: costs versus clinical benefit. *Circulation* 2003;107:3008–3011.
9. Kereiakes DJ. Hippocrates revisited: the evidence for drug-eluting stents. *Circulation* 2003;107:3012–3014.
10. Ellis SG, Savage M, Fischman D, et al. Restenosis after placement of Palmaz-Schatz stents in native coronary arteries. Initial results of a multicenter experience. *Circulation* 1992;86:1836–1844.
11. Mercado N, Boersma E, Wijns W, et al. Clinical and quantitative coronary angiographic predictors of coronary restenosis: a comparative analysis from the balloon-to-stent era. *J Am Coll Cardiol* 2001;38:645–652.
12. Park SJ, Shim WH, Ho DS, et al. A paclitaxel-eluting stent for the prevention of coronary restenosis. *N Engl J Med* 2003;348:1537–1545.
13. Moses JW, Leon MB, Popma JJ, et al. Sirolimus-eluting stents versus standard stents in patients with stenosis in a native coronary artery. *N Engl J Med* 2003;349:1315–1323.
14. Schofer J, Schluter M, Gershlick AH, et al. Sirolimus-eluting stents for treatment of patients with long atherosclerotic lesions in small coronary arteries: double-blind, randomised controlled trial (E-SIRIUS). *Lancet* 2003;362:1093–1099.
15. Stone GW, Ellis SG, Cox DA, et al. A polymer-based, paclitaxel-eluting stent in patients with coronary artery disease. *N Engl J Med* 2004;350:221–231.
16. Schampaert E, Cohen EA, Schluter M, et al. The Canadian study of the sirolimus-eluting stent in the treatment of patients with long de novo lesions in small native coronary arteries (C-SIRIUS). *J Am Coll Cardiol* 2004;43:1110–1115.
17. Ardissino D, Cavallini C, Bramucci E, et al. Sirolimus-eluting vs uncoated stents for prevention of restenosis in small coronary arteries: a randomized trial. *JAMA* 2004;292:2727–2734.
18. Holmes DR, Jr., Leon MB, Moses JW, et al. Analysis of 1-year clinical outcomes in the SIRIUS trial: a randomized trial of a sirolimus-eluting stent versus a standard stent in patients at high risk for coronary restenosis. *Circulation* 2004;109:634–640.
19. Lemos PA, Hoye A, Goedhart D, et al. Clinical, angiographic, and procedural predictors of angiographic restenosis after sirolimus-eluting stent implantation in complex patients: an evaluation from the Rapamycin-Eluting Stent Evaluated at Rotterdam Cardiology Hospital (RESEARCH) study. *Circulation* 2004;109:1366–1370.
20. Degertekin M, Serruys PW, Foley DP, et al. Persistent inhibition of neointimal hyperplasia after sirolimus-eluting stent implantation: long-term (up to 2 years) clinical, angiographic, and intravascular ultrasound follow-up. *Circulation* 2002;106:1610–1613.
21. Sousa JE, Costa MA, Sousa AG, et al. Two-year angiographic and intravascular ultrasound follow-up after implantation of sirolimus-eluting stents in human coronary arteries. *Circulation* 2003;107:381–383.
22. Colombo A, Drzewiecki J, Banning A, et al. Randomized study to assess the effectiveness of slow- and moderate-release polymer-based paclitaxel-eluting stents for coronary artery lesions. *Circulation* 2003;108:788–794.
23. Sousa JE, Costa MA, Abizaid A, et al. Sirolimus-eluting stent for the treatment of in-stent restenosis: a quantitative coronary angiography and three-dimensional intravascular ultrasound study. *Circulation* 2003;107:24–27.
24. Degertekin M, Lemos PA, Lee CH, et al. Intravascular ultrasound evaluation after sirolimus eluting stent implantation for de novo and in-stent restenosis lesions. *Eur Heart J* 2004;25:32–38.
25. Radke PW, Kobella S, Kaiser A, et al. Treatment of in-stent restenosis using a paclitaxel-eluting stent: acute results and long-term follow-up of a matched-pair comparison with intracoronary beta-radiation therapy. *Eur Heart J* 2004;25:920–925.
26. Saia F, Lemos PA, Hoye A, et al. Clinical outcomes for sirolimus-eluting stent implantation and vascular brachytherapy for the treatment of in-stent restenosis. *Catheter Cardiovasc Interv* 2004;62:283–288.
27. Hoffmann R, Langenberg R, Radke P, et al. Treatment of in-stent restenosis using a stent with non-polymer-based paclitaxel elution. *Am J Cardiol* 2004;93:760–762.
28. Werner GS, Emig U, Krack A, et al. Sirolimus-eluting stents for the prevention of restenosis in a worst-case scenario of diffuse and recurrent in-stent restenosis. *Catheter Cardiovasc Interv* 2004;63:259–264.
29. Tanabe K, Serruys PW, Grube E, et al. TAXUS III Trial: in-stent restenosis treated with stent-based delivery of paclitaxel incorporated in a slow-release polymer formulation. *Circulation* 2003;107:559–564.
30. Hoye A, Tanabe K, Lemos PA, et al. Significant reduction in restenosis after the use of sirolimus-eluting stents in the treatment of chronic total occlusions. *J Am Coll Cardiol* 2004;43:1954–1958.
31. Werner GS, Krack A, Schwarz G, et al. Prevention of lesion recurrence in chronic total coronary occlusions by paclitaxel-eluting stents. *J Am Coll Cardiol* 2004;44:2301–2306.
32. Degertekin M, Arampatzis CA, Lemos PA, et al. Very long sirolimus-eluting stent implantation for de novo coronary lesions. *Am J Cardiol* 2004;93:826–829.
33. Tanabe K, Hoye A, Lemos PA, et al. Restenosis rates following bifurcation stenting with sirolimus-eluting stents for de novo narrowings. *Am J Cardiol* 2004;94:115–118.
34. Colombo A, Moses JW, Morice MC, et al. Randomized study to evaluate sirolimus-eluting stents implanted at coronary bifurcation lesions. *Circulation* 2004;109:1244–1249.
35. Saia F, Lemos PA, Lee CH, et al. Sirolimus-eluting stent implantation in ST-elevation acute myocardial infarction: a clinical and angiographic study. *Circulation* 2003;108:1927–1929.
36. Arampatzis CA, Lemos PA, Tanabe K, et al. Effectiveness of sirolimus-eluting stent for treatment of left main coronary artery disease. *Am J Cardiol* 2003;92:327–329.
37. Arampatzis CA, Lemos PA, Hoye A, et al. Elective sirolimus-eluting stent implantation for left main coronary artery disease: six-month angiographic follow-up and 1-year clinical outcome. *Catheter Cardiovasc Interv* 2004;62:292–296;discussion 297.

38. Lemos PA, van Mieghem CA, Arampatzis CA, et al. Post-sirolimus-eluting stent restenosis treated with repeat percutaneous intervention: late angiographic and clinical outcomes. *Circulation* 2004;109:2500–2502.
39. Arampatzis CA, Hoye A, Lemos PA, et al. Elective sirolimus-eluting stent implantation for multivessel disease involving significant LAD stenosis: one-year clinical outcomes of 99 consecutive patients—the Rotterdam experience. *Catheter Cardiovasc Interv* 2004;63:57–60.
40. Hoye A, Lemos PA, Arampatzis CA, et al. Effectiveness of the sirolimus-eluting stent in the treatment of saphenous vein graft disease. *J Invasive Cardiol* 2004;16:230–233.
41. Saia F, Lemos PA, Sianos G, et al. Effectiveness of sirolimus-eluting stent implantation for recurrent in-stent restenosis after brachytherapy. *Am J Cardiol* 2003;92:200–203.
42. Saia F, Sianos G, Hoye A, et al. Long-term outcome of percutaneous coronary interventions following failed beta-brachytherapy. *J Invasive Cardiol* 2004;16:60–64.
43. McFadden EP, Stabile E, Regar E, et al. Late thrombosis in drug-eluting coronary stents after discontinuation of antiplatelet therapy. *Lancet* 2004;364:1519–1521.
44. Virmani R, Guagliumi G, Farb A, et al. Localized hypersensitivity and late coronary thrombosis secondary to a sirolimus-eluting stent: should we be cautious? *Circulation* 2004;109:701–705.
45. Lemos PA, Serruys PW, Van Domburg RT, et al. Unrestricted utilization of sirolimus-eluting stents compared with conventional bare stent implantation in the "real world." The Rapamycin-Eluting Stent Evaluated at Rotterdam Cardiology Hospital (RESEARCH) Registry. *Circulation* 2003.
46. Cohen DJ, Krumholz HM, Sukin CA, et al. In-hospital and one-year economic outcomes after coronary stenting or balloon angioplasty: results from a randomized clinical trial. *Circulation* 1995;92:2480–2487.
47. Ellis SG, Bajzer CT, Bhatt DL, et al. Real-world bare metal stenting: identification of patients at low or very low risk of 9-month coronary revascularization. *Catheter Cardiovasc Interv* 2004;63: 135–140.

C　西罗莫司

Marco A.Costa　Amanda GMR Sousa　Alexandre Abizaid　J.Eduardo Sousa

药物洗脱支架作为血管内装置覆盖有单一或多种生物活性物质，当植入后它们被释放到血液和周围组织。西罗莫司涂层支架第一次成功地在人冠状动脉血管中清除再狭窄发生。1999年FIM试验第一次阐述了该项新技术。一系列的临床实验和注册研究随之而来，从而确立了西罗莫司支架在临床上的地位。本章主要介绍SES技术的发展并回顾目前临床的应用。

西罗莫司分子活性

西罗莫司作为抗增殖药物被涂于BX–Velocity支架表面。西罗莫司有潜在的抗真菌、免疫抑制和抗有丝分裂性质[1]。它由Wyeth–Ayerst研究室研发并由FDA批准应用于肾移植后排斥反应中。

与环孢菌素A和他克莫司相似，西罗莫司结合于细胞溶质蛋白，即所谓亲免疫因子。无论如何，西罗莫司FKBP复合物不影响钙调磷蛋白磷酸酶活性。西罗莫司作用机理有别于其他免疫调节剂单一作用于DNA复制。西罗莫司FKBP复合物结合于特殊的细胞周期蛋白mTOR，并阻止其活性。阻止mTOR可以引起一系列重要的作用：阻止mRNA家族的表达编码细胞周期需要的蛋白，升高p27水平、阻止cyclin/CDK复合物并且最终阻止细胞周期于G_1期（图15C–1）[2-4]。升高发现于人新生内膜平滑肌细胞的FK506结合蛋白12提示雷帕酶素潜在的抗再狭窄作用。低毒性和抑制细胞周期让西罗莫司在抗再狭窄中位居同类药物前茅。

西罗莫司药物洗脱支架技术

西罗莫司以50:50比例混合应用与临床牙骨质、视觉装置和子宫内药物释放装置[7]。两种人工合成的聚合物能够在支架上均一地释放，并在消毒后保持其平滑和药物特点。

5 μm涂层的西罗莫司混合物被应用于BXVelocity支架表面，该支架为不锈钢球囊膨胀支架。药物释放动力学有快释放(<15 d)和慢释放(≥28 d)两期（图15C–2）。只有慢释放期在临床随机试验中给予表述。商业上应用Cypher支架，支架金属表面SES携带140 μg/cm²西罗莫司。

临床前资料

体外研究显示西罗莫司能抑制大鼠和人的血管平滑肌细胞增殖[4,8,9]。此后，系统应用证实西罗莫司能减少血管损伤后内膜厚度[3,10-12]。Gregory等人第一次报道了西罗莫司能够在体内抑制再狭窄的形成。在用球囊损伤0~13天内的大鼠颈动脉上，每天应用1.5 mg/kg雷帕霉素，与对照组相比能够减少45%内膜厚

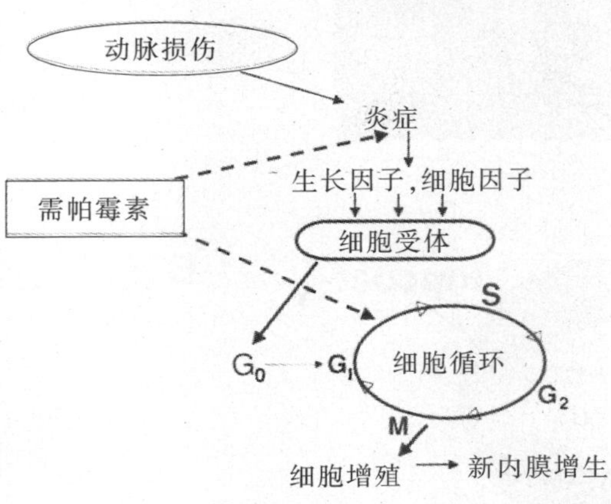

图15C–1　雷帕霉素对血管损伤后新内膜增生的双抑制作用（虚线箭头）

度，并减少巨噬细胞的侵入[10]。之后，Gallo等人报道在猪身上全身应用雷帕酶素能减少内膜的肥厚。在PTCA前血管内应用雷帕酶素0.5 mg/kg，术后应用0.25mg/kg能够减少球囊扩张后大于40%冠状动脉再狭窄发生[3]。Suzuki等人在猪的再狭窄模型中应用了SES。尽管药物洗脱支架和裸支架有相似的再内皮化程度，但是新生内皮应用SES后明显减少[13]。同样的结果发现于兔髂动脉[14]。重要的是，西罗莫司植入后在血液中峰浓度出现在1小时（快速释放期2.6 ng/ml±0.7 ng/ml，慢速释放期0.9ng/ml±0.2ng/ml），72小时降到最小量化水平。

临床资料

Firse-in-Man

第一例SES的临床试验应用于45名心绞痛原发冠脉血管病变患者[16,17]。两组不同组层的西罗莫司药物涂层支架被应用（慢释放，n=30；快释放，n=15）。两组均在观察终点进行IVUS和冠状动脉造影证实未见新的内膜增生（图15C-3）。一名患者在14个月时靶血管血栓形成，但是该事件经IVUS证实归因于2个月前观察到的软斑块破裂。

Long-Term Data

FIM研究是唯一的SES寿命观察研究。4年后，发生了三个靶血管再血管化包括两例靶病变再血管化（TLRs）和一例非靶血管再血管化。在2~4年随访中没有靶血管再血管化或血栓形成发生。SR组没有支架内血栓形成、TLRs或心肌梗死发生。晚期管腔丢失在该组仅有0.09 mm。4年随访中生存率为97%。

如同先前提到的2年随访中，SR组患者比FR组患者有更好的结果。该结果阐明了长时间成功的DES药物释放动力学[19]，以及在DES研究中需要长时间的随访。

晚期管腔丢失在SR组标准误差仅为 (±)0.23 mm，显示了SES结果的可重复性。同样的，近期一项研究显示SES晚期管腔丢失是非典型的统计学分布，数值偏右，很多数据显示与裸支架相比能见到更低的数值。另外假设再狭窄可能是生理学上全或无的反应，这个可以用来解释与支架毗邻的局灶病变在发生再狭窄的患者中没有新生内膜形成。

FIM同时提供了SES晚期再内皮化的排除资料。49个月时对FR组一名患者进行尸检。该患者应用快速释放SES支架，死因为严重左心功能不全。死后冠状动脉造影和IVUS揭示没有新生内膜增生[21]。SEM显示>95%支架表面覆盖有健康内皮。另外，仅有散在的炎症细胞出现，然而>75%的支架支柱覆盖有薄的I型胶原和富含平滑肌细胞的新生内膜。

RAVEL研究完成了3年的随访，除心脏不良事件（死亡、心肌梗死、再血管化）外，SES 3年的生存率为85%，而BMS仅为77.1%。SES TLR发生率3年为4.2%。

关键的随机临床试验

RAVEL是第一个随机比较慢释放SES和BX Velocity裸支架对单一、新发原位血管再血管化的试验[19]。该试

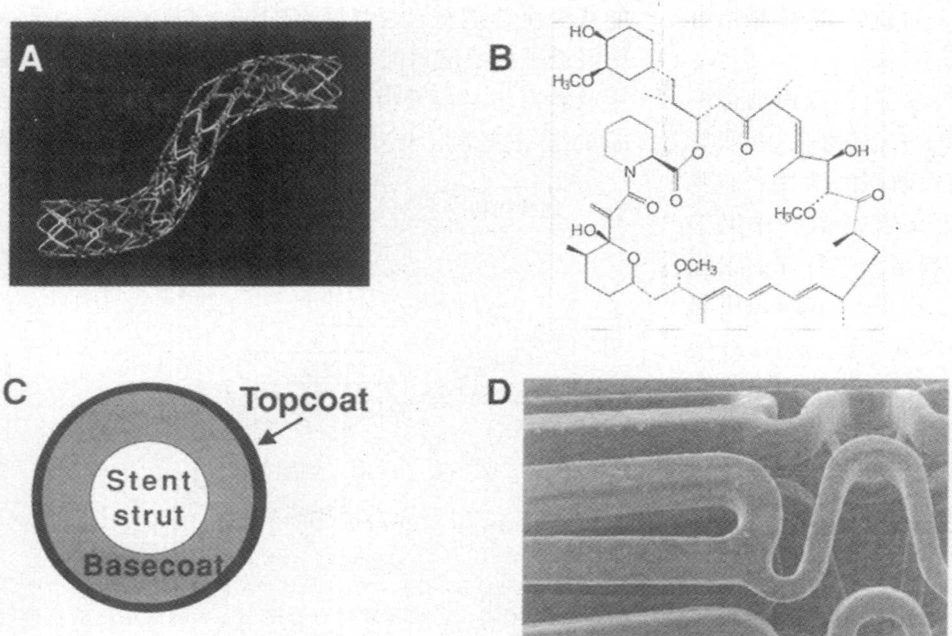

图15C-2 Cypher支架的组成 (A)Bxvelocity球束膨胀不锈钢(316L)支架；(B)雷帕霉素药物化学结构；(C)雷帕霉素涂层支架支杆涂层：第一层是由多聚酯与雷帕霉素组成，外层是多聚酯；(D)扩张及Cypher支架在电流下显示光滑的表面

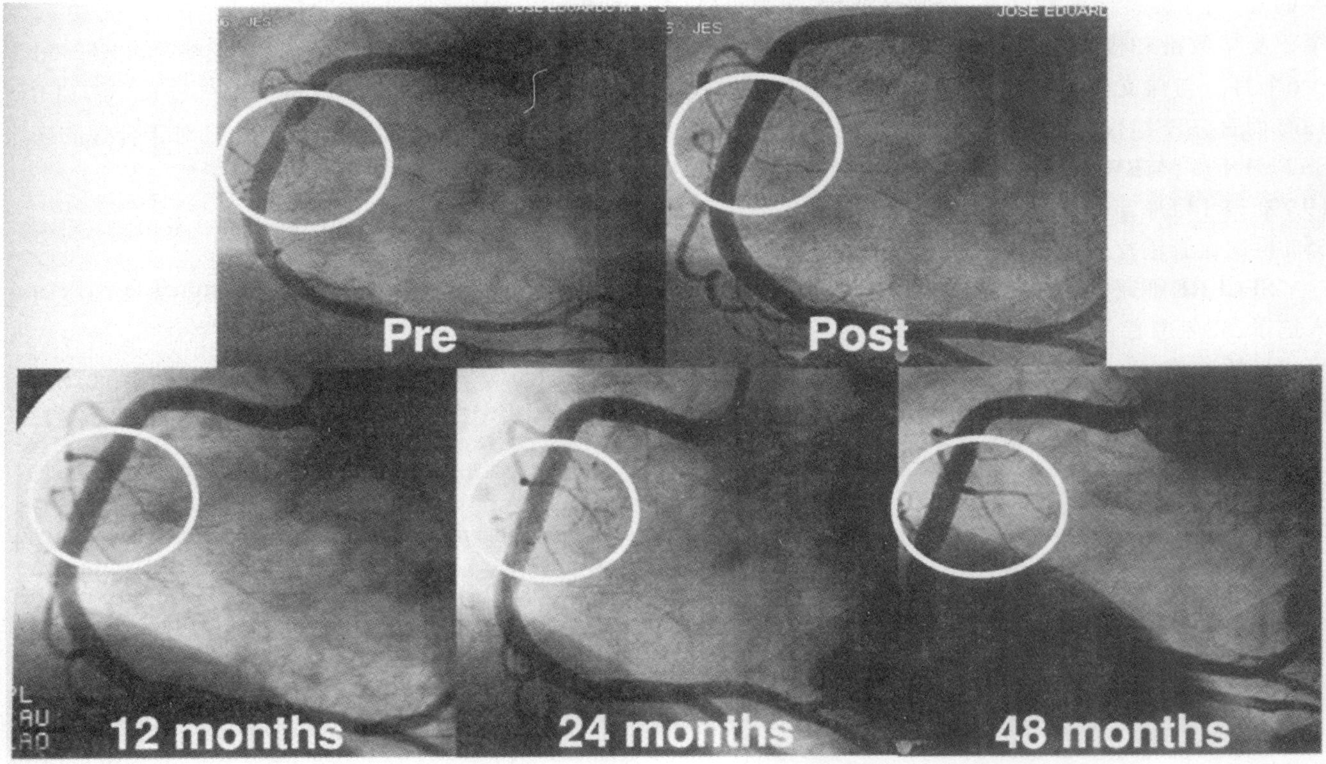

图15C-3　连续的冠状动脉造影显示右冠中段植入缓慢释放的雷帕霉素支架前、后及12个月、24个月、48个月随访结果（圈内），自支架植入后腔内无变化

验入选了238名来自于19个中心的欧洲和拉丁美洲患者。最初终点为晚期管腔丢失。西罗莫司支架组没有一名患者发生再狭窄，在SES组1年MACE事件发生率为5.8%。与裸支架晚期管腔丢失0.8 mm相比SES没有发生晚期管腔丢失（-0.01 mm）。两组均无支架内血栓形成。该随机试验报道了空前的支架植入后零再狭窄率，因此更加确认了FIM注册研究的发现。

SIRIUS试验（一项美国多中心、随机、双盲的西罗莫司深层支架在新发原位冠状动脉病变的研究）在美国53个中心随机入选1 058名新发冠状动脉病变患者接受西罗莫司药物深层支架或BX Velocity裸支架治疗[23]。不同于RAVEL试验，它允许置入>1枚支架，这样就允许病变长度从15mm到30mm。一级终点是靶血管治疗失败（TVF），包括心源性死亡、急性心肌梗死或9个月内靶血管再血管化。27.4%的人植入多枚支架（平均1.4枚）。支架内晚期管腔丢失0.17mm±0.45mm。9个月后，应用Cypher支架患者发生TVF为8.6%，而裸支架组则为21%。西罗莫司组支架内再狭窄为3.2%，节段性再狭窄为8.9%。这项大规模的研究证实了Cypher支架的抗再狭窄作用。SIRIUS 2年的随访证实了SES长时间的安全性和有效性。

E-SIRIUS和C-SIRIUS研究分别入选了352和100名患者。两个研究的基础资料与美国的SIRIUS大致相同[24,25]。E-SIRIUS有48%的人应用多枚支架。支架内和病变内再狭窄率为3.9%和5.9%。C-SIRIUS研究中50例SES支架均没有发生再狭窄，而且该研究晚期管腔丢失为0.12 mm±0.37 mm。

临床注册研究

鹿特丹心血管医院雷帕霉素深层支架评价（RESEARCH）试验在Cypher支架开始应用于欧洲后逐渐启动，并且在第一阶段入选了大约1 200名患者。观察者采取唯一标准就是行PCI患者均采用SES。将近68%入选RESEARCH研究的患者因为复杂的临床或解剖学危险因素而在早期的临床研究中被排除。因为有限的患者，在应用3.0 mm的SES支架中55%的患者应用大于支架0.5 mm的后扩张球囊进行扩张。SES组平均支架数量（2.1枚/人）、总支架长度（38.7mm）和使用更长的支架均明显高于裸支架组[26]。这反映了部分术者趋向于避免“地理丢失”和应用DES支架覆盖全部病变和受损节段（如从正常到正常血管或越长越好）。应该注明的是，DES往往需要大的球囊扩张压力（≥12 atm）。

450名BMS支架患者6个月随访与508名新发血管病变应用SES支架排除患者相比，优于DESs[26]。最重要的是，对于慢性闭塞性病变、分叉病变、支架内再狭窄、支架数量>3枚或总长度>36 mm应用氯吡格雷至少6个月。与裸支架组急性支架内血栓形成(SAT)率1.6%而言，SES组仅有2%患者在第一个月应用后发生SAT。1年后，与BMS组相比SES组MACE事件下降38%(9.7% vs 14.8%，p<0.01)。主要取决于SES组降低了65%再次血管治疗的风险(3.7% vs 10.9%，p<0.01)。

SECURE研究先于FDA批准在美国5个心脏中心入选了252名患者。均为不能接受其他治疗，如放射治疗或搭桥治疗(CABG)的患者。雷帕霉素支架主要是应用于放射治疗失败的患者(>60%)。6个月MACE不良事件在至少一个桥血管病变的患者应用SES为20.1%(47名患者，57处病变)。与先前没有接受放射治疗的患者相比接受放射治疗的患者应用SES后TVR明显升高(8.5% vs 23.5%)。SECURE研究挑战了该技术的临床极限和解剖极限。但是，中等界限的结果还是很值得肯定。

e-Cypher研究正在包括275个中心的全世界范围内进行。到2004年4月大于14 000名患者被入选。每名患者植入1.3枚支架。支架释放平均在14.3 atm并且直接支架应用于31.5%患者。大约7%心肌梗死患者治疗在72小时以内。310名患者有左主干病变，295名旁路移植术后患者和361名>3个月的慢性闭塞性病变患者参加了试验。不管临床及解剖特点，总共6个月内无MACE发生率为97.7%。

e-Cypher注册研究在美国38个中心进行。该研究没有严格的排除标准，共入选了2 071名患者(3 103处病变)，患者共接受了2 993枚Cypher支架，304枚非Cypher支架。不良事件评定由独立的委员会进行。全部病人中，32%为糖尿病患者，59%有多处血管病变。住院期间主要不良事件发生率低(死亡0.05%，心肌梗死0.5%，紧急CABG0%，TVR0.2%)。出院后到30天随访，不良事件发生率仍低(死亡0.3%，急性心肌梗死0.3%，TVR0.3%，支架内血栓形成0.3%)。长期随访治疗于2005年早期公布。

STLLR是第一例多中心评价在常规治疗中支架膨胀技术和远期预后，以及明确SES临床中膨胀不良的因素的研究，每一步均有电影记录。冠脉造影资料由网络传到独立的评测中心，由他们评价过程的可行性以及地理丢失(GM)，即支架不能完全覆盖损伤或病变血管。GM定义为长度(SES不能完全覆盖损伤或病变)或同轴型(球囊/动脉内径<0.9[28]或>1.3[29])。在50个美国中心，共1 500人给予至少一枚SES支架。到2004年6月大约有700名患者入选。对于450人初步的结果显示GM过程中长度问题为47%，其中远端17.5%，近端13.6%，两者都有11.7%，中间4.3%。过程中同轴问题30.7%，12.8%较短，17.9%过长。STLLR研究将揭示SES治疗失败的原因，并且对于合理的膨胀DES支架提供有用的依据。

SES应用与特殊的临床情况

正在进行的注册研究往往超出SES表明的应用范围。一些回顾性和前瞻性研究关注于SES应用与特殊的临床情况。由于高风险的存在，SES应用与糖尿病、支架内再狭窄(ISR)和分叉病变将在本节讨论。

糖尿病

糖尿病是PCI公认的重要危险因素[30]。尽管糖尿病仍然是DES治疗的重要危险因素，因为在这类病人中冠脉病变多种多样，随机研究的亚组分析SES应用于糖尿病患者有非常出色的效果[31,32]。SIRIYS研究亚组分析，糖尿病患者中1年MACE发生率SES组为9.2%，BMS组为25%。无糖尿病患者应用SES支架后1年的MACE率为6.5%[32]。在RAVEL亚组研究，糖尿病患者植入SES支架后晚期管腔丢失仅有0.07 mm，该亚组没有病人进行TLR。

e-Cypher研究入选了2 716名糖尿病患者。初步的资料显示6个月随访MACE糖尿病组为4.2%，非糖尿病组为2.5%。MACE率在1型糖尿病患者中仍保持5.9%。

DIABETES是第一例前瞻性比较糖尿病和非糖尿病患者应用SES的研究。该研究在西班牙进行，入选了160名药物治疗(胰岛素或口服药物)糖尿病一或多支血管(25%)患者。无论是节段晚期管腔丢失(0.08 mm vs 0.44 mm)还是9个月TLR(7.5% vs 31.3%)，SES组均有明显降低。

支架内再狭窄

第一个支架内再狭窄应用SES的注册研究国家同FIM研究一样。共41名患者入选(25名巴西人及16名荷兰人)。该研究是仅入选单支血管支架内再狭窄的开放式研究。规定最多可以放置两枚SES支架。最终，弥漫的或增生性支架内再狭窄需要治疗的占患者的60%。1年随访后，25名患者中仅有1名患者发生再狭窄。没有死亡、支架内血栓形成或再血管化发生。

鹿特丹研究包含了更复杂病变的患者。该组中，19%的患者先前接受放射治疗失败，并且有一名心脏移植患者。2例死亡、1例晚期血栓形成、1例血管堵塞和2例支架内再狭窄发生。随后,应用SES在没有经过放射治疗的患者与新发病变患者相比,支架内再狭窄得到了可喜的结果。

SIRO-ISR注册研究入选了322名患者接受SES治疗（436处再狭窄病变）。6个月MACE为4.0%。其中2.8%患者发生TVR。TROPICAL注册研究入选了12个欧洲国家162名应用SES治疗ISR的患者，两个研究的长时间随访结果于2004年底公布。SISR研究是多中心、前瞻性的。比较ISR患者接受SES治疗或放射治疗，共入选400例患者,其临床结果有待公布。

分叉病变

对于介入医生而言,治疗分叉病变仍然是一个挑战[36-38]。DES设计上没有着重从技术去挑战治疗分叉病变,即不能完全覆盖或保护边支口部,可以导致再狭窄率的增高。

对于治疗非分叉病变获得的可喜结果让术者们对SES精巧的技术治疗分叉病变看到了希望。

一项随机的研究对比了85名患者两支血管(主支和边支)同时植入支架和仅在主支植入支架而边支仅暂时植入支架的疗效。22名需要边支植入支架的患者最初打算暂时支架治疗。T支架技术应用于绝大多数支架-支架组。支架-支架组造影成功率为93.6%,而临时支架组仅为77.3%。在暂时支架组残余狭窄大于50%归因于全部的“过程失败”。14例患者发生口部局灶性再狭窄:11例发生在支架-支架组,3例在暂时支架组。再狭窄率无论是在主支还是边支均为28%,18.7%发生于再BA治疗组。该研究不能阐述SES应用于分叉病变的非适应证。

挤压技术作为一种简单可行的方法被提出是为了应用SES治疗分叉病变时确保分支血管开口完全被覆盖[39]。该技术是两枚支架同时扩张。边支支架,突出进入主支首先扩张。球囊和支架同时移出边支,然后释放主支支架。这样边支支架口部就挤压到主支血管壁。应用对吻球囊扩张边支支架也是必需的一步。遗憾的是,应用该技术再次进入边支是非常困难的。

MATRIX注册研究包含了108名应用SES支架使用挤压技术治疗分叉病变患者。最终87%的患者能够进行对吻球囊。住院期间没有不良事件发生。但是两名患者发生SAT在30天内。初步结果显示边支口部再狭窄仍然是后遗症,12%患者在6个月随访中发生TLR。最后对吻扩张在该研究中无论是近期还是长期结果都是很重要的。长时间的资料和随机的研究对比Crushing技术和暂时支架技术对于目前治疗分叉病变的考虑是必需的。

结论

SES支架对于预防再狭窄从很多临床研究中得到证实。对于其有效性的证据搜集历时了4年。后因果分析资料有效地显示并表明SES有效性可以推广至不是亚组的其他患者。近期,更多的正在进行的临床随机研究和注册研究，将提供SES支架应用于更多临床挑战和复杂病变的科学依据。

参考文献

1. Marx SO, Marks AR. Bench to bedside: the development of rapamycin and its application to stent restenosis. *Circulation* 2001;104:852–855.
2. Roque M, Cordon-Cardo C, Fuster V, et al. Modulation of apoptosis, proliferation, and p27 expression in a porcine coronary angioplasty model. *Atherosclerosis* 2000;153:315–322.
3. Gallo R, Padurean A, Jayaraman T, et al. Inhibition of intimal thickening after balloon angioplasty in porcine coronary arteries by targeting regulators of the cell cycle. *Circulation* 1999;99:2164–2170.
4. Marx SO, Jayaraman T, Go LO, et al. Rapamycin-FKBP inhibits cell cycle regulators of proliferation in vascular smooth muscle cells. *Circ Res* 1995;76:412–417.
5. Zohlnhofer D, Klein CA, Richter T, et al. Gene expression profiling of human stent-induced neointima by cDNA array analysis of microscopic specimens retrieved by helix cutter atherectomy: detection of FK506-binding protein 12 upregulation. *Circulation.* 2001;103:1396–1402.
6. Groth CG, Backman L, Morales JM, et al. Sirolimus (rapamycin)-based therapy in human renal transplantation: similar efficacy and different toxicity compared with cyclosporine. Sirolimus European Renal Transplant Study Group [see comments]. *Transplantation* 1999;67:1036–1042.
7. Revell PA, Braden M, Freeman MA. Review of the biological response to a novel bone cement containing poly(ethyl methacrylate) and n-butyl methacrylate. *Biomaterials* 1998;19:1579–1586.
8. Mohacsi PJ, Tuller D, Hulliger B, et al. Different inhibitory effects of immunosuppressive drugs on human and rat aortic smooth muscle and endothelial cell proliferation stimulated by platelet-derived growth factor or endothelial cell growth factor. *J Heart Lung Transplant* 1997;16:484–492.
9. Poon M, Marx SO, Gallo R, et al. Rapamycin inhibits vascular smooth muscle cell migration. *J Clin Invest* 1996;98:2277–2283.
10. Gregory CR, Huie P, Billingham ME, et al. Rapamycin inhibits arterial intimal thickening caused by both alloimmune and mechanical injury. Its effect on cellular, growth factor, and cytokine response in injured vessels. *Transplantation* 1993;55:1409–1418.
11. Gregory CR, Huang X, Pratt RE, et al. Treatment with rapamycin and mycophenolic acid reduces arterial intimal thickening produced by mechanical injury and allows endothelial replacement. *Transplantation* 1995;59:655–661.
12. Burke SE, Lubbers NL, Chen YW, et al. Neointimal formation after balloon-induced vascular injury in Yucatan minipigs is reduced by oral rapamycin. *J Cardiovasc Pharmacol* 1999;33:829–835.
13. Suzuki T, Kopia G, Bailey L, et al. Experimental results with a sirolimus eluting stent: a comprehensive histological analysis. *J Am Coll Cardiol* 2001;37:1A–648A.
14. Klugherz BD, Llanos G, Lieuallen W, et al. Twenty-eight-day efficacy and pharmacokinetics of the sirolimus-eluting stent. *Coron Artery Dis* 2002;13:183–188.
15. Klugherz B, Llanos G, Lieuallen W, et al. *J Am Coll Cardiol* 2000;35[abst.]:58A.

16. Sousa JE, Costa MA, Abizaid A, et al. Lack of neointimal proliferation after implantation of sirolimus-coated stents in human coronary arteries: a quantitative coronary angiography and three-dimensional intravascular ultrasound study. *Circulation* 2001;103:192–195.
17. Sousa JE, Costa MA, Abizaid AC, et al. Sustained suppression of neointimal proliferation by sirolimus-eluting stents: one-year angiographic and intravascular ultrasound follow-up. *Circulation* 2001;104:2007–2011.
18. Sousa JE, Costa MA, Sousa AG, et al. Two-year angiographic and intravascular ultrasound follow-up after implantation of sirolimus-eluting stents in human coronary arteries. *Circulation* 2003;107:381–383.
19. Sousa JE, Serruys PW, Costa MA. New frontiers in cardiology: drug-eluting stents: Part I. *Circulation* 2003;107:2274–2279.
20. Lemos PA, Saia F, Ligthart JM, et al. Coronary restenosis after sirolimus-eluting stent implantation: morphological description and mechanistic analysis from a consecutive series of cases. *Circulation* 2003;108:257–260.
21. Sousa JE, Costa MA, Farb A, et al. Vascular healing 4-years after the implantation of sirolimus-eluting stent in humans. An histopathological examination. *Circulation* 2004;110:5–6.
22. Morice MC, Serruys PW, Sousa JE, et al. A randomized comparison of a sirolimus-eluting stent with a standard stent for coronary revascularization. *N Engl J Med* 2002;346:1773–1780.
23. Moses JW, Leon MB, Popma JJ, et al. Sirolimus-eluting stents versus standard stents in patients with stenosis in a native coronary artery. *N Engl J Med* 2003;349:1315–1323.
24. Schampaert E, Cohen EA, Schluter M, et al. The Canadian study of the sirolimus-eluting stent in the treatment of patients with long de novo lesions in small native coronary arteries (C-SIRIUS). *J Am Coll Cardiol* 2004;43:1110–1115.
25. Schofer J, Schluter M, Gershlick AH, et al. Sirolimus-eluting stents for treatment of patients with long atherosclerotic lesions in small coronary arteries: double-blind, randomised controlled trial (E-SIRIUS). *Lancet* 2003;362:1093–1099.
26. Lemos PA, Serruys PW, van Domburg RT, et al. Unrestricted utilization of sirolimus-eluting stents compared with conventional bare stent implantation in the "real world": the Rapamycin-Eluting Stent Evaluated at Rotterdam Cardiology Hospital (RESEARCH) registry. *Circulation* 2004;109:190–195.
27. Sousa JE, Serruys PW, Costa MA. New frontiers in cardiology: drug-eluting stents: Part II. *Circulation* 2003;107:2383–2389.
28. Almeda FQ, Billhardt RA. Inadvertent intracoronary stent extraction 10 months after implantation complicating cutting balloon angioplasty for in-stent restenosis. *Cardiovasc Radiat Med* 2003;4:160–163.
29. Ali MN, Mazur W, Kleiman NS, et al. Inhibition of coronary restenosis by antithrombin III in atherosclerotic swine. *Coron Artery Dis* 1996;7:851–861.
30. Abizaid A, Costa MA, Centemero M, et al. Clinical and economic impact of diabetes mellitus on percutaneous and surgical treatment of multivessel coronary disease patients: insights from the Arterial Revascularization Therapy Study (ARTS) trial. *Circulation* 2001;104:533–538.
31. Abizaid A, Costa MA, Blanchard D, et al. Sirolimus-eluting stents inhibit neointimal hyperplasia in diabetic patients. Insights from the RAVEL Trial. *Eur Heart J* 2004;25:107–112.
32. Moussa I, Leon MB, Baim DS, et al. Impact of sirolimus-eluting stents on outcome in diabetic patients: a SIRIUS (SIRolImUS-coated Bx Velocity balloon-expandable stent in the treatment of patients with de novo coronary artery lesions) substudy. *Circulation* 2004.
33. Sousa JE, Costa MA, Abizaid A, et al. Sirolimus-eluting stent for the treatment of in-stent restenosis: a quantitative coronary angiography and three-dimensional intravascular ultrasound study. *Circulation* 2003;107:24–27.
34. Degertekin M, Regar E, Tanabe K, et al. Sirolimus-eluting stent for treatment of complex in-stent restenosis: the first clinical experience. *J Am Coll Cardiol* 2003;41:184–189.
35. Degertekin M, Lemos PA, Lee CH, et al. Intravascular ultrasound evaluation after sirolimus eluting stent implantation for de novo and in-stent restenosis lesions. *Eur Heart J* 2004;25:32–38.
36. Tanabe K, Hoye A, Lemos PA, et al. Restenosis rates following bifurcation stenting with sirolimus-eluting stents for de novo narrowings. *Am J Cardiol* 2004;94:115–118.
37. Lefevre T, Louvard Y, Morice MC, et al. Stenting of bifurcation lesions: classification, treatments, and results. *Catheter Cardiovasc Interv* 2000;49:274–283.
38. Cervinka P, Foley DP, Sabate M, et al. Coronary bifurcation stenting using dedicated bifurcation stents. *Catheter Cardiovasc Interv* 2000;49:105–111.
39. Colombo A, Stankovic G, Orlic D, et al. Modified T-stenting technique with crushing for bifurcation lesions: immediate results and 30-day outcome. *Catheter Cardiovasc Interv* 2003;60:145–151.

D 紫杉醇

Stephen G.Ellis

紫杉醇，取自太平洋紫杉树（紫杉属，短叶），是一种较强的抗增殖药物，可以组合和稳定无功能的微管。最初用于治疗卵巢肿瘤。资料显示主动脉损伤后紫杉醇持续释放能抑制新生内膜平滑肌细胞增殖[1,2]。TAXUS冠状动脉支架计划用于评价冠状动脉血管狭窄后聚合物形式释放紫杉醇的安全性和有效性。慢释放（30天释放7.5%）和中速释放（30天释放22%）在以TAXUS Ⅴ和TAXUS Ⅵ为终点的6个入选很多病人和复杂病变的研究中进行（图15D–1，表15D–1和15D–2）。2004年TAXUS Ⅳ公布后，慢释放TAXUS支架在美国得到了应用许可。基于目前报告结果头对头比较TAXUS和Cypher支架，TAXUS支架仍然是一些病人的合理选择——即显著迂曲远端狭窄病变，比应用Cypher支架更容易到达。对比长支架，增加计量能得到更好的结果和中到低再狭窄率的"workhorse"病变，这些病人更适合植入2.25~2.5 mm的TAXUS支架。

植入技术

由于覆盖聚合物的原因，与BMS支架相比TAXUS支架轻度的僵硬而不易推送。无论如何，植入技术大体上说与应用其他支架相同。它可以使用于5F或更大的导引导管。问题是导丝的选择应基于不造成损伤地通过病变，同样也要提供良好的支撑。支架的选择应该大于"正常"血管直径的10%。有可能的话应该完全覆盖病变，即"正常"到"正常"。当扩张到达14 atm时，支架比Cypher支架多扩张0.25 mm。尤其是对于钙化、成角或严重的病变在应用支架治疗前，应当小心地用球囊、切割球囊扩张，或使用斑块旋切术。因为支架膨胀不全可能导致支架释放后球囊移动困难，这一偶然情况似乎是由于支架聚合物本身的黏性和支架膨胀不全两方面原因引起，当这一情况发生时，球囊不能从相应的支架中拔出，球囊应该再次扩

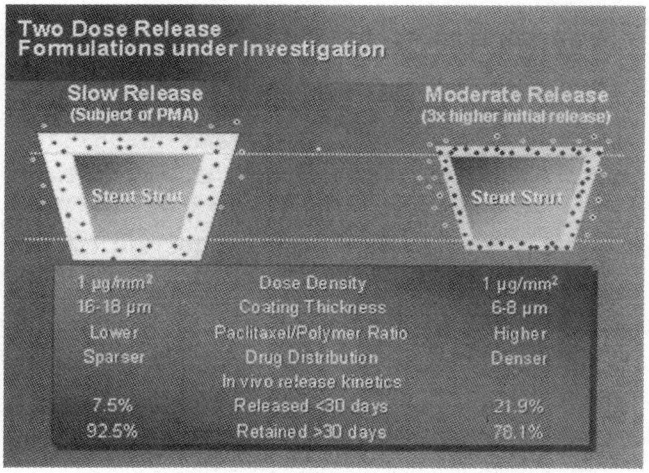

图15D–1　研究中的两种剂量释放公式

张，尝试更大的压力去扩张支架。如果该措施失败，球囊应该先向前移动然后小心地回撤到指引导管内，避免损伤血管口部。基于这种背景，如果可能的话应用长的单一支架，比连用两个支架更为可取，尤其是周围有重要的边支时，因为已经证实应用SES覆盖住重要的边支会比普通支架导致更高的边支闭塞或非Q波心肌梗死发生率。从TAXUS Ⅴ和Ⅵ的初步报告显示，支架与病变长度比值为1.6~2.0有更低的再狭窄发生。

药物支架之间的选择

从远期支架内晚期丢失显示，无论是慢释放还是中度释放的TAXUS支架在治疗新发血管病变时与BMS相比能减少新生内皮形成50%~65%[3]。至少TAXUS Ⅱ研究中的"workhorse"病变，慢释放和中度释放支架有同样好的效果。比较Cypher和TAXUS支架对于晚期管腔丢失和靶血管再血管化时发现对于新生内膜的抑制略差于Cypher支架[5-7]（图15D–2）。证据表明，对于以晚期管腔丢失为代表的轻到中度的再狭窄风险，由于晚期管腔丢失和靶血管再血管化曲线平坦，因此两种支架之间临床结果相差甚微。无论如何，他们其中一支应用于更具有挑战性的病人，因此表现为曲线右侧更为笔直，Cypher支架显示出的益处更大。另外，因为紫杉醇支架应用了同样数量的药物于2.25 mm、2.5 mm、3.0 mm或3.5 mm支架，小支架药物浓度更大，因此有可能增加他们的有效性。该现象可以见于TAXUS Ⅳ研究，并且也能见于相关的TAXUS研究和Cypher的REALITY研究，他们都是以植入小支架为特点（参考血管直径2.4 mm）。

从包含有3 445名患者的TAXUS Ⅱ、Ⅳ、Ⅴ和Ⅵ资料进行Meta–分析该产品的安全性和有效性。9个月MACE事件如图15D–3。TAXUS和BMS支架间全因死亡、心源性死亡或急性心肌梗死两者间没有统计学差异。靶血管再血管化从16.3%下降到8.6%（$p<0.001$）。MACE下降从19.7%到11.8%（$p<0.001$）。全部出色的有效性和安全性没有任何衰减地延伸到至少2年。（图15D–4）。

图15D–5至图15D–8提供了特殊亚组的汇萃分析资料，包括靶病变血管重建（TLR）的效果，通过分析病变长度、参考血管直径、糖尿病和支架过度覆盖。长度在10~48mm的病变，TLR相对的下降一般持续在50%~65%。TAXUS的益处相对独立于血管面积。TAXUS的益处可能与非胰岛素依赖或非糖尿病患者相反，某种程度上扩大胰岛素依赖。总之，TAXUS的益处与单支血管支架治疗相比降低了多支血管病变临床上再狭窄的发生。其他关注的亚组如心肌梗死、静脉桥介入治疗和支架内再狭窄，目前没有充分的研究。

对于TLR重叠支架的植入还有待于商榷。无论如何，很多TAXUS研究均提示这样能导致MI发生率轻度增加。因此，由Brigham and Women's Core Angiographic Laboratory进行了仔细的冠状动脉造影分析，他们提出这个取决于相邻的边支血流减少，与BMS支架相比TAXUS支架更为常见。这样导致非Q波心肌梗

表 15D–1 试验设计

	TAXUS Ⅱ（n=529）	TAXUS Ⅳ（n=1,314）	TAXUS Ⅴ（n=1,156）	TAXUS Ⅵ（n=446）
成分	SR，MR	SR	SR	MR
支架平台	NIRx	Express	Express	Express
地理位置	欧洲	美国	美国	欧洲
初始终点	210 天	284 天	284 天	300 天
远期 F/V	2 年	2 年	284 天	365 天
血管造影核心研究室	Cardiolysis	Popma	Popma	Popma
血管造影 F/V（%）	97.0	42.5	85.6	93.5

*TAXUS Ⅰ和Ⅲ试验分别对应小范围新生/支架内再狭窄病变病例

表 15D-2 TAXUS 试验的基本特性

	TAXUSⅡ (*n*=529)	TAXUSⅣ (*n*=1,314)	TAXUSⅤ (*n*=1,156)	TAXUSⅥ (*n*=446)
糖尿病(%)	14.3	24.2	30.9	19.9
PVD(mm)	2.75±0.46	2.75±0.48	2.69±0.57	2.75±0.48
C 型病变(%)	NE	21.1	37.2	55.6
病变长度(mm)	10.5±4.2	13.3±6.3	17.2±9.2	20.6±7.6
研究支管长度	15.4±3.6	21.6±7.9	28.4±13.1	33.1±10.1
支架病变比	1.71±0.74	1.84±0.93	1.83±0.78	1.72±0.59
重叠支架	0.0	0.0	28.5	27.8

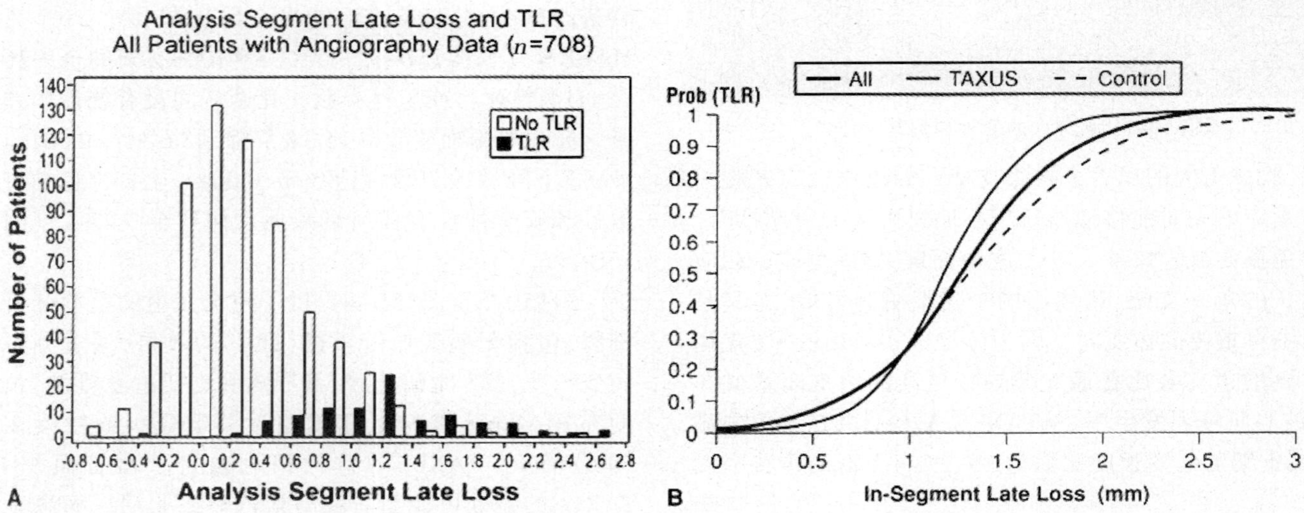

图15D-2 (A)伴及不伴TLR病人的计数资料，区分晚期丢失达到0.2 mm以上；(B)阶段内晚期丢失和TLR之间的关系

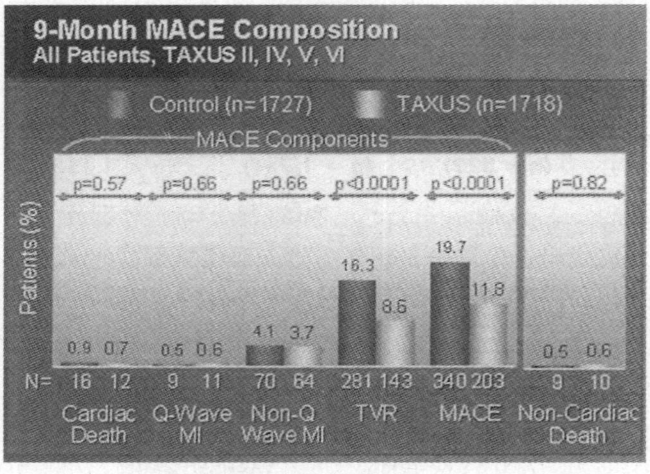

图15D-3 9个月MACE组成

死发生率TAXUS组要高于BMS组2~3倍 (8% vs 3%)。因此，层叠TAXUS支架应该避免或限制使用。

抗血小板治疗和长期的随访结果

当TAXUS研究开始时，最佳的双重抗血小板(阿司匹林和氯吡格雷)治疗还没有被认识，6个月的选择是武断的。目前显示TAXUS支架内血栓形成多发生于9个月到2年的时间，尽管该现象非常少(慢释放支架仅为0.3%)。这种风险也见于Cypher支架[8]。由于支架内血栓形成这种灾难，很多学者提议在低出血并发症的患者应用两种抗血小板治疗。当停用抗血小板药物时应非常谨慎，尤其是合并外科手术时。另外，由于同时对阿司匹林和氯吡格雷两种抗血小板药物耐药患者的增加，很多学者提出在术后1个月应用更大剂量的氯吡格雷，因为支架内血栓形成的风险最高。一天2次75 mg的剂量目前还没有更多的依据支持。

小结

应用西罗莫司和紫杉醇支架后能够明显降低支架内再狭窄的发生。目前资料建议，两种支架对于"workhorse"病变均有益，但是也有特殊的亚组患者对一种支架反应更好。另外，对于广大人群应用的益处应该更细心地进行临床试验及优化试验结果，从而让药物洗脱支架更好地应用于普遍人群。

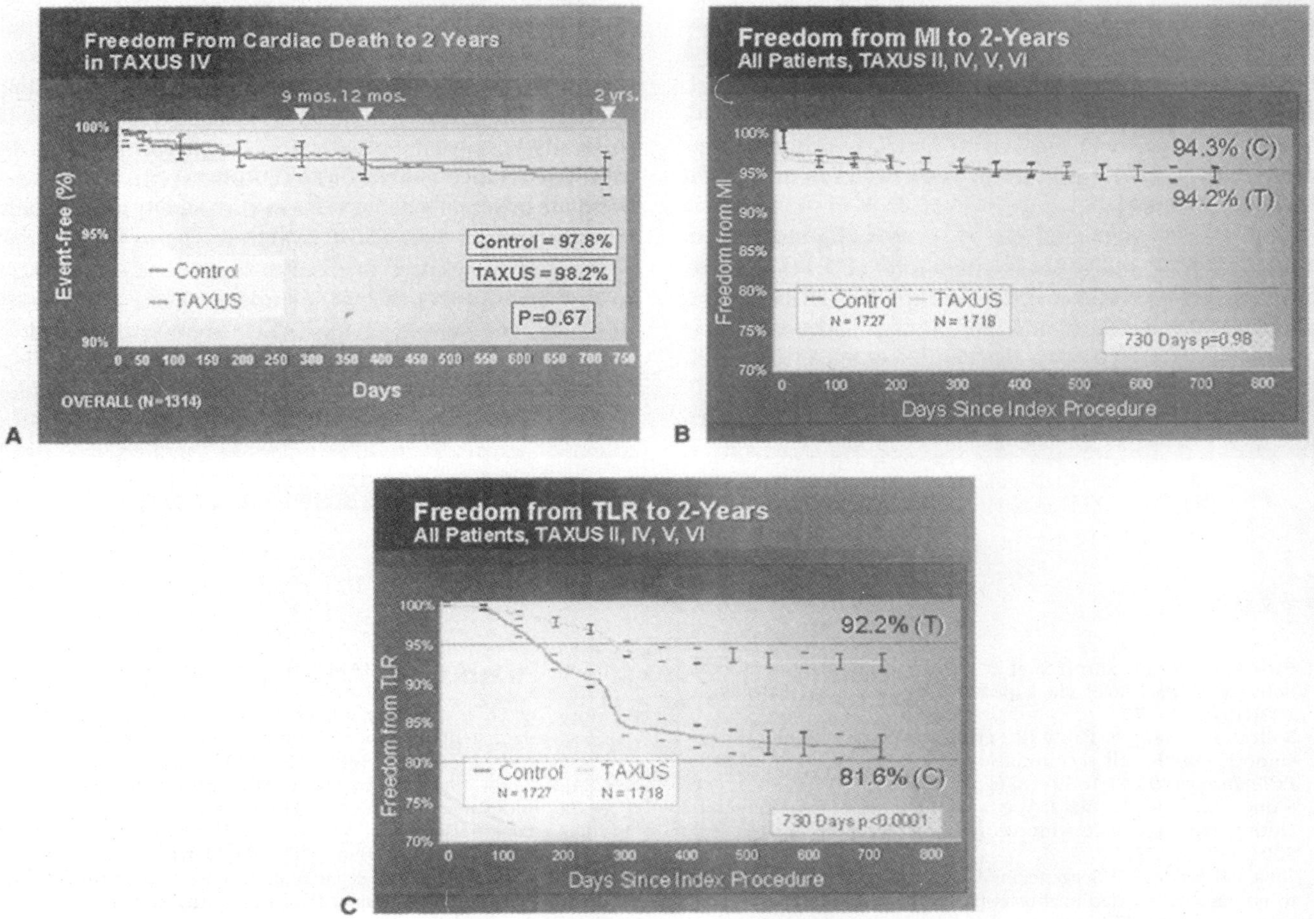

图15D–4　(A)在TAXUS Ⅳ两年存活率；(B)所有病人TAXUS Ⅱ、Ⅳ、Ⅴ、Ⅵ两年未发生心肌梗死比率；(C)所有病人TAXUS Ⅱ、Ⅳ、Ⅴ、Ⅵ两年未发生TLR比率

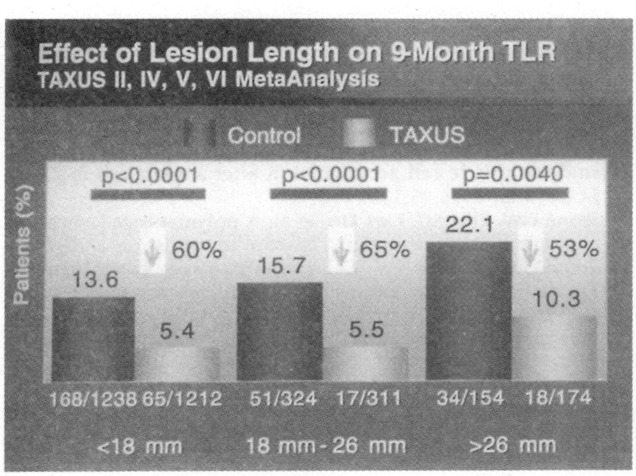

图15D–5　病变长度对9个月TLR的影响

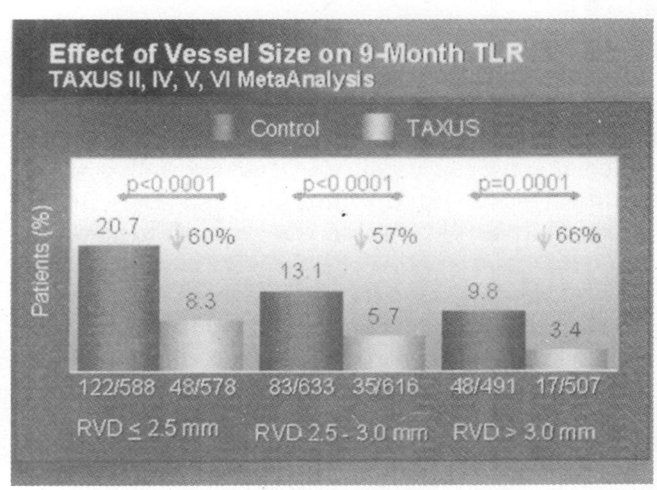

图15D–6　糖尿病对9个月TLR的影响

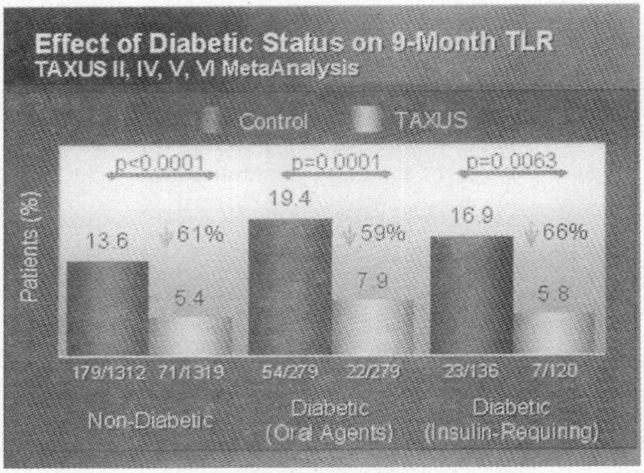

图15D-7　血管直径对9个月TLR的影响

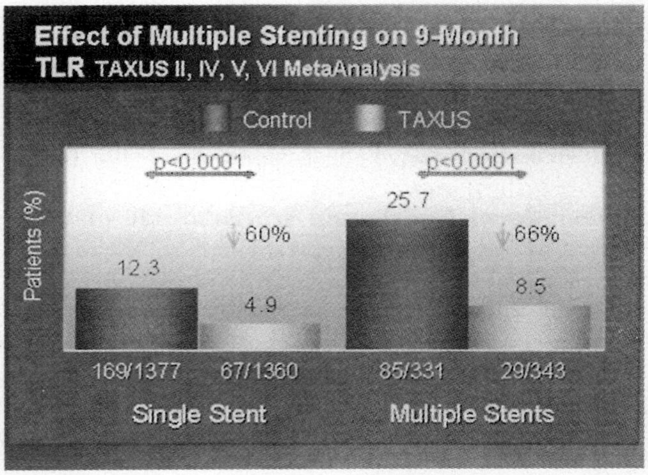

图15D-8　多枚支架对9个月TLR的影响

（高明东　丛洪良　译）

参考文献

1. Farb A, Heller PF, Shroff S, et al. Pathological analysis of local delivery of paclitaxel via a polymer-coated stent. *Circulation* 2001;104:473–479.
2. Sollott SJ, Cheng L, Pauly RR, et al. Taxol inhibits neointimal smooth muscle cell accumulation after angioplasty in the rat. *J Clin Invest* 1995;95:1869–1876.
3. Stone GW, Ellis SG, Cox DA, et al. A polymer-based, paclitaxel-eluting stent in patients with coronary artery disease. *N Engl J Med* 2004;350:221–231.
4. Tanabe K, Serruys PW, Degertekin M, et al. Chronic arterial responses to polymer-controlled paclitaxel-eluting stents–comparison with bare metal stents by serial intravascular ultrasound analyses: data from the randomized TAXUS-II trial. *Circulation* 2004;109: 196–200.
5. Moses JW, Leon MD, Popma JJ, et al. Sirolimus-eluting stents versus standard stents in patients with stenosis in a native coronary artery. *N Engl J Med* 2003;349:1315–1323.
6. REALITY Trial, presented by Morice MC, at the American College of Cardiology meeting, Orlando, Florida, March 2005.
7. SIRTAX Trial, presented by Windeckers S, at the American College of Cardiology meeting, Orlando, Florida, March 2005.
8. Ong ATL, McFadden EP, Regar E, et al. Late angiographic stent thrombosis (LAST) events with drug-eluting stents. *J Am Coll Cardiol* (in press).

第16章 斑块覆盖

Bernhard Meier

近期我们开始把冠状动脉斑块 (或者所有血管斑块)看做是一种具有独立个性的东西。不是每一个斑块都会引起临床症状;当临床出现症状时,它可以发生心肌梗死甚至死亡,或者仅仅降低生活质量。易损斑块往往是前一种情况,它被巨噬细胞激活,表面平滑肌细胞少(薄而且脆弱的帽),产生大量的炎症细胞,后者产生一些酶,如金属蛋白酶,其进一步腐蚀纤维帽。带有薄纤维帽的非阻塞性斑块可能是一种损害,但并不是真正威胁。其特点是表面坚硬、平滑肌细胞多,炎症或者巨噬细胞少。它甚至可能有保护性作用,因为它经常代表动脉壁破损来修复瘢痕。与正常内皮相比,这种瘢痕没有破裂倾向,与骨折后修复的骨痂相似。

关于斑块易损性所用的描述词甚多。这些词包括薄帽纤维粥瘤、斑块腐蚀、斑块破裂、斑块覆盖、斑块钝化、斑块稳定性等。新词就如本章题目所用。Thomas Sydenham说“人的年龄与其动脉年龄一致”[1]再一次得到证实。心脑动脉中的微小事件就决定了人的生死。它们将不断发生,这就是我们的目标或者说是我们研究的目的,尽量减少发生的数目,或者尽量将它们延迟到晚年发生。本章所讲的研究、知识、技术都将帮我们更加有力地征服易损斑块。

用药物将斑块钝化

系统给药

调脂治疗

他汀药物可以使斑快消退,但还不确定[2]。因为他汀类药物存在多种作用方式,不论是一级预防还是二级预防,对于临床都是十分重要的。可能的多效作用包括斑块重组,脂核相对缩小。加厚纤维帽而使炎症消退、凋亡或者激活的巨噬细胞、泡沫细胞消退,增加内皮细胞功能、对抗血小板活性。上述作用有的快,有的则需要时间。所以评价他汀效率的试验根据最先出现的临床益处而不同。多效作用如巨噬细胞数量、基质金属蛋白酶-1的表达、伴随相应的胶原含量增加已经在动物实验得到证实[3]。还有一些从临床研究中获得,如使用血管内超声和其他一些变量如超声波产生强回声指数和斑块容积的变化[4]。此外还有一些其他临床试验,是由于出现一些不能解释的结果或者临床益处的扩展启发的,这些作用的机制远在降脂之外[5]。

使用其他降脂药物(尼古丁酸、依折麦布)也已经得到类似结果。然而,可以推测,他们也可以通过降脂或其他途径使斑块钝化。此外,升高高密度脂蛋白(HDL)本身也可以降低斑块破裂的风险。这可以通过给予烟酸、抗氧化剂维生素联合他汀治疗获得[6],甚至单靠增加体育锻炼也可以。

抗栓治疗

表面斑块溃疡和深部斑块破裂均使细胞外介质暴露于血流,通过血小板黏附分子和组织因子激活血小板。血小板粘连导致血小板聚集,这种级联作用导致瀑布样凝血效应,后者形成粥样血栓。这并不是说这种级联效应部分可以通过抗血小板或抗凝血治疗预防,而是一旦发生,可以通过抗栓治疗终止。这是不是血管壁钝化作用的一种[7]或者这种作用局限于血栓尚待阐明。

降低血小板聚集力主要有四种途径,超过100年的时间里主要是靠乙酰水杨酸(阿司匹林),它通过阻断环氧化酶而抑制花生四烯酸合成血栓烷胺。最近,如噻氯匹啶和它的后继物氯吡格雷已经用于口服阻断腺苷二磷酸P2Y12受体。令人感到非常遗憾的是最有效的抗血小板抑制剂只能静脉使用而不能口服。它们有阿昔单抗、依替巴肽和替罗非斑。这些药物直接阻断糖蛋白受体Ⅱb/Ⅲa。强力阻断单个血小板大概100 000个受体，阻断它与纤维蛋白原分子末端连接(后者的另一个末端可以连接到其他血小板受体糖蛋白形成稳固的两个血小板连接)。最后，凝血酶是一个有力的血小板激动剂，在凝血瀑布链形成纤维凝块中属于关键成分。

事实上，所有的危险分组中，乙酰水杨酸阻断最初的和后继的粥样血栓事件记录是最好的[8]。即使是在急性心肌梗死发作时，斑块破裂已经发生，血栓已经形成，其提供的有益作用不亚于链激酶[9]。一个多因素分析显示，它使病死率从11.5%减低到9.2%，对再发梗死、血管性死亡、脑栓塞均有良好效果[8]。75 mg与150 mg相比出血发生率要低得多。联合抗血小板治疗可以使用氯吡格雷。如果给予冲击量，可以数小时内起效，没有冲击量则需要数天起效[10]。近期在卒中病人所得数据显示氯吡格雷起效后阿司匹林则不再是必需的了[11]。急性冠状动脉综合征随机试验显示，氯吡格雷高于阿司匹林的有益作用已经得到确认。在PTCA病人(斑块破裂的最终模式)中更显著的作用证明它在危险情况下具有关键性作用[12,13]。如果连续使用1年氯吡格雷，这种作用更强，这说明在介入初期降低急性事件发生外，它还有二级预防作用[14]。基于以上发现，有人建议终生使用氯吡格雷，也有人认为其益处有限尚不值得终身使用[15]。

因为它的宝贵作用，在急诊介入治疗或者肌钙蛋白阳性的情况下提倡静脉内直接使用糖蛋白Ⅱb/Ⅲa抑制剂[16]，它的作用适合于此种情况或者高危病人如糖尿病病人。值得一提的是，阿西单抗抑制Mac-1和玻璃粘连蛋白受体 (血管平滑肌细胞凋亡的工具，由巨噬细胞集落刺激因子激活的巨噬细胞诱导)[17]的强力作用还没有在临床试验中得到验证。

导致红色血栓形成的凝血途径可以在几个水平得到抑制或者调整(图16-1)。凝血内外途径的激活均需要因子Ⅹ转变为Ⅹa。外凝血途径还需要因子Ⅴ、Ⅶ和Ⅸ参与。这些因子均属于维生素K依赖的，可以被华法林和相似的口服药物(均需要检测国际标准化比率-INR) 所阻断。静脉药物磺达肝癸钠(FondaparinuxSodium)可以抑制因子Ⅹa，同时低分子肝素可以部分抑制因子Ⅹa，后者也可以皮下注射使用，均需要抗纤维蛋白酶Ⅲ存在(AT-Ⅲ)，普通肝素也一样。

两种肝素的作用均在于它们的凝血酶抑制作用。因为SYNERGY (Superior Yield of the New Strategy of Enoxaparin , Revascularization , and Glycoprotein Ⅱb/Ⅲa Inhibitors)试验[18]，低分子肝素是否优于普通肝素的争论已经搁置一边了。是否新的试验将提供出低分子肝素抑制因子Ⅹa的作用强及其致血小板减少风险小的更优越的理论证据，人们尚在期盼中。

静脉使用比伐卢定或者口服美拉加群类(melagatran)，如口服ximelagatran前体能实现没有因子AT-Ⅲ的凝血酶抑制作用。抑制凝血酶是最后的或者是最合乎逻辑的凝血干扰部位(相对于血小板聚集过程中糖蛋白Ⅱb/Ⅲa的抑制)。凝血酶(也叫因子Ⅱ)激活纤维蛋白原成为纤维蛋白。静脉内纤溶物能降解纤维蛋白成为片段产物，属于斑块钝化的最后手段，但恐为时已晚。

钙离子拮抗剂

钙离子拮抗剂降低脂质氧化和泡沫细胞形成以及增加跨膜钙离子转运的作用显示出其显著的抗粥样硬化形成和斑块平滑作用。对于氨氯地平，这个二代降压药，在心血管高危患者中已经显示出其临床益处[19]。

血管紧张素转化酶抑制剂

血管紧张素能促进氧自由基生成。抑制它可能提高斑快的稳定性。已经证明血管紧张素转化酶抑制剂能够缓解内皮功能不全，并且降低巨噬细胞和平滑肌细胞脂质氧化酶的活性。通常情况下动物动脉粥样硬化模型的形成都需要这些成分。临床试验中高危和急性冠状动脉综合征的病人使用这种药物可以受益，更多受益是在降血压之外的[20]。

其他成分

曾经希望服用口服抗氧化药物，特别是使用一些维生素来预防粥样硬化事件的多个临床试验均以失败告终。然而，纯内陆饮食习惯[21]以及维生素B_6、B_9、B_{12}鸡尾酒式联合用药能否降低这些成分中的同型半胱氨酸，依然处在争论中。服用免疫抑制剂皮质类固醇和雷帕霉素[23]代表一种更有力的斑块钝化方法；这些药物显示出希望，但结果尚不明了。

局部给药

尽管人们认为局部给药后局部药物浓度高，并且避免了周身并发症，但是经导管局部给药提前或者补救性干预斑块治疗已经过时。妨碍上述治疗成功的主要原因是设备条件不足，如使用sweating球囊、enclosingtandem球囊、microneedle注射剂——上述设备导致冠状动脉血流受阻时间延长[7,24]。如欲给药时保留血

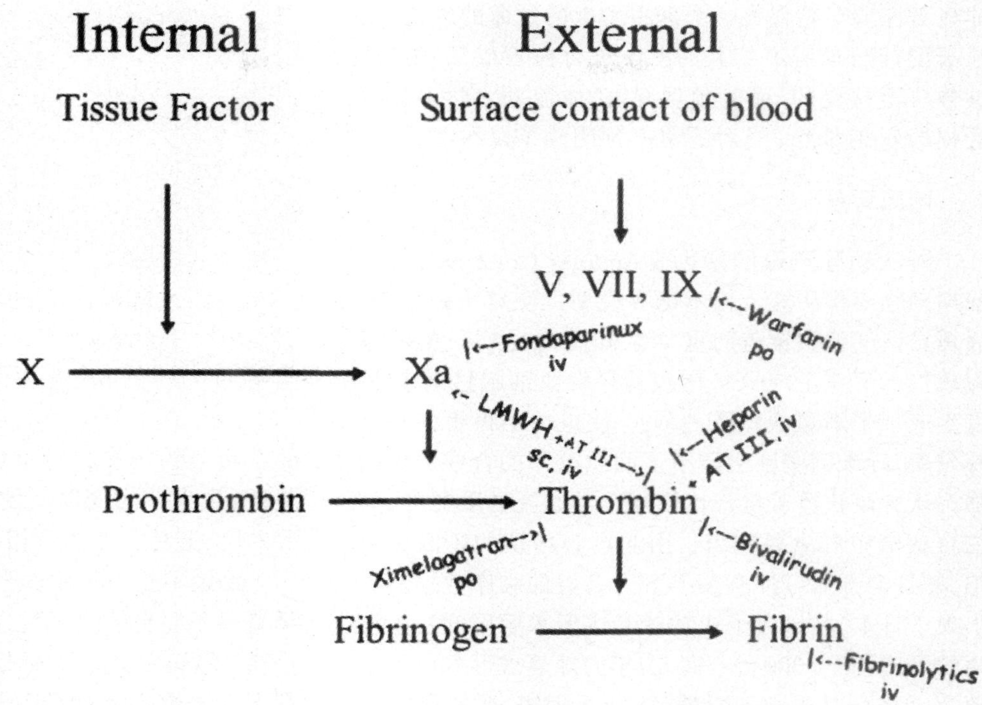

图16-1　凝血途径图示

罗马数字代表凝血因子。iv：静脉内给药；po：口服给药；sc：皮下给药。

流通畅则需要设备更加复杂、昂贵并且难于掌控。仅有一个试验证实局部给药依诺肝素可以降低再狭窄率[25]，所以上述理念没有进一步延续，但这并不是因为冠状动脉导管可以直接进入冠状动脉血管所起的竞争性作用。

此外药物洗脱支架成形术没有被心血管介入治疗者所垄断。这种局部给药模式容易掌握，不需额外费力，不增加病人其他痛苦和风险。最早时给予肝素支架，但并没有显著效益[26]。然后是地塞米松药物支架也没有成功[27]。但是当使用雷帕霉素和紫杉醇药物支架的试验公布后，上述障碍即刻消失了。尽管斑块稳定性的程度与支架再狭窄减低(血管激惹但有益的事件)直接相关，但可以植入药物支架进行斑块稳定，不过支架对病变的机械作用也掩盖了斑块的钝化作用(如果部分存在的话)。有趣的是，洗脱药物是否能稳定药物支架下游血流[28]还需要更多的试验、更长的时间来确定。

球囊血管成形术覆盖斑块

基本原理

依靠球囊血管成形术覆盖冠状动脉斑块基于两点认识[29]。首先，数百万球囊成形术经验显示，除了术后和停用肝素后几小时内急性血管阻塞外，发生迟发性闭塞引起梗死的风险是很小的。即使对于再狭窄患者(约占球囊成形术病人的1/3)，内膜增殖引起的再狭窄也是平滑和富有弹性的，事实上可以排除内皮破裂和继发性血栓形成。

其次，不论采用何种有益手段防止斑块破裂都比仅仅使血瘤恢复正常要重要得多。换言之，狭窄引起的血流动力学障碍的意义是次重要的。斑块溃疡、裂纹或者破裂常常是在突出部位。这些事件预示着梗死或者死亡，而狭窄程度仅仅代表心绞痛的程度或者有无，是麻烦而不是威胁。

到目前为止，对适应证或者冠状动脉成形术临床评价关注点在于狭窄造成的血流动力学意义，而不是它的预后(梗死或者死亡)。相关试验未能显示出球囊成形治疗对预后有益的事实，并不能说明其对临床预后没有作用。可能是应该扩大指征范围，搜寻治疗过程所有有益的结果。我们应该重新瞄准我们的目标：采用机械办法覆盖潜在危险的斑块，即使其尚未引起显著的血流动力学障碍，不惜余力地消除显著性狭窄，同时消除心绞痛麻烦、体力活动的限制以及长期用药的必要和相关副反应的威胁。

稳定和不稳定斑块的区别在于纤维帽的厚度[31,32]。厚纤维帽表面有数层平滑肌细胞，斑块与管腔分离和巨噬细胞的炎症细胞少，可能引起自发性事件。另一方面，此类斑块的结构符合冠状动脉斑块的典型构造，不论再狭窄发生与否，均适于接受球囊成形术。因此，球囊成形术成就了斑块的稳定方法，也就是说，球囊成形术用来覆盖潜在的或者不稳定的斑块。图16-2显示了一个显著的引起心绞痛的狭窄病变，但是即使不治疗，引起显著临床事件的概率也很小；而另一个非显著性狭窄则代表一个即将发生的致命的威胁。对显著的却与预后不相关的狭窄进行血管成形术是能够被广泛接受的，而对预后有害、血流动力学不显著受损的病变则否。这种态度必须明确予以纠正。

临床背景

冠状动脉造影的始创者Andreas Grüntzig的临床前期动物模型研究，揭示球囊模型先使斑块破裂，随后诱导该部位被覆盖的重要意义(图16-3)[33]。推测球囊成形术事实上应该将增殖的平滑肌细胞移出来(后者生成了平滑斑块的蛋白质)，使斑块不再粗糙且不易破裂，纤维帽坚硬也调节了间质胶原的合成。他们强调认为斑块覆盖也许比恢复正常血流更重要。因为在再狭窄中的重要作用，引起内膜增殖的刺激更可怕，并且与预后好坏有关[29,34,35]。有益的临床数据最早出现于日本，其探讨了成功球囊成形术后局部发生梗死的可能性[36]。300余个病人7年内球囊成形术后再发梗死，但6个月再次造影随访，结果理想，受扩张病变近99.3%均是正常的。这验证了临床普遍认识即球囊治疗部位可能因为再狭窄引起心绞痛，但并不是引起梗死的经典部位。美国注册研究的300余例球囊成形病人结果也支持这一点：尽管发生再狭窄，6年病死率无差异 [37]。再狭窄因为需要再次血运重建而令人烦恼，却并不是影响预后的重要难题。过去认为球囊术后有30%再狭窄风险，但却丧失了球囊扩张使斑块覆盖的重要机会，此研究结果改变上述观点。此外，即使没用支架也不会放弃无关病变的治疗。同样，当处理不甚严重的病变时完全闭塞的风险非常小(仅仅2%)。多数完全闭塞可以通过植入支架而消除。如果既有非关键病变需要覆盖，又有关键病变需要治疗，再涉及费用有限，那么问题将变得复杂有趣。

部分已发表报告反对对斑块进行覆盖[38,39]。不过这些试验并不是为了明确非关键狭窄扩张治疗获何利益而设计的。这些病变的介入纯属附带治疗，而关键病变的治疗是因为它们与症状(临床意义所在)直接相关。涉及此问题的唯一一个临床试验说明：对不影响血流动力学的非关键性病变进行球囊扩张治疗在头两年内并不能使患者受益[40]。事实上对这些病变进行球囊、支架治疗与否均未显示出益处。考虑到病变处正常仅有的分级血流储备(FFR)对血流动力学的意义还远不够的话，那么介入治疗也没有什么意义。所以对于那些可以放弃介入治疗的病变可能并不造成风险，在长期随访中发现其可能还是有益的。此外，用于评价血流动力学意义的时间和财力要比治疗狭窄的花费节约得多，对于病人没有增加更多的急性风险，而且为此病变以后的介入治疗节约了经费，更重要的是，避免了与预后相关的重要临床事件。

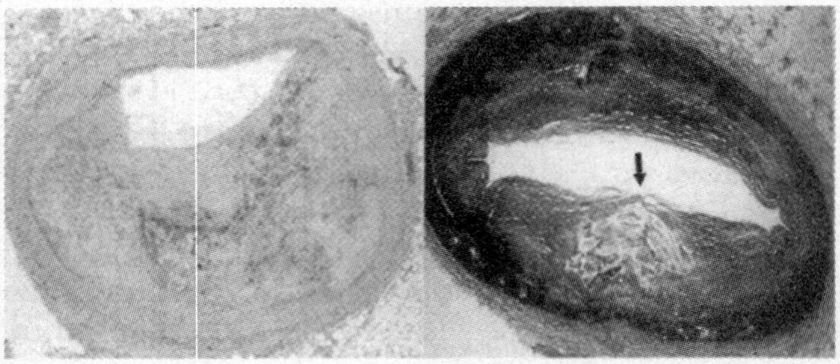

图16-2 左侧图：显著冠状动脉狭窄合并厚纤维帽。斑块破裂、梗死、死亡风险小或很小，但是可引起显著心绞痛。右侧图：没有显著狭窄，但是纤维帽薄，极易破裂并对预后有威胁

已经不止一次地表明约有66%的梗死是发生于狭窄直径不足55%的病变，86%的梗死是由狭窄直径不足70%的病变引起（依然不可能影响血流动力学）[41]。利用这些数据为自己对非严重狭窄病变做介入治疗提供依据，甚至还经常被错误引用。他们没有指出一个非关键病变的梗死高风险所在。纯粹的非关键病变相对于那些关键病变而言，梗死的经典诱因往往是大量非关键病变中的一个，而不是稀少的关键病变所致。事实上，一个病变风险的增加是由于狭窄的加重，

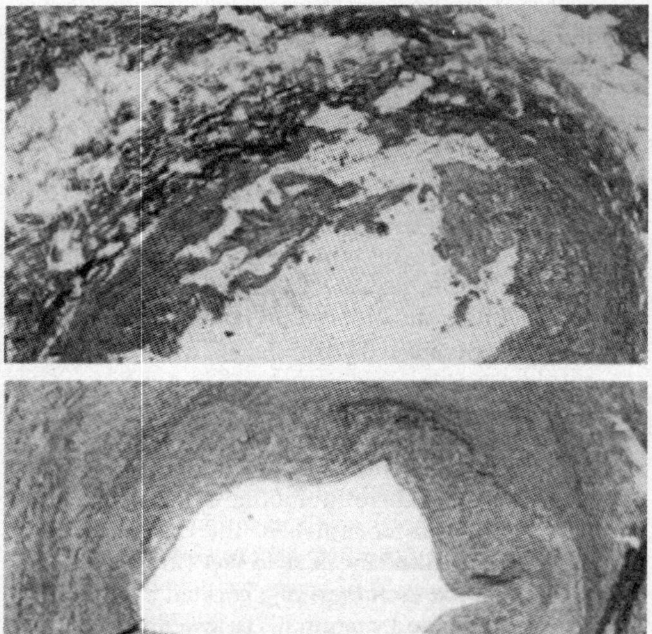

图16-3 上图：Andreas Grüntzig提供的适于接受球囊扩张成形治疗的猪冠状动脉，显示大片内皮、内膜撕裂。下图：球囊扩张成形1个月后猪冠状动脉，显示平滑肌新生内皮修复[33]

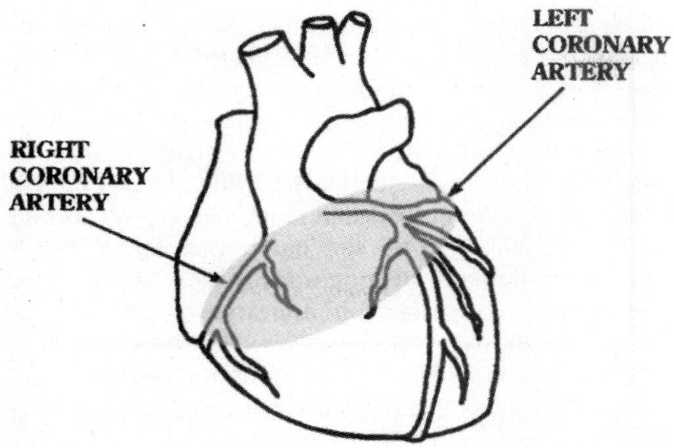

图16-4 临床没有显著血流动力学障碍却应该进行血管成形(斑块覆盖)的地方(阴影部分)

而全闭塞或者次全闭塞病变除外。这些病变经常是代偿或者伴随着已经梗死的心肌。所以应该尽量地避免继发的再次梗死。预测造影中见到的非显著病变是否引起将来的心脏事件是未治的,应该从策略上证明并定位这些处于重要区域的病变,并进行提供介入治疗合理依据,比如大的远段冠状动脉(图16-4),目的是防止灾难性后果,如图16-5所示。大量的类似的经验还体现在注册研究189例患者共203处中等程度病变的处理上。36处病变异常FFR,进行PCI治疗,初级的介入治疗;45例患者165处正常FFR病变进行介入治疗;120处未治疗。PCI治疗组病死率和梗死率为0,但在保守治疗组分别为4%和2%。保守治疗组中病死的4%和梗死的2%患者是否能避免死亡和梗死的命运,他们的病变是否适合介入治疗已经没有意义了。这不是一个随机试验,样本也小。

支架的角色

从使用初期,人们就没有把支架看做是以冠状动脉成形术的形式为斑块加封的工具。尽管初期设想修复意外的闭塞,总体而言,支架并没有对冠脉成形术的后果产生预期的作用[43]。毋庸置疑的事,支架治疗挽救了PCI手术期间和手术即刻的灾难性后果。另一方面,这种早期的预期的益处在随访早期就因为发生亚急性支架内血栓而丧失了,支架内亚急性血栓相当于单纯球囊扩张术后发生的高梗死率和病死率。依旧是显著减少再次血管介入的需求,其实就是病人术后生活方式的问题。根据多元分析,对于20%甚至更低的支架治疗而言,即使可减少的余地很低也是很有意义的。亚急性血栓的风险对于单纯球囊扩张尚不能确定,却是支架治疗所固有的,是支架血管成形术封闭斑块的一个阴影。即使如此,介入医师协会完全同意介入治疗作为必不可少的PCI治疗的模式。当涉及非关键性病变治疗时,主张完美治疗的一方觉得很重要。少数介入治疗专家准备对这种情况不植入支架,因为理由不充分。因此,进一步讨论球囊治疗能否封盖斑块仅仅是一个假设,因为球囊已经被支架所替代。如果支架使用正确(占20%或者低些),出现问题会很少。如果100%地使用支架,其实就意味着非显著性病变至少放弃2年斑块封闭所带来的预后方面的益处。非显著性病变在随后2年以上的时间内有2%的概率发生完全性闭塞[44].这与支架术后第一周发生亚急性支架内血栓的概率是一致的。

药物洗脱支架的地位

与裸金属支架相比,药物洗脱支架进一步降低再次血管介入需求,提高病人的舒适度。不过药物支架依旧没有改变治疗的预后,支架内亚急性血栓的发生率与裸支架相似。这一点在前文已经提及,同样适合药物支架。恰好药物支架的出现也鼓励了介入专家把非显著性病变也列入他们的治疗范围。在一个小的系列研究中采用药物支架治疗血管狭窄直径低于50%的病变,结果很完美[45]。

识别易损病变

有一整套技术用于评价斑块的易损程度[32,46-49]。表16-1列举了部分这种技术,并不是所有的技术均可常规应用。首先,尽管它们特异性和敏感习性一般,但

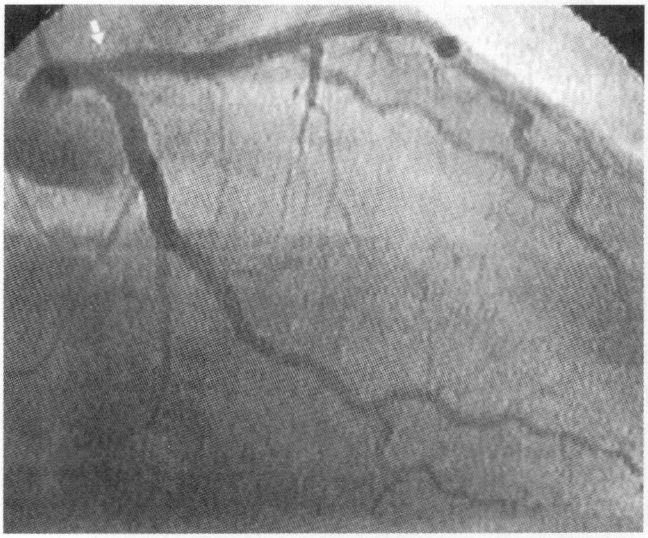

图16-5 前降支动脉远端非显著性病变(箭头所指)

冠状动脉造影诊断为非显著性病变而未给予治疗,2周后患者死于大面积心肌梗死

表 16-1 评价板块的易损程度[32,46-49]

血管内超声
三维重建
超声弹性影像(palpography)
血管内超声(血流)
实体组织学
血管镜
光学一致性显像
拉曼(近红外)光谱
热成像
正电子发射成像
计算机断层成像(CT)
造影
超速
磁共振成像(MRI)
相差
核素
血管内

费用很高。第二,它们可以提供“快像”式评估。因为评估时斑块稳定并不能代表它将来持续稳定。第三,部分检查属于有创操作,含有潜在风险。第四,有创操作可能使稳定的斑块丧失稳定。第五,机械性斑块覆盖可能并不像客观评估那样做很多逻辑学投资。第六,如果采用部分技术进行评估,原怀疑不稳定的部分继续存在,而机械性斑块覆盖则可能置之不理。因此,试图靠这种技术寻求介入治疗依据的例子相对于依靠测量FFR确定介入治疗意义要少得多。

结论

过去数年人们评价斑块易损性的研究兴趣方兴未艾,但是,非显著性斑块的介入治疗可能要远远超过研究。从错综复杂的评价方法中人们获得了新知识,进一步为临床治疗提供了依据。不过很难找到常规的工具进行心导管试验。对病变引起的血流动力学障碍进行评估,在繁忙的试验室只占很小一部分。将来血液动力学评估要退归试验室仅作为学术研究,而遇见一个轻度病变(多数可能没有显著血流动力学障碍)就直接植入支架则是很正常的事。早期使用的球囊扩张成形覆盖斑块将来则可能成为造影显示出的可疑病变的标准治疗手段,也包括引起血流动力学障碍的相关病变。这种治疗也可能成为所有被送进导管室、怀疑存在冠状动脉病变患者的唯一治疗目的。那些造影影像可疑的病变事实上正解释了近期介入治疗平台期以后血管成形术治疗例数的新增加。

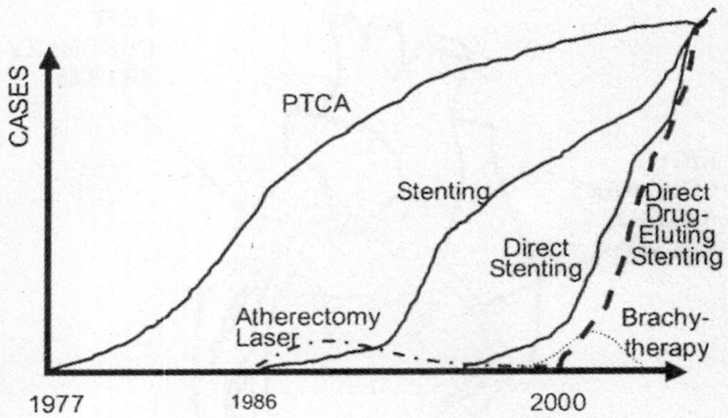

图16-6 1997年开展冠状动脉成形术。直接药物洗脱支架将在不久的将来占据主导地位,并导致冠状动脉成形术数量大幅度增加,与近年的停滞形成鲜明的反差。这种趋势更主要是针对简单病变,而不是复杂病变

许多作者相信,药物洗脱支架提升了冠脉血管成形术向冠状动脉旁路移植术适应证领地扩大的潜能,但并不是向着早期冠状动脉病变和非显著性病变方面扩大(图16-6)。毕竟,药物支架还未能显著提升介入过程的安全性,安全是所有改革创新、侵入心外领地的先决条件。

非显著性斑块在广大患者中依然存在着,但不可能用机械的办法把它们都找出来。所以要求介入治疗限定在三个大小相近的主支血管(图16-4)并明确50%以内的狭窄何时进行机械性覆盖是不太可能的,这就意味着这种治疗只适用于少数典型病变[50]。争论这些就像人们对待扒手一样:一方面要放他走,另一方面怎能保证他不再偷呢?其实还有许多不确定的东西要讨论。

(高明东　丛洪良　译)

参考文献

1. Garrison FH. On Thomas Sydenham (1624–1689). *Bull New York Acad Med* 1928;4:993.
2. Vaughan CJ, Gotto AM, Jr., Basson CT. The evolving role of statins in the management of atherosclerosis. *J Am Coll Cardiol* 2000;35:1–10.
3. Aikawa M, Rabkin E, Okada Y, et al. Lipid lowering by diet reduces matrix metalloproteinase activity and increases collagen content of rabbit atheroma: a potential mechanism of lesion stabilization. *Circulation* 1998;97:2433–2444.
4. Schartl M, Bocksch W, Koschyk DH, et al. Use of intravascular ultrasound to compare effects of different strategies of lipid-lowering therapy on plaque volume and composition in patients with coronary artery disease. *Circulation* 2001;104:387–392.
5. Schwartz GG, Olsson AG, Ezekowitz MD, et al. Effects of atorvastatin on early recurrent ischemic events in acute coronary syndromes: the MIRACL study: a randomized controlled trial. *JAMA* 2001;285:1711–1718.
6. Brown BG, Zhao XQ, Chait A, et al. 2001. Simvastatin and niacin, antioxidant vitamins, or the combination for the prevention of coronary disease. *N Engl J Med* 2001;345:1583–1592.

7. Spratt J, Camenzind E. Plaque stabilization by systemic and local drug administration. *Heart* 2004;90:1392–1394.
8. Antithrombotic Trialist's Collaboration. Collaborative meta-analysis of randomised trials of antiplatelet therapy for prevention of death, myocardial infarction, and stroke in high risk patients. *Br Med J* 2002;324:71–86.
9. ISIS-2 (Second International Study of Infarct Survival) Collaborative Group. Randomised trial of intravenous streptokinase, oral aspirin, both, or neither among 17,187 cases of suspected acute myocardial infarction: ISIS-2. *Lancet* 1988;2:349–360.
10. Cadroy Y, Bossavy JP, Thalamas C, et al. Early potent antithrombotic effect with combined aspirin and a loading dose of clopidogrel on experimental arterial thrombogenesis in humans. *Circulation* 2000;101:2823–2838.
11. Diener HC, Bogousslavsky J, Brass LM, et al. Aspirin and clopidogrel compared with clopidogrel alone after recent ischaemic stroke or transient ischaemic attack in high-risk patients (MATCH): randomised, double-blind, placebo-controlled trial. *Lancet* 2004;364:331–337.
12. Budaj A, Yusuf S, Mehta SR, et al. Benefit of clopidogrel in patients with acute coronary syndromes without ST-segment elevation in various risk groups. *Circulation* 2002;106:1622–1626.
13. Mehta SR, Yusuf S, Peters RJ, et al. Effects of pretreatment with clopidogrel and aspirin followed by long-term therapy in patients undergoing percutaneous coronary intervention: the PCI-CURE study. *Lancet* 2001;358:527–533.
14. Steinhubl SR, Berger PB, Mann JT, 3rd, et al. 2002. Early and sustained dual oral antiplatelet therapy following percutaneous coronary intervention: a randomized controlled trial. *JAMA* 2002;288:2411–2420.
15. Eriksson P. Long-term clopidogrel therapy after percutaneous coronary intervention in PCI-CURE and CREDO: the "Emperor's New Clothes" revisited. *Eur Heart J* 2004;25:720–722.
16. Boersma E, Harrington RA, Moliterno DJ, et al. Platelet glycoprotein IIb/IIIa inhibitors in acute coronary syndromes: a meta-analysis of all major randomised clinical trials. *Lancet* 2002; 359:189–198.
17. Monroe VS, Kerensky RA, Rivera E, et al. Pharmacologic plaque passivation for the reduction of recurrent cardiac events in acute coronary syndromes. *J Am Coll Cardiol* 2003;41:23S–30S.
18. Ferguson JJ, Califf RM, Antman EM, et al. Enoxaparin vs unfractionated heparin in high-risk patients with non-ST-segment elevation acute coronary syndromes managed with an intended early invasive strategy: primary results of the SYNERGY randomized trial. *JAMA* 2004;292:45–54.
19. Pitt B, Byington RP, Furberg CD, et al. Effect of amlodipine on the progression of atherosclerosis and the occurrence of clinical events. PREVENT Investigators. *Circulation* 2000;102:1503–1510.
20. Fox KM. Efficacy of perindopril in reduction of cardiovascular events among patients with stable coronary artery disease: randomised, double-blind, placebo-controlled, multicentre trial (the EUROPA study). *Lancet* 2003;362:782–788.
21. de Lorgeril M, Salen P, Martin JL, et al. Mediterranean diet, traditional risk factors, and the rate of cardiovascular complications after myocardial infarction: final report of the Lyon Diet Heart Study. *Circulation* 1999;99:779–785.
22. Versaci F, Gaspardone A, Tomai F, et al. Immunosuppressive Therapy for the Prevention of Restenosis after Coronary Artery Stent Implantation (IMPRESS Study). *J Am Coll Cardiol* 2002;40: 1935–1942.
23. Brara PS, Moussavian M, Grise MA, et al. Pilot trial of oral rapamycin for recalcitrant restenosis. *Circulation* 2003;107: 1722–1724.
24. Esente P, Kaplan AV, Ford JK, et al. Local intramural heparin delivery during primary angioplasty for acute myocardial infarction: results of the Local PAMI Pilot Study. *Catheter Cardiovasc Interv* 1999;47:237–242.
25. Kiesz RS, Buszman P, Martin JL, et al. Local delivery of enoxaparin to decrease restenosis after stenting: results of initial multicenter trial: Polish-American Local Lovenox NIR Assessment study (The POLONIA study). *Circulation* 2001;103:26–31.
26. Serruys PW, van Hout B, Bonnier H, et al. Randomised comparison of implantation of heparin-coated stents with balloon angioplasty in selected patients with coronary artery disease (Benestent II). *Lancet* 1998;352:673–681.
27. Liu X, Huang Y, Hanet C, et al. Study of antirestenosis with the BiodivYsio dexamethasone-eluting stent (STRIDE): a first-in-human multicenter pilot trial. *Catheter Cardiovasc Interv* 2003;60: 172–178.
28. Hodgson JM, Bottner RK, Klein LW, et al. Drug-eluting stent task force: final report and recommendations of the working committees on cost-effectiveness/economics, access to care, and medicolegal issues. *Catheter Cardiovasc Interv* 2004;62:1–17.
29. Meier B, Ramamurthy S. Plaque sealing by coronary angioplasty. *Cathet Cardiovasc Diagn* 1995;36:295–297.
30. RITA-II. Coronary angioplasty versus medical therapy for angina: the second Randomised Intervention Treatment of Angina (RITA-2) trial. RITA-2 trial participants. *Lancet* 1997;350:461–468.
31. Libby P. Molecular bases of the acute coronary syndromes. *Circulation* 1995;91:2844–2850.
32. Kolodgie F, Virusani R, Burke A, et al. Pathologic assessment of the vulnerable human coronary plaque. *Heart* 2004;90:1385–1391.
33. Schneider J. Andreas Grüntzig—wie alles anfing. *Infobl Dt Ges Kardiol* 1995;2:30–32.
34. Weissberg PL, Clesham GJ, Bennett MR. Is vascular smooth muscle cell proliferation beneficial? *Lancet* 1996;347:305–307.
35. Lafont A, Libby P. The smooth muscle cell: sinner or saint in restenosis and the acute coronary syndromes? *J Am Coll Cardiol* 1998;32:283–285.
36. Saito T, Date H, Taniguchi I, et al. Outcome of target sites escaping high-grade (>70%) restenosis after percutaneous transluminal coronary angioplasty. *Am J Cardiol* 1999;83:857–861.
37. Weintraub WS, Ghazzal ZM, Douglas JS, Jr., et al. Long-term clinical follow-up in patients with angiographic restudy after successful angioplasty. *Circulation* 1993;87:831–840.
38. Ischinger T, Grüntzig AR, Hollman J, et al. Should coronary arteries with less than 60% diameter stenosis be treated by angioplasty? *Circulation* 1983;68:148–154.
39. Mercado N, Maier W, Boersma E, et al. Clinical and angiographic outcome of patients with mild coronary lesions treated with balloon angioplasty or coronary stenting. Implications for mechanical plaque sealing. *Eur Heart J* 2003;24:541–551.
40. Bech GJW, De Bruyne B, Pijls NHJ, et al. Fractional flow reserve to determine the appropriateness of angioplasty in moderate coronary stenosis: a randomized trial. *Circulation* 2001;103:2928–2934.
41. Falk E, Shah PK, Fuster V. Coronary plaque disruption. *Circulation* 1995;92:657–671.
42. Fisher et al., communication at the SCAI meeting 2003.
43. Brophy JM, Belisle P, Joseph L. Evidence for use of coronary stents. A hierarchical bayesian meta-analysis. *Ann Intern Med* 2003;138: 777–786.
44. Ellis S, Alderman E, Cain K, et al. Prediction of risk of anterior myocardial infarction by lesion severity and measurement method of stenoses in the left anterior descending coronary distribution: a CASS Registry Study. *J Am Coll Cardiol* 1988;11:908–916.
45. Hoye A, Lemos PA, Arampatzis CA, et al. Effectiveness of sirolimus-eluting stent implantation for coronary narrowings <50% in diameter. *Am J Cardiol* 2004;94:112–114.
46. Pasterkamp G, Falk E, Woutman H, Borst C. Techniques characterizing the coronary atherosclerotic plaque: influence on clinical decision making? *J Am Coll Cardiol* 2000;36:13–21.
47. Badimon JJ, Fuster V. Can we image the "active" thrombus? *Arterioscler Thromb Vasc Biol* 2002;22:1753–1754.
48. Casscells W, Naghavi M, Willerson JT. Vulnerable atherosclerotic plaque: a multifocal disease. *Circulation* 2003;107: 2072–2075.
49. De Korte CL, Schaar JA, Mastik F, et al. Intravascular elastography: from bench to bedside. *J Interv Cardiol* 2003;16:253–259.
50. Rioufol G, Finet G, Ginon I, et al. Multiple atherosclerotic plaque rupture in acute coronary syndrome: a three-vessel intravascular ultrasound study. *Circulation* 2002;106:804–808.

第17章　经桡动脉介入治疗

Joseph G.Motwani

最早使用桡动脉作为穿刺途径进行中心血管成像可追溯到1948年[1]。在1964年，作为对MasonSone经肱动脉操作技术的发展，人们第一次经桡动脉进行了冠状动脉造影，当时的操作是在桡动脉近端从肱动脉发出位置通过手术切开来完成的[2]。随着经皮股动脉、腋动脉及肱动脉入径技术的发展，最终带动了经皮桡动脉远端入径用于冠脉造影的产生，并于1989年由Campeau所描述记载[3]。随着1993年6F指引导管用于临床，Kiemeneij等将桡动脉入径的实用性进一步发展用于经皮冠脉介入(PCI)治疗[4]。在随后不足10年时间内，人们越来越多地采用经桡动脉技术，直至目前在全世界已有数百个中心有选择性地或几乎专门(如在我们的临床实践中)使用该穿刺途径用于PCI治疗。之所以越来越多地采用该方法，有两个关键因素。首先，使用桡动脉这一管腔小且易于压迫的血管，可尽可能地减少穿刺部位出血的发生[5,6]，而对于经股动脉入径操作来说穿刺部位的出血仍是个问题。随着近来血小板糖蛋白Ⅱb/Ⅲa受体阻断剂的应用，即便人们已经根据体重来调整肝素用量、使用小腔径的指引导管以及广泛使用压迫器，仍有近10%的经股动脉入径接受PCI治疗的患者在穿刺部位有明显的出血[7]，而股动脉缝合器的使用并不能减少哪怕是些许此类血管并发症的发生[8]；其次，随着世界范围内PCI治疗的迅速发展，目前每年手术量已上升到200万例，而可提供的住院病床数则成为了重要的限制因素。经桡动脉操作可使病人尽早下床活动并出院[6,9]，并且还可在一部分患者中推广"当日出院病例(day-case)"的治疗策略[10]。

解剖方面的认识

在前臂肘窝内，肱动脉发出桡动脉和尺动脉两个分支，由此可作为桡动脉的起源。由于桡动脉的中膜发达，在一定程度上产生了人们公认的易于痉挛的特点。血管沿前臂一侧走行至腕部。与股动脉和肱动脉不同，桡动脉无任何神经血管分支，因此在穿刺过程中并不存在神经损伤的危险。其远端到达腕部后，桡动脉潜行进入拇伸肌腱后到达手背。最终斜向下经各骨间肌之间到达手掌的掌面，与尺动脉掌侧分支汇合后建立深掌弓循环，为手掌提供双重血液供应，这样一来以此血管作为动脉穿刺入径就具有了独特的优势：与肱动脉不同之处在于，桡动脉作为终末动脉，只要经Allen试验证实掌弓侧支循环完整，其血流被阻断后并不使手掌的血供受到影响。Allen试验需要先让患者握紧拳以排空手掌的血液，随即检查者用手指压闭患者桡动脉和尺动脉，松开手掌后释放尺动脉一侧，10 s内手掌恢复红润的血色即可证明侧支循环完整(图17-1)。反Allen试验的操作过程相似，不同之处在于先释放桡动脉。在桡动脉压迫期间使用指血流量描记术或指氧仪判断中指末端是否存在完整波形的方法可提高徒手操作Allen试验的敏感性。但最近的一项对照研究显示，使用上述改良的方法，只有1.5%的患者被排除在使用桡动脉入径之外，而与之相比，徒手操作的Allen试验则排除了6.3%的患者[11]。

桡动脉在解剖上可能存在变异，在一系列研究中可观察到将近10%的患者存在着变异[12]，而这些变异中有些则会影响到临床实际操作。第一，桡动脉在上臂从肱动脉甚至是腋动脉的起源位置较高，这就带来导管操作上的困难并且可能会更频繁地发生痉挛(图17-2)；第二，桡动脉刚刚从前臂肘窝发出后就再分出回归分支动脉向反方向走行，为肘关节供血并且与肱动脉的深动脉分支相吻合。如果桡动脉的一支大的回归分支被穿刺，不仅不要使导管上升超过前臂以上，而且还必须很好地认识到这一问题以避免血管穿孔和渗血，这就需要小心地从回归分支中撤出导管，重

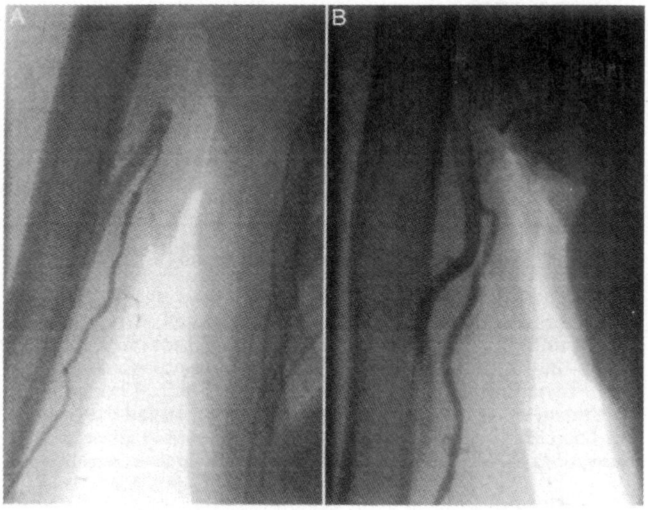

图17-1 前臂桡动脉从肱动脉较高的位置分出
A.痉挛，B.动脉内应用维拉帕米后解除痉挛

新调整方向使之进入真正的肱动脉内；第三，桡动脉和尺动脉迂曲并不少见，甚至有时会遇到360°的血管袢阻碍导管的通过。特殊的手法，如更换0.09 cm(0.035 in)的J型导丝，改为亲水的Terumo导丝甚至使用0.04 cm (0.014 in)的指引导丝，如有必要，可用4F或5F的JR4造影导管来支撑以解决这一问题。

桡动脉穿刺技术

摘掉手镯、手表和戒指后，从手腕至上臂远端15 cm范围内，包括前臂肘窝在内(一旦需要进行肱动脉穿刺)进行皮肤准备、消毒，尽量避免在留置静脉穿刺针的同侧进行动脉穿刺。最好在右腹股沟部位也进行术前准备，以防桡动脉穿刺失败或需要主动脉内球囊反搏(IABP)等情况出现。患者手掌向上伸直并稍微外展，手腕下垫一卷布单或特定形状的塑料支撑物(图17-3)。术者以示指、中指和环指触探桡动脉走行，并确定手腕处动脉搏动的最强点，通常位于桡骨茎突近端1 cm左右。在该点以1~2 ml的1%利多卡因注入皮下后，用21号、4 cm长的穿刺针以30°角穿刺桡动脉，该穿刺针比套管针更好使用，因为它可使人更有把握确认针头很好地位于血管腔内。一旦见到稳定的回血(随搏动喷涌而出或快速地滴血)，即可将0.046 cm(0.018 in)直径的镍钛合金导丝经针头植入血管内。撤出穿刺针，用手术刀在导丝入皮处开一个小的切口，沿导丝将带亲水涂层的桡动脉导引鞘管和锥形扩张器送入血管内。最后撤出导丝和扩张器，如有必要，还可将鞘管缝合在皮肤上进行固定(图17-2C-E)。有些术者偏爱使用长鞘(23~24 cm)，因为它可以保护从肱动脉分出以后的全部桡动脉，使其避免与手术中不断旋转的导管相接触，尽管如此，但实际上短鞘并未增加桡动脉痉挛的发生率，而作者习惯于应用6F导管时使用11 cm的鞘管，应用7F、8F导管时使用5.5 cm的鞘管并以此作为标准。

鞘管植入成功后，许多术者常规向鞘内注入含2~5 mg硝酸甘油和（或）2~5 mg维拉帕米成分的血管扩张剂以减少发生痉挛的可能，然而随术者经验的增加，这并不都是必须的。对大部分术者来说，根据患者体重来应用肝素已是任何PCI的标准步骤，但若不考虑体重，每个经桡动脉手术的患者应从鞘管或静脉给予5 000单位肝素，以进一步降低无症状桡动脉闭塞的发生率，尽管其发生率很低且术后数周才会出现。

指引导管的选择

股动脉指引导管可很好地使用在桡动脉穿刺入径操作[13]。JL和JR指引导管可分别用于同左、右冠的吻合衔接，需要记住的是，对于大部分患者，对左冠进

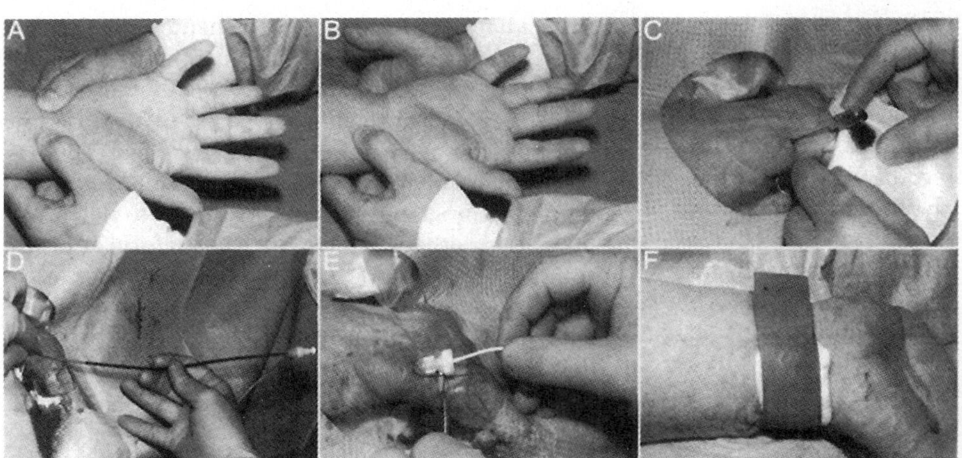

图17-2 桡动脉穿刺操作步骤
A，B.Allen试验；C.动脉穿刺；D.亲水鞘管的植入；E. 鞘管就位且缝合固定，插入导管；F.术后缠绕纱布和绷带止血。

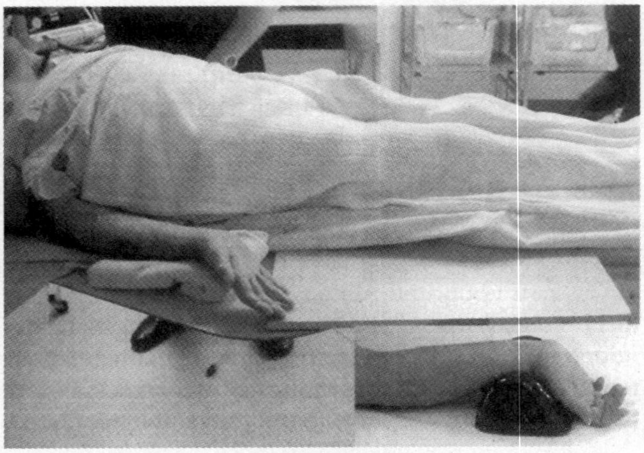

图17-3 经桡动脉操作时，患者的姿势，手臂、手腕的位置 手腕下垫一卷布单（主图）或特定形状的塑料支撑物（插图）使之保持过伸位

行操作时应下调导管的尺寸，选择JL3.5，而不是JL4的指引导管。多功导管可用于两侧血管的操作；右冠状动脉操作时，Amplatz右侧导管和Williams导管可能会有用。若左冠需要额外的支撑力则可用具有特殊支撑结构的导管（EBU、XB、GL、Voda），而Amplatz导管在经桡动脉操作时可对左右冠都提供有效的支撑力。同样还应注意到，JL3.5导管进入到右冠开口时可能会占据大约1/3开口的位置，一旦如此可提供极佳的支撑力。

人们已经设计出与上述"桡动脉"导管齐名的一些特殊导管，Kimmy、Barbeau、Fajadet、Ikari等可提供理想的支撑力和良好的朝向。尽管这些并不是必需的，但在一些特定情况下可能有用[14]。在这些特殊的桡动脉导管中，有的不仅可有效地提供支撑力，甚至还可以用一根导管对左、右冠状动脉进行治疗，如Kimmy导管（图17-4）和"桡动脉"Mach1导管（图17-5）。

无论选择哪一种导管，都应在其走行于桡动脉、肱动脉时尽量减少与血管的摩擦，而且在更换导管时都应使用0.09 cm（0.035 in）J形导丝。导管在行进过程中如果遇到阻力就应通过导管注入稀释的造影剂以明确可能存在的问题（如血管袢、血管痉挛或进入侧支）。导管可跟随着J形导丝在透视指引下选择正确的方向通过上肢，如有必要，还可使用Terumo导丝或使用血管成形术时所采用的指引导丝。

进入到锁骨下动脉后，进而再向升主动脉走行时，应在后前位投照下将导丝头部完全下到升主动脉内直至达到主动脉瓣。要使导管与左冠口衔接时，应使JL3.5或其他导管进入到主动脉根部低于左冠开口的位置，然后撤出导丝，微微后撤导管并逆时针旋转可吻合到位。有时还可让患者深吸气以帮助操作。要使导管与右冠口衔接，可不必在撤出导丝前就将导管送到主动脉根部，且对右冠的操作技术与经股动脉入径时的技术相似。

有时，会因为头臂干迂曲或老年患者主动脉增宽而使导丝更容易进入到降主动脉而非升主动脉。在这种情况下，运用一系列特殊的操作手法可使导管重新调整方向成功进入到升主动脉。

1.先后将导丝和导管送入降主动脉；

2.将导丝撤回导管内；

3.将导管撤回到主动脉弓然后逆时针旋转；

4.送导丝，紧跟着送导管进入升主动脉。

经桡动脉操作使导管进入到静脉桥血管开口时，可用JR4导管、多用途导管或桥血管指引导管。如果使用这些导管时遇到困难（不论是进入桥血管开口还是无法提供足够支撑力），可用AL指引导管来克服这些难题。使用内乳动脉指引导管或JR指引导管可分别从左右桡动脉入径很好地进入到左右内乳动脉桥血管开口内。

术后处理

术毕应立刻撤出桡动脉鞘管，撤鞘管过程中如遇到明显不适和痉挛，可从鞘管向动脉内给予硝酸甘油和维拉帕米，还可进行止痛、镇静治疗或局部麻醉。自从应用亲水性的鞘管以来，执行这一步骤过程中很少会遇到难题[15]。桡动脉压迫和止血可有多种方法，最简单的用一卷纱布加上绷带即可（图17-2F），还可使用加压绷带并以双面胶布固定，这两种方法既便宜又有效。此外还有

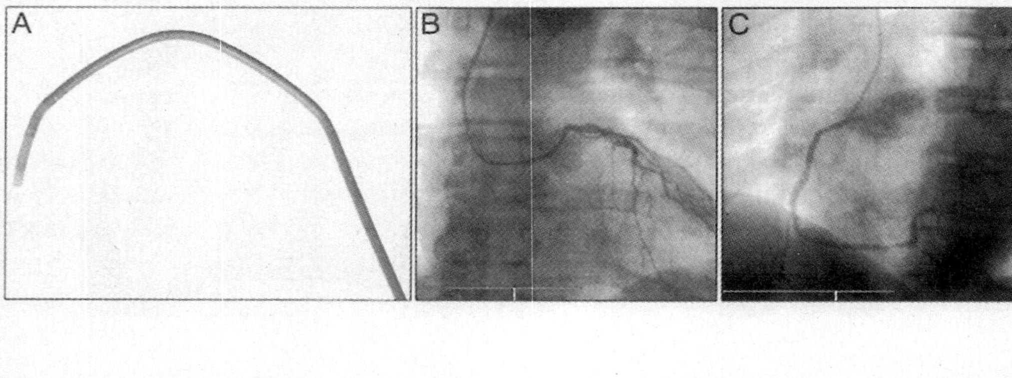

图17-4 Kimmy经桡动脉导管（A），进入到左冠（B）和右冠（C）

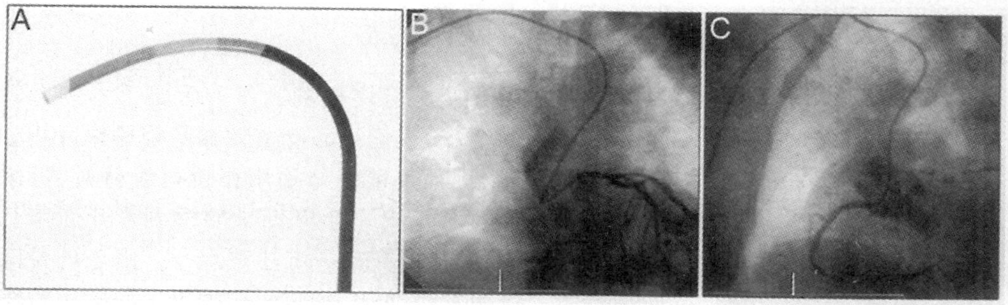

图17–5 桡动脉Mach1指引导管(A),进入到左冠开口(B)和右冠开口(C)

一些压迫器材，如Radistpo、Adapty、Hemoband、Radstat等供我们使用，这些器材在设计上都是利用手腕作支撑,并且避免压迫尺动脉。不论选择哪种方法都必须压迫到停止出血为止,最少至PCI术后1 h,有时根据情况可延长(如应用了Ⅱb/Ⅲa抑制剂)。作为对经桡动脉PCI术后的常规护理,应观察患者手部的灌注情况最少1~2 h,最好利用指氧仪来进行。如果不是太复杂的PCI手术,患者术后即可坐起,1至数小时后可以走动。

经桡动脉操作的禁忌证

经桡动脉操作很少遇到禁忌证,绝对禁忌证包括不能触及桡动脉搏动、Allen试验提示缺血、术侧保留有肾脏透析的动脉瘘管以及所需指引导管尺寸大于桡动脉直径等。相对禁忌证包括:已知头臂干或锁骨下动脉存在粥样硬化或严重迂曲、雷诺(Raynaud's)病以及拟对内乳动脉桥血管进行PCI而又不能利用同侧桡动脉时。总的来说,不足5%的患者因上述禁忌证而不能接受经桡动脉操作。

学习曲线

适应经桡动脉操作或转到经桡动脉介入治疗无疑有一定的学习曲线,经桡动脉与经股动脉操作相比至少从开始时就更需要技术保障,这是因为:①针对相对细小的桡动脉进行穿刺插管难度更大;②如前所述,桡动脉解剖存在着变异;③发生痉挛的可能;④在降导管送入冠状动脉口时存在技术上的困难[16]。实践中对于有股动脉操作经验的介入者来说学习曲线的上升较快,但其中循序渐进的过程非常重要,对此我归纳如下。

第一阶段，经桡动脉进行诊断性冠状动脉造影。这可以让我们在非治疗情景下在最重要的两个方面——桡动脉穿刺和经桡动脉的导管操作上积累经验。

第二阶段,经桡动脉进行单支病变的PCI治疗。选择病情稳定的患者——不超过70岁、最好是男性、左室功能正常、主动脉根部大小正常、桡动脉粗且易于触及。

第三阶段,经桡动脉进行非选择性的PCI治疗,并不断深入探索。

我的建议是，当满足关键的、客观的特定指标——包括:总的手术时间、曝光时间、造影剂使用量、导管的应用等——接近或等同于各自经股动脉操作的"参考值"时才能从目前的状态进入到下一阶段。

动脉痉挛

尽管亲水导引管鞘的出现大大降低了桡动脉痉挛的发生率[15],但桡动脉痉挛仍是经桡动脉手术常见的并发症。

许多因素预示着桡动脉痉挛,通过认真做好术前准备以及根据病人情况来选择器材可以减少此类问题的出现(表17–1)。另外,创伤性穿刺和过度旋转导管都潜在预示着可能发生桡动脉和肱动脉的痉挛,因此术者的经验与发生痉挛密切相关,在经验丰富的术者中发生率很低。

一旦发生痉挛，治疗方法包括硝酸盐类药物和(或)异搏定经桡动脉鞘给药,静脉输液,镇静药,最好撤出导丝和指引导管后等待5~10 min再手术,还可将导管型号从6F降到5F。然而,有时候对于难处理的痉挛,则有必要改变入径,如对侧桡动脉。

经桡动脉操作的其他并发症

除痉挛之外,其他并发症较少见,发生率不超过1%[5],包括:①由于桡动脉或侧支穿孔导致局部渗血,经常有必要改变入径,否则就需要进行适当的处理[17];②血肿和稀少的假性动脉瘤[18],任何一种都需要适当的处理;③桡动脉入口周围的局部炎症,大概是由于对特定类型的桡动脉鞘管的亲水涂层所产生的异体反应[19]。相对于经肱动脉操作容易引起明显的肢体缺血来说,只要人们能确定掌弓循环的存在,这种最为严重的问题在经桡动脉操作中极为少见。个人总结了从1999年6月到2004年6月超过3 000例经桡动脉手术的病例，没有一个病人需要进行外科血管治疗。

表 17-1 桡动脉痉挛:预测因素及预防

预测因素	预防
焦虑	静脉给予安定类镇静药
脱水	若超过 4 h,根据情况静脉补液
肢端寒冷	避免手术环境温度过低/适当遮盖
女性	导管选择尽可能小的型号
肱动脉分支较高	导管选择尽可能小的型号
鞘管与动脉摩擦	亲水性鞘管
多次/创伤性穿刺	单次/无创穿刺
导管过度旋转	减少导管操作

治疗范围

对于有经验的术者来说,经桡动脉入径的治疗范围实际上和股动脉入径相同,具体见表17-2。

与其他血管入径相比较的研究

在900例接受PCI治疗的病人中进行了随机的研究,显示桡动脉、股动脉和肱动脉入径的成功率、手术和曝光时间以及指引导管的使用相同,但经桡动脉入径明显地减少了穿刺部位的出血(表17-3)[5]。这些发现在治疗急性冠脉综合征时被证实[6],包括首次[20~22]和80岁以上接受PCI治疗的病人[9]。另外,近来的研究发现住院天数减少到1~1.5天。Mann等总结了费用-效果比较,发现桡动脉入径与股动脉入径相比较,住院天数较少且穿刺部位并发症减少,这样也就将总的住院费用减少了15%[6]。从病人的体验来进行比较证实,与股动脉入径相比,病人更倾向于选择桡动脉入径[41]。

左右桡动脉入径的比较

从导管的标准配置来看,右桡动脉入径的应用更为普遍。左桡动脉入径毕竟也是一种选择,操作时术者可以站在病人的左侧,将显示屏转到病人的右侧,或者也可以站在病人的右侧而将患者左手经身前绕到右侧,当然后一种情况下术者双手会更多地暴露于射线之下。

左桡动脉是左内乳动脉桥血管PCI所选择的通路。它也适用于静脉桥血管PCI,特别是在桥血管起源较高时。因为在此类病例应用右桡动脉入径会在与桥血管开口衔接时因导管下到降主动脉而受阻。当然,对比左右桡动脉入径,导管经过两侧桡动脉时的表现不同。因此,在经右桡动脉操作存在困难的情况下也可考虑使用左桡动脉入径。

桡动脉的外科应用

在过去10年里应用桡动脉作为旁路手术的血管材料在不断增多。人们担心经桡动脉导管操作可能会损伤桡动脉,因而不能很好地用作桥血管材料,近来的证据表明这种情况下会降低早期桥血管开通率且增加内膜增生,从而支持了上述观点[42]。由于外科医生传统上应用左桡动脉,而介入医师更多的应用右桡动脉入径,从而可以在一定程度上抵消这种问题,尽管如此,越来越多的外科手术中已经利用双侧桡动脉取材而且心脏病专家中也已经普遍流行左侧桡动脉入径。因而,如果将来可能在外科手术中用到桡动脉,就不能用它来作为导管操作或PCI的入径。

桡动脉的再利用

以桡动脉作为介入手术或心导管诊断入径后,不到5%的病人会出现慢性(无症状)的闭塞[5,43]。此外,一小部分病人在经桡动脉手术后桡动脉搏动明显地减弱。无论存在哪种情况都应选择另一穿刺点,如对侧桡动脉。然而在大部分病人中,桡动脉可以被反复利用很多次。在大量的日本人手术中,可能有96.5%的

表 17-2 心脏介入治疗领域中经桡动脉操作的治疗范围

专门的应用	第一作者(参考文献)
I.冠状动脉	
直接支架	Motwani[13]
AMI 的直接 PCI	Ziakas[20],Saito[21],Philippe[22]
AMI 的补救 PCI	
复杂 PCI	Charlat[23]
分叉病变	Lotan[24]
左主干 PCI	Louvard[25]
慢性闭塞病变	Ziakas[26]
静脉桥血管 PCI	Saito[27]
内乳动脉桥血管 PCI	Mann[28]
胃网膜动脉桥血管 PCI	Mann[29]
切割球囊 PCI	Sharma[30]
血管内超声	Yang[31]
冠脉旋切	Kiemeneij[32]
远端保护装置	Gioia[33]
抽吸取栓	Yip[34]
近距离放射治疗	Mann[35]
Ⅱ.非冠状动脉	
经心肌再血管化	Galli[36]
肾动脉支架术	Schienert[37]
颈内动脉内支架术	Yoo[38]
椎动脉支架术	Fessler[39]
肠系膜动脉支架术	Raghu[40]

表 17-3　随机比较桡动脉、肱动脉和股动脉穿刺的 ACCESS 研究

	桡动脉	肱动脉	股动脉
穿刺成功	279(93.0%)	287(95.7%)	299(99.7%)
手术成功	91.7%	90.7%	90.7%
手术时间(min)	40±24	39±25	38±24
曝光时间(min)	13±11	12±10	11±10
每例患者所使用的指引导管	1.3	1.3	1.3
穿刺部位严重并发症	0.0	2.3%	2.0%

连续变量以均数±标准差表示，$*p=0.035$

男性和92.1%的女性接受二次手术，90%的男性和80%的女性接受第三次手术，70%的男性和50%的女性可接受第五次手术[43]。再次利用该血管时，可在原先穿刺点或稍近些位置进行穿刺。

当日病例(day-case)的经桡动脉PCI

因桡动脉操作可迅速、安全地止血，从而使当日病例PCI在适合的病人群中成为可能[44]。正如Kiemeneij等所报告的，尽管只有少数患者因穿刺部位出血而推迟出院，但因与手术相关的心脏事件而不能成为当日病例PCI的患者却占到1/3[10]。根据我的经验，一方面对适宜桡动脉操作的患者进行选择，另一方面对手术相关的风险进行正式的、客观的评价，将这两方面相结合可使当日病例PCI计划的效果达到最佳。应用这种策略，有95.4%当日病例患者可在当天出院。

指引导管直径的选择

大多数经桡动脉PCI适合的指引导管型号是6 F，因为这样在冠状动脉显影、支架传送和减少桡动脉创伤之间能达到最理想的平衡。然而，在特殊情况下指引导管型号从5 F增加到8 F都是可能的，甚至会更适合。尽管可通过超声测量桡动脉直径[33]，但我发现通过人为地估测桡动脉大小来决定特定的指引型号是可靠的。5F指引导管适合桡动脉细的病人，尤其是女性、当日病例PCI患者，该型号导管可深插入冠状动脉[46]。7F和8 F导管可用于包括冠状动脉旋磨术在内的特殊PCI，7 F导管也适合在大血管分叉病变处进行球囊对吻扩张。7F导管事实上可用于所有男性病人和一部分女性病人。8 F导管很少用于女性但能用于一些男性患者且无不良反应。与此相关，最近的一项关于6 F和8 F导管在经桡动脉手术中的比较发现在两组中晚期桡动脉闭塞的发生率相同，血流容积和手握力也一样[47]。

经尺动脉入径

人们常忘记了尺动脉作为入径方法在用其他血管之前就已经于1950年被Zimmerman等用于左心导管操作[48]。它起源于肘窝肱动脉的分支，通常比桡动脉粗大，但部位较深且不固定，不像桡动脉是神经血管束的一部分，而与尺神经较近。因此，它不如桡动脉入径理想。然而在桡动脉不能使用，但尺动脉较明显的反Allen试验阳性患者，它经常是择期或急诊PCI中有用的选择，也包括直接PCI[49,50]。在我最初的桡动脉试验报告中，包括冠脉旋磨术和血管内超声在内，通过尝试这种方法在30例病人中有29例动脉鞘管植入成功，所有病人手术过程都成功[49]。

结论

在经过10年以上的有限利用以后，人们将更多的兴趣放在桡动脉入径上。尽管在适应和转向桡动脉操作过程中需要一定的学习曲线，但对于有经股动脉介入治疗经验者来说进展还是很快的。一旦适应，术者会发现经桡动脉方法的治疗范围和股动脉方法本质上是相同的，且很少有并发症发生。随着时代的发展，越来越多的病人接受PCI，多数已接受有效的抗栓治疗，经桡动脉入径使病人达到两个首要竞争目标：第一，尽早下床和出院；第二，有效地减少穿刺部位的出血。因此，在21世纪早期桡动脉技术为优化PCI技术提供了优越的方法。

（高明东　丛洪良　译）

参考文献

1. Radner S. Thoracic aortography by catheterisation from the radial artery. *Acta Radiol* 1948;29:178–180.
2. Campeau L. Entry sites for coronary angiography and therapeutic interventions: from the proximal to the distal radial artery. *Can J Cardiol* 2001;17:19–25.
3. Campeau L. Percutaneous radial approach for coronary angiography. *Cathet Cardiovasc Diagn* 1989;16:3–7.
4. Kiemeneij F, Laarman G. Percutaneous transradial artery approach for coronary stent implantation. *Cathet Cardiovasc Diagn* 1993;30:173–178.
5. Kiemeneij F, Laarman G J, Odekerken D, et al. A randomized comparison of percutaneous transluminal coronary angioplasty by the radial, brachial and femoral approaches. The Access study. *J Am Coll Cardiol* 1997;29:1269–1275.

6. Mann T, Cubeddu G, Bowen J, et al. Stenting in acute coronary syndromes: a comparison of radial versus femoral access sites. *J Am Coll Cardiol* 1998;32:572–576.
7. Choussat R, Black A, Bossi I, et al. Vascular complications and clinical outcome after coronary angioplasty with platelet IIb/IIIa receptor blockade. *Eur Heart J* 2000;21:662–667.
8. Dangas G, Mehran R, Kokolis S, et al. Vascular complications after percutaneous coronary interventions following haemostasis with manual compression versus arteriotomy closure devices. *J Am Coll Cardiol* 2001;38:638–641.
9. Klinke WP, Hilton JD, Warburton RN, et al. Comparison of treatment outcomes in patients 80 years and over undergoing transradial versus transfemoral coronary intervention. *Am J Cardiol* 2004;93:1282–1285.
10. Slagboom T, Kiemeneij F, Laarman GJ, et al. Actual outpatient PTCA: results of the OUTCLAS pilot study. *Catheter Cardiovasc Interv* 2001;53:204–208.
11. Barbeau GR, Arsenault F, Dugas L, et al. Evaluation of the ulnopalmar arterial arches with pulse oximetry and plethysmography: comparison with the Allen's test in 1010 patients. *Am Heart J* 2004;147:489–493.
12. Yokoyama N, Takeshita S, Ochiai M, et al. Anatomic variations of the radial artery in patients undergoing transradial coronary intervention. *Catheter Cardiovasc Interv* 2000;49:357–362.
13. Motwani JG. Direct coronary stenting via the radial artery: 160 lesions in 118 consecutive patients. *Heart* 2001;85:P53.
14. Ikari Y, Nakajima H, Iijima H, et al. Initial characterization of Ikari guide catheter for transradial coronary intervention. *J Invasive Cardiol* 2004;16:65–68.
15. Kiemeneij F, Fraser D, Slagboom T, et al. Hydrophilic coating aids radial sheath withdrawal and reduces patient discomfort following transradial coronary intervention. A randomized, double-blind comparison of coated and uncoated sheaths. *Catheter Cardiovasc Interv* 2003;59:161–164.
16. Goldberg SL, Rensio R, Sinow R, et al. Learning curve in the use of radial artery as vascular access in the performance of percutaneous transluminal coronary angioplasty. *Cathet Cardiovasc Diagn* 1998;44:147–152.
17. Calvino-Santos RA, Vazquez-Rodriguez JM, Salgado-Fernandez J. Management of iatrogenic radial artery perforation. *Catheter Cardiovasc Interv* 2004;61:74–78.
18. Fagih B, Beaudry Y. Pseudoaneurysm: a late complication of the transradial approach after coronary angiography. *J Invasive Cardiol* 2000;12:216–217.
19. Subramanian R, White CJ, Sternbergh III WC, et al. Nonhealing wound resulting from a foreign-body reaction to a radial arterial sheath. *Catheter Cardiovasc Interv* 2003;59:205–206.
20. Ziakas A, Klinke P, Mildenberger R, et al. Comparison of the radial and the femoral approaches in percutaneous coronary intervention for acute myocardial infarction. *Am J Cardiol* 2003;91: 598–600.
21. Saito S, Tanaka S, Hiroe Y, et al. Comparative study on transradial approach vs transfemoral approach in primary stent implantation for patients with acute myocardial infarction: results of the test for myocardial infarction by prospective unicenter randomisation for access sites (TEMPURA) trial. *Catheter Cardiovasc Interv* 2003;59:26–33.
22. Philippe F, Larrazet F, Meziane T, et al. Comparison of transradial vs transfemoral approach in the treatment of acute myocardial infarction with primary angioplasty and abciximab. *Catheter Cardiovasc Interv* 2004;61:67–73.
23. Charlat ML. Rescue percutaneous coronary intervention using transradial arterial access with glycoprotein IIb/IIIa inhibitor eptifibatide therapy initiated post-fibrinolysis. *J Invasive Cardiol* 2000;12[SupplD]:13D–15D.
24. Lotan C, Hasin Y, Salmoirago E, et al. The radial artery: an applicable approach to complex coronary angioplasty. *J Invasive Cardiol* 1997;9:518–522.
25. Louvard Y, Krol M, Lefevre T, et al. Transradial complex coronary angioplasty: stenting of bifurcation lesions. *Am J Cardiol* 1997; 80,7A:TCT122.
26. Ziakas A, Klinke P, Mildenberger R, et al. Comparison of the radial and femoral approaches in left main PCI: a retrospective study. *J Invasive Cardiol* 2004;16:129–132.
27. Saito S, Tanaka S, Hiroe Y, et al. Angioplasty for chronic total occlusion by using tapered-tip guidewires. *Catheter Cardiovasc Interv* 2003;59:305–311.
28. Mann T, Roiza JA, Whitlock CH, et al. Transradial management of saphenous vein bypass graft disease using rheolytic thrombectomy and coronary stenting. *J Invasive Cardiol* 2003;15:221–223.
29. Mann T, Cubeddu G, Schneider J, et al. Left internal mammary artery intervention: the left radial approach with a new guide catheter. *J Invasive Cardiol* 2000;12:298–302.
30. Sharma GL, Louvard Y, Tavolaro O, et al. Less invasive PTCA of a gastroepiploic artery combining the transradial approach and 5Fr guiding catheter: a case report. *Catheter Cardiovasc Interv* 2002;56:494–497.
31. Yang CH, Guo GB, Chang HW, et al. The safety and feasibility of transradial cutting balloon angioplasty: immediate results, benefits and limitations. *Jpn Heart J* 2003;44:51–60.
32. Kiemeneij F, Laarman GJ, Slagboom T. Percutaneous transradial coronary Palmaz-Schatz stent implantation guided by intravascular ultrasound. *Cathet Cardiovasc Diagn* 1995;34:133–136.
33. Gioia G, Comito C, Moreyra AE. Coronary rotational atherectomy via transradial approach: a study using radial artery intravascular ultrasound. *Catheter Cardiovasc Interv* 2000;51:234–238.
34. Yip HK, Chen MC, Chang HW, et al. Transradial application of PercuSurge GuardWire device during primary percutaneous intervention of infarct-related artery with high-burden thrombus formation. *Catheter Cardiovasc Interv* 2004;61:503–511.
35. Bertrand OF, De Larochelliere R, Tessier M. Complex transradial three vessel brachytherapy in a single session. *J Invasive Cardiol* 2003;15:457–459.
36. Galli M, Mameli S, Butti E. Hypothesis and development of a minimally invasive approach for percutaneous transmyocardial revascularization with holmium laser. *Ital Heart J* 2001;2: 312–316.
37. Schienert D, Braunlich S, Nonnast-Daniel B, et al. Transradial approach for renal artery stenting. *Catheter Cardiovasc Interv* 2001;54:442–447.
38. Yoo BS, Lee SH, Kim JY, et al. A case of transradial carotid stenting in a patient with total occlusion of distal abdominal aorta. *Catheter Cardiovasc Interv* 2002;56:243–245.
39. Fessler RD, Wakhloo AK, Lanzino G, et al. Transradial approach for vertebral artery stenting: technical case report. *Neurosurgery* 2000;46:1542–1547.
40. Raghu C, Louvard Y. Transradial approach for percutaneous transluminal angioplasty and stenting in the treatment of chronic mesenteric ischemia. *Catheter Cardiovasc Interv* 2004;61: 450–454.
41. Cooper CJ, El-Shiekh RA, Cohen DJ, et al. Effect of transradial access on quality of life and cost of cardiac catheterization: a randomized comparison. *Am Heart J* 1999;138:430–436.
42. Kamiya H, Ushijima T, Kanamori T, et al. Use of the radial artery graft after transradial catheterization: is it suitable as a bypass conduit? *Ann Thorac Surg* 2003;76:1505–1509.
43. Sakai H, Ikeda S, Harada T, et al. Limitations of successive transradial approach in the same arm: the Japanese experience. *Catheter Cardiovasc Interv* 2001;54:204–208.
44. Kiemeneij F, Laarman GJ, Slagboom T, et al. Outpatient coronary stent implantation. *J Am Coll Cardiol* 1997;29:323–327.
45. Motwani JG. Day case coronary intervention: transradial access and formal risk assessment improve same day discharge rate. *Heart* 2002;87[Suppl II]:P4.
46. Dahm JB, Vogelgesang D, Hummel A, et al. A randomized trial of 5 vs 6 Fr transradial percutaneous coronary interventions. *Catheter Cardiovasc Interv* 2002;57:172–176.
47. Wu SS, Galani RJ, Bahro A, et al. 8 French transradial coronary interventions: clinical outcome and late effects on the radial artery and hand function. *J Invasive Cardiol* 2000;12:605–609.
48. Zimmerman HA, Scott RW, Becker NO. Catheterization of the left side of the heart in man. *Circulation* 1950;1:357.
49. Talwar S, Owens PE, Motwani JG. The ulnar artery revisited: a useful alternative access site for coronary angiography and intervention. *Heart* 2003;89[Suppl I]:A18.
50. Limbruno U, Rossini R, De Carlo M, et al. Percutaneous ulnar artery approach for primary coronary angioplasty: safety and feasibility. *Catheter Cardiovasc Interv* 2004;61:56–59.

第四部分

外周血管、结构性心脏病及心脏瓣膜的介入技术

第18章　颈动脉支架植入术

Jacqueline Saw　Jay S.Yadav

颈动脉支架术（CAS）作为颈动脉内膜切除术（CEA）之外另一项针对颅外颈动脉狭窄的高危患者的血运重建措施，近来已经被人们接受。尽管传统上CEA被视做预防卒中高危人群（狭窄>50%伴有相关症状，或狭窄>60%的无症状患者）的最具价值的治疗手段[1-3]，但因侵入性手术创伤可能引起一些潜在严重并发症，于是自1980年首次应用以来，这项经皮介入治疗技术发展迅速，通常情况下和栓子保护装置、自膨胀镍钛诺支架合并应用于临床。鉴于关键性循证临床试验SAPPHIRE证实的在收缩压、脉压等血流动力学指标改善方面的显著效果，美国FDA循环系统装置审批小组已经批准支架联合AngioGuard XP装置（Cordis公司，Florida）应用于颈动脉狭窄治疗。不久的将来，CAS系列技术将出现大的提升和发展。

颈动脉狭窄及卒中的流行病学

颈动脉血运重建的首要目标就是预防给社会、患者个人造成巨大人力、财力负担的脑卒中。在美国，脑卒中的致残率、致死率在各项疾病中分别居首位和第三位。每年脑卒中患者高达75万，相关诊治费用超过500亿美元。大约1/4患者在发病1年内死亡，而1/5患者发病3月内需要专业护理及康复。80%以上脑卒中最初为缺血性疾患，3/4涉及大脑前部循环障碍，1/4涉及后面的脊髓基底部循环障碍。在美国，总共高达1/3脑卒中是由颅外颈动脉狭窄所致。

颈动脉狭窄呈流行趋势，和脑卒中以及全身动脉粥样硬化所致缺血性疾病发病风险增加有关（如心肌梗死和血管性死亡）。一项社区病情监测报告显示：年龄在60岁以上、具有一个以上危险因素（高血压、心脏病、卒中或卒中家族史）的无症状人群中，经多普勒超声诊断颈动脉狭窄大于50%的比例达10.8%。而急性脑卒中患者中，颅外颈动脉狭窄比例达60%。

脑卒中风险与颈动脉狭窄严重性、患者症状、局部斑块特点密切相关。众所周知，有症状（6个月内脑血管事件）的患者发生脑卒中风险大大高于无症状个体。

在NASCET（north American Symptomatic Carotid Endarterectomy Trial）研究中，有症状的严重颈动脉狭窄（70%~99%）患者治疗后2年内同侧脑卒中再发率为26%，而中度狭窄患者同侧脑脑卒中5年再发率为26%；与之相对，ACAS（Asymptomatic Carotid Athero-sclerosis Study）研究报道：在无症状的颈动脉硬化患

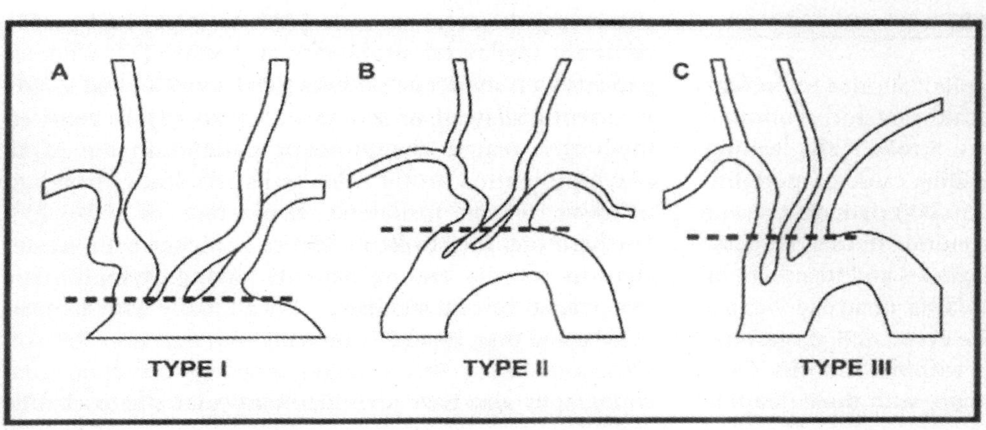

图18-1　主动脉弓分型

者中，该比例在无症状患者中仅为11%。而且，无症状的颅外颈动脉狭窄患者，其狭窄越严重，卒中发生率越高：即狭窄小于75%患者中每年卒中事件不足1%，而狭窄大于75%患者中为3%~5%[9-10]。近来研究表明，高分辨率超声提示"溃疡斑块或低回声斑块导致卒中风险更高[11,12]"。

脑血管系统解剖

实施CAS的介入医生需要对主动脉及脑血管解剖结构具备全面了解。对待主动脉弓解剖及颈动脉迂曲的了解对于预测手术难度很有帮助。正常情况下，大血管按照以下顺序逐步分支：无名动脉、左颈总动脉(CCA)、左锁骨下动脉，该分级的人群比例约为65%。最主要的解剖学变异是左颈总动脉与无名动脉共同起源或自无名动脉发出，此种主动脉弓所占比例为27%。0~6%患者左侧椎动脉在左颈总动脉及左锁骨下动脉之间独自发出。更为少见的是，不足1%患者的右锁骨下动脉自主动脉弓远端发出，伸向左锁骨下动脉。其他更为罕见的变异如双头臂干、单弓血管、单一颈总动脉干、单一锁骨下动脉干等在术中亦可能遇到。

以颈总动脉最大内径为参照距离，按照动脉起源点至主动脉弓高点的距离，主动脉弓分为以下3类：I型主动脉弓指所有大血管分支起点高度差在1倍颈总动脉最大内径范围内；II型主动脉弓指所有大血管分支起点高度差在1~2倍颈总动脉最大内径之间；III型主动脉弓指所有大血管分支起点高度差在2倍颈总动脉内径以上。II、III型主动脉弓在严重动脉粥样硬化的高龄患者中多见，这对脑血管造影及颈动脉支架都提出了更多挑战。

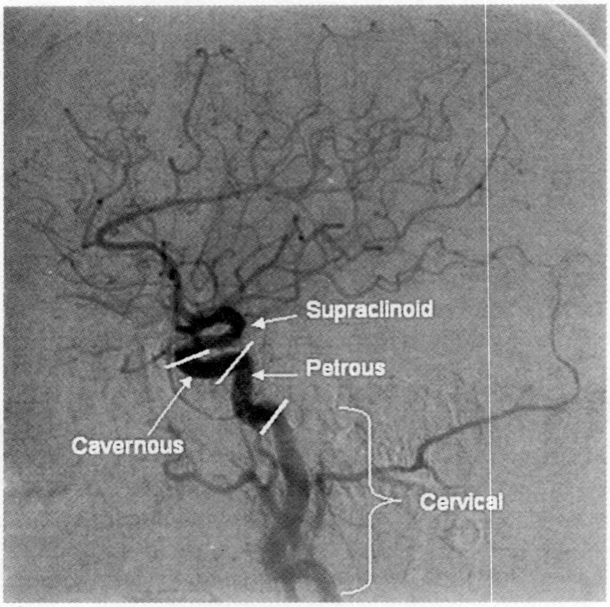

图18-2 颈内动脉各节段示意图

双侧颈总动脉在甲状腺软骨上缘处分支为颈内动脉、颈外动脉(第2~5颈椎间隙，但某些个体其动脉分叉可能出现在C_1至C_6各锥体水平)。颈内动脉(ICA)位于颈外动脉后侧方，其起始处纺锤状的颈动脉窦为压力感受器，能将冲动信号传出至舌咽神经。在颈动脉窦之上，颈内动脉在颈部直行向上不再分支。在颈部远端的颈动脉可能存在曲折、环绕，这将给介入治疗带来相当难度。颈内动脉进一步上行进入颅底的颈动脉管后称为骨质段。继而上行形成颅内部分，分为海绵体前段、海绵体段、鞍上段(图18-2)。海绵体段走行在S形的海绵窦中，上行穿越硬脑膜成为鞍上段。

颈内动脉在硬脑膜下向前分出第一条主要分支——眼动脉(80%比例，图18-3)，向后分出后交通支(PCOM)，与同侧大脑后动脉连通。在后交通支后上方2~4 mm处分为大脑前动脉(ACA)、大脑中动脉(MCA)之前，自颈内动脉分出脉络膜前动脉。大脑前动脉分为A1段（前交通支之前的近端水平段)、A2段(前交通支之上)，进而形成胼胝体外动脉及其分支(眶前动脉、大脑前极动脉、胼胝体缘动脉)。大脑中动脉分为M1段(终止于sylvian裂的近水平段)、M2段(脑岛段，从脑岛移行至脑岛U形部分的环状沟)、M3段(鳃盖段，自脑岛环状沟向侧凸面走行)、M4段(皮质段，图18-5)。

大脑中存在源自颅内或颅外的多条固有侧支，其中最常见的是颅内的Willis环，连接脑前部动脉(大脑中动脉、大脑前动脉)与后部的椎基底动脉的同时，连通了双侧大脑半球。Willis环包括前交通动脉连接双侧大脑前动脉、双侧后交通动脉连接双侧颈内动脉及大脑后动脉。但约不足60%情况下Willis环存在变异或异常，如单侧阙如、发育不全或存在额外交通支。不常见的额外连接包括胚胎期存在的颈内动脉，经持续存在的三叉神经动脉和基底动脉的连接，未能闭合的舌下神经动脉，也可存在于大脑皮质动脉末端分支经过软脑膜的侧支。随着颈内动脉闭塞，颈外动脉至颈内动脉的多条侧支将开放，尤其是向眼动脉的吻合支(经眶上、中前沿和鼻腔的分支)。

诊断性脑血管造影

多普勒超声检查

多普勒超声检查是目前应用最广泛的评价颅外

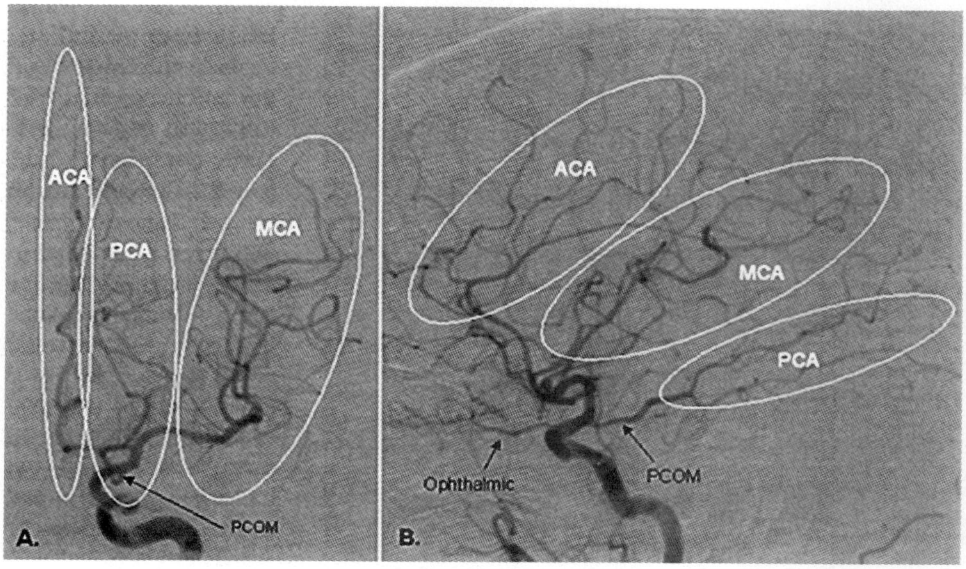

图 18-3　颈内动脉及其分支：大脑前动脉（ACA），大脑中动脉（MCA），后交通动脉（PCOM）。PCOM供应大脑后动脉（PCA）A.后前位影像；B.侧位影像。

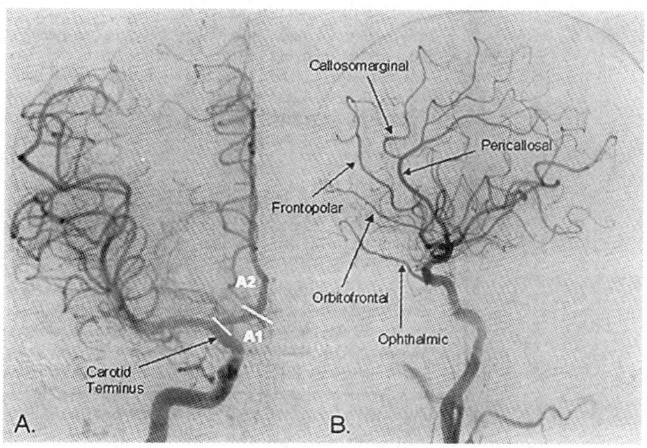

图 18-4　大脑前动脉（ACA）和它的分支（A）后前位投影，（B）侧位投影

颈动脉狭窄的无创伤性检查措施。标准的多普勒超声系统包括高分辨率B超成像、脉冲多普勒超声和频谱分析仪构成。上述系统能够有效评价颈动脉狭窄程度以及斑块特征。收缩期峰值流速、舒张末流速以及颈内动脉与颈总动脉流速比值可以作为颈动脉狭窄程度的间接评价指标。经回顾性、前瞻性研究显示：上述评价措施和颈动脉造影结果具有显著相关性。特异性血流流速阈值或比率因不同检测部门而有所差异。表18-1列出了Cleveland临床血管实验室的检测准则。越来越多的外科医生仅根据颈动脉超声结果即可做出施行颈动脉内膜剥离术的决定。但多普勒超声结果的准确取决于是否具备技术精湛的超声检测人员和具备正规操作流程的实验室。而且，在血管迂曲或严重对侧颈动脉狭窄情况下，多普勒超声可能提供错误血流速度值[13]。在一项针对64个比较多普勒超声及动脉造影的Meta分析中，多普勒超声诊断70%~99%严重狭窄的敏感性、特异性分别为86%、87%[14]。而且，尽管多普勒超声是一项颇具用途的无创检查，但是不应作为血运重建术前的唯一影像资料，我们推荐参考另一项无创检查或常规动脉造影结果。

磁共振动脉成像

无创的磁共振动脉成像及磁共振灌注成像正在更广泛地成为多普勒超声检查的重要补充。更新的磁共振检查提供了视觉效应更佳的脑血管影像，包括从胸主动脉到颈动脉以及脑血管系统等。但是磁共振动脉成像仍有一系列局限性，如对于血流的依赖性、对动态伪差的敏感性和受金属仪器的干扰等。血液湍流往往导致对于狭窄病变的错误解释（假性狭窄），包括将长狭窄末端误认为灶性致密斑块。钆强化的磁共振成像的应用使对于斑块溃疡的评价成为可能，而且减少了血流相关伪差，缩短了成像时间（从主动脉弓到Willis环成像时间约30 s）。新近一项Meta分析中，Nederkoorn等[14]将21项磁共振成像的研究进行汇总并和常规动脉造影进行比较，发现磁共振成像对于70%~99%狭窄诊断的综合敏感性、特异性分别为95%、90%，且与多普勒超声相比，磁共振成像具有更好的影像鉴别力。其他研究提示：综合多普勒超声及磁共振成像，诊断颅外颈动脉狭窄的敏感性和特异性提高96%和80%~85%[15,16]。而且联合应用上述2项检查能有效减少颈动脉内膜剥脱术前的颈动脉造影。

常规动脉造影

诊断性动脉造影检查被看做评估颈动脉狭窄的

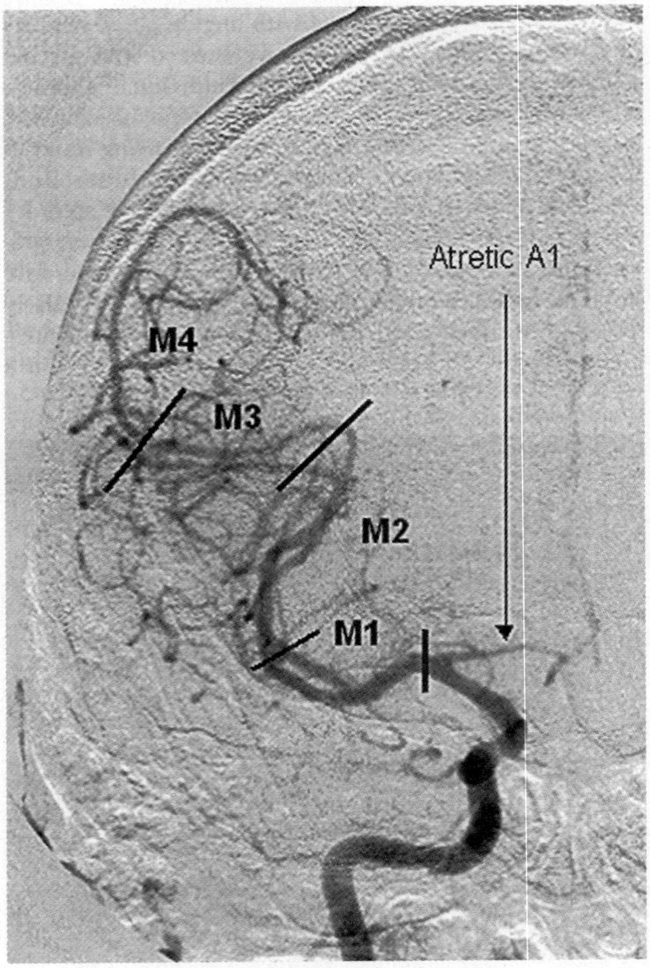

图18-5 大脑中动脉及其分支

金标准。尽管该检查仅仅提供了动脉管腔的二维影像，但是与其他无创性影像检查相比，仍具有多种优势。动脉造影清楚展现了斑块的特征（例如不规则性、斑块溃疡、病变长度、钙化程度以及是否存在血栓等），实现了利用高分辨率对于整个脑血管系统进行评估（从主动脉弓到颅内血管）以及区分严重狭窄及闭塞、显示侧支循环特征等。但动脉造影确实带来一系列并发症风险，如栓塞、动脉夹层、脑卒中等。在ACAS试验中，操作引起脑卒中或死亡的比例为1.2%。在大量开展脑血管的医疗机构、在有经验医师操作及小心预防空气或血栓栓塞后，上述并发症几率会大大降低。在Clevenland临床中心，我们施行的700例脑血管造影中，因操作引起脑卒中的比例为0.3%，无死亡病例。

颈动脉支架治疗前进行系统诊断性动脉造影是十分必要的。这使得介入医生能够全面了解动脉系统解剖结构的细节，并制订介入治疗策略、预测潜在风险。在本医学中心，我们在施行常规动脉造影时，予以2 000~3 000单位普通肝素抗凝，采用5F诊断性导管实施操作。对于Ⅰ、Ⅱ型主动脉弓，首选JR4或成角滑动导管（Terumo医学公司产品），对于Ⅲ型主动脉弓，我们大多采用Vitek导管（Cook公司），如操作困难，尤其是高难度病例，可采用Cook公司的Simmons系列导管。有关数字减影的动脉造影成像的细节部分见表18-2。

颈动脉内膜剥离术的局限性

尽管大规模随机试验证实颈动脉内膜剥离术无疑能降低颈动脉严重狭窄患者脑卒中的发生，但该手术也存在一定的死亡率。在NASCET研究中，围手术死亡或卒中概率为0~6%，ACAS研究中为2.3%。在NASCET研究中其他并发症概率也较高：其中颅神经损伤7.6%，创伤性血肿5.5%，充血性心衰0.6%，心律失常1.2%，以及其他心血管并发症1.2%[17]。而且，针对相对健康的颈动脉狭窄的大规模随机试验的结果并不适用于实践中面对的患者[1-3]。颈动脉内膜剥离术并发症的高危亚组人群包括：年龄大于75岁的老年患者，冠心病患者、肾功能异常患者、严重肺病患者、充血性心衰患者，以及剥离术后再狭窄、对侧颈动脉闭塞者[18-21]。

颈动脉支架术的循证医学证据

19世纪80年代，Kerber报道了首例颈动脉成形术[22]。在之后20年内，随着经验的积累，该项技术日臻成熟完善。支架治疗通常受到再狭窄、血管退化、夹层等限制。因为颈动脉位置表浅，介入医生已经由应用球囊

表 18-1 Cleveland 临床血管实验室关于颈内动脉狭窄的分级标准

内径减少	收缩期峰值流速	舒张末流速	血流特征
0~19%	<105 cm/s	135 cm/s	收缩期检测时轻度光谱增宽
20%~39%	<105 cm/s	135 cm/s	光谱增宽
40%~59%	105~150 cm/s	135 cm/s	光谱较前增宽
60%~79%	151~240 cm/s	135 cm/s	显著光谱增宽
80%~99%	>240 cm/s	135 cm/s	显著光谱增宽
闭塞	N/A	N/A	无血流信号

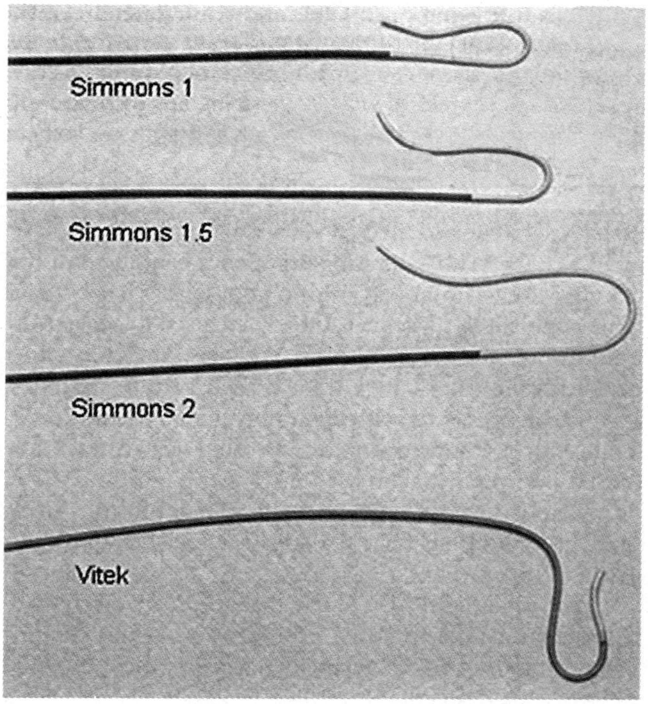

图18-6　常规用诊断性脑血管造影导管。

表 18-2　脑血管造影的标准影响　诊断性脑血管造影影像

1. 主动脉弓在左前斜 45°投照，应用 30 ml 造影剂，采用大视野涵括颈动脉分叉
2.同侧 30°倾斜下双侧颈动脉侧位影像
3.后前位和侧位的双侧颈动脉影像，特别注意颈动脉虹吸管
4. 对侧斜行投照下选择性对侧锁骨下动脉造影以充分显示椎动脉开口
5. 侧位及后前位+大角度头位可非选择性显示优势椎动脉及颅内椎基底动脉影像

表 18-3　入选 SAPPHIRE 试验的高危标准

1.有症状且狭窄≥50%，或狭窄≥50%的无症状患者，并且
2. 1 项或以上下列高危标准
解剖学高危指标：
对侧颈动脉闭塞
对侧喉神经麻痹
曾经颈部放疗
颈动脉内膜剥离术后再狭窄
高位颈内动脉或锁骨下颈总动脉损伤
严重连贯性损伤
内科学高危指标：
充血性心力衰竭（Ⅲ/Ⅳ级）和(或)射血分数<30%的严重左心室功能不全
6 周内需要开胸手术
24 h~4 周的心肌梗死
不稳定心绞痛（Ⅲ/Ⅳ级）
严重肺病
年龄>80 岁

括张支架过渡到采用自膨胀支架，以克服支架变形所带来的相关问题[23]。曾经广泛应用的静脉Ⅱb/Ⅲa受体拮抗剂也由于常规应用血栓保护装置而停用。

在2003年最新统计表明，全世界范围内颈动脉支架术已经完成12 000例以上[24]。手术成功率98.9%，30天内短暂脑缺血发作率3.1%，轻微脑卒中率2.1%，严重脑卒中率1.2%，手术死亡率0.6%。在应用血栓保护装置后，死亡率和脑卒中率有所降低（2.2% vs 5.3%，$p<0.000\ 1$），且长期耐受性好于内膜剥离术。据统计3年内再狭窄发生率约2.4%。CAVATAS (Carotid And Vertebral Artery Transluminal Angioplasty Study)研究是第一个比较支架术和内膜剥离术的随机医学试验[25]。入选的504例低危患者随机接受内膜剥离术或支架术，结果显示30天

表 18-4　颈动脉支架研究

名称	设计	颈动脉支架	血栓保护
ARCHER	高危注册	Guidant Acculink	Accunet
BEACH	高危注册	Boston Scientific Carotid Wallstent	FilterWire
CABERNET	高危注册	EndoTex Nexstent	FilterWire
MAVERIC	高危注册	Medtronic AVE	PercuSurge
SECURITY	高危注册	Abbott X-act stent	NeuroShield
CAVATAS-2	低危，随机 vs CEA，有症状患者	Not stated	Not stated
CREST	低危，随机 vs CEA，有症状患者	Guidant Acculink	Accunet
EVA-35	低危，随机 vs CEA，有症状患者	Not stated	Not stated
SAPPHIRE	低危，随机 vs CEA，有症状患者	Cordis Precise	Angio Guard
SPACEA	低危，随机 vs CEA，有症状患者	Not stated	Not stated

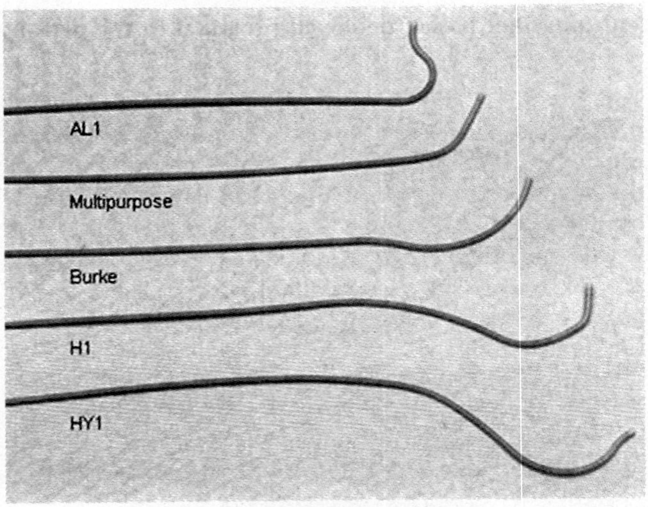

图18-7 颈动脉支架术常规用指引导管

死亡率或卒中致残率接近（接受颈动脉成形术者6.4%，内膜剥离术者5.9%），而且随访资料表明，3年内同侧脑卒中发生概率无显著差异（均为14.3%）。但由于当时采用血栓保护装置比率仅为26%，上述研究不能代表目前颈动脉支架术的治疗效果。SAPPHIRE研究显示：对于高危患者，CAS较CEA具有优越性（表18-3）[26]。该项研究随机入选307例有症状（狭窄≥50%）或无症状（狭窄≥80%）的患者，分别接受CEA术或采用精确支架植入术及血管保护装置的CAS治疗，后者30天复合终点如卒中、死亡、心肌梗死发生率显著低于CEA术（5.8% vs 11.9%），且CAS组1年内累计事件率较低（11.9% vs 19.9%）。大量随机试验正在或已经完成入选高危或低危患者（表18-4），渴望这些研究的预测结果进一步强化对CAS的支持，尤其是为倡导低危患者采用CAS治疗提供更充分的证据。

颈动脉支架的植入途径

CAS是一项极具技术挑战性的操作，需要一丝不苟的严谨作风以避免并发症。为了保证对患者神经系统变化的快速识别，术中不能应用任何镇静措施。我们通常从股动脉进入，如果因严重外周血管疾病需要采用臂动脉入路者，则以对侧壁动脉为宜，该路径便于术中操控。由于并发症（如颈动脉夹层、血栓形成、颈部血肿）出现率较高，随着导管、球囊、支架的改进，直接颈动脉穿刺现在已经不再采用。动脉穿刺完成后，予以静脉肝素50~100 U/kg，使活化的凝血时间保持250~299 s的最佳水平[27]。另一种方案是先予以bivalirudin 0.75 mg/kg，弹丸注射，继之以1.75 mg/h注入。除非患者表现为急性脑卒中血栓负荷严重，或不适合应用血栓保护装置[29]，Ⅱb/Ⅲa受体拮抗剂因其导致颅内出血及卒中概率较高，术中应避免应用[28]。

指引导管以及鞘管的选择依据主动脉弓手术操作难度以及颈动脉迂曲程度而定（表10-5）。对于Ⅱ、Ⅲ型主动脉弓，尤其是颈动脉迂曲者，手术难度较大，应先送入指引导管，从而为其他操作提供有效支撑。尽管我们多采用8F、100 cm的H1导管（Cook公司），但不否认多种指引导管可用于CAS治疗（图18-7）。如果途径确定，我们多采用90 cm的6F Shuttle鞘管。颈总动脉口部位固定应用5F 125 cm的JR4诊断用导管（或Vitek 125 cm导管）。在路标引导下，将1根0.09 cm（0.035 in）成角的硬质导丝送入颈外动脉或送至颈总动脉开口（如果颈外动脉远端存在严重狭窄）。经导丝送JR4导管至颈总动脉中远段，为顺利通过大血管起始部，可予以一定扭矩的逆时针旋转。指引导管或鞘管循JR4进入颈总动脉中远段，在进入大血管起始部时同样予以一个逆时针旋转操作（图18-9）。之后可撤出导丝以及JR4导管，并打开Tuohy-Borst adaptor排出导管中产生的血栓碎片。

在本中心，我们建议选用血栓滤过保护装置，反对应用球囊闭塞装置，原因是一些患者，特别是那些侧支循环不佳的患者，不能耐受后者引起的血管长时间闭塞。植入血栓滤过保护装置所需操作和第7章中其他装置操作步骤相似，将EPD软头部分塑形，形成第一、第二弯曲。第一弯曲取决于狭窄的成角及严重程度，第二弯曲反映颈总动脉内径（图18-10）。将过滤器小心通过颈内动脉狭窄处。过滤器导丝的软头定位在颈内动脉骨质段，过滤网定位在颈内动脉的直行部分、坚硬骨质段的近端（避开弯曲部分）。放置完成后，采用荧光镜评估血管影像，以保证过滤网和血管壁贴合良好（图18-11）。

支架植入前我们通常在颈内动脉病变处施行球囊预扩张，尤其是对于钙化斑块。多采用4.0 mm×20 mm的冠状动脉扩张球囊如Aviator、Mavrick、Crosssail，加压至6~12 atm持续10~20 s。预扩张满意后，植入镍钛诺或埃尔吉洛伊非磁性合金支架。尽管并非专门用于颈动脉狭窄治疗，许多应用于外周的商业自膨胀支架产品（如胆管支架、下肢动脉支架等）现今已经用于CAS术（表18-6）。这些做工精细的支架产品将第一批经FDA批准用于颈动脉介入治疗。支架长度的选择取决于病变的长短（通常应用20~40 mm支架），应尽量避免不必要的长支架植入。膨胀支架直径要大于颈内动脉或颈总动脉内径1 mm左右，通常情况下，单纯颈内动脉采用7 mm支架，当延伸进入颈总动脉时，采用至

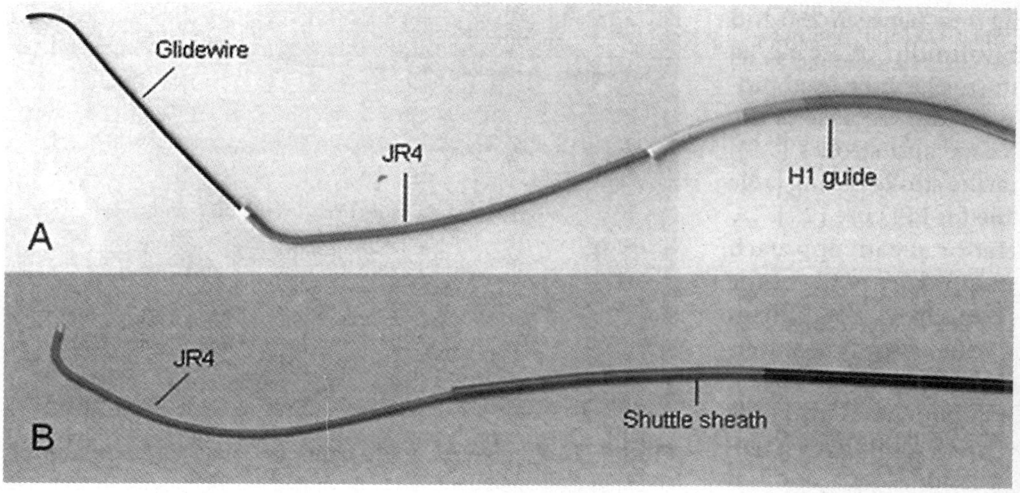

图18-8　5F-125 cm JR4导管及8F-H1指引导管(A)或6F-90 cm Shuttle鞘管构成的推送装置

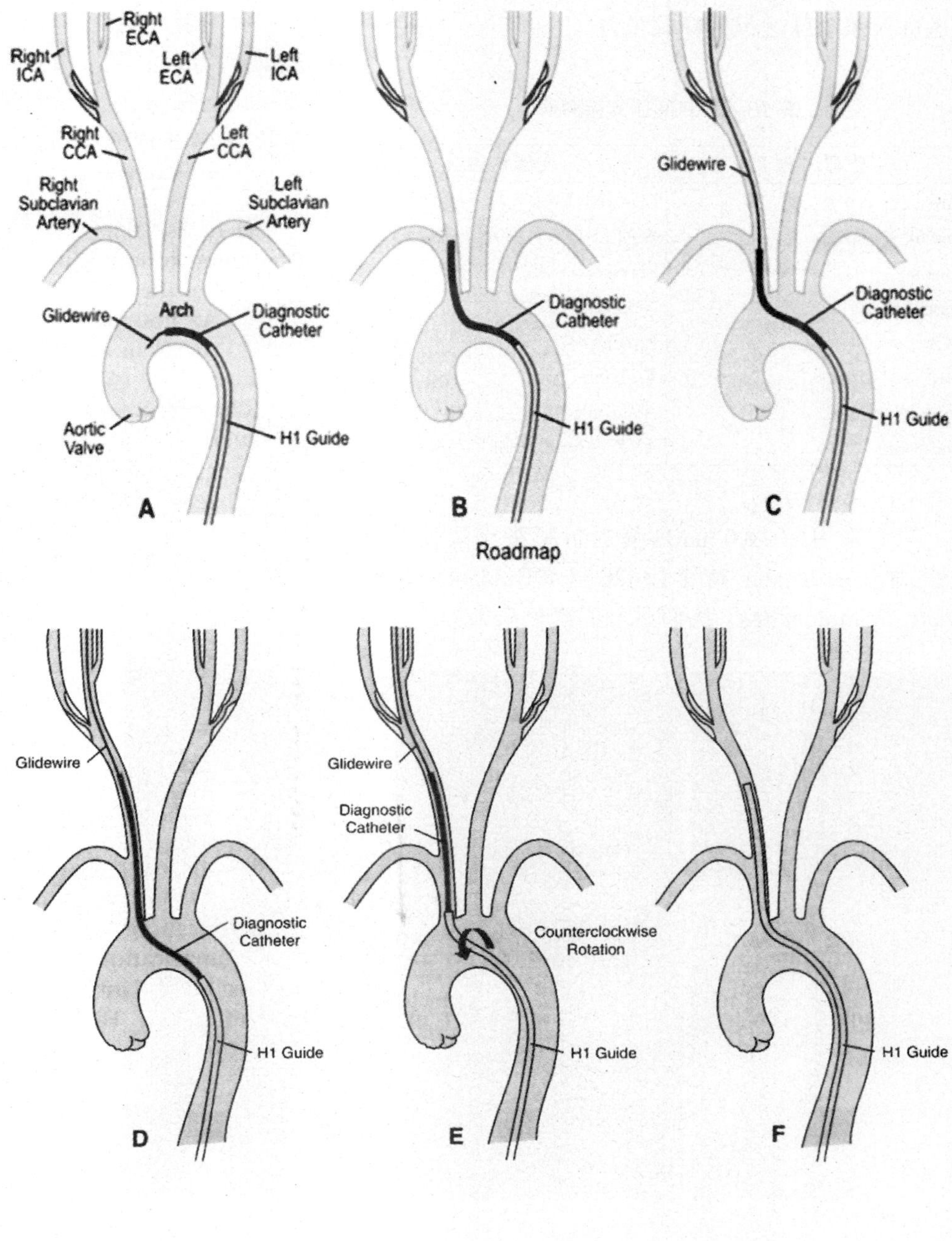

图18-9　将指引导管逐步送入颈内动脉中远段的示意图

表 18-5 指引导管和鞘管途径比较

指引导管途径	鞘管途径
△大动脉入口(8F)	△ 小动脉入口(6F)
△能实现颈总动脉操作一步到位（推荐使用5F导管伸缩装置）	△ 需要多步操作；鞘管插入，诊断性导管进入颈总动脉，跟踪鞘管进入颈总动脉
△ 尖端部分过渡突然容易引起斑块碎片脱落需要借助5F输送装置推送入颈总动脉	△ 鞘管扩张器保证过渡平滑并顺利进入颈总动脉，发生斑块脱落概率较小
△ 发生缠绕可能较低	△ 可能在血管成角处打结
△ 良好的扭力控制	△ 扭力控制器不佳
△ 对于迂曲血管或操作难度较大的主动脉弓提供更多支撑。	△ 推送球囊、过滤器、支架所需的支撑力不足
△ 操作中能将导管送入血管内较高位置	△ 再次插入扩张器前很难将鞘管推送至较高位置

少8 mm直径的支架。操作时，先将自膨胀支架小心推送到颈动脉斑块之上，然后轻轻回撤至合适位置，在推送进入颈动脉过程中释放张力。

表 18-6 自膨胀支架列表

公司名称	支架种类
Bard	LUMINEXX
Boston Scientific	WALLSTENT, WALLGRAFT
Cordis	Precise
EndoTex	NexStent
EV3	Protege
Gore	Viabahn
Guidant	Acculink
Medtronic	AVE carotid stent

我们采用5.0~6.0 mm球囊对自膨胀支架加以后扩张，加压6~10 atm，持续10~20 s（如Guidant公司的Aviator，Viatrac球囊）。我们尽可能避免高压扩张以避免动脉撕裂穿孔，如动脉残余狭窄小于30%提示扩张充分。在后扩张过程中，尤其是在颈动脉膨大处病变扩张时患者可能会出现低血压、心动过缓。因上述神经反射持续时间短暂且对于咳嗽有效，所以一般不需要采用阿托品，但对于罕见的长时间心动过缓或低血压状态，应予以静脉阿托品治疗。后扩张后再次颈动脉造影评价是否存在慢血流，如果存在上述情况，需要抽吸因凝滞形成的血栓，可以采用Medtronic公司的PercuSurge抽吸导管，也可采用5F的125 cm多功能导

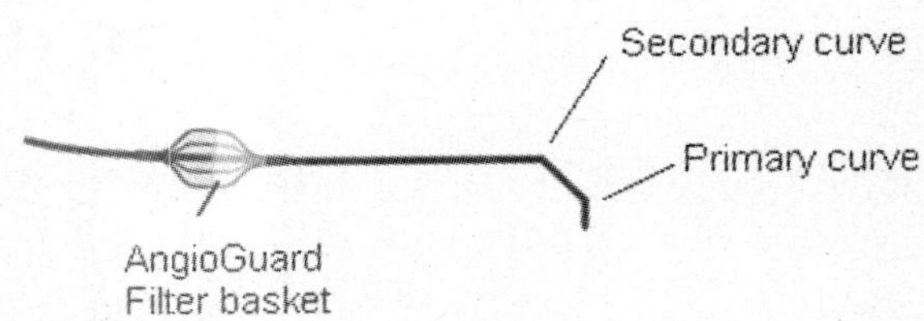

图18-10 导丝尖端弯曲以通过颈内动脉狭窄

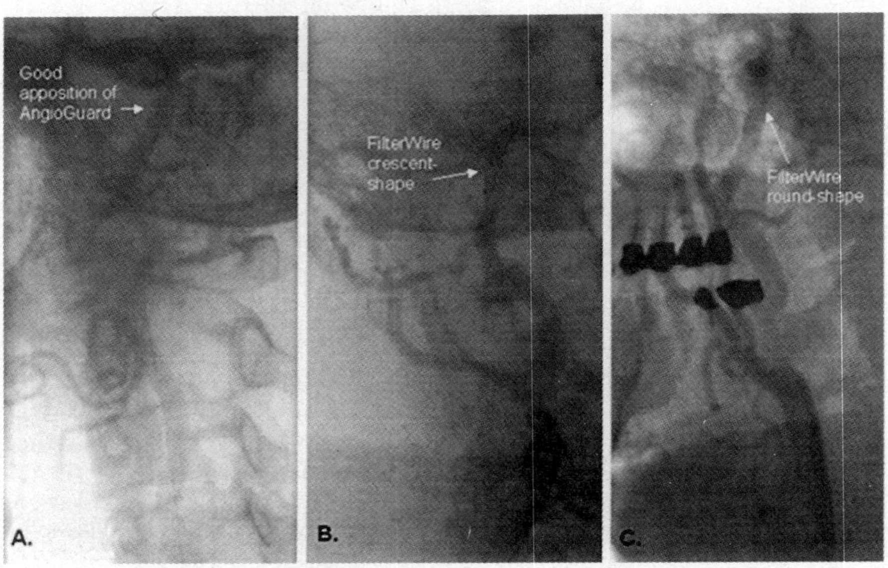

图18-11 过滤网贴壁良好，定位于骨质段之前的颈内动脉远段

A.Angioguard装置；B，C.过滤导丝的直角影像。

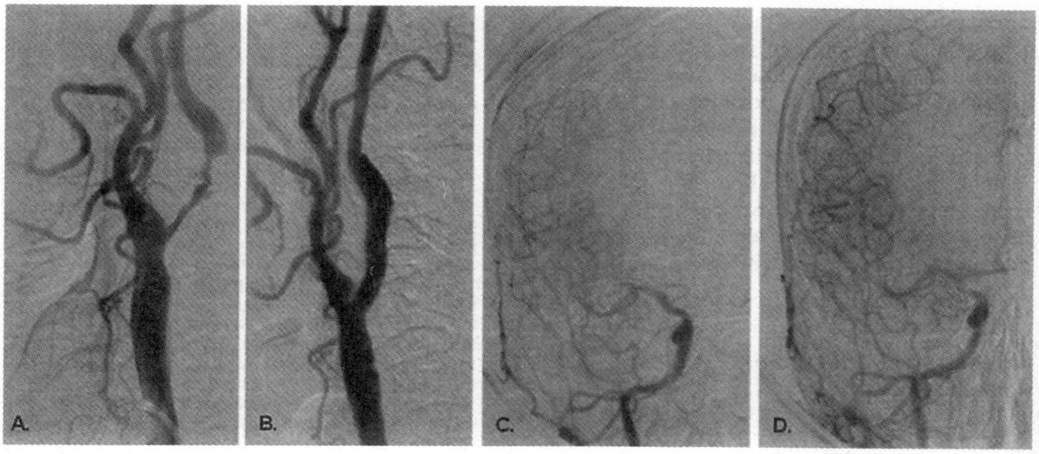

图18–12　颈动脉分叉部位成功植入支架术前、后的影像图(A,B)以及颅内循环

管。在抽吸出40~400 ml血液(根据抽出的颗粒状物质的数量而定)后，滤器即可撤回，并在颅内血管以及血管分叉处进行最后造影(图18–12)。要仔细谨慎评价远端血栓化的定位标志，同时对于患者神经学异常进行临床评估。

术后应将患者送入监护室进行血流动力学、神经学方面的全程监控。患者收缩压应严格控制[<18.7 kPa(140 mmHg)]，以预防高灌注综合征，必要时可采用静脉应用硝酸甘油或β受体阻滞剂。偶有患者因压力感受器反射引起较长时间减压反射导致血压过低，应予以口服人工麻黄素治疗(每4 h 30~60 mg，或根据需要服用)，也可以予以静脉血管收缩剂(如多巴胺或去甲肾上腺素)。第二天应在出院前由神经科医师进行全面的神经学评价(NIH卒中分级、Rankin积分以及Barthel指数)及多普勒超声评价。我们对于出院患者通常予以以下药物：阿司匹林(不确定)、氯吡格雷(至少服用1个月)和他汀类药物。在我们主持的Cleveland临床前瞻性记录(n=616)中，出院后服用他汀类药物患者30天内发生卒中或死亡事件的比率较低(3.4% vs 9.0%，p=0.005，未发表)[30]。

颈动脉支架植入术后的患者分别在术后1个月、6个月、1年时接受临床随访以评价新出现的神经学症状，同时复查多普勒超声评价血流速度，血液流速的增加提示可能有再狭窄形成，但颈动脉血液流速往往因该部位支架部分血管僵硬度增加造成错误评价。为确保对再狭窄的准确鉴别，测定颈总动脉(CCA)、颈内动脉(ICA)收缩期峰值流速或ICA/CCA峰值流速应采用更高阈值标准[31]，但在不同实验室合适阈值标准有所不同。对于双侧颈动脉狭窄的患者，术后评价对侧颈内动脉血液流速也很重要，本中心研究显示：在双侧颈动脉狭窄患者的一侧植入支架后对侧收缩期峰值流速及舒张末流速显著降低(分别下降60.3 cm/s、15.1 cm/s)[13]。

对于患有严重双侧颈动脉狭窄、需要接受支架治疗的患者，如无其他紧急手术(如冠状动脉旁路移植术)，建议间隔1个月分次进行。尽管数个小样本研究[32,33]暗示双侧颈动脉同步支架术的安全性，但我们没有必要使患者承担更高的脑高灌注、血流动力学异常以及脑缺血并发症的风险。

颈动脉支架术的并发症

神经介入治疗医生必须对CAS并发症的预防和应对有细致透彻的理解。尽管大部分并发症出现在手术当中，但是术者必须对术后的延迟并发症保持足够警惕(表18–7)。最迅猛的是颅内出血(特别是源自高灌注综合征)和大范围的缺血性脑栓塞。而且，由于颈动脉粥样硬化患者也同时患有全身动脉硬化，所以随之而来的心血管并发症风险较高。在SAPPHIRE试验中，接受CAS治疗的高危患者在30天、1年内死亡、卒中、心肌梗死复合事件的发生率分别为5.8%和11.9%[26]。在Cleveland临床前瞻注册分析中，患有慢性肾病(每1.73 m^{2}体表面积的肾小球滤过率小于60 ml/min)的患者6个月内死亡、脑卒中、心肌梗死复合事件的发生率明显高于肾功能正常的患者(14.7% vs 5.6%，p<0.001)。而且，肌酐清除率进行性恶化的患者6个月复合事件风险进行性增加[34]。

颅内出血

颅内出血多是因为脑循环高灌注、远端导丝穿孔或脑梗死继发脑出血，特别是同时应用Ⅱb/Ⅲa受体拮抗剂和溶栓剂情况下发生率较高。脑循环高灌注(发生率1.1%)[35] 可能是因慢性脑缺血造成脑循环自

表 18-7 颈动脉支架术的并发症

Ⅰ术中操作并发症
A.穿刺部位及入路血管并发症
1.腹膜后血肿、假性动脉瘤、动静脉瘘
2.输血
B.导管走行颈动脉中的并发症
1.导管操作过程中粥样斑块残片脱落
2.颈动脉夹层
C.放置 EPD 装置过程中的并发症
1.在装置展开前绕丝过程中发生栓塞
2.过滤器或球囊引起颈动脉夹层
3.过滤器或球囊展开位点处动脉夹层
4.较长时间球囊扩张引起脑缺血
D.动脉成形及支架植入过程中的并发症
1.球囊封闭血管导致脑缺血
2.EPD 贴壁不良引起远端栓塞
3.急性血管闭塞
4.颈动脉压力感受器反射引起心动过缓和低血压
5.过大球囊或高压扩张引起动脉穿孔
Ⅱ颈动脉支架术后早期并发症
A.脑高灌注综合征
B.支架处血栓
C.晚期远端栓塞(斑块突入支架内)
Ⅲ支架植入术后晚期并发症
A.球囊扩张支架变形
B.支架内再狭窄

动调节功能受损所致。CAS术后颈动脉高度狭窄的解除使得同侧脑血流瞬时骤然增加,尽管上述效应是瞬时的,但仍可能诱发严重症状(如同侧头痛、呕吐、抽搐、局灶性神经功能缺失和颅内出血)。万幸的是,最可怕的并发症——颅内出血发生率仅为0.67%[35]。有研究表明"一侧颈动脉严重狭窄(>90%)、对侧颈动脉闭塞和严重高血压的患者脑出血并发症风险增加"[36]。预防脑循环高灌注综合征的措施包括：术后控制收缩压<18.7 kPa(140 mmHg),并采用β受体拮抗剂或静脉应用硝酸甘油等。快捷的影像学检查(头颅CT或MRI)可用来诊断脑水肿或脑出血。

栓塞并发症

应用EPD装置能非常有效地预防远端栓塞形成。但是,在EPD装置贴壁不良(不准确的血管内定位或迂曲段放置)或血栓负荷过重时,仍有典型脑栓塞发生。而且,栓塞还可能在操作过程中无EPD保护的时段（指引导管放置阶段、EPD卷起段、EPD移除段)形成。术后晚期栓塞可能是斑块突入支架引起的"奶酪切擦"效应所致。小的远端栓塞,尤其是超过大脑中动脉M2段的栓塞,通常情况下只引起短暂脑缺血,故尚能耐受。较大的栓塞,尤其是大脑中动脉M1或M2段闭塞,必须采用器械辅助解决。如采用亲水涂层的导丝穿过栓子,间或采用冠状动脉球囊成形术,及采用血栓栓子诱捕装置[37]。对于上述措施效果不佳患者,可在权衡避免颅内出血风险前提下采用t-PA或Ⅱb/Ⅲa受体拮抗剂颅内动脉应用[38]。

神经反射调节的心动过缓和低血压

大多数情况下在CAS术所遇到的并发症是神经调节性心动过缓和低血压,发生率约0~25%[39],多预后良好。颈动脉成形术,尤其是颈动脉窦后扩张,颈动脉压力感受器兴奋并将信号经舌咽神经传入,进而传递到迷走传出神经（产生负性变时和负性变力效应）和脊髓交感神经束(引起血管扩张)。这种缓慢心律是自限性的,持续仅几分钟,更不会引起永久高度房室阻滞[40]。较严重病例需要静脉注射阿托品,但不需要临时起搏治疗。在一小部分经历了较长时间低血压(数小时)的患者,血管扩张作用更持久,此时需要扩容或临时予以血管收缩剂(如人工麻黄素、去甲肾上腺素、多巴胺等)[37]。

结论

CAS是一项具有挑战性的治疗措施,在20年的发展中迅速成熟完善。对于显著颈动脉狭窄的脑卒中高危患者,CAS目前成为一项普遍接受的血运重建手段。主导临床试验中,SAPPHIRE研究对比了CAS和CEA两种手术，前者能显著减少外周血管事件以及1年内死亡、卒中、心肌梗死事件发生。目前针对低危患者的一系列临床试验将进一步扩展CAS的适应证。介入医生了解与CAS特有的并发症是十分关键的。细心谨慎操作以及对并发症快速识别和处理应对,对于保证血管内颈动脉介入治疗的不断成功是必不可少的。

(姚青海 译)

参考文献

1. NASCET Investigators. Beneficial effect of carotid endarterectomy in symptomatic patients with high-grade carotid stenosis. North American Symptomatic Carotid Endarterectomy Trial Collaborators. *N Engl J Med* 1991;325:445-453.
2. ECST Investigators. Randomized trial of endarterectomy for recently symptomatic carotid stenosis: final results of the MRC European Carotid Surgery Trial (ECST). *Lancet* 1998;351: 1379-1387.
3. ACAS Investigators. Endarterectomy for asymptomatic carotid artery stenosis. Executive Committee for the Asymptomatic Carotid Atherosclerosis Study. *JAMA* 1995;273:1421-1428.
4. American Heart Association. *Heart Disease and Stroke Statistics—2003 Update*. Dallas, Texas: American Heart Association; 2002:15-18.
5. Cloud GC, Markus HS. Diagnosis and management of vertebral artery stenosis. *Quart J Med* 2003;96:27-54.

6. Rockman CB, Jacobowitz GR, Gagne PJ, et al. Focused screening for occult carotid artery disease: patients with known heart disease are at high risk. *J Vasc Surg* 2004;39:44–51.
7. Nowaczenko M, Sarzynska-Dlugosz I, Czlonkowska A. Prevalence of carotid arteries atherosclerotic changes in ischemic stroke patients. *Neurol Neurochir Pol* 2003;37:27–36.
8. Barnett HJ, Taylor DW, Eliasziw M, et al. Benefit of carotid endarterectomy in patients with symptomatic moderate or severe stenosis. North American Symptomatic Carotid Endarterectomy Trial Collaborators. *N Engl J Med* 1998;339:1415–1425.
9. Chambers BR, Norris JW. Outcome in patients with asymptomatic neck bruits. *N Engl J Med* 1986;315:860–865.
10. Norris JW, Zhu CZ, Bornstein NM et al. Vascular risks of asymptomatic carotid stenosis. *Stroke* 1991;22:1485–1490.
11. Pedro LM, Fernandes e Fernandes J, Pedro MM, et al. Ultrasonographic risk score of carotid plaques. *Eur J Vasc Endovasc Surg* 2002;24:492–498.
12. Biasi GM, Froio A, Deleo G, et al. What have we learned from the Imaging in Carotid Angioplasty and Risk of Stroke (ICAROS) study? *Vascular* 2004;12:62–68.
13. Sachar R, Yadav JS, Roffi M, et al. Severe bilateral carotid stenosis: the impact of ipsilateral stenting on Doppler-defined contralateral stenosis. *J Am Coll Cardiol* 2004;43:1358–1362.
14. Nederkoorn PJ, van der Graaf Y, Hunink MG. Duplex ultrasound and magnetic resonance angiography compared with digital subtraction angiography in carotid artery stenosis: a systematic review. *Stroke* 2003;34:1324–1332.
15. Johnston DC, Goldstein LB. Clinical carotid endarterectomy decision making: noninvasive vascular imaging versus angiography. *Neurology* 2001;56:1009–1015.
16. Nederkoorn PJ, Mali WP, Eikelboom BC, et al. Preoperative diagnosis of carotid artery stenosis: accuracy of noninvasive testing. *Stroke* 2002;33:2003–2008.
17. Paciaroni M, Eliasziw M, Kappelle LJ, et al. Medical complications associated with carotid endarterectomy. North American Symptomatic Carotid Endarterectomy Trial (NASCET). *Stroke* 1999;30:1759–1763.
18. McCrory DC, Goldstein LB, Samsa GP, et al. Predicting complications of carotid endarterectomy. *Stroke* 1993;24:1285–1291.
19. AbuRahma AF, Robinson P, Holt SM, et al. Perioperative and late stroke rates of carotid endarterectomy contralateral to carotid artery occlusion: results from a randomized trial. *Stroke* 2000;31: 1566–1571.
20. AbuRahma AF, Jennings TG, Wulu JT, et al. Redo carotid endarterectomy versus primary carotid endarterectomy. *Stroke* 2001;32:2787–2792.
21. Fisher ES, Malenka DJ, Solomon NA, et al. Risk of carotid endarterectomy in the elderly. *Am J Public Health* 1989;79: 1617–1620.
22. Kerber CW, Cromwell LD, Loehden OL. Catheter dilatation of proximal carotid stenosis during distal bifurcation endarterectomy. *Am J Neuroradiol* 1980;1:348–349.
23. Mathur A, Dorros G, Iyer SS, et al. Palmaz stent compression in patients following carotid artery stenting. *Cathet Cardiovasc Diagn* 1997;41:137–140.
24. Wholey MH, Al-Mubarek N. Updated review of the global carotid artery stent registry. *Catheter Cardiovasc Interv* 2003;60: 259–266.
25. CAVATAS Investigators T. Endovascular versus surgical treatment in patients with carotid stenosis in the Carotid and Vertebral Artery Transluminal Angioplasty Study (CAVATAS): a randomised trial. *Lancet* 2001;357:1729–1737.
26. Yadav J, for The SAPPHIRE Study Investigators. Stenting and angioplasty with protection in patients at high risk for endarterectomy. The American Heart Association Scientific Sessions. Chicago, IL, 2002.
27. Saw J, Casserly I, Sachar R, et al. Evaluating the optimal activated clotting time during percutaneous carotid interventions. *Cathet Cardiovasc Interv* 2004;62:91.
28. Wholey MH, Eles G, Toursakissian B, et al. Evaluation of glycoprotein IIb/IIIa inhibitors in carotid angioplasty and stenting. *J Endovasc Ther* 2003;10:33–41.
29. Kopp CW, Steiner S, Nasel C, et al. Abciximab reduces monocyte tissue factor in carotid angioplasty and stenting. *Stroke* 2003; 34:2560–2567.
30. Saw J, Exaire J, Lee D, et al. Statins reduce early death or stroke events following carotid artery stenting. 2004. (unpublished)
31. Lal BK, Hobson RW 2nd, Goldstein J, et al. Carotid artery stenting: is there a need to revise ultrasound velocity criteria? *J Vasc Surg* 2004;39:58–66.
32. Chen MS, Bhatt DL, Mukherjee D, et al. Feasibility of simultaneous bilateral carotid artery stenting. *Catheter Cardiovasc Interv* 2004;61:437–442.
33. Al-Mubarak N, Roubin GS, Vitek JJ, et al. Simultaneous bilateral carotid stenting for restenosis after endarterectomy. *Cathet Cardiovasc Diagn* 1998;45:11–15.
34. Saw J, Bhatt DL, Gurm H, et al. Effect of chronic kidney disease on outcomes following carotid artery stenting. *Am J Cardiol* 2004: (pending publication).
35. Abou-Chebl A, Yadav JS, Reginelli J, et al. Intracranial hemorrhage and hyperperfusion syndrome following carotid artery stenting risk factors, prevention, and treatment. *J Am Coll Cardiol* 2004;43:1596–1601.
36. Abou-Chebl A, Reginelli J, Mukherjee D, et al. Cerebral hyperperfusion and intracranial hemorrhage following internal carotid artery stenting. *J Am Coll Cardiol* 2002;39:68A.
37. Yadav JS. Technical aspects of carotid stenting. EuroPCR. Version 3 ed. Paris, 2003:1–18.
38. Qureshi A, Saad M, Zaidat O, et al. Intracerebral hemorrhages associated with neurointerventional procedures using a combination of antithrombotic agents including abciximab. *Stroke* 2002; 33:1916–1919.
39. Qureshi A, Luft A, Sharma M, et al. Frequency and determinants of postprocedural hemodynamic instability after carotid angioplasty and stenting. *Stroke* 1999;30:2086–2093.
40. Yadav JS, Roubin GS, Iyer S, et al. Elective stenting of the extracranial carotid arteries. *Circulation* 1997;95:376–381.

第19章　肾动脉支架植入技术

Christopher J.White

肾动脉狭窄比想象的更常见。对834名医保病人进行筛查，超声检测出6.8%的病人肾动脉狭窄超过60%[1]。这些病例样本的平均年龄为77.2岁。出现肾动脉狭窄(>60%)的病人中男性(9.1%)多于女性(5.5%，p=0.053)，而其中88%是单侧狭窄，12%是双侧狭窄。年龄增长、高密度脂蛋白水平<1.0 mmol/L(40 mg/dl)及收缩期血压升高是肾动脉狭窄的多变量预测因素。在高血压患者群体中[2]，肾动脉狭窄是继发性高血压最常见的原因。临床上，患有难以控制的高血压病人、肾功能不全的病人以及患有冠状动脉或周围血管动脉粥样硬化的病人中，肾动脉狭窄非常常见[3]。肾功能不全的病人，肾动脉狭窄的发病率为24%[4]，由于怀疑有冠心病而做冠脉造影的病人中，肾动脉狭窄的发病率为15%~23%(表19–1)[5-9]。在腹主动脉瘤或外周动脉闭塞的患者大约1/3的患者存在肾动脉狭窄[10,11]。

普遍认为肾动脉狭窄造成损伤的自然进程是随着时间进展的。造影研究表明，进展性的肾动脉病变的发病率在39%~49%[12-16]。病变进展的危险性与狭窄的严重程度相关[图19–1][17]。肾动脉狭窄从阻塞性损伤到大于75%的狭窄，这一进展过程常伴有肾功能的丧失[12]。

在一项接受药物治疗的肾动脉狭窄病人的前瞻性研究中，42%的病人在2年内病情加重(11%的病人进展到完全闭塞)[18]。最近一个试验比较了现代药物治疗和干预肾动脉高血压的治疗，发现16%药物治疗的病人在1年内出现了肾动脉闭塞的现象[19]。最重要的是认识到尽管控制了血压，但是肾动脉狭窄仍会进展，最终导致肾功能丧失[20]。

肾动脉成形术的指征

有明显血流动力学改变的肾动脉狭窄患者、难以控制的高血压患者、肾功能不全的患者及心脏紊乱综合征的患者如超急性肺水肿均具有血管成形术的指征。开始做血液透析，但仍有部分肾实质有活力的患者、肾动脉狭窄兼具充血性心力衰竭或不稳定型心绞痛的患者，也可以考虑为血管成形术的指征[21-26]。

当一个肾动脉狭窄的患者有明显的血流动力学改变，以下三个临床指征可以接受肾动脉血管成形术。第一，充足的药物治疗血压依然难以控制(两种或以上药物)或患者不能耐受高血压的药物治疗；第二，为了保存肾脏的功能；第三，为治疗心脏紊乱综合征或肾血管性高血压使急性冠脉缺血或充血性心力衰竭恶化。

临床医生高度怀疑肾动脉狭窄和临床症状是有因果关系的。这个决定要基于肾动脉狭窄功能上和解剖上两方面的判断。功能上的判断包括：通过导管或压力线测量压力梯度判断狭窄的严重程度，或通过非创伤性的超声多普勒信号判断狭窄程度；通过放射性核素或肾素和肌酐清除率等临床化学实验的方法确定肾脏的大小、功能和灌流量。解剖上的判断可以使用一些非创伤性的工具测量狭窄的面积和直径，包括使用计算机断层血管造影（CTA）、MRA和超声成像，

表 19–1　心脏导管插入术者发现的肾动脉狭窄的患病率

研究者	N	RAS(%)	RAS>50%	双侧(%)
Harding 等[7]	1 302	30	15	36
Jean 等[5]	196	33	18	NR
Vetrovec 等[9]	116	29	23	29
Rihal 等[8]	297	34	19	4
Weber-Mzell 等[6]	177	25	11	8

RAS：肾动脉狭窄

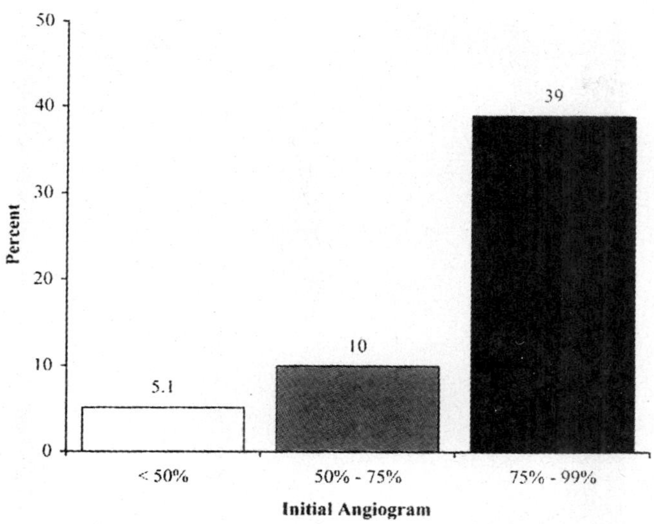

图 19-1　闭塞 13 个月以上肾动脉狭窄的进展以及与狭窄程度的关系[15]

也可以使用一些创伤性的方法如血管内超声和全标准的血管造影(图19-2)。

病例的选择

选择患者要求有临床上的诊断还要有功能和解剖上的综合信息。医生要仔细考虑各方面的危险因素,治疗的前景和治疗的策略。根据进展性肾动脉狭窄的解剖学上的严重程度制订治疗策略。血管造影显示肾动脉狭窄<50%不需要血管成形术,狭窄>70%要使用血管成形术。肾动脉狭窄介入的血流动力学标准包括跨病变的收缩压压差≥2.7 kPa(20 mmHg)或平均压差≥1.33 kPa(10 mmHg)[27]。

联合使用两种或三种效果良好的抗高血压药物依然难以控制其血压的患者，应考虑做血管成形术。肾功能不全或血流动力学证明有严重狭窄的患者也可以做血管成形术。使用血管紧张素转换酶抑制剂或血管紧张素受体阻断剂仍有肾功能不全的患者,如果其有双侧肾动脉狭窄,或只有一个肾而又有肾动脉狭窄,或一侧肾动脉狭窄而另一侧肾脏功能障碍,应做血管成形术。由于肾血管高血压或容量负荷过重造成心功能紊乱综合征的患者,如血流动力学上证明有肾动脉狭窄,可以做血管成形术。

经皮肾动脉血管成形术

经皮透照法气囊血管成形术(BA)是纤维肌性发育不良造成肾动脉狭窄的治疗方法[28,29]。但由于动脉粥样硬化的损伤和6个月后50%的再狭窄率使BA的成功率不高[30,31]。

荷兰肾动脉狭窄介入治疗合作组通过试验比较药物治疗肾血管性高血压和球囊血管成形术或经皮腔内肾血管成形术(PTRA)治疗肾血管性高血压的效果[19]。第三个月时PTRA组效果明显,由于44%的药物治疗患者转成了PTRA,因此1年时限的由目的到治疗的分析是无效的(图19-3)。

肾动脉开口病变导致的狭窄单独使用球囊扩张术很难治疗,因为从主动脉进入肾动脉的汇合斑块导致血管回缩很容易引起再狭窄。因此,肾动脉入口处的动脉粥样硬化导致的狭窄不适宜单独使用BA[31,32]。

在动脉硬化性肾动脉狭窄的单纯球囊扩张与支架术的血管造影及血流动力学结果的对比评价中[33],18名患者进行定量血管造影(QVA)和跨病变压力阶差测量,并进行自身对照,结果表明:在动脉硬化性肾动脉损伤中,支架比BA更有效[表19-2]。

表 19-2　球囊扩张术和支架的比较

	基准	球囊扩张术	支架
狭窄程度(%)	82±12	29±14	3±6*
平均梯度(mmHg)	50±22	8±6	1±3*
最高梯度(mmHg)	94±33	23±19	1±3*

*p<0.05

随机对照试验比较支架和BA治疗肾动脉入口处的动脉粥样硬化导致的狭窄时,支架疗效较好[34]。42名病人和51支血管被随机分到了BA组,另外42名患者和52支血管被随机分到支架组。支架组的操作容易成功且血管长期通畅率高(表19-3)。经过一段时间的研究,12(29%)名BA患者需要使用支架。由于大量的患者转换了治疗方法,这便混淆了治疗终点的分析。通过分析不难发现两者在血压控制、肾功能和并发症上的区别。

表 19-3　球囊扩张术和支架的随机对照试验

	球囊扩张术 (n=51)	支架 (n=52)	p 值
成功	63%	90%	<0.05
再狭窄	48%	14%	<0.05

为了比较价效比，作者计算出BA组为了在6个月时保持90%的开放率,62%的患者最终需要放置支架,57%的患者需要操作2~3次；而支架组为了获得6个月时90%的开放率,只有12%的患者需要第二次操作。作者得出结论:开始就使用支架价效比优于先用BA再放置支架[34]。

比较常规支架放置和应急放置，应急支架放置可以节约40%的时间，但45%的患者需要第二次放置支架,并出现一系列并发症。因此常规放置支架更有效。随机对照试验清楚表明:对动脉粥样硬化导致的肾动脉狭窄来说,放置支架无论在成功率、长期开放率和价效比都优于球囊扩张术[34]。

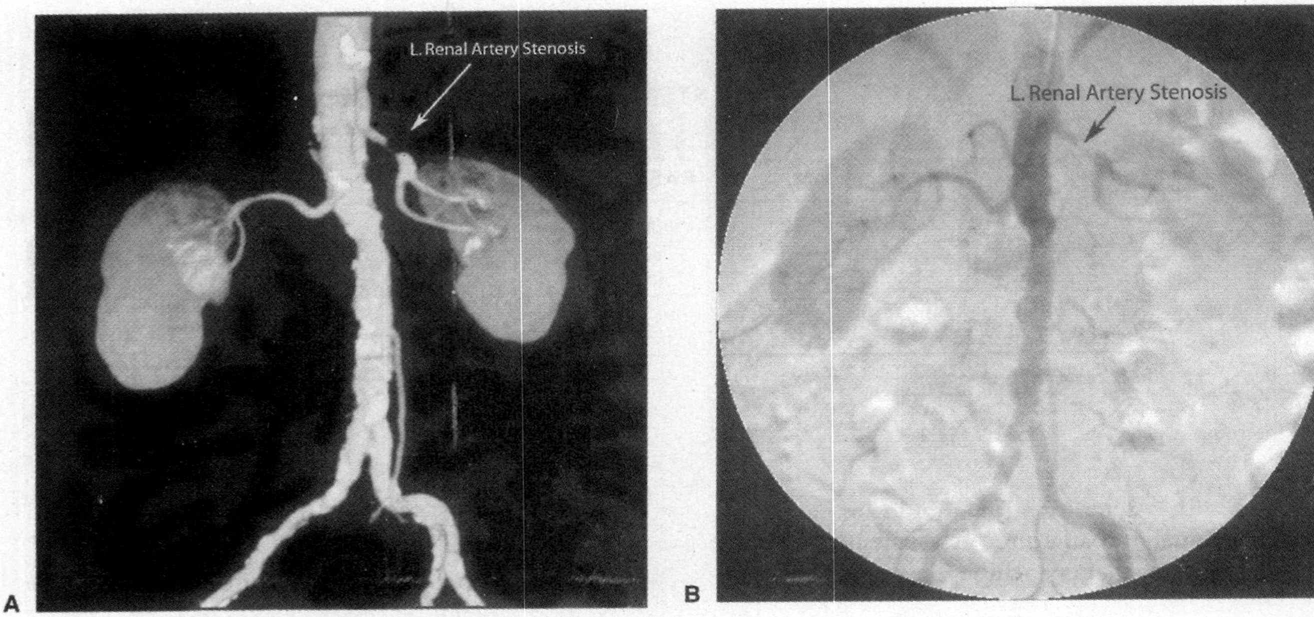

图 19-2 比较(A)肾脏 CTA 和(B)主动脉造影照片显示严重的肾动脉狭窄

荟萃分析比较支架和BA的结果，肾动脉支架在技术上领先，再狭窄率比较低[35]。从1991年到1997年间的10篇关于肾动脉狭窄支架的综述显示，再狭窄率是16%[36]。很多近期的报道显示，肾动脉放置支架后的再狭窄率应该更低[表19-4][34,37-40]。肾血管放置支架后持续开放最有力的预测方式是许多血管床“急性获得”或支架流量最大化[41]。与冠状动脉一样，较大肾动脉比小的再狭窄率要低[40,42]。两个试验还比较了肾动脉支架的长期耐受性和开放率[37-39]。在两个试验中，5年的第一次肾动脉支架的开放率为79%和84.5%，第二次为92.4%和98%。肾动脉放置支架后的再狭窄通常发生在第一年，2年后的发生率较低。

肾血管性高血压的治疗

在高血压人群中，肾血管性高血压并不常见。有冠状动脉、脑或周围血管动脉粥样硬化的患者，动脉粥样硬化肾动脉狭窄的发生率为10%~30%[5,7,11,42]，在高危人群中，发病率增高。然而，尽管对肾血管疾病的病理生理的了解有了很大的进展，但现在诊断肾血管性高血压的唯一方法是治疗肾动脉狭窄并观察其治疗高血压的疗效。

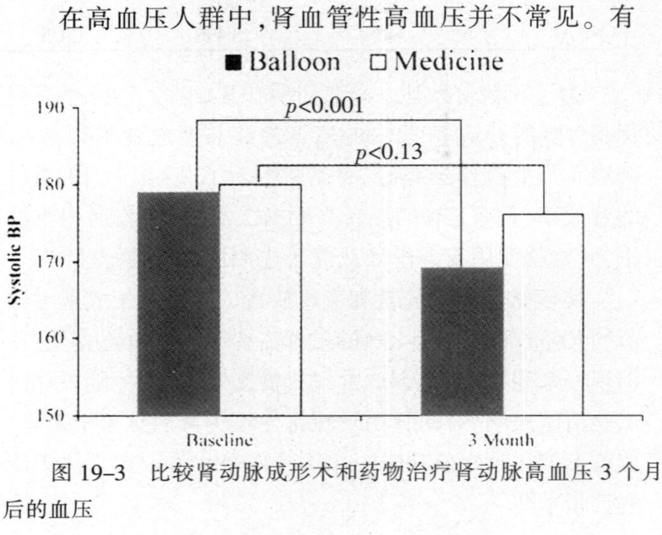

图 19-3 比较肾动脉成形术和药物治疗肾动脉高血压 3 个月后的血压

对于动脉粥样硬化性肾血管性高血压经皮技术已经很大程度上取代了手术治疗。比较支架和球囊的随机对照实验表明，放置支架有操作上的优势，并能节省费用[34]。尽管肾动脉支架放置的手术成功率很高(≥95%)(表19-4)，但治疗高血压的成功率有很大的变异(表19-5)。一方面是因为缺乏判定标准，另一方面是由于病例不多。

最近两个试验企图建立变量来预测患者对血管重建术的反应[40,41]。第一个试验患者收缩压极高，经治疗后收缩压明显降低，但放置肾血管支架后血压的改善和年龄、性别、种族、狭窄的严重程度、治疗的血管数量、舒张压、基线肌酐清除率等变量没有相关性[43]。另一项试验使用更复杂的多变量逻辑回归分析，结果表明：双侧肾动脉狭窄(OR=4.6，p=0.009)和平均血压>14.7 kPa(110 mmHg)(OR=2.9，p=0.003)这两个变量，可以作为放置肾动脉支架后血压变化的有效随访[40]。实验还比较了>75岁年龄组和<75岁年龄组，男性组和女性组，没有发现任何区别[44,45]。

血管造影术对于评价动脉口处肾动脉狭窄能力有限，因为它很难获得垂直视图，也很难建立正常血管段的参考值[46]。测量肾脏片段血流储备值(FFR)的

表 19–4　肾血管支架的持续成功率和再狭窄率

作者	日期	动脉(n)	成功率(%)	再狭窄率(%)
Blumt 等[37]	1997	74	100	11.0
Tuttle 等[38]	1998	148	98	14.0
Henry 等[39]	1999	209	99	11.4
Van de Ven[34]	1999	43	90	14.0
Rocha–Singh 等[40]	1999	180	97	12.0

表 19–5　血压对肾动脉放置支架的反应

作者	患者数	动脉数	治疗(%)	进展(%)	益处(%)
Blumt 等[37]	68	74	16	62	78
Tuttle 等[38]	129	148	2	55	57
Henry 等[39]	210	244	19	61	78
Rocha–Singh 等[40]	150	180	6	50	56

前期工作已有报道。用0.010 cm(0.004 in)的压力导丝通过肾动脉狭窄处，注射帕菲林使血管舒张到最大程度，测量充血压力梯度。肾脏的FFR和定量肾动脉狭窄血管造影相关性很小，与充血压力梯度密切相关。肾脏FFR和平均压力梯度良好的相关性说明，FFR可以指示狭窄的严重程度。肾脏FFR在评价狭窄的严重程度上优于压力梯度，压力梯度受多种因素的影响，如全身血压、肾脏血流状态、肾脏的微循环系统。肾脏FFR可以测量因狭窄减少的血流量，并具有损伤特异性。

肾脏FFR测量的用途将有临床试验决定。本实验室17名患者的资料显示，FFR能将患者区分为应答者和非应答着。在介入治疗前测量肾脏的FFR，患者被随访4个月。血压改善的患者中87.5%FFR不正常，只有22%的患者FFR正常血压却改善。

尽管肾动脉狭窄性高血压患者能从抗高血压治疗中得到一些好处，如血压得到控制，或减少了药物，但几乎没有患者能被完全治愈[36-40]。对于抵抗指数(RI)预测单个患者对血管重建术的反映作用尚有争议。抵抗指数升高说明有肾硬化，即肾脏小血管结构异常。一项回顾性研究说明，抵抗指数>0.80说明血管重建术后患者的血压和肾功能没有改善。但这个回顾性研究没有设置终点，这有一定的限制性。而且患者大多数接受过BA这种不适宜的血管重建术的治疗，因此结论的说服力不高。

最近，对241名肾动脉支架患者进行的前瞻性研究表明：患者抵抗指数升高确实是对干预的反应(图19–4A)[48]。轻、中(RI0.7~0.8)、重(RI>0.8)度肾硬化患者的血清肌酐清除率均明显改善(图19–4B)。很明显，这个领域的前瞻性随机对照试验能产生较多的结论。

肾功能的保存

肾功能不全和肾血管性高血压的患者很难和原发性高血压、肾硬化、肾实质疾病患者区分。双侧动脉粥样硬化性肾动脉狭窄和肾功能不全有关，而动脉粥样硬化性肾动脉狭窄患者有1/3均为双侧狭窄；如果单侧肾脏受影响，也会出现肾功能不全。对于一些双侧或单侧肾动脉狭窄并伴有肾功能不全的患者，肾动脉血管重建术在控制血压和改善肾功能方面发挥了作用[49]。

肾动脉狭窄是肾衰的重要原因。估计在美国有20% 50岁以上的肾动脉狭窄患者由于肾衰需要进行透析[50]。Mzillous等发现，在683名肾动脉狭窄的患者中有20%的患者经过大约20年的时间进入了透析阶段，即肾脏疾病的终末阶段(ESRD)[51,52]。在一个单中心试验中，14 152名患者接受了腹主动脉造影[12]。其中1 189名患者在6个月的时间里接受了一次以上的主动脉造影，以评估疾病的进展方式。肾动脉狭窄的患者肾脏功能明显降低。

肾衰有着重要的临床和经济意义。65岁以上的仍存活的肾脏疾病终末阶段患者很少。因肾血管疾病导致肾衰的患者两年存活率为56%[53]。积极筛选和血管重建术可以阻止局部缺血性肾萎缩和肾衰。

两个试验说明，肾动脉支架可以改善因肾动脉狭窄引起肾功能不全患者的肾功能。Harden等用肾动脉支架治疗了32名原因不明的肾功能不全和缺血明显的肾动脉狭窄患者[21]。大多数患者有双侧或单侧肾动脉狭窄7例患者为单侧病变，用血清肌酐清除率斜线图表示肾功能的改善，作者得出结论：支架可以延缓肾动脉狭窄的进展。

最近一项研究检测33名成功放置支架的双侧或单侧肾动脉狭窄(≥70%)的患者血清肌酐水平在1.5~

4.0 mg/dl[54]。绘制肌酐清除率交互曲线，阴性曲线表明所用病人多有肾功能恶化的迹象。对25名患者进行≥8个月的随访，所用患者的肌酐清除率曲线多变成阳性，说明肾功能有改善。

成功放置支架可显著延缓肾衰的进程[21]。通过计算放置支架前后的血清肌酐清除率的斜率可以证明，放置支架可以四倍延缓肾功能不全的进程。

值得一提的是，抵抗指数的升高并不能代表血管重建术的良好的反应（图19-4B）。Zeller等证明患者抵抗指数升高不是对干预的反应（图19-4）[48]。

治疗心脏紊乱综合征

因肾动脉狭窄造成的心脏紊乱综合征包括进展性冠状动脉缺血和因周围血管收缩或容量过度负荷造成的充血性心衰。肾血管疾病患者如果预防应用血管紧张素拮抗剂会使心衰的情况更复杂。

继发于肾动脉狭窄的心脏紊乱综合征最广泛的认识是起病急骤和超急性肺水肿[55]。患者如果有双侧肾动脉狭窄或一侧过度狭窄造成肾脏缺血，则会出现容量负荷过度的表现，这是由于尿钠不能及时排泄造成的。单侧肾动脉狭窄的患者可能经历过肺水肿，这是由于心肌缺血使左心室的顺应性降低，从而导致舒张期功能障碍，使用血管紧张素使血管收缩能提高左心室的顺应性。有继发于周围血管收缩的冠状动脉疾病的患者，单侧肾动脉狭窄可导致心肌氧耗增加引起不稳定性冠状动脉综合征[25]。

对于患有充血性心衰和急性冠状动脉综合征的患者，肾动脉支架发挥了重要的作用[56]。这些患者由于严重狭窄引发缺血和冠脉疾病至少放置了一个肾动脉支架。其中88%的患者血压降低，症状得到控制。有些患者冠状动脉和肾动脉都放置了支架，而另一些患者由于冠状动脉损伤不适于血管重建术，只在肾动脉中放置了支架。使用加拿大心血管协会心绞痛分级和纽约心功能分级对治疗效果进行即刻和8个月时的评估，结果表明：冠状动脉和肾动脉都放置支架的患者和只在肾动脉放置支架的患者没有显著的差别，这说明肾动脉重建术是最重要的干预方式[56]。

放置肾动脉支架可以使缺血的肾脏再灌注，减少肾素、血管紧张素、盐皮质激素的产生，从而减轻周围动脉性血管收缩和血管内的血流量。提高肾脏的灌注可以增加肾小球的滤过率和尿钠排出量。有单侧或双侧肾动脉狭窄的患者给予血管紧张素拮抗剂能增加再灌注量。

肾脏血管重建术的前景

现在经皮肾动脉重建术有了新的设备和新的手段来改善结果。新的设备包括栓子保护装置（EPD），静脉注射糖蛋白Ⅱb/Ⅲa血小板受体拮抗剂，口服噻氯吡啶或阿司匹林，研究抗血小板治疗的作用。药物洗脱支架可以更好地降低再狭窄率和维持更长的开放率。肾动脉支架的研究显示，有1/4的患者血清肌酐清除率增加，一半的患者没有变化，还有1/4的患者反而恶化。恶化的原因可能和肾病有关，也可能和动脉粥样硬化栓子有关。动脉硬化栓子可能在血管造影术或主动脉手术后突然出现，可以使肾功能逐渐丧失。

10项肾动脉支架植入研究资料显示大约1/4患者血清肌酐水平改善，1/2患者维持在相同水平，1/4患者

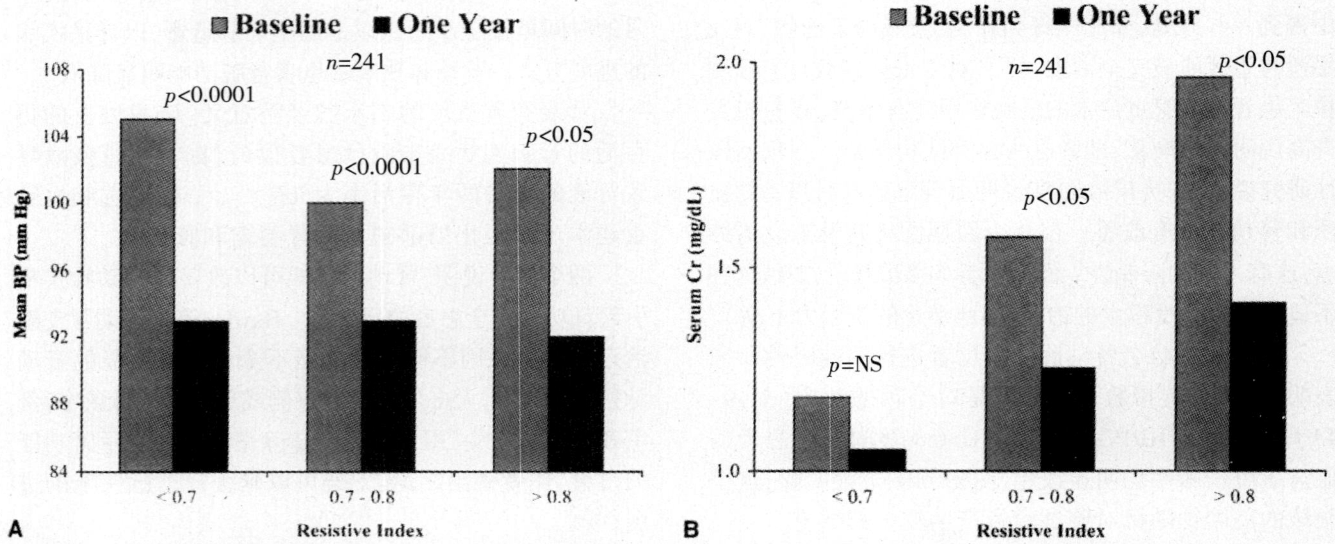

图 19-4 （A）比较 RI 正常（<0.7）患者和 RI 升高（适度 0.7~0.8，严重>0.8）患者血压对放置肾动脉支架的反应；（B）比较 RI 正常（<0.7）患者和 RI 升高（适度 0.7~0.8，严重>0.8）患者血肌酐对放置肾动脉支架的反应

加重[43]。从加重的病因学分析可能是造影剂肾病或动脉硬化栓子。动脉硬化栓子也许在手术后突然发生，如血管造影或主动脉外科手术，但最常见是肾功能逐渐丧失，不能区分老年人ESRD的其他原因。

对肾动脉狭窄的患者进行外科肾动脉重建术，术中取肾组织活检可以引起远端栓塞。胆固醇结晶和斑块碎屑聚集在毛细血管和远端小动脉中，引发局部炎症反应，血管内膜增殖导致血管堵塞，最终肾功能出现障碍。44名肾动脉狭窄患者接受手术后，其中1/3活组织检查有动脉粥样硬化性栓子[57]。与没有肾动脉粥样硬化栓子相比，动脉粥样硬化栓子能显著增加手术的死亡率及肾脏的并发症发生率，明显降低5年存活率（54% vs 85%，p=0.011）。

新型的药物释放支架已投入临床使用，用于隐静脉冠状动脉旁路移植术，放置颈动脉支架是对大脑的保护。这种经皮装置可以分为3个部分：过滤器、能吸引碎屑的远端比色球囊装置、能反转血流的近端球囊闭塞装置。动脉口处的肾动脉狭窄时近端闭塞装置很难被放入，只能用过滤器和远端闭塞装置保护肾脏。

支架打开时远端闭塞球囊保护肾脏的可行性和安全性已经在28名患者的32支动脉上得到验证，所有动脉均成功放置了支架[58]。从每支血管中吸取了可见的碎屑。到第六月时，所有患者的病情都没有恶化，其中有5名患者的肾功能不全的状况得到改善。另一个试验在37名患者的46支肾动脉中放置了远端过滤器，观察其对栓子的保护作用，结果发现65%的过滤器都能捕获栓子。没有患者出现肾功能的急性恶化，95%的患者肾功能处于稳定状态或有所改善[59]。

放置肾动脉支架后静脉注射糖蛋白Ⅱb/Ⅲa血小板受体拮抗剂对该结果有重要的作用，机制和冠状动脉干预后应用血小板受体拮抗剂相同[60]。为了保护微循环，用过滤器进行远端栓塞，允许比孔径小的微粒通过，这种药物被证明能保护肾功能。

肾动脉造影后口服阿司匹林或其他抗血小板剂的疗效还不确切。临床疗效一般，但文献显示冠脉和周围血管疾病的患者服用氯吡格雷有效[61]。亚急性肾脏血栓的危险度远低于小的冠状动脉血栓，不许使用额外的抗血小板剂过度阻止肾脏支架血栓。周围血管动脉粥样硬化而使多器官受累的患者服用噻氯吡啶疗效较好，多系统动脉粥样硬化的病人可以考虑加用这种药物。

进行支架干预后，使用药物释放支架减少冠状动脉再狭窄是经皮血管造影术最重要的进展[62]。如果这种支架对肾动脉有同样的影响，就可以逐步提高肾动脉支架的再狭窄率，明显提高长期开放率。

（丁 军 丛洪良 译）

参考文献

1. Hansen KJ, Edwards MS, Craven TE, et al. Prevalence of renovascular disease in the elderly: a population-based study. *J Vasc Surg* 2002;36(3):443–451.
2. Simon N, Franklin S, Bleifer K, et al. Clinical characteristics of renovascular hypertension. *JAMA* 1972;220:1209–1218.
3. Jacobson HR. Ischemic renal disease: an overlooked clinical entity? *Kidney Int* 1988;34:729–743.
4. O'Neil E, Hansen K, Canzanello V, et al. Prevalence of ischemic nephropathy in patients with renal insufficiency. *Am Surg* 1992;58:485–490.
5. Jean WJ, Al-Bitar I, Zwicke DL, et al. High incidence of renal artery stenosis in patients with coronary artery disease. *Cathet Cardiovasc Diagn* 1994;32:8–10.
6. Weber-Mzell D, Kotanko P, Schumacher M, et al. Coronary anatomy predicts presence or absence of renal artery stenosis. A prospective study in patients undergoing cardiac catheterization for suspected coronary artery disease. *Eur Heart J* 2002;23: 1684–1691.
7. Harding MB, Smith LR, Himmelstein SI, et al. Renal artery stenosis: prevalence and associated risk factors in patients undergoing routine cardiac catheterization. *J Am Soc Nephrol* 1992;2: 1608–1616.
8. Rihal CS, Textor SC, Breen JF, et al. Incidental renal artery stenosis among a prospective cohort of hypertensive patients undergoing coronary angiography. *Mayo Clin Proc* 2002;77:309–316.
9. Vetrovec GW, Landwehr DM, Edwards VI. Incidence of renal artery stenosis in hypertensive patients undergoing coronary angiography. *J Interven Cardiol* 1989;2(2):69–76.
10. Valentine R, Myers S, Miller G, et al. Detection of unsuspected renal artery stenoses in patients with abdominal aortic aneurysms: refined indications for preoperative aortography. *Ann Vasc Surg* 1993;7:220–224.
11. Olin J, Melia M, Young J, et al. Prevalence of atherosclerosis renal artery stenosis in patients with atherosclerosis elsewhere. *Am J Med* 1990;88:46N–51N.
12. Crowley J, Santos R, Peter R, et al. Progression of renal artery stenosis in patients undergoing cardiac catheterization. *Am Heart J* 1998;136:913–918.
13. Meaney T, Dustan H, McCormack L. Natural history of renal arterial disease. *Radiology* 1968;91:881–887.
14. Wollenweber J, Sheps S, Davis G. Clinical course of atherosclerotic renovascular disease. *Am J Cardiol* 1968;21:60–71.
15. Schreiber MJ, Pohl MA, Novick AC. The natural history of atherosclerotic and fibrous renal artery disease. *Urol Clin N Am* 1984;11:383–392.
16. Greco B, Breyer J. The natural history of renal artery stenosis: who should be evaluated for suspected ischemic nephropathy? *Semin Neph* 1996;16:2–11.
17. Caps M, Perissinotto C, Zierler R, et al. Prospective study of atherosclerotic disease progression in the renal artery. *Circulation* 1998;98:2866–2872.
18. Zierler R, Bergelin R, Isaacson J, et al. Natural history of atherosclerotic renal artery stenosis: a prospective study with duplex ultrasonography. *J Vasc Surg* 1994;19:250–258.
19. van Jaarsveld B, Krijnen P, Pieterman H, et al. The effect of balloon angioplasty on hypertension in atherosclerotic renal artery stenosis. *N Engl J Med* 2000;342:1007–1014.
20. Dean R, Kieffer R, Smith B, et al. Renovascular hypertension: anatomic and renal function changes during drug therapy. *Arch Surg* 1981;116:1408–1415.
21. Harden P, MacLeod M, Rodger R, et al. Effect of renal artery stenting on progression of renovascular renal failure. *Lancet* 1997;349: 1133–1136.
22. Novick A, Pohl M, Schreiber M, et al. Revascularization for preservation of renal function in patients with atherosclerotic renovascular disease. *J Urol* 1983;129:907–912.
23. Kaylor W, Novick A, Ziegelbaum M, et al. Reversal of end stage renal failure with surgical revascularization in patients with atherosclerotic renal artery occlusion. *J Urol* 1989;141:486–488.
24. Pickering TG, Herman L, Devereux RB, et al. Recurrent pulmonary

oedema in hypertension due to bilateral renal artery stenosis: treatment by angioplasty or surgical revascularisation. *Lancet* 1988;2(8610):551–552.
25. Tami LF, McElderry MW, al-Adli NM, et al. Renal artery stenosis presenting as crescendo angina pectoris. *Cathet Cardiovasc Diagn* 1995;35(3):252–256.
26. Scoble JE. Is the 'wait-and-see' approach justified in atherosclerotic renal artery stenosis? *Nephrol Dial Transplant* 1995;10(5): 588–589.
27. Rundback JH, Sacks D, Kent KC, et al. Guidelines for the reporting of renal artery revascularization in clinical trials. American Heart Association. *Circulation* 2002;106:1572–1585.
28. Soulen M. Renal angioplasty: underutilized or overvalued? *Radiology* 1994;193:19–21.
29. Cluzel P, Raynaud A, Beyssen B, et al. Stenosis of renal branch arteries in fibromuscular dysplasia: results of percutaneous transluminal angioplasty. *Radiology* 1994;193:227–232.
30. Plouin P, Darne B, Chattelier G, et al. Restenosis after a first transluminal percutaneous renal angioplasty. *Hypertension* 1993;21: 89–96.
31. Sos T, Pickering T, Sniderman K, et al. Percutaneous transluminal renal angioplasty in renovascular hypertension due to atheroma or fibromuscular dysplasia. *N Engl J Med* 1983; 309:274–279.
32. Cicuto K, McLean G, Oleaga J. Renal artery stenosis: anatomic classification for percutaneous angioplasty. *Am J Roentgenol* 1981;137:599–601.
33. Dorros G, Prince C, Mathiak L. Stenting of a renal artery stenosis achieves better relief of the obstructive lesion than balloon angioplasty. *Cath Cardiovasc Diagn* 1993;29:191–198.
34. van de Ven PJ, Kaatee R, Beutler JJ, et al. Arterial stenting and balloon angioplasty in ostial atherosclerotic renovascular disease: a randomised trial. *Lancet* 1999;353:282–286.
35. Leertouwer TC, Gussenhoven EJ, Bosch JL, et al. Stent placement for renal arterial stenosis: where do we stand? A meta-analysis. *Radiology* 2000;216(1):78–85.
36. Isles CG, Robertson S, Hill D. Management of renovascular disease: a review of renal artery stenting in ten studies. *Quart J Med* 1999;92:159–167.
37. Blum U, Krumme B, Flugel P, et al. Treatment of ostial renal-artery stenoses with vascular endoprostheses after unsuccessful balloon angioplasty. *N Engl J Med* 1997;336:459–465.
38. Tuttle K, Chouinard R, Webber J, et al. Treatment of atherosclerotic ostial renal artery stenosis with the intravascular stent. *Am J Kidney Dis* 1999;33:613–614.
39. Henry M, Amor M, Henry I, et al. Stents in the treatment of renal artery stenosis: long-term follow-up. *J Endovasc Surg* 1999;6(1): 42–51.
40. Rocha-Singh KJ, Mishkel GJ, Katholi RE, et al. Clinical predictors of improved long-term blood pressure control after successful stenting of hypertensive patients with obstructive renal artery atherosclerosis. *Catheter Cardiovasc Interv* 1999;47(2):167–172.
41. White CJ, Ramee SR, Collins TJ, et al. Renal artery stent placement: utility in difficult lesions for balloon angioplasty. *J Am Coll Cardiol* 1997;30:1445–1450.
42. Lederman R, Mendelsohn F, Santos R, et al. Primary renal artery stenting: characteristics and outcomes after 363 procedure. *Am Heart J* 2001;142:314–323.
43. Burket M, Cooper C, Kennedy D, et al. Renal artery angioplasty and stent placement: predictors of a favorable outcome. *Am Heart J* 2000;139(1 Pt 1):64–71.
44. Bloch MJ, Trost DA, Whitmer J, et al. Ostial renal artery stent placement in patients 75 years of age or older. *Am J Hypertens* 2001;14(10):983–988.
45. Harjai K, Khosla S, Shaw D, et al. Effect of gender on outcomes following renal artery stent placement for renovascular hypertension. *Cathet Cardiovasc Diagn* 1997;42(4):381–386.
46. Subramanian R, White C, Rosenfield K, et al. Renal circulatory physiology at rest and hyperemia: inducing hyperemia with papaverine and measuring pressure-derived renal fractional flow reserve in renal arteries with moderate stenosis. *Catheter Cardiovasc Interv* 2004:(in press).
47. Radermacher J, Chavan A, Bleck J, et al. Use of Doppler ultrasonography to predict the outcome of therapy for renal-artery stenosis. *N Engl J Med* 2001;344:410–417.
48. Zeller T, Muller C, Frank U, et al. Stent angioplasty of severe atherosclerotic ostial renal artery stenosis in patients with diabetes mellitus and nephrosclerosis. *Catheter Cardiovasc Interv* 2003;58: 510–515.
49. Ying C, Tifft C, Gavras H, et al. Renal revascularization in the azotemic hypertensive patient resistant to therapy. *N Engl J Med* 1984;311:1070–1075.
50. US Renal Data Systems USRDS 1999 annual data report. The National Institute of Diabetes and Digestive and Kidney Diseases. (Accessed 1999, at
51. Mailloux LU, Bellucci AG, Napolitano B, et al. Survival estimates for 683 patients starting dialysis from 1970 through 1989: identification of risk factors for survival. *Clin Nephrol* 1994;42(2): 127–135.
52. Mailloux LU, Napolitano B, Bellucci AG, et al. Renal vascular disease causing end-stage renal disease, incidence, clinical correlates, and outcomes: a 20-year clinical experience. *Am J Kidney Dis* 1994;24(4):622–629.
53. Eggers P, Connerton R, McMullan M. The Medicare experience with end-stage renal disease: trends and incidence, prevalence, and survival. *Health Care Financ Rev* 1984;5:69–88.
54. Watson P, Hadjipetrou P, Cox S, et al. Effect of renal artery stenting on renal function and size in patients with atherosclerotic renovascular disease. *Circulation* 2000;102:1671–1677.
55. Messina L, Zelenock G, Yao K, et al. Renal revascularization for recurrent pulmonary edema in patients with poorly controlled hypertension and renal insufficiency: a distinct subgroup of patients with arteriosclerotic renal artery occlusive disease. *J Vasc Surg* 1992;15:73–82.
56. Khosla S, White CJ, Collins TJ, et al. Effects of renal artery stent implantation in patients with renovascular hypertension presenting with unstable angina or congestive heart failure. *Am J Cardiol* 1997;80(3):363–366.
57. Krishnamurthi V, Novick A, Myles J. Atheroembolic renal disease: effect on morbidity and survival after revascularization for atherosclerotic renal artery stenosis. *J Urol* 1999;1999(161): 1093–1096.
58. Henry M, Klonaris C, Henry I, et al. Protected renal stenting with the PercuSurge GuardWire device: a pilot study. *J Endovasc Ther* 2001;8(3):227–237.
59. Holden A, Hill A. Renal angioplasty and stenting with distal protection of the main renal artery in ischemic nephropathy: early experience. *J Vasc Surg* 2003;38(5):962–968.
60. Topol EJ, Mark DB, Lincoff AM, et al. Outcomes at 1 year and economic implications of platelet glycoprotein IIb/IIIa blockade in patients undergoing coronary stenting: results from a multicentre randomised trial. EPISTENT Investigators. Evaluation of Platelet IIb/IIIa Inhibitor for Stenting. *Lancet* 1999;354(9195): 2019–2024.
61. A randomised, blinded, trial of clopidogrel versus aspirin in patients at risk of ischaemic events (CAPRIE). CAPRIE Steering Committee. *Lancet* 1996;348(9038):1329–1339.
62. Stone GW, Ellis SG, Cox DA, et al. A polymer-based, paclitaxel-eluting stent in patients with coronary artery disease. *N Engl J Med* 2004;350(3):221–231.

第20章　外周血管支架术

Albert W.Chan　Stephen R.Ramee

动脉粥样硬化是一种累及全身血管包括冠状动脉以及外周动脉循环系统的炎性疾病。多系统动脉硬化在我国的发病率很高[1]，并随年龄增长（图20-1）。与冠心病（coronary artery disease，CAD）一样，戒烟、适量运动、他汀类药物治疗、血压血糖控制等危险因素的控制措施对于外周动脉疾病（peripheral arterial disease，PAD）以及卒中的预防同样重要。大多数PAD患者最终因心源性疾病死亡，而且PAD是CAD患者发病率以及死亡率的独立危险因子[2]，所以治疗PAD可以改善CAD患者的预后。Prevention of Atherothrombotic Networks发布了一项名为“call-for-action”的声明，旨在提高对PAD的重视和一级预防[3]。心脏科医师在接诊CAD患者时，应重视并早期诊断PAD。如治疗肾动脉狭窄利于更好地控制血压并改善肾功能，从而改善CAD的预后；合并跛行的心脏病病人生活受限，而血管内治疗可以提高其活动耐量，利其康复。

对患者而言，由一名医师（如心血管医师）提供全身血管系统疾病的诊治更为有利，而且，在现有的心脏介入技术设备条件下，心脏科介入医师已能胜任外周血管的介入治疗。目前心脏医师已然在外周血管介入技术的引入和细化中发挥了重要作用，如颈动脉支架大多由心脏科医师完成[4]。有意提供外周血管疾病治疗的心脏科医师需要具备PAD方面的知识，包括PAD的病程、治疗方案、造影技术、不同病人及病变介入技术的选择以及器械的选择和应用等。

各论

颈动脉和椎动脉疾病

颈动脉

在美国，每年有750 000新发卒中患者，其中88%为缺血性卒中[5]。卒中是西方国家的第2位死因，1/3卒中患者发病3个月后仍不能恢复生活自理。1/3脑缺血事件源于颅外颈动脉段的严重狭窄，此处为斑块形成、破裂的好发部位。

North American Symptomatic Carotid Endarterectomy Trial（NASCET）[6]、European Carotid Surgery Trial [7]、Endarterectomy for Asymptomatic Carotid Atherosclerosis Study（ACAS）[8]等多项研究显示，颈动脉内膜切除术（carotid artery endarterectomy，CEA）已成为症状性以及无症状性颈动脉疾病血运重建治疗的金标准。然而这些试验中入选的病人经过高度筛选，其结果并不能反映“真实世界（real-world）”的情况。很多需要行颈动脉血运重建的病人因被判定手术风险过高而排除在试验之外。事实上，分析上述试验进行年代（1921~1993）的医疗数据，在参加试验医院中就诊但未入选试验，以及在未参加试验的医院就诊的颈动脉疾病病人，其死亡率远高于入选试验的病人[9]。

经皮颈动脉成形术提供了CEA外另一种创伤更小的选择。它无须全麻，没有颅神经损伤及颈部血肿的风险，术后恢复更快。Carotid and Vertebral Artery Transluminal Angioplasty Study（CAVATAS）[11]中，血管内治疗（76%仅行血管成形术，26%行支架术）病人的临床效果与CEA相似，且其颅神经损伤（0 vs 9%）、需外科处理的血肿（1% vs 7%）发生率明显减低。Stenting and Angioplasty with Protection in Patients at High Risk for Endorterectomy（SAPPHIRE）研究中，高外科手术风险（表20-1）病人随机分为CEA组及颈动脉支架组，后者使用PRECISE（Cordis，Miami）支架以及Angioguard（Cordis，Miami）血栓保护器（emboli protection device，EPD）[12]。支架组复合终点事件（死亡、非致死性脑卒中、心肌梗死）30天后（5.8% vs 12.6%，p=0.047）以及1年后（11.9% vs 19.9%，p=0.048）较CEA组明显减少[12,13]。在该注册研究过程中，一部分病人因不能行外科手术

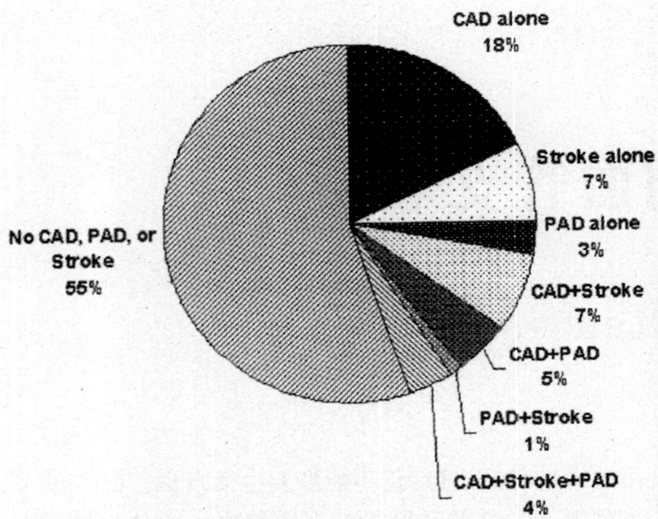

图20-1 一项1 802名教学医院老年患者的调查显示多系统动脉粥样硬化的高发病率

而未能入选，并最终采用了支架治疗，其临床预后与已入选试验的病人类似（7.8%30天，15.8%1年）。继SAPPHIRE后，一系列相关研究采用了多种自扩张支架及EPD治疗高外科手术风险的病人，得到了与SAPPHIRE研究类似的结果。目前比较两种治疗策略的研究仍在进行（如CAVATASⅡ，CARESS，SPACE），颈动脉支架配合EPD的治疗策略应该应用于高外科手术风险病人的血运重建治疗中。

Carotid Revascularization Endarterectomy versus Stenting Trial（CREST）是由国立健康学会和国立神经系统疾病和卒中学会资助的一项随机临床试验，其目的在于比较低外科手术风险病人中CEA与支架治疗的效果[14]。目前该试验正在进行中，预计今后5年内完成。

血栓保护器的重要性

远端栓塞是颈动脉支架术的严重并发症。手术操作工程中，球囊可引起斑块破裂，导致粥样硬化碎片脱落、血小板激活、血栓形成、远端小血管痉挛，最终卒中发作[15]。在经皮颈动脉介入治疗整个过程中，采用经颅多普勒技术都能检测到颅内微动脉痉挛发生，在球囊扩张及支架放置时最为明显[16,17]。过去的几年中，几种EPD应用到了临床实践以及研究中（图20-2）。目前EPD可以依据其基本设计分为三类：血流滤网（Angioguard，Accunet，Filter WireEX，Neuroshield）；球囊阻塞导丝（Medtronic，Minneapolis）；近端球囊阻塞逆转血流抗栓系统（Parodi Anti-Emboli System）。

远端球囊阻塞及滤网预防远端血栓形成的效果已在经皮隐静脉桥血管血运重建术中得到证实[18,19]。因此，可以推断EPD亦能提高颈动脉支架手术的安全性，目前它已经成为临床中颈动脉支架手术的标准辅助器械（表20-2）。

EPD具有使用的限制性。GuardWire可由于球囊阻塞而延长脑缺血的时间，以至患者无法耐受手术，尤其是对侧颈动脉闭塞的病人。同时，在使用该装置的时候无法进行造影；在球囊的下方会形成“抽吸阴影”，抽吸导管无法到达此处，球囊回缩时积存在此处的斑块碎片可到达远端小动脉引起栓塞。目前，滤网采用的孔径有80~100 μm（Angioguard）以及120 μm（NeuroShield），可拦截120~3 000 μm（平均580 μm）直径的粥样斑块碎片[20,21]。虽然小于100 μm的碎片可通过滤网，但其临床意义尚不明确。当滤网上拦截了过多的大碎片时可使颈动脉血流减缓，滤过作用停止。同时使用阻塞球囊时，在收起滤网之前，停滞的血液和碎片必须抽吸去除。

介入技术

脑血管造影包括主动脉弓造影和选择性动脉造影。主动脉弓造影能提供重要的信息，包括大血管的起源、解剖变异、之前未发现的大血管近端病变（图

表 20-1 颅外颈动脉血运重建高外科手术风险标准

临床
高龄（如大于 80 岁）
伴发心血管疾病
不稳定心绞痛
近期心肌梗死
冠状动脉多支病变并有心肌缺血证据
近 2 个月内冠状动脉旁路移植手术或腹主动脉动脉瘤修补术
中至重度左心功能不全（LVEF 小于 30%）
NYHA 心功能分级Ⅲ-Ⅳ心衰
慢性阻塞性肺疾病（用力肺活量小于 30%预测值）
透析依赖
解剖
双侧颈动脉疾病并均需血运重建
对侧颈动脉闭塞
病变低于锁骨或高于 C^2
动脉内膜切除术后再狭窄
既往颈部放疗或同侧颈部清除术
串联病变
颈关节炎或其他疾病引起的颈椎固定
既往喉修补术、喉切除术或气管造口术

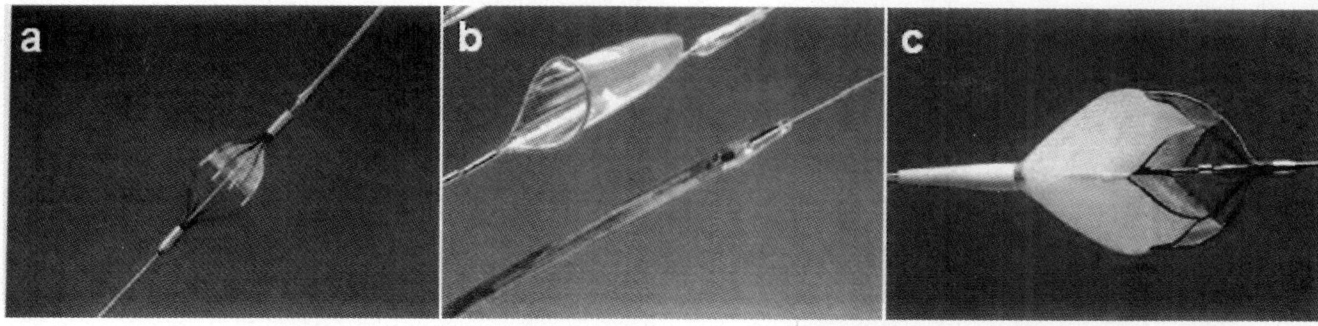

图20-2　各种远端血栓保护器(A)Angioguard;(B)EPI FilterWire;(C)Accunet

20-3)。选择性动脉造影中多采用4 F Bernstein导管、5F Judkins右冠导管、Vitek、Simmons导管(Cordis, Miami),以及长190 cm直径0.035 in硬弯导丝。脑动脉造影术中脑卒中风险较高(近1%)[22],故必须采用Meticulous技术。

颅外颈动脉介入治疗的病人，术前应充分饮水，控制血压（图20-4）。术前24 h服用阿司匹林81~325 mg,氯吡格雷300 mg。利用300 cm Amplatz硬导丝将造影导管换为6F Shuttlesheath动脉鞘(Cook, Bloomington, Indiana)(译者注:此为90 cm长鞘管,头端似多用途导管形状)。也可以将5F造影导管放入Shuttlesheath或8F指引导管(如Headhunter-1)中,采用同轴方式,利用此导管将指引导管沿导丝送入病变近端的动脉,然后移去造影导管和导丝。使用普通肝素(ACT250-300s)或比伐芦定抗凝。将EPD(如FilterWire, Angioguard, GuardWire)通过病变,放置在颈内动脉颅外段走形较直的部位。可使用4.0 mm球囊预扩张。如EPD无法通过病变,可改用0.036 cm(0.014 in)软导丝,并使用2.0 mm小冠状动脉球囊扩张病变,然后再次尝试。如病人静息心率小于60次/分,预防性应用0.5~1 mg阿托品可有效减少因牵张颈动脉体引起的一过性严重心动过缓。在骨性标志及造影路标功能的指引下,可放入支架。可使用球囊参照颈内动脉行后扩张。对于颈动脉分叉病变,支架尺寸应与颈总动脉匹配,其长度能完全覆盖病变。然后收回EPD,行造影了解病变以及脑动脉血供情况,除外远端血管栓塞。如EPD撤出前发现血流缓慢,多提示滤网上已存留较多栓子物质或纤维蛋白,可改用125 cm长造影导管或抽吸导管抽出滞留的血液。最后使用血管封堵器械。转移病人前应常规检查神经体征。

表 20-2　颈动脉介入治疗血栓保护装置的优缺点

优点	缺点
操作安全，防止血栓并发症	与 0.036 cm(0.014 in)导丝相比,顺应性差,尺寸大
易于操作	由于其固有设计及自身弯曲,使用不便
捕获碎片效率高	可造成痉挛或夹层
	增加费用、时间,操作复杂化

术后护理

颈动脉体刺激可引起一过性心动过缓和持续性低血压,此时应大量补充生理盐水,可使用伪麻黄碱或苯肾上腺素维持血压。血压多于12~24 h内恢复,偶可见时间较长者。高灌注综合征是颅内大血管慢性扩张以及自身调节不良的结果,多发生在对侧颈动脉闭塞的患者。病人出现头痛,收缩压升高(>140 mmHg),但无神经系统受损体征。可使用静脉硝酸甘油或硝普钠维持血压于90~120 mmHg。术后24 h内,应有专科医师行全面的神经内科检查,并行经颅多普勒超声检查。病人术后常规24 h内可出院，须终生服用阿司匹林,并服用30天~6个月的氯吡格雷。术后1个月、6个月、12个月随访,并于6个月、12个月时复查颈动脉超声。

椎动脉

血管内治疗的临床数据还比较缺乏:①卒中病人常规检查时对后循环缺血症状重视不够;②此类病人并发症多、预后差;③治疗措施不多;④目前发表的临床试验例数均较少。目前,椎动脉闭塞疾病的血管内治疗仅限于症状性椎基底动脉供血不足病人（如头晕、晕厥、复视、耳鸣、头痛、步态障碍)。个别病例中,即使存在双侧椎动脉硬化,由于有Wills循环提供侧支循环,纠正颈动脉闭塞后在改善前循环同时也能明显改善后循环的血流。

椎动脉介入治疗可以采用冠状动脉介入的器械(图20-5)。可使用6 F指引导管(如Judkins右冠导管、Envoy、multipurpose)以及0.036 cm(0.014 in)可操控指

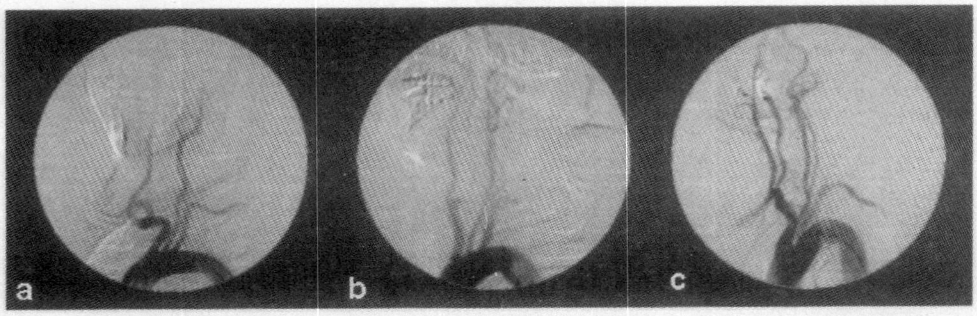

图20-3 各种主动脉弓走形及其与大血管的关系，其颈动脉支架操作难度不同

A与B中的颈动脉可采用JR或Bernstein导管，而C则需要Newton、Vitek或Simmons导管。

引导丝。对于椎动脉开口和近段病变(V-1段)常规植入支架，多选择球囊扩张支架以采用合适的释放力度达到理想的影像学效果。对于远段和颅内段，血管扩张后则根据具体情况选择是否放置支架，因为有时即使狭窄程度减少<50%，病人临床症状仍能够明显缓解；>95%的病人1年后症状完全消失[24]。支架引起的斑块移位可以阻塞椎基底动脉边支血管，引起致命的临床后果。与自扩张支架相比，球囊扩张支架既易于安置也能更精确地释放。

颅内脑动脉介入预防治疗卒中

卒中和短暂脑缺血发作病人中，颅内动脉狭窄并不常见。充分药物治疗后仍反复发作神经系统症状的病人具有介入治疗指征。该手术风险高、技术难，需要颅内动脉解剖生理的知识基础，以及高水平的专业技术技能。理想的治疗和临床效果需要一支由临床神经科专家、放射神经专家、熟悉小血管成形支架术的介入专家组成的多学科团队。对于急性脑卒中患者的血管内治疗，我们采用与Ochsner Clinic中急性心肌梗死治疗类似的模式，即由随时待命的神经内科专家和介

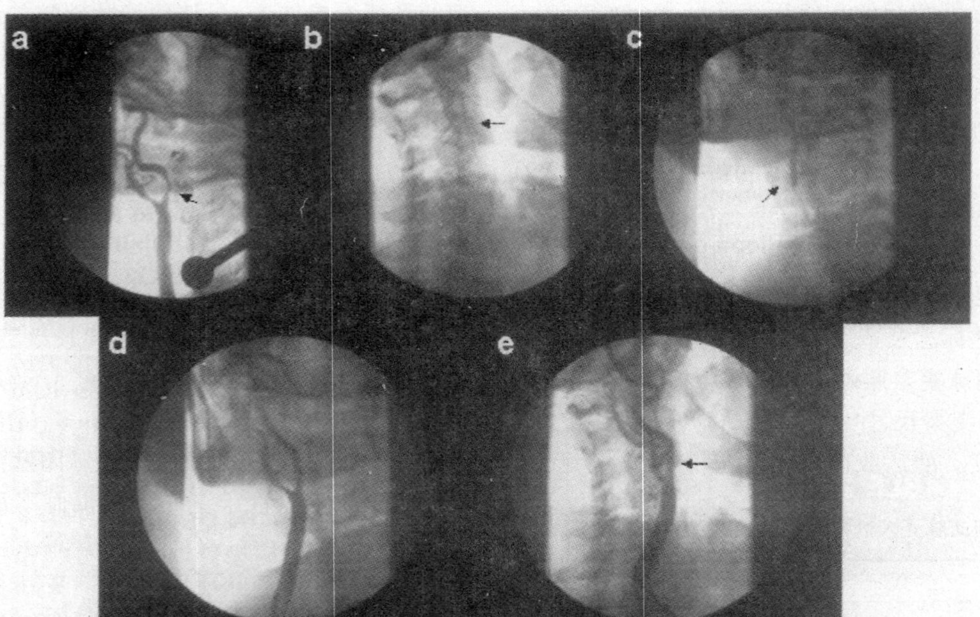

图20-4 70岁女性患者，1个月前右侧卒中，现神经科症状已完全恢复。磁共振检查显示对应脑半球部位分水岭梗死区域，提示远期事件高发风险

A.造影显示右颈内动脉严重的局限性狭窄(箭头所指)，证实了磁共振诊断；B.FilterWire装置通过病变部位(箭头所指)；C.球囊预扩张；D.球囊扩张后造影；E.支架植入后最终造影(Wallstent 7 mm×30 mm，箭头所指)

入治疗专家共同决定病人的选择和治疗。

颅内血管治疗同样可以使用冠状动脉介入器械。手术多采用股总动脉入路，可采用6F指引导管（如颈内动脉介入是采用的Judkins右冠导管和多用途导管；椎动脉介入时采用的Judkins右冠导管和Envoy导管）。通过0.036 cm（0.014 in）可控软冠状动脉导丝，可以将小冠状动脉球囊放入目标血管。球囊膨胀时压力要小（4~6 atm）、时间要短，以减少脑缺血和血管夹层的风险。与冠状动脉成形术相比，我们发现如果没有发生影响血流的动脉夹层，残余狭窄并不能影响临床预后。如果没有影响血流的动脉夹层，不要放置支架，否则可能造成斑块移位、阻塞边支，造成严重的临床后果。

急性脑卒中治疗中，可以使用介入治疗开通阻塞血管，但仅限于颈内动脉以及2级分支以内的脑动脉（A2或M2）。手术通常能明显缓解病人的神经系统症状。术中多选用OTW球囊导管，它便于释放药物（如tPA，尿激酶），后者有利于3~4级脑血管的再灌注。采用上述策略，我们的治疗中心达到了100%的手术成功率，93%的颅内血管成形支架术病人1年随访中无神经系统事件发生[25]。

肠系膜动脉疾病

肾动脉

适应证

粥样硬化和肌纤维发育不良是肾动脉闭塞的常见病因。难治性高血压（已使用3种以上降压药物且其中一种为利尿剂仍不能控制的严重高血压）、为挽救肾组织以及合并不稳定心血管疾病但无冠心病的病人，应行肾动脉血运重建。严重的肾动脉狭窄（≥95%）应考虑支架治疗，因为如不行血运重建则每年有16%的肾动脉闭塞概率，并伴随肾组织损伤[26]。有研究者利用超声检查中肾动脉抵抗指数（1-［舒张期血流速度/收缩期血流速度］）>0.80作为诊断远段肾动脉病变以及不良预后的指标[27]，但也有研究者对其应用持相反观点[28]。

外科旁路移植手术因其高死亡率以及创伤更小的血管内治疗技术的出现已逐渐被废弃。在一项随机临床研究中，van de Ven等发现与单纯血管成形术相比，采用球囊扩张支架行血运重建治疗，其成功率（88% vs 57%）更高，再狭窄率（14% vs 48%）则更低[29]。肌营养发育不良的病人目前仍只行血管成形术[30]，支架术只应用在成形术后血压仍控制不佳者。

操作技术

手术多采用股动脉入路，但如果肾动脉向足侧成锐角走形或髂动脉扭曲严重，也可以考虑肱动脉或桡动脉入路。可采用可塑型导引导管（如肾动脉双弯导管、HockeyStick、IMA）到达靶血管。肾动脉粥样硬化患者中多存在主动脉粥样硬化，所以导引导管操作要十分小心。可采用4~5F的造影导管（IMA, Bernstein, SOS, Simmons, or Cobra）协助导引导管到位。若要放置支架，使用可控0.036 cm（0.014 in）软头冠状动脉导丝及较小尺寸的球囊行预扩张。治疗肌营养不良时，球囊动脉比应为1:1。球囊扩张时应严密关注病人是否背痛，因球囊可明显过度扩张血管外膜，其间应避免使用过大尺寸的球囊。

结果

综合总数大于800名患者[31-39]的临床报告结果，因顽固性高血压接受肾脏支架术的患者中74%可观察到血压改善，进行性肾功能不全的患者中20%~40%病情得以稳定或肾功能得到改善。经肾动脉血运重建而血压未获改善的患者可能同时存在原发性高血压。早期报道显示基浆脑钠肽可用于提示肾动脉支

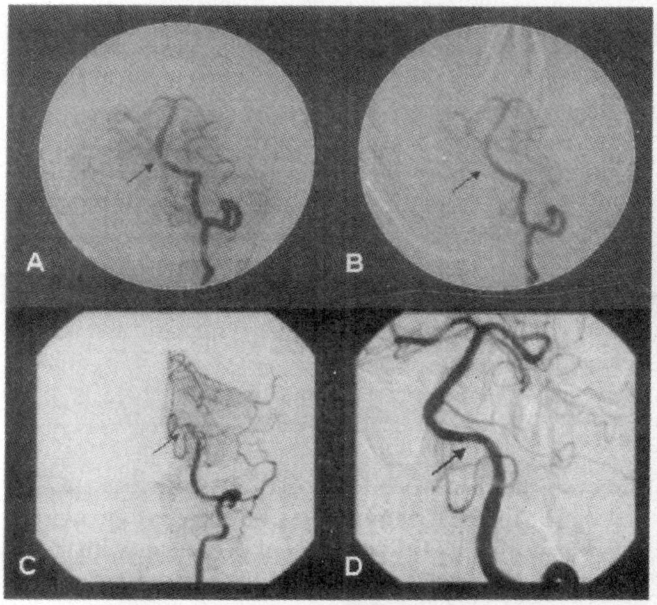

图20-5　A.52岁男性病人，脊椎基底动脉缺血症状，椎动脉与基底动脉交界处严重局限狭窄（箭头所指）；B.植入球囊扩张支架后狭窄解除（箭头所指）；C.2年后病人发作间断头痛，伴复视、恶心。造影显示V4段血管闭塞（箭头所指）；D.采用Choice PT extra-support导丝通过病变，并植入支架（Express 3.5 mm×12 mm，3.0 mm×12 mm，及2枚3.0 mm×8 mm）（箭头所指），最终影像结果满意

架术后患者血压反应[40]。

报道指出肾动脉支架术后患者中11%~15%出现再狭窄[41,42]，支架直径及支架长度与再狭窄始终相关[42]。重复血管成形或支架术、切割球囊血管成形术或旁路外科手术均在病例报告中作为治疗肾脏支架内再狭窄的方法被报道，但缺乏对照研究。近距离放射疗法是治疗冠状动脉支架内再狭窄的一种有效方法（图20-6）。应用适当剂量β放射源，2003年于Ochsner Clinic因肾支架内再狭窄接受近距离放射疗法后得到有效随访的所有7名患者（接受治疗的12名患者中），超声和血管造影标准未发现再狭窄（未发表数据）。

腹腔和肠系膜动脉

慢性肠缺血是动脉粥样硬化的一种罕见表现。这种疾病的患者可主诉餐后30~60 min的腹痛或腹胀感（maladied' Ortner），以及因恐惧进食疼痛而导致的进行性体重下降。三条主要的肠系膜动脉之间连接有广泛的侧支，故很少出现症状性疾病，因此肠血管的慢性阻塞通常易于耐受。对于大多数患者至少包括两条肠系膜动脉的病变才会产生症状。因肠或结肠切除术病史导致侧支中断的患者，尤其在合并多系统动脉粥样硬化的患者中，发生肠缺血的风险增大。

外科血运重建术具有高成功率及耐久性，但它也具有显著的院内死亡率（一些已出版丛书中提示达5%~55%），这一点在表现为急性肠系膜缺血和肠梗死的患者中更为常见[43-47]。血管内治疗同样具有高成功率，且是一种较外科手术侵入性小的操作[48]，虽然目前尚无对照数据的报道，但应考虑将其作为症状性肠系膜缺血患者首选的治疗选择。

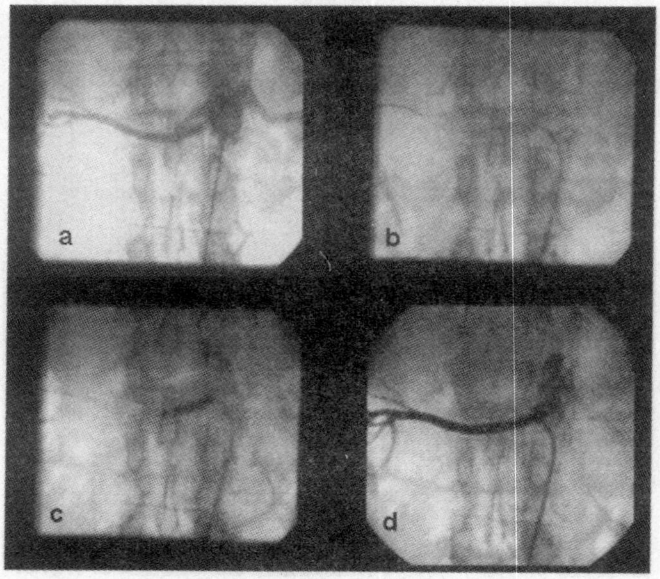

图20-6 A.肾动脉支架植入后1年，病人高血压再发，造影证实支架内严重再狭窄；B.应用Galileo（Guidant）距离治疗系统放置β放射源；C. 球囊扩张成形以获得满意的影像学效果；D.最终造影。5个月后超声显示支架开通良好

技术

肠系膜动脉血运重建技术与肾动脉血运重建的技术类似（图20-7）。除纤维肌性发育不良外，大多数肠系膜动脉病变位于主动脉开口段。因为这些动脉由主动脉前面发出，因此开口病变支架术通常需要侧位X线透视图。与肾动脉相比，腹腔和肠系膜动脉向尾端移行相对更陡。虽然诊断操作可通过应用适宜的诊断导管（IMA、Cobra或Simmons）经逆行股动脉入路完成，但介入过程中也可能需要肱动脉入路（例如应用多用途导丝）来提供充分的支持。

开口病变仅行球囊血管成形术具有显著的再狭窄。应用球囊扩张或自扩张支架行支架术操作成功率≥95%，并具有较低的并发症风险[49]。报道指出>85%的患者症状得到改善。最初2年内的一次开通达50%~70%，二次开通>80%[49,50]。在Ochsner Clinic，近距离放射疗法被提供给复发支架内再狭窄的患者。

上下肢动脉疾病

上肢动脉

适应证

无名动脉和锁骨下动脉的血运重建适用于伴有跛行、手臂乏力、指栓塞、脑缺血、脊椎功能不全或存在乳内旁路的心肌缺血的阻塞性病变。主动脉上方血管的外科手术可包括胸廓切开术，因此存在出现并发症和合并症的显著风险。血管内治疗是主动脉血管的有效治疗策略，在17个月具有97%的开通率[51]。这些部位的支架安置术提供了优秀的血管造影的成功率和长期开通率[51~55]。

技术

锁骨下和无名动脉的经皮介入治疗可经由股和肱动脉入路完成。当靶病变位于无名或锁骨下动脉的起始点或完全阻塞时通常使用同侧肱动脉入路。这两种解剖学特征均需要好的指引导管支持以利于再通（图20-8）。虽然这项策略可能不得不逆血流注入对比剂，但可经由股动脉入路于主动脉内放置一诊断导管以改善动脉对比显影及支架安置。

球囊扩张支架一般用于大血管的近段以提供充

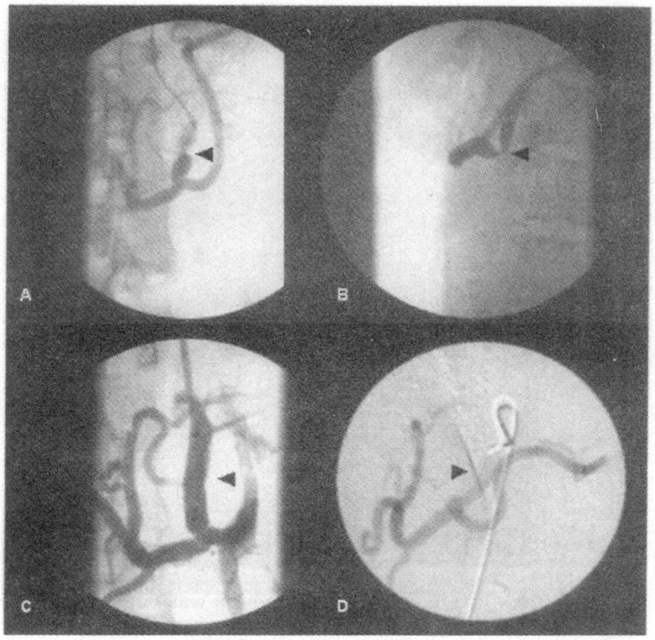

图20–7　32岁女性患者，餐后腹部绞痛1个月，伴体重下降。肱动脉入路造影显示腹主动脉近段严重狭窄

A.后前位图像；B.侧位图像；C.采用多用途导管，0.036 cm (0.014 in)可控导丝，球囊扩张后放置Omni–link 6 mm×28 mm支架(箭头所指)；D.6月后随访数字减影图像(箭头所指)

分的释放力度。这些区段的病变通常严重钙化或偏心，增加了球囊过度扩张时割裂及血管破裂的风险。因此，球囊和支架的大小应不大于血管的参考直径。锁骨下血管成形术中椎动脉栓塞的风险由于球囊扩张过程中椎动脉内反向血流的出现而减小。在操作前已有椎动脉血流反向的患者，血管成形术成功后椎动脉血流的正常化由20 s延迟至数分钟[56]。

下肢动脉

在症状性髂或股腘疾病且病变既适用于外科手术又适用于血管成形术的患者中，对比外科手术和血管成形术的最大型随机研究(Veterans Administration Cooperative study)中指出，外科手术较血管成形术有较高操作死亡率(0.8%)及并发症发生率(13.5%)，而血管成形术有较高的操作失败可能(15.5%)，需要重复操作。两种形式提供了相似的远期踝–肱指数。这项研究中未涉及支架。经皮治疗具有避免全麻、缩短恢复时间、避免腹膜内操作、微创及减轻术后疼痛的优点，因此，它更少导致系统并发症且费用低廉。随着设备技术的持续发展，血管内操作的重复操作频率正在减低，而介入领域正迫切期待应用于外周狭窄的药物洗脱支架的出现。

生活模式受限的跛行、严重的肢体缺血或为将来的导管插入术维持股动脉开通(表20–3)需要应用下肢动脉介入术。动脉入路部位的选择依据病变部位及选用鞘管的长度(表20–4)。特别设计的交叉鞘管(例如Pinnacle,Balkan) 适用于髂、股、腘及腘下动脉。

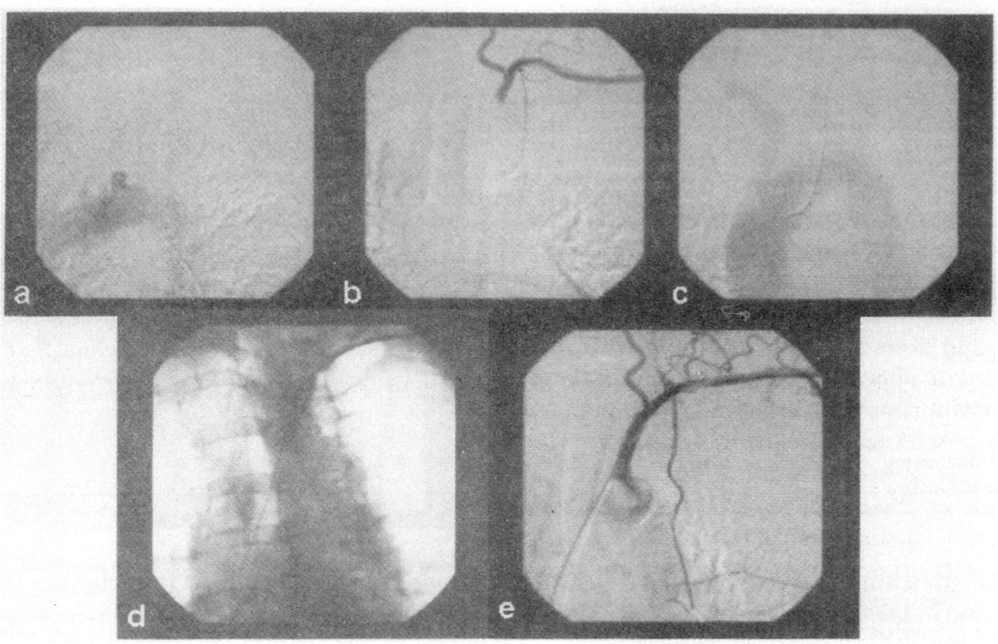

图20–8　50岁女性病人，既往吸烟，现已戒，左臂间断疼痛，CABG前行左上肢动脉介入治疗

A.股动脉入路造影显示左锁骨下动脉闭塞；B.5F多用途导管由左肱动脉入路造影显示左锁骨下动脉；C.采用硬导丝通过后证实其位于真腔；D.球囊预扩张后植入球囊扩张支架(Express 7 mm×27 mm；E.最终影像

表 20-3 下肢血管狭窄所致症状分级

Rutherford 分级	症状
1	轻微跛行
2	中度跛行
3	严重(影响生活)跛行
4	静息缺血性疼痛
5	小组织缺失(溃疡不愈,局限性坏疽)
6	大组织缺失(包括跗骨近段水平组织)

0.09 cm(0.035 in)可操控导丝可用于髂股动脉病变的治疗,而如果参考直径较小(例如<4 cm),腹股沟下动脉应选用0.036 cm(0.014 in)的导丝。有诊断导管支持的0.09 cm(0.035 in)硬成角导丝一般是我们对髂股动脉慢性完全闭塞再通的首选策略。球囊直径的选择应匹配血管的参考直径,且应记录球囊的完全扩张。支架指征包括存在>30%的残余狭窄、>1.33 kPa(10mmHg)的跨病变压力差、解剖血流受限或血管成形术后再狭窄。

主髂动脉

血管造影及长期的临床结果均可反映主髂动脉支架的卓越效果[58-62]。对经Palmaz支架治疗的486名患者的研究显示,1年临床获益的为91%,2年为84%,43个月为69%[63]。一项对185名患者的随机研究[64]显示,支架组的4年开通率为94%,相对仅行血管成形术的为69%。血管成形术伴临时支架也是可接受的选择。对比常规支架和血管成形术伴临时支架的大型研究(Dutch Iliac Stent Trial)[65-67]表明,这两种方法可提供相似的血液动力学改善、2年累积开通率(计划支架比临时支架为71% vs 70%)、再介入率(分别为7% vs 4%)及生活质量改善。

主髂分叉病变的最佳处理策略是经由双侧逆行股动脉入路的对吻支架(图20-9)。球囊扩张时应监测患者背部及臀部疼痛症状,因为这预示动脉外膜的牵张及动脉穿孔的危险,应避免进一步增加球囊压力或尺寸。球囊扩张支架可提供充分的释放力度及支架安置的精确性,因此更适于主髂动脉分叉病变。Y支架技术通常应用于开口病变以确保充分的覆盖。自扩张支架可考虑应用于长病变。主髂动脉wallstent植入后1年、2年、4年的开通率分别为95%、88%、82%[68]。

股总动脉

股总动脉内较少设想支架植入术,因为这个动脉节段具有高度弯曲性和压缩性,支架将妨碍将来的动脉通路。具有支架指征时通常应用自扩张支架或盘绕支架。

股浅动脉、股深动脉和腘动脉

股腘旁路较主髂动脉相应部分具有更低的开通率,一项关于外科手术对比血管成形术的对照研究中报道其4年开通率为57%[69]。由于选择偏倚,注册进入这些研究的患者通常经过高度筛选,未能严格分层,因此,很难得出可靠的结论[69,70]。除此之外,外科手术和血管内技术在不断进展,因此通过过去研究得出的结论并不适用于当前阶段的技术。尽管如此,包括>500名患者的系列报道股腘动脉经皮血运重建技术的成功率>97%[71],而长度<10 cm的完全阻塞性狭窄为91%[72]。报道指出血管成形术后1年、2年、3年、4年的一次开通率分别为87%、80%、69%、55%[73]。病变长度(>5cm)、较低的胫动脉流量和糖尿病是开通率低的危险因素[73,74]。血管成形术后狭窄是再狭窄反复出现的一项独立预兆,应采用支架治疗[71]。股腘动脉支架植入术可提供优秀的血管造影结果,但无充分数据显示常规支架对比临时支架血管成形术的优越性[75,76]。具有支架指征时应选用自扩张支架。支架设计的改进(例如镍钛记忆合金对比不锈钢,细支架支撑)和抗血小板治疗有助于改善该区域支架的效果。自扩张支架移植物(覆盖多聚四氟乙烯或聚乙烯)可作为一种裸支架的替代物以改善髂股动脉的长期开通率[77,78]。

虽然外科手术是长度>10 cm的股浅动脉(SFA)症状性慢性完全性闭塞传统的治疗选择,但患者的合

表 20-4 下肢成形术各种手术入路选择

靶血管	入路部位				
	对侧股动脉	同侧股动脉逆行	同侧股动脉顺行	肱动脉	腘动脉逆行
髂动脉	×	×		×	
股总动脉	×			×	×
股深动脉	×			×	
股浅动脉	×		×	×	×
腘动脉	×		×		
前/后胫动脉或腓总动脉	×		×		

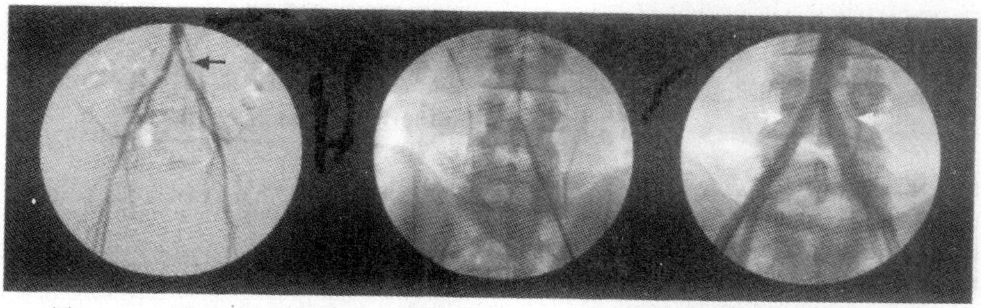

图20-9 A.严重的髂总动脉狭窄(箭头所指)伴股动脉闭塞;B.左股动脉入路球囊扩张;C.通过由股动脉入路最终采用"对吻支架"技术放置支架

并发病率通常使外科手术成为一项充满危险的选择,而经皮途径可能较为适宜(图20-10)。照惯例,应用0.09 cm (0.035 in) 滑动导丝及4F滑动导管由侧支进入内膜下层在靶血管重建的水平再进入真腔以使慢性闭塞再通。这种策略的挑战通常在于由假腔再进入真腔的过程。最近为提高慢性完全闭塞再通成功率的技术革新包括激发二聚体激光 (Spectranetics,Colorado Springs,Coloardo)、Frontrunner CTO导管和Outback Reentry Catheter(都来自于LumendInc.,Redwood City,California),以及利用光学相关反射技术的Safe-Crosswire系统(Intraluminal Therapeutics,Carlsbad,California)[79-81]。

腘下动脉

患有腘下动脉粥样硬化的患者通常表现为严重的肢体缺血(Rutherford class IV or above)。这些患者大多数因为合并其他疾病(冠状动脉疾病、糖尿病、远端肢体预存组织缺失概率) 和不良的解剖学特征(不良的解剖学区段、血流量不足)而不适于外科手术。

当患者表现为足的坏疽或溃疡形成,成功地挽救肢体需要重建三条主要的腘下动脉之一的血流 (图20-11)。如未获得至少三条血管之一的直线血流,则操作后临床改善的机会将从97%下降到36%[82]。血运重建术如不成功通常需要随后行截肢手术。顺行股动脉入路可增加导丝的转动能力,增加常规球囊导管到达远端病变的机会,因此较为适用。血管尺寸较小应使用带有临时支架的冠状动脉球囊。糖尿病患者、严重腿部缺血或有难治性溃疡的患者应用BA, 可得到很好的治疗,临床再发率仅有6%,仅5%需随后行膝

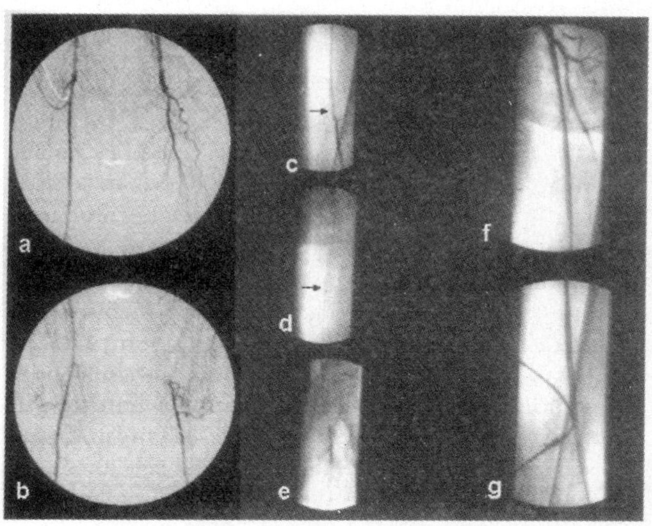

图20-10 A.B.病人有严重间歇性跛行,造影显示为股浅动脉慢性闭塞,遂行血运重建。股浅动脉远侧有股深动脉侧支形成;C.采用对侧逆性入路,使用成角指引导管及0.09 cm(0.035 in)硬导丝最终通过闭塞病变处;D.因病变钙化严重,采用小尺寸球囊亦未能通过病变,遂采用局部激光治疗(箭头所指);E.继以球囊扩张成功,并沿股浅动脉放置多个自膨胀支架;F,G.最终造影结果

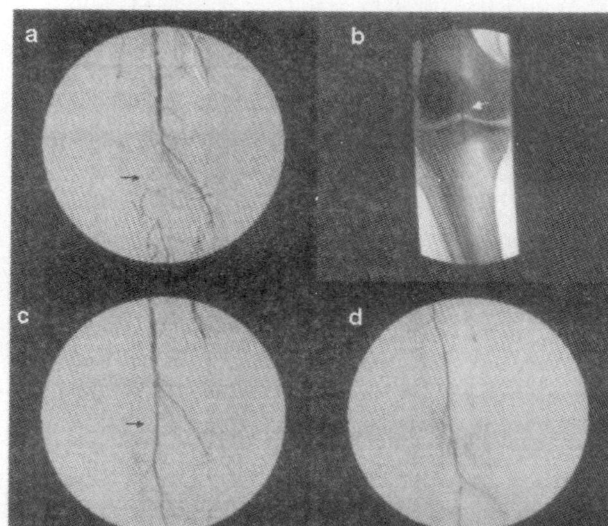

图20-11 病人右足溃疡迁延不愈,踝肱指数0.30。采用6F短鞘建立前向入路

A.箭头指示胫腓动脉内靶病变部位;B.300 cm长,0.36 cm (0.014 in)Choice PT extra-support导丝成功通过闭塞的胫腓动脉主干。造影证实球囊位于真腔后行扩张成形(箭头);C.2枚3.0~3.5 mm自膨胀支架植入 (Magic Wallstents,Boston Scientific Inc.);D.腓动脉内可见通畅血流。

表 20-5 外周血运重建常用的冠状动脉及胆道支架

种类		举例
自膨胀支架	镍合金	Radius(Boston Scientific) Sentinel(Boston Scientific) Precise(Cordis) Smart Control(Cordis) Luminex(Bard) Acculink(Guidant) Absolute(Guidant) IntraCoil(EV3) Zilver(Cook) Xceed(Avvott)
	不锈钢	Wallstent(Boston Scientific) Magic Wallstnet(Boston Scientific) LifeStent(Edwards Lifescientces)
球囊扩张支架		Genesis(Cordis) Palmaz(Cordis) Express(Boston Scientific) Bridge(Medtronic) Racer(Medtronic) Bridge Assurant(Medtronic) Herculink(Guidant) Omnlink(Guidant)
覆膜支架		Wakkgraft(Boston Scientific) Viabahn(W.L. Gore)

上截肢术[83]。直接灌注足部溃疡,为足背、足弓提供绝大部分血流的动脉将成为靶位。残余狭窄<50%而无解剖血流受限是可接受的最终结果。治愈足部需要数周至数月的伤口护理,推荐以月为间隔进行随访直到伤口痊愈。

下肢旁路血管的介入

外科手术后不久的移植物闭塞(例如<1年)通常是由于外科手术技术的原因。晚期移植失败通常由于内膜过度增生和纤维化导致吻合位点狭窄所致,在此情况下血管成形和支架术成为有效的治疗手段。这些患者多表现为急性肢体缺血。报道指出溶栓或血栓抽吸术及血管成形术1年的二次开通率为96%[84],故应将其视为大多数患者的首选治疗手段。我们的策略通常包括应用AngioJet装置的机械血栓切除术以减少血栓负荷,如有残留血栓则加用动脉内溶栓剂(表20-6和图20-12)。如血栓形成短于2周且血流量充足,则溶栓的成功率会较高。基础病变的治疗对于维持移植物长期开通非常重要。缺乏罪犯病变的移植物内血栓形成出现在血流量不足的情况下,预示着开通率低下[85]。因移植失败危害严重,故应对患者在操作后采取常规监测。

外周动脉支架内再狭窄的治疗

靶器官离心脏距离越远,外周支架术后再狭窄风险也随之增高,以至于颈动脉支架术后支架内再狭窄率最低,而腘下动脉最高。目前尚无设备被审定通过用于治疗外周动脉支架内再狭窄。近距离放射疗法是可行的,且显示出可有效治疗颈动脉和肾动脉支架内

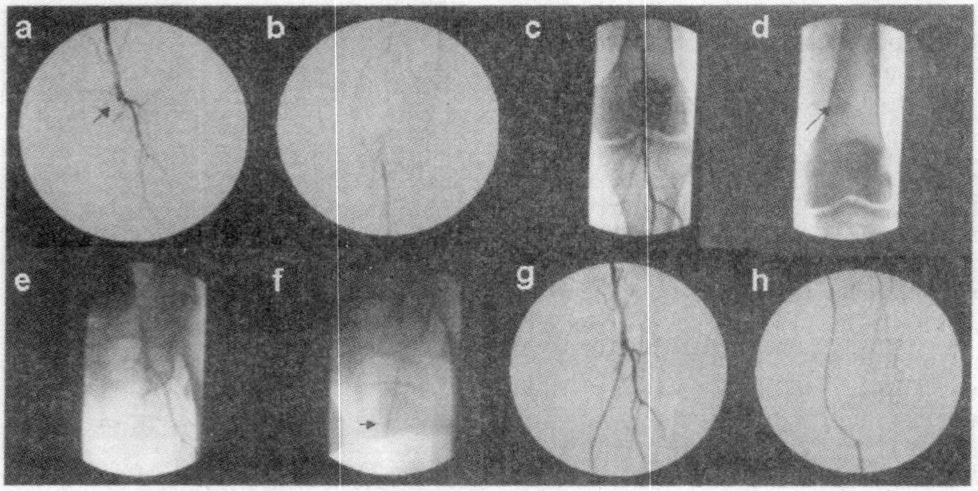

图20-12 病人急性肢体缺血就诊,遂行急诊肢体补救手术

采用对侧逆行股动脉入路,6F Balkan(Cordis)鞘管。股动脉选择造影显示股浅动脉近段主干闭塞(A);远端收肌管处则有股深动脉形成侧支血流(B);0.036 cm(0.014 in)BMW导丝通过病变(C);使用血栓抽吸系统减轻血栓负荷(D)。影像结果欠佳(E–H)。放置Mewissen导管于旁路血管近段,并给予2 000 IU/kg尿激酶,继以尿激酶持续点滴(1 000 IU/min通过鞘管,3 000 IU/min通过Mewissen导管)。4 h后,病人血管通畅,无并发症。造影显示未见罪犯病变。病人最终持续服用阿司匹林及氯吡格雷

表 20-6　外周动脉内溶栓治疗

药物	剂量
尿激酶	2 000~4 000 IU/kg 推注，继以 2 000~4 000 IU/min　共 4~24 h
或	
tPA	0.5~2.0 mg/h 共 12~24 h
加	
肝素	70 U/kg 推注，500~1 000 U/h 静注，维持 apTT 于 2.0~2.5 倍正常值

再狭窄[23,86,87]，但目前仍缺乏有效的随机试验数据。包括总数达213名原发或复发股腘动脉病变患者的2个随机对照研究证实，应用非中心性^{192}铱的近距离放射疗法可使再狭窄率显著降低一半[88,89]。外周动脉放射疗法调查研究（PARIS）是用以证实预防性近距离放射疗法防止股浅动脉血管成形术后再狭窄功效的一项重要试验，因注册迟缓和血管造影随访低回访率而过早终止。

The Sirolimus Coated Cordis SMART Nitinol Self-Expandable Stent for the Treatment of Obstructive Superficial Femoral Artery Disease（SIROCCO）试验是对36名需行SFA血运重建术的患者（57%完全闭塞，平均长度85 cm±57 cm）应用雷帕霉素洗脱自扩张镍钛记忆合金支架（SMART）或裸金属灵活支架进行的一项随机临床试验[90]，已发表的结果提示6个月较低的二次再狭窄率和较大的管腔直径支持雷帕霉素涂层支架，但长期结论仍悬而未决。利用其他抗增生药物的DES治疗肾动脉闭塞目前仍在调查研究中。DES技术将在肾和下肢介入治疗中扮演重要角色，而再狭窄仍然是一个重要的临床艰巨任务。

结论

PAD已逐渐被临床所重视，在患者中应对这种疾病进行更积极的筛选。外周血管成形术和支架术具有较少的并发症及较低的死亡率，较外科血运重建术可提供更优秀的早期和长期结果。进行中的血管内技术的改进提高了这些操作的技术成就和它们的耐久性。关于如何治疗独特的患者或病变需要更多数据。PAD患者的最佳护理需要神经病学家、肾病学家、血管外科医生、血管内科专家、放射学家和介入治疗专家的专业意见，因此多学科的紧密合作是必需的。

（陈炳伟　焦立娜　译）

参考文献

1. Ness J, Aronow WS. Prevalence of coexistence of coronary artery disease, ischemic stroke, and peripheral arterial disease in older persons, mean age 80 years, in an academic hospital-based geriatrics practice. *J Am Geriatr Soc* 1999;47:1255–1256.
2. Nikolsky E, Mehran R, Mintz GS, et al. Impact of symptomatic peripheral arterial disease on 1-year mortality in patients undergoing percutaneous coronary interventions. *J Endovasc Ther* 2004;11:60–70.
3. Belch JJ, Topol EJ, Agnelli G, et al. Critical issues in peripheral arterial disease detection and management: a call to action. *Arch Intern Med* 2003;163:884–892.
4. Wholey MH, Al-Mubarek N. Updated review of the global carotid artery stent registry. *Catheter Cardiovasc Interv* 2003;60: 259–266.
5. American Stroke Association and American Heart Association. *Heart disease and stroke statistics—2004 update.* Dallas, Texas: American Heart Association, 2002.
6. Beneficial effect of carotid endarterectomy in symptomatic patients with high-grade carotid stenosis. North American Symptomatic Carotid Endarterectomy Trial Collaborators. *N Engl J Med* 1991;325:445–453.
7. MRC European Carotid Surgery Trial: interim results for symptomatic patients with severe (70–99%) or with mild (0–29%) carotid stenosis. European Carotid Surgery Trialists' Collaborative Group. *Lancet* 1991;337:1235–1243.
8. Endarterectomy for asymptomatic carotid artery stenosis. Executive Committee for the Asymptomatic Carotid Atherosclerosis Study. *JAMA* 1995;273:1421–1428.
9. Wennberg DE, Lucas FL, Birkmeyer JD, et al. Variation in carotid endarterectomy mortality in the Medicare population: trial hospitals, volume, and patient characteristics. *JAMA* 1998;279: 1278–1281.
10. Tu JV, Hannan EL, Anderson GM, et al. The fall and rise of carotid endarterectomy in the United States and Canada. *N Engl J Med* 1998;339:1441–1447.
11. Endovascular versus surgical treatment in patients with carotid stenosis in the Carotid and Vertebral Artery Transluminal Angioplasty Study (CAVATAS): a randomised trial. *Lancet* 2001;357:1729–1737.
12. Yadav JS. Stenting and Angioplasty with Protection in Patients at High Risk for Endarterectomy (SAPPHIRE). Presented at the American Heart Association Annual Scientific Sessions, 2002, Chicago, IL.
13. Yadav JS. One-year results of the Stenting and Angioplasty with Protection in Patients at High Risk for Endarterectomy (SAPPHIRE) trial. Presented at the Transcatheter Cardiovascular Therapeutics, September 2003. Available at http://www.tctmd.com.
14. Hobson RW, 2nd. Update on the Carotid Revascularization Endarterectomy versus Stent Trial (CREST) protocol. *J Am Coll Surg* 2002;194:S9–14.
15. Topol EJ, Yadav JS. Recognition of the importance of embolization in atherosclerotic vascular disease. *Circulation* 2000;101: 570–580.
16. Al-Mubarak N, Roubin GS, Vitek JJ, et al. Effect of the distal-balloon protection system on microembolization during carotid stenting. *Circulation* 2001;104:1999–2002.
17. Orlandi G, Fanucchi S, Fioretti C, et al. Characteristics of cerebral microembolism during carotid stenting and angioplasty alone. *Arch Neurol* 2001;58:1410–1413.
18. Baim DS, Wahr D, George B, et al. Randomized trial of a distal embolic protection device during percutaneous intervention of saphenous vein aorto-coronary bypass grafts. *Circulation* 2002;105:1285–1290.
19. Stone GW, Rogers C, Ramee S, et al. Distal filter protection during saphenous vein graft stenting: technical and clinical correlates of efficacy. *J Am Coll Cardiol* 2002;40:1882–1888.
20. Ohki T, Marin ML, Lyon RT, et al. Ex vivo human carotid artery bifurcation stenting: correlation of lesion characteristics with embolic potential. *J Vasc Surg* 1998;27:463–471.
21. Tubler T, Schluter M, Dirsch O, et al. Balloon-protected carotid artery stenting: relationship of periprocedural neurological complications with the size of particulate debris. *Circulation*

2001;104:2791–2796.

22. Fayed AM, White CJ, Ramee SR, et al. Carotid and cerebral angiography performed by cardiologists: cerebrovascular complications. *Catheter Cardiovasc Interv* 2002;55:277–280.
23. Chan AW, Roffi M, Mukherjee D, et al. Carotid brachytherapy for in-stent restenosis. *Catheter Cardiovasc Interv* 2003;58:86–92.
24. Jenkins JS, White CJ, Ramee SR, et al. Vertebral artery stenting. *Catheter Cardiovasc Interv* 2001;54:1–5.
25. Ramee SR, Dawson R, McKinley KL, et al. Provisional stenting for symptomatic intracranial stenosis using a multidisciplinary approach: acute results, unexpected benefit, and one-year outcome. *Catheter Cardiovasc Interv* 2001;52:457–467.
26. van Jaarsveld BC, Krijnen P, Pieterman H, et al. The effect of balloon angioplasty on hypertension in atherosclerotic renal-artery stenosis. Dutch Renal Artery Stenosis Intervention Cooperative Study Group. *N Engl J Med* 2000;342:1007–1014.
27. Radermacher J, Chavan A, Bleck J, et al. Use of Doppler ultrasonography to predict the outcome of therapy for renal-artery stenosis. *N Engl J Med* 2001;344:410–417.
28. Zeller T, Muller C, Frank U, et al. Stent angioplasty of severe atherosclerotic ostial renal artery stenosis in patients with diabetes mellitus and nephrosclerosis. *Catheter Cardiovasc Interv* 2003;58:510–515.
29. van de Ven PJ, Kaatee R, Beutler JJ, et al. Arterial stenting and balloon angioplasty in ostial atherosclerotic renovascular disease: a randomised trial. *Lancet* 1999;353:282–286.
30. Sos TA, Pickering TG, Sniderman K, et al. Percutaneous transluminal renal angioplasty in renovascular hypertension due to atheroma or fibromuscular dysplasia. *N Engl J Med* 1983;309: 274–279.
31. Blum U, Krumme B, Flugel P, et al. Treatment of ostial renal-artery stenoses with vascular endoprostheses after unsuccessful balloon angioplasty. *N Engl J Med* 1997;336:459–465.
32. Dorros G, Jaff M, Mathiak L, et al. Four-year follow-up of Palmaz-Schatz stent revascularization as treatment for atherosclerotic renal artery stenosis. *Circulation* 1998;98:642–647.
33. Iannone LA, Underwood PL, Nath A, et al. Effect of primary balloon expandable renal artery stents on long-term patency, renal function, and blood pressure in hypertensive and renal insufficient patients with renal artery stenosis. *Cathet Cardiovasc Diagn* 1996;37:243–250.
34. Watson PS, Hadjipetrou P, Cox SV, et al. Effect of renal artery stenting on renal function and size in patients with atherosclerotic renovascular disease. *Circulation* 2000;102:1671–1677.
35. Gill KS, Fowler RC. Atherosclerotic renal arterial stenosis: clinical outcomes of stent placement for hypertension and renal failure. *Radiology* 2003;24:24.
36. Harden PN, MacLeod MJ, Rodger RS, et al. Effect of renal-artery stenting on progression of renovascular renal failure. *Lancet* 1997;349:1133–1136.
37. Bush RL, Martin LG, Lin PH, et al. Endovascular revascularization of renal artery stenosis in the solitary functioning kidney. *Ann Vasc Surg* 2001;15:60–66.
38. Shannon HM, Gillespie IN, Moss JG. Salvage of the solitary kidney by insertion of a renal artery stent. *Am J Roentgenol* 1998;171:217–222.
39. Subramanian R, Silva JA, Ramee SR, et al. Stenting of renal artery stenosis preserves renal function in both diabetic and nondiabetic patients with chronic renal insufficiency. *J Am Coll Cardiol* 2003;41:75A.
40. Silva JA, Chan AW, Ramee SR, et al. Brain natriuretic peptide is elevated in patients with renal artery stenosis and is decreased with renal artery revascularization. *J Am Coll Cardiol* 2004;43:101A.
41. Henry M, Amor M, Henry I, et al. Stents in the treatment of renal artery stenosis: long-term follow-up. *J Endovasc Surg* 1999;6: 42–51.
42. Zeller T, Muller C, Frank U, et al. Gold coating and restenosis after primary stenting of ostial renal artery stenosis. *Catheter Cardiovasc Interv* 2003;60:1–6;discussion 7–8.
43. Mateo RB, O'Hara PJ, Hertzer NR, et al. Elective surgical treatment of symptomatic chronic mesenteric occlusive disease: early results and late outcomes. *J Vasc Surg* 1999;29:821–831;discussion 32.
44. Char DJ, Cuadra SA, Hines GL, et al. Surgical intervention for acute intestinal ischemia: experience in a community teaching hospital. *Vasc Endovascular Surg* 2003;37:245–252.
45. Arenal JJ, Bengoechea-Beeby M. Mortality associated with emergency abdominal surgery in the elderly. *Can J Surg* 2003;46: 111–116.
46. Park WM, Cherry KJ, Jr., Chua HK, et al. Current results of open revascularization for chronic mesenteric ischemia: a standard for comparison. *J Vasc Surg* 2002;35:853–859.
47. Cho JS, Carr JA, Jacobsen G, et al. Long-term outcome after mesenteric artery reconstruction: a 37-year experience. *J Vasc Surg* 2002;35:453–60.
48. Kasirajan K, O'Hara PJ, Gray BH, et al. Chronic mesenteric ischemia: open surgery versus percutaneous angioplasty and stenting. *J Vasc Surg* 2001;33:63–71.
49. AbuRahma AF, et al. Angioplasty/stenting of the superior mesenteric artery and celiac trunk: early and late outcomes. *J Endovasc Ther* 2003;10:1046–1053.
50. Sheeran SR, Murphy TP, Khwaja A, et al. Stent placement for treatment of mesenteric artery stenoses or occlusions. *J Vasc Interv Radiol* 1999;10:861–867.
51. Hadjipetrou P, Cox S, Piemonte T, et al. Percutaneous revascularization of atherosclerotic obstruction of aortic arch vessels. *J Am Coll Cardiol* 1999;33:1238–1245.
52. Kumar K, Dorros G, Bates MC, et al. Primary stent deployment in occlusive subclavian artery disease. *Cathet Cardiovasc Diagn* 1995;34:281–285.
53. Lyon RD, Shonnard KM, McCarter DL, et al. Supra-aortic arterial stenoses: management with Palmaz balloon-expandable intraluminal stents. *J Vasc Interv Radiol* 1996;7:825–835.
54. Sueoka BL. Percutaneous transluminal stent placement to treat subclavian steal syndrome. *J Vasc Interv Radiol* 1996;7:351–356.
55. McNamara TO, Greaser LE, 3rd, Fischer JR, et al. Initial and long-term results of treatment of brachiocephalic arterial stenoses and occlusions with balloon angioplasty, thrombolysis, stents. *J Invasive Cardiol* 1997;9:372–383.
56. Ringelstein EB, Zeumer H. Delayed reversal of vertebral artery blood flow following percutaneous transluminal angioplasty for subclavian steal syndrome. *Neuroradiology* 1984;26:189–198.
57. Wilson SE, Wolf GL, Cross AP. Percutaneous transluminal angioplasty versus operation for peripheral arteriosclerosis. Report of a prospective randomized trial in a selected group of patients. *J Vasc Surg* 1989;9:1–9.
58. Palmaz JC, Richter GM, Noeldge G, et al. Intraluminal stents in atherosclerotic iliac artery stenosis: preliminary report of a multicenter study. *Radiology* 1988;168:727–731.
59. Palmaz JC, Garcia OJ, Schatz RA, et al. Placement of balloon-expandable intraluminal stents in iliac arteries: first 171 procedures. *Radiology* 1990;174:969–975.
60. Laborde JC, Palmaz JC, Rivera FJ, et al. Influence of anatomic distribution of atherosclerosis on the outcome of revascularization with iliac stent placement. *J Vasc Interv Radiol* 1995;6:513–521.
61. Sullivan TM, Childs MB, Bacharach JM, et al. Percutaneous transluminal angioplasty and primary stenting of the iliac arteries in 288 patients. *J Vasc Surg* 1997;25:829–838;discussion 38–39.
62. Sapoval MR, Chatellier G, Long AL, et al. Self-expandable stents for the treatment of iliac artery obstructive lesions: long-term success and prognostic factors. *Am J Roentgenol* 1996;166: 1173–1179.
63. Palmaz JC, Laborde JC, Rivera FJ, et al. Stenting of the iliac arteries with the Palmaz stent: experience from a multicenter trial. *Cardiovasc Intervent Radiol* 1992;15:291–297.
64. Richter GM, Roeren T, Noeldge G, et al. Initial long-term results of a randomized 5-year study: iliac stent implantation versus PTA. *Vasa Suppl* 1992;35:192–193.
65. Tetteroo E, Haaring C, van der Graaf Y, et al. Intraarterial pressure gradients after randomized angioplasty or stenting of iliac artery lesions. Dutch Iliac Stent Trial Study Group. *Cardiovasc Intervent Radiol* 1996;19:411–417.
66. Tetteroo E, van der Graaf Y, Bosch JL, et al. Randomised comparison of primary stent placement versus primary angioplasty followed by selective stent placement in patients with iliac-artery occlusive disease. Dutch Iliac Stent Trial Study Group. *Lancet* 1998;351:1153–1159.
67. Bosch JL, van der Graaf Y, Hunink MG. Health-related quality of life after angioplasty and stent placement in patients with iliac artery occlusive disease: results of a randomized controlled clinical trial. The Dutch Iliac Stent Trial Study Group. *Circulation* 1999;99:3155–3160.
68. Vorwerk D, Gunther RW, Schurmann K, et al. Aortic and iliac stenoses: follow-up results of stent placement after insufficient balloon angioplasty in 118 cases. *Radiology* 1996;198:45–48.

69. Wolf GL, Wilson SE, Cross AP, et al. Surgery or balloon angioplasty for peripheral vascular disease: a randomized clinical trial. Principal Investigators and Their Associates of Veterans Administration Cooperative Study Number 199. *J Vasc Interv Radiol* 1993;4:639–648.
70. Jackson MJ, Wolfe JH. Are infra-inguinal angioplasty and surgery comparable? *Acta Chir Belg* 2001;101:6–10.
71. Schillinger M, Mlekusch W, Haumer M, et al. Angioplasty and elective stenting of de novo versus recurrent femoropopliteal lesions: 1-year follow-up. *J Endovasc Ther* 2003;10:288–297.
72. Morgenstern BR, Getrajdman GI, Laffey KJ, et al. Total occlusions of the femoropopliteal artery: high technical success rate of conventional balloon angioplasty. *Radiology* 1989;172: 937–940.
73. Clark TW, Groffsky JL, Soulen MC. Predictors of long-term patency after femoropopliteal angioplasty: results from the STAR registry. *J Vasc Interv Radiol* 2001;12:923–933.
74. Capek P, McLean GK, Berkowitz HD. Femoropopliteal angioplasty. Factors influencing long-term success. *Circulation* 1991;83:I70–80.
75. Muradin GS, Bosch JL, Stijnen T, et al. Balloon dilation and stent implantation for treatment of femoropopliteal arterial disease: meta-analysis. *Radiology* 2001;221:137–145.
76. Cejna M, Thurnher S, Illiasch H, et al. PTA versus Palmaz stent placement in femoropopliteal artery obstructions: a multicenter prospective randomized study. *J Vasc Interv Radiol* 2001;12: 23–31.
77. Saxon RR, Coffman JM, Gooding JM, et al. Long-term results of ePTFE stent-graft versus angioplasty in the femoropopliteal artery: single center experience from a prospective, randomized trial. *J Vasc Interv Radiol* 2003;14:303–311.
78. Jahnke T, Andresen R, Muller-Hulsbeck S, et al. Hemobahn stent-grafts for treatment of femoropopliteal arterial obstructions: midterm results of a prospective trial. *J Vasc Interv Radiol* 2003;14:41–51.
79. Hausegger KA, Georgieva B, Portugaller H, et al. The outback catheter: a new device for true lumen re-entry after dissection during recanalization of arterial occlusions. *Cardiovasc Intervent Radiol* 2004;27:26–30.
80. Wollenek G, Laufer G. Comparative study of different laser systems with special regard to angioplasty. *Thorac Cardiovasc Surg* 1988;36 Suppl 2:126–132.
81. Ng W, Chen WH, Lee PY, et al. Initial experience and safety in the treatment of chronic total coronary occlusions with a new optical coherent reflectometry-guided radiofrequency ablation guidewire. *Am J Cardiol* 2003;92:732–734.
82. Bakal CW, Sprayregen S, Scheinbaum K, et al. Percutaneous transluminal angioplasty of the infrapopliteal arteries: results in 53 patients. *Am J Roentgenol* 1990;154:171–174.
83. Faglia E, Mantero M, Caminiti M, et al. Extensive use of peripheral angioplasty, particularly infrapopliteal, in the treatment of ischaemic diabetic foot ulcers: clinical results of a multicentric study of 221 consecutive diabetic subjects. *J Intern Med* 2002;252:225–232.
84. Aburahma AF, Hopkins ES, Wulu JT, Jr., et al. Lysis/balloon angioplasty versus thrombectomy/ open patch angioplasty of failed femoropopliteal polytetrafluoroethylene bypass grafts. *J Vasc Surg* 2002;35:307–315.
85. Sandbaek G, Staxrud LE, Rosen L, et al. Outcome after catheter-directed thrombolysis of occluded prosthetic femoropopliteal bypasses. A prospective study. *Acta Radiol* 2000;41:249–254.
86. Aslam MS, Balasubramanian J, Greenspahn BR. Brachytherapy for renal artery in-stent restenosis. *Catheter Cardiovasc Interv* 2003; 58:151–154.
87. Stoeteknuel-Friedli S, Do DD, von Briel C, et al. Endovascular brachytherapy for prevention of recurrent renal in-stent restenosis. *J Endovasc Ther* 2002;9:350–353.
88. Minar E, Pokrajac B, Maca T, et al. Endovascular brachytherapy for prophylaxis of restenosis after femoropopliteal angioplasty: results of a prospective randomized study. *Circulation* 2000;102: 2694–2699.
89. Zehnder T, von Briel C, Baumgartner I, et al. Endovascular brachytherapy after percutaneous transluminal angioplasty of recurrent femoropopliteal obstructions. *J Endovasc Ther* 2003;10:304–311.
90. Duda SH, Pusich B, Richter G, et al. Sirolimus-eluting stents for the treatment of obstructive superficial femoral artery disease: six-month results. *Circulation* 2002;106:1505–1509.

第21章　斑块旋切和血栓抽吸器械

Abhiram Prasad

近年来冠状动脉介入器械和技术发展迅速，经皮穿刺血管重建治疗的安全性和有效性大为提高，适应证也有所放宽。其中支架技术应用最为广泛，但严重钙化和高血栓负荷病变、开口和分叉病变、隐静脉桥退行性病变介入治疗依然预后较差，再狭窄率较高。支架技术的局限性导致许多其他介入器械和技术出现，如斑块旋磨术（RA）、定向旋切术（DCA）、虹吸性血栓清除术（AngioJet）和X-Sizer血栓抽吸导管，这些新技术可清除斑块或血栓，简单易用，有一定疗效。

旋磨术

旋磨术采用低能、高速的旋磨装置，能够优先处理无弹性的动脉硬化斑块，而正常的、有弹性的血管壁会发生弯曲避开旋磨头。磨头的旋转还可减小与周围组织的摩擦，有利于旋磨头前进与后退。磨头为椭圆形，由镀镍黄铜制造，前半部嵌有小块钻石突出表面5 μm，作为研磨表面。磨头与一条柔软的驱动杆相连接，由压缩空气或氮气提供动力。驱动杆外面是4.3F外鞘，用以隔离旋转的驱动杆和导引导管、动脉，滴注血管扩张剂。磨头的旋转速度通过气体压力调控，脚踏开关用于启动手术操作，也能触发锁定机制，在磨头旋转时固定导丝，不随磨头转动。用于冠状动脉操作的磨头直径为1.25 mm 1.5 mm 1.75 mm 2.0 mm 2.15 mm 2.25 mm 2.38 mm 2.5 mm。7F、9F、10F导引导管最大能通过1.75 mm，2.38 mm，2.5 mm的磨头。术者通过驱动杆控制磨头的进退。

临床数据

旋磨术的可行性和效能已在多个注册中心的随机研究中得到证实。ERBAC研究比较了旋磨术和PTCA、准分子激光血管重建术。随访发现，与PTCA相比旋磨术组再狭窄和靶血管重建更为多见。DART研究比较了直径小于3 mm冠状动脉旋磨术和PTCA，急性期手术成功率、再狭窄和靶血管重建失败率与上述结果相似。这些研究的结果提示与PTCA相比旋磨术不能增加手术成功率或预防再狭窄。

STRATAS和CARAT研究对不同斑块销蚀技术进行了研究。STARTAS研究比较了低压力PTCA（1 atm）后加用大磨头旋磨术（磨头/血管比≥0.7）和常规旋磨术（磨头/血管比<0.7）加用传统PTCA治疗的效果。研究发现，两种方法血管重建影像学成功率、主要并发症发生率和6个月事件发生率相似。CARAT是一项多中心随机研究，比较了大磨头斑块销蚀术（磨头/血管比≥0.7）和以常规旋磨术（磨头/血管比<0.7）进行病变改良方法，其近期和远期效果未发现差异。然而，大磨头斑块销蚀可能伴发严重的血管造影学并发症（12.7% vs 5.1%）。因此，这些研究并不推荐使用大磨头斑块销蚀。

在支架时代，SPORT研究评估了缩减斑块体积、增加血管顺应性等病变改良方法对支架应用的作用。病人随机分配至PTCA加支架组或旋磨术加支架组。旋磨术加支架组手术成功率更高，术后最小管腔直径（MLD）更大，急性期获益更大；然而，两组院内主要不良冠状动脉事件（MACE）、6个月靶血管重建（TVR）率（11.5% vs 14.1%）、影像学再狭窄发生率（27.6% vs 30.4%）无差异。虽然研究结果并不支持支架术前常规应用旋磨术，但也证实旋磨术确有斑块改良作用。

ROSTER、ARTIST试验研究了旋磨术治疗支架内再狭窄的作用。ROSTER研究发现，与传统PTCA相比，低压力PTCA后加用旋磨术靶血管重建率更低（32% vs 45%）。与此相反，在ARTIST研究中类似治疗方法劣于传统PTCA。该研究主要终点6个月时MLD在旋磨术组更大（1.20±0.56 vs 0.99±0.62，p=0.008）。对两个研究结果不一致的一种解释是ROSTER研究中通过血管内超声剔除了支架扩张不充分的患者，而这部分患者将不会在旋磨术中受益。但是，这两个研究互相矛盾的结果打消了人们以旋磨术治疗支架内再狭窄的热情。

病人选择

旋磨术会产生细微的颗粒，通常小于10 μm，可以导致微血管阻塞和缺血性并发症。手术还会产生微空泡现象，一过性阻塞微循环。微栓塞和微空泡可导致慢血流或无再流现象，并且这种现象较为常见。因此，对于左室收缩功能下降、多血管病变、斑块负荷较重的长病变、难以耐受缺血损伤的不稳定心绞痛患者使用旋磨术应谨慎。此外，女性患者缺血性并发症风险较高。

病变选择

旋磨术特别适用于那些僵硬的、钙化的、纤维化的、单独使用PTCA难以扩张的病变。通过清除表面钙化而改良斑块性质可有利于PTCA和支架植入。因此，旋磨术最常用于严重钙化的病变，对于分叉病变、纤维化的开口病变、支架内在狭窄病变也建议使用旋磨术。然而，因为没有明确证据表明旋磨术优于PTCA和支架，近年来该项技术的使用有所减少。隐静脉桥病变、富含血栓或夹层病变，远端血流不好、极度扭曲的偏心病变或高度成角病变是旋磨术的相对禁忌证，发生穿孔和夹层的风险增加。

手术技术

术中使用最大磨头的大小决定导引导管的选择。过大的磨头会损坏导引导管。导引导管的形状需与主动脉根部和冠状动脉解剖相匹配以便于同轴进入冠脉开口，避免过度成角阻碍磨头进入。Rota Wire Floppy是最常使用的导丝，主体直径0.127~0.229 cm(0.05~0.09 in)，远段为0.036 cm(0.014 in)不透X线的柔软的头端。这种导丝目前已取代了早先使用的A导丝和C导丝，后者较硬，可提供更好的支撑，但常常导致导丝偏移、假性狭窄，易于出现并发症。导丝的白金头端必须置于病变远端，因为磨头到达这段导丝。导丝尖端不能置于细小的分支血管，因为导丝的意外旋转会导致血管的严重损伤。

最终选取的磨头应使磨头/动脉直径比值达0.6~0.7。开始应使用较小的磨头，以后逐渐增大磨头直径。一旦RotaWire装上了磨头并启动了导丝闸(防止导丝旋转)，就要到达磨头的标准工作速度。小于2 mm磨头的工作速度为160 000–180 000 rpm，而150 000–160 000 rpm适用于更大的磨头。Dynaglide模式下磨头速度为7 000 r/min，用于交换磨头时减小摩擦。磨头进入冠脉到达病变近端接触病变前被激活达到工作速度。间断短暂地接触病变，每次旋磨时间不能超过30~40 s，要避免磨头速度突然下降(超过5 000 rpm)。这些技术将最大幅度减少并发症和晚期再狭窄。

相关药物治疗

通过Rotablator系统滴注包括硝酸甘油、维拉帕米、腺苷的混合扩血管药物能够减少心外膜血管和微血管痉挛及无再流现象。静脉滴注硝酸甘油也可减少心外膜血管痉挛。静脉给予氨茶碱可防治缓慢性心律失常，减少临时起搏器的使用。

并发症

旋磨术中产生过多、较大的微粒会导致微循环阻塞，出现慢血流或无再流现象。以较小磨头开始旋磨，使用较低的转速，避免过度减速(超过5 000 rpm)能减少此类并发症。冠脉内给予维拉帕米、腺苷或硝酸酯能治疗慢血流或无再流。导致术后血流异常的诊断包括心外膜血管痉挛和冠脉夹层。识别冠状动脉夹层非常重要，一经诊断就要停止进一步旋磨并施行血管成形和支架术。冠状动脉穿孔可以发生在扭曲血管和偏心的长病变。导丝偏移会使磨头方向偏离，也会导致冠脉穿孔。磨头频繁停顿会导致冠脉夹层和穿孔。穿孔的治疗依赖于其大小。小的穿孔可通过局部凝血和球囊封堵愈合。较大穿孔需植入带膜支架，如JoMed支架。

现状

临床研究显示无论急性期效果还是再狭窄，旋磨术均不优于PTCA或支架术，近年来旋磨术使用有所下降。然而，临床实践提示对于部分复杂病变亚组，如难以用球囊扩张的、极度僵硬的、纤维化、钙化的病变，旋磨术似乎有一定应用价值。旋磨术其他适应症还包括分叉病变和开口病变，用以改良斑块，易于支架输送、放置。

定向旋切术

定向旋切术（DCA）起初使用多腔Simpson AtheroCath导管施行。导管头部呈中空锥形，用以存储2 000 rpm速度旋转切割装置切下的斑块组织。切刀安置在一个金属切筒内，切筒上有5 mm或9 mm的切割窗，当支撑球囊低压力扩张时，斑块被推入切割窗内。DCA导管内是一条中空的驱动轴，腔内可通过0.036 cm(0.014 in)导丝并另有腔隙与支撑球囊连接。该装置能定向切除动脉粥样斑块，与单独PTCA相比可产生更大、更光滑的血管腔。最初使用的AtheroCath导管较硬，需要大腔的导引导管，限制了其应用。Flexicut Athero Cath的问世是这项技术一个重大进展。该导管更柔软，跟踪性更好，并可与8F导引导管搭配使用。

临床数据

最初的临床研究并没有显示DCA优于PTCA。CCAT和CAVEAT研究中DCA组围手术期心肌梗塞发生率更高。CAVEAT研究发现DCA组1年死亡率高于对照组(2.2% vs 0.6%,p=0.035)。术者经验不足、旋切不理想被认为是这一结果的主要原因。随后,针对更积极的斑块销蚀进行了一些研究。第一个是OARS研究,结果显示DCA手术并发症发生率低,6个月再狭窄29%。BOAT研究规模最大,入选1 000例原发冠脉病变患者,随机给予DCA或PTCA治疗。DCA组手术成功率较高(93% vs 87%,p=0.01),急性期并发症发生率无差异。主要终点再狭窄发生率DCA组较低(31.4% vs 19.8%,p=0.016)。然而1年时靶血管重建发生率无差异(17.1% vs 19.7%,p=0.33)。最后,ABACAS研究显示优化DCA后进行PTCA治疗不能减少再狭窄或靶病变血运重建(TLR)。总的来说,这些研究表明与PTCA相比,积极的DCA技术可能产生更好的早期和晚期血管造影学效果,但不能改善远期临床预后。

DCA后支架术

多个研究评估了DCA切除斑块后放置支架减少再狭窄的效果。SOLD研究入选71名病人,研究发现DCA后放置支架手术成功率高(96%),术后管腔狭窄小(10.8%),随访1年再狭窄率(10.8%)和靶病变血运重建率(6.7%)低。另一项包括100例患者的研究也报道了平均14个月随访期内较低的再狭窄率(6.8%)。AMIGO研究入选753例冠脉复杂病变患者,随机分为DCA切除斑块后支架组和单独支架组。6个月时两组再狭窄发生率(27% vs 22%)和靶血管重建率(23% vs 20%)无差异。然而,其中仅有26.5%患者斑块销蚀理想,定义为DCA后管腔狭窄小于25%。DESIRE研究入选病人501例,随机分为DCA后支架组和单独支架组,使用血管内超声指导斑块切除和支架放置。两组病人急性期手术成功率相似;但DCA组急性期管腔扩大更明显(2.09 mm±0.05 mm vs 1.87 mm±0.5 mm)。然而,这并不表明再狭窄率(15% vs 16%)和靶血管重建率(13% vs 12%)的改善。因此,尽管早期报道令人振奋,但随机化研究不能证实放置支架前常规进行斑块销蚀有益。

病变选择

DCA用于特定治疗前缩减斑块体积是有效的,特别适用于斑块较大的特殊病变亚组。这些病变包括主动脉开口的冠脉自身和静脉桥病变、左前降支开口病变、慢性闭塞病变和静脉桥体部狭窄。主动脉开口病变较硬,使用DCA切除斑块可防止支架移位并充分膨胀支架。左前降支开口病变的斑块切除有利于支架精确释放,减少斑块移位累及回旋支开口。斑块切除对于真分叉病变减少斑块移位也是有效的。如果两个分支血管一样大,可分别施行DCA。反之,如果一支血管很小,可仅对较大的血管进行DCA。

手术技术

根据主动脉根部宽度和被治疗冠脉开口的位置、角度选择导引导管。10F C形导引导管适用于左冠状动脉,9.5F Judkins右和Hockey-Stick导引导管适用于右冠状动脉。Flexicut可与8F导引导管搭配使用。近段病变和开口病变宜选用短头导引导管。该装置沿300 cm长0.036 cm(0.014 in)冠状动脉导丝送入,若病变不能跨越,可用球囊预扩张。装置到达病变后,将切割窗对准斑块突起部位,充盈支撑导管至1 atm。撤退切割器,启动电机,切割器在7 s内缓慢推进至远端。切割窗重新定位,重复切割操作。切割6~8次后或头部收集器充满时,应撤出导管。如有残余狭窄,可以1个大气压为梯度逐渐加压充盈支撑球囊,以更好地定位斑块进一步旋切。理想的旋切要求残余狭窄小于15%。一般来说,DCA术后应给予PTCA或支架治疗。

并发症

早期CAVEAT研究发现,与PTCA相比DCA死亡、Q波心梗、急诊冠脉旁路移植和血管穿孔发生率相似,但总体心梗发生率较高(19% vs8%,p<0.001)。BOAT研究结果与此类似,DCA组死亡、Q波心梗、急诊冠脉旁路移植发生率与PTCA组相似。然而,DCA组肌酸激酶(CK-MB)升高3倍以上者更为多见(16% vs 6%,p<0.001)。

现状

由于临床研究不能证实DCA优于PTCA或支架术,近几十年来DCA使用明显减少。目前DCA仅占介入手术不到1%。因此,目前DCA多作为某些特殊病变植入支架前的辅助治疗。从这一方面看,DCA特别适用于开口病变、分叉病变、左前降支近段狭窄的斑块销蚀。使用8F导引导管的Flexicut装置的问世为DCA开展带来了希望。

ANGIOJET

AngioJet(Possis Medical,Minneapolis)是一种流变

学血栓清除装置，能有效抽吸自身血管和退化静脉桥内血栓。它根据Venturi-Bernoulli原理使用3个高速盐水泵在导管顶端产生一个低压区［大约101 kPa(760 mmHg)］，以抽吸血栓。

临床数据

VeGAS-1研究是一个引导性试验，它是在90名急性冠状动脉综合征患者或血管造影证实在自身冠状动脉或静脉桥(57%)内有血栓的患者中测试此装置。此装置在所有患者中均得到了成功的诠释。将残余狭窄<50%和TIMI3级血流定义为手术成功。手术成功的患者占87%。3.3%的血管发生明显的远端血栓栓塞。VeGAS-2试验在VeGAS-1后继续研究，它入选了346名血管造影有明显血栓的患者(54%静脉桥血管)[26]。延迟尿激酶注入或用AngioJet行血栓切除术治疗是随机的。应用AngioJet组的手术成功率较高（72.7% vs 86%，$p<0.05$)，院内不良事件较少(32.5% vs 13.9%)，出血(11.8% vs 5%)和血管并发症(11.8% vs 4.4%)在尿激酶组更普遍。在决定用PTCA和支架术治疗前用rheolytic血栓切除装置治疗的可行性已在对70名血管造影显示有血栓的急性心肌梗死患者中得到测试[27]。将治疗后93.8%达到残留狭窄直径小于50%和TIMI≥2定义为手术成功。将手术成功率达87.5%而无MACE发生定义为临床成功。血栓切除后血栓面积从73.2 mm^2±64.6 mm^2平均减少15.5%±30.1%，$p<0.001$。手术并发症包括6人远端栓塞、2人穿孔。院内死亡率为7.1%。我们自己的经验也证实了对急性冠状动脉综合征病人应用AngioJet的可行性[28]。Antoniucci et al。报道了一个对100名首次ST段抬高心肌梗死患者行rheolytic血栓切除术的随机试险，以比较直接在梗死动脉内行支架术治疗与血栓切除术后行支架术治疗的区别[29]。在那些反复应用AngioJet的病例中，ST段在30 min内回落>50%的主要终点事件更频发(72% vs 90%，p=0.022)，梗死范围更小（21.2%±18% vs 13.1%±11.6%，p=0.01)。最近A:MI试验随机选取480名患者在支架术前行AngioJet治疗或常规治疗，而遗憾的是它显示了用AngioJet的梗死面积更大(12.5% vs 9.8%，p=0.018)。

手术技巧

通常在心脏介入中有2个AngioJet导管——XMI和XVG可利用。它们用来递送超过0.036 cm(0.014 in)的冠脉指引导丝。XMI导管被用在一个快速的交换系统中，它是与6F指引导管相配套并为2~5 mm的最小腔直径的血管设计的。AngioJet导管一旦激活则被置于接近血栓的部位，并向前伸到填充斑块远端，然后以0.5~1 mm/s的速度回撤。每次通过后需行冠状动脉造影并且反复行血栓切除术，直至填充斑块不再进一步缩小。通常需要3~5次通过。建议预防性地静脉放置起搏器，因为有可能发生显著的房室传导阻滞。

当前实践

AngioJet是最广泛研究和应用的血栓切除装置，它已被FDA批准应用于自身冠脉及静脉桥血管的介入治疗中。此装置有效地抽吸血栓并可改善有中等、大量血栓患者的疗效。因此在稳定患者和那些血管造影证实有明显血栓的急性冠状动脉综合征患者在确定行PTCA或支架术治疗前选择性地应用此技术很可能会受益。抽吸导管，如Export导管(Medtronic，Santa Rosa，California)已被主张替换AngioJet来完成冠状动脉血栓切除术。它们的使用相对简单，但其效果还未在控制实验中被证实。

X-sizer血栓切除导管

X-sizer导管(ev3，Plymouth，Minnesota)是一种血栓切除导管，它包括一个与操控部件相连的双腔导管杆，其腔内有一个螺旋切割器，它可以以近2 100 rpm的速度旋转。切割器与一个有101 kPa(760 mmHg)真空抽吸力的装置相连，以便清除冠脉内的血栓碎片。

临床数据

X-sizer装置的安全性和便利性已在对静脉桥血管和自身冠状动脉干预事件中被证实，这种干预是在可疑有血栓或通过造影证实有血栓的患者中进行的[30,31]。在随机实验中已观察到了X-sizer装置应用于急性冠脉综合征患者的疗效。Beran et al.指导的对66名患者的研究是将应用X-sizer预处理组的疗效与普通PCI术治疗组相对比。观察趋势是术后X-sizer治疗组达TIMI3级血流的比例较高(90% vs 84%，p=ns)，且纠正TIMI计帧数的主要终点较低(18.3±10.2 vs 24.7±14.1，$p<0.05$)[32]。X-TPACT研究者进行了一项大型、单中心、随机试验，它是在797名静脉桥血管(73%)或自身冠脉(27%)有明显血栓而需要处理的患者中进行的，以比较应用X-sizer预处理与单独支架术治疗的疗效[33]。3/4患者应用糖蛋白Ⅱb/Ⅲa抑制剂治疗。尽管在X-sizer治疗组新发大面积Q波心肌梗死或CK-MB升高达8倍的患者有减少，但围手术期心肌梗死发生率没有差别(15.8% vs 16.6%)。而30天(16.8% vs 17.7%)与1年(31.3% vs 28.2%)MACE发生率没有差别。MACE是心源性死亡、心肌梗死或再次靶血管重建的总称。在对血管造影已

证实有血栓的患者的治疗中，应用X-sizer治疗降低了MACE的发生率。在另一个包含92名ST段抬高型急性心肌梗死患者的随机试验中，将支架前行血栓切除术治疗与普通支架术治疗相比较，术后blush分级达3级的实验主要终点在应用X-sizer治疗的患者中发生概率较高（71.9% vs 36.9%，$p=0.06$），而且ST段普遍回落>50%（82.6% vs 52.2%，$p=0.001$）[34]

（李 鹏 杨 琦 译）

参考文献

1. Singh M, Lennon RJ, Holmes DR Jr., et al. Correlates of procedural complications and a simple integer risk score for percutaneous coronary intervention. *J Am Coll Cardiol* 2002;40:387–393.
2. Reisman M. *Guide to rotational atherectomy*. Royal Oak, MI: Physicians' Press, 1997.
3. Ellis SG, Popma JJ, Buchbinder M, et al. Relation of clinical presentation, stenosis morphology, and operator technique to the procedural results of rotational atherectomy and rotational atherectomy-facilitated angioplasty. *Circulation* 1994;89:882–892.
4. MacIsaac AI, Bass TA, Buchbinder M, et al. High speed rotational atherectomy: outcome in calcified and noncalcified coronary artery lesions. *J Am Coll Cardiol* 1995;26:731–736.
5. Warth DC, Leon MB, O'Neill W, et al. Rotational atherectomy multicenter registry: acute results, complications and 6-month angiographic follow-up in 709 patients. *J Am Coll Cardiol* 1994;24:641–648.
6. Reifart N, Vandormael M, Krajcar M, et al. Randomized comparison of angioplasty of complex coronary lesions at a single center. Excimer Laser, Rotational Atherectomy, and Balloon Angioplasty Comparison (ERBAC) Study. *Circulation*1997;96:91–98.
7. Mauri L, Reisman M, Buchbinder M, et al. Comparison of rotational atherectomy with conventional balloon angioplasty in the prevention of restenosis of small coronary arteries: results of the Dilatation vs Ablation Revascularization Trial Targeting Restenosis (DART). *Am Heart J* 2003;145:847–854.
8. Whitlow PL, Bass TA, Kipperman RM, et al. Results of the study to determine rotablator and transluminal angioplasty strategy (STRATAS). *Am J Cardiol* 2001;87:699–705.
9. Safian RD, Feldman T, Muller DW, et al. Coronary angioplasty and Rotablator atherectomy trial (CARAT): immediate and late results of a prospective multicenter randomized trial. *Catheter Cardiovasc Interv* 2001;53:213–220.
10. Buchbinder M, Fortuna R, Sharma S, et al. Debulking prior to stenting: long term clinical and angiographic results from the SPORT trial. *Circulation* 2000;102[Suppl]:I3210.
11. Sharma SK, Kini A, Mehran R, et al. Randomized trial of Rotational Atherectomy Versus Balloon Angioplasty for Diffuse In-Stent Restenosis (ROSTER). *Am Heart J* 2004;147:16–22.
12. vom Dahl J, Dietz U, Haager PK, et al. Rotational atherectomy does not reduce recurrent in-stent restenosis: results of the Angioplasty versus Rotational Atherectomy for Treatment of Diffuse In-Stent Restenosis Trial (ARTIST). *Circulation* 2002;105: 583–588.
13. Sharma SK, Dangas G, Mehran R, et al. Risk factors for the development of slow flow during rotational coronary atherectomy. *Am J Cardiol* 1997;80:219–222.
14. Kiesz RS, Rozek MM, Ebersole DG, et al. Novel approach to rotational atherectomy results in low restenosis rates in long, calcified lesions: long-term results of the San Antonio Rotablator Study (SARS). *Catheter Cardiovasc Interv* 1999;48:48–53.
15. Dauerman HL, Higgins PJ, Sparano AM, et al. Mechanical debulking versus balloon angioplasty for the treatment of true bifurcation lesions. *Am J Cardiol* 1998;32:1845–1852.
16. Rihal CS, Garratt KN, Holmes DR. Rotational atherectomy for bifurcation lesions of the coronary circulation: technique and initial experience. *Int J Cardiol* 1998;65:1–9.
17. Adelman AG, Cohen EA, Kimball BP, et al. A comparison of directional atherectomy with balloon angioplasty for lesions of the left anterior descending coronary artery. *N Engl J Med* 1993;329: 228–233.
18. Topol EJ, Leya F, Pinkerton CA, et al. A comparison of directional atherectomy with coronary angioplasty in patients with coronary artery disease. The CAVEAT Study Group. *N Engl J Med* 1993; 329:221–227.
19. Simonton CA, Leon MB, Baim DS, et al. "Optimal" directional coronary atherectomy: final results of the Optimal Atherectomy Restenosis Study (OARS). *Circulation*1998;97:332–339.
20. Baim DS, Cutlip DE, Sharma SK, et al. Final results of the Balloon vs Optimal Atherectomy Trial (BOAT). *Circulation* 1998;97: 322–331.
21. Suzuki T, Hosokawa H, Katoh O, et al. Effects of adjunctive balloon angioplasty after intravascular ultrasound-guided optimal directional coronary atherectomy: the result of Adjunctive Balloon Angioplasty after Coronary Atherectomy Study (ABACAS). *J Am Coll Cardiol* 1999;34:1028–1035.
22. Moussa I, Moses J, Di Mario C, et al. Stenting after optimal lesion debulking (SOLD) registry. Angiographic and clinical outcome. *Circulation* 1998;98:1604–1609.
23. Bramucci E, Angoli L, Merlini PA, et al. Adjunctive stent implantation following directional coronary atherectomy in patients with coronary artery disease. *J Am Coll Cardiol* 1998;32: 1855–1860.
24. Stankovic G, Colombo A, Bersin R, et al. AMIGO Investigators. Comparison of directional coronary atherectomy and stenting versus stenting alone for the treatment of de novo and restenotic coronary artery narrowing. *Am J Cardiol* 2004;93: 953–958.
25. Aizawa T, Tamai H, Asakura Y, et al. Clinical and angiographic results of the Debulking and Stenting in Restenosis Elimination (DESIRE) trial. *Circulation* 2001;104:2954A.
26. Kuntz RE, Baim DS, Cohen DJ, et al. A trial comparing rheolytic thrombectomy with intracoronary urokinase for coronary and vein graft thrombus (the Vein Graft AngioJet Study [VeGAS-2]). *Am J Cardiol* 2002;89:326–330.
27. Silva JA, Ramee SR, Cohen DJ, et al. Rheolytic thrombectomy during percutaneous revascularization for acute myocardial infarction: experience with the AngioJet catheter. *Am Heart J* 2001;2001:141:353–359.
28. Singh M, Tiede DJ, Mathew V, et al. Rheolytic thrombectomy with AngioJet in thrombus-containing lesions. *Catheter Cardiovasc Interv* 2002;56:1–7.
29. Antoniucci D, Valenti R, Migliorini A, et al. Comparison of rheolytic thrombectomy before direct infarct artery stenting versus direct stenting alone in patients undergoing percutaneous coronary intervention for acute myocardial infarction. *Am J Cardiol* 2004;93:1033–1035.
30. Ischinger T for the X-Sizer Study Group. Thrombectomy with the X-Sizer catheter system in the coronary circulation: initial results from a multicenter study. *J Invas Cardiol* 2001;13:81–88.
31. Stone GW, Cox DA, Babb J, et al. Prospective, randomized evaluation of thrombectomy prior to percutaneous intervention in diseased saphenous vein grafts and thrombus-containing coronary arteries. *J Am Coll Cardiol* 2003;42:2007–2013.
32. Beran G, Lang I, Schreiber W. et al. Intracoronary thrombectomy with the X-Sizer catheter system improves epicardial flow and accelerates ST-segment resolution in patients with acute coronary syndrome: a prospective, randomized, controlled study. *Circulation* 2002;105:2355–2360.
33. Stone GW, Cox DA, Low R, et al. X-TRACT Investigators. Safety and efficacy of a novel device for treatment of thrombotic and atherosclerotic lesions in native coronary arteries and saphenous vein grafts: results from the multicenter X-Sizer for Treatment of Thrombus and Atherosclerosis in Coronary Applications Trial (X-TRACT) study. *Catheter Cardiovasc Interv* 2003;58:419–422.
34. Napodano M, Pasquetto G, Sacca S et al. Intracoronary thrombectomy improves myocardial reperfusion in patients undergoing direct angioplasty for acute myocardial infarction. *J Am Coll Cardiol* 2003;42:1395–1402.

第22章 经皮旁路术及其未来的用途

Alan C.Yeung Joshua Makower Theodore C.Lamson

自从Andreas Gruntzig开拓了心脏介入治疗领域以来，降低冠状动脉疾病(CAD)创伤性损害方面便取得了巨大进步。尽管在美国每年有100万冠心病患者接受了有效的介入治疗，仍然有25万患者接受创伤大的冠状动脉旁路术，而且有许多患者被认为“无法进行再血管化”而接受非最佳治疗[1]。近年来研究人员正在致力于研究新的治疗方法——经皮“非外科”冠状动脉及外周动脉旁路术[2-5]。

本文中我们将讨论几种新的手术方式及几种与之相关的设备。对于冠状动脉再血管化，经皮冠状动脉旁路术的临床经验仅限于经皮冠状静脉动脉化(PICVA)。这种旁路技术依赖于冠状动脉与其临近的冠状静脉通过吻合的毛细血管网进行逆灌注。另外临床前研究已通过VPASS进行，另一PICVA术其氧合血直接来源于心室，是通过心室—静脉通路完成。在冠状动脉旁路手术中最终获得成功的动脉到动脉旁路手术是经皮原位冠状动脉旁路手术 (PICAB)。这种“真正”的旁路已经在猪模型上实现。

在外周血管，真正的动脉—动脉旁路术近期已取得了巨大进步。

经皮原位冠状静脉动脉化(PICVA)

2001年我们报道了在德国Trier进行的第一例经皮旁路术(图22-1)。随着药物洗脱支架的发展及其他支架相关技术的重要进步，使得介入技术有能力治疗慢性完全闭塞病变，经皮旁路术最初的目的是致力于治疗选择受限或无选择的病人。因为这些患者冠状动脉病变弥漫，旁路外科或药物洗脱支架均不能提供足够的心肌灌注。尽管多种新生血管策略正在迅速发展(如基因、细胞治疗)，但是仍面对实质性的挑战，这些策略能够提高组织中的微血管密度，但是灌注作用被部分削弱了，除非血管新生的区域氧合血流也同时提高。

PICVA术引流缺血心肌的冠状静脉片段是通过与快速的动脉血流连接而动脉化。因此，氧合血流通过小静脉及毛细血管床逆灌注到达缺血心肌而改善缺血。几十年来人们对此进行了一系列大量的临床研究[7-10]。

PICVA术需要一系列新式导管及植入设备，最初由TransVascular，Inc公司研发，现在由Medtronic公司进一步发展。这些设备可被分为4类。

*冠状窦指引导管，经股静脉途径送至冠状窦。因电生理检查到达冠状窦是经锁骨下静脉，有必要研制经股静脉到达冠状窦的导管。有一种冠状窦指引导管连接闭塞球囊，以便于将造影剂逆行注射至冠状静脉系统。

*TransAccess导管，是所有正在研究的经皮旁路术导管发展的基本技术平台。TransAccess导管是在影像导引下穿刺针输送导管，专为经皮旁路术设计，是为了准确地将导丝从一支血管送至另一支。该技术被

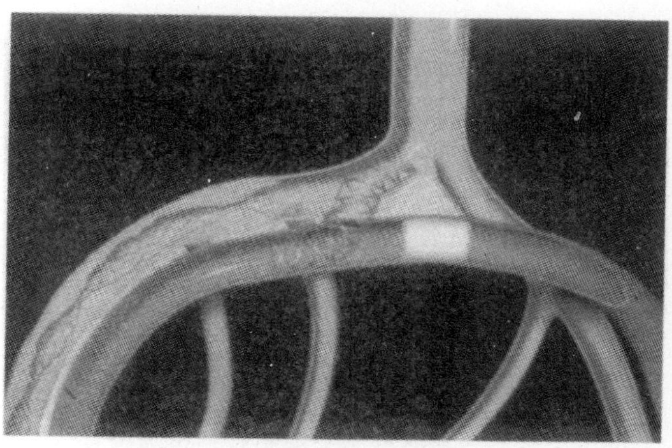

图22-1 PICVA图解显示近端动脉与附近静脉的连接。近端静脉阻塞，防止经过冠状静脉窃血 (Reproduced with permission from Oesterle SN, Reifart N, Hauptmann E, et al. Percutaneous in situ coronary venous arterialization. Circulation 2001;103:2539-2543.)

大量使用，主要的经验是采用由Volcano公司研制的整合相共振血管内超声导引系统的导管(图22-2A)。TransAccess导管在荧光屏影像指引下送到位,IVUS的作用是确切定位血管结构以便导丝输送。在近期一系列PICVA术中,三维导航系统被用于靶血管定位。代替IVUS扫描器,Biosense Webster NOGA传感器装置被连接于TransAccess导管的头端,还有一种输送导丝的NOGA-based靶向导管正在研究中 (图22-2B)。而且,在荧光屏下将TransAccess导管和靶向导管送至目标位置,然后应用NOGA系统使TransAccess导管到位,以便穿刺针能送至靶向导管(图22-3)。

*阻塞设备及输送系统，用于闭塞冠状静脉朝向冠状窦的出口，以便于将氧合血逆灌至缺血的心肌。最初应用于临床的是带有支架的自膨胀球囊,输送时更像弹簧圈栓塞(图22-4A)。近期采用了Vetour(Trans Vascular,Inc)球囊自膨胀系统。该设备包括一枚包被聚四氯乙烯(ePTFE)的不锈钢支架,孔状结构选择细胞大小,用于刺激血栓形成闭塞。支架释放球囊回撤后,一个自动收缩的镍钛合金尖端释放ePTFE覆盖于血管闭塞处,以保证完全闭塞。

*吻合连接器，用于沿着TransAccess导管输送0.036 cm(0.014 in)导丝,以保证两支血管永久性连接。大部分PICVA病例是应用TransVascular,Inc设计的用于冠状动脉-静脉吻合的自膨胀系统完成的(图22-5),只有一例应用Jostent覆膜支架 (Abbott Laboratories,Redwood City,California)完成的。尽管输送Jostent表面上具有挑战性,但覆膜本身就无需阻塞设备了。

除此新式器械外,在PICVA过程中还需要标准的PTCA导管、导丝、球囊。

PICVA术开始于冠状动脉内注射造影剂,采用延迟显影以观察冠状静脉充盈、冠状窦及冠状静脉树。14F冠状窦导管经股静脉插入,通过0.09 cm(0.035 in)导丝送入7F SIM-shaped诊断导管，然后共同送入右房。诊断导管被送入冠状窦，导丝送入心大静脉(GCV),14F冠状窦导管通过诊断导管到达冠状窦的指定部位。

一旦冠状窦导管组装好，将诊断导管及0.09 cm (0.035 in)导丝撤出,0.036 cm(0.014 in)镍钛尖端导丝,如Balance Heavyweight导丝(Guidant,Santa Clara,California)被送入冠状静脉尖端吻合的指定位置。然后NOGA-based靶向导管被送至吻合部位，在另一Balance Heavyweight导丝引导下将病变冠状动脉的远端与旁路连接后，通过动脉导引导管，沿导丝送入6.5F NOGA TransAccess导管，送至指定部位建立动脉-静脉通路或旁路。需要用镍钛尖端导丝以避免可能的磁力抵消,在亚铁尖端的导丝可以见到这种情况。NOGA磁导航系统被固定于手术台上,以使Target导管大致位于磁场中心。TransAccess导管确定方向,以便将准备好的穿刺针沿轨道与靶向导管相交(图22-3)。然后轻轻回撤TransAccess导管,TransAccess导管的24号镍钛针通过导管向前推送,斜穿出动脉进入靶静脉片段。将一根0.036 cm(0.014 in)导丝交换送至静脉远端。撤出穿刺针,沿着交换导丝撤出TransAccess导管。

我们进行血管间通道第一次预扩张,另一新的连接设备被送至这两个血管间。该支架样的连接器需要用非顺应性球囊进行后扩张,且达到需要的直径。该通道建立于外膜下,不应该发生心包腔积血。PICVA的最后步骤是,静脉系统内使用阻塞设备,将动脉化的管道与其他静脉吻合分离开,以防止经冠状窦窃血

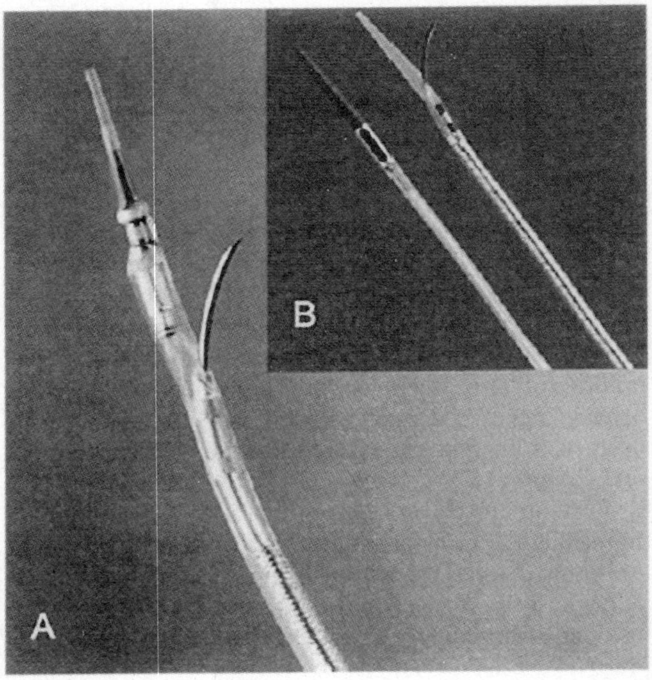

图22-2 TransAccess导管

A.血管内超声引导的TransAccess导管,显示的是24号穿刺针头伸出。该单轨导管塑形成固定形态,64帧相共振超声显影(20 MHz)。导管连接超声显像(JOMED)。穿刺针是空心的,无轴芯,可允许0.036 cm(0.014 in)导丝通过,在应用Seldinger技术完成血管壁穿刺后到达邻近血管腔;B. 作为替代IVUS-引导的TransAccess操作技术，新的导管设计正接受检验，包括磁感应器,可以三维评价导管在身体内的位置以及相互之间的位置。图中左侧显示一个mapping导管(6F),指引操作者到达靶静脉,并放置在那里。右侧显示NOGA-Guided TransAccess导管,24号镍钛穿刺针已伸出。(Reproduced with permission from Oesterle SN, Reifart N, Hayase M, et al. Catheter-based coronary bypass: a development update. Catheter Cardiovasc Interv 2003;58(2):212-218.)

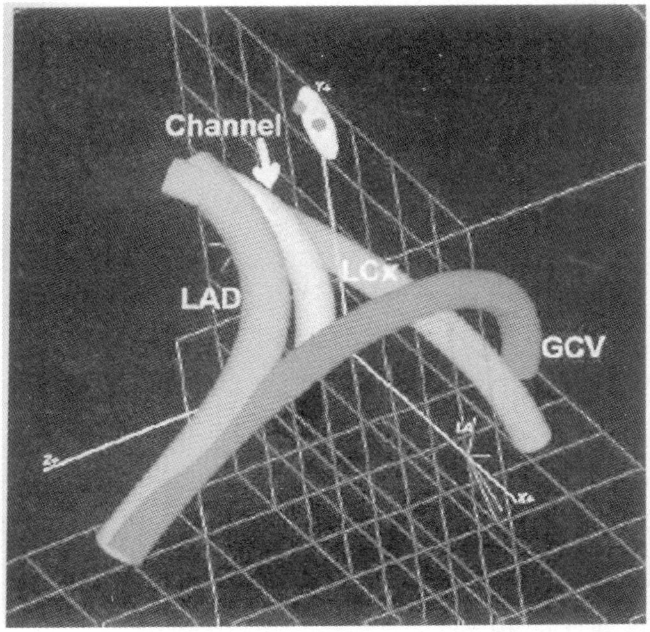

图22-3 NOGA-引导PICVA (Reproduced with permission from Oesterle SN, Reifart N, Hayase M, et al. Catheter-based coronary bypass: a development update. Catheter Cardiovasc Interv 2003;58(2):212-218.)

至右心房。动脉化的血液因此被强迫逆灌注至旁路血管分布的心肌组织。PICVA术前、术后的造影图像见图22-6,图22-7。

第一阶段PICVA术可行性临床实验于1998年在德国进行,按计划于2002年完成。该研究的结果已公布[2,3]。按协议规定,只有那些顽固心绞痛不能采用PCI或CABG术的患者采用PICVA术,很显然采用这项新技术是极具挑战性的。有12例患者尝试施行PICVA术。其中6例患者邻近静脉不能通过穿刺针及导丝。值得注意的是,这些患者采用了IVUS引导下的TransAccess导管。解剖变异如血管交通、大血管分离(大于6~8 mm),使参考超声图像时出现很大困难。而且,左前降支近端严重的斑块负荷在IVUS图像远场显影不清楚,有时妨碍TransAccess导管输送。其中5例患者手术失败,但无显著的并发症。然而1例患者在冠状窦附近冠状静脉穿孔,导致心包填塞,需紧急外科修补。该患者最终接受了外科主动脉-大隐静脉桥至前室间静脉的手术,并且结扎静脉以使远端逆灌注。

有6例患者成功地实行了PICVA术。其中2名发生了灾难性并发症,于术后48 h死亡。2例患者均发生了严重的心包积血,其中1例患者可能还发生了LAD远端至PICVA通道的支架内急性血栓形成。该2例患者由于选用了大小不合适的第一代自膨胀球囊阻塞器,导致阻塞器移位至冠状窦,该处应植入另一更大直径

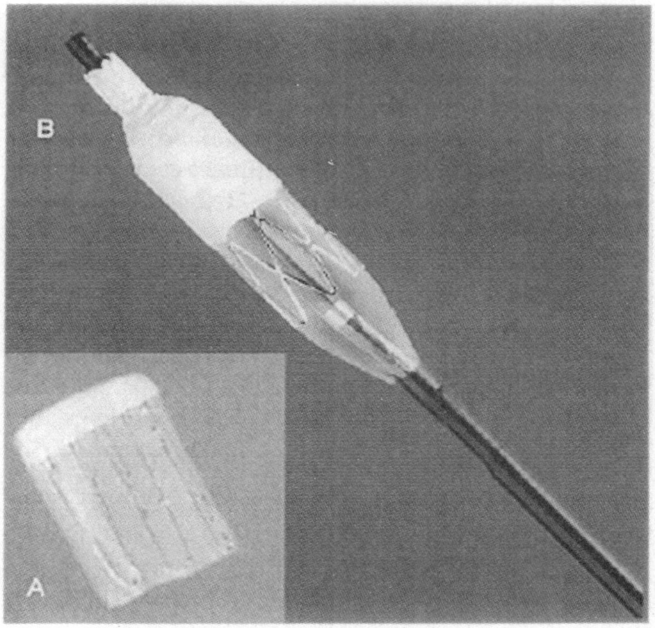

图22-4 静脉阻塞器

A.最初设计的是自膨胀闭塞装置。一旦充分释放,闭塞装置展开覆盖的增强涤纶阻断血流至冠状静脉窦;B. 替代阻塞设备的是球囊膨胀的不锈钢支架,覆盖ePTFE。ePTFE的孔状结构设计用于刺激血栓形成,进一步确保阻断远端静脉回流。撤出放气后的球囊及输送导管,ePTFE膜覆于支架上, 永久性封住静脉段(Reproduced with permission from Oesterle SN, Reifart N, Hayase M, et al. Catheter-based coronary bypass: a development update. Catheter Cardiovasc Interv 2003;58(2):212-218.)

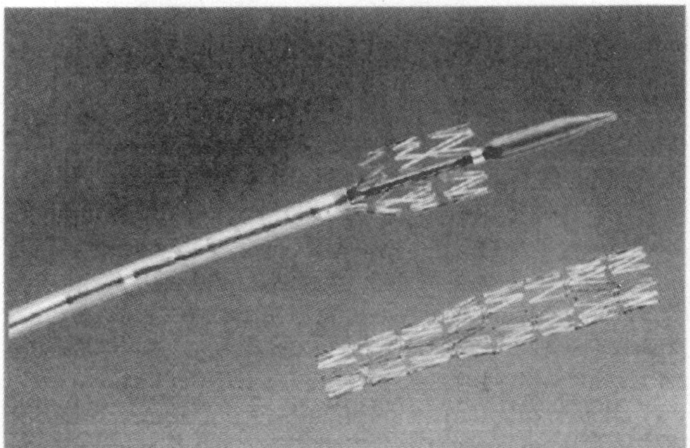

图22-5 自膨胀连接器,植入以形成动静脉之间创建的瘘管

由5F输送导管送入,回撤外鞘管,植入连接器(左)。将较大直径部分植入心脏相应管腔的静脉端,较小直径部分植入适合管腔直径的动脉 (右)(Reproduced with permission from Oesterle SN, Reifart N, Hayase M, et al. Catheter-based coronary bypass: a development update. Catheter Cardiovasc Interv 2003;58(2):212-218.)

的阻塞器。冠状静脉树远端医源性闭塞,逆灌注不仅影响LAD闭塞的前壁区域,还影响回旋支供血的侧壁及后侧壁区域。回旋支内前向与逆向供血的动脉压发生竞争,可能造成出血和侧壁功能改善。另外4例患者心绞痛症状改善,只有1例患者3个月后复查冠状动脉造影证实静脉桥闭塞。

心室来源PICVA

考虑到在严重的冠状动脉与临近的冠状静脉之间建立吻合具有显著的挑战性,及已经证实的动脉化心肌区域心包积血的风险,临床前研究正在进行将氧合血直接从心室引流至冠状静脉。这种PICVA方式与最初连接近端冠状动脉及其临近冠状静脉的方法比较有2个潜在优势。

*手术成功率提高且适应证扩大,可用于缺血区域静脉分支不适合及近端冠状动脉管径不够粗大不适宜该手术者。由于冠心病患者非远端血管自身情况,近端动脉严重狭窄和钙化常常妨碍造影图像显影,甚至影响穿刺针的使用。另外,临近静脉有许多不可预知的情况,经常与邻近动脉交叉或分离超过10 mm,妨碍吻合连接。

*我们注意到有一些患者使用过多的静脉动脉化的心肌出现心包出血。现在将静脉而不是动脉与心室直接连接,静脉不必持续性承受动脉压,将减少出血的可能性。使吻合处更柔韧,灌注靶静脉的挑战性进一步降低,氧合血供增加。

用于完成心室源性PICVA的设备与动脉源性PICVA术所用TransAccess导管及吻合连接器相似。采用IVUS-based TransAccess导管带有更长的针头,以使其完全穿透心室壁。通过此方法导管在荧光屏监视下被送入冠状静脉,在IVUS引导下送至心室。穿刺针然后完全穿过心室壁,一根导丝被送入心室腔,撤回穿刺针,TransAccess导管沿着0.036 cm(0.014 in)导丝被撤出。

穿透心室的通道后,用标准PTCA球囊进行扩张,将VSTENT覆膜支架送入通道。VSTENT在穿过心室腔与冠状静脉的近端部分放置。应用技术与分叉病变进行边支支架放置相似——VSTENT被送入同时穿过两根导丝,一根送入穿心室通道,另一根送入远端静脉。一旦VSTENT被安装好,一个球囊膨胀阻塞器被安装于VSTENT近端,以引导血流逆灌注缺血心肌。已证实静脉桥内血流逆转至心脏循环,随心室内压力波动而改变。

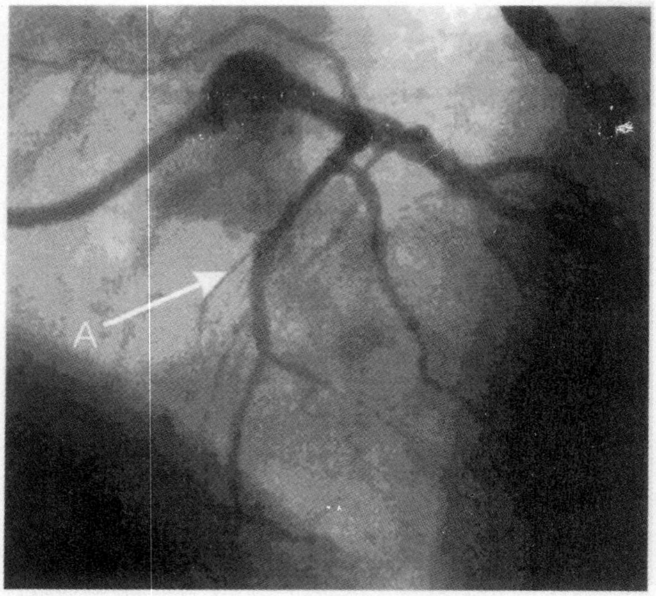

图22-6 PICVA术前造影

介入治疗前造影左前斜加头位显示左冠状动脉系统情况。左前降支于第二对角支后完全闭塞 (箭头A)(Reproduced with permission from Oesterle SN, Reifart N, Hayase M, et al. Catheter-based coronary bypass: a development update. Catheter Cardiovasc Interv 2003;58(2):212-218.)

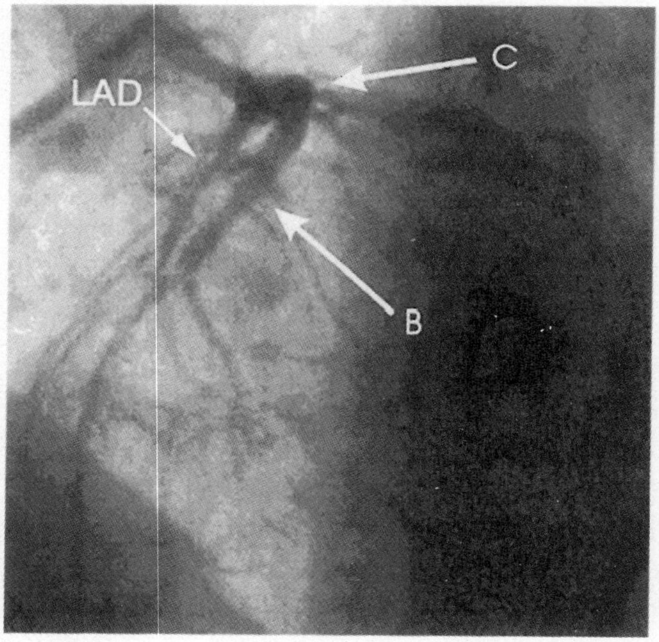

图22-7 PICVA术后造影

PICVA术后即刻造影。箭头B显示前室间静脉动脉化,箭头C显示动静脉连接处及LAD(左前降支冠状动脉)(Reproduced with permission from Oesterle SN, Reifart N, Hauptmann E, et al. Percutaneous in situ coronary venous arterialization. Circulation 2001;103:2539-2543.)

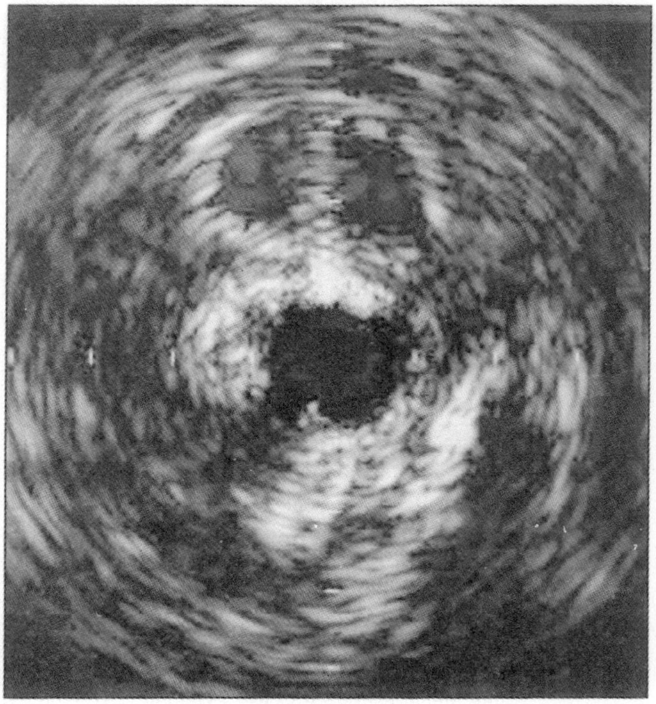

图22-8 内膜下CrossPoint导管内IVUS图像

IVUS图像中心显示CrossPoint导管安置于内膜下部位。在12点部位，可以看到腘动脉真正的血管腔，显示彩色血流（Reproduced with permission from Joye J. Optimizing acute success in lower extremity CTOs. Endovasc Today 2003;51–54.）

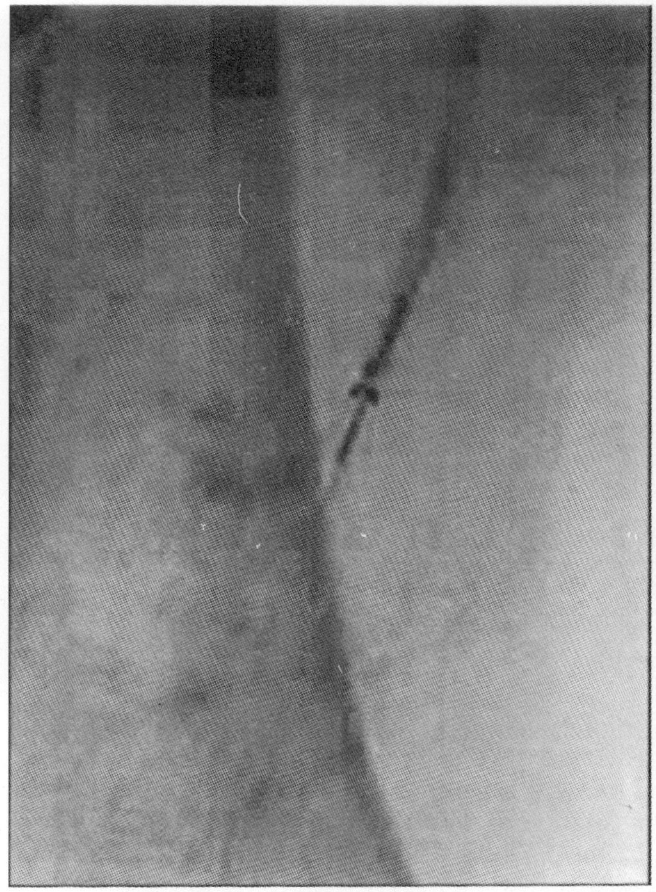

图22-9 CrossPoint导管的造影图像

造影显示成功地再次进入正确的腘动脉后的CrossPoint导管。注意0.036 cm（0.014 in）导丝伸至远端。（Reproduced with permission from Joye J. Optimizing acute success in lower extremity CTOs. Endovasc Today 2003;51–54.）

经皮动脉旁路术

虽然经皮冠状动脉旁路术已经集中于静脉逆灌注，但近年来经皮外周动脉-动脉旁路术已取得了巨大进步。经皮旁路术可分为3种类型。

*血管内膜下旁路，完全闭塞的动脉段通过内膜下切开建立旁路。

*血管外旁路，带膜支架管道连接于闭塞动脉近端，血管外连接至闭塞段远端。

*经皮原位旁路，带膜支架在动脉近端，连接至临近静脉，穿过静脉再进入闭塞远端的动脉内。

血管内膜下旁路术

血管内膜下旁路于1990年由Bolia等[11]初次描述，包括将一根亲水的导丝从完全闭塞血管近端穿过血管内膜下，然后再次送入远端血管真腔。这种方法成功率为80%[12–18]。最初操作失败的主要原因是由于远端血管壁及病变的变化使导丝不能正确进入远端血管真腔。最近，有一种新设备用于辅助操作，称为Pioneer导管（Medtronic，Inc，Santa Rosa，California）。导丝被送至血管内膜下到达重建的血管以后，沿导丝将Pioneer导管送到指定位置。采用血管内超声引导（图22-8），Pioneer穿刺针朝向真腔进行穿刺。然后将一根0.036 cm（0.014 in）导丝送至血管腔远端，穿刺针被回撤，Pioneer导管沿着旁路导丝进行交换（图22-9）。尽管采用这项新技术的经验有限，一项单中心25例股浅动脉慢性闭塞患者的研究报道，该技术成功率100%，无明显并发症[19]。所有这些患者在术前试图采用传统技术均告失败，确切的结果尚未见报道。

血管外旁路术

如图22-10所示，血管外旁路是通道自完全闭塞动脉近端，通过闭塞段临近的解剖平面，再次送入闭塞段远端血管腔，重要的是模仿股动脉-腘动脉外科旁路术。该方法于2003年由Joye首次完成，患者有股浅动脉闭塞，静脉通道已被用于冠状动脉旁路移植术

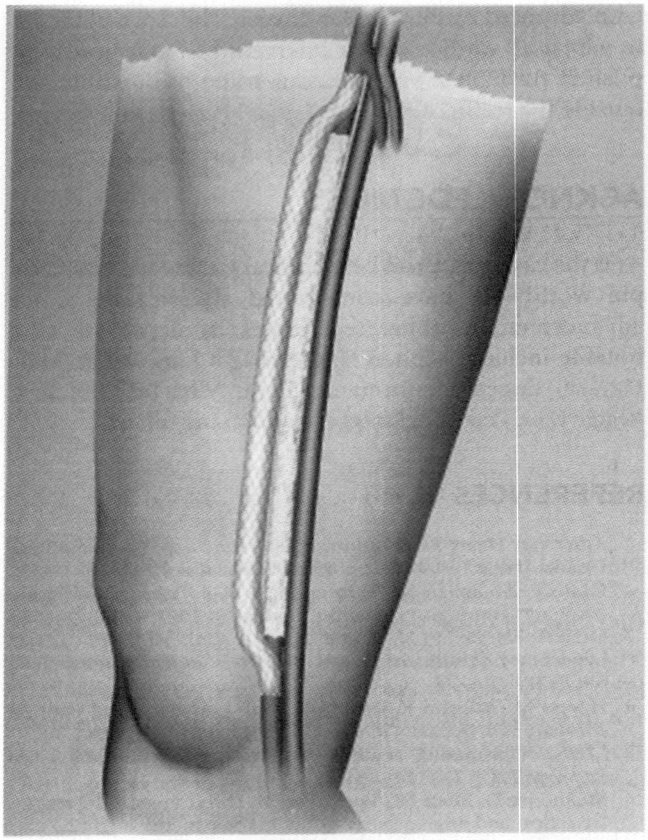

图22-10 经皮血管外旁路术是在完全闭塞动脉近端建立管道，穿过闭塞端临近组织，再次进入闭塞段远端血管，主要是模仿股-腘动脉外科旁路术

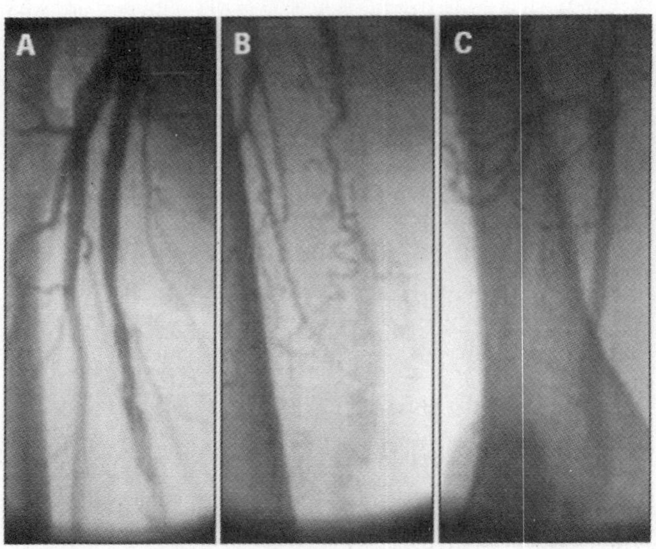

图22-11 经皮旁路术，前造影（近端A；中段B；远端C）显示右侧股浅动脉中-远段严重钙化闭塞（Reproduced with permission from Joye J. Optimizing acute success in lower extremity CTOs. Endovasc Today 2003;51-54.）

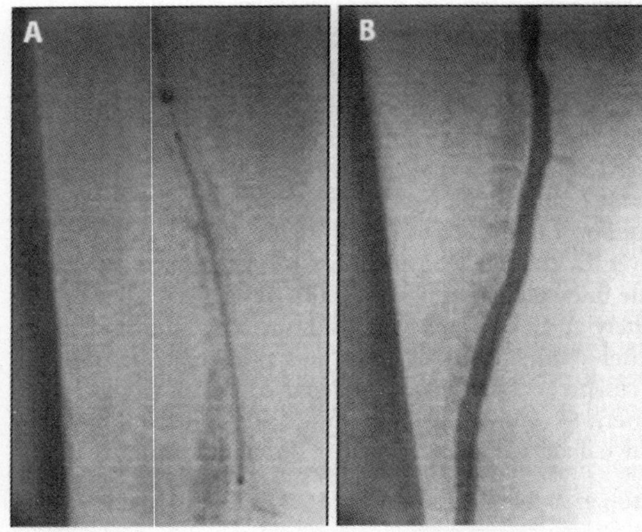

图22-12 经皮旁路术

A.术后造影显示采用双层Vibaban支架桥（W.L. Gore, Inc, Flagstaff, Arizona）在血管外连接腘动脉（远端）与股浅动脉（近端）；B. 术后最终造影结果。（Reproduced with permission from Joye J. Optimizing acute success in lower extremity CTOs. Endovasc Today 2003;51-54.）

及股动脉旁路移植术。最初试图穿过其钙化病变，尽管其远端血管保护非常好，但是仍未成功（图22-11）。采用Pioneer导管输送导丝至闭塞段近端血管外。应用一成角支撑导管，亲水导丝被推送至动脉附近，直到股动脉拟行血管重建的部位。然后推送导丝从血管外组织送至远端血管腔。双层超过10 cm的Viabahn内膜修复装置被植入创建旁路，恢复正常腘动脉和胫动脉的前向血流（图22-12）

经皮原位旁路术

经皮原位旁路术于1995年由TransVascular研究工作组最初完成（图22-11）。他们最初的方式是经皮原位冠状动脉旁路术（PICAB），在慢性闭塞病变附近静脉片段建立“跳跃”桥连接。在手术过程中，需将“跳跃”的静脉桥近端及远端血管完全闭塞。尽管该手术方法已进行动物实验，但还未应用于临床。外周血管化治疗中，Joye报道采用覆膜支架置于闭塞动脉近端，穿入临近静脉，然后再进入闭塞动脉远端。有意思的是，支架桥无须阻塞静脉，因为静脉较其临近动脉明显粗大。因此，不仅是动脉血流，连同静脉血流均被保留着。Pioneer导管用于从动脉至静脉输送导丝。虽然这样输送导丝较血管外输送导丝明显容易，尽管应用支持导管后操作已十分便利，但是这种逆

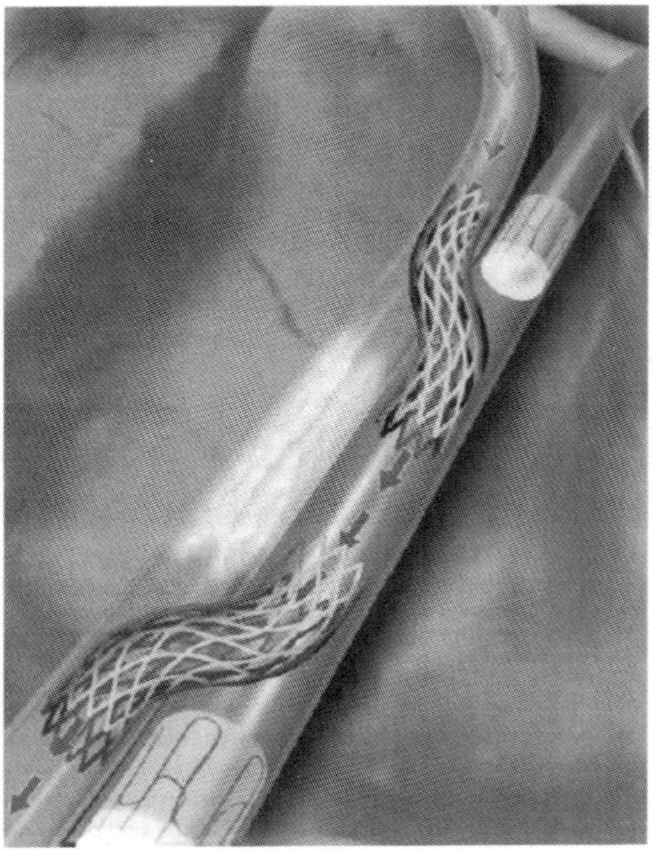

图22-13　经皮原位冠状动脉旁路术(PICAB),心脏自身静脉血管用作旁路管道(Reproduced with permission from Oesterle SN, Reifart N, Hayase M, et al. Catheter-based coronary bypass: a development update. Catheter Cardiovasc Interv 2003;58(2):212-218.)

向操作通过每个静脉瓣时仍然要十分小心。然后Pioneer导管沿着导丝送至静脉,一旦定位于穿出部位附近,穿刺针由静脉穿刺入动脉,另一新导丝送入动脉远端，预扩张远端及近端吻合部位后,Viabahn内膜修复装置从动脉穿入静脉，然后穿出静脉至动脉。通过内膜修复装置快速的压缩力封闭吻合部位。

总结

本文中讨论的手术方式当然都处于研究的早期阶段,在大规模应用于临床之前还需要实质性的临床试验,在探寻最佳治疗方式及减少心血管疾病治疗的创伤性方面,本文提供了新的重要观点。经皮血管内或血管外进行心血管介入治疗的时代已经开始了。

致谢

完成病例需要许多新的临床工作和努力，全世界众多人对于发展这些新技术做出巨大贡献，其中值得特别感谢的是Stephen N.Oesterle,Claus Reifart,Moto Hayase,Eugen Hauptmann,Renu Virmani,Jim Joye,Reggie Low,Peter Boeksteggers等。

(路雅茹　译　冯津萍　秦　勤　校)

参考文献

1. American Heart Association. *2004 Heart and Stroke Statistical Update*. Dallas, TX: American Heart Association, 2004.
2. Oesterle SN, Reifart N, Hauptmann E, et al. Percutaneous in situ coronary venous arterialization. *Circulation* 2001;103:2539–2543.
3. Oesterle SN, Reifart N, Hayase M, et al. Catheter-based coronary bypass: a development update. *Catheter Cardiovasc Interv* 2003; 58(2):212–218.
4. Hayase M, Yoshiaki K, Ryuichi Y, et al. Catheter-based ventricle-coronary vein bypass. *Catheter Cardiovasc Interv* (in press).
5. Joye J. Optimizing acute success in lower extremity CTOs. *Endovasc Today* 2003;51–54.
6. Mukherjee D, Bhatt DL, Roe MT, et al. Direct myocardial revascularization and angiogenesis—how many patients might be eligible? *Am J Cardiol* 1999;84(5):598–600.
7. Hochberg MS, Roberts WC, Morrow AG, et al. Selective arterialization of the coronary venous system. *Thorac Cardiovasc Surg* 1979;77:1–12.
8. Park SB, Magovern GI, Liebler GA, et al. Direct selective myocardial revascularization by internal mammary artery coronary vein anastomosis. *J Thorac Cardiovasc Surg* 1975;69:63.
9. Fitzgerald PJ, Hayase M, Yeung AC, et al. New approaches and conduits: in situ venous arterialization and coronary artery bypass. *Curr Interv Cardiol Rep* 1999;1:127–137.
10. Thompson CA, Burkoff D, Oesterle SN. Percutaneous bypass surgery. In: Topol EJ (ed.), *Textbook of interventional cardiology*, 4th ed. New York: Saunders, 2003:781–793.
11. Bolia A, Miles KA, Brennan J, et al. Percutaneous transluminal angioplasty of occlusions of the femoral popliteal arteries by subintimal dissection. *Cardiovasc Intervent Radiol* 1990;13:357–363.
12. Yilmaz S, Siondel T, Yegin A et al. Subintimal angioplasty of long superficial femoral artery occlusions. *J Vasc Intervent Radiol* 2003;14:997–1010.
13. Treiman GS, Whiting JH, Treiman RL et al. Treatment of limb-threatening ischemia with percutaneous intentional extraluminal recanalization: a preliminary evaluation. *J Vasc Surg* 2003; 38:29–35.
14. Laxdal E, Jenssen GL, Pedersen G et al. Subintimal angioplasty as a treatment of femoropopliteal artery occlusions. *Eur J Vasc Endovasc Surg* 2003;25:578–582.
15. Lipsitz EC, Ohki T, Veith FJ, et al. does subintimal angioplasty have a role in the treatment of severe lower extremity ischemia? *J Vasc Surg* 2003;37:386–391.
16. Tisi PV, Mirnezami A, Baker S, et al. Role of subintimal angioplasty in the treatment of chronic lower limb ischaemia. *Eur J Vasc Endovasc Surg* 2003;24:417–422.
17. McCarthy RJ, Neary W, Roobottom C, et al. Short-term results of femoropopliteal subintimal angioplasty. *Br J Surg* 2000;87: 1361–1365.
18. London NJ, Srinivasan R, Naylor AR, et al. Subintimal angioplasty of femoropopliteal artery occlusions: the long-term results. *Eur J Vasc Surg* 1994;8:148–155.
19. Schmidt A, Zeller T, Biamino G, Scheinert D. Recanalization of the superficial femoral artery. Paris course on revascularization 2004;15:432–449.

第23章　心肌生成

Marc S.Penn　Amir Durrani

缺血性心脏病仍然是导致充血性心力衰竭(CHF)的主要原因。在过去的几十年里,CHF的患病率显著增加。美国大于65岁的人群中超过10%的人已经确诊。在美国,由于人口的老龄化加之糖尿病增加,到2030年美国CHF的数量将升至大于600万。

尽管通过机械的再灌注治疗改善了急性心肌梗死(AMI)的结果,但还存在着相当高的发病率和病死率。最近AMI的临床实验未能证明强有力的再灌注策略可以显著降低死亡率[1,2]。我们不断地努力减少AMI患者心肌组织的损失,鼓励患者在出现急性缺血症状早期就诊,但未能取得明显的进展。纳入临床试验的患者出现症状的时间是接近3 h, 在过去的几十年里没有变化。这些研究提示,为了明显降低心血管疾病的死亡率,我们已经转移侧重点至缺血发生之后保护和(或)再生心肌功能。

在运用再灌注策略使AMI患者心肌坏死最小化方面,我们已经达到了极限,这使我们对缺血事件之后优化或者再生心肌组织产生了极大的兴趣。虽然机制还在研究之中[3-6],AMI后CHF的发生不仅仅是收缩心肌的丧失,心肌梗死后心肌坏死导致心室重塑也决定了CHF的发生。心肌坏死的炎症反应导致了梗死的延展、左室(LV)心腔的扩大和纤维组织取代心肌细胞。

如今可用的改变心室重构进程和CHF发展的可靠治疗方法是有限的。CHF的绝对死亡率仍在持续上升。而且,虽然对于严重终末期CHF确认的治疗是心脏移植,但在数量上是有限的。有些情况下,仅仅是使一些症状转换为另一些症状。当今治疗不能满足保护MI后心脏功能的需要, 现已经产生了新的治疗方法,关注MI期间阻止心肌细胞的死亡,延缓病理性重构和促进心肌细胞再生。

通过自体细胞移植使这项任务获得成功[15]。此篇综述的目的是总结细胞治疗左室功能不全的相关文献,对这种新生的治疗方法进行临床展望。

作为一种潜在的保护和(或)重建收缩组织再生和抑制心室重塑的治疗方法,细胞治疗正逐渐受到关注。使用细胞治疗心力衰竭,目的是将一定量的损失的心肌细胞移植到梗死区,代替大量丢失的心肌细胞来限制心肌变薄、扩张和功能降低[7]。细胞移植已经聚焦于几种用于试验和一期临床试验的特殊细胞,包括特异的细胞,例如成骨细胞、心肌细胞、平滑肌细胞和心肌纤维母细胞。其他研究主要着重于骨髓、胚胎、脐带组织分化来的多种干细胞[8~11]。现在,实验已经阐明了最基本的问题:①哪种细胞(或者细胞的组合)最适合心脏重建和血管化;②哪种信号可以用于诱导它们[10]。而且,一旦移植物植入必须优化细胞存活率。这些问题的答案是复杂的并且引起了实际的安全性的关注。并且,细胞注入的途径不同:经静脉注射、经导管直接注入冠状动脉内、心肌内注射[12~14]会产生不同的结果。目前进行的临床试验有助于评价在AMI期间或者之后,细胞治疗对于保护或者改善心肌功能的效果。

干细胞

干细胞是自主再生、不分化的细胞,但保持着随着不同终器官的功能而分化成不同细胞系的能力。最近一系列的试验证实,成人干细胞有分化成不同细胞的能力,例如心肌细胞、内皮细胞、肝细胞、神经细胞和胰腺细胞。并且驳斥了长期以来认为这些器官大量的特殊细胞是与生俱来的, 自身没有能力再生的论断。越来越多的证据表明很多器官包含内生或者局部干细胞池可以表达器官特异的标记[15,16]。是否这些干细胞是由骨髓干细胞持续的或者周期性再生还不十分明确。已经表明成人干细胞的不同形式分化为内皮细胞、平滑肌细胞和心肌细胞，预示了心肌细胞的可再生能力[17]。然而，这些细胞的来源还有很大的争议[18]。

胚胎干细胞

胚胎干(ES)细胞源自胚胎细胞持续的可复制细胞，与内胚内的细胞丛隔离[19,20]。ES细胞的特性包括：分化移植前或移植中胚胎，有条件地约束延长非分化细胞的增殖，所有三种胚(芽)胚原基衍化形成组织的能力。当它们被适当地培养时，ES细胞以非常快的速度扩展，集结形成胚胎主体，并且有能力分化成更多种类的特异细胞，包括心肌细胞[21]。在培养的心肌细胞中观察到分化的三种阶段：最初心肌、中间阶段、终末阶段(心房–，心室–，房室结–，希氏束和浦肯野细胞)。由电生理、生活和形态特性可以辨认出这些细胞形式和阶段。其中一些细胞由于培养基条件不同表现出极高的选择性。

ES细胞用于心肌细胞再生仍然需要大量的研究。人类ES细胞移植到免疫缺陷小鼠具有诱导畸形形成的潜能，将ES细胞诱导的心肌细胞进行心内移植存在致心律失常的可能性[25]。ES细胞定性为心肌谱系促进了心脏细胞发展的分析。体内ES细胞的分化为研究早期的心肌形成、早期心肌前体的分化、兴奋性、兴奋收缩耦联的变化和这些过程中发生的分子信号提供了强有力的技术。细胞链研究不仅有助于我们了解ES细胞，而且优化了成人干细胞治疗。我们可以分离贮存自体脐带血诱导干细胞，以备将来多次使用。然而，应用的局限性包括：采集、排斥的可能性、畸胎瘤的高度危险。伦理限制也一直约束着研究。

成人自体细胞

很多成人组织包含干细胞已经表明在适当的条件下，能或不能分化成心肌细胞，都有使心脏功能恢复的作用。应用这些自体细胞治疗，包括骨髓衍生干细胞(造血和间充质干细胞)、骨骼肌原细胞、脂肪细胞，因为它们很容易被采集，不破坏免疫系统，没有引起伦理关注。

骨骼肌原细胞

骨骼肌原细胞（SKMB）是骨骼肌单核卫星体细胞，大部分位于骨骼肌纤维基底膜底部，处于休眠状态。组织损伤之后，这些细胞在损伤区域快速地填补、增殖和融合促进修复和再生。当它们注入到纤维区域的时候骨骼肌原细胞形成成熟心肌纤维，但是它们不能转移分化为心肌细胞[18~26]。虽然移植的SKMB表达慢β–肌球蛋白重链并且获得其他慢收缩肌肉的特点，主要蛋白的表达涉及机械和电的整合作用，分别为N-钙黏蛋白和连接蛋白–43，在移植后下调[27]。虽然它们经过外界刺激后能够收缩，但是移植的SKMB在活体是否收缩一致还不太明确[26]。像这样，整体泵功能的改善应该依赖其他机制，例如心肌细胞的活动或者这些心肌细胞区域(电流的直接跨膜信号)的作用导致移植的SKMB牵拉诱导收缩[28]。SKMB产生的有益作用依赖于它们能生成支架释放生长因子来抑制基质产生的途径，并且刺激基质降解途径，从而产生抗纤维化的作用，因此延缓重塑[29,30]。

在临床试验中，SKMB是迄今为止研究最多的治疗缺血性心肌病的干细胞。早期的资料表明SKMB注入的地方壁的厚度明显增加。不幸的是，高剂量（8 000 000 000细胞或者更多)已经表明可以导致心律失常。10名中的4名患者有心动过速需要植入ICD[31]。SKMB是否导致心律失常有待于随机对照试验的结果。

研究已经证明SKMB移植能作为基因传送的有效方法。更常见的是，SKMB操纵分泌生成血管的蛋白表明如果在MI的时候注入SKMB能够明显增加血管的生成[32,33]，减少梗死面积。而且，我们最近已经验证了在缺血性心肌病模型上使用SKMB作为载体将腺病毒编码血管内皮生长因子注入比直接病毒注射更有效[34]。最终，SKMB治疗的明显局限性是获得足够的细胞数量来产生临床效果是一个时间和劳动密集的过程。因此，心肌梗死的时候注入SKMB为基础的治疗不可能成为有效的治疗。

骨髓衍生干细胞

造血干细胞，祖细胞

成人骨髓中包含1%~2%的造血干细胞(HSC)。HSC移植能够永久地重建整个造血系统。HSC保持了分化成血细胞系的能力，一些能够分化成心肌组织包含的细胞(例如内皮细胞)[11,17]。而且CD34$^+$ HSC用于重组造血细胞来治疗血液疾病，CD45$^+$、CD117$^+$(或者c配件$^+$)和CD14$^+$标记物也具有HSC亚群的特点。最近的研究表明CD34$^+$和CD117$^+$亚群决定骨髓干细胞的可塑性[35,36]。假设这种群体的可塑性受心肌产生的环境信号控制来促使移植后这些细胞转移分化成心肌细胞或者内皮细胞[11,17]。不幸的是，现在的资料表明这些细胞类型没有分化成心肌细胞。

间充质干细胞和多功能成人祖细胞

成人骨髓包含至少0.05%的间充质祖细胞。间充质干细胞(MSC)和多功能成人祖细胞(MAPC)来自骨髓间充质祖细胞的亚群;两种亚群均能够分化为多种细胞系[39-41]。MSC能通过CD45阴性被免疫选择,达到老化之前通过40个群体成倍地增长进行培养[42]。Makino和Fakuda已经证明5-氮胞苷,一种DNA抑制剂,能够在体外诱导MSC转化为心肌细胞[43]。当鼠和猪的梗死模型中用5-氮胞苷预培育的时候,MSC根据区域的特点能够分化为心肌细胞[44]。而且,MSC分化为血管细胞,同时MSC分化成为心肌细胞导致改善区域灌注和室壁运动、增加结痂的厚度,从而加强整个心脏的功能。Shake等人实施一种专利药培育技术避免使用5-氮胞苷,因为这种药的临床安全性引起关注。直接注射自体MSC到猪心的梗死区域之后,Shake等人发现在宿主中移植的MSC有肌肉特异性,而不是心脏特异的蛋白表达。左室壁心肌梗死的同一模型,MSC移植可能有助于延缓收缩功能不全和病理性变薄[43]。

MAPC能够分化成内皮细胞、上皮的和间充质细胞亚型[45,46]。它们能在培养基中倍增80次,并且能够分化成体内大多数的细胞形式,并保持它们的多潜能性[45]。MAPC识别技术包括几种表面标记阴性染色:CD34、CD44、CD45、CD117和在严格的条件下培养几周之后主要组织相容性复合体Ⅰ和Ⅱ。这一点产生了一个问题,因为现在不能以特异表型标记为基础早期选取MAPC[45]。

成人MSC和MAPC可能没有诱导免疫反应性。在混合的淋巴细胞反应测定中MSC不能诱导异体移植物反应,不能抑制异体移植物T细胞的活性[47,48]。在剂量依赖和缺乏免疫限制的情况下,MSC似乎抑制幼稚的记忆T细胞,因为自体和第三组MSC淋巴细胞同样地增殖。由于具有在异体移植物环境中MSC能够诱导异体移植物T细胞受抑制的能力,它们同时伴有使其他注入干细胞抵抗这些细胞表面抗原的免疫反应(例如HSC转化的MSC补充治疗加强了异体移植物造血移植并且预防移植物抗宿主病)[49]。而且,异体移植物HSC类似物在活体内的排斥表明它们的潜在的自我保护治疗价值并且SKMB和HSC基础治疗存在显著的局限性。因此,如果这些早期观察是属实的,MSC和(或)MAPC潜在扩增细胞的治疗优于使用需要自体移植而获得成功的干细胞治疗。

其他骨髓衍生细胞

内皮增殖细胞(EPC)能够分化成血管生成细胞,有利于新生血管发生[50]。EPC存在于骨髓和周围血液中,可经静脉内或者直接注入行心肌内移植[51]。哺乳动物心肌梗死之后自然动员EPC,应用HMG-CoA抑制剂也能动员EPC。

在骨髓内,非造血细胞亚组也存在AC133$^+$和CD34$^+$[52]。而且,骨髓的异种单核碎片包含成血管细胞[53]。这些细胞具有血形成的潜能,提示一个多细胞的方法,可充分利用骨髓异种碎片的优点,对于恢复心脏的结构和功能是最好的细胞治疗方法。

脐带血干细胞

脐带血中的干细胞层与成人骨髓的干细胞相比是不成熟的。HSC在骨髓中不如在脐血中丰富。在BM中它们有更强的增殖潜能与更长的端粒和长的生命周期有关[54-56]。除了这些优点外,脐血可以大量获得,而几乎无感染原(例如,巨细胞病毒)。如果供者有危险,脐血通常获得很少[57],这些特点表明脐带血干细胞有希望并可能促进细胞的心肌化。

在成人移植研究中证实了在特定的条件下HSC在脐带血和外周血中的循环能力[58]。尽管缺乏在血液中MSC出现的直接证据,在MSC移植和移植后[59]观察到他们循环的证据和归巢的能力。在一项研究中,Erices等人验证了在培养基中脐带血采集具有间充质祖细胞特性细胞的能力。他们的结果表明脐带血中间充质细胞与造血干细胞一样含量更多[60]。

Kogler等描述了来自人脐带血中非限制的体细胞干细胞(USSC)作为一个真正多能性、CD45$^-$、HLA Ⅱ型的无效群组。这种少见的群组能扩展到1 015个细胞,而持续保持着它的多能性和黏附生长。已证明USSC具有发展为中胚层、内胚层、外胚层内在的直接的潜能,及充分的体外增殖能力,但是不能自主地分化。在羊心中移植人USSE之后很多个月,相当多的人心肌细胞在心房和心室可以分辨得到。整个心脏,移植细胞的分布是不均一的。而且,检测到在浦肯野纤维系统中移植的USSC。USSC来源的人类细胞不是散布在羊的浦肯野纤维的,而是聚集成丛。另一方面,移植的人心肌细胞散在于羊的心肌细胞间[61]。

心脏的干细胞和心肌结构

Beltrami等人已经提供了关于成人心脏中心肌增生的证据。核抗原Ki-67联合细胞分裂用于标记MI后早期准备细胞分裂时，已经进入细胞循环的心肌[62]。已证实有丝分裂纺锤体的形成，收缩环形成、核分裂和胞质分裂–这些事件标志细胞分裂。心梗后心肌细胞增殖的这个证明挑战了有丝分裂后的成人心脏不再增生的教条，表明心肌细胞的再生可能有利于增加心肌的肌肉重量，在心脏的内环境稳定方面起重要的作用。在心脏的非疾病区域的细胞分裂表明：在组织存活期间，细胞周期持续发生。这些分裂的细胞可能是最初未分化心肌干细胞的后裔[62]。

Urbanek等人报道心肌细胞肥大和异常增生增加了主动脉狭窄患者的心脏质量[63]。干细胞样细胞属于心肌谱系，表达干细胞标记物和端粒末端转移酶，促进新心肌细胞形成。在聚簇中发现干细胞转换为心源性的和心肌细胞前体，伴随非常原始的心肌细胞最终分化为不同的心肌细胞，因此在心肌干细胞和心肌细胞分化之间提供了连接。这些聚簇的出现支持心肌干细胞的存在，当负荷增加时，增殖形成心肌细胞谱系。干预修复坏死的心肌可能包括促进这些内生干细胞迁移到梗死区域[15,16,63]。仍然存在很多关于内生心肌干细胞的问题，包括表面标记物来识别这些细胞。是否这些细胞群通过循环骨髓衍生长期干细胞来周期性增殖，以及何种细胞因子运动并且归巢这些内生的干细胞到心肌损伤区域。

骨髓衍生干细胞归巢到心脏和存活机制

骨髓间充质干细胞存在于静止状态或者运动循环中，在特异信号之后被引导分化。Askari等人最近证明了MI后心脏马上表达间充质细胞衍生因子–1（SDF–1），从MI的远端马上建立SDF–1的表达能够再次建立干细胞归巢到受损的心脏组织[64]。CXCR4是SDF–1的细胞表面受体，在HSC的早期和内皮增殖细胞表达[65,66]。然而，只有一小部分的MSC强烈表达有功能活性的CXCR4受体，虽然它们能分化为具有心肌细胞表型的细胞[67]。

在干细胞上VEGF受体的表达（主要是VEGF–受体2）可能发展为血管祖谱系[68]。VEGF促进骨髓谱系的吸收——产生内皮祖细胞和它们的假定的前体。CD34阳性单核细胞（MNCCD34$^+$）存在于发生急性心肌梗死患者的周围血中[69]。

急性心肌梗死的数小时内，基质金属蛋白酶–9介导C–kit配体的释放（也指干细胞因子【SCF】），它是HSC和EPCBM细胞聚集的关键[70]。HSC表达络氨酸激酶受体，c–kit，它是连接c–kit的配体，因此允许这些将被调节的细胞迁移[71]。因此，MI后的分子途径可能对干细胞治疗产生重要作用，并且可能证明它们有治疗的潜能。

细胞治疗的路线和方法

最终移植的理想路线将依赖于适应证和对既定适应证移植的细胞型。正如讨论的几种组织相关细胞型和急性心肌梗死适合移植的时间。

经皮细胞治疗急性心肌梗塞

如果细胞移植是在冠状动脉再灌注术时进行，表明同种细胞能够在患者表现加重的时候移植。同任何时间可以获得细胞一样，细胞移植手术也可在任何时间进行。因此移植手术安排必须考虑患者可能随时出现这一事实。理想的是，可通过梗死相关动脉注射移植的细胞。通过梗死相关动脉移植与冠状动脉内注射或用针穿透动脉壁在受累的空壁注入一样简单。在直接PCI时通过梗死相关动脉细胞移植，消除了繁琐的电机械标测或其他影响技术。

细胞治疗充血性心力衰竭

对于充血性心力衰竭，移植的理想路线是微创并且把高浓度的干细胞送到器官的靶区域，而避免泛滥到其他器官。外科和经皮的直接冠脉内、动脉–跨心肌或者静脉–跨心肌途径已经被用于临床试验中。经冠脉或者静脉内注入到接近冠脉血管的特定区域，比直接注射更容易操作更有效。

很多人建议从心内膜心肌内注入要求一个能够从损伤或坏死组织中辨别出健康心肌的成像模式[72]。在一项研究中，电机械标测用于识别存活心肌，以便于使用NOGA系统［Cordis］导管为基础进行人单核骨髓细胞的经心内膜移植[73]。这个电磁追踪系统使用注射标测导管区分，标测正常、瘢痕和存活心肌组织[53]。在使用NOGA的一个标准临床步骤，三个发射低能量磁场的永久磁体放置在患者胸部的不同部位。系统使用的导管远端头部装有三个感应线圈和两个电极，可以测量心内近端周围电压[73]。导管的头部坐标是三维的（3D），由一个三角几何测量定位。在测量期间使用收集的数据，左心室3D、彩色编码电压和局部收缩性标测重建可以明确区别心肌梗死的区域[74]。因此，标测的质量与操作技术相关，但是最近技术的发展使标测时间缩短到10~20 min。

最重要的是，这个系统在开盲非随机研究中成功地移植并治疗了CHF患者。使用NOGA导引，自体骨髓单核制品经过心肌注射到患有严重左心室功能不全的患者伴内[75]。与对照组相比，超声心动图显示接受骨髓细胞的患者心脏功能得到改善，并且减少了症状。

最近研究已经证明，在磁共振成像(MRI)的引导下，导航心肌内注射导管能够动态追踪。这个系统已经验证使用延迟的造影剂强化成像，可以容易地区别健康和梗死心肌[72]。在细胞注射中使用MRI有潜在的优点。如果在注射之前细胞接受强磁性标记，能随时进行细胞移植。

直到最近，更大的细胞，包括骨骼肌原细胞不能通过经导管注入，有诱发栓子的危险。一项研究已经证明肌原细胞经导管注入到缺血心肌成为单纯的治疗方法。几个公司已经设计了注射导管用于SKMB细胞移植，包括MyoCath(Bioheart，Inc，Sunrise，弗洛利达)、TransAccess、(Minneapolis)、Stiletto和Myostar。这些导管使用荧光导视的指引可以被定位在左室。通常的规格是包括套管直径是7~9F，同轴导丝控制导管顶部的方向、一个注射针、一个路—洛二氏接头能够连接注射器。

最终，是否功能的和(或)电机械成像在细胞注射时是必须的某种程度上依赖于所注射细胞的特性。很显然一些细胞类型在注入心肌后，将移行到或者移植到梗死区，这种现象的生物机制仍在研究中。其他细胞类型，如骨骼肌原细胞不能移行，因此只能再注射到移植区。

可视条件下直接注射是容易操作的，植入细胞这种方法是非侵入性的，但患者需要接受外科手术。这种方法已经用于人类注射骨骼肌原细胞和其他主要细胞类型。然而，潜在的心律失常并发症限制了治疗的效果[31,76]。另一种主要方式是在开胸手术时直接植入自体骨髓细胞，可使3/5治疗的患者得到改善[73]。最简单的移植干细胞到特定区域的方法是经静脉细胞给予，但是如果患者没有急性缺血和(或)出现归巢信号，使用这种方法是极其无效的[64]。因为在一分钟内心输出量(3%~5%)的小部分通过心肌组织，经肺首过衰减作用限制了细胞的有效性。如果应用这种路线细胞可能被送到非目的区域。多种循环途径可能确保细胞接触梗死相关动脉，可能因此提高技术的整体有效性。

结论

过去4年的工作已经支持使用干细胞在特殊时期治疗多种疾病。可能心脏病学和更多的其他学科，由于CHF的发病率逐渐升高而结合在一起。直到最近，人们普遍认为在MI期间组织受损使心肌永久的丧失。相反，如此所述，现在很多潜在的细胞型、分子途径、临床移植系统提供了潜在的保护或者修复心肌的方法。最终，在干细胞为基础的治疗常规用于临床人群之前，这些不同的方面将需要系统的研究和在临床前期、临床试验中得到验证。

(李孟魁　丛洪良　译)

参考文献

1. Topol EJ. Reperfusion therapy for acute myocardial infarction with fibrinolytic therapy or combination reduced fibrinolytic therapy and platelet glycoprotein IIb/IIIa inhibition: the GUSTO V randomised trial. *Lancet* 2001;357:1905–1914.
2. Armstrong PW, Wagner G, Goodman SG, et al. ST segment resolution in ASSENT 3: insights into the role of three different treatment strategies for acute myocardial infarction. *Eur Heart J* 2003;24:1515–1522.
3. Askari A, Brennan ML, Zhou X, et al. Myeloperoxidase and plasminogen activator inhibitor-1 play a central role in ventricular remodeling after myocardial infarction. *J Exp Med* 2003;197:615–624.
4. Hoffmeyer MR, Jones SP, Ross CR, et al. Myocardial ischemia/reperfusion injury in NADPH oxidase-deficient mice. *Circ Res* 2000;87:812–817.
5. Baran KW, Nguyen M, McKendall GR, et al. Double-blind, randomized trial of an anti-CD18 antibody in conjunction with recombinant tissue plasminogen activator for acute myocardial infarction: limitation of myocardial infarction following thrombolysis in acute myocardial infarction (LIMIT AMI) study. *Circulation* 2001;104:2778–2783.
6. Barron HV, Cannon CP, Murphy SA, et al. Association between white blood cell count, epicardial blood flow, myocardial perfusion, and clinical outcomes in the setting of acute myocardial infarction: a thrombolysis in myocardial infarction 10 substudy. *Circulation* 2000;102:2329–2334.
7. Penn MS, Francis GS, Ellis SG, et al. Autologous cell therapy for the treatment of damaged myocardium. *Prog Cardiovasc Dis* 2002;45:21–32.
8. Taylor DA, Atkins BZ, Hungspreugs P, et al. Regenerating functional myocardium: improved performance after skeletal myoblast transplantation. *Nat Med* 1998;4:929–933.
9. Etzion S, Battler A, Barbash IM, et al. Influence of embryonic cardiomyocyte transplantation on the progression of heart failure in a rat model of extensive myocardial infarction. *J Mol Cell Cardiol* 2001;33:1321–1330.
10. Yoo KJ, Li RK, Weisel RD, et al. Smooth muscle cells transplantation is better than heart cells transplantation for improvement of heart function in dilated cardiomyopathy. *Yonsei Med J* 2002; 43:296–303.
11. Orlic D, Kajstura J, Chimenti S, et al. Bone marrow cells regenerate infarcted myocardium. *Nature* 2001;410:701–705.
12. Barbash IM, Chouraqui P, Baron J, et al. Systemic delivery of bone marrow-derived mesenchymal stem cells to the infarcted myocardium: feasibility, cell migration, and body distribution. *Circulation* 2003;108:863–868.
13. Smits PC, van Geuns RJ, Poldermans D, et al. Catheter-based intramyocardial injection of autologous skeletal myoblasts as a primary treatment of ischemic heart failure: clinical experience with six-month follow-up. *J Am Coll Cardiol* 2003;42:2063–2069.
14. Karmarkar PV, Kraitchman DL, Izbudak I, et al. MR-trackable intramyocardial injection catheter. *Magn Reson Med* 2004;51:1163–1172.
15. Beltrami AP, Barlucchi L, Torella D, et al. Adult cardiac stem cells are multipotent and support myocardial regeneration. *Cell* 2003;114:763–776.
16. Oh H, Bradfute SB, Gallardo TD, et al. Cardiac progenitor cells from adult myocardium: homing, differentiation, and fusion after infarction. *Proc Natl Acad Sci USA* 2003;100:12313–12318.
17. Orlic D, Kajstura J, Chimenti S, et al. Mobilized bone marrow cells repair the infarcted heart, improving function and survival. *Proc Natl Acad Sci USA* 2001; 98:10344–10349.
18. Reinecke H, Poppa V, Murry CE. Skeletal muscle stem cells do not transdifferentiate into cardiomyocytes after cardiac grafting. *J Mol Cell Cardiol* 2002;34:241–249.

19. Thomson JA, Itskovitz-Eldor J, Shapiro SS, et al. Embryonic stem cell lines derived from human blastocysts. *Science* 1998;282: 1145–1147.
20. Reubinoff BE, Pera MF, Fong CY, et al. Embryonic stem cell lines from human blastocysts: somatic differentiation in vitro. *Nat Biotechnol* 2000;18:399–404.
21. Kehat I, Kenyagin-Karsenti D, Snir M, et al. Human embryonic stem cells can differentiate into myocytes with structural and functional properties of cardiomyocytes. *J Clin Invest* 2001;108: 407–414.
22. Doetschman TC, Eistetter H, Katz M, et al. The in vitro development of blastocyst-derived embryonic stem cell lines: formation of visceral yolk sac, blood islands and myocardium. *J Embryol Exp Morphol* 1985;87:27–45.
23. Wobus AM, Wallukat G, Hescheler J. Pluripotent mouse embryonic stem cells are able to differentiate into cardiomyocytes expressing chronotropic responses to adrenergic and cholinergic agents and Ca2+ channel blockers. *Differentiation* 1991;48: 173–182.
24. Maltsev VA, Rohwedel J, Hescheler J, et al. Embryonic stem cells differentiate in vitro into cardiomyocytes representing sinus nodal, atrial and ventricular cell types. *Mech Dev* 1993;44:41–50.
25. Zhang YM, Hartzell C, Narlow M, et al. Stem cell-derived cardiomyocytes demonstrate arrhythmic potential. *Circulation* 2002; 106:1294–1299.
26. Murry CE, Wiseman RW, Schwartz SM, et al. Skeletal myoblast transplantation for repair of myocardial necrosis. *J Clin Invest* 1996;98:2512–2523.
27. Reinecke H, MacDonald GH, Hauschka SD, et al. Electromechanical coupling between skeletal and cardiac muscle. Implications for infarct repair. *J Cell Biol* 2000;149:731–740.
28. Menasche P. Skeletal myoblast transplantation for cardiac repair. *Expert Rev Cardiovasc Ther* 2004;2:21–28.
29. Jain M, DerSimonian H, Brenner DA, et al. Cell therapy attenuates deleterious ventricular remodeling and improves cardiac performance after myocardial infarction. *Circulation* 2001;103:1920–1927.
30. Taniyama Y, Morishita R, Nakagami H, et al. Potential contribution of a novel antifibrotic factor, hepatocyte growth factor, to prevention of myocardial fibrosis by angiotensin II blockade in cardiomyopathic hamsters. *Circulation* 2000;102:246–252.
31. Menasche P, Hagege AA, Vilquin JT, et al. Autologous skeletal myoblast transplantation for severe postinfarction left ventricular dysfunction. *J Am Coll Cardiol* 2003;41:1078–1083.
32. Suzuki K, Murtuza B, Smolenski RT, et al. Cell transplantation for the treatment of acute myocardial infarction using vascular endothelial growth factor-expressing skeletal myoblasts. *Circulation* 2001;104:I207–I212.
33. Yau TM, Li G, Weisel RD, et al. Vascular endothelial growth factor transgene expression in cell-transplanted hearts. *J Thorac Cardiovasc Surg* 2004;127:1180–1187.
34. Askari A, Unzek S, Goldman C K, et al. Cellular, but not direct adenoviral delivery of VEGF results in improved LV function and neovascularization in dilated ischemic cardiomyopathy. *J Am Coll Cardiol* (in press).
35. Kocher AA, Schuster MD, Szabolcs MJ, et al. Neovascularization of ischemic myocardium by human bone-marrow-derived angioblasts prevents cardiomyocyte apoptosis, reduces remodeling and improves cardiac function. *Nat Med* 2001;7:430–436.
36. Orlic D, Fischer R, Nishikawa S, et al. Purification and characterization of heterogeneous pluripotent hematopoietic stem cell populations expressing high levels of c-kit receptor. *Blood* 1993;82: 762–770.
37. Murry CE, Soonpaa MH, Reinecke H, et al. Haematopoietic stem cells do not transdifferentiate into cardiac myocytes in myocardial infarcts. *Nature* 2004;428:664–668.
38. Balsam LB, Wagers AJ, Christensen JL, et al. Haematopoietic stem cells adopt mature haematopoietic fates in ischaemic myocardium. *Nature* 2004;428:668–673.
39. Mangi AA, Noiseux N, Kong D, et al. Mesenchymal stem cells modified with Akt prevent remodeling and restore performance of infarcted hearts. *Nat Med* 2003;9:1195–1201.
40. Toma C, Pittenger MF, Cahill KS, et al. Human mesenchymal stem cells differentiate to a cardiomyocyte phenotype in the adult murine heart. *Circulation* 2002;105:93–98.
41. Orlic D, Hill JM, Arai AE. Stem cells for myocardial regeneration. *Circ Res* 2002;91:1092–1102.
42. Javazon EH, Beggs KJ, Flake AW. Mesenchymal stem cells: paradoxes of passaging. *Exp Hematol* 2004;32:414–425.
43. Shake JG, Gruber PJ, Baumgartner WA, et al. Mesenchymal stem cell implantation in a swine myocardial infarct model: engraftment and functional effects. *Ann Thorac Surg* 2002;73: 1919–1925.
44. Tomita S, Li RK, Weisel RD, et al. Autologous transplantation of bone marrow cells improves damaged heart function. *Circulation* 1999;100:II247–II256.
45. Jiang Y, Jahagirdar BN, Reinhardt RL, et al. Pluripotency of mesenchymal stem cells derived from adult marrow. *Nature* 2002;418: 41–49.
46. Reyes M, Lund T, Lenvik T, et al. Purification and ex vivo expansion of postnatal human marrow mesodermal progenitor cells. *Blood* 2001;98:2615–2625.
47. Angoulvant D, Clerc A, Benchalal S, et al. Human mesenchymal stem cells suppress induction of cytotoxic response to alloantigens. *Biorheology* 2004;41:469–476.
48. Grinnemo KH, Mansson A, Dellgren G, et al. Xenoreactivity and engraftment of human mesenchymal stem cells transplanted into infarcted rat myocardium. *J Thorac Cardiovasc Surg* 2004;127: 1293–1300.
49. Maitra B, Szekely E, Gjini K, et al. Human mesenchymal stem cells support unrelated donor hematopoietic stem cells and suppress T-cell activation. *Bone Marrow Transplant* 2004;33: 597–604.
50. Asahara T, Masuda H, Takahashi T, et al. Bone marrow origin of endothelial progenitor cells responsible for postnatal vasculogenesis in physiological and pathological neovascularization. *Circ Res* 1999;85:221–228.
51. Kawamoto A, Tkebuchava T, Yamaguchi J, et al. Intramyocardial transplantation of autologous endothelial progenitor cells for therapeutic neovascularization of myocardial ischemia. *Circulation* 2003;107:461–468.
52. Stamm C, Westphal B, Kleine HD, et al. Autologous bone-marrow stem-cell transplantation for myocardial regeneration. *Lancet* 2003;361:45–46.
53. Perin EC, Dohmann HF, Borojevic R, et al. Transendocardial, autologous bone marrow cell transplantation for severe, chronic ischemic heart failure. *Circulation* 2003;107(18):2294–2302.
54. Szilvassy SJ, Meyerrose TE, Ragland PL, et al. Differential homing and engraftment properties of hematopoietic progenitor cells from murine bone marrow, mobilized peripheral blood, and fetal liver. *Blood* 2001;98:2108–2115.
55. Vaziri H, Dragowska W, Allsopp RC, et al. Evidence for a mitotic clock in human hematopoietic stem cells: loss of telomeric DNA with age. *Proc Natl Acad Sci USA* 1994;91:9857–9860.
56. Migliaccio G, Migliaccio AR, Petti S, et al. Human embryonic hemopoiesis. Kinetics of progenitors and precursors underlying the yolk sac—liver transition. *J Clin Invest* 1986;78:51–60.
57. Rubinstein P, Rosenfield RE, Adamson JW, et al. Stored placental blood for unrelated bone marrow reconstitution. *Blood* 1993;81:1679–1690.
58. Rubinstein P, Dobrila L, Rosenfield RE, et al. Processing and cryopreservation of placental/umbilical cord blood for unrelated bone marrow reconstitution. *Proc Natl Acad Sci USA* 1995;92: 10119–10122.
59. Horwitz EM, Prockop DJ, Fitzpatrick LA, et al. Transplantability and therapeutic effects of bone marrow-derived mesenchymal cells in children with osteogenesis imperfecta. *Nat Med* 1999;5: 309–313.
60. Erices A, Conget P, Minguell JJ. Mesenchymal progenitor cells in human umbilical cord blood. *Br J Haematol* 2000;109:235–242.
61. Kogler G, Sensken S, Airey JA, et al. A new human somatic stem cell from placental cord blood with intrinsic pluripotent differentiation potential. *J Exp Med* 2004;200:123–135.
62. Beltrami AP, Urbanek K, Kajstura J, et al. Evidence that human cardiac myocytes divide after myocardial infarction. *N Engl J Med* 2001;344:1750–1757.
63. Urbanek K, Quaini F, Tasca G, et al. Intense myocyte formation from cardiac stem cells in human cardiac hypertrophy. *Proc Natl Acad Sci USA* 2003;100:10440–10445.

64. Askari A, Unzek S, Popovic ZB, et al. Effect of stromal-cell-derived factor-1 on stem cell homing and tissue regeneration in ischemic cardiomyopathy. *Lancet* 2003;362:697–703.
65. Levesque JP, Hendy J, Takamatsu Y, et al. Disruption of the CXCR4/CXCL12 chemotactic interaction during hematopoietic stem cell mobilization induced by GCSF or cyclophosphamide. *J Clin Invest* 2003;111:187–196.
66. Yamaguchi J, Kusano KF, Masuo O, et al. Stromal cell-derived factor-1 effects on ex vivo expanded endothelial progenitor cell recruitment for ischemic neovascularization. *Circulation* 2003;107: 1322–1328.
67. Wynn RF, Hart CA, Corradi-Perini C, et al. A small proportion of mesenchymal stem cells strongly expresses functionally active CXCR4 receptor capable of promoting migration to bone marrow. *Blood* 2004;104:2643–2645.
68. Yamashita J, Itoh H, Hirashima M, et al. Flk1-positive cells derived from embryonic stem cells serve as vascular progenitors. *Nature* 2000;408:92–96.
69. Shintani S, Murohara T, Ikeda H, et al. Mobilization of endothelial progenitor cells in patients with acute myocardial infarction. *Circulation* 2001;103:2776–2779.
70. Heissig B, Hattori K, Dias S, et al. Recruitment of stem and progenitor cells from the bone marrow niche requires MMP-9 mediated release of kit-ligand. *Cell* 2002;109:625–637.
71. Matsui Y, Zsebo KM, Hogan BL. Embryonic expression of a haematopoietic growth factor encoded by the Sl locus and the ligand for c-kit. *Nature* 1990;347:667–669.
72. Karmarkar PV, Kraitchman DL, Izbudak I, et al. MR-trackable intramyocardial injection catheter. *Magn Reson Med* 2004;51: 1163–1172.
73. Gyongyosi M, Sochor H, Khorsand A, et al. Online myocardial viability assessment in the catheterization laboratory via NOGA electroanatomic mapping: quantitative comparison with thallium-201 uptake. *Circulation* 2001;104:1005–1011.
74. Lessick J, Kornowski R, Fuchs S, et al. Assessment of NOGA catheter stability during the entire cardiac cycle by means of a special needle-tipped catheter. *Catheter Cardiovasc Interv* 2001;52: 400–406.
75. Mazzieri R, Masiero L, Zanetta L, et al. Control of type IV collagenase activity by components of the urokinase-plasmin system: a regulatory mechanism with cell-bound reactants. *EMBO J* 1997; 16:2319–2332.
76. Menasche P, Hagege AA, Scorsin M, et al. Myoblast transplantation for heart failure. *Lancet* 2001;357:279–280.
77. Hamano K, Nishida M, Hirata K, et al. Local implantation of autologous bone marrow cells for therapeutic angiogenesis in patients with ischemic heart disease: clinical trial and preliminary results. *Jpn Circ J* 2001;65:845–847.

第24章　经皮穿刺卵圆孔未闭介入治疗

Ivan P.Casserly　E.Murat Tuzcu

持续的卵圆孔未闭并发一系列病理生理状态。很显然，在没有其他明显的原因下静脉血栓可以通过未闭的卵圆孔(PFO)导致缺血性卒中或者短暂性脑缺血(TIA)发作，这被称做“隐性卒中”[1-3]。在美国每年有70 000例隐性卒中与PFO有关。经皮穿刺闭合未闭卵圆孔是合理的治疗手段，在20世纪80年代末90年代初，房间隔缺损介入器械的发展也很快用于PFO，随后也发明了一些专门用于PFO封堵的介入器械。

成人介入心脏病医生对介入治疗PFO策略有很大的热情，然而，在这种热情之中在一些关键方面仍有一些疑问：①PFO与隐性卒中的因果关系尚不明确；②假设这种因果关系存在，应用目前方法治疗此病在预防再发事件的效果尚不清楚。因此选择合适的病人比技术操作更为重要。成功的PFO封堵基于选择病人时对患者较好的临床判断，对PFO和房间隔解剖与胚胎学理解，正确的心脏彩超的评价。这些是手术操作成功的关键的基本原则。

胚胎学与解剖

在胚胎期，卵圆孔是在第二隔的边缘与心内膜垫之间的通道[图24-1][6]。原发隔位于第二隔的左边，形成卵圆孔的底部。子宫内的血液从下腔静脉运送至卵圆孔并且穿过原发孔与继发孔重叠部分形成的通道。出生后原发孔与继发孔融合，这两个腔之间的交通也因此消失。尸检及经食管超声 (TEE) 研究显示大约25%的人存在PFO。未闭的卵圆孔是一个位于卵圆窝上部的像新月形状的开放隧道，开放的通道有些像部分瓣膜功能，选择性允许血流通过房间隔从右向左分流。

房间隔动脉瘤(ASA)是房间隔畸形，是由隔的原发孔畸形所致。在超声下ASA的典型表现是在卵圆窝的区域有一细的高速运动的多余膜。用常用的术语来说典型的ASA表现为凸向右房和(或)左方超过10 mm快速运动的隔膜，ASA比PFO更为少见，通过食管超声检查ASA发生率大约为2%，合并PFO的患者超过50%。

病例选择

反常栓塞的预防

PFO介入治疗的主要目的是预防隐性卒中或TIA的再发。决定对哪些PFO患者进行封堵手术是个很大挑战。在实行手术前有三个主要问题需要考虑。

1. 病人方面PFO与隐性卒中或TIA之间是否有明确的因果关系证据？

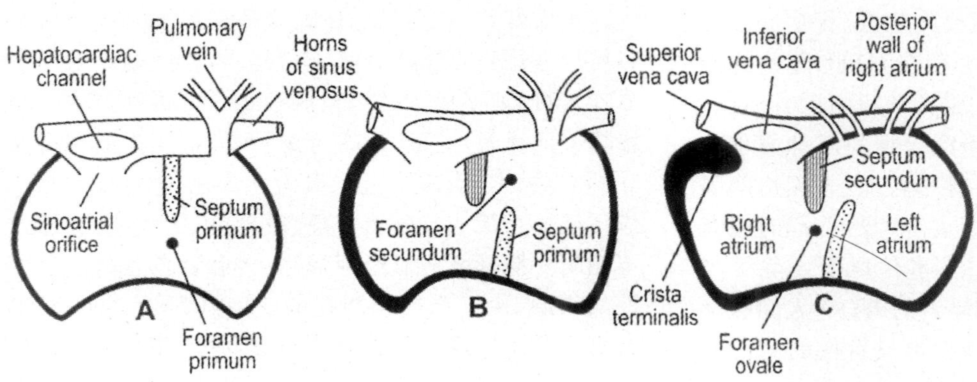

图 24-1　典型房间隔胚胎发育的过程(A–C,详见本文)

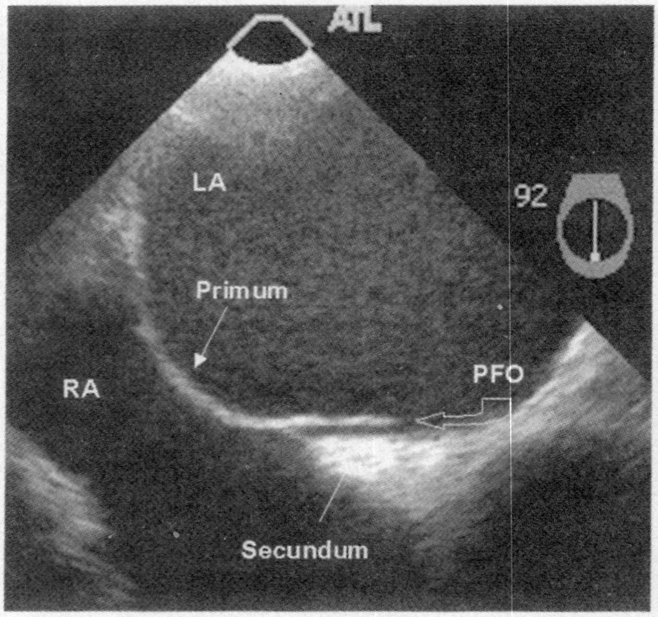

图 24-2 经皮 PFO 封堵技术的操作。应用 Ampltzer PFO 封堵器。详见本文。PA：右房；LA：左房

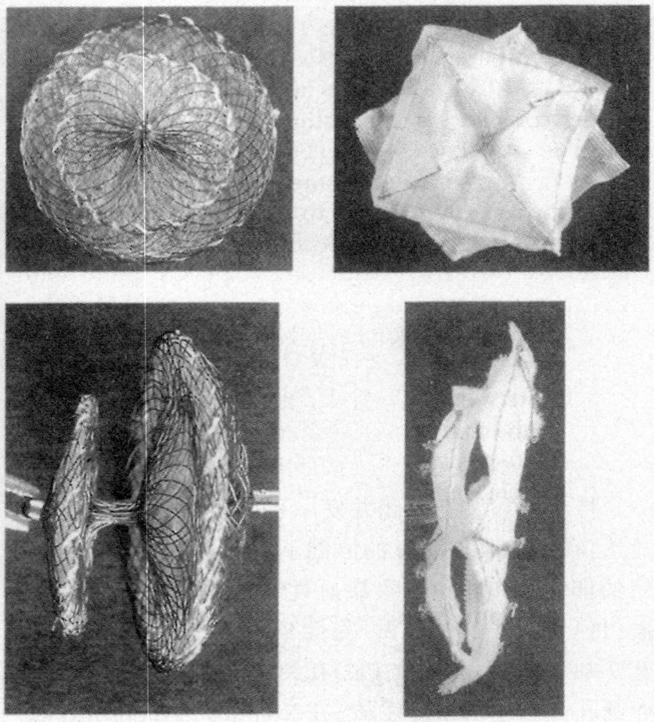

图 24-3 Ampltzer 封堵器（左）及 CardioSEAL 封堵器（右）顶面及侧面观

隐性卒中或TIA在病因方面是不同的，而且从病生理机制来看与PFO相关的反常栓塞只是这些病人中的一部分。因此，在这些隐性卒中或TIA病人中与PFO之间是偶然事件还是因果关系？除外罕见情况，当在PFO看见血栓通过，或者隐性卒中或TIA患者与深静脉血栓诊断同时发生，这些病人诊断之间的联系是基于临床、影像和实验室检查的结果。

2. 在这些病人中再发脑缺血事件的原因？

法国一项多中心前瞻性研究共581名患有隐性卒中年轻受试者（年龄18~55岁）每天服用阿司匹林300 mg，经过标准化治疗，获得再发脑缺血数据。经过4年随访，无房间隔异常的病人再发卒中的危险是4.2%（CI1.8%~6.6%），患有PFO病人仅为2.3%（CI0.3%~4.3%）。同时患有PFO及ASA的病人4年中再发缺血事件显著上升到15.2%。

这些数据明确地揭示了重要的几点。无房间隔异常的病人再发事件的重点在于存在与PFO无关的因素在隐性卒中发病中起作用，强调该诊断的异质性。给予隐性卒中年轻病人药物治疗（阿司匹林或华法林），只患有PFO的病人再发事件率较低，与无房间隔异常的病人再发事件率大致相同。相反的，同时患有PFO与ASA的患者有很高的再发事件风险。除了与ASA相关的表现，解剖和功能异常的PFO病人隐性卒中事件发生率高，这些可以预测再发事件的高危险性。然而这些明确的前瞻性数据对后者的支持仍然缺乏确定性。

3. 对于隐性卒中和PFO患者的最佳治疗是什么？

对于患隐性卒中的PFO病人有三种治疗策略：药物治疗、经皮封堵、外科手术治疗。因为可选择介入封堵术，除非患者因为其他原因正在做心脏直视手术，外科手术治疗已很少应用。与药物治疗相比，介入封堵治疗如何呢？到目前为止，尚无这些治疗策略的随机对比试验，非随机的对比试验有其固有缺限。对于隐性卒中患者的最佳治疗尚无一致性意见。PISS亚组研究显示应用华法林治疗要优于阿司匹林，但对于年轻隐性卒中患者结果尚不确定。

考虑好这三个问题之后，当适合以下条件之后术者可以考虑PFO封堵治疗：①有较高的证据认为反常血栓是TIA或卒中的病理机制；②评价再发事件与封堵相关的风险。基于这些考虑，我们应该提倡相对保守的方法，当有以下迹象时考虑应用PFO封堵术：①应用抗血小板或抗凝治疗患者仍有再发事件；②患者不能耐受抗凝或抗血小板治疗；③患者具有高再发事件的风险，由于未闭卵圆孔的解剖（卵圆孔未闭面积大）和生理（大的左向右分流），或者房间隔的解剖（与

表 24–1 临床、影像、实验室检查反常血栓通过 PFO 作为隐性卒中的病因因素的列表

临床	年龄<55 岁[2]
	缺乏动脉粥样硬化的危险因素，确定的动脉粥样硬化，器质性心脏病或房颤病史
实验室	高凝状态阴性
影像	
头颅 CT	在多个皮质区有多发卒中灶
房间隔超声	巨大卵圆孔未闭
	在休息或轻度活动状态下有大的右向左分流与房间隔动脉瘤相关

ASA相关)等原因。

其他适应证

静脉气泡内的反常血栓和血管活性物质通过PFO进入脑循环是减压病(2型减压病)的病因，并且是偏头痛的先兆。尽管流行病学数据支持这些假设[11,12]，但缺乏足够前瞻性的数据证明在这些临床情况下PFO封堵的有效性，它不可能被广泛推荐。有2型减压病或无症状脑病病史的潜水者及希望继续潜水者，选择封堵治疗是一个合理的治疗，虽然这种治疗目前尚缺乏证据。

自左向右分流的低氧血通过PFO或可能致机体缺氧。这可能发生在正常右房和肺动脉压(如直立低氧血症综合征，POS)，这会改变胸壁或内脏解剖结构，从而导致下腔静脉血流通过PFO形成选择性分流。临床上来看，这些患者年龄较大，表现为呼吸困难和低氧血症，直立位时诱发或加重。已有几例POS患者行PFO封堵术，其中大多数病人的症状和直立位时血氧饱和度(95%以上)得以改善[14,15]，因此对于有症状的病人采用该治疗方案是有价值的。相反的，由于右室梗死、急性肺栓塞或急性三尖瓣反流(心脏移植后即刻等)所致持续的低氧血症常可见右房或肺动脉压急剧上升。由于这些事件与右房和肺动脉压升高有关，除非严重低氧血症，应采取保守治疗，而不采用PFO封堵治疗。

器械

在美国，目前有两种器械可供选择进行PFO(HDE)封堵：CardioSEAL(Nitinol Medical Tecnologies, Inc, Boston, Massachusetts), Amplatzer PFO封堵器 (AGA Medical Corporation, Golden Valley, Minnesota)。尽管目前在欧洲还有其他的器械在研发中，我们主要讨论这两种器

表 24–2　目前在美国 PFO 封堵器设计和特点的摘要

	CadioSEAL	Amplatzer PFO 封堵器
生产厂家	Nitinol 医疗技术公司	AGA 医疗公司
设计		
金属支撑框	MP35n	镍钛合金
填充物	高分子聚酯膜	高分子聚酯膜
外形	双面高分子聚酯膜伞状	自膨特性双盘 细腰部连接双盘 镍钛记忆合金编织成密集网状结构，每部分被 4 个金属合金臂支撑与中心转轴相连 每个金属臂有三条有弹性的镀锡卷板可折叠
应用		
PFO	是	是
ASD	是	否
固定	被动反向牵拉	被动反向固定
传送鞘	11F	8~9F
封堵器大小(mm)	17,23,28,33,40	18,25,35
批准国家		
美国	2000 年起	2002 年起
欧洲	1997	1998
特点		
剖面	++	+++
金属表面	++	+++
右房盘面展开后可回撤重新定位	不行	可以
临床经验	++++	++
其他特点	对于隧道型病变不合适	人性化设计尺寸根据右房盘面大小

械(图24-3)。尽管这些器械的设计是不同的,但他们都包含左或右房隔片部分。隔片置于房间隔,中心连接的腰部置于PFO处。隔片由金属框架组成,覆有编织物加强对缺损的封堵效果。表24-2概括了这些装置的设计及基本特点。

CardioSEAL装置比Amplatzer PFO封堵器的金属与织物比值低,并且轮廓要小[16]。对于短的PFO患者应用此装置比应用于房缺可能更为适宜。尽管这两种装置释放的机制非常相似,但Amplatzer PFO封堵器更为好用一些,大部分能够重新收回,展开右房隔片后仍可重新释放装置。尽管人们认为此装置金属织物比率高,但临床上使用效果至少与CardioSEAL装置相当。植入技术如图24-4所示。

药理学

PCI经验提倡至少术前3天每天应用阿司匹林325 mg/d、氯吡格雷75 mg/d(负荷量300 mg)。术前常规静脉应用头孢唑啉1 g (对青霉素过敏的静脉应用万古霉素1g)。除非罕见情况,几乎所有成年患者均能在清醒安静状态下完成手术操作。插入静脉鞘后,静脉注入肝素70 mg/kg 使ACT>300 s。保持ACT>300 s可降低左房血栓的形成。

入路

需要一根传送器械的股动脉鞘,应用CardioSEAL装置需要最小11F鞘,Amplatzer PFO封堵器需要8~9Fr鞘。如果计划植入心脏内超声(ICE)可经左股静脉进入,我们建议使用长(35 cm)11F鞘,便于推送ICE导管超过股盆的静脉。插入静脉鞘的过程需要注意有的患者可能有已知的或事先不知的盆静脉血栓,从而导致静脉鞘打折。

影像指导

在PFO封堵过程中应用TEE或ICE是有帮助的,但不是必需的,特别是对那些有经验的术者来说。我们偏好使用ICE,因为它比TEE有显著的优点:①对于患者来说不需要特别安静,然而应用TEE需要患者极度安静状态,对于某些病例,通常还需要麻醉;②在术中应用ICE可以为术者提供更多的解剖信息。ICE目前使用10F AcuNav诊断超声导管,它的界面采用Sequoia、Aspen或Cypress平台。它能够从右房间隔长轴及短轴提供高质量的二维彩色多普勒影像,并且在整个手术过程中提供清楚可见的解剖学特征。

传送支撑导丝到肺静脉

将多功能或Goodale-Lubin(Medtroinic Vascular, Danvers, Massachusetts)导管送入右房,通过PFO,进入左上肺静脉。通过导管将一根J型Amplatz导丝送入至肺静脉3~5 cm固定,将导管回撤。

球囊尺寸及弹性直径

在封堵之前以测量球囊的尺寸来决定PFO缺损的大小是有争议的。在进行操作时,"静态的"技术是最常用的。通过支撑导丝将高顺应性球囊(如Amplatzer, AGA Medical, Numed PTS, NMT Medical)送入并且加压(使用75%的盐水与25%的造影剂混合),通过缺损处到达腰部,在X线透视下,直到可见球囊出现切迹,来测量荧光屏上腰部的大小,或者使用ICE或TEE测量。此外,球囊腰部的形状也可以作为PFO形态的线索,但是TEE或ICE足以证明解剖结构的变异。

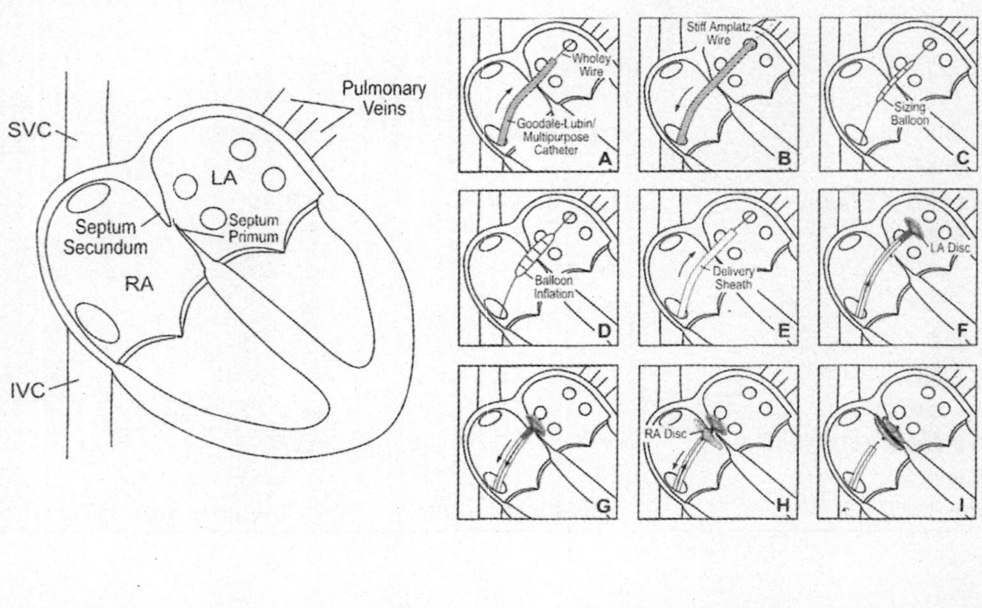

图 24-4 经皮 PFO 封堵技术的操作。应用 Amplatzer PFO 封堵器,详见全文。RA:右房;LA:左房;SVC:上腔静脉;LVC:下腔静脉

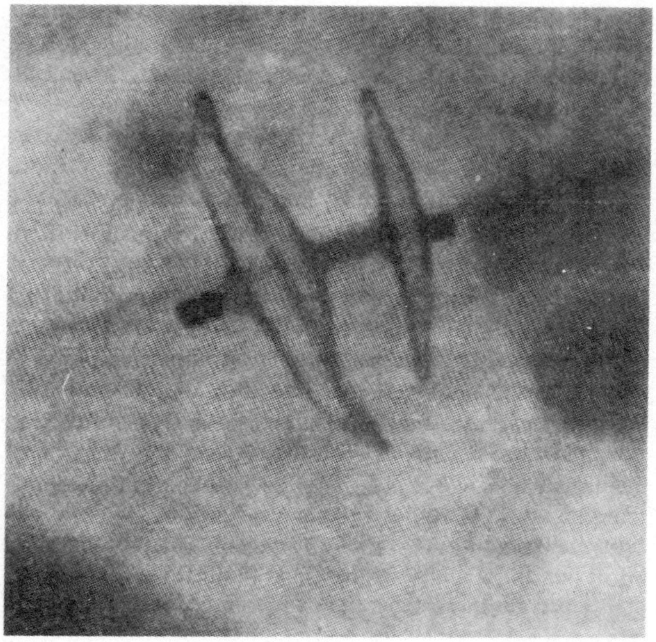

图 24–5　Amplatzer PFO 封堵器在侧面释放证明"Pac Man"现象

输送鞘

撤出测量球囊后，股动脉鞘被撤出，插入输送鞘。可以使用专用的输送鞘或标准的Mullins鞘(Cook Inc. Bloomington，Indiana)。通过将扩张器从输送鞘送入IVC内以减少空气栓塞的风险。仔细地冲洗后，鞘被送至左房中间。

器械的尺寸，准备，输送及展开

一些术者提倡使用同一型号的器械，然而其他的术者提倡对患有ASA，长隧道型的病变，或PFO病变直径较大的(经过测量后)患者使用稍大的器械，尺寸与延长直径的比率大约为2:1，提倡使用CadioSEAL装置。典型的PFO直径为5~15 mm，对大多数病例可以使用23~28 mm的装置。Amplatzer装置为25 mm(右房盘尺寸)对大多数病例是适用的。

所有的装置都可和传送器械分开，并且在术中都是连在一起的。Amplatzer PFO封堵器类似螺旋前进的机制，而CadioSEAL装置采用环环相连的别针机制。这两种装置可回撤到短的导管中，并且可以通过传送鞘来传送。必须仔细地冲洗传送导管内的装置，使得气栓的风险降到最小。

将装置送至传送鞘的顶端，并且与传送鞘分离，使左房盘面展开。当左房部分置于间隔的对面时将附件及鞘撤回。回撤传送鞘与附件部分分开，右房部分被展开。

十分重要的是在释放装置前应用内镜和(或)心脏超声来判定装置是否置于恰当的位置，在左前斜位或侧位通过荧光镜来看装置最常见的恰当位置呈典型的"Pac Man"征象(图24–5)[18]。此征象是由装置的左右房前上部分张开形成的。在右房打造影剂也可以帮助判定装置的位置。通过心脏超声，房间隔的显影位于左右房之间且前上或后下可证实位于恰当的位置(图24–6)。另有些术者在释放装置之前通过向前和向后牵引附件部分来判定装置位置的稳定性。此装置通过反向连接机制来释放。

术后治疗

手术结束后，拔除所有的静脉鞘，用手压止血。为了避免封堵器有血栓形成，特别注意避免应用鱼精蛋白影响肝素的抗凝效果。目前所有的病人应住院1天，手术后8 h和16 h静脉应用先锋霉素 (或万古霉素)。出院当天行心脏超声(TTE)和胸片(后前位和侧位)检查，来确定装置的位置并估测通过装置的分流(如果有的话)基线程度。患者出院后每天服用阿司匹林162 mg和氯吡格雷75 mg 6个月。这完全是来自经验，应通过临床情况来调整。术后限制身体对抗性运动至少1个月以避免装置有血栓形成。术后最少6个月预防心内膜炎。出院后患者在1个月和6个月时复查胸片和心脏超声。根据最近的报道显示伞型装置易于血栓形成(CadioSEAL和STARFlex等)，应用这些封堵器的患者在术后1个月复查胸片及心脏超声需慎重。

其他的一些技术问题

隧道型PFO

当前PFO封堵器的设计为封堵平洞型缺损使用。当用于长隧道型缺损时，隧道倾斜的特性使得封堵器在房间隔不易定位。CadioSEAL可能不适合此类病变。当封堵器的臂放置失败时，可以导致其进入左房或右

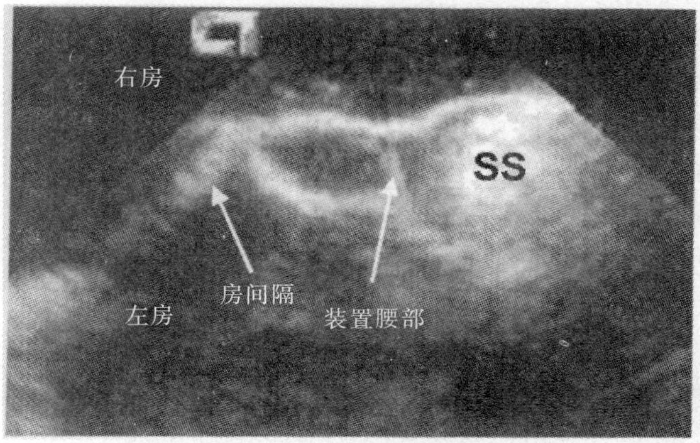

图 24–6　Cadio Seal 装置的心内超声显像右房伞释放显示左和右房伞位于房间隔，处于前上和下后部装置的腰部

表 24-3 PFO 封堵主要并发症

并发症	内容
封堵器栓塞	少见(约 1%)但严重的并发症,可以发生在封堵器释放的即刻或后来出现
	封堵器可以栓塞在右房/右室/肺动脉或左房/左室/主动脉
	使用圈套装置或外科手术撤回
	可能源于术者操作失误和(或)器械故障
封堵器血栓形成	不常见(1%~2%)并发症,或许涉及右/左或封堵器的双方部分
	发生于术中或术后
	通常没有症状,左侧血栓形成风险高
	延长口服抗凝药(4~6 周)通常需要溶栓,很少需要外科手术治疗
	应用伞型封堵器需要特别注意(CardioSEAL,STARFlex 等)
气栓	术中并发症,通常无明显症状,下壁导联 ST 段抬高
	通常发生在左房插入传送鞘和封堵器展开时
心脏穿孔	可以发生在术中,与在左房[28]操纵导丝或传送鞘有关
	术后穿孔由于封堵器的右或左房部分的反复损伤导致右或左房穿孔和瘘管形成(主动脉到右房)
	认为是穿孔的证据
心包填塞	在没有穿孔的情况下认为原因不明
感染	应用 CardioSEAL 和 Amplatzer 封堵器感染报道 2 例
	感染微生物:金黄色葡萄球菌和短小芽孢杆菌
心律失常	室上性心动过速(房颤,房扑)报道约 2%
	PFO 封堵尚无心脏传导阻滞报道
	植入的最初 24 h 出现室上性异位心律很常见
导丝打折	先前 CardioSEAL 封堵器较为常见,新的金属框架采用合金具有抗金属疲劳的特点,并且设计上能够减少导丝打折的风险(如 CardioSEAL 封堵器的金属臂采用弹性圈等)
镍过敏	理论上有可能,但临床上尚未证实
回旋支动脉缺血	仅有一例患者左回旋支动脉起源异常,来自于右冠窦。PFO 封堵后造成缺血

房腔内,易于导致房性心律失常或穿孔。这种情况下我们倾向使用Amplatzer PFO封堵器。可以选择的方法是刺破原发隔形成平洞型缺损,选择合适的封堵器通过房间隔[20,21]。

封堵器嵌压在右房

PFO封堵器右房部分通过右房时被嵌压,如Chiari网和多余的咽鼓管瓣在文献中已有报道。这可以导致封堵器的右房部分放置位置不合适从而可能产生通过PFO持续的分流。一些术者应用易操控的导管(Stinger电生理射频导管,BARD,Lowell,Massachusetts等)来调整这部装置的位置。操作中需要注意操作手法,使封堵器不被移走,调整影像对于操作可能特别有帮助。

下腔静脉滤器

以我们的经验来看大约5%PFO封堵患者预先放置IVC滤器来对付DVT。放置IVC滤器与PFO封堵并不矛盾,必须做大量的实质性的工作以减少并发症的发生[23]。建议行基线下腔静脉造影确定滤器没有明显的血栓。然后在内镜的指导下将长鞘(通常长度为35 cm或55 cm)穿过滤器,其头端位于IVC滤器与右房之间。对于CadioSEAL封堵器,通常使用14F鞘以防封堵器回撤,如使用Amplatzer PFO封堵器可以使用型号大些的鞘。否则在其他条件都一样时操作比较困难。如果有兴趣的话,或可通过IVC滤器另外放置一根长鞘在内镜的指导下来操控ICE探针。

临床预后

应用最新的封堵器及输送装置,PFO介入封堵技术的可行性几乎为100%。尽管有观点认为应用Amplatzer PFO封堵器与伞型封堵器比较更易获得手术成功[24],但大多数研究表明应用不同的封堵器(包括CadioSEAL和Amplatzer PFO封堵器)随访6个月时成功率都在95%以上。当PFO封堵器被用于预防矛盾性栓塞的复发时,直觉上是否完全封堵与临床预后相关。然而在所有的研究中并没有一致性的发现,一些小样本的结果,通过心脏超声证实的右向左分流的差异,或许可以解释这不一致性。

在回顾性的观察研究中,PFO封堵介入术后1年,再发TIA、卒中或外周动脉血栓形成的发生率为0~4.9%。

由于缺乏随机数据，不清楚这是否能表明介入治疗优于、相当于或劣于单独应用药物治疗的效果[25]。不同研究结果的不一致性或许与病人选择的不同、随访的完整性或术者的经验不同有关。不同的封堵器之间也没有随机的头对头的比较，因此这些差异是否会导致结果的不同也不清楚。

尽管在过去的十年PFO介入封堵的安全性有了显著的提高，然而主要及次要的并发症还是与手术操作有关。目前缺乏与技术安全性有关的数据及一致的定义，因此对PFO介入并发症的定义及报道也不一致。基于最近的荟萃分析，对于封堵器的植入主要及次要并发症风险合理的估计大约是0.5%~1.5%和5%~8%[25,26]。表24-3概括了术中及术后的主要并发症。每种并发症发生率都很低(<1%)，这可能是由于不同的研究报道的不一致所致。由于存在这些潜在的并发症，对于要施行封堵的病人来说有必要术前认真地评价风险-获益比。

结论

PFO封堵介入治疗对于几乎所有的病人来说是是安全、简单的技术操作。困难的是鉴别哪些病人可以从PFO介入治疗中获益。对于不明原因卒中的发病机制及房间隔在发病机制中的作用认识的提高，有助于我们减少对那些不能从封堵术中获益或不能减少再发事件的患者施行不必要的封堵。介入封堵与药物治疗的对比试验目前仍在进行中(表24-4)，其结果将有助于我们理解PFO与不明原因的卒中的因果关系，为封堵介入治疗策略指明道路。

表 24-4　正在进行的 PFO 介入封堵与临床药物治疗比较的随机试验

试验	器械	n	随访	设计	终点	厂家	临床治疗
封堵器 PI：Anthony Furlan	STARFlex	1 600	2 年	随机优化	TIA 或卒中；全因死亡率<30 天 神经病学死亡率≥30 天	NMT 医疗	阿司匹林或华法林
CARDIA STAR PI：Warren Lansky	Cardia PFO Star	300	1 年	随机非优化	再发卒中；死亡	Cardia 公司	华法林
RESPECT PI：Jeffery Saver	Amplatzer	300	2 年	随机非优化	再发有症状卒中或心血管死亡	AGA 医疗公司	阿司匹林 氯吡格雷 华法林 阿司匹林与双嘧达莫合用 阿司匹林与氯吡格雷合用

(刘新军　译)

参考文献

1. Lechat P, Mas JL, Lascault G, et al. Prevalence of patent foramen ovale in patients with stroke. *N Engl J Med* 1988;318(18):1148–1152.
2. Overell JR, Bone I, Lees KR. Interatrial septal abnormalities and stroke: a meta-analysis of case-control studies. *Neurology* 2000;55(8):1172–1179.
3. Webster MW, Chancellor AM, Smith HJ, et al. Patent foramen ovale in young stroke patients. *Lancet* 1988;2(8601):11–12.
4. Meier B, Lock JE. Contemporary management of patent foramen ovale. *Circulation* 2003;107(1):5–9.
5. Bridges ND, Hellenbrand W, Latson L, et al. Transcatheter closure of patent foramen ovale after presumed paradoxical embolism. *Circulation* 1992;86(6):1902–1908.
6. Fitzgerald MJT. Thoracic organs. In: Fitzgerald MJT, ed., *Human embryology*. Maryland: Harper &Row, 1976:83–105.
7. Kessel-Schaefer A, Lefkovits M, Zellweger MJ, et al. Migrating thrombus trapped in a patent foramen ovale. *Circulation* 2001;103(14):1928.
8. Cramer SC, Maki JH, Waitches GM, et al. Paradoxical emboli from calf and pelvic veins in cryptogenic stroke. *J Neuroimaging* 2003;13(3):218–223.
9. Mas JL, Arquizan C, Lamy C, et al. Recurrent cerebrovascular events associated with patent foramen ovale, atrial septal aneurysm, or both. *N Engl J Med* 2001;345(24):1740–1746.
10. Homma S, Sacco RL, Di Tullio MR, et al. Effect of medical treatment in stroke patients with patent foramen ovale: Patent Foramen Ovale in Cryptogenic Stroke Study (PICSS). *Circulation* 2002;105(22): 2625–2631.
11. Wilmshurst PT, Nightingale S, Walsh KP, et al. Effect on migraine of closure of cardiac right-to-left shunts to prevent recurrence of decompression illness or stroke or for haemodynamic reasons. *Lancet* 2000;356(9242):1648–1651.
12. Cantais E, Louge P, Suppini A, et al. Right-to-left shunt and risk of decompression illness with cochleovestibular and cerebral symptoms in divers: case control study in 101 consecutive dive accidents. *Crit Care Med* 2003;31(1):84–88.
13. Faller M, Kessler R, Chaouat A, et al. Platypnea-orthodeoxia syndrome related to an aortic aneurysm combined with an aneurysm of the atrial septum. *Chest* 2000;118(2):553–557.
14. Rao PS, Palacios IF, Bach RG, et al. Platypnea-orthodeoxia: management by transcatheter buttoned device implantation. *Catheter Cardiovasc Interv* 2001;54(1):77–82.
15. Waight DJ, Cao QL, Hijazi ZM. Closure of patent foramen ovale in patients with orthodeoxia-platypnea using the Amplatzer devices. *Catheter Cardiovasc Interv* 2000;50(2):195–198.
16. Latson LA. The CardioSEAL device: history, techniques, results. *J Interven Cardiol* 1998;11:501–505.
17. Cramer SC, Rordorf G, Maki JH, et al. Increased pelvic vein thrombi in cryptogenic stroke: results of the Paradoxical Emboli from Large Veins in Ischemic Stroke (PELVIS) study. *Stroke* 2004; 35(1):46–50.
18. Meier B. Pac man sign during device closure of the patent foramen ovale. *Catheter Cardiovasc Interv* 2003;60(2):221–223.
19. Krumsdorf U, Ostermayer S, Billinger K, et al. Incidence and clinical course of thrombus formation on atrial septal defect and

patient foramen ovale closure devices in 1,000 consecutive patients. *J Am Coll Cardiol* 2004;43(2):302–309.
20. McMahon CJ, El Said HG, Mullins CE. Use of the transseptal puncture in transcatheter closure of long tunnel-type patent foramen ovale. *Heart* 2002;88(2):E3.
21. Ruiz CE, Alboliras ET, Pophal SG. The puncture technique: a new method for transcatheter closure of patent foramen ovale. *Catheter Cardiovasc Interv* 2001;53(3):369–372.
22. McMahon CJ, Pignatelli RH, Rutledge JM, et al. Steerable control of the eustachian valve during transcatheter closure of secundum atrial septal defects. *Catheter Cardiovasc Interv* 2000;51(4):455–459.
23. Rhodes JF, Miller SG, Lane GK, et al. Transcatheter interventions across an inferior vena cava filter. *Catheter Cardiovasc Interv* 2003;59(3):333–337.
24. Schwerzmann M, Windecker S, Wahl A, et al. Percutaneous closure of patent foramen ovale: impact of device design on safety and efficacy. *Heart* 2004;90(2):186–190.
25. Khairy P, O'Donnell CP, Landzberg MJ. Transcatheter closure versus medical therapy of patent foramen ovale and presumed paradoxical thromboemboli: a systematic review. *Ann Intern Med* 2003;139(9):753–760.
26. Chessa M, Carminati M, Butera G, et al. Early and late complications associated with transcatheter occlusion of secundum atrial septal defect. *J Am Coll Cardiol* 2002;39(6):1061–1065.
27. Kerut EK, Norfleet WT, Plotnick GD, et al. Patent foramen ovale: a review of associated conditions and the impact of physiological size. *J Am Coll Cardiol* 2001;38(3):613–623.
28. Windecker S, Wahl A, Chatterjee T, et al. Percutaneous closure of patent foramen ovale in patients with paradoxical embolism: long-term risk of recurrent thromboembolic events. *Circulation* 2000;101(8):893–898.

第25章　瓣膜疾病的经皮介入治疗

Alec Vahanian　Eric Brochet　David Messika-Zeitoun　Bernard Iung

直到20世纪80年代,外科手术是解决严重瓣膜疾病仅有的治疗方法,后来出现了新的方法:经皮瓣膜介入治疗。我们采用经皮心脏瓣膜成形术来治疗获得性瓣膜狭窄,在此我们主要阐述经皮瓣膜置换术和修复术的初步经验。

经皮二尖瓣粘连部切开术

早在20世纪80年代,K.Inoue首次施行经皮二尖瓣分离术(PMC)。

手术方法

PMC的实施要求由一组有房间隔穿刺术经验的医生完成,因为这是手术的第一步,为确保手术的实施,要选择适合的病人,术者必须在一个正规的基础上成功地完成过足够数量的手术。在少数情况下,经房间隔的方法是禁忌证或不能进行时,可以采用经动脉途径穿刺房间隔的方法。

Inoue球囊技术目前在世界范围内广泛应用[3,4],它可以应用Inoue球囊快速地定位,并通过心脏瓣膜,以足够的压力逐步地进行扩张。与其他技术相比,该技术更容易、具有同等的功效、风险更低。在发展中国家由于经济条件所限,双球囊技术仍在使用,并反复使用金属器械进行粘连部分离(图25–1)。超声心动图可以早期监测并发症的发生,并且提供二尖瓣开放的主要数据(图25–2)。手术终点的标准:瓣口面积达到1 cm^2/m^2 BSA; 至少进行一次分离术或流量比原来增加1/4。然而这些标准应根据不同状况的病人来选择。

即刻效果

PMC后通常会增加两倍的瓣口面积,最后的瓣口面积大约为2 cm^2,从而使休息和运动时肺动脉压下降。

危险性

通常手术失败率1%~15%,这与手术者的经验有关[2–7]。手术的死亡率0~3%,出血性心包填塞的发生率0.5%~5%,栓塞的发生率0.5%~5%,严重的二尖瓣返流(MR)发生率2%~10%。这些病人大多数有瓣膜形态的异常而导致血流分布异常。需紧急进行外科手术的并发症很少发生(在有经验的诊治中心<1%),这些并发症包括严重的出血性心包填塞或者伴有严重的血流动力学异常的二尖瓣反流。

长期随访结果

如果即刻的手术结果不令人满意,外科手术通常可以在随后的几个月进行。相反,在成功的PMC之后长期随访,大多数病人的结果是令人满意的,在治疗后10年[9,10],35%~56%的病人没有症状,未再进行介入治疗。当发生心功能恶化时,一般是在晚期而且与再狭窄有关(7年发生率为40%)[11]。再次的PMC可以选择那些有良好适应证的病人进行。如果在成功手术后的几年内,发生再狭窄而引起症状,那么其发生再狭窄的主要机制是瓣口的粘连[12]。最后,再次的PMC是有外科禁忌证病人的唯一选择。成功的PMC同样也显示出可以降低栓塞的风险[13]。

病人的选择

第一步要排除禁忌证(表25–1),在术前需进行食道超声检查,排除左房血栓的可能性。对于血栓局限附着在左房内者能否介入治疗意见不一。

通过超声心动图检查按不同的解剖结构进行分组,便于观察及预测结果。大多数学者采用Wilkins'评分[14](表25–2),而其他学者采用一种更常用的瓣膜结

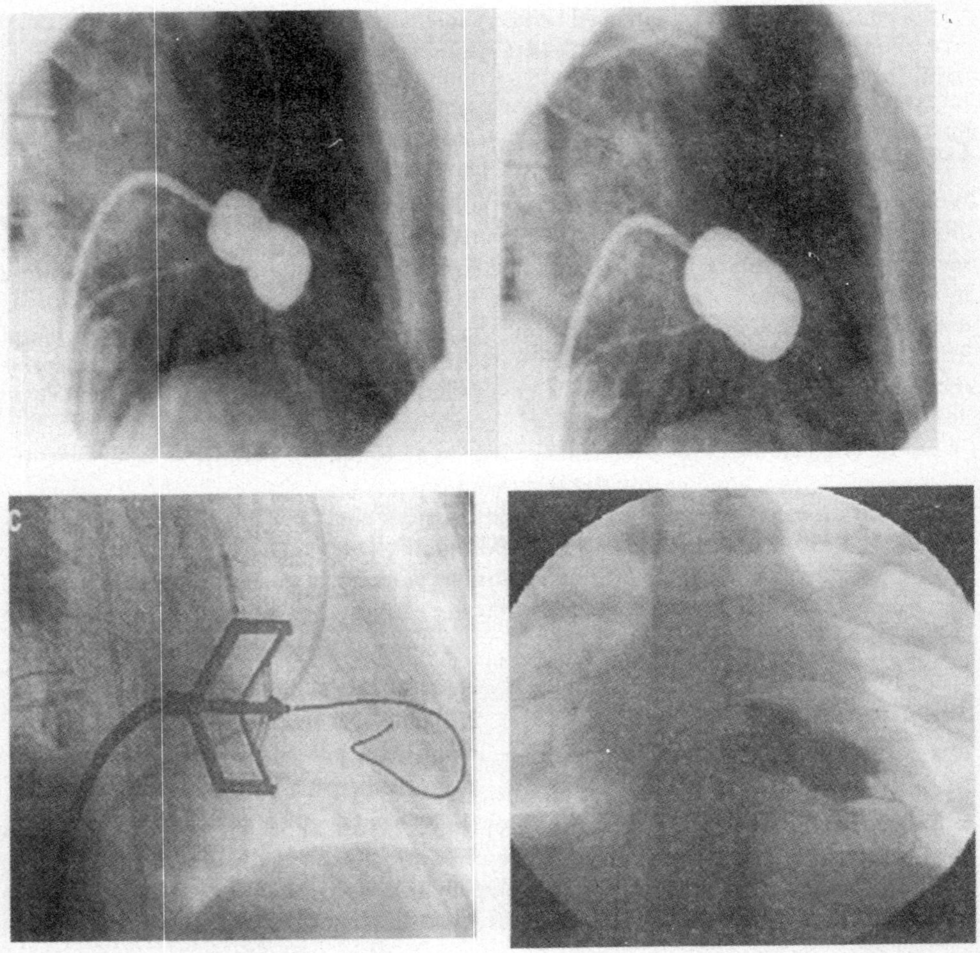

图25－1　Inoue球囊技术(上面一组图)；金属器械进行粘连部分离，处于扩张状态（下面一组的左图)；双球囊技术(下面一组的右图)。

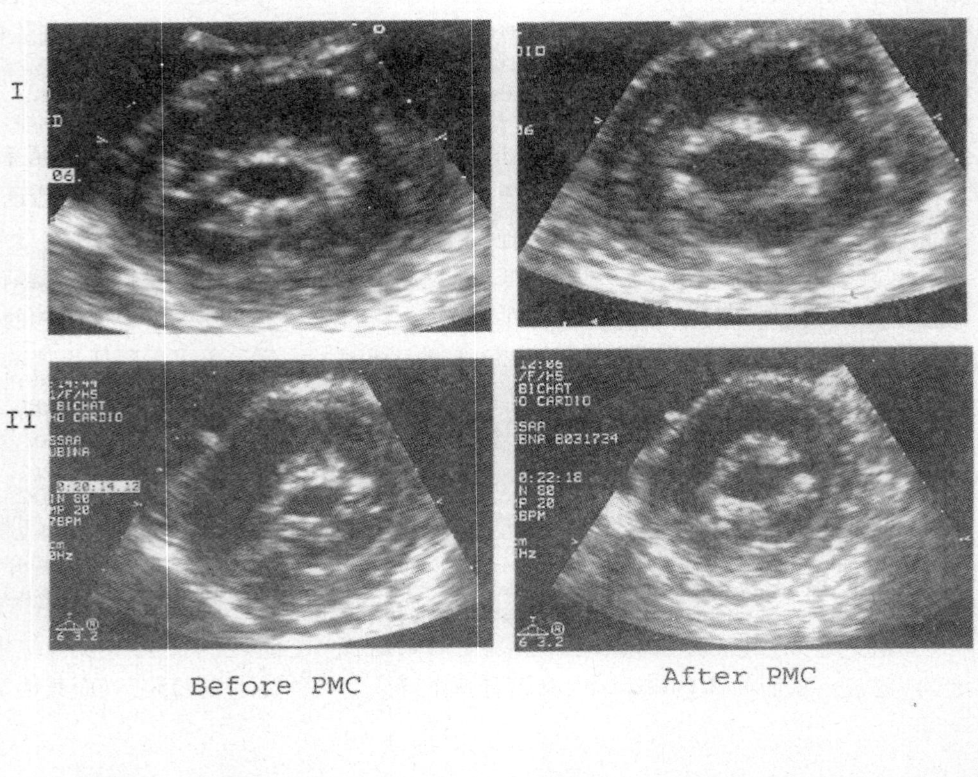

图25-2　PMC术后二维超声短轴所见瓣膜开放情况

I：双球囊扩张情况；

II：单球囊扩张情况。

构的评估方法。特别是近年来，评分要考虑到瓣膜结构的不规则性，尤其是粘连部瓣口的面积[15]。预测PMC的结果受多种因素的影响，包括年龄、是否有瓣膜分离术史、心功能分级、小的二尖瓣口面积，以及是否存在三尖瓣反流，这些预测结果的因素都应考虑到[9,10]。

适应证

PMC手术选择有外科手术禁忌证和高危的病人[16,17]，这些病人有良好的指征，如瓣膜结构良好的年轻病人[16-18]。

然而，在那些瓣膜结构不良的病人应慎重选择。PMC可以作为那些轻至中度瓣膜钙化或者瓣下结构严重损伤但瓣膜结构良好的病人的首选治疗方法[19]。PMC同样也可以用于经过内科治疗后症状持续存在的病人，这些病人既往有外科瓣膜分离术史、主动脉瓣置换术史及正在妊娠等[20-21]，并且它可以作为这些病人的姑息治疗[22]。实际上，无症状的病人通常不做手术，但以下情况应除外：血栓栓塞的危险性增加（既往有栓塞史，频发的房早或近期出现的阵发房颤）[23]；血流动力学紊乱的危险（休息时肺动脉收缩压>6.7 kPa (50 mmHg)，运动时肺动脉收缩压>8 kPa (60 mmHg)[16,23]；需要进行大的心脏以外的手术；准备怀孕[23]。在这些病人中，PMC仅在临床状况良好时进行。

经皮主动脉瓣成形术

在1986年，Cribier首次公布了经皮主动脉瓣膜成形术（PAV）的过程[24]。

手术方法

手术经股动脉途径比经顺向性途径更普遍，瓣膜成形术所用的球囊直径在20~25 mm。

结果

PAV手术的效果很有限，术后瓣口面积在0.7~1.1 cm^2，住院病死率为3.5%~13.5%。在术后24 h内有20%~25%的病人发生一种严重的并发症，特别是在穿刺部位的血管并发症[25]。

表 25-1　PMC 的禁忌证

二尖瓣狭窄（瓣口面积>1.5 cm^2）
左房血栓
二尖瓣反流>2/4
大而严重的双瓣膜钙化
需要开胸外科治疗的其他瓣膜病、冠状动脉疾病或升主动脉疾病
具有穿刺房间隔的禁忌证

表 25-2　二尖瓣的解剖分级：Wilkins'评分

瓣叶的活动度
1 瓣叶活动度高，仅瓣叶受限
2 瓣叶的中部及底部活动减少
3 瓣叶底部在心脏舒张期向前运动
4 瓣叶在心脏舒张期没有或有很小的向前运动
瓣膜的厚度
1 瓣叶接近正常（4~5 mm）
2 瓣叶中部增厚，边缘显著增厚
3 整个瓣叶增厚（5~8 mm）
4 整个瓣叶显著增厚（>8~10 mm）
瓣下结构的厚度
1 在瓣膜下部的腱索轻度增厚
2 腱索增厚涉及 1/3 长度
3 增厚涉及到腱索的远段 1/3 部分
4 所有的腱索增厚，且挛缩至乳头肌
瓣膜钙化
1 单个区域回声增强
2 限于瓣叶边缘的散在回声增强
3 回声增强涉及瓣叶中部
4 整个瓣叶广泛回声增强

人们认识到PAV并不能改变疾病的自然病程，在选择的病人中实施主动脉瓣置换术收到了很好的效果，但是其他患者预后较差[26]。

病人的选择

大多数医生已经放弃了这项技术[27]，尽管在下列情况时有一定作用：病情严重的病人伴有心源性休克和多脏器衰竭且希望二次手术；严重的失代偿性主动脉瓣狭窄的病人中必须紧急行非心脏外科的手术；病情严重威胁生命但又存在外科近期禁忌证的病人用于缓解症状；病人拒绝外科手术。

其他的经皮瓣膜扩张术

经皮三尖瓣膜成形术只适合于少数严重三尖瓣狭窄和（或）轻度反流的病人。经皮主动脉瓣和三尖瓣扩张术会使严重即刻并发症增多，并且经皮三尖瓣扩张术只能达到短期的效果。

经皮瓣膜置换和修复术

人类经皮瓣膜置换术的时代始于2000年，Bonhoeffer等[28]人报道了肺动脉瓣膜置换术。在2002年，Cribier等[29]人首次实施了人经皮主动脉瓣膜置换术。自此以后，很少的病例使用球囊扩张支架技术[30]。这些初步的数据表明，这项手术是可行的，可以改善心功能，然而，有1/3患者存在瓣周反流，术后5个月仅有1/2患者存活。

在经皮二尖瓣膜修复术领域，实验研究已经将双二尖瓣环通过冠状窦连接[31]或者仿制Alfieri手术进行缝合[32]。第一例植入二尖瓣夹是在有限的病人中进行的，研究表明这类手术是可行的，可以迅速减少2/3以上患者的二尖瓣反流的程度。

这个装置必须经过实验来评估它们的耐用性，并且必须进行进一步临床研究来评价其可行性、安全性及有效性[33]。

结论

经过15年的临床评估之后，经皮瓣膜成形术在治疗二尖瓣狭窄中获得了显著的效果[34]。第一次进行人经皮主动脉瓣膜置换术和二尖瓣膜修补术显示着这项研究进入了一个新的时代，并且经皮瓣膜疾病介入治疗对获得性瓣膜疾病具有较好的应用前景。

（周秀军 译 冯津萍 秦 勤 校）

参考文献

1. Inoue K, Owaki T, Nakamura T, et al. Clinical application of transvenous mitral commissurotomy by a new balloon catheter. *J Thorac Cardiovasc Surg* 1984;87:394–402.
2. Stefanadis CI, Stratos CG, Lambrou SG et al. Accomplishments and perspectives with retrograde nontransseptal balloon mitral valvuloplasty. *J Interv Cardiol* 2000;13:269–280.
3. Chen CR, Cheng TO. Percutaneous balloon mitral valvuloplasty by the Inoue technique: a multicenter study of 4832 patients in China. *Am Heart J* 1995;129:1197–1203.
4. Iung B, Cormier B, Ducimetiere P, et al. Immediate results of percutaneous mitral commissurotomy. *Circulation* 1996;94:2124–2130.
5. Bonhoeffer P, Hausse A, Yonga G. Technique and results of percutaneous mitral valvuloplasty with the multi-track system. *J Interven Cardiol* 2000;13:263–269.
6. Cribier A, Eltchaninoff H, Koning R, et al. Percutaneous mechanical mitral commissurotomy with a newly designed metallic valvulotome: immediate results of the initial experience in 153 patients. *Circulation* 1999;99:793–799.
7. Tuzcu EM, Block PC, Palacios IF. Comparison of early versus late experience with percutaneous mitral balloon valvuloplasty. *J Am Coll Cardiol* 1991;17:1121–1124.
8. Herrmann HC, Lima JAC, Feldman T, et al. Mechanisms and outcome of severe mitral regurgitation after Inoue balloon valvuloplasty. *J Am Coll Cardiol* 1993;27:783–789.
9. Iung B, Garbarz E, Michaud P, et al. Late results of percutaneous mitral commissurotomy in a series of 1024 patients. Analysis of late clinical deterioration: frequency, anatomical findings, and predictive factors. *Circulation* 1999;99:3272–3278.
10. Palacios IF, Sanchez PL, Harrell LC et al. Which patients benefit from percutaneous mitral balloon valvuloplasty? Pre-valvuloplasty and post-valvuloplasty variables that predict long-term outcome. *Circulation* 2002;105:1465–1471.
11. Hernandez R, Bañuelos C, Alfonso F, et al. Long-term clinical and echocardiographic follow-up after percutaneous mitral valvuloplasty with the Inoue balloon. *Circulation* 1999;99:1580–1586.
12. Iung B, Garbarz E, Michaud P, et al. Immediate and mid-term results of repeat percutaneous mitral commissurotomy for restenosis following earlier percutaneous mitral commissurotomy. *Eur Heart J* 2000;21:1683–1690.
13. Chiang CW, Lo SK, Ko YS, et al. Predictors of systemic embolism in patients with mitral stenosis. A prospective study. *Ann Intern Med* 1998;128:885–889.
14. Wilkins GT, Weyman AE, Abascal VM, et al. Percutaneous balloon dilatation of the mitral valve: an analysis of echocardiographic variables related to outcome and the mechanism of dilatation. *Br Heart J* 1988;60:229–308.
15. Padial LR, Freitas N, Sagie A, et al. Echocardiography can predict which patients will develop severe mitral regurgitation after percutaneous mitral valvulotomy. *J Am Coll Cardiol* 1996;27:1225–1231.
16. ACC/AHA guidelines for the management of patients with valvular heart disease. *J Am Coll Cardiol* 1998,32:1486–1588.
17. Ben Farhat M, Ayari M, Maatouk F. Percutaneous balloon versus surgical closed and open mitral commissurotomy. *Circulation* 1998;97:245–250.
18. Rahimtoola SH, Durairaj A, Mehra A, et al. Current evaluation and management of patients with mitral stenosis. *Circulation* 2002;106:1183–1188.
19. Iung B, Garbarz E, Doutrelant L, et al. Late results of percutaneous mitral commissurotomy for calcific mitral stenosis. *Am J Cardiol* 2000;85:1308–1314.
20. Iung B, Garbarz E, Michaud P, et al. Percutaneous mitral commissurotomy for restenosis after surgical commissurotomy: late efficacy and implications for patient selection. *J Am Coll Cardiol* 2000;35:1295–1302.
21. Presbitero P, Prever SB, Brusca A. Interventional cardiology in pregnancy. *Eur Heart J* 1996;17:182–188.
22. Sutaria N, Elder AT, Shaw TRD. Long term outcome of percutaneous mitral balloon valvotomy in patients aged 70 and over. *Heart* 2000;83:433–438.
23. Iung B, Gohlke-Bärwolf C, Tornos P, et al. Recommendations in the management of the asymptomatic patient with valvular heart disease. *Eur Heart J* 2002;23:1253–1266.
24. Cribier A, Savin T, Saoudi N, et al. Percutaneous transluminal valvuloplasty of acquired aortic stenosis in elderly patients: an alternative to valve replacement? *Lancet* 1986;1:63–67.
25. NHLBI Balloon Registry Participants. Percutaneous balloon aortic valvuloplasty. Acute and 30-day follow-up results in 674 patients from the NHLBI balloon valvuloplasty registry. *Circulation* 1991;84:2383–2387.
26. Bernard Y, Etievent J, Mourand JL, et al. Long-term results of percutaneous aortic valvuloplasty compared with aortic replacement in patients more than 75 years old. *J Am Coll Cardiol* 1992;92:1439–1446.
27. Iung B, Baron G, Butchart E et al. A prospective survey of patients with valvular heart disease in Europe: the Euro Heart Survey on Valvular Heart Disease. *Eur Heart J* 2003;24:1231–1243.
28. Bonhoeffer P, Boudjemline Y, Saliba Z, et al. Percutaneous replacement of pulmonary valve in a right-ventricle to pulmonary-artery prosthetic conduit with valve dysfunction. *Lancet* 2000;356:1403–1405.
29. Cribier A, Eltchaninoff H, Bash A, et al. Percutaneous transcatheter implantation of an aortic valve prosthesis for calcific aortic stenosis: first human case description. *Circulation* 2002;106:3006–3008.
30. Cribier A, Eltchaninoff H, Tron C, et al. Early experience with percutaneous transcatheter implantation of heart valve prosthesis for the treatment of end-stage inoperable patients with calcific aortic stenosis. *J Am Coll Cardiol* 2004;43:698–703.
31. Kaye DM, Byrne M, Alferness C, Power J. Feasibility and short-term efficacy of percutaneous mitral annular reduction for the therapy of heart failure-induced mitral regurgitation. *Circulation* 2003;108:1795–1797.
32. St. Goar FG, Fann JI, Komtebedde J, et al. Endovascular edge-to-edge mitral valve repair: short-term results in a porcine model. *Circulation* 2003;108:1990–1993.
33. Harken DE. Heart valves: ten commandments and still counting. *Ann Thorac Surg* 1989;48:S18–19.
34. Iung B, Nicoud-Houel A, Fondard O, et al. Temporal trends in percutaneous mitral commissurotomy over a 15-year period. *Eur Heart J* 2004 25:701–707.

第26章　腺病毒介导的基因传递促进冠心病和外周动脉疾病病人的侧支形成

Jai Pal Singh

对于具有严重缺血性冠状动脉疾病和外周动脉疾病的患者，目前最主要的治疗模式是通过手术或利用球囊扩张、支架或目前最流行的药物涂层支架等器械重建血流。另外一个可能的治疗方法是通过治疗性血管形成诱导侧支建立。这个治疗方法特别有助于具有心血管病危险因素而又缺乏侧支形成的病人[1~5]，或者具有弥漫性末梢疾病的病人，以及不能进行外科干预的病人。治疗性侧支形成包括血管形成（从业已存在血管发出的毛细血管）、血管新生（从细胞前体或成血管细胞新生成的血管）及动脉血管形成（从已存在的动脉通过重塑扩展）。动脉血管形成被认为从生物学机制上更多地满足远端组织灌注的血流供应。

一项源于动物模型及早期临床调查的大规模实验数据支持血管形成治疗的假说。侧支形成及随之出现的缺血改善已在人类中得到证实[1]。高脂血症、高血压、糖尿病、肥胖及吸烟等心血管危险因素降低了侧支形成的能力[2~5]。在动脉模型中，缺血刺激新血管的形成，而且对于血管形成蛋白或基因来说，可增加其对于缺血而引起的血管形成反应，在临床前模型中，增加血管形成可以改善缺血的心脏[7~11]及下肢功能[12,13]。早期临床试验也对血管形成治疗改善心脏及肢体血流和功能提供了支持的证据[14~21]。这些早期研究均证明注入成纤维细胞生长因子（FGF）及血管内皮生长因子（VEGF）促进血管形成能改善血管供应、组织灌注。然而随后的大规模研究并不能证明FGF-2和VEGF治疗的有效性，缺乏有效性的原因包括生长因子剂量的不足、治疗时程短、选择治疗的病人、实验设计、研究中的临床终点等多个因素。早期的血管形成临床研究在某种程度上类似于再狭窄研究，在关于再狭窄研究中，研究机构给予的治疗剂量不足、治疗时间不够长。使用药物涂层支架克服药代动力学-药效动力学问题，对于再狭窄有极大的治疗效果，正如再狭窄研究中，有效的血管形成治疗需要靶组织处具有高浓度的药物及足够长的治疗时程。

目前有多个有关持续给予血管或动脉形成物质治疗的研究正在进行中。持续释放血管形成细胞因子已在临床前研究中取得令人期待的结果[22~24]。此外小规模的临床研究也证实持续注入FGF和VEGF蛋白可以改善灌注及心脏功能[25~27]，还需要进一步研究证实持续释放血管形成物质的治疗潜力。目前广泛应用于验证血管形成物质有效性的方法是给予带有编码血管形成蛋白的基因。VEGF、Del-1和HGF（肝细胞生长因子）作为质粒DNA的临床研究正在进行中[19,28,29]。虽然在基因中引入质粒安全性是一个重要的优势，但是转录效率低及由此引起的低水平转基因表达仍然是主要局限。通过给予带有腺病毒载体的基因，允许有2周的高效转录和转基因表达[30]。近期有关VEGF、HIF-1α（低氧诱导因子-1α）和FGF-4基因经腺病毒载体导入在侧支形成中作用的研究正在进行中。

腺病毒转基因治疗研究进展

给予带有目的基因的非复制腺病毒载体可以在一定时间内形成局部高浓度的理想治疗性蛋白，腺病毒转录通过柯萨奇病毒-腺病毒受体（CAR）[35]和整联

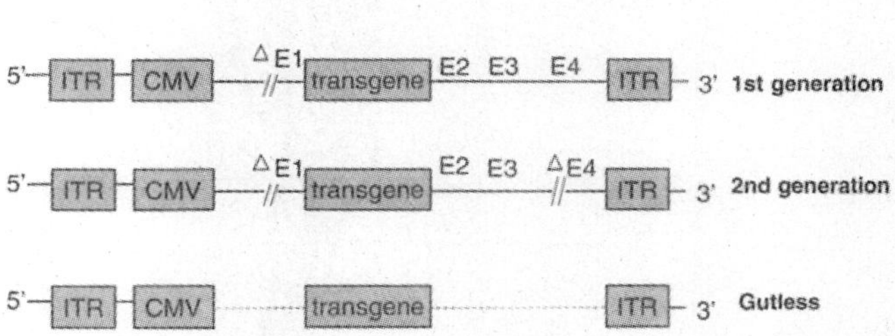

图 26-1　通过 E1 区（第一代）、E1/E4 区（第二代）私下多数病毒基因组，转基因的插入和 CMV 启动子产生三代腺病毒载体

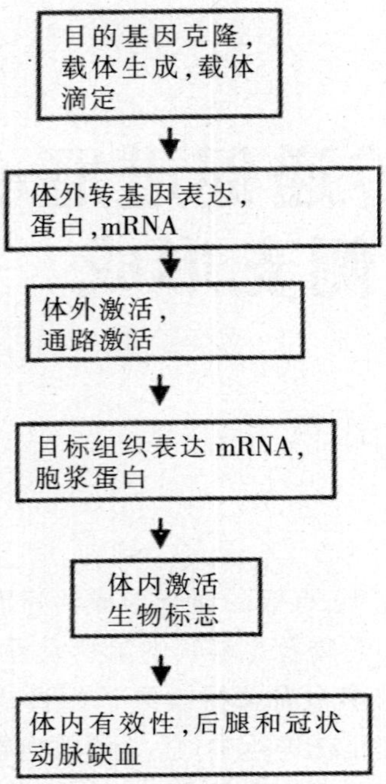

图 26-2　在冠状动脉和外周动脉模型中发展和测试腺病毒载体的实验步骤

蛋白αVβ3和αVβ5[36]，这些受体在心肌、骨骼肌和血管组织中的高水平表达需要有效地转录。腺病毒能通过分裂和非分裂细胞的方式转录，提供约2周基因表达的染色体外病毒DNA，对于血管形成治疗看来是适合的[30,37]。第一代病毒载体复制不足，通过丢失病毒基因组的E1区产生，这个基因组编码用于病毒DNA复制的早期基因和病毒后期的蛋白表达[26,1]。然而第一代载体在血管细胞中产生强烈的炎症反应[38-39]。第二代炎症反应明显低于第一代和第二代载体中的E1和E4均丢失[40]。在最近代载体中，就是众所周知的辅助细胞依赖性病毒载体(无肠载体)，它的炎症反应进一步减少，其中的病毒基因组大部分删除。无肠载体的炎症反应低，且基因表达量低，可能是由于辅助细胞依赖性病毒载体转录效率的降低而导致的。

腺病毒基因治疗策略见图26-2，首先要准备好含有血管生成或动脉生成基因的适合的载体，接着含有转基因的病毒载体来检测斑块形成单位（pfu），pfu主要用于评价活性病毒分子转染细胞，检测不同浓度的病毒载体在细胞系目标基因中的表达，HEK293细胞是一种最常见的测试载体转染后蛋白质生成水平的细胞系统。用抗体或ELISA检验mRNA或蛋白的水平可以检测基因生成情况，也可以用来检测蛋白生物的活性。随后病毒载体在体内靶组织中转基因的表达，可以在靶组织如骨骼肌或心肌组织中检测转基因的在体表达情况，可以使用RT-PCR来决定不同剂量腺病毒载体表达的mRNA水平。对于分泌的蛋白，血浆水平可以作为在体转基因表达的标志。转基因表达的时间决定治疗需求的相容性，这些研究的结果形成了缺血模型的效率-检测策略。广泛用于临床前期PAD的模型是大鼠和兔的后腿缺血模型[12]，对于冠脉模型，猪模型被认为是最适合检测基因治疗的。猪冠状动脉模型不仅可以评价目标基因的有效性，而且可以评价输送导管的有效性[10,11]，评价含有转基因的腺病毒载体在临床前模型的有效性，然后需证明载体的安全性、药动学及输送方法。

腺病毒基因治疗的模式及药动学

对于PAD病人，已采用直接注射的方法于骨骼肌导入基因。载体溶解液从多个部位直接注射到腿部肌肉[28]。输

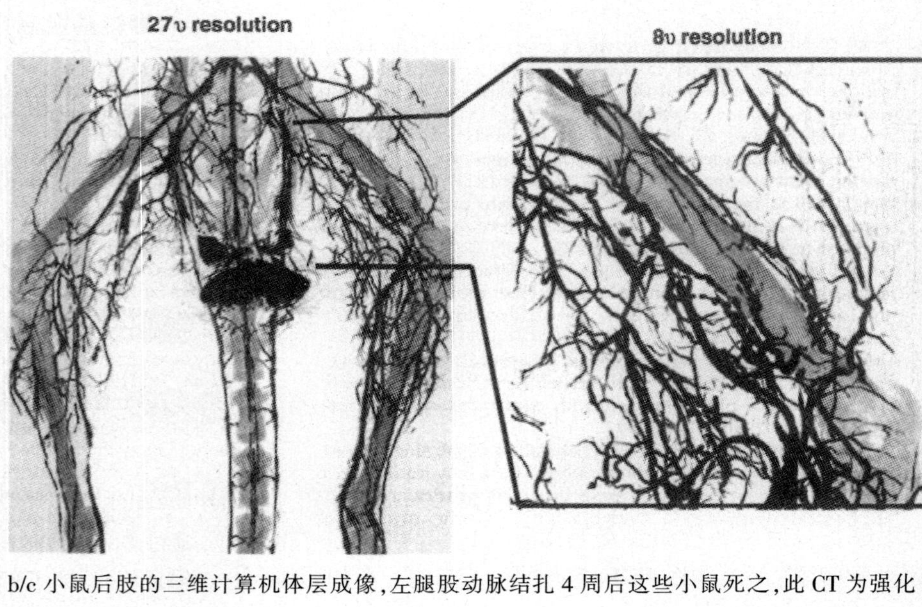

图 26-3　Bal b/c 小鼠后肢的三维计算机体层成像，左腿股动脉结扎 4 周后这些小鼠死之，此 CT 为强化 CT

送到心脏，冠脉内或心肌内给药也已使用[31-34]。一般认为通过冠脉内给药比心肌内给药心肌表达要低，而且血管内给药产生系统性暴露，从而导致病毒或目标基因产生等不需要的效应，肌肉内给药可使治疗性蛋白的局部浓度增高，系统性不良反应少。此外，如果使用系统性给药途径，需要限制反复给药，因为这可以产生抗病毒抗体。然而肌肉内给药可以反复给药，因为此法病毒可以尽快转移到细胞，使之免于免疫清除。

虽然通过腺病毒载体导入基因具有调高转录效率，延长基因表达时间等优点，但有关分子治疗的药效学和药动学仍然需要更进一步明确。因为肌肉内给药仅限于给药部位的局部表达，其剂量关系仍限于经验，在未来的研究中，使用合适的转基因产物的生物标记物和血浆水平，对于剂量选择和药动学有进一步的理解。

采用腺病毒基因导入的临床试验结果

有关使用血管生成蛋白的最初临床试验研究之后，为了治疗效果的需要，人们认识到需持续给予血管生成物质，因此最近几年血管生成的治疗已转移到基因为基础的治疗。质粒DNA和腺病毒载体介导的基因转染均用来研究VEGF-121，VEGF-165，DEL-1，HIF-1α和FGF-4的引入（图26-1）。这一部分总结了腺病毒基因导入的数据，讨论了早期临床研究的数据。

表 26-1　腺病毒介导的基因治疗 CAD 及 PAD

介质	治疗方式	疾病	阶段	结果	参考文献
VEGF-165	1C	CAD	Ⅰ期	改善灌注	[31]
VEGF-121	1M	CAD	Ⅰ期	安全	[45]
FGF-4	1C	CAD	Ⅰ/Ⅱ期	改善灌注	[33,34]
VEGF-121	1M	PAD	Ⅱ期	无主要终点	[38]
HIF-1α	1M	PAD	Ⅰ期	溃疡愈合证据	[32]

（杜峰　译）

参考文献

1. Charney R, Cohen M. The role of the coronary collateral circulation in limiting myocardial ischemia and infarct size. *Am Heart J* 1993;126:937-945.
2. Couffinhal T, Silver M, Kearney M, et al. Impaired collateral vessel development associated with reduced expression of vascular endothelial growth factor in ApoE-/- mice. *Circulation* 1999;99: 3188-3198.
3. Rivard A, Silver M, Chen D, et al. Rescue of diabetes-related impairment of angiogenesis by intramuscular gene therapy with adeno-VEGF. *Am J Pathol* 1999;154:355-363.
4. Rivard A, Faber JE, Silver M, et al. Age-dependent impairment of angiogenesis. *Circulation* 1999;99(1):111-120.
5. Yilmaz MB, Biyikoglu SF, Akin Y, et al. Obesity is associated with impaired coronary collateral vessel development. *Int J Obes Relat Metab Disord* 2003;27(12):1541-1545.
6. Schaper W, Scholz D. Factors regulating arteriogenesis. *Arterioscler Throm Vasc Biol* 2003;23:1143-1151.
7. Lee LY, Patel SR, Hackett NR et al. Focal angiogenesis therapy using intramyocardial delivery of an adenovirus vector coding for vascular endothelial growth factor 121. *Ann Thorac Surg* 2000; 69(1):14-23.
8. Schwarz ER, Speakman MT, Patterson M, et al. Evaluation of the effects of intramyocardial injection of DNA expressing vascular endothelial growth factor (VEGF) in a myocardial infarction model in the rat—angiogenesis and angioma formation. *J Am Coll Cardiol* 2000;35(5):1323-1330.
9. Tanake E, Hattan N, Ando K, et al. Amelioration of microvascular myocardial ischemia by gene transfer of vascular endothelial growth factor in rabbits. *J Thorac Cardiovasc Surg* 2000;120(4):720-728.
10. Sato K, Wu T, Laham RJ, et al. Efficacy of intracoronary or intravenous VEGF165 in a pig model of chronic myocardial ischemia. *J Am Coll Cardiol* 2001;37(2):616-623.
11. Mack CA, Patel SR, Schwarz EA, et al. Biologic bypass with the use of adenovirus-mediated gene transfer of the complementary deoxyribonucleic acid for vascular endothelial growth factor 121 improves myocardial perfusion and function in the ischemic porcine heart. *J Thorac Cardiovasc Surg* 1998;15(1):168-176.
12. Waters RE, Terjung RL, Peters KG, et al. Preclinical models of human peripheral arterial occlusive disease: implications for investigation of therapeutic agents. *J Appl Physiol* 2004;97:773-780.
13. Pipp F, Heil M, Issbrucker K et al. VEGFR-1-selective VEGF homologue PIGF is arteriogenic. Evidence for monovcyte-mediated mechanism. *Circ Res* 2003;92:378-385.
14. Hendel RC, Henry TD, Rocha-Sing K, et al. Effect of intracoronary recombinant human vascular endothelial growth factor on myocardial perfusion: evidence for a dose-dependent effect. *Circulation* 2000;101(2):118-121.
15. Simons M, Annex BH, Laham RJ, et al. Pharmacological treatment of coronary artery disease with recombinant fibroblast growth factor-2: double-blind, randomized, controlled clinical trial. *Circulation* 2002;105(7):788-793.
16. Vale PR, Losordo W, Milliken CE, et al. Randomized, single-blind, placebo-controlled pilot study of catheter-based myocardial gene transfer for therapeutic angiogenesis using left ventricular electromechanical mapping in patients with chronic myocardial ischemia. *Circulation* 2001;103(17):2138-2143.
17. Symes JF, Losordo DW, Vale PR, et al. Gene therapy with vascular endothelial growth factor for inoperable coronary artery disease. *Ann Thorac Surg* 1999;68(3):830-836.
18. Losordo DW, Vale PR, Hendel RC, et al. Phase 1/2 placebo-controlled, double-blind, dose-escalating trial of myocardial vascular endothelial growth factor 2 gene transfer by catheter delivery in patients with chronic myocardial ischemia. *Circulation* 2002;105(17):2012-2018.
19. Lederman RJ, Mendelsohn FO, Anderson RD, et al. Therapeutic angiogenesis with recombinant fibroblast growth factor-2 for intermittent claudicating (the TRAFFIC study): a randomized trial. *Lancet* 2002;359(9323):2053-2058.
20. Ferrara N. VEGF: an update on biological and therapeutic aspects. *Curr Opin Biotechnol* 2000;11(6): 617-624.
21. Henry TD, Annex BH, Mckendall GR, et al. The VIVA trial: vascular endothelial growth factor in ischemia for vascular angiogenesis. *Circulation* 2003;107(10):1359-1365.
22. Gu F, Amsden B, Neufeld R. Sustained delivery of vascular endothelial growth factor with alginate beads. *J Contr Rel* 2004;96: 463-472.
23. Faranesh AZ, Nastley MT, et al. In vitro release of vascular endothelial growth factor from gadolinium-doped biodegradable microsphere. *Magn Reson Med* 2004;51:1265-1271.
24. Patel ZS, Mikos AG. Angiogenesis with biomaterial-based drug and cell-delivery systems. *J Biomater Sci* 2004;15:701-726.
25. Kipshidze N, Kipiana K, Roubin BG, et al. Therapeutic angiogenesis for patients with limb ischemia by utilization of fibrin meshwork. *Int Angiol* 2003;349:55.
26. Laham R, Sellke FW, Edelman ER, et al. Local perivascular delivery of basic fibroblast growth factor in patients undergoing coronary bypass surgery: results of a phase 1 randomized, double blind, placebo-controlled trial. *Circulation* 1999;100: 1865-1871.
27. Ruel M, Laham RJ, Parker JA, et al. Long-term effects of surgical angiogenic therapy with fibroblast growth factor 2 protein. *J Therac Cardiovasc Surg* 2002;124:28-34.
28. Rajagopalan S, Olin JW, Young S, et al. Design of the Del-1 for

therapeutic angiogenesis trial (DELTA-1), a phase II multi-center, double-blind, placebo-controlled trial of VOLTS-589 in subjects with intermittent claudication secondary to peripheral arterial disease. *Hum Gene Ther* 2004;15:619–624.
29. Morishita R, Aoki M, Hashiya N, et al. Safety evaluation of clinical gene therapy using hepatocyte growth factor to treat peripheral artery disease. *Hypertension* 2004;44:203–209.
30. Mah C, Byrne BJ, Flotte TR. Virus-based gene delivery systems. *Clin Pharmacokinet* 2002;41(12):901–911.
31. Hedman M, Hartikainen J, Syanne M, et al. Safety and feasibility of catheter-based local intracoronary vascular endothelial growth factor gene transfer in the prevention of postangioplasty and in-stent restenosis and in the treatment of chronic myocardial ischemia: phase II results of the Kuopio Angiogenesis Trial (KAT). *Circulation* 2003;107(21):2677–2683.
32. Rajagopalan S, Olin J, et al. Harnessing the response to hypoxia: use of a constitutively active hypoxia-inducible factor-1a transgene in no-option critical limb ischemia. *Circulation* 2003;108(17):442.
33. Grines C, Rubiyani GM, Kleinman NS, et al. Antigenic gene therapy trial (AGENT) in patients with stable angina pectoris. *Circulation* 2002;105:1291–1297.
34. Grines C, Watkins MW, Mahmarian JJ, et al. Angiogene Gene Therapy (AGENT-2) Study Group. A randomized, double blind, placebo-controlled trial of Ad5FGF-4 gene therapy and its effect on myocardial perfusion in patients with stable angina. *J Am Coll Cardiol* 2003;42(8):1339–1347.
35. Bergelson JM, Cunningham JA, Droguett G, et al. Isolation of a common receptor for coxsackie B viruses and adenovirus 2 and 5. *Science* 1997;275:1320–1323.
36. Wickham TJ, Mathias P, Cheresh DA, et al. Integrins avb3 and avb5 promote adenovirus internalization but not virus attachment. *Cell* 1993;73:309–319.
37. Li YL, Patel SR, Hackett NR, et al. Focal angiogene therapy using intramyocardial delivery of an adenoviral vector coding for vascular endothelial growth factor 121. *Am Thorac Surg* 2000;69:14–24.
38. Gligenkrantz H, Duboc D, Juillard V, et al. Transient expression of genes transferred in vivo into heart using first-generation adenoviral vectors: role of the immune response. *Hum Gene Ther* 1995;6(10):1265–1274.
39. Chan SY, Li K, Piccotti JR, et al. Tissue-specific consequences of the anti-adenoviral immune response: implications for cardiac transplants. *Nat Med* 1999;5(10):1143–1149.
40. Qian HS, Channon K, Neplioueva V, et al. Improved adenoviral vector for vascular gene therapy: beneficial effects on vascular function and inflammation. *Circ Res* 2001;88:911–917.
41. Wen S, Shannon G, Massey PG, et al. Improved vascular gene transfer with a helper-dependent adenoviral vector. *Circulation* 2004;110:1484–1491.
42. Laitinen M, Makinen K, Manninen H, et al. Adenovirus mediated gene transfer to lower limb artery of patients with chronic critical leg ischemia. *Hum Gene Ther* 1998;9: 1481–1486.
43. Makinen K, Manninen H, Hedman M, et al. Increased vascularity detected by digital subtraction angiography after VEGF gene transfer to human lower limb artery: a randomized, placebo controlled double blinded phase II study. *Mol Therapy* 2002;6: 127–133.
44. Rosengart TK, Lee LY, Patel SR, et al. Angiogenesis gene therapy: phase 1 assessment of direct intramyocardial administration of an adenovirus vector expressing VEGF121 cDNA to individuals with clinically significant sever coronary artery disease. *Circulation* 1999;100:468–474.
45. Rosengert, et al. Video assisted epicardial delivery of angiogenic gene therapy to the human myocardium utilizing an adenovirus vector encoding VEGF 121. *Circulation* 1999;100: I–770.
46. Rajagopalan S, Mohler ER 3rd, Lederman RJ, et al. Regional angiogenesis with vascular endothelial growth factor in peripheral arterial disease. *Circulation* 2003;108:1933–1938.
47. Bockeria LA, Golukhova EZ, Eremeeva MV, et al. New approaches to treatment of ischemic heart disease: therapeutic angiogenesis in combination with surgical revascularization of the myocardium [Russian] *Arkhiv* 2004;76(6):25–30.
48. Giaccia A, Siim BG, Johnson RS. HIF-1α as a target for drug development. *Nat Rev Drug Discov* 2003;2(10):803–811.
49. Jiang C, Lu H, Vincent KA, et al. Gene expression profiles in human cardiac cells subjected to hypoxia or expressing a hybrid form of HIF-1 alpha. *Physiol Genomics* 2002;8(1):23–32.
50. Vincent KA, Shyu KG, Luo Y, et al. Angiogenesis is induced in a rabbit model of hind limb ischemia by naked DNA encoding an HIF-1alpha/VP16 hybrid transcription factor. *Circulation* 2000;102(18):2255–2261.
51. Pels K, Deiner C, Coupland SE, et al. Effect of adenoviral VEGF 165 gene transfer on vascular thickening after coronary balloon injury. *Cardiovascular Res* 2003;60:664–672.
52. Khurana R, Shari S, Zachary I. Vascular endothelial growth factor gene transfer inhibits neointimal macrophage accumulation in hypercholesterolemic rabbits. *Artioscler Thromb Vasc Bio* 2004;24: 1074–1080.
53. Six I, Mouquet F, Corseaux, et al. Protective effects of basic fibroblast growth factor in early atherosclerosis. *Growth Factors* 2004;22:157–167.
54. Heil M, Schaper W. Influence of mechanical, cellular, and molecular factors on collateral artery growth (arteriogenesis). *Circ Res* 2004;95:449–458.

第五部分

临 床 问 题

第27章　钙化性长病变

David R.Holmes,Jr.

冠状动脉钙化性长病变是介入性心脏病学的难点问题，由于其发生早期及远期并发症的概率较高，故进行介入性操作变得更加困难[1-8]（表27-1）。斑块负荷的增加及晚期的动脉粥样硬化是它的两个特点。钙化的范围及分布类型变化很大。这种广泛的差异性或许对介入手术治疗策略的制定有重要意义。

CT扫描可以量化患者钙化病变的范围和分布，并将它们同需要进行治疗的冠脉狭窄之间的关系进行评估。在那些已经做过CT扫描筛查的患者中，钙化病变程度的评估结果不尽相同。目前，这样的临床环境相对少见，但随着这类检查手段使用的增加，我们将面对更多这样的临床情况。钙化通常在冠脉造影中X线透视检查时即可被识别。特别是通过X线透视识别的高密度钙化往往提示有360°的受累。尽管目前血管内超声(IVUS)的应用相对较少，但它是一种更敏感的评价钙化的检查手段[9]。有了血管内超声，就可以对钙化分布进行研究——包括周长、轴向分布以及血管壁下的深度，从而判断出是深部的还是表面的钙化。

早期问题

钙化性长病变的治疗可以因为装置递送的问题而变得复杂。在这种情况下，选择最合适的引导导管比平时更加重要。通常需要良好的导管支撑。当病变长度增加时，需要放置更长的装置，而这些较长的装置尤其是长支架由于其质地较硬而不易被放置。另外，如果是钙化病变，那么支架通过的阻力也将增加。在这种情况下，直接支架植入术通常不是首选方案。实际上，试验发现，钙化性病变通常是直接支架植入术的禁忌证。Boulmier等人[11]评估了当病变需要放置长支架时，采用球囊预扩张后直接支架植入术的效果。在一份包括128例患者的前瞻性多中心研究中，患者病变平均长度为20.7 mm±5.4 mm，而支架平均长度为21.4 mm±3.8 mm。通过多元分析发现，钙化的存在同直接支架植入术的失败显著相关(p=0.004)。另一个更大规模的包括1 000个病变的单中心试验，Martininez-luengas[12]也发现首次成功率的减少同钙化有关。这些及其他一系列研究结果使许多随机试验将钙化病变因素排除在外。如果支架未能释放，那么经常会将支架撤回到引导导管，这样做会给支架带来可能的损伤或甚至形成支架内血栓。如果支架不能释放而要撤回引导导管时，那么需尽可能使引导导管处于同轴位置。由于这些原因，在钙化性长病变的治疗过程中，预扩张是非常重要的。

尽管球囊预扩张的概念简单易懂，但是必须注意一些重要问题。术者必须明确需要使用球囊预扩张治疗动脉部分的范围，因为只有这样植入的支架才能完全覆盖整个扩张的长度。一般而言，植入的支架要比球囊扩张损伤段每侧长出2~4 mm。

在使用DES或更广泛地使用血管近距离治疗时，避免“地理遗失”是很重要的。选择合适尺寸的预扩张球囊也是非常重要的。尺寸适当的球囊应使随后的支架更易放置成功；一般而言，我们选择比选定支架尺寸大约小5 mm的球囊。预扩张后球囊外形将变大且带有“翼”，则有助于将该球囊再次送到靶病变部位。

表 27-1　钙化性长病变引起的问题

早期
装置递送困难
血管边支越多，就越可能出现血管损伤
血管管腔逐渐变细要求不同尺寸的装置
由于粥样斑块增多而使远端血管血栓栓塞的可能性增加
支架很难达到充分扩张
远期
再狭窄

如果随后的尝试很困难,那么就应该选择并使用更大的预扩张球囊。

在严重钙化病变的情况下,因为支架甚至球囊可能遇到钙化刺(calcified spicules)而使装置递送问题可能被凸显出来。在那些尝试使用IVUS预处理的患者中,如果超声导管不能通过,那么除非病变被扩张,否则支架也不能通过。在这种情况下,使用比选定支架球囊稍微大些的球囊进行预扩张是有效的。

钙化病变的唯一问题可能是球囊或支架不能充分地扩张。对于支架植入术来说,这也许会带来不良的后果,即支架不能扩张或球囊不能从支架那里回撤。

在钙化性长病变中,旋磨术尤其起到特殊的作用。尽管如此,这项技术的应用已逐渐减少。最近,报道了一项关于12家医学中心286名患者的345处病变中旋磨术使用情况的前瞻性研究。旋磨术的使用占介入操作的0.6%到8.2%。在这组病变中,63%是钙化病变,而36%的病变长度超过15 mm。大约1/4被处理的病变为支架内再狭窄病变;在这个分组中,60%的病变不是超过15 mm的长段病变就是完全闭塞性病变。在非支架内再狭窄的病变中,有80%是钙化性病变。这些复杂病变的手术成功率约94%。采用逐级logistic多变量分析,只有MVD(OR=0.31,95%;CI 0.1~0.8;p=0.003)和在使用旋磨术出现慢血流时(OR=0.25,95%;CI 0.08~0.7;p=0.008)其手术成功率较低。这些结果不断支持旋磨术应该使用在可能会影响支架展开的严重钙化性病变及较长的病变,虽然在后一种情况中,慢血流情况会增加。尽管如此,旋磨术仍较少被使用。

目前,当遇到钙化性病变时,最常用的方法是使用大小合适的球囊进行预扩张。球囊一般比预计支架的尺寸小0.5 mm。在预扩张时,应力求球囊充分膨胀。如果球囊不能达到充分扩张,那么要使用释放压力超过20 atm的高压球囊。另一个方法是使用切割球囊以改变病变的顺应性。尽管这些硬质的器械很难被送到钙化靶病变处,但它们被认为在这种情况下是有用的。在这种情况下,应该使用最短的切割球囊。Karvouni等对37例经过血管造影后被认为是中度或重度的钙化病变进行了评估。研究者发现使用切割球囊和常规血管成形术相比,得到首次冠脉造影结果相当,并且其使用的压力更低[13]。同样,Okura在对一份包括180个使用切割球囊后进行IVUS检查的病变进行研究后发现,使用切割球囊可以使病变的横断面部分得到更大的改善。这一发现能使支架递送变得更容易且预见性更强。

一个钙化性长病变比较常见的问题是很难做到最大程度地释放支架。这一情况无疑要比我们所了解到的更加普遍。如果在这种情况下常规使用IVUS检查,我们会发现支架相对膨胀不全的情况很普遍。由于这个原因,对于钙化病变,许多术者常规使用支架植入后高压球囊,这种球囊也许要比最初的球囊和支架大0.25 mm。在这种情况下适宜采用非顺应性球囊。但必须记住,这种球囊应该更短且不能超过支架的长度。

当病变长度增加时,边支循环的数目同样增多。这些边支循环的影响也许是无症状性的,也许可以导致缺血症状或损伤标志物的升高。在这种情况下处理方式要根据边支循环的大小还有边支循环起始部是否有狭窄而改变。如果边支循环≥2mm,那么在扩张或释放支架时可以使用一个导丝进行保护,以防止边支循环变窄,增加成功的概率。在这种情况下,治疗策略有所变化。通常要进行预扩张,一方面提高支架递送的成功率,另一方面对重要的边支血管的影响进行评估。如果在预扩张时边支血管是狭窄的,那么在植入支架时它极有可能变得更狭窄。如果一个大的边支循环被靶病变累及需要进行扩张,那么需要首先选择一个较大的引导导管来使用双球囊支架内技术,而这也是所必须的。

锥形病变在长病变中是比较特别的一种[15,16]。在过去,通过轴的冠状动脉造影测量证明,动脉在其病变过程中逐渐变细。Banka等发现19%的血管逐渐变细0.5~0.9 mm,从近端到远端超过20 mm长,而且在这段病变中,血管变细超过1 mm的占23%。早期的这些观点导致锥形球囊的发展,而后者被发现非常有效[16]。对于长病变,一般会使用更长的支架。在这种情况下,支架释放后,支架更多的近端可以被扩张,要么需要使用更大的非顺应性球囊或使用更高压力的适应性球囊来使支架完全符合被治疗的血管的尺寸。作为选择,众多更短的不同直径的支架可以被使用,这些支架更符合需要被治疗的长病变的尺寸。后一种方法不仅有费用较高的缺点而且会产生一些问题,如支架未能覆盖的间隙及支架重叠。

在TAXUS V试验中,被治疗的患者中均具有较长的病变。一个预定亚组包括支架重叠。在这一组包括379名患者,平均病变长度是25.3 mm,而平均支架长度是43.7 mm。在这一组患者中,30天内发生急性心肌梗死,特别是非Q波型心肌梗死的发生率是升高的。初步分析表明,这可能同TIMI血流明显减少的分支血管狭窄有关[17]。

远期预后

再狭窄已经成为长病变的主要问题。使用PTCA时,病变的长度是再狭窄最有力的预测指标。在支架植入术中这种关联仍是正确的。在一份具有四个支架试验的荟萃分析中,支架长度是再狭窄的最重要的预测因素之一[18]。正如之前所提到的,在TAXUS V研究中,带有支架重叠的长病变是一个预定亚组。Stone等人发现,在这一组中,靶病变的血管成形术和支架再狭窄的造影分别升高了16.2%和17.9%。同裸支架相比,这些结论仍有明显的差异。

病变长度对于使用雷帕霉素洗脱支架预后的影响已经在被研究。在RESEARCH注册研究中,Degertekin对96名患者的预后进行了评估，这些患者使用支架的最小长度为41 mm。平均支架长度为61.2 mm±21.4 mm。在平均随访的320天里,主要有害的心脏事件发生在8.3%的患者中,这一比例要高于较短的病变被治疗后所发生的不良事件。在对其中一个亚组的患者进行冠状动脉造影随访中发现再狭窄率轻度升高到11.9%[19]。

长药物洗脱支架是一项非随机对照研究，其对637名因长病变而使用裸支架(BMS)、雷帕霉素洗脱支架或紫杉醇洗脱支架的患者进行冠脉造影和临床预后的分析。在长期预后的结果中得出明显差异。两个药物洗脱支架组分别比裸支架组有较低的靶病变再狭窄率:雷帕霉素为2.7%,紫杉醇为5.4%,而裸支架为18.6%。雷帕霉素和紫杉醇洗脱支架之间的靶病变再狭窄率的差异并不显著。雷帕霉素的支架内再狭窄率为7.4%,紫杉醇为21.3%,而裸支架为42.5%。

结论

钙化性长病变的治疗仍存在疑点。我们必须对细节加以关注,包括预扩张;支架不能释放需要采取的措施;通过血管狭窄评价来选择器械;治疗过程中可能累及分支血管;即使在药物洗脱支架时代也会出现不断增加再狭窄的可能。

(王　超　丛洪良　译)

参考文献

1. Hirshfeld JW Jr, Schwartz JS, Jugo R, et al. for the M-HEART Investigators. Restenosis after coronary angioplasty. *J Am Coll Cardiol* 1991;18:647–656.
2. Kobayashi Y, De Gregorio J, Kobayashi N, et al. Stented segment length as an independent predictor of restenosis. *J Am Coll Cardiol* 1999;34:651–659.
3. Kornowski R, Mehran R, Hong MK, et al. Procedural results and late clinical outcomes after placement of three or more stents in single coronary lesions. *Circulation* 1998;97:1355–1361.
4. Serruys PW, Foley DP, Suttorp MJ, et al. A randomized comparison of the value of additional stenting after optimal balloon angioplasty for long coronary lesions: final results of the additional value of NIR stents for treatment of long coronary lesions (ADVANCE) study. *J Am Coll Cardiol* 2002;39:393–399.
5. Hoffmann R, Herrmann G, Silber S, et al. Randomized comparison of success and adverse event rates and cost effectiveness of one long versus two short stents for treatment of long coronary narrowings. *Am J Cardiol* 2002;90:460–464.
6. Schalij NJ, Udayachalerm W, Oemrawsingh P, et al. Stenting of long coronary artery lesions: initial angiographic results and 6-month clinical outcome of the micro stent II-XL. *Catheter Cardiovasc Interv* 1999;48:105–112.
7. Kornowski R, Bhargava B, Ruchs S, et al. Procedural results and late clinical outcomes after percutaneous interventions using long (> or = 25 mm) versus short (<20 mm) stents. *J Am Coll Cardiol* 2000;35(3):612–618.
8. Iliadis EA, Zaacks SM, Calvin JE, et al. The relative influence of lesion length and other stenosis morphologies on procedural success of coronary intervention. *Angiology* 2000;51:39–52.
9. Orford JL, Denktas AE, Williams BA, et al. Routine intravascular ultrasound scanning guidance of coronary stenting is not associated with improved clinical outcomes. *Am Heart J* 2004;148:501–506.
10. Oemrawsingh PV, Mintz GS, Schalij MJ, et al. Intravascular ultrasound guidance improves angiographic and clinical outcome of stent implantation for long coronary artery stenoses: final results of a randomized comparison with angiographic guidance (TULIP Study). *Circulation* 2003;107:62–67.
11. Boulmier DM, Bedossa P, Commeau B, et al. Direct coronary stenting without balloon predilatation of lesions requiring long stents: immediate and 6-month results of a multicenter prospective registry. *Catheter Cardiovasc Interv* 2003;58:51–58.
12. Lozano Martininez-Luengas I, Lopez-Palop R, Pinar E, et al. Direct stenting without predilation: a single-center experience with 1000 lesions. *Rev Esp Cardiol* 2002;55(7):705–712.
13. Karvouni E, Stankovic G, Albiero R, et al. Cutting balloon angioplasty for treatment of calcified coronary lesions. *Catheter Cardiovasc Interv* 2001;54(4):473–481.
14. Okura H, Hayase M, Shimodozono S, et al. Mechanisms of acute lumen gain following cutting balloon angioplasty in calcified and noncalcified lesions: an intravascular ultrasound study. *Catheter Cardiovasc Interv* 2002;57(4):429–436.
15. Laird JR, Popma, JJ, Knopf WD, et al. Angiographic and procedural outcome after coronary angioplasty in high-risk subsets using a decremental diameter (tapered) balloon catheter. *Am J Cardiol* 1996;77:561–568.
16. Banka VS, Baker HA III, Vermuri DN, et al. Effectiveness of decremental diameter balloon catheters (tapered balloon). *Am J Cardiol* 1992;69:188–193.
17. Stone GW and TAXUS V researchers. A clinical trial evaluating polymer-based paclitaxel-eluting stent implantation in patients with complex coronary artery disease. In press.
18. Kereiakes D, Linnemeier TJ, Baim DS, et al. Usefulness of stent length in predicting in-stent restenosis (the MULTI-LINK stent trials). *Am J Cardiol* 2000;86:336–341.
19. Degertekin M, Arampatzis CA, Lemos PA, et al. Very long sirolimus-eluting stent implantation for de novo coronary lesions. *Am J Cardiol* 2004;93(7):826–829.
20. Hong MK. Long-DES. A multicenter prospective nonrandomized registry study for drug-eluting stents in very long coronary lesions (Cypher vs Taxus). Presented at Transcatheter Therapeutics 2004, Sept. 30, Washington, D.C.

第28章　长段病变

Xiaoshun Liu　Ivan De Scheerder

从早期开展经皮介入治疗术以来，PCI术不断取得新进展。最初，虽然复杂的、长的和弥漫性病变是PCI的一个禁忌证，但是由于血管成形术的进展、术者的经验和导管技术的改进，现在已不再是禁忌。尽管如此，对于PCI术来说，在动脉粥样硬化患者冠脉血管的弥漫性病变中的长冠脉狭窄依然是一种挑战。

传统的球囊血管成形术

20世纪80年代的研究证实病变的长短对手术成功与否存在影响[1,2]。根据ACC/AHA的Task Force（1988）研究报告，长度超过20mm的subtotal lesions仍然是经皮血管成形术的一个相对禁忌[4]。1993年通过对Cleveland Clinic Cardiology Database中的3 000多例患者进行分析，Ellis等人发现在其他因素中，病变长度仍然会增加并发症危险[5]。较长的病变同较高的再狭窄率也相关[6-8]。

长的球囊

随着导管技术的进展，出现了长度为30mm、40mm甚至是60 mm的长球囊，它们通过更加稳固地分散病变血管的导管分子的膨胀压力，以及减少长段病变端点的切力来提高处理长段病变的精确性[9,10]。相对20 mm的球囊来说，30 mm的球囊需要更少的膨胀，这导致了其更少的中度或重度夹层[11]。但是，使用长的球囊并没有升高再狭窄率[12]。对应用60 mm长的球囊的14个高危患者的一小型研究中发现，只有7（21%）个患者需要再次行介入治疗，1(7%)个需要外科血管再通术[13]。

锥形球囊

关于长段病变的另一个问题是血管逐渐变细，尤其是前降支（LAD）。Banka等人研究证实，42%的病例血管显著变细（20 mm长的血管变细>0.5 mm）[14]。已经提出来使用一个带有减流计直径的球囊导管，来使远端血管的扩界减到最小，这使全部的血管造影的成功率大于95%[14,15]。

并发症和再狭窄

传统的球囊血管成形术为处理长的、弥散的冠状动脉血管病变提供了一种途径。但是在进行球囊血管成形术后，长段病变相对于分散的血管狭窄仍然明显地提高再狭窄率。分散的尤其是很严重的钙化血管患者，球囊可能破裂或者在它的两端造成分割。另外，弥漫病变中很难找到适当的球囊尺寸，这导致了弥漫病变不可能参照正常的血管造影。

总之，长段的病变相对于短的、集中的血管病变来说，传统的血管成形术也同样能成功，且有差不多的并发症发病率。一个长的球囊或者在一定条件下一个锥形球囊优于标准球囊。尽管关于再狭窄的数据是有争议的，但是在这些患者中再狭窄率似乎明显的升高了。

其他的介入手段

经皮腔内斑块旋切术

虽然高速经皮腔内斑块旋切术（HSRA）已经被提出作为一个对于一些患者可供选择的方法，这些患者存在复杂的、长的、钙化的血管病变，且无球囊血管成形术指征，但是最初的研究证明高速经皮腔内斑块旋切术的疗效并不令人满意[16]。为了优化HSRA立竿见影的效果，辅助的PTCA被提出[17]。Rotablator多中心注册研究中，HSRA和球囊血管成形术联合应用在有Q波和无Q波心肌梗死中的成功率要轻度高于应用于比较长的血管病变中[18]。在ERBAC随机研究中，经皮腔内斑块旋切术、激光成形术、传统的球囊血管成形术三者治疗存在复杂病变患者的比较表明：经皮腔内斑块旋切术治疗的疗效要优于另外两者 (89% vs 77%和80%,p=0.009)[19]。

其他的最近发表的多中心、前瞻性、随机的研究(对比球囊血管成形术与经皮腔内斑块旋切术即Transluminal Rotablation 与 Transluminal Angioplasty Strategy的研究) 对比了旋磨术和PTCA在具有复杂血管病变患者中短期及长期的效果后显示:经皮腔内斑块旋切术相对于常规的血管成形术无优势[20,21]。

定向的经皮腔内斑块旋切术

定向的冠状动脉经皮腔内斑块旋切术 (DCA)用于治疗冠状动脉树状结构基部或者大的侧支分叉处短的(10mm)、非钙化的、偏心的病变。虽然DCA已经成功地应用在大于10 mm的长段病变,但是几个大的随机的DCA试验([OARS])却表明了相反的结论[22-27]。

准分子激光冠状动脉成形术

包括3 000名患者的ELCA试验分析表明,准分子激光经皮腔内血管旋切术的成功率高达90%,并且其并发症的发生率也是可以接受的。此种手术是否成功或并发症的发病率不受病变长度及复杂性影响[28]。尽管如此,在随后的随机试验([ERBAC])中,与BA组比较,ELCA组的支架两端再狭窄率较高[29,19]。这以说明激光治疗对血管壁的损伤更严重。更多的最新研究显示ELCA在长段病变(>20 mm)、钙化病变,以及小的病变血管(≤2.5 mm参考直径)或者冠脉完全闭塞的患者中并未产生一个良好的临床效果。相反在存在成串血管病变的患者中,ELCA的临床效果不如BA[30]。

总之,对有长段血管病变的患者行经皮腔内斑块旋切术,不管是否联合附加的BA,其疗效都优于传统的BA,但是再狭窄率不尽如人意。这种手段应优先应用于切割器长度与病变长度搭配不当时的复杂、钙化的病变。ELCA应用于长的、复杂的病变的成功率相当于传统的BA,但是,这种新技术对于疾病的远期预后并不令人满意。

冠状动脉支架术

早在20世纪90年代,有选择性的支架植入术已被阐明可以明显地降低再狭窄率,此结果来自仔细挑选的患者(短病变【15 mm】,大血管【≥3.0 mm】)[31,32]。随着抗血小板药物、支架分离系统和支架设计的进步,冠状动脉支架植入术对于各种病变的短、长期预后得以明显提高。但是,对于长的、弥散的冠状动脉病变,支架植入术疗效没有得到很好的认定。

Maiello等人报道在89个共有108处大于20 mm长段病变的患者中,Palmaz-Schatz(PS)支架植入的成功率高达93%[33]。Di Sciascio等人报道在有不同长度病变的患者其发生严重心血管事件的概率相同[34]。一个前瞻性研究中,包括187个植入长的(32 mm)NIR支架的患者,他们的治疗成功率高达93%,且伴有较低的严重并发症[35]。Kobayashi等人对比了短的、长的NIR支架与PS支架随访结果后发现,PS支架的再狭窄率为17%,16 mm的NIR支架再狭窄率为13%,32 mmNIR支架的再狭窄率为47%[36]。

病变的长度对于支架植入术后的再狭窄率是否产生影响尚不明确。较长的支架部分被视为一个再狭窄的独立预测因子[36]。对再狭窄和内腔损伤的多元分析阐明:病变的长度是发生再狭窄的一个独立危险因素[37]。

多个支架

一个小型的对单支冠状动脉血管植入多个支架的近期和长远期效果的研究显示, 其手术成功率较高[38]。但是,Kornowski等人指出,植入的支架数≥3个,将会使心肌梗死的发生率增加(22.8% vs 13.4%,p=0.005)[39]。另一个研究报道,重复变细的血管再成形术需要的支架数目也会增加[40]。

Ellis等人报道,与植入单个支架相比,多个、重叠的支架会使再狭窄率明显升高(64% vs 30%,p<0.001)[41]。在另一项研究中,与植入单个支架比较,多个支架有在180天之内发生严重心血管事件的概率增加的倾向[42]。其原因为多个支架的金属表面可产生更多的血栓,它们可能产生更多的新生内膜增殖。另外,支架重叠造成的损伤可使支架表面钝化,促进血栓形成,增加再狭窄风险。

通过对单个长支架与多个短的叠加支架比较,我们完成了一项包括107个患者及113支存在长段病变(>20 mm)的血管的观察性研究。其中,53支血管植入单个长支架, 另外60支血管植入小于16 mm短的、叠加的支架,我们发现两组在远期预后和再狭窄方面无明显差异(单个支架组的再狭窄率为29%,多个支架组为35%,p=NS)[43]。一个最新发表的研究也支持我们的观点[44]。这些研究承认以前那些众所周知的数据:再狭窄的发生与支架数目无关, 与支架的总长度有关。但是,在技术条件允许的条件下,单个支架植入术可以减少介入术的时间、患者的造影剂用量及患者和术者辐射暴露。

点状支架

为了减少由于弥散病变使用长支架而增加的支架内血栓，Colombo等人已经阐述了使用点支架来处理长弥散病变血管的策略，这种侵入性BA策略是使用血管内超声引导定位长的病变来优化治疗结果[45]。一个最新公布的研究显示，应用传统的PTCA术后再应用支架来处理长的冠脉病变可取得好的结果[46]。

并发症和支架内再狭窄

最近的报道显示：支架越长发生远期支架内再狭窄的概率越高。在早期的报道中多个支架的植入与过度的亚急性血栓形成有关。但是，随着先进的开伞技术、支架设计和现在的抗血小板药物的应用，多个支架植入与传统的单个支架植入有相似的并发症发生率。单个支架对于支架的稳固性与多个支架比较有潜在的优势，所以多个叠加的支架的功效未能得到明确的肯定，虽然点支架延长手术时间、有更多的设备消耗，但是点支架可能成为一种适当的治疗方法。

总之，在长的病变内植入支架有较高的成功率，且并发症发生率可以接受。假如技术条件可能的话，单个长支架优于多个叠加的短支架。点支架可能成为一种适当的治疗手段。虽然病变和支架的长度越长越容易发生再狭窄，但是对于长的血管病变植入支架来说，他优于其他新的治疗手段和单独的BA。

药物洗脱支架

药物洗脱支架（DES）是介入性心脏病学发展最重要的突破之一。西罗莫斯和紫杉醇洗脱支架已经证实明显有效。对随机筛选的患者进行DES的研究已得出了很令人鼓舞的结果[47,48]。在复杂患者亚组，新出现的数据显示：DES可能对处理再狭窄方面有优势[49~53]。但是只有很少的关于洗脱支架处理长段病变的数据，到目前为止，大部分这方面的数据是来自自然的观察。尽管有这些限制，一些初步的研究结果显示使用DES的并发症和再狭窄率均较低。

SIRIUS试验（关于在高危冠状动脉再狭窄患者中使用西罗莫斯洗脱支架和一般支架之比较试验）显示了病变长度和再狭窄有明显的关系（每增大1 mm优势比为1.02，p=0.01）[49]。

在C-SIRIUS研究中，QCA定位的平均病变长度为13.6 mm±5.8 mm，总的病变长度平均为23.8 mm±8.4 mm，植入西罗莫斯洗脱支架8个月内支架内的QCA为2.46 mm±0.37 mm，而裸金属支架为1.49 mm±0.75 mm（增加65%，p<0.01）。Kaplan-Meier估计植入SES支架的患者270天内不发生严重心血管事件的概率为96%，而植入BMS支架的患者为81.7%（p=0.029）[50]。

E-SIRIUS研究，在352个全部有长段病变（15~32 mm）的患者中，应用SES的再狭窄率明显低于对照支架（5.9对4.3%，p=0.000 1）。应用SES的患者9个月内严重心血管事件的发生率明显低于对照支架（8.0% vs 22.6%，p=0.000 2），这归功于其需要较少的靶病变血管重建（TLR）（4.0 vs 20.9%，p<0.000 1）[51]。

在对RESEARCH的亚组分析中，包括96个患者（102处病变），每处病变的支架长度为61.2 mm±21.4 mm，再狭窄率为11.9%，支架内损伤是0.13 mm±0.47 mm，发生MACE的概率为8.3%[52]。

紫杉醇洗脱支架在广泛复杂病变的患者（细小血管、长病变、糖尿病患者）中使用是很有效的。TAXUS Ⅳ研究是一个大型的（1 314例患者）、前瞻性的、随机的、多中心的、双盲的研究试验，其设计用来评估TAXUS在多种患者冠脉病变中应用的安全性和有效性。通过精确的分析，TAXUS支架与BMS支架比较可减少49%的MACE的发生率，关于长段病变（>20 mm），使用TAXUS与对照支架相比，TLR的发生率明显降低（2.8% vs 10.5%，单独的，p=0.000 1）。临床发现TLR的发生以病变的长度为基础，故经过冠脉造影分析发现，与应用TAXUS支架相比较，对照组发生再狭窄率明显升高，尤其是在大于2 mm的病变（分别为41.5% vs 14.9%，p<0.000 1）。

总之，初步的数据显示，由于药物支架可以明显减少支架内血栓形成，所以它们有可能成为治疗长的、弥漫病变方法。尽管如此，随机的研究有必要进一步证实这一观点。

处理长冠状动脉病变的实践方法

在我们中心，我们发展了必要性支架植入（Provisional stent）理论。当我们处理一个长病变时（≥10 mm），我们首先应用一个合适尺寸大小的球囊适当打开病变血管，确保球囊长度覆盖整个病变部分。当血管逐渐变细时，我们使用适合远端病变大小的半适应性球囊。锥形球囊在我们中心并不经常使用。因为严重钙化适用于经皮腔内斑块旋切术，我们先应用带有小角的PASS，再应用球囊。当BA效果不够好时（DS>20%，视觉上的分割、模糊或者这些指标的组合），我们优先使用单个多腔隙的冠状动脉支架。当血管严重逐渐变细时，我们使用安装在球囊上的支架，此支架的尺寸与血管远端部分相符。可以使用一个较大的球囊来使近端支架的释放最佳化。当冠脉造影效果仍然不够好时，我们应用血管内超声使支架释放效果达到最佳。目前，我们在糖尿病患者中使用DES效果较好。因此，在这些患者中，DES已取代了BMS。虽然在其他患者中不存在这种现象，但是我们看见了广泛应用DES的前景，尤其是那些存在高危支架内再狭窄的患者。

总结

尽管在过去的十年中新的设备方法有了发展和应用，但是长段病变仍然是一个有待解决的问题。虽然应用BA处理长段病变与处理短病变比较，前者发生急性闭塞和再狭窄较高，但是BA处理长段病变可能有可接受的成功率。各种技术比如Rotablator、DCA和ELCA在处理长段病变方面的作用是有限的。使用金属裸支架应对长病变仍然是可以肯定的。尤为重要的困难是处理支架内再狭窄，不能正常地使用金属裸支架应对长的弥漫病变。点支架技术可能解决支架内再狭窄问题。现在的研究结果表明：应用DES可明显减少冠状动脉长的弥漫病变的支架内再狭窄。在不久的将来，这种治疗策略可能会改变我们处理长病变的方式。

（王 超 丛洪良 译）

参考文献

1. Meier B, Gruntzig A, Hollman J, et al. Does length or eccentricity of coronary stenoses influence the outcome of transluminal dilatation? *Circulation* 1983;67:497–499.
2. Ellis S, Roubin G, King III SB, et al. Angiographic and clinical predictors of acute closure after native coronary angioplasty. *Circulation* 1988;77:372–379.
4. Ryan T, Faxon D, Gunnar R, et al. Guidelines for percutaneous transluminal coronary angioplasty. A Report of the American College of Cardiology/American Heart Association Task Force on Assessment of Diagnostic and Therapeutic Cardiovascular Procedures. *Circulation* 1988;78:486–502.
5. Ellis S. Coronary lesions at increased risk. *Am Heart J* 1995;130: 643–646.
6. Hirshfeld J, Schwartz S, Jugo R et al., and the M-Heart Investigators. Restenosis after coronary angioplasty: a multivariate statistical model to relate lesion and procedure variables to restenosis. *J Am Coll Cardiol* 1991;18:647–656.
7. Goudreau E, DiSciascio G, Kelly K, et al. Coronary angioplasty of diffuse coronary artery disease. *Am Heart J* 1991;121:12–19.
8. Kaul U, Upasani P, Agarwal R, et al. In-hospital outcome of percutaneous transluminal coronary angioplasty for long lesions and diffuse coronary artery disease. *Cathet Cardiovasc Diagn* 1995;35: 294–300.
9. Zidar J, Tenaglia A, Jackman JJ, et al. Improved acute results for PTCA of long coronary lesions using long angioplasty balloon catheters. *J Am Coll Cardiol* 1992;19:34A.
10. Savas V, Puchrowicz S, Williams L, et al. Angioplasty outcome using long balloons in high-risk lesions. *J Am Coll Cardiol* 1992; 19:34A.
11. Brymer J, Khaja F, Kraft P. Angioplasty of long or tandem coronary artery: lesions using a new longer balloon dilatation catheter: a comparative study. *Cathet Cardiovasc Diagn* 1991;23: 84–88.
12. Tenaglia A, Zidar J, Jackman J, et al. Treatment of long coronary artery narrowings with long angioplasty balloon catheters. *Am J Cardiol* 1993;71:1274–1277.
13. Harris W, Holmes D. Treatment of diffuse coronary artery and vein graft disease with a 60-mm-long balloon: early clinical experience. *Mayo Clin Proc* 1995;70:1061–1067.
14. Banka V, Baker III H, Vermuri D, et al. Effectiveness of decremental diameter balloon catheters (tapered balloon). *Am J Cardiol* 1992;69:188–193.
15. Laird J, Popma J, Knopf W, et al., for the Tapered Balloon Registry Investigators. Angiographic and procedural outcome after coronary angioplasty in high-risk subsets using a decremental diameter (tapered) balloon catheter. *Am J Cardiol* 1996;77:561–568.
16. Teirstein P, Warth D, Haq N, et al. High speed rotational coronary atherectomy for patients with diffuse coronary artery disease. *J Am Coll Cardiol* 1991;18:1694–1701.
17. Ellis S, Popma J, Buchbinder M, et al. Relation of clinical presentation, stenosis morphology, and operator technique to the procedural results of rotational atherectomy and rotational atherectomy-facilitated angioplasty. *Circulation* 1994;89:882–892.
18. Reisman M, Cohen B, Warth D, et al. Outcome of long lesions treated with high-speed rotational ablation. *J Am Coll Cardiol* 1993;21:443A.
19. Reifart N, Vandormael M, Krajcar M, et al. Randomized comparison of angioplasty of complex coronary lesions at a single center. Excimer Laser, Rotational Atherectomy, and Balloon Angioplasty Comparison (ERBAC) Study. *Circulation* 1997;1: 96(1):91–98.
20. Dill T, Dietz U, Hamm CW, et al. A randomized comparison of balloon angioplasty versus rotational atherectomy in complex coronary lesions (COBRA study). *Eur Heart J* 2000;21(21): 1759–1766.
21. Whitlow PL, Bass TA, Kipperman RM, et al. Results of the study to determine rotablator and transluminal angioplasty strategy (STRATAS). *Am J Cardiol* 2001 15;87(6):699–705.
22. Robertson G, Selmon M, Hinohara T, et al. The effect of lesion length on outcome of directional coronary atherectomy. *Circulation* 1990;82:III-623.
23. Lincoff A, Ellis S, Leya F, et al. Are clinical and angiographic correlates of success the same during directional coronary atherectomy and balloon angioplasty? The CAVEAT Experience. *Circulation* 1993;88:I-601.
24. Baim D, Cutlip D, Sharma S, et al., for the BOAT Investigators. Final results of the Balloon vs Optimal Atherectomy Trial (BOAT). *Circulation* 1998;97:322–331.
25. Simonton C, Leon M, Baim D, et al. Optimal directional coronary atherectomy. Final results of the Optimal Atherectomy Restenosis Study (OARS). *Circulation* 1998;97:332–339.
26. Hinohara T, Rowe M, Robertson G, et al. Effect of lesion characteristics on outcome of directional coronary atherectomy. *J Am Coll Cardiol* 1991;17:1112–1120.
27. Mooney M, Mooney J, Nahhas A, et al. Directional atherectomy in long lesions: improved acute results. *Cathet Cardiovasc Diagn.* 1993;29:83.
28. Litvack F, Eigler N, Margolis J, et al., for the ELCA Investigators. Percutaneous excimer laser coronary angioplasty: results in the first consecutive 3000 patients. *J Am Coll Cardiol* 1994;23: 323–329.
29. Foley D, Appelman Y, Piek J, for the AMRO group. Comparison of angiographic restenosis propensity of excimer laser coronary angioplasty (ELCA) and balloon angioplasty (BA) in the Amsterdam Rotterdam (AMRO) Trial. *Circulation* 1995;92: I-477.
30. Appelman YE, Piek JJ, Redekop WK, et al. Clinical events following excimer laser angioplasty or balloon angioplasty for complex coronary lesions: subanalysis of a randomised trial. *Heart* 1998;79(1):34–38.
31. Serruys P, De Jaegere P, Kiemeneij F, et al., for the BENESTENT Study Group. A comparison of balloon-expandable-stent implantation with balloon angioplasty in patients with coronary artery disease. *N Engl J Med* 1994;331:489–495.
32. Fischman D, Leon M, Baim D, et al., for the Stent Restenosis Study Investigators. *N Engl J Med* 1994;331:496–501.
33. Maiello L, Hall P, Nakamura S, et al. Results of stent implantation

for diffuse coronary disease assisted by intravascular ultrasound. *J Am Coll Cardiol* 1995;25:156A.
34. Le Breton H, Bedossa M, Commeau P, et al. Clinical and angiographic results of stenting for long coronary arterial atherosclerotic lesions. *Am J Cardiol* 1998;82:1539–1543, A8.
35. Di Sciascio G, Patti G, Nasso G, et al. Early and long-term results of stenting of diffuse coronary artery disease. *Am J Cardiol* 2000;86:1166–1170.
36. Kobayashi Y, De Gregorio J, Kobayashi N, et al. Comparison of immediate and follow-up results of the short and long NIR stent with the Palmaz-Schatz stent. *Am J Cardiol* 1999;84:499–504.
37. Kastrati A, Elezi S, Dirschinger J, et al. Influence of lesion length on restenosis after coronary stent placement. *Am J Cardiol* 1999;83:1617–1622.
38. Shaknovich A, Moses J, Undemir C, et al. Procedural and short-term clinical outcomes of multiple Palmaz-Schatz stents in very long lesions/dissections. *Circulation* 1995;92:I-535.
39. Kornowski R, Mehran R, Hong MK, et al. Procedural results and late clinical outcomes after placement of three or more stents in single coronary lesions. *Circulation* 1998;97:1355–1361.
40. Liu MW, Luo JF, Dean LS, et al. Long-term follow-up study of coronary reconstruction with multiple stents. *Am Heart J* 1999; 137:292–297.
41. Ellis S, Savage M, Fischman D, et al. Restenosis after placement of Palmaz-Schatz stents in native coronary arteries. Initial results of a multicenter experience. *Circulation* 1992;86:1836–1844.
42. Eccleston D, Belli G, Penn I, Ellis S. Are multiple stents associated with multiplicative risk in the optimal stent era? *Circulation* 1996;94:I-454 .
43. De Scheerder I, Wang K, Kostopoulos K, et al. Treatment of long dissections by use of a single long or multiple short stents: clinical and angiographic follow-up. *Am Heart J* 1998;136(2):345–351.
44. Pan M, Suarez de Lezo J, Medina A, et al. Influence of stent treatment strategies in the long-term outcome of patients with long diffuse coronary lesions. *Catheter Cardiovasc Interv* 2003;58(3): 293–300.
45. Colombo A, De Gregorio J, Moussa I, et al. Intravascular ultrasound-guided percutaneous transluminal coronary angioplasty with provisional spot stenting for treatment of long coronary lesions. *J Am Coll Cardiol* 2001;38(5):1427–1433.
46. Serruys PW, Foley DP, Suttorp MJ, et al. A randomized comparison of the value of additional stenting after optimal balloon angioplasty for long coronary lesions: final results of the additional value of NIR stents for treatment of long coronary lesions (ADVANCE) study. *J Am Coll Cardiol* 2002;39:393–399.
47. Morice MC, Serruys PW, Sousa JE, A randomized comparison of a sirolimus-eluting stent with a standard stent for coronary revascularization. *N Engl J Med* 2002;346(23):1773–1780.
48. Stone GW, Ellis SG, Cox DA, et al. A polymer-based, paclitaxel-eluting stent in patients with coronary artery disease. *N Engl J Med* 2004;350(3):221–231.
49. Moses JW, Leon MB, Popma JJ, et al. Sirolimus-eluting stents versus standard stents in patients with stenosis in a native coronary artery. *N Engl J Med* 2003;349(14):1315–1323.
50. Schampaert E, Cohen EA, Schluter M, et al. C-SIRIUS Investigators. The Canadian study of the sirolimus-eluting stent in the treatment of patients with long de novo lesions in small native coronary arteries (C-SIRIUS). *J Am Coll Cardiol* 2004;43(6):1110–1115.
51. Schofer J, Schluter M, Gershlick AH, et al. E-SIRIUS Investigators. Sirolimus-eluting stents for treatment of patients with long atherosclerotic lesions in small coronary arteries: double-blind, randomised controlled trial (E-SIRIUS). *Lancet* 2003;362(9390): 1093–1099.
52. Degertekin M, Arampatzis CA, Lemos PA, et al. Very long sirolimus-eluting stent implantation for de novo coronary lesions. *Am J Cardiol* 2004;93(7):826–829.
53. Stone GW, Ellis SG, Cox DA, et al. TAXUS-IV Investigators. One-year clinical results with the slow-release, polymer-based, paclitaxel-eluting TAXUS stent: the TAXUS-IV trial. *Circulation* 2004;109(16):1942–1947.

第29章　分叉病变——支架的作用

Antonio Colombo　Goran Stankovic　Bernhard Reimers

药物洗脱支架的引入正在改变着我们对分支病变的处理方式。在此，我们有必要对此新的方法做些初步的思考。

因为分叉病变有其独特的表现形式，我们没必要去对不同的研究进行比较。对分叉病变进行分类势在必行，但又因为冠状动脉造影的局限性而受挫(例如使用血管内超声检查会发现不同的斑块分布及病变范围)[5]。有分叉病变的情况下，其病变本身——尤其是斑块的特征——就有其独特的特点。例如，与纤维性斑块相比较，位于分叉起始部位的软斑块更容易在主支扩张的基础上脱落，而游走至分叉血管。由于在冠造时，我们对一些复杂的因素认识不足，因此不能对这些因素进行量化。对这些重要因素进行量化能力的缺乏，使分叉病变治疗的整个领域面临更多的诠释，并且也增加了对不同研究进行评估和对比的难度。这种信息的缺乏也引出一些非常重要的疑问：

*在对主支放入支架治疗时，分支将会发生什么样的变化？

*分支的变化是否会因其固有病变的存在而受到影响？这种变化是否局限于该边支分支？

*主支及分支中斑块的成分是如何对病变的最终结果造成影响的？其又是循什么样的特定进程对病变造成瞬间/短期和长期影响？

*在短期血流动力学的影响中，主、边支之间的夹角发挥了重要作用吗？这一夹角是否对远期结局也发挥作用？

基于分叉病变的结构特点，无需更多的理由，我们已认识到分叉病变是可怕而且多变的，在这些病变亚型中我们也观察了特殊的“病变—病变相互作用”：即两个分支互相影响。除此之外，对其中一个分支采取治疗措施的同时会影响到另一分支。

所有这些考虑都是非常重要，给我的一个分支病变本身和我们必须逐步学习的知识领域，是为了评估与分支病变相关的所有可能重要的指标。

现有的研究

西罗莫司洗脱支架分叉研究为我们制定的治疗分叉病变的方法提供了重要的初步方向的指导[6]。该研究的主要成果如下：

*与既往研究相比，在分叉病变治疗中植入一枚(主支)或两枚(主支与边支)支架时，使用金属裸支架会显著提高治疗的效果[1,7~10]。

*边支血管看上去是整个介入治疗过程中的薄弱环节，表现在介入治疗后再狭窄的风险较高(约20%)及血栓形成的危险也轻度升高。

*如果可以的话在主支植入一枚支架，其效果与植入两枚支架相仿。

*在边支的开口处不能被支架和药物进行最大的覆盖，是导致边支再狭窄的一个可能促成因子。

除了这个研究，还有很多报道(在这个时期，仍然是围绕分叉病变主题的个人之间的交流和文章的介绍）也强调了尽可能不在边支开口处放支架的观点。这些最初的资料应该帮助我们在药物洗脱支架的时代重新定义分叉病变的治疗方法。

在边支中植入支架，一枚与两枚的比较

在对分支病变的计划治疗中又出现了两个重要的问题，其一是术者是应该放入一枚支架还是两枚；其二是对边支进行支架的治疗有必要吗？根据不同的血管变异存在许多种答案。

边支病变的大小及分布范围

首先必须对边支的概念进行明确的定义。“边支”是指与主支比起来，重要性不如主支的血管。尽管这

种界定在大多数情况是适用的,但是也有很多情况下边支与主支同等重要，主要取决于它的大小和分布。左冠状动脉主干及其左前降支和左回旋支;较大的中间支的存在;粗大且较长对角支;分支为后降支和许多后外边支的右冠状动脉;分支为远端回旋支和较大的钝缘支的优势回旋支,以上这些例子都是主、边支同等重要的，传统观点将较小的对角支定义为边支，而上述所举情形与之大为不同。

因此,为了正确地做出治疗程序的决策,我们必须先回答如下问题:我们所要解决的分支病变中边支是从主支直接发出来的吗？当两者同时存在时(这种情况下边支的概念就不太合适了)，我们评估它们的解剖位置了吗？

边支在功能和解剖上与主支越相近,在植入支架时越可能需要两枚支架。

如果边支的确是边支,这种情况就鼓励我们采取在主支放入一枚支架而对边支进行球囊成形术,其他的情况下则应倾向于使用两枚支架。

其他因素开始发挥作用

主支与边支之间的夹角和边支开口处的病变的数量

还有两个我们必须考虑的问题是:主支与边支之间的夹角和边支开口处病变(斑块)的数量。

边支起始部的夹角可呈钝角、直角或锐角。这个角度会影响边支开口在主支放入支架后的反应。夹角越小,我们越容易观察到在主支植入支架后,边支的开口会进一步缩窄。

在关于两支间夹角大小方面的另一个需要考虑的因素是：主支植入支架后导丝再次进入边支的困难。

同时,分支起始部的夹角和斑块活动之间的关系也必须考虑到。锐角导致更多的斑块移动或对分支起始部位造成更多的危害,但它也使得导丝进入分支变得相对容易。相反,钝角很少造成斑块活动,却使得导丝跨越变得更加困难。两分支之间的夹角越小,越可能需要植入两枚支架。

预计导丝在分支内交错,越困难,越可能需要植入两枚支架。

在决策过程中,另外还有两个重要因素,即边支起始部位斑块数量和狭窄的程度。我们最好通过了解主支与边支处动脉粥样斑块的类型及分布来评价这个变量。然而,动脉造影对这些资料的获取只能提供有限的观察,而血管内超声还未被列入对边支病变评价的常规检查。在决定是否对边支进行预扩张及如何扩张时,首先要考虑其起始处斑块的类型及数量。在决定植入一枚或两枚支架前，对于纤维化的边支,若能恰当地使用切割球囊进行预扩张,则只需在主支放入支架,而边支就不需要了。因此,还必须考虑到边支球囊扩张所能产生的改善程度和其起始处狭窄的程度。同时,还要注意的是对主支进行球囊扩张后边支血流会受到怎样的影响。球囊扩张达到的效果会影响到治疗的最后决策。

■边支开口处狭窄程度越重，越有可能需要两枚支架。

■边支扩张后获得的改善越小，越有可能需要两枚支架。

■边支开口处血流减少越严重，越有可能需要两枚支架。

最终决定

我们应尽可能早地决定是使用一枚支架、两枚亦或是三枚(在三分叉病变时)。及时且恰当的选择会影响到治疗的效果,同时也能节省时间,降低治疗费用和并发症的危险。

还需记住重要的一点，如果打算使用一枚支架(在主支上),那么在植入支架后,如果其效果不是最佳或治疗不充分,那么就很有可能需要在边支再放一枚支架。尽管在主支内放入支架并对边支进行球囊扩张或对两支再行吻合球囊扩张后,这种“必要支架术”[11,12]允许术者改变初衷而使用更多支架,但是限制其采取其他一些技术操作,比如,植入V形支架,或者使支架再进入边支。

所以在做出最初的决策时，必须考虑到这些情况,包括植入两枚支架和植入一枚支架而随时可能在边支放入临时性支架。

边支保护

除了极少数情况,大多数分叉病变的边支在治疗中或治疗后都必须保持开放状态,但这并不意味着所有分叉病变的边支均需要使用球囊扩张或放入支架。

有时,对一些小的边支(直径≤1.5 mm)并不需要治疗或保护,尤其是三分叉病变或对角支的第二分叉处,特别是病变弥漫而边支供血范围小。这些分支的闭塞能够减少操作的复杂性,故其是可以接受的。

保护较小的边支的措施就是在主支内放入支架的全过程中,将一个导丝放入小分支中,这样临时性的“监禁”导丝可以较轻易的退出。

不可能的边支通路

由于主支中斑块的位置和边支成角的原因，导丝无法达到边支，虽然这种情况很少，但是在上述情况下也会发生，在尝试了各种不同变曲度的导丝（并用尽了所有可能的办法）后，术者仍有可能无法将导丝线送入边支，这种情形很少却可能发生。这时，以下几种措施可供选择：①中止操作，因为考虑到该边支的大小和支配区域（典型的如成角的回旋支），若丢失该血管将会有很大的风险；②进行定向的经皮腔内斑块旋切术，目的是去除阻碍导丝通向边支的斑块（图29-1）；③使用球囊对主支的斑块进行不完全扩张，基于斑块变形后的理论，期待斑块做出有利的移动，从而使得导丝线较易进入边支。

这三种措施都有其理论依据，术者可根据特定的解剖位置和临床情况选择一种。

经皮腔内斑块旋切术斑块消融的作用

定向冠脉内斑块旋切术被认为是理想的治疗分支病变的方法。有关斑块移动方面的理论很多，而且有许多阳性无对照的经验总结已见文献报道[13~16]。SOLD (The Stenting after Optimal Lesion Debulking)[17] 注册研究包括分支病变，其结果令人鼓舞，相同的结果也见于AMIGO (Atherectomy before Multi-Link Improves Lumen Gainand Clinical Outcomes)试验。遗憾的是，后者不能支持SOLD研究提出的结论，即使在包括分叉病变的亚组中也是如此[18]。定向斑块旋切术的一个主要问题是术者的技术水平和旋切移除的组织多少，如根据承诺的进行广泛的切除，手术结果变异很大，也影响了AMIGO试验结果。而且，除了最近引入Silrer Hauk装置外，近来在动脉内斑块旋切装置方面无进一步发展。

最近，使用Silver Hauk装置的COMBAT研究已经在美国开展，无论该研究结果如何，我们猜想引入DES后的竞争会大大地减少动脉内斑块旋切术的应用领域。

纵然有许多担忧，且缺乏在分叉病变中的应用斑块消融技术强有力的科学论证支持，但是在这方面我们的经验认为该技术是有益的，并且我们会根据病变的解剖特点将动脉内斑块旋切术与DES很恰当地结合，例如左主干狭窄且经血管超声证实有大块斑块负荷存在。

旋切术的作用

在最近的几年里，经皮腔内斑块旋切术的应用越来越少。在多数心导管室这项操作仅占全部介入术的不到5%，或根本没有。

早期有报道称在需要使用旋切消融术治疗的斑块使用顺应性支架，也可获得临床收益[19]。SRDRT随机对照研究结果认为使用经皮腔内斑块旋切术加支架术与标准支架术相比并没有任何优势，我们的解释是，一项适当的技术应用在其能够发挥最佳作用的领域之外时，就不能发挥它的优势。不幸的是，SPORT试验的随机设计中并不包括严重钙化病变。

所有这些因素提示我们经皮腔内斑块旋切术很可能在严重钙化的分叉病变的应用中获益，甚至有时是必须应用的。在大多数的情况下，旋切术仅在主干病变中应用，但偶尔（非常少见）也会在边支病变中应用或仅在边支病变治疗中使用（只放一根导丝）。我们相信，这种病变的预处理，尤其随着DES的使用，导致一个非常严重钙化病变的顺应性改变，能从根本上促进支架递送和支架的均匀扩张，并使药物释放更均匀[19~21]。

切割球囊的作用

许多单中心研究报道了在植入支架前先用切割球囊扩张的有益结合[22~25]。大的、通常是纤维性、斑块存在于分支开口的分支病变似乎是应用这种技术的理想条件[26]。REDUCEⅢ (The Restenosis Reduction by Cutting Balloon Evaluation)评价了在多种不同病变中在支架植入前先应用切割球囊扩张与标准的球囊扩张之间的差异[27]。该试验报道了在病变处使用切割球囊预扩张后的再狭窄率更低(11.8% vs 18.8%, p=0.04)。事实上，术后的管腔直径在球囊切割组要更大一些，且两个策略的晚期脱失仅为0.74 mm，提示使用切割球囊最大的优势是使支架打开得更充分。

所以说，什么是实际信息呢？对于经皮腔内斑块旋切术，一个合适的设备很难证实在所有的病变处均有作用。由于这个原因，我们建议在中等钙化和纤维性病变，尤其是那些累及边支开口的病变中均使用切割球囊。对于严重钙化的病变，应先行一小边先切术，再行球囊切割。使用了大号的切割球囊可以减少远端血栓的形成且使管腔的直径更大。这种操作主要的局限性在于很难给病变特点确定范围，从而无法建议哪种特殊病变使用切割球囊比标准的球囊扩张术更好。

均匀的支架扩张、边支回缩的避免和支架压缩都是诱人的假说，需要进一步的评估。

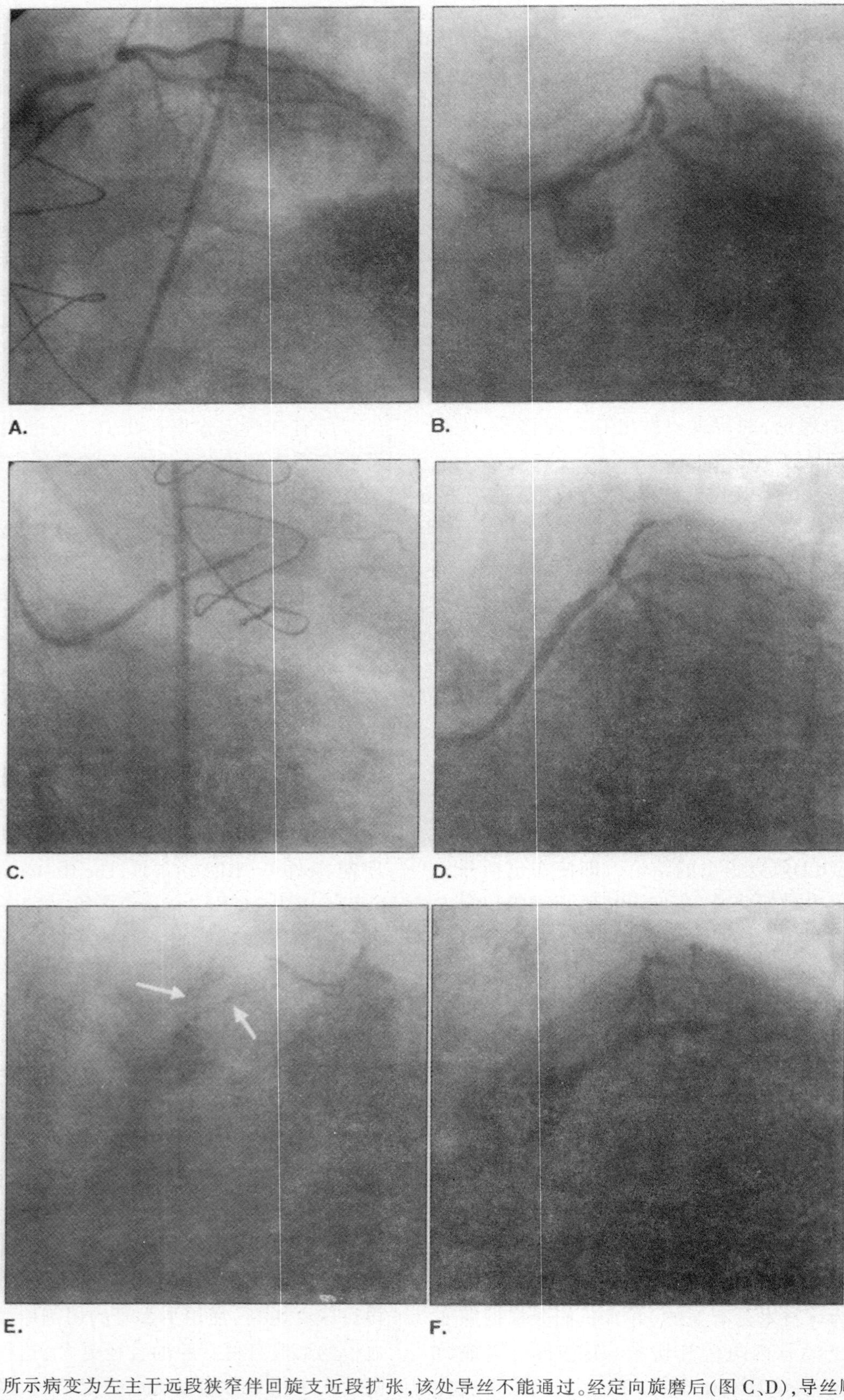

图 29-1　如 A、B 所示病变为左主干远段狭窄伴回旋支近段扩张，该处导丝不能通过。经定向旋磨后（图 C、D），导丝顺利通过，并于前降支和回旋支植入支架（图 E），术后影像如图 F

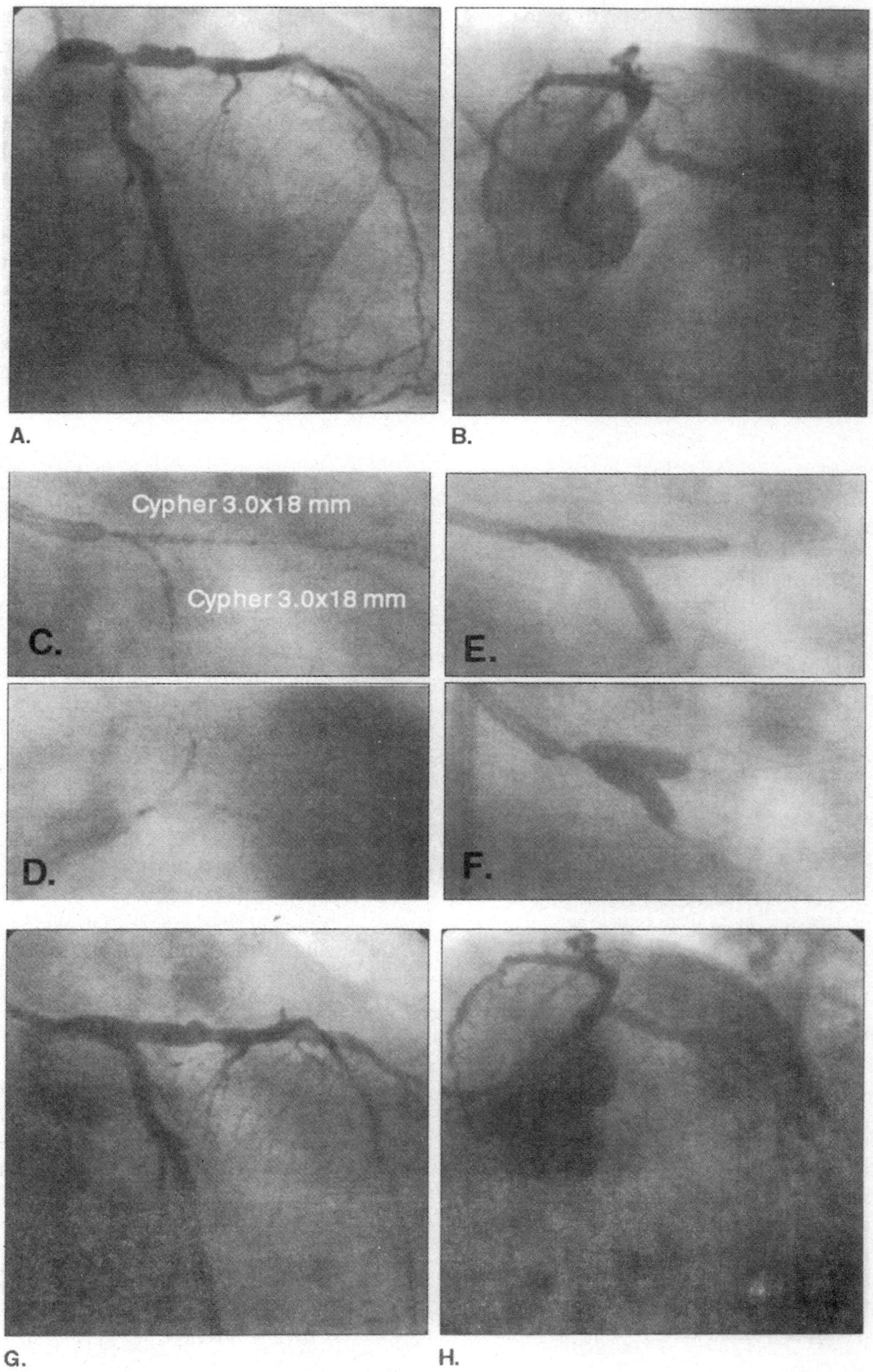

图 29-2　A、B 显示左主干和前降支、回旋支的分叉病变，后者较粗大。该病变存在于左主干远端，结合前降支、回旋支所成角度，适合采用 V 形支架技术。C、D 为不同体位下的支架定位；E、F 显示支架展开定位并以 4 mm 球囊行后扩张；G、H 为术后影像

指引导管

分叉病变的治疗常常要求同时植入2个球囊或2个支架，因此选择恰当的指引导管时有一些特殊的考虑是很重要的。随着近来小外径球囊(Maverick，Boston，Scientific-Scimed，Minneapolis，Minnesota)的应用，将2个球囊放入一个大腔6F指引导管成为可能。如果需要放2个支架则必须了解一些局限性。这两个支架必须一个接一个植入，而不是两个同时放入。至少使用7F指引导管，标准的挤压技术和V式对吻技术才能应用。如果术者在主干放置第一个支架后再于边支放第二个支架时，也可使用6F指引导管。像T技术这样的技术，反向挤压技术及分步挤压技术(下面将要讲到)都可使用6F指引导管。

2个支架的介入治疗

如果术者认为一个特殊的分叉病变需要放置2个支架(一个在主支，一个在边支)，这种技术在我们接下来描述的DES的时代是适合的[28-32]。

V式或对吻支架技术

V技术包括2个支架一起被递送并植入[32,33]。一个支架先放入边支，另一个放在远离边支起始处的主干，V技术的优点是介入者不会丢失两支中的任意一支入路。而且，当做完最后的对吻扩张后，不必再次送入另一个支架，图29-2显示了这种操作。

1. 2支血管内都植入导丝并充分预扩张。充分的预扩张能使支架以最均匀的形式进行扩张，这一点是重要的。

2. 2个支架均放置在血管中，并在主干近端有轻微的突出。不同术者的突出大小不同，有时在主干近端形成一个很长的(5 mm或更长)双管。尽管我们认为将支架精确地放置在每支血管的开口是不可能的。

我们通常尽量将新突出的长度限制在5 mm以内。有时为了让第二个支架植入更容易一些，需要让第一个支架植入血管的更远端。当支架对吻技术使用三个对吻支架来治疗三叉病变时(9F指引导管)，这种策略是必须的。在支架精确定位后，通常由2个体位投影来确定，每个球囊分别以高压力(≥12 atm)进行第一次扩张。

3. 两个球囊同时以8 atm进行扩张。根据植入支架的血管直径来选择球囊和支架的尺寸。在接近分叉病变的血管直径相对较小，术者可能会担心两个同时扩张的球囊尺寸过大的危险，常进行低压(4 atm)对吻扩张。

在V技术中，在靠近分叉病变的血管内形成一个金属突出。理论上血栓的风险同这个新突出相关，但未经过我们或其他术者经验的证实。这种技术可成功应用在BMS和DES支架(Cypher或Taxus)。我们认为这种技术最适合病变类型是近端病变，如左主干的分支病变，且左主干较短或无病变存在。理想上，两支血管的角度应小于90°。这种V技术也适合于其他分叉病变，如靠近分叉病变的血管部分内没有病变，那么就没有必要在更近处放一个支架。很明显，在靠近两个血管处植入支架，由于支架不可避免地偏向其中的一支血管，那么就很有可能留有空隙。

挤压技术

边支支架被主干支架挤压即挤压技术和DES同时产生[28]。西罗莫司分叉病变研究对即使应用2个Cypher支架(一个主干，一个边支)仍会出现边支狭窄的问题进行研究[6]。那个时候，当植入2个支架时，T技术是一种错误的方法。要保证对边支病变的开口处完全覆盖，只能允许边支支架有一些突起产生。然后，随着支架植入主干，边枝支架的突出部分贴着主干血管壁，也就是在主干血管壁和主干支架之间——把它与血管壁挤压在一起。这种技术开始应用之后(这个研究只使用Cypher支架)，血管造影结果是乐观的，也就是说没有必要再次进入边支来做对吻扩张[31]。虽然没有发生支架内血栓形成临床预后，由于在主支血管有3层支架壁，这是相当可怕的并发症，但是在边支病变开头处局限性再狭窄的发生率为25%。尽管一半的患者没有症状，并且没有任何的缺血迹象，但是在Cypher支架治疗分叉病变的随访期间我们也应观察边支再狭窄情况。

从那时起，常规再次穿过边支，扩张边支内球囊，然后在挤压技术操作后进行对吻球囊扩张[30]。最后的对吻球囊扩张是为了使支架更好地接触边支开口，以利于更好地药物释放。挤压技术成为一种简化的裙裤技术[34,35]。由于进行最后对吻扩张，边支开口的再狭窄似乎下降了[30]。因为这种改进技术的好处是无论何时发生狭窄，这种狭窄范围都会非常小(长度< 5 mm)，通常不会引起症状或缺血。

这种挤压技术的优点是保证了两支血管的迅速开通。这一点是非常重要的，尤其是当分支血管功能血栓植入导丝时。这种技术的主要缺点是最后的对吻会使这个操作难度加大。因为需要用钢丝和球囊穿过多重支柱。

Webster等报道了在加压技术中应用三种不同支

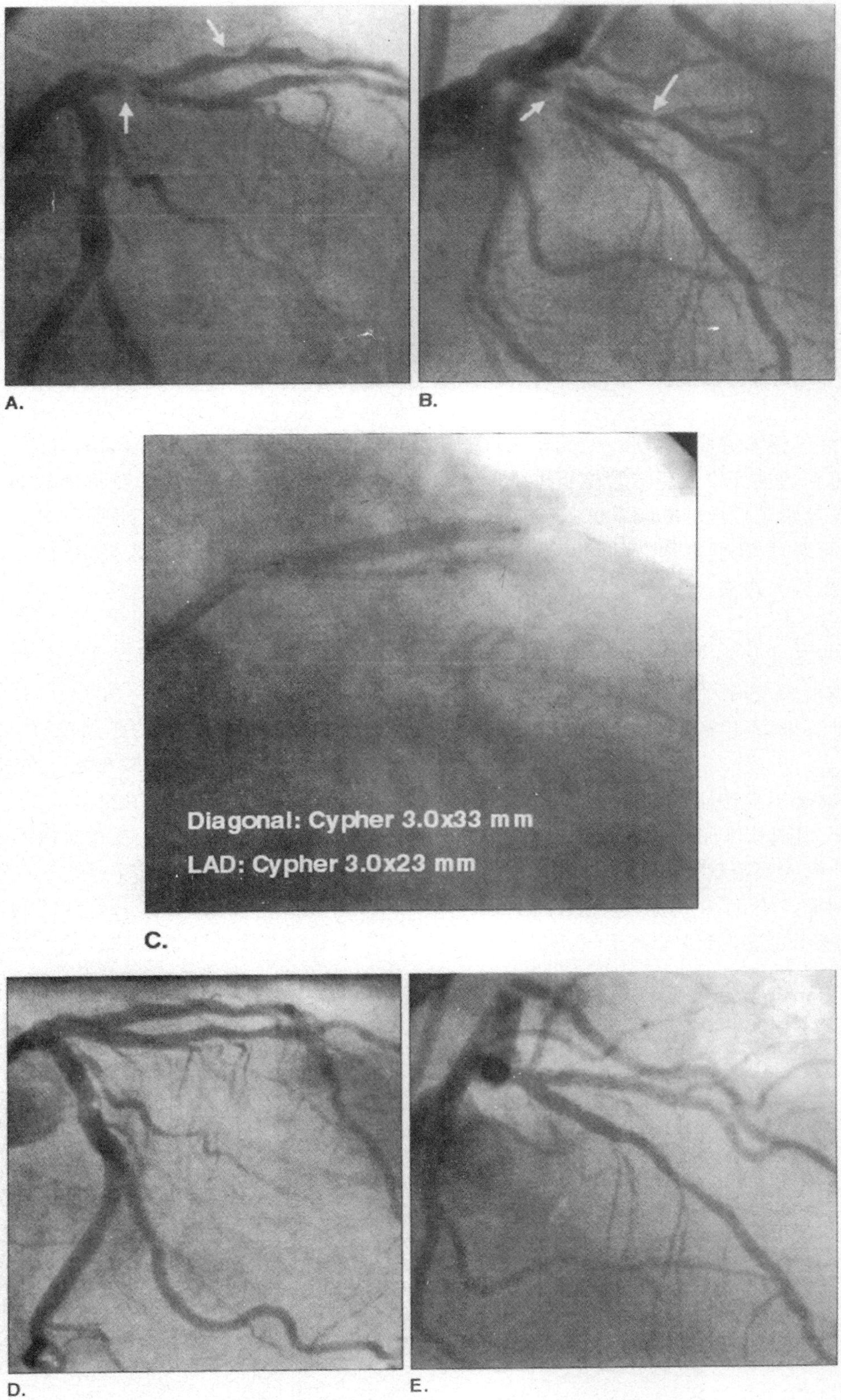

图29-3　描述了一例挤压支架术

图 29-3　A、B 显示前降支以及对角支的分叉病变；C 显示球囊预扩张后，分别送入支架定位于前降支和对角支，且前降支支架位于对角支支架近端；先采用长支架释放于对角支病变处，以覆盖分叉远端处的病变，效果理想，如 D、E；10 个月后复查显示未见管腔丢失，如 F、G

架的平台进行台架测验[36]。这些作者强调了最后球囊对吻扩张的重要性,并认为恰当的分支及主干后扩张是必须的,这样可以使分支开口的支架充分地扩张,从而扩大支架支撑和边支之间的间隙,并阻止支架变形。

完成挤压技术需要用7F指引导管,这种技术能让术者植入2个支架。在接下来的部分,我们将阐述这种挤压技术的改进之处,这样可允许放入临时的边支支架,并允许术者用6F指引导管完成相同的或类似的操作。

图29-3描述了一例挤压支架术。

技术描述

1. 两个边支放入钢丝并充分扩张。尤其要注意充分扩张边支。如果在边支开口使用的常规预扩张球囊没有充分扩张,或者如果常规球囊预扩张放气后在边支开口有明显的回缩时,我们常用6F的切割球囊。

2. 边支支架先放入边支,然后主干支架再放入它的主干。

3. 通过将边支的支架拉入主干约5 mm来定位支架。这一部分至少由2个投影来证实(主干支架要比从边支伸出的支架的末端更靠近血管近端是很重要的)。

4. 边支内支架至少由12 atm扩张。球囊回缩并从指引导管内撤出来。用造影来证实边支管腔通畅,有正常血流,没有末端分离或残余病变。如果需要另外一个支架植入边支,这时应该是植入的时候了。血管造影证实后,钢丝从边支中撤出,主支内支架以高压(通常>12 atm)充分扩张。撤出主支内球囊后进行造影。

5. 将一根钢丝放入边支。在首次进行这种操作时,可能会很费时。近来,平均用2 min的X线透视检查来完成导丝植入。除了用initial钢丝外 (Balance Universal; Guidant, Temecula, California) 也可选择 crossit 100 (Cordis, a J&J Company, Warren, NJ)、pilot 50或pilot 150(Guidant, Temecula, California)。我们通常先用导管台上最小的球囊通过支撑通道将支架植入边支。如果这个球囊没有成功,我们则用直径为1.5 mm的Maverick (Boston Scientific Scimed, Minneapolis, Minnesota)球囊,如果1.5 mm球囊还不能横过,我们考虑在支架上的另一个点重新植入钢丝。如果还出现这样的问题,我们则试着用一个固定的导丝球囊,如ACF或PIVOT(Guidant, Temecula, California)。用一个与侧支直径相近的球囊以高压(通常≥12 atm)扩张来完成最后的边支内支架扩张是很重要的。

6. 第二个球囊沿导丝进入并放在主干处,以8 atm完成球囊对吻扩张。

挤压技术的种类

反转挤压

反转挤压的主要目的是用球囊在边支支架内挤压,提供一个让临时边支支架放入的机会,可用6F指引导管来完成反转挤压,图29-4示为边支反转挤压。

1. 将支架导入主干,在边支内用球囊对吻扩张,术者以后评价边支近段或开口处是否需要植入支架。

2. 第二个支架导入边支,放在正确位置后再扩张。

3. 根据主干大小选用球囊导入主干,放在分叉病变处,扩张前仔细调整在主干支架内的位置。

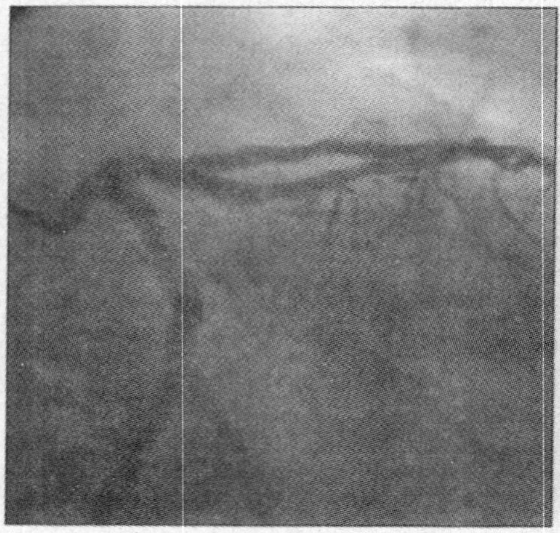
F.

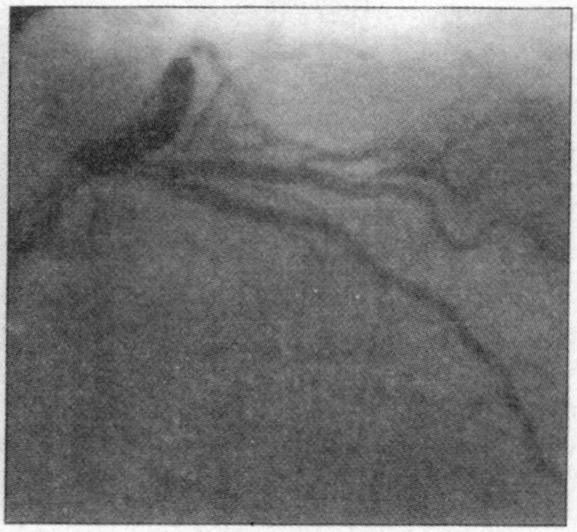
G.

图 29-3 (续)

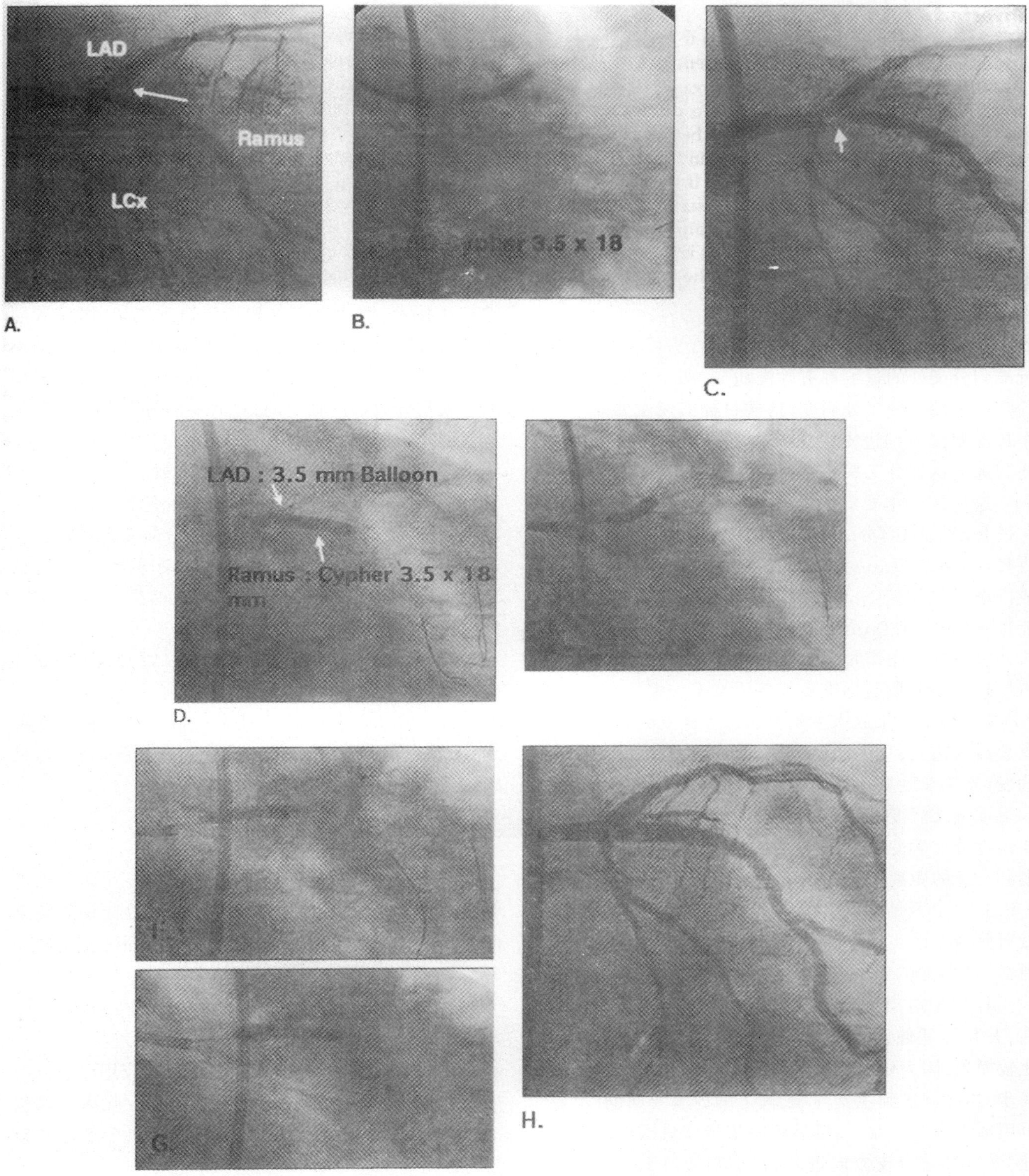

图 29-4　左主干远端及前降支开口病变(A)。左主干远端成三叉分支,分别为前降支、粗大的中间支和细小的回旋支。3.5 mm×18 mm CYPHER 支架植入前降支(B),引起中间开口受压(C)。由于已在前降支病变处植入支架,故采用逆向 CRUSH 技术行中间支支架植入(D)。在前降支内植入备用球囊压迫中间支支架突出至前降支的部分(E)。接着再次穿过中间支,并同时在中间支、前降支支架行对吻扩张(如 F、G)。术后影像见 H

4. 边支内支架撤出3~5 mm到主干内并展开，再次撤出球囊，进行血管造影，证实没有末流分离出现或远端不需要放置支架。如果没有这种情况，将钢丝从边支内撤出，主干内球囊以高压（≥12 atm）扩张。

最后的过程与挤压技术描述的类似，包括横穿至边支来完成边支的扩张和最后的对吻。

反向挤压技术

这项技术的关键就是用边支支架来挤压主支支架（图29-5），多项原因支持这项技术的使用。放置两枚支架后，支架通过血管更容易，因为再次通过是沿着主支方向的，其通常没有什么角度。另外，如果主支近端到分叉处的远端都有弥漫病变，两个支架可同时治疗近远端和分叉处病变（这次目标完成主要靠将一个长支架深入到边支中，让这个支架2/3在主支中并使其远端达到分叉病变处）。

这项技术主要局限性是使用对角线边支支架来扩张主支的重要部分。但如果用Cypher支架扩张时，主支直径≤3 mm或Taxus支架主支直径≤3.5 mm，这就不成问题了。任何Cypher技术（甚至是2.25 mm支架）也能扩张到3 mm，Taxus支架最大直径能到3.5 mm。

进行这项操作时需要用8F导管。

1. 准备阶段与标准支架挤压技术一致。

2. 将1个支架放入主支直达分叉病变处远端，2个支架放入边支，尽可能远地覆盖边支远端病变和主支病变（支架长度要选择从主支近端至分叉病变和分支远端或分叉病变处的总长度来计算）。主支中的支架要超过分叉病变处几毫米。支架的长度要根据病变远端到分叉的距离来选择。

3. 完全紧贴主支内的支架首先释放、移动球囊，做冠脉造影证实结果。撤出导丝，并打开另一个支架，通常用12 atm的压力或更高。

4. 扩张边支支架的球囊要退回到分叉病变的近端，并且导丝伸入到主支血管支架的远端，这种技巧比较简单，因为角度比较舒服。这是这项操作重要的一步，当导丝进到主支远端，其上的球囊要回缩（不要再用球囊通过远端），然后将一根导丝进入近端支架处，并且冲着分支方向进入，要小心的是不要走在支架下面，尤其是当近端支架还没扩张时。这种操作并不复杂，因为支架就是这种走行方向的。

5. 将型号符合主支远端的球囊通过分叉病变到达远端支架处，而型号符合主支近端的球囊用于近端的支架完全扩张。

6. 最终吻合（主支到边支和主支远端到分叉病变近端）操作要用8 atm压力（如果主支部位近端与边支型号不配；差距明显则要小于8 atm）。在型号不配或边支过于扩张情况下；最终对吻要用小号球囊（因为球囊经常会突出到分支中）。对于主支与边支直径相差悬殊的血管，我们倾向于不用这种技术。

近来，这项技术已经被应用于临床，我们也正在评价是否其在应用中对降低再狭窄发生率存在优势。

逐步挤压技术

应用这项技术的主要原因是它用6F导管执行标准挤压技术，即用主支支架挤压边支支架，操作者用线性途径是这项技术让人最感兴趣的地方，最终结果与标准挤压技术是相似的，唯一不同的是每一个支架的进入与释放都是独立的，只需要6F导管是应用这项技术的唯一原因。

1. 准备阶段与标准挤压技术一致。

2. 将一个支架放入边支并允许突出主支血管几毫米，将一个球囊放入主支达到超出分叉病变处。

3. 将边支中支架释放，同时移动球囊，并做冠脉造影，如果结果良好，将导丝撤出，然后打开主支球囊，挤压突出的边支支架并且收回。

4. 主支中放入支架，并且释放（经常在12 atm或更大）。

最后几步与其他挤压技术相似，包括在进入边支，扩展边支支架，并且最后球囊对吻扩张。例子详见图29-6。

应用挤压技术的结果

我们最近报道了[30,31]120名连续的分叉病变患者应用DES挤压技术的近期和8个月后的临床预后结果（用sirolimus洗脱支架者74名，用paclitaxel洗脱支架46名）。

Cypher试验

74个患者总共存在80个分叉病变应用Cypher治疗，其中39（49%）处病变应用对吻扩张。临床结果包括2个患者为心肌梗死，5个非Q波心梗，1个急性支架内再栓塞。

在合格的65个患者中继续进行8个月的随访：其中3个患者死亡，2个患者需要接受旁路移植术，17个患者进行了靶血管再血管化（TVR）治疗，14个患者进行了靶病变再血管化（TLR）治疗，24个患者发现再生血管形成。51个患者接受血管造影随访：8个月后随访患者为78%，结果显示再狭窄率为45%，共23个患者。

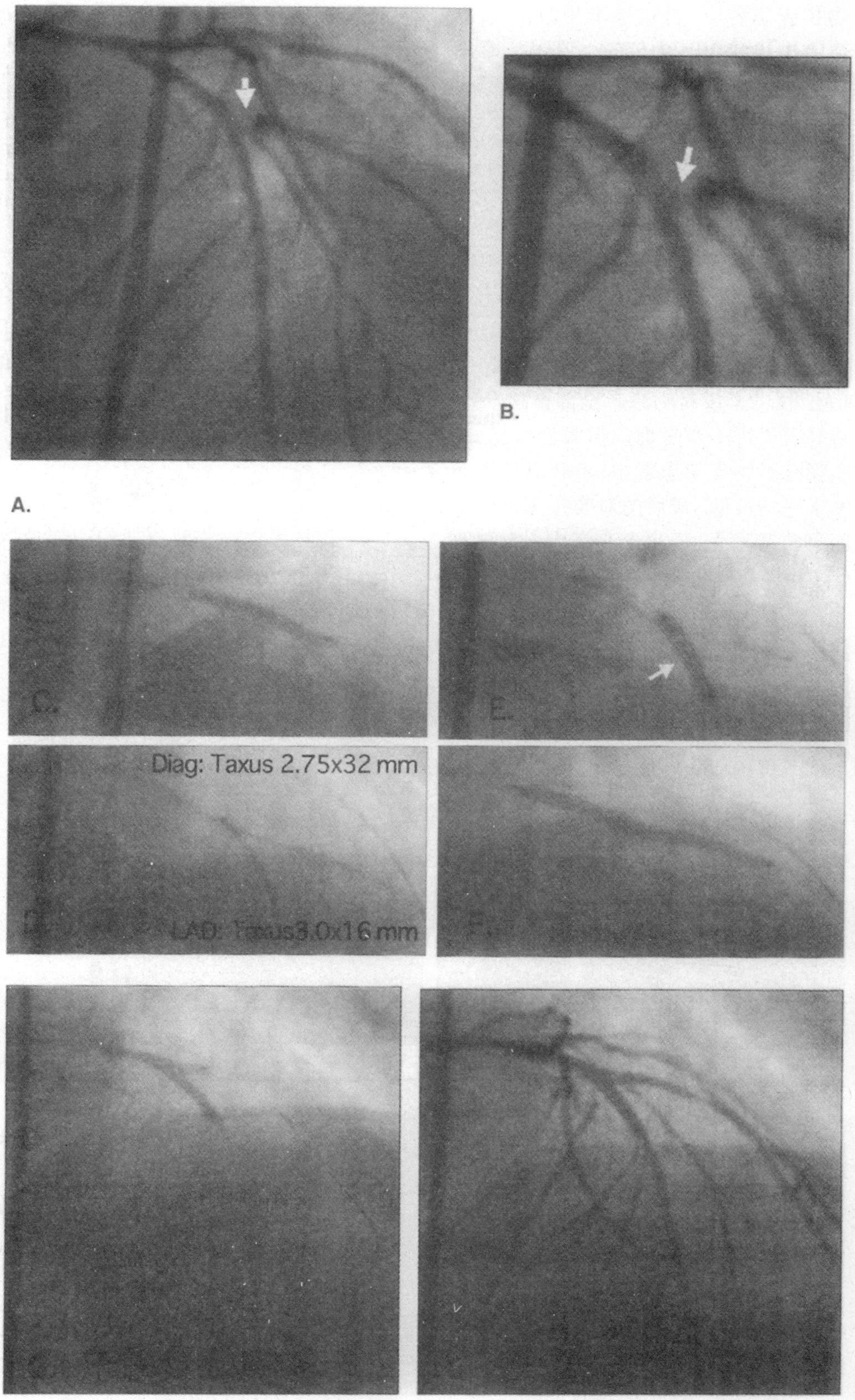

图 29-5　A、B 显示前降支及对角支的分叉病变。经预扩张后(图 C),2 枚支架定位。D 显示了 2 枚支架的位置,对角支植入长支架,位于前降支的短支架突出于分叉处的近端,但经过对角支开口延伸至前降支远端。E 显示先扩张前降支支架,撤出前降支导丝及球囊后,扩张释放对角支支架(F)。最后进行对吻扩张(G)。术后影像见 H

在接受球囊对吻扩张患者中，再狭窄率为27%，在没接受对吻扩张患者中再狭窄率为54%。值得注意的是，至少一半再狭窄的患者只有症状，而无缺血证据，并且再狭窄相当集中位于边支开口。

Taxus试验

46个患者包括46个分叉病变用此治疗。其中41人(87%)采用对吻扩张，临床结果没有出现1例Q波心肌梗死，有2例非Q波心梗，仅11个人合格。进行8个月随访，并且事件发生率相当低，其中1个TVR，1个TLR，仅10个月进行冠状动脉造影随访，8个对吻支架患者中有1个再狭窄，发生率为12%，2个没对吻患者全部再狭窄。

虽然这些结果需要进一步考虑，但我们得出：在对吻支架患者和没有对吻支架患者中，不利事件包括血管再形成的发生率均很低。最后的对吻扩张虽然不能排除边支口的再狭窄发生，但也至少减少其50%及以上的发生率，当再狭窄发生，它经常位于边支开口位置，很集中，并常常没有任何症状。

T支架技术

这种技术主要用于将临时支架替换为边支支架[37,38]，我们完全用反向挤压技术代替T技术。当在主支放入一枚支架后仍需要再放置第2个支架情形下，一些术者则更喜欢用典型的T技术。一些术者不喜欢对吻技术是因为其主支血管壁上有3层支架壁重叠，并且边支比较困难。一些医生当计划放入2枚支架时就会自动采用T技术。

在我们的观念中，T技术会在主支支架与边支支架之间产生一个小的缝隙，当应用DES时，这个间隙将导致药物不能完全释放并引发边支口的再狭窄。我们相信对于在分叉病变处植入2枚支架的研究中，再狭窄发生也可能是由于这个间隙，T技术主要用于植入2枚支架的手术中[6]。

T技术作为临时支架的一部分

当T技术作为临时支架的一部分执行时，需要首先在主支完全释放1个支架。在边支扩张并且进行球囊对吻后，术者发现边支效果不理想时，操作者将支架放入边支并小心地使其位于边支开口，最后在球囊

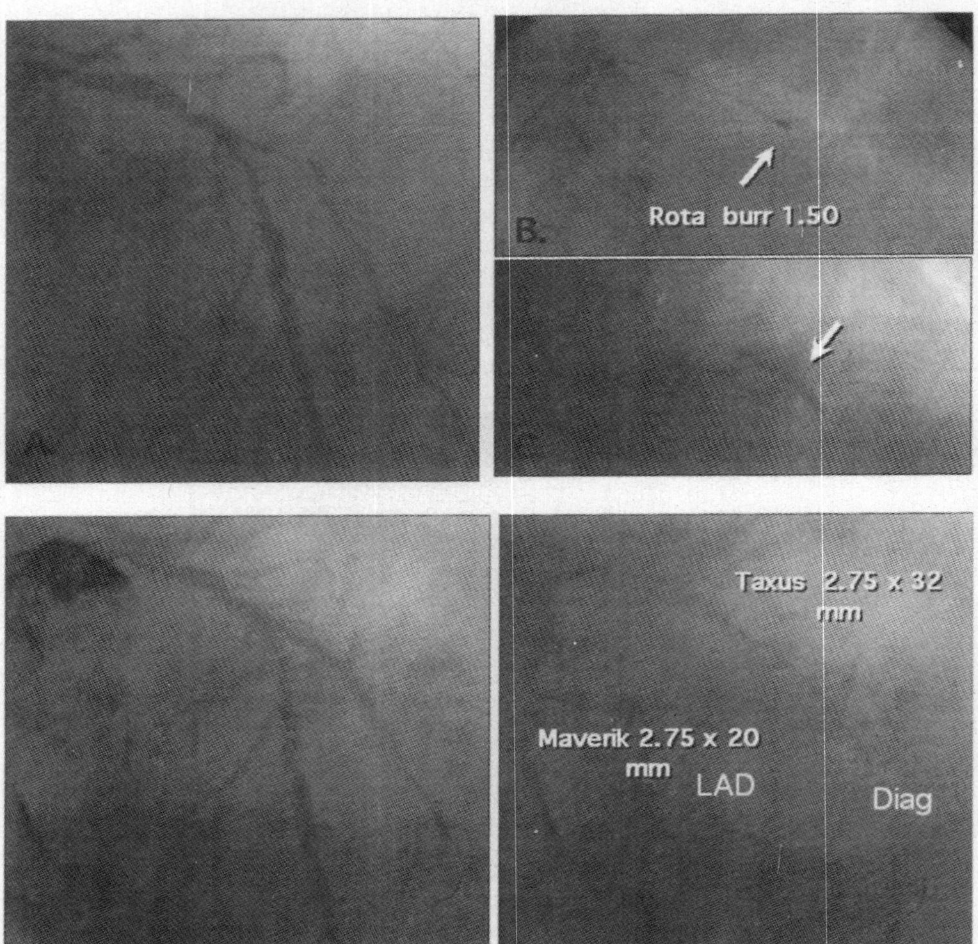

D. E.

图 29-6 显示前降支—对角支的分叉病变。首先进行斑块旋磨，之后行球囊完全扩张，见 B、C、D。接着植入对角支支架(E)。对角支支架部分突入前降支，并对突入部分予以 2.75 mm Marverk 球囊压迫(F、G)。然后植入前降支支架(H)；这是一种典型的挤压技术，但本技术中采用了分步完成方式，先边支，后主支行支架植入。术后影像如图 I

对吻扩张，6F导管就足够了。

标准T技术

T技术已经很少使用。这种器材主要用于边支的开口病变。在这种特殊前提下，只能在边支开口处放置1枚支架；在主支里放1个球囊，并用低压扩张，然后释放边支中的支架。

经典的T技术说明如下，首先在边支开口处放置1枚支架，为不让支架的突出进到主支，一些术者会在主支内放置1枚球囊，来进一步定位主支。在释放边支的支架后，从边支中撤出导丝和球囊。再在边支放入1个导丝，并进行最后的对吻球囊扩张。

有时边支内支架的突出太长以至进入主支，使其不可能再放置其他支架，主支中球囊扩张（有时开始使用的是1.5 mm球囊）会将这个技术转换为挤压或部分挤压技术，并使支架进一步进入主支。当采用这个策略时，先从边支中移动导丝是很重要的。

用6F的导管就可以进行所有T技术的操作。

改良的T技术

在我们的试验中，这种技术已经完全被挤压技术所替代。

改良的T技术允许术者在主支和边支中放置支架，也常常会在主支和边支支架间留一个小空隙。

与其他的T技术应用6F导管比较，改良的T技术至少需要7F导管。

在预扩张前，这项技术要求首先在边支放置支架，然后在主支中放置一枚支架并超越分叉处，随后释放边支中支架，并在造影证实后撤出球囊和导丝。随后再释放主支支架，采用12 atm术或更大压力。接着，再次于边支中放置导丝，最后对吻扩张（大概8 atm）。

相关药理学治疗

当处理分叉病变需用1个或2个支架时，我们就要

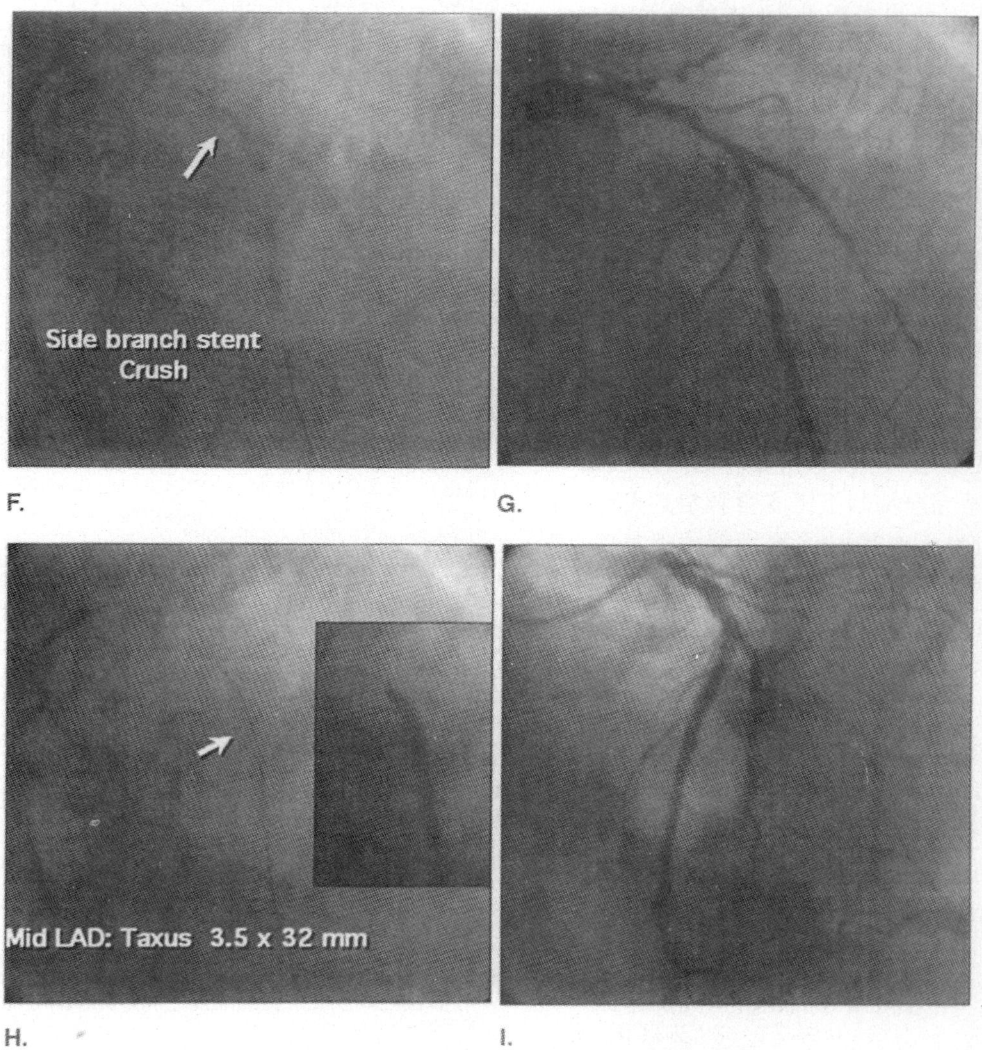

图 29–6 （续）

应用常用处方——即加用肝素来治疗（100 U/kg不用Ⅱb/Ⅲa拮抗剂或者70 U/kg加用Ⅱb/Ⅲa拮抗剂），加用Ⅱb/Ⅲa是为了逆转血栓形成和应用于不稳定的心绞痛和急性心绞痛患者，并不单与分叉病变相联系。Ⅱb/Ⅲa拮抗剂有时应用于边支处理效果不满意的时候，还可以应用于由于各种解剖或临床原因术者认为没有必要植入支架时。

我们坚持术前准备用噻吩并吡啶，如果有疑问，我们可在导管室中应用600 mg负荷剂量氯吡格雷[39]。

在植入支架后，联合应用噻氯吡啶和阿司匹林的剂量是不同的，主要根据支架长度、支架类型和患者的临床情况而定(急性冠状动脉综合征介入时间和是否合并糖尿病)。

在边支开口病变研究中，持续口服氯吡格雷3个月，没有观察到延迟血栓发生[6]。在对所有用氯吡格雷的患者治疗发生血栓的研究中观察到有些是与冠造后结果不理想相关联的，还在继续服用氯吡格雷的患者中只有一个发生猝死(发生在治疗后45个月时)。遗憾的是，由于入选的患者数太少，该试验并没有让我们得出分叉病变特别是用2个支架患者的3个月氯吡格雷应用安全与否的结论，我们最近的试验证实：分叉病变用一个Cypher支架治疗后用3个月的联合抗血小板治疗。分叉病变中应用Cypher支架或者Taxus支架治疗后应用6个月抗血小板药物，和合并分叉病变包括合并糖尿病或急性冠状动脉综合征用1年氯吡格雷，是否安全的问题。

结论

DES的引入是分叉病变治疗的一个标志性的进步，边支开口病变采用DES技术所具有的局限性的最早研究显示：几乎完全抑制了主支再狭窄的发生，边支再狭窄的病变(发生率20%)大多数部位很集中，因此治疗上相当简单。其高数量的血栓发生率(3.5%)已经被关注。我们知道由于这是新的装置(特别是放入2个支架时）可能会导致不利事件的发生而产生影响。我们还不能忘记，在被纳入的患者中相当数量被研究者还存在一些并发症，可能加重不良事件的发生。

在现阶段，恰当地应用临时支架和改进的支架技术可能会进一步提高植入2枚支架患者的临床预后。总之，引进DES用于各种类型的分叉病变，可能进一步促进我们早日征服国际心脏病这块最具有挑战性的领地。

（王　超 丛洪良 译）

参考文献

1. Lefevre T, Louvard Y, Morice MC, et al. Stenting of bifurcation lesions: classification, treatments, and results. *Catheter Cardiovasc Interv* 2000;49:274–283.
2. Safian RD. *Bifurcation lesions*. Royal Oak, Michigan: Physicians' Press, 2001: 221–236.
3. Aliabadi D, Tilli FV, Bowers TR, et al. Incidence and angiographic predictors of side branch occlusion following high-pressure intracoronary stenting. *Am J Cardiol* 1997;80:994–997.
4. Louvard Y, Lefevre T, Morice MC. Percutaneous coronary intervention for bifurcation coronary disease. *Heart* 2004;90:713–722.
5. Fujii K, Kobayashi Y, Mintz GS, et al. Dominant contribution of negative remodeling to development of significant coronary bifurcation narrowing. *Am J Cardiol* 2003;92:59–61.
6. Colombo A, Moses JW, Morice MC, et al. Randomized study to evaluate sirolimus-eluting stents implanted at coronary bifurcation lesions. *Circulation* 2004;109:1244–1249.
7. Al Suwaidi J, Berger PB, Rihal CS, et al. Immediate and long-term outcome of intracoronary stent implantation for true bifurcation lesions. *J Am Coll Cardiol* 2000;35:929–936.
8. Al Suwaidi J, Yeh W, Cohen HA, et al. Immediate and one-year outcome in patients with coronary bifurcation lesions in the modern era (NHLBI dynamic registry). *Am J Cardiol* 2001;87: 1139–1144.
9. Lefevre T, Louvard Y, Morice MC, et al. Stenting of bifurcation lesions: a rational approach. *J Interv Cardiol* 2001;14:573–585.
10. Yamashita T, Nishida T, Adamian MG, et al. Bifurcation lesions: two stents versus one stent—immediate and follow-up results. *J Am Coll Cardiol* 2000;35:1145–1151.
11. Pan M, de Lezo JS, Pavlovic D, et al. Drug-eluting stents for the treatment of bifurcated coronary lesions: a randomized comparison of simple versus complex-strategy approach (abst.). *J Am Coll Cardiol* 2004;43[Suppl A]:843–845.
12. Lefèvre T, Sengottuvel T, Louvard Y, et al. Evaluation of sirolimus-eluting stents for the treatment of bifurcation lesions: a real world study (abst.). *J Am Coll Cardiol* 2004;43[Suppl A]:1024–1051.
13. Mathias DW, Mooney JF, Lange HW, et al. Frequency of success and complications of coronary angioplasty of a stenosis at the ostium of a branch vessel. *Am J Cardiol* 1991;67:491–495.
14. Weinstein JS, Baim DS, Sipperly ME, et al. Salvage of branch vessels during bifurcation lesion angioplasty: acute and long-term follow-up. *Cathet Cardiovasc Diagn* 1991;22:1–6.
15. Karvouni E, Di Mario C, Nishida T, et al. Directional atherectomy prior to stenting in bifurcation lesions: a matched comparison study with stenting alone. *Catheter Cardiovasc Interv* 2001;53: 12–20.
16. Di Mario C, DeGregorio J, Kobayashi Y, et al. Atherectomy for ostial LAD stenosis: "a cut above." *Cathet Cardiovasc Diagn* 1998;43:101–104.
17. Moussa I, Moses J, Di Mario C, et al. Stenting after optimal lesion debulking (sold) registry. Angiographic and clinical outcome. *Circulation* 1998;98:1604–1609.
18. Stankovic G, Colombo A, Bersin R, et al. Comparison of directional coronary atherectomy and stenting versus stenting alone for the treatment of de novo and restenotic coronary artery narrowing. *Am J Cardiol* 2004;93:953–958.
19. Moussa I, Di Mario C, Moses J, et al. Coronary stenting after rotational atherectomy in calcified and complex lesions. Angiographic and clinical follow-up results. *Circulation* 1997;96:128–136.
20. Rihal CS, Garratt KN, Holmes DR, Jr. Rotational atherectomy for bifurcation lesions of the coronary circulation: technique and initial experience. *Int J Cardiol* 1998;65:1–9.
21. Nageh T, Kulkarni NM, Thomas MR. High-speed rotational atherectomy in the treatment of bifurcation-type coronary lesions. *Cardiology* 2001;95:198–205.
22. Kurbaan AS, Kelly PA, Sigwart U. Cutting balloon angioplasty and stenting for aorto-ostial lesions. *Heart* 1997;77:350–352.
23. Furukawa Y, Asakura Y, Ishikawa S, et al. Use of the cutting balloon to facilitate predilatation for stenting of a heavily calcified coronary lesion: a case report. *Jpn J Interv Cardiol* 1996;11:351–355.
24. Rizik DG, Adem AM, Barman NC. Clinical images. Cutting balloon before stent: angiographic and IVUS correlation. *J Invasive Cardiol* 2003;15:234.

25. Bonan R, Meerkin D. Benefits of cutting balloon before stenting cut and stent. *J Invasive Cardiol* 2003;15:629.
26. Takebayashi H, Haruta S, Kohno H, et al. Immediate and 3-month follow-up outcome after cutting balloon angioplasty for bifurcation lesions. *J Interv Cardiol* 2004;17:1–7.
27. Ozaki Y, Suzuki T, Yamaguchi T, et al. and the REDUCE III Study Group. Can intravascular ultrasound guided cutting balloon angioplasty before stenting be a substitute for drug eluting stent? Final results of the prospective randomized multicenter trial comparing cutting balloon with balloon angioplasty before stenting (REDUCE III) (abst.). *J Am Coll Cardiol* 2004;43[Suppl A]:1138–1166.
28. Colombo A, Stankovic G, Orlic D, et al. Modified T-stenting technique with crushing for bifurcation lesions: immediate results and 30-day outcome. *Catheter Cardiovasc Interv* 2003;60:145–151.
29. van Mieghem C, Sianos G, Aoki J, et al. Low Repeat revascularization rates following drug-eluting stent implantation in de novo bifurcation lesions (abst.). *J Am Coll Cardiol* 2004;43[Suppl A]:1024–1054.
30. Airoldi F, Stankovic G, Orlic D, et al. The crushing technique for bifurcation lesions: immediate and mid-term clinical outcome (abst.). *J Am Coll Cardiol* 2004;43[Suppl A]:1024–1052.
31. Airoldi F, Stankovic G, Orlic D, et al. The Modified T stenting technique with crushing for bifurcation lesions: immediate results and 6-month clinical outcomes (abst.). *Am J Cardiol* 2003;[Abst. Suppl]:143.
32. Sharma SK, Duffy M, Lee J, et al. Treatment of true bifurcation lesions with the simultaneous kissing stent technique (abst.). *J Am Coll Cardiol* 2004;43[Suppl A]:1158.
33. Schampaert E, Fort S, Adelman AG, et al. The V-stent: a novel technique for coronary bifurcation stenting. *Cathet Cardiovasc Diagn* 1996;39:320–326.
34. Chevalier B, Glatt B, Royer T, et al. Placement of coronary stents in bifurcation lesions by the "culotte" technique. *Am J Cardiol* 1998;82:943–949.
35. Daemen J, Lemos PA, Serruys PW. Multi-lesion culotte and crush bifurcation stenting with sirolimus-eluting stents: long-term angiographic outcome. *J Invasive Cardiol* 2003;15:653–656.
36. Webster MWI, Ormiston JA, Currie E, et al. Drug-eluting stents for coronary bifurcations: bench-top insights into the "crush" technique (abst.). *J Am Coll Cardiol* 2004;43[Suppl A]:1024–1053.
37. Carrie D, Karouny E, Chouairi S, et al. "T"-shaped stent placement: a technique for the treatment of dissected bifurcation lesions. *Cathet Cardiovasc Diagn* 1996;37:311–313.
38. Nakamura S, Hall P, Maiello L, et al. Techniques for Palmaz-Schatz stent deployment in lesions with a large side branch. *Cathet Cardiovasc Diagn* 1995;34:353–361.
39. Kastrati A, Mehilli J, Schuhlen H, et al. A clinical trial of abciximab in elective percutaneous coronary intervention after pretreatment with clopidogrel. *N Engl J Med* 2004;350:232–238.

第30章　冠状动脉内消斑术(Debulking)在分叉病变中的作用

Jassim Al Suwaidi　David R.Holmes,Jr.

冠状动脉分叉病变用常规的球囊成形术(BA)难以解决,并伴有较低的成功率及较高术中并发症发生率，如心肌梗死（MI)、急症冠状动脉旁路移植手术(CABG)等[1,2]。并发症的高发率可能与斑块移动、开口处收缩以及解剖部位增殖有关。在过去的20年中，经皮冠状动脉成形术已经有了相当大的发展。除了球囊成形术,尚有许多技术产生,包括冠状动脉内消斑术的应用(斑块旋磨术或定向斑块旋切术及激光销蚀术)、切割球囊成形术及支架术。最近,还推出了药物涂层支架(DES)。本文我们来回顾一下冠状动脉内消斑术在分叉病变中的作用。

冠状动脉旋磨术

与标准的球囊成形术相比,经皮冠状动脉旋磨术(PTRA)能够在移除斑块的同时,使临近的正常动脉段损伤降至最小,并且它能够避免"雪花状(snow)"斑块移除,所以其适用于分叉病变的治疗。一些研究者报道了他们应用PTRA治疗分叉病变的经验，其中大部分研究都受到样本量少和与其他治疗方式相比缺少随机性的限制(表30-1)[4-8]。Warth等人[4]报道了一项多中心研究结果：包括自1988年到1991年的709例连续病例，以冠状动脉旋磨术治疗了847处病变，其中166例是分叉病变(27.1%)。单独应用PTRA治疗在分叉病变中的成功率>80%;应用PTRA辅以或互补血管成形术时成功率>90%。总之,主要并发症的发生率是3%(死亡率0.8%,Q波型心肌梗死0.8%,CABG1.7%)。介入过程中急性闭塞的发生率是3.1%。分叉病变中并发症的发生率更高(32.5% vs 19.4%,$p<0.01$)。使用多元分析后发现,应用冠状动脉旋切术治疗的分叉病变同急症CABG及突发血管闭塞呈显著相关性($p<0.05$)。全部的血管再狭窄率为37.7%。分叉病变的介入治疗或冠状动脉旋切后的球囊成形术均不是再狭窄的独立预测因子。

STRATAS (The Study to Deternine Rotablator and Transluminal Angioplasty Strategy)研究[5,6]登记了500例接受冠状动脉旋磨术治疗的患者。一共有63例患者接受了分支病变的介入治疗。在这些病例中,有33例病变应用了常规旋磨策略治疗,而有35例病变接受了改良旋磨策略治疗[5]。干预血管的平均直径为2.64 mm,最终的狭窄面积为28.5%。38(7.6%)例患者接受了冠状动脉支架治疗。临床成功率超过90%。所有患者均未发生死亡、Q波型心肌梗死及CABG等情况。有5例(7.9%)出现边支血管阻塞,这是分叉病变与非分叉病变仅有的差别[6]。靶病变的血管再通率(TLR)达26%。以上两项研究均未明确指出究竟有多少同时患有主干血管病变和分支血管病变的患者接受了销蚀治疗。

Rihal等人[7]报道了15例分叉病变接受冠状动脉旋磨术治疗患者的结果；其中7例患者有两支血管接

表 30-1　正在进行的 PFO 介入封堵与临床药物治疗比较的随机试验

作者/年份	RPTA				PTCA			
	患者(病变)数	成功率	再狭窄率(TLR)	边支阻塞	患者(病变)数	成功率	再狭窄率(TLR)	边支阻塞
Warth,1994	(166)	84%(>95%*)	37.7%					
Rihal,1998	15(22)	100%						
Whilow,2001	(33)	95%	>505					
Nageh,2001+	(32)	97%	(18.7%)		(118)	81%	(23%)	

*采用补充或辅助球囊成形术(complementary or adjunctive angioplasty)。+必要性支架治疗(provisional stenting)

受了冠状动脉旋磨术治疗，而其余8例患者只有一支血管接受了旋磨术治疗。73%的分叉病变应用了球囊成形术，其中5例患者在一支血管上安放了支架，而2例患者在两支血管上均放置了支架。无边支受损(compromise)发生，且成功率达100%。长期随访未见报道。

最近，Nageh等人[8]评估了PTRA在32例病变中的作用，并将其与118例行BA治疗的病变进行了非随机方式的比较（两组中均实施了必要性支架术治疗，prooisional stenting)。PTRA组有更高的成功率(97% vs 81%)及更低的院内事件发生率(9% vs 14%)。而且，平均随访15个月后，同BA相比，PTRA降低了心脏事件的发生率(22.5% vs 27.5%)及靶病变的再狭窄率(18.7% vs 23%)。

现存文献表明冠状动脉旋磨术在治疗分叉病变方面更有效，而且对血管成形术和支架术有一定的帮助。

定向旋切术(DCA)

一些研究者评价了定向旋切术在分叉病变治疗中的作用(表30–2)[9-22]；但是大部分研究的局限性在于样本量少。尽管有些研究者支持使用镍钛记忆合金导丝以保护边支血管[13,15]，但是大部分研究还是按顺序进行DCA，首先在主干血管内进行旋切术，然后再对边支血管进行治疗。研究的不同在于使用辅助的BA和支架。

Lewis等人[13]使用双导丝技术(应用Microvena nitinol导丝保护边支血管)对30例分支病变的患者(23名男性，7名女性)进行DCA治疗。手术的成功率可以达到97%(29例患者)，主干血管残余狭窄11.6%，边支血管狭窄16.5%。在研究早期，一例患者出现急性血管再闭而需行急症冠脉旁路移植，而另2例患者出现非Q波型心肌梗死。

CAVEATI(Coronary Angioplasty versus Excisional Atherectomy)试验[14]包括了1 012例患者；66例患者被确诊为分叉病变（6.5%），其中32例患者在PTCA/BA组，另34人在DCA组。经过DCA治疗的患者的术后残余狭窄要明显低于那些经过PTCA治疗的患者，且同分叉病变无相关性($p<0.001$)。DCA组中一过性或永久性的边支血管闭塞率较高(5.5% vs 2.4%，$p=0.01$)，并且应注意到围手术期梗死率也有所提高。两种治疗技术6个月的预后（死亡、心肌梗死或再狭窄）相同。Campos–Esteve等人[18]回顾了100例进行DCA治疗的患者，发现边支血管阻塞或受损的发生率为17%。开口于病变的边支血管发生边支血管受损的风险(36%)要明显高于那些病变周围的边支血管。更低的DCA术后边支血管阻塞率分别被Vaska等人(3.2%)及美国DCA调查者组织(U.S.Directional Coronary Atherectomy Investigator Group)(3.6%)所报道。

Dauerman等人[16]在一次回顾性分析中对比了40例接受斑块消融术联合辅助PTCA治疗的患者（34例患者使用了DCA，而6例患者使用了PTRA)和30例只接受PTCA治疗的患者的预后。DCA没有使用nitinol导丝对边支血管进行保护。在6个使用PTRA治疗的患者中，先在主支血管进行旋磨术治疗，然后才是边支血管。在进行斑块消融术后，用较低的释放压力（2~8

表 30–2　定向旋切术在分叉病变中应用的研究报道

作者/年份	DCA				PTCA			
	患者(病变)数	成功率	再狭窄率(TLR)	边支阻塞	患者(病变)数	成功率	再狭窄率(TLR)	边支阻塞
Brener，1996	34		46%	5.5%	32		45%	2.4%
Campos–Esteve，1994	100	97%		17%				
USDCAI Group，1990	958*			3.6%				
Lewis，1994[+]	30	97%		37%				
Ghambir，1995[+]	9	100%		0				
Vaska，1990	201	73%		3.2%				
Daureman，1998	40	97%	(28%)	22%	30	73%	(53%)	3%
Karvouni，2001[‡]	31(62)	87.1%		28.8%	31(62)	100%	43.5%	
Mansour，1992	8	100%						
Cowley，1993	(10)							
Safian，1993	8	100%						
Eisenhauer，1993	3	100%						
Chieffo，2003[‡]	(88)		MB17%/23.5%SB(13.6%)		(332)		MB34%/41%SB(24.8%)	

*被治疗病变的总数(不仅限于分叉病变)，双导丝旋磨术，[+]双导丝旋磨术，[‡]DCA加支架术同单独支架术相比较；MB，主干血管；SB，分支血管。

atm)进行辅助球囊成形术。只有2例斑块消融术组的患者在主支血管进行了支架术治疗，其中一例是因为病变扩张不充分，而另一例是因为出现中度夹层。PTCA组手术成功率要低于DCA组(73% vs 97%，p=0.01)。其差异主要是因为在PTCA组有7例患者(23%)的边支血管残余狭窄>50%。在斑块消融术组中仅有1例患者因为冠脉狭窄导致急性闭塞、心肌梗死，并进行了急症CABG治疗。在斑块消融术组有8例患者(22%)发生了一过性边支血管受损，而PTCA组则只有1例(3%)(p=0.06)。

然而，在斑块消融术组中每例边支血管受损都是一过性的，并且是可以挽救的（即使是缺少保护导丝）。而且，在斑块消融术组中更易发生一过性边支血管缺失，但是，两组的围手术期心肌梗死发生率无差异(5% vs 3%，p=NS)。

从冠状动脉血管造影上来看，与PTCA组相比，斑块消融术组的主干血管及边支血管的最终最窄损伤直径(MLD)(主干：2.48 mm±0.57 mm vs 1.97 mm±0.65 mm 边支：2.22 mm±0.53 mm vs 1.39 mm±0.55 mm)均较大(p<0.01)。随访1年后，两组的死亡率和心肌梗死率无差异。与此相反，与PTCA组相比，斑块消融组+附加PTCA组行继续性TLR的需要减少(28% vs 53%，p=0.05)。而且，斑块消融组患者的主干和边支血管所需要的治疗也减少(54% vs 100%，p=0.02)。斑块消融术是低TLR的独立预测因子，相对危险度0.4(95%置信区间，0.2~1.0)。斑块消融术在有较大边支血管(>2.3 mm)的患者中受益更大。研究者们认为，这种益处可能反映了旋切术限制弹性回缩和斑块移动的可能，这两个方面都是开口病变单纯球囊扩张经常发生受损的原因。结论似乎是斑块消融术+附加PTCA对于存在分叉病变和大的边支的患者来说效果要优于单独PTCA。然而，如果边支血管较小，斑块消融术的益处在近期结果上似乎较小。

最近，Karvouni等人比较了在支架植入前行分叉病变的DCA和仅用支架术的治疗结果，采用配对的方式，每组31人。DCA组手术成功率低(87.1% vs 100%，p=0.03)，急性并发症仅在DCA组发生(12.9%)，主要并发症是无Q波型心肌梗死。然而，在随访中，DCA的再狭窄率(28.8% vs 43.5%)和主要不良心血管事件(MACE)发生率(29% vs 48.4%)较低。

Chieffo等人[24]报道所发现的情况与Karvouni等人的相似[17]：86例以DCA+支架术治疗的分叉病变与332例以单独支架术治疗的病变，围手术期MLD在DCA组显著较大(p=0.06)，随访后亦如此(p=0.05)。与Karvouni等人的发现不同之处在于[17]DCA组围手术期心肌梗死发生率较高(12.9% vs 0%，p=0.03)，住院心血管事件包括心肌梗死的发生率在两组间无差异(9% vs 9.6%，p=NS)。双支再狭窄率在DCA组较低(主干：16% vs 34%，p=0.08；边支：23.5% vs 41%，p=0.09)。在20±18个月的随访中，DCA组心血管事件的发生率较低(13.6% vs 32.2%，p=0.02)。研究者们得出结论：DCA+支架术可以有较好的临床和血管造影效果。

激光血管成形术

激光血管成形术用于治疗分叉病变的研究数据仅有1个。Bittl等人[25]报道了应用excimer激光治疗分叉病变的疗效的一项包括>764例患者(858例病变)的研究。应用冠状动脉eximer激光血管成形术。这项研究显示了一个高的再狭窄率。在被治疗的病变中，54处(6.3%)为分叉病变。总的临床成功率为86%，但是在分叉病变中仅为75%。主要并发症总的发生率为7.6%，但是在分叉病变中较高，为16%。使用激光成形术治疗分叉病变的治疗方案与临床成功率下降相关(p=0.07)，而且增加急性并发症(p=0.002)。

研究显示：在治疗分叉病变上，激光成形术是行不通的。

切割球囊成形术

尽管切割球囊成形术不是斑块消融术的装配，它的功能是应用了相同的原理。有关分叉病变的切割球囊治疗的研究资料较少。Takehayashi等人[26]比较了用切割球囊(CBA)(50例)和PTCA(37例)治疗分叉病变效果。CBA的手术成功率较高(92% vs 76%，p<0.05)。3个月后的随访，CBA组的再狭窄率较低 (40% vs 67%，p<0.05)。研究者们认为它们的研究支持CBA是治疗分叉病变的优选方法。

WINNER研究评价了用CBA治疗分叉病变。共有265例病变接受了治疗；在184例病变中，CBA是基本的治疗方法，在81例病例中，CBA应用于有计划的支架治疗之前。手术成功率是95.8%。手术并发症包括夹层(dissection)，发生34例病变(13%)。然而D、E、F级夹层仅有1例患者发生(9.4%)。未能进行长期随访。可以应用的资料显示：切割球囊成形术可能在治疗分叉病变方面有一定作用，不过在最终得出这个结论之前需要更多的研究支持。

在一项最近的绘萃分析中(包括16个试验)，比较了不同的消融方法(定向旋切术、旋磨术atheretomy、激光血管成形术或者CBA)与PTCA和(或)支架术二者在不同病变类型的效果，这项研究显示了这些消融方式在达到稳定的临床和血管造影结果方面的失败。研究者们认为他们的meta分析认为常规的切除或动脉粥样硬化吸除在介入治疗中并没有益处。而且,斑块消融术作为一种基本的治疗策略应与最近出现的药物涂层支架(DES)相对应,DES在边支血管的再狭窄率较高。

结论

近期的研究证实并不支持斑块消融术(旋磨术或定向斑块旋切术)作为分叉病变的基本治疗。然而,斑块消融术可能可作为附加于血管成形术和支架术的一部分,尤其是在特定选择的病变上,例如,钙化性病变,在这类病变中,旋磨术可以使支架植入更便利。是否斑块消融方式在DES时代具有不同的作用尚需要进一步确定。

(王　超　丛洪良　译)

参考文献

1. Al Suwaidi J, Berger PB, Garratt KN, et al. Immediate and long term outcome of intracoronary stent implantation for true bifurcation lesions. *J Am Coll Cardiol* 2000;5:929–936.
2. Al Suwaidi J, Yeh W, Cohen HA, et al. Bifurcation lesions: immediate and one-year outcome in the modern era—the NHLBI dynamic registry. *Am J Cardiol* 2001;87:1139–1144.
3. Colombo A, Moses JW, Morice MC, et al. Randomized study to evaluate sirolimus-eluting stents implanted at coronary bifurcation lesions. *Circulation* 2004;16;109(10):1244–1249.
4. Warth DC, Leon MB, O'Neill, et al. Rotational atherectomy multicenter registry: acute results, complications and 6-month angiographic follow-up in 709 patients. *J Am Coll Cardiol* 1994;24: 641–648.
5. Whitlow PL, Bass TA, Kipperman RM, et al. for the STRATUS Investigators. Rotational atherectomy strategy study. Results of the Study to Determine Rotablator and Transluminal Angioplasty Strategy (STRATAS). *Am J Cardiol* 2001;87:699–705.
6. Whitlow PL. Ostial and bifurcation lesions. In Topol ED, ed. *Textbook of interventional cardiology,* 4th ed. Orlando, FL: WB Saunders, 2003;345–366.
7. Rihal CS, Garratt KN, Holmes DR. Rotational atherectomy for bifurcation lesions of the coronary circulation: technique and initial experience. *Int J Cardiol* 1998;65:1–9.
8. Nageh T, Kulkarni NM, Thomas MR. High-speed rotational atherectomy in the treatment of bifurcation-type coronary lesions. *Cardiology* 2001;95(4):198–205.
9. Mansour M, Fishman RF, Kuntz RE, et al. Feasibility of directional atherectomy for the treatment of bifurcation lesions. *Coron Artery Dis* 1992;3:761–765.
10. Cowely MJ, DiSciascio G. Experience with directional coronary atherectomy since pre-market approval. *Am J Cardiol* 1993;72: 12E–20E.
11. Safian RD, Schreiber TL, Baim DS. Specific indications for directional coronary atherectomy: origin left anterior descending coronary artery and bifurcation lesions. *Am J Cardiol* 1993;72: 35E–41E.
12. Eisenhauer AC, Clugston RA, Ruiz CE. Sequential directional atherectomy of coronary bifurcation lesions. *Cathet Cardiovasc Diagn* 1993;1:54–60.
13. Lewis BE, Leya FS, Johnson SA, et al. Acute procedural results in the treatment of 30 coronary artery bifurcation lesions with a double-wire atherectomy technique for side-branch protection. *Am Heart J* 1994;127:1600–1607.
14. Brener SJ, Leya FS, Apperson-Hansen C, et al. A comparison of debulking versus dilatation of bifurcation coronary arterial narrowings (from the CAVEAT I trial). *Am J Cardiol* 1996;78: 1039–1041.
15. Gambhir DS, Petkar S, Trehan V, et al. Directional atherectomy for the dilatation of bifurcation stenoses in the coronary arteries. *Indian Heart J* 1995;47(2):115–119.
16. Dauerman H, Higgins PJ, Sparano AM, et al. Mechanical debulking versus balloon angioplasty for the treatment of true bifurcation lesions. *J Am Coll Cardiol* 1998;32:1845–1852.
17. Karvouni E, Di Mario C, Nishida T, et al. Directional atherectomy prior to stenting in bifurcation lesions: a matched comparison study with stenting alone. *Catheter Cardiovasc Interv* 2001;53: 12–20.
18. Campos-Esteve MA, Laird JR, Kufs WM, et al. Side branch occlusion with directional coronary atherectomy: incidence and risk factors. *Am Heart J* 1994;128:686–690.
19. Altmann GB, Popma JJ, Pichard AD, et al. Impact of directional atherectomy on adjacent branch vessels. *Am J Cardiol* 1993;72: 351–353.
20. Fischell TA, Drexler H. Pullback atherectomy (PAC) for the treatment of complex bifurcation coronary artery disease. *Cathet Cardiovasc Diagn* 1996;38:218–221.
21. Leya FS, Lewis BE, Sumida CW, et al. Modification of "kissing" atherectomy procedure with dependable protection of side branches by two-wire technique. *Cathet Cardiovasc Diagn* 1992;27: 155–161.
22. Vaska KJ, Franco I, Whitlow PW. Risk of side-branch occlusion following directional atherectomy. *Circulation* 1991;84[Suppl II]:II81.
23. USDCAI. Complications of directional coronary atherectomy in a multicenter experience. *Circulation* 1990;82[Suppl III]:III130.
24. Chieffo A, Liistro F, Stankovic G, et al. Acute and late outcome after directional coronary atherectomy plus stenting versus stenting alone in true bifurcation lesions. *J Am Coll Cardiol* 2003; 41[Suppl A]:26A.
25. Bittl J, Chew DP, Topol EJ, et al. Meta-analysis of randomized trials of percutaneous transluminal coronary angioplasty versus atherectomy, cutting balloon atherectomy, or laser angioplasty. *J Am Coll Cardiol* 2004;43:936–942.
26. Takebayashi H, Haruta S, Kohno H, et al. Immediate and 3-month follow-up outcome after cutting balloon angioplasty for bifurcation lesions. *J Interv Cardiol* 2004 Feb;17(1):1–7.
27. Sengottuvel G, Lefèver, Louvard Y, et al. Evaluation of sirolimus-eluting stents for the treatment of bifurcation lesions: a real world study. *J Am Coll Cardiol* 2004;43[Suppl A]:36A.
28. Airoldi F, Stankovic G, Orlic D, et al. The crushing technique for bifurcation lesions: immediate and mid-term outcome. *J Am Coll Cardiol* 2004;43[Suppl A]:36A.
29. Ormiston JA, Currie E, Webster MW, et al. Drug-eluting stents for coronary bifurcation: bench-top insight into the "crush" technique. *J Am Coll Cardiol* 2004;43[Suppl A]:36A.
30. Hoya A, Lemos PA, Tanabe K, et al. Low repeat revascularization rates following drug-eluting stent implantation in de novo bifurcation lesions. *J Am Coll Cardiol* 2004;43[Suppl A]:36A, 27A.
31. Oesterle SN. Coronary interventions at a crossroads: the bifurcation stenosis. *J Am Coll Cardiol* 1998;32:1853–1854.

第31章 血栓性病变

Emmanouil S.Brilakis Charanjit S.Rihal

在冠状动脉血管成形术中经常遇到血栓性病变，尤其在急性冠状动脉综合征的患者中多见，这些病变与围手术期高风险和长期并发症多发有关[1-5]。一直以来，血栓被定义成一种管腔内填充物缺陷，从多个角度上看类似于深静脉血栓（DVT）的造影表现或肺循环中的肺动脉栓塞（图31-1）[1]。从血管造影上来讲，冠状动脉造影对冠状动脉内血栓的检测是低灵敏度的，但是高特异性的[6]。冠状动脉内血栓可以在经皮冠状动脉介入（PCI）之前、之中或之后存在或形成。而后两种情况更难以检测到，因为PCI后形成的血栓必须与撕裂或组织突出相鉴别。

在PCI早期，冠状动脉内血栓与严重的术中（手术失败、术中急性闭塞、远端栓塞、无复流现象）或术后并发症（死亡、心肌梗死、再狭窄）显著升高有关[1-5]。与栓塞高风险有关的因素有：大的血栓负荷、血栓的移动[8]和隐静脉移植（SVG）。

治疗方法

血栓性病变的不利影响促进了一系列以下目的的治疗方案的调整：溶解（或抑制发展）血栓，应用抗凝、抗血小板、纤原溶解（药理或功能上的）药物；应用特殊设计的导管移除血栓；应用近端或边缘保护装置机械性保护微循环。血栓的溶解或移除从理论上说可以防治远端栓塞。可以看清罪犯病变（能够选择较好的治疗方式），降低亚急性血栓形成的风险以及可能为支架与血管壁提供较好的附着。对于药物涂层支架来说，这种方法可以增强药物向血管壁的释放。

直接支架术可能不易导致栓塞，而球囊预扩张更易导致栓塞。可能因为血栓在血管壁与支架之间被禁锢，从而不易导致远端栓塞[9]。药物涂层支架[自体静脉或聚四氟乙烯涂层（PTFE）][10,11]能够禁锢支架和血管壁之间的血栓，所以可以降低远端栓塞的风险。

溶栓治疗

抗凝治疗

全身抗凝[应用肝素，低分子肝素（LMWH）或者直接的凝血因子抑制因子]在所有的冠状动脉介入患者中是常规应用的，而且对有血栓性病变的患者是必要的，它可以防治血栓的扩大，并使血栓溶解。一些研究报道：在≥2天的延长肝素预治疗[12]后行PCI治疗，其效果较好；而PCI后的效果在应用普通肝素或比伐卢定的患者中是相似的，该研究包括了567例患者，均有血栓性病变，该研究为水蛭肽血管成形术研究[13]。

肝素涂层支架可能抑制血栓形成：在一个包括

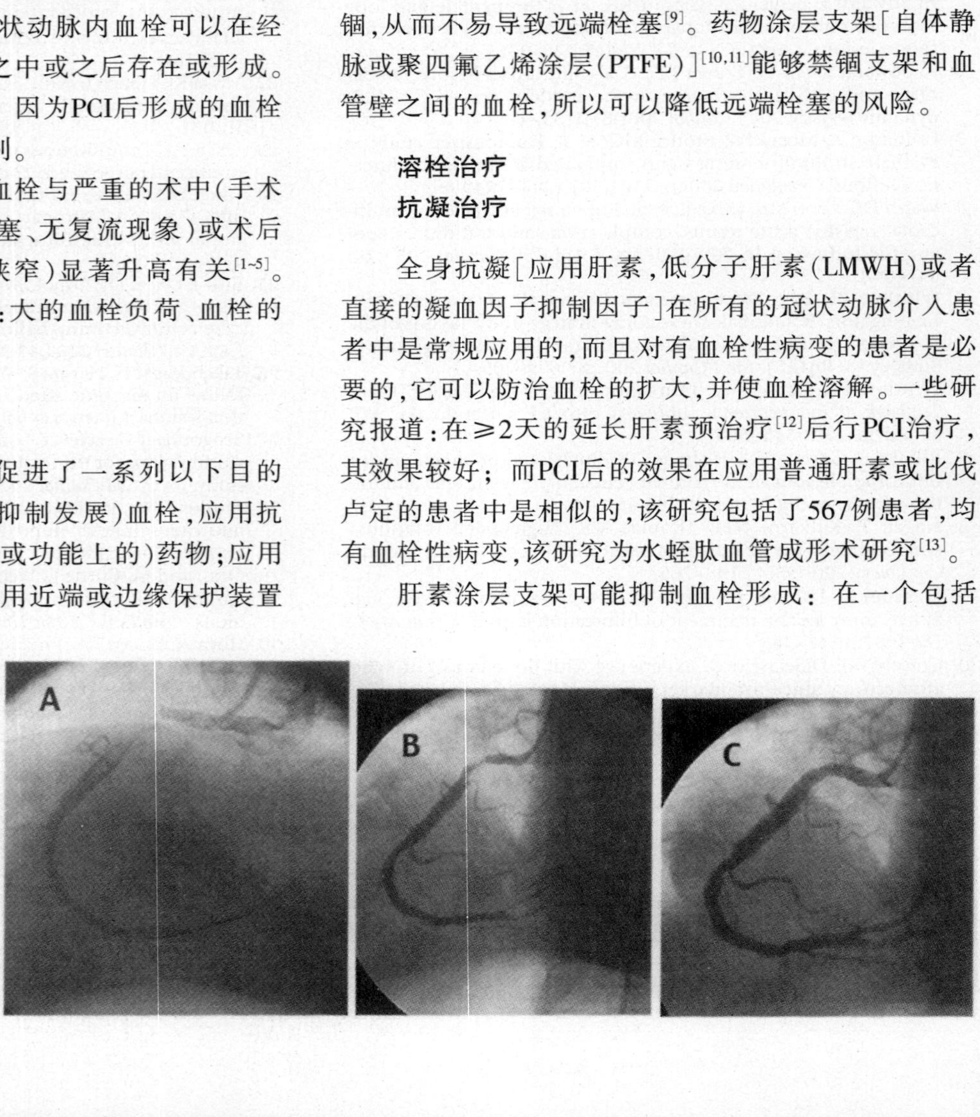

图31-1 （A）急性ST抬高型心梗患者右冠近端的冠状动脉内充盈缺损；（B）Rheolytic血栓切除术后充盈缺损显著改善；（C）支架术后极好的造影结果。

200例患者的研究中，比较了接受肝素支架(cordis公司，Warren，New Jersey）治疗和术后仅服用阿司匹林(没有噻吩并吡啶)的效果，仅有2例患者再发生了支架内血栓形成[14]。然而，肝素支架与裸支架比较而言并没有显示出更好的效果[15]。

抗血小板药物

有冠状动脉内血栓的患者应当接受阿司匹林和噻吩并吡啶的治疗，这是所有PCI患者的标准化治疗。与300 mg的负荷剂量相比，600 mg负荷剂量的氯吡格雷能够更快地达到抗血小板的目的，这在血栓性病变中是获益的[16]。

糖蛋白Ⅱb/Ⅲa(GPⅡb/Ⅲa)受体拮抗剂能够降低单纯冠脉术的MI的MZ发生率。但不能降低SVGs患者PCI术后MZ发生率[17]，而且是以增加出血的风险为代价，这是有研究所证实的。在CAPTURE(c7E3 Antiplatelet Therapy in Unstable Refractory Angina）试验中，血栓溶解的发生率在安慰剂组为22%。而在阿昔单纯组为43%(p=0.033)[18]，只有伴随肌钙蛋白T水平升高的患者具有好的效果[19]。有的研究认为冠状动脉内应用Ⅱb/Ⅲa拮抗剂可以降低血栓负荷[20,21]。

药物性溶栓

溶栓可以是药物性的(通过冠状动脉内或全身性溶栓药物)，也可以是机械性的(超声介导下)。药物性溶栓不能改善冠状动脉栓塞患者的临床预后。在TAUSA(在不稳定心绞痛患者中使用溶栓或血管成形术治疗)试验中，冠状动脉内尿激酶溶栓与急性血栓性闭塞发生率的增高相关(15.0% vs 5.9%，p<0.03)[22]。

尽管在TIMIⅢ$_A$试验中系统组织纤溶酶原激活剂(t-PA）与不稳定性心绞痛或非Q波型急性心梗患者PCI术后血栓负荷的减低有关[23]，但在TIMIⅢ$_B$试验中t-PA与安慰剂组临床效果相似[24]最近，冠状动脉内溶栓药物不推荐应用于不稳定性心绞痛。

机械性溶栓

超声溶栓是一项以导管为基础的技术，在这项技术中，超声被发送到病变血管并产生空洞效应(cavitation)，从而导致涡流(vortex)的产生，将血栓栓子拉向导管顶端，然后将血栓溶解或液化成小于毛细血管直径的大小[25]。在ATCAS(Acolysis during Treatment of Lesions Affecting Saphenous Vein Bypass Grafts)试验中，181例急性冠状动脉综合征患者在SVGs接受了PCI的治疗，他们被随机分为超声溶栓或阿昔单纯组。与接受阿昔单纯组的患者(n=89)相比较，超声溶栓的患者(n=92)手术成功率低(63% vs 82%，p=0.008)，无Q波心梗的发生率高(19.6% vs 7.9%，p≥0.03)[25]。因此，超声溶栓目前不推荐用于有血栓性病变的患者。

消除血栓的治疗方式

血栓可以被血栓抽吸装置所消除。一些这样的装置目前正在使用。

抽吸(export)导管

抽吸（export）导管经常与Guard Wire(Medtronic AVE，Santa Roza，California)球囊远端保护系统结合使用，但也可以单独使用[26]。它由一个导引导管和一个抽吸导管组成，通过这些装置进行抽吸作用。

有病例研究报告，抽吸导管能够降低血栓性病变的血栓负荷。

Pronto Catheter

Pronto导管（Vascular Solutions，Minneapolis，Minnesota）在2003年12月通过了美国食品与药物监督管理局（FDA）的许可。与输出（export）导管相比，Pronto Catheter外径较小（6F），而抽吸管腔较大，($1.47×10^{-3}$ vs $1.13×10^{-3}$sq.in)，但目前尚无有关导管有效性的报道。

Rheolytic血栓切除术

Rheolytic血栓切除术（Angiolet，Possis Medical，Minneapolis,Minnesota）是一种以导管为基础的系统，它利用高速水流喷射产生真空状态来进行血栓的抽吸和清除(图31-1)[29]。VEGAS2(Vein Graft AngioJet Study 2)试验研究了349名患者，这些患者均有血栓性移植的隐静脉(54%)或者血栓性急性动脉(46%)，将这批患者随机分成Rheolgtic血栓切除组(n=183)或冠状动脉内尿激酶溶栓组（n=169)。与尿激酶组相比，Rheolytic组有更高的手术成功率(86% vs 72%，p=0.002)，更低的心梗发生率(14% vs 31%，p<0.001)，但是更容易发生恶性心律失常而需要阿托品或临时起搏治疗(24% vs 2%，p<0.001)。有关Rheolytic应用的经验在一些病例系列中被报道，包括急性心梗患者[30,31]和支架内血栓形成的患者[32,33]，均得出有利的结论。Rheolytic血栓切除术目前应用6F导管和常规的0.035 cm(0.014 in)的导丝(应用XMI AngioJet导管)，但是也要求植入临时起搏器，尤其是治疗右冠病变时。

X-sizer

X-sizer装置(ev3，Plymouth，Minnesota)包括一个

旋切刀，置于一个4.5F或5.5F的导管顶端，同一个封闭的真空抽吸系统相连接。旋切刀以2 100 r/min的速度旋转，将血栓卷带和浸软，利用同步的真空装置清除血栓。在X-TRACT试验中，对SVG（伴随或不伴随血栓）或者冠状动脉血管血栓性病变的X-sizer治疗进行了评价[34]。患者（77%有SVG病变）被随机分入X-sizer（n=400）组和对照组（n=39）。尽管两组间30天和1年的主要心脏不良事件(MACE)的发生率是相似的，但X-sizer患者不易发生较大的心梗(较大的心梗是指新发的Q波或CK-MB水平高于8倍的正常值最高上限)(9.6% vs 5.5%，p=0.035)。在血栓性病变患者的亚组中（约66%的患者），X-sizer的应用降低了死亡率或大面积心梗率。(4.7% vs 9.9%，p=0.04)。在有92例ST段抬高型心梗患者的小型临床试验中，X-sizer的应用改善了心肌灌注和ST段回落[35]。

保护微循环的治疗

微循环保护装置被设计为预防PCI术中形成的血栓或动脉粥样硬化碎屑引起的下游血流栓塞。目前应用的装置有两类：①近端阻塞球囊可以阻断血流，能够抽吸PCI后的血栓；②过滤装置。

目前近端阻塞装置正在研究中（Proxis栓子保护系统，volocimed，Minneapolis，Minnesota），可能较远端保护装置效果更好一些：近端阻塞球囊能够在通过病变之前扩张，可以保护边支血管，还能如远端保护装置一样回收大大小小的血栓栓子。

远端阻塞球囊

GuardWire (Medtronic AVE，Santa Roza，California)是研究最多的装置，目前通过了FDA认证。它由远端阻塞球囊组成，球囊在PTCA或支架植入之前进行膨胀，之后血栓栓子和斑块可以使用抽吸导管(export导管)进行清除。

SAFER（Saphenous Graft Angioplasty Free of Emboli Randomized）试验对该装置的临床有效性进行了评价，该试验中有801人进行了SVG介入治疗，并随机分为常规导管支架组和GuardWire远端保护装置支架组[36]。随机分入GuardWire组的患者MI的发生率(8.6% vs 14.7%，p=0.008)和无复流现象（3% vs 9%，p=0.02）均显著降低。GuardWire在自体冠状动脉血管中的应用尚存争议。在一个仅有8个患者的小样本试验中，8例患者因AMI行急诊PCI，PCI后即刻造影结果很好[37]。在另一项回顾性研究中，108例急性心梗的患者应用了GuardWire远端保护装置的急诊PCI治疗，而91例病情相似的患者未使用GuardWire远端保护装置[38]。GuardWire组患者TIMI-3级血流率较高(95% vs 75%，p=0.001)，远端栓塞的发生率较低（4.6% vs 19.8%，p>0.001），30天死亡率降低（2.8% vs 7.7%，p=0.19）。

然而，在EMERALD（Enhanced Myocardial Efficacy and Recovery by Aspiration Liberated debris）试验中，包括501例ST段提高的急性心梗患者，GuardWire组与对照组相比，有相似的ST段完全回降率（63.3% vs 61.1%，p=0.78）及左室梗死面积（12% vs 9.5%，p=0.15），对远端保护在自体冠状动脉血管PCI术中的作用提出了质疑。

过滤装置

几种过滤装置效果正在评估；目前经过FDA批准的滤器是FilterWire Ex（Boston Scientific，Natich，Massachusetts），它由安装在自膨式不透X线镍钛合金环的远端聚氨酯滤器构成。

在FIRE（FilterWire EX Randomized Evaluation）试验中，651例患者施行了单支SVG的PCI术，他们被随机地分入FilterWire Ex组和GuardWire球囊阻塞及抽吸系统组[39]。以30天死亡、心梗或者靶血管血运重建为终点的发生率为9.9%（FilterWire Ex组）和11.6%（GuardWire组）（p非劣性=0.000 8）。因此，FilterWire似乎与GuardWire具有相似的效果，因为如前所述，在SAFE试验中GuardWire亦被证实具有降低死亡或心梗的终点事件发生率。

在一个小的回顾性研究中，与既往的对照组相比，在53例STEMI患者中使用FilterWire使3级心肌灌注(66% vs 36%，p=0.006)、早期ST段抬高的回落(80% vs 54%，p=0.006)及30天左室功能的改善均得到提高[40]。

FilterWire和GuardWire的对比

二者的对比在表31-1列出。如果靶血管供应大范围心肌组织且患者血流动力学不稳定，那么应用FilterWire更好一些，它可以避免完全的血流停止。然而，FilterWire较高的通过外径，在插入时可能导致血栓脱落和远端栓塞，它不能防止血栓释放小的栓子粒或化学物质，而且它在治疗另一个病变之前必须重新放置（在靶血管中失去了导丝通路）。两种方法都不能用于远端吻合病变，因为装置（GuardWire或FilterWire）需要安装在距离病变远端至少3 cm的地方，虽然有些时候可以安置支架，但要靠近阻塞球囊而非滤网。类似的，两个装置都不推荐用于开口血栓病变的治疗，因为血栓可能进入主动脉及在大脑或其他部位形成栓塞。

治疗方法推荐

对于冠状动脉血栓性病变并没有标准的治疗方

表 31-1 GuardWire 和 FilterWire 的比较

	GuardWire	FilterWire
一过性动脉阻塞	+	–
交叉外型	2.4~2.7F	3.9 F
同一导丝治疗多处病变	+	–
小栓子回收	+	–

式，一个推荐的治疗流程如图31-2。

强化的抗凝和抗血小板治疗（应用糖蛋白Ⅱb/Ⅲa拮抗剂）对于大部分患者都是被推荐使用的，除了那些具有高出血风险的患者。

血栓清除术的应用要看血栓栓塞风险的高低。如果风险较低(少量血栓且无活动部分)，就可以不用清除血栓而直接行PCI治疗，而如果风险较高，应该考虑血栓清除术。目前方法被分为两种：①立即清除，尤其是靶血管血流异常时；②强化抗凝，抗血小板，24~48h后施行，允许血栓有一个溶解的过程，然后再到导管室行PCI术治疗。

如果选择应用即刻PCI术，血栓清除方式的选择应根据靶血管的特性而定：

*如果血栓距离分叉病变或远端解剖病变（在SVG病例中）<3 cm，那么因为没有足够的空间而只能使用一个远端保护装置。

*如果血栓在血管开口处，那么血栓抽吸或远端保护装置均不能使用，因为存在血栓脱落于主动脉的风险。在这些病例中使用导管直接吸除血栓可能降低血栓负荷。

*如果血栓不属于以上两种情况，那么血栓抽吸装置、远端保护装置或者二者结合均可使用。远端保护装置的选择如前所述，吸除装置的选择依赖于靶血管的大小和屈曲程度（表31-2），也依赖于栓子的数量和活动程度（如果存在大量活动血栓，那么在放置远端保护装置到病变远端时就可能发生远端栓塞；因此使用抽吸装置更好一些）。

二者联合应用在理论上（例如，AngioJet和Guard-

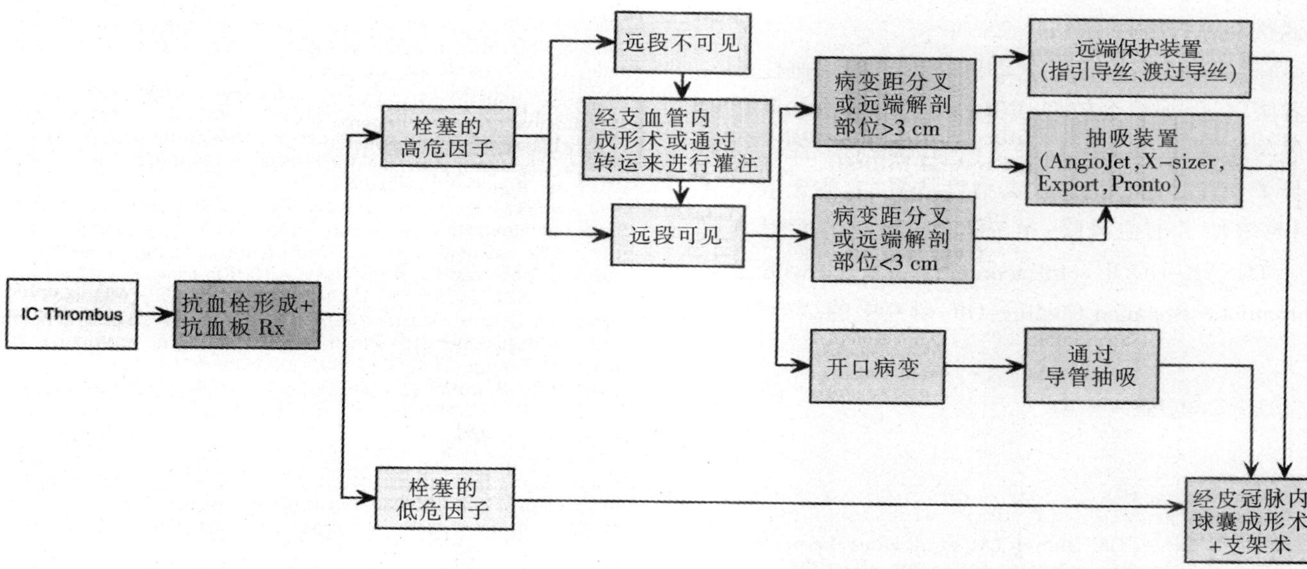

图31-2　血栓性病变治疗的推荐规则
*栓塞高风险(大量栓子，可移动碎屑，隐静脉移植)

表 31-2　目前可用的治疗冠脉内血栓的不同的吸除或远端保护装置的比较

	远端 anastomosis	血管大小	纤层血管	临时起搏器应用	Gnide 尺寸	FDA 是否通过认证
吸除装置						
Rheolytic 血栓切除	yes	≥2mm(XMZ 导管)		yes	6Fr	yes
X-sizer	yes	≥3mm		No	7Fr	yes
Export	yes	≥2mm	yes	No	6Fr	yes
Pronto	yes	≥2mm	yes	No	6Fr	yes
保护装置						
GuardWire	No	2.5–6.0mm		No	6Fr	yes
FilterWire	No	3.5–5.5mm		No	6Fr	yes

Wire的结合，X-Sizer和FilterWire结合）能够带来最好的结果，因为这样在进行血栓侵袭性清除的同时防止远端栓塞，但是目前为止还没有相关的试验支持。

*腺苷、硝普钠，或者其他的血管扩张药物应该立即应用，因为即使尽量避免，远端血栓栓塞仍可能发生。

*在完全闭塞的血管，远端血管的可见性是血栓治疗计划（及PCI手术）的关键，因为：a）导丝可能不在冠脉腔内，在这种情况下，血栓清除装置（或PCI术）的应用可能导致严重的穿孔。b)如前所述，血栓清除装置的选择依赖于远端血管的形态特征。在一般情况下，导丝通过病变以后，血流会被修复；如果没有，用一个小球囊轻度扩张（例如1.5over-the-wire球囊）可以恢复部分前向血流，从而进行下一步操作。如果没有前向血流恢复，至少可以通过从球囊中央的腔内打入造影剂来确定，导丝在冠脉内的定位。

*如果选择延迟PCI，患者应当得到充分的抗凝、抗血小板的治疗（有的研究中心建议通过溶栓导管进行冠状动脉内溶栓治疗）。

在24~48 h后施行冠状动脉造影。如果血栓减少或者溶解了，那机会较好，PCI术的远端栓塞和无复流的风险就降低。然而，这种策略有一些局限性：首先，延长了住院时间；第二，在高强度抗凝（有或无溶栓治疗）时增加了出血风险；第三，同MI较高的发生率相关，如ISAR-COOL（Intracoronary Stenting with Antithrombotic Regimen Cooling-Off）研究中的结论[41]。

（王　超　译）

参考文献

1. Singh M, Reeder GS, Ohman EM, et al. Does the presence of thrombus seen on a coronary angiogram affect the outcome after percutaneous coronary angioplasty? An Angiographic Trials Pool data experience. *J Am Coll Cardiol* 2001;38:624–630.
2. Ross MJ, Herrmann HC, Moliterno DJ, et al. Angiographic variables predict increased risk for adverse ischemic events after coronary stenting with glycoprotein IIb/IIIa inhibition: results from the TARGET trial. *J Am Coll Cardiol* 2003;42:981–988.
3. Singh M, Berger PB, Ting HH, et al. Influence of coronary thrombus on outcome of percutaneous coronary angioplasty in the current era (the Mayo Clinic experience). *Am J Cardiol* 2001;88:1091–1096.
4. Reeder GS, Bryant SC, Suman VJ, et al. Intracoronary thrombus: still a risk factor for PTCA failure? *Cathet Cardiovasc Diagn* 1995;34:191–195.
5. Mabin TA, Holmes DR, Jr., Smith HC, et al. Intracoronary thrombus: role in coronary occlusion complicating percutaneous transluminal coronary angioplasty. *J Am Coll Cardiol* 1985;5:198–202.
6. Franzen D, Sechtem U, Hopp HW. Comparison of angioscopic, intravascular ultrasonic, and angiographic detection of thrombus in coronary stenosis. *Am J Cardiol* 1998;82:1273–1275,A9.
7. Muhlestein JB, Karagounis LA, Treehan S, et al. "Rescue" utilization of abciximab for the dissolution of coronary thrombus developing as a complication of coronary angioplasty. *J Am Coll Cardiol* 1997;30:1729–1734.
8. Fukuda D, Tanaka A, Shimada K, et al. Predicting angiographic distal embolization following percutaneous coronary intervention in patients with acute myocardial infarction. *Am J Cardiol* 2003;91:403–407.
9. Timurkaynak T, Ozdemir M, Cengel A, et al. Direct stenting in angiographically apparent thrombus-containing lesions. *J Invasive Cardiol* 2001;13:742–747.
10. Stefanadis C, Tsiamis E, Vlachopoulos C, et al. Autologous vein graft-coated stents for the treatment of thrombus-containing coronary artery lesions. *Cathet Cardiovasc Diagn* 1997;40:217–222.
11. Baldus S, Koster R, Reimers J, et al. Membrane-covered stents: a new treatment strategy for saphenous vein graft lesions. *Catheter Cardiovasc Interv* 2001;53:1–4.
12. Laskey MA, Deutsch E, Hirshfeld JW, Jr., et al. Influence of heparin therapy on percutaneous transluminal coronary angioplasty outcome in patients with coronary arterial thrombus. *Am J Cardiol* 1990;65:179–182.
13. Shah PB, Ahmed WH, Ganz P, et al. Bivalirudin compared with heparin during coronary angioplasty for thrombus-containing lesions. *J Am Coll Cardiol* 1997;30:1264–1269.
14. Mehran R, Aymong ED, Ashby DT, et al. Safety of an aspirin-alone regimen after intracoronary stenting with a heparin-coated stent: final results of the HOPE (HEPACOAT and an Antithrombotic Regimen of Aspirin Alone) study. *Circulation* 2003;108:1078–1083.
15. Wohrle J, Al-Khayer E, Grotzinger U, et al. Comparison of the heparin coated versus the uncoated Jostent—no influence on restenosis or clinical outcome. *Eur Heart J* 2001;22:1808–1816.
16. Pache J, Kastrati A, Mehilli J, et al. Clopidogrel therapy in patients undergoing coronary stenting: value of a high-loading-dose regimen. *Catheter Cardiovasc Interv* 2002;55:436–441.
17. Roffi M, Mukherjee D, Chew DP, et al. Lack of benefit from intravenous platelet glycoprotein IIb/IIIa receptor inhibition as adjunctive treatment for percutaneous interventions of aortocoronary bypass grafts: a pooled analysis of five randomized clinical trials. *Circulation* 2002;106:3063–3067.
18. van den Brand M, Laarman GJ, Steg PG, et al. Assessment of coronary angiograms prior to and after treatment with abciximab, and the outcome of angioplasty in refractory unstable angina patients. Angiographic results from the CAPTURE trial. *Eur Heart J* 1999;20:1572–1578.
19. Heeschen C, van Den Brand MJ, Hamm CW, et al. Angiographic findings in patients with refractory unstable angina according to troponin T status. *Circulation* 1999;100:1509–1514.
20. Barsness GW, Buller C, Ohman EM, et al. Reduced thrombus burden with abciximab delivered locally before percutaneous intervention in saphenous vein grafts. *Am Heart J* 2000;139:824–829.
21. Timurkaynak T, Cemri M, Ozdemir M, et al. Adjunctive therapies in the cath lab. Intracoronary tirofiban infusion in a case with massive intracoronary thrombus. *J Invasive Cardiol* 2001;13:654–656.
22. Mehran R, Ambrose JA, Bongu RM, et al. Angioplasty of complex lesions in ischemic rest angina: results of the Thrombolysis and Angioplasty in Unstable Angina (TAUSA) trial. *J Am Coll Cardiol* 1995;26:961–966.
23. Early effects of tissue-type plasminogen activator added to conventional therapy on the culprit coronary lesion in patients presenting with ischemic cardiac pain at rest. Results of the Thrombolysis in Myocardial Ischemia (TIMI IIIA) Trial. *Circulation* 1993;87:38–52.
24. Effects of tissue plasminogen activator and a comparison of early invasive and conservative strategies in unstable angina and non-Q-wave myocardial infarction. Results of the TIMI IIIB Trial. Thrombolysis in Myocardial Ischemia. *Circulation* 1994;89:1545–1556.
25. Singh M, Rosenschein U, Ho KK, et al. Treatment of saphenous vein bypass grafts with ultrasound thrombolysis: a randomized study (ATLAS). *Circulation* 2003;107:2331–2336.
26. Koneru S, Pucillo A, Weiss MB, et al. Successful aspiration of the export catheter. *J Invasive Cardiol* 2003;15:65–67.
27. Wang HJ, Kao HL, Liau CS, et al. Export aspiration catheter thrombosuction before actual angioplasty in primary coronary intervention for acute myocardial infarction. *Catheter Cardiovasc Interv* 2002;57:332–339.

28. Lorin JD, Liou MC, Sedlis SP. Rapid thrombectomy for treatment of macroembolization during percutaneous coronary intervention in the setting of acute myocardial infarction. *Catheter Cardiovasc Interv* 2003;59:219–222.
29. Kuntz RE, Baim DS, Cohen DJ, et al. A trial comparing rheolytic thrombectomy with intracoronary urokinase for coronary and vein graft thrombus (the Vein Graft AngioJet Study [VeGAS 2]). *Am J Cardiol* 2002;89:326–330.
30. Nakagawa Y, Matsuo S, Kimura T, et al. Thrombectomy with AngioJet catheter in native coronary arteries for patients with acute or recent myocardial infarction. *Am J Cardiol* 1999;83: 994–999.
31. Silva JA, Ramee SR, Cohen DJ, et al. Rheolytic thrombectomy during percutaneous revascularization for acute myocardial infarction: experience with the AngioJet catheter. *Am Heart J* 2001; 141:353–359.
32. Silva JA, White CJ, Ramee SR, et al. Treatment of coronary stent thrombosis with rheolytic thrombectomy: results from a multicenter experience. *Catheter Cardiovasc Interv* 2003;58:11–17.
33. Rinfret S, Cutlip DE, Katsiyiannis PT, et al. Rheolytic thrombectomy and platelet glycoprotein IIb/IIIa blockade for stent thrombosis. *Catheter Cardiovasc Interv* 2002;57:24–30.
34. Stone GW, Cox DA, Low R, et al. Safety and efficacy of a novel device for treatment of thrombotic and atherosclerotic lesions in native coronary arteries and saphenous vein grafts: results from the multicenter X-Sizer for Treatment of Thrombus and Atherosclerosis in Coronary Applications Trial (X-TRACT) study. *Catheter Cardiovasc Interv* 2003;58:419–427.
35. Napodano M, Pasquetto G, Sacca S, et al. Intracoronary thrombectomy improves myocardial reperfusion in patients undergoing direct angioplasty for acute myocardial infarction. *J Am Coll Cardiol* 2003;42:1395–1402.
36. Baim DS, Wahr D, George B, et al. Randomized trial of a distal embolic protection device during percutaneous intervention of saphenous vein aorto-coronary bypass grafts. *Circulation* 2002; 105:1285–1290.
37. Belli G, Pezzano A, De Biase AM, et al. Adjunctive thrombus aspiration and mechanical protection from distal embolization in primary percutaneous intervention for acute myocardial infarction. *Catheter Cardiovasc Interv* 2000;50:362–370.
mary percutaneous intervention for acute myocardial infarction. *Catheter Cardiovasc Interv* 2000;50:362–370.
38. Yip HK, Wu CJ, Chang HW, et al. Effect of the PercuSurge GuardWire device on the integrity of microvasculature and clinical outcomes during primary transradial coronary intervention in acute myocardial infarction. *Am J Cardiol* 2003;92:1331–1335.
38a. Stone GW, Webb J, Cox DA, et al. Distal Microcirculatory Protection During Percutaneous Coronary Intervention in Acute ST-segment elevation myocardial infarction. A randomized controlled trial. *JAMA* 2005;293:1063–1072.
39. Stone GW, Rogers C, Hermiller J, et al. Randomized comparison of distal protection with a filter-based catheter and a balloon occlusion and aspiration system during percutaneous intervention of diseased saphenous vein aorto-coronary bypass grafts. *Circulation* 2003;108:548–553.
40. Limbruno U, Micheli A, De Carlo M, et al. Mechanical prevention of distal embolization during primary angioplasty: safety, feasibility, and impact on myocardial reperfusion. *Circulation* 2003;108: 171–176.
41. Neumann FJ, Kastrati A, Pogatsa-Murray G, et al. Evaluation of prolonged antithrombotic pretreatment ("cooling-off" strategy) before intervention in patients with unstable coronary syndromes: a randomized controlled trial. *JAMA* 2003;290: 1593–1599.

第32章 开口病变

Naeem k.Tahirkheli

冠状动脉开口病变以增加的僵硬度和弹性回缩为特征[1,2]。由于这些特点，在开口病变部位行经皮冠状动脉内介入（percutaneous coronary intervention;PCI）治疗显得更复杂，结果难以令人满意：包括即刻血管回缩的管腔丢失、更高的晚期再狭窄率、降低的无事件生存率[3-5]。处理这些病变，为了得到更好的效果，需要应用各种不同的技术和器械。包括更大的球囊—血管比、更高的压力、非顺应性球囊、各种销蚀技术、支架—裸支架和药物洗脱支架，以及切割球囊。不幸的是，以往的大多数有关PCI的随机、前瞻性的试验都除外了开口病变，多数情况下我们是基于一些小的研究和病案报道[6,7]。

对于介入病专家来说，开口病变这一术语包含了一些具有明显挑战性的病变，而这些病变具有一些共同的特征。为了足以评价介入治疗的影响，开口病变最好细分为更多的类别。包括主动脉—开口（冠状动脉左主干开口和右冠开口），非主动脉开口［左前降支（LAD）开口，中间支开口，回旋支（LCX）开口］，以及分支开口狭窄（对角支、钝缘支、后侧支和后降支）。静脉移植开口病变最好独立分类。本章将讨论每一种类别病变的特点，重点放在孤立的开口病变，而不是分叉性病变，后者在第29和30章中已经述及。

经皮冠状动脉内血管成形术（percutaneous transluminal coronary angioplasty，PTCA）

对于主动脉开口病变，技术上的难点在于，指引导管定位准确，要有足够的支持力，指引导管有引发血管夹层、内膜撕裂、血管痉挛、压力衰减、导管诱导的缺血及病变可视性差的可能。主动脉开口的病变具有开口病变的共同的特点，即显著增加的僵硬度，需要非顺应性的球囊扩张；病变高度迂曲，需要过大的球囊，从而易于冠脉夹层的发生。1987年，Topol等报道了53例右冠开口（右冠开口3 mm以内）行PTCA的患者，手术成功者（定义为残存狭窄<50%，无Q波心肌梗死，无紧急外科手术或者死亡）42例（占79%）。5例（9.4%）由于突发闭塞需要紧急手术。与19世纪80年代中期相比，需要相对高的球囊充盈压力（9.8±4 atm）。这些高的压力导致大量的夹层发生，11例（21%）出现显著的造影夹层。平均随访10.5个月。被治疗成功的42例中，有20例出现复发的心绞痛。6例（11%）再次血管成形术，8例（15%）经历选择性冠状动脉旁路移植术（CABG）。6例选择药物保守治疗。因此，在最初治疗的53例中，仅仅25例（47%）获得长期的成功，即无复发心绞痛，不需要外科旁路移植术，或者重复的血管成形术。作者报道，技术上的困难包括：指引导管嵌顿，冠状动脉开口部位损伤，指引导管有足够的支撑力而球囊充盈失败，需要更多的冠脉内处理。其结论是，右冠开口病变血管成形术难以获得早期成功，紧急旁路移植的危险高，长期的再狭窄率高。

非主动脉开口的病变（LAD开口、LCX开口和中间支开口）具有更大的挑战性，包括可使更大区域血供处于危险状态，左主干冠脉内反复器械操作使主动脉夹层发生的危险性增加；逆行牵拉导致潜在的左主干夹层发生；以及累及对侧分支，从而导致形成左主干等位性病变。1985年，Whitworth等报道了192例曾于LAD近端行PTCA的患者，第一组患者（30例）为狭窄累及LAD开口起始点病变。第二组患者（26例）为狭窄累及LAD起点3 mm以内的病变。第三组患者（71例）为狭窄累及LAD近端到对角支或者间隔支开口的病变。第四组（45例）患者为狭窄累及LAD远端到对角支的起源点或者间隔支开口的病变。初步PTCA的结果四个组相似，PTCA后的狭窄为22%~25%。然而，随后造影随访显示，在所有获得随访的这些患者中，第一组有63%（30例中19例）复发（50%管腔丢失），第二组再狭窄比例占42%(26例中11例),第三组再狭窄比例占34%(71例中24例), 第四组再狭窄比例占42%(45例中19例)。Tan等报道了198例存在不同开口狭窄病变并经历PTCA患者的即刻和长期的结果。其中,48例为非主动脉开口狭窄病例(LAD31例,中间支8例,LCX9例)。他们报道的成功率为90%。MayoClinic介入中心也报道了非主动脉开口病变的PTCA和支架植入术的比较结果[32]。该研究中,有95例LAD或者LCX病变行PTCA。在PTCA组中,82.2%病变成功被扩张;然而,若成功定义为在术后的第一个24 h,造影成功,无死亡发生, 或者无Q波心肌梗死, 整体手术成功者仅占63%。而且,高危患者24%有急性心肌梗死,其余患者中65%既往有心肌梗死病史。

Mathias等报道了106例患者,其中119个分支开口狭窄病例。其中,65例(61%)为孤立性开口病变,41例(39%)伴有分支病变。其结果未公开报道。其中,对角支开口病变58例、后降支开口病变21例、钝缘支开口病变34例、中间支开口病变6例。尽管选用更大的球囊(球囊-血管比例为1.051:1), 分支开口狭窄病变造影成功比例为74%, 并发症占13%[包括4%冠状动脉旁路移植术(CABG)和9%突发闭塞];而非开口病变造影成功比例为91%($p<0.01$),并发症比例为5%。

销蚀技术(斑块消融装置)

定向冠脉斑块切除术 (Directional Coronary Atherectomy,DCA)

对于开口病变,由于单独应用血管成形术结果不能达到最佳的效果,各种销蚀技术激起了人们浓厚的兴趣。目前,研究最多的销蚀技术要数DCA。已有报道,应用该技术处理的开口病变超过了600例。冠状动脉血管成形术与斑块切除术对比试验(The Coronary Angioplasty versus Excisional Atherectomy Trail,CAVEAT-1)是比较DCA和单独球囊血管成形术(BA)的随机前瞻性试验。总体中,该试验随机入选1 021例患者[10]。41例LAD开口病变以DCA干预,另33例LAD开口病变以PTCA干预。结果显示,最初临床成功者前者为86%,后者为87%。分叉处再狭窄者,DCA组为48%,而PTCA组为46%(无显著性差异)。因此,该试验处理LAD开口病变时, 同PTCA组相比, 并没有显示出DCA的优势。该试验中,有一些DCA病例经历了PTCA手术,从而其结果遭到质疑。然而,目前的看法是,合适的DCA应用应该包括辅助球囊血管成形术, 或者辅助支架术,以便使最小管腔直径(minimum lumen diameter;MLD)最大化,正如Kuntz等的报道一样[11]。随后的试验——球囊成形术对合适的斑块切除试验(Balloon versus Optimal Atherectomy;BOAT), 随机入选294例LAD近端狭窄的病例[12]。其中,开口病变有37例,其余257例为无开口的近端病变。LAD开口病变19例行PTCA干预,而18例行DCA干预。DCA组获得了更大的术后MLD(DCA组:PTCA组为3.04:2.43;p=0.000 1)。与之相似, 即刻获得效果DCA组为1.92mm vs PTCA组1.25mm(p=0.000 1),且最终狭窄DCA组仅8% vs PTCA组25%(p=0.000 1)。30天相比较,不利事件无显著性差异。9个月随访,PTCA组中2例(10.6%)和DCA组中3例(16.9%)经历了靶血管(TVR)重建(无显著性差异)。然而, 再狭窄率分别为20%(DCA组),54.9%(PTCA组),仍然没有统计学上的差异(p=0.10)。但是,该研究样本量相当小,可以看出对于DCA有利的趋势。

Popma等[13]报道了7个应用DCA处理的右冠开口病变的病例结果。7例中6例(85.7%)获得成功,平均随访(6.2±2.7)个月,复查造影显示,1例(16.7%)发展为再狭窄。Kerwin等[14]报道了15例应用DCA处理的右冠开口病变结果。其中14例获得了成功。14例成功治疗的患者中9例重复心脏导管治疗,3例(33%)发生再狭窄。他们还报道了应用DCA处理的8例大隐静脉桥(SVG)血管开口病变结果,100%获得成功,造影随访中再狭窄率为50%。Wong等[15]报道了41例SVG血管开口狭窄病变, 其中31例以DCA干预。手术成功率为94.1%。1年内无事件生存率仅达42%。该作者还对行DCA干预的SVG血管开口病变的结果和行支架干预的85例患者(90处病变)的结果进行了比较。后者最初的手术成功率(96.5%)、靶病变血运重建(32.8%),1年内无事件生存率(52.8%)与DCA干预组相比,均无显著性差异。然而,该研究可以见到对冠状动脉支架术有利的趋势。

总体上,DCA技术在处理开口病变方面显示出令人鼓舞的结果。然而,目前尚无确切的证据表明DCA技术优于血管成形术或者其他销蚀技术。并且,还需要更进一步的前瞻性的试验加以研究。不仅如此,DCA在技术上要求更高水平的专业训练和经验积累才能得以完成。

旋磨术(rotational atherectomy,RA)

RA理论上和实践上优于DCA, 准分子激光血管成形术以及经腔导管抽吸术 (transluminal extraction catheter atherectomy,TEC)。旋转的转头通过改变磨头旋转方向,用于销蚀更重的钙化、纤维化,更高负荷的斑块,以取代弹性的动脉管壁。该技术特别适用于严重钙化的病变。而对于这样的病变，DCA、TEC或者准分子激光切除术均不是最好的选择。另外，在小血管病变和成角病变，旋磨术应选择更小尺寸的磨头。Popma等[16]第一个报道应用RA处理的105例开口病变的患者，52例患者是主动脉开口病变(7例为左主干开口病变，45例为右冠开口病变)。其余53例为非主动脉开口病变，但是属于LAD或者LCX开口病变。74%病变属钙化病变。手术成功率为97%。85%的患者同时辅助应用球囊血管成形术。2例患者需要紧急旁路移植术。无手术相关的死亡记录。8%患者出现非Q波心肌梗死(定义为CK-MB超过正常上限的5倍)。CK-MB少许增高者未报道。RA使狭窄直径从73%±13%到41%±14%($p<0.001$)。辅助球囊成形术后最终狭窄直径23%±14%($p<0.001$)。在平均(5.4±3.6)个月随访期间，成功处理的102例中35例(34%)出现复发的症状。其中7例经历冠状动脉旁路移植术，11例经历重复血管成形术。随访期间，4例死亡，3例属于心源性死亡。作者推断，RA是一种有效的可供选择的冠状动脉开口病变的措施，该技术对于小血管开口病变和广泛钙化或者成角的病变特别有用。需要强调的是，该研究冠状动脉的平均参考直径为2.6 mm，而且105例患者中29例病变角度大于45°。

Koller等[17]回顾分析了101例开口病变患者治疗的结果。其中29例应用RA处理，另72例应用TEC处理(长达3年)。原发血管开口病变首先应用RA处理。无重要并发症的手术成功率超过90%。两者主要的并发症相似(RA 6.9% vs TEC 4.2%)。72例经TEC处理的患者中，60例进行了造影随访。原位冠状动脉开口病变者有59%出现再狭窄，大隐静脉桥血管和主动脉开口病变者有80%出现再狭窄。在29例RA处理的患者中，28例进行了造影随访，分叉口再狭窄比例为39%。

Motwani等[18]报道111例右冠开口病变应用冠脉RA的结果。94%的病例辅助应用PTCA。手术成功率为97.3%，总的手术并发症为0.9%，未发生死亡和紧急冠脉旁路移植术事件。93.6%的患者在6~12个月进行了临床随访。仅12例(11.8%)症状复发。这些结果令人鼓舞。Zimarino等[19]报道应用RA处理的63例共69处病变开口病变的结果，其结果与之相似。15处为主动脉开口病变，其中2处为大隐静脉桥血管开口病变。其余54处病变中，24处为非主动脉开口(LAD/LCX开口)病变，剩下的为真性分支开口病变。58例获得成功(92%)。所有的患者接受了PTCA。旋切术后狭窄直径从75%±13%到32%±12%，辅助性PTCA后狭窄直径达到14%±10%。所有手术成功的患者24 h重复造影，未见亚急性闭塞形成。随访超过6个月，无重复心脏导管治疗。30例(52%)负荷试验异常。13%患者至少有1处开口病变发生再狭窄。在成功处理的患者中，估计的临床再狭窄率为22%。作者推断，辅助PTCA情况下RA对于开口病变是一种安全而且有效的治疗措施，与传统的PTCA相比，成功率高，并发症发生率低。对于所有的经皮介入技术来说，再狭窄仍是一个主要的受限因素。不仅如此，在得出明确的结论之前，RA与BA的比较，仍然需要随机试验加以阐明。

准分子激光切除术(excimer laser)

准分子激光冠状动脉成形术(excimer laser coronary angioplasty，ELCA)是另外一种广泛用于开口病变的销蚀技术，以期望达到比BA更好的效果。1988年7月，第一例患者经历ELCA，此后ELCA的多中心的前瞻性注册研究拉开帷幕。在最初应用ELCA处理的2 152例患者中，200例患者患有主动脉开口病变，共206处(9.5%)病变应用了ELCA[20]。狭窄位置分布为：左主干26例(12%)，右冠124例(59%)，以及静脉桥血管59例(28%)。72%的手术患者辅助以PTCA干预治疗。手术成功率为90%，术后狭窄从基线76%±14%改善至36%±15%。无死亡事件发生，Q波心肌梗死占0.5%，外科旁路移植占3.4%。51%患者术后6个月经历造影随访，总再狭窄率为39%。左主干开口病变再狭窄率最高，达64%。右冠、静脉桥血管再狭窄率均为35%。当残余狭窄低于35%时，不大可能发生再狭窄(28% vs 53%；$p<0.05$)。临床随访中，78%患者无症状，或者有Ⅰ或者Ⅱ级心绞痛症状。随访中，左主干狭窄组患者的不利事件发生率超过2倍(50% vs 21.1%，$p<0.02$)。研究者得出结论，对开口病变应用ELCA是一种既有效又安全的治疗方法。使用的激光为308 nm的氯化氙准分子激光(高级介入系统)，在5~50 Hz频率下，每次脉冲(间期大于180 ns)释放出225 ml流量。

Bittl等[21]报道了在764例患者共858处冠脉狭窄病变应用ELCA处理的结果。激光为308 nm波长氯化氙准分子激光系统(Spectranetics公司)，流量范围达30~60 mJ/mm²。导管的直径为1.4 mm、1.7 mm、2.0 mm三种。平均脉冲间期为135 nm，激光脉冲的传输频率为25 Hz。该858处病变中，其中47处为开口病变。以残存狭窄≤50%，并且没有主要并发症作为临床成功的标准，成功率达87%。术后6个月大多数患者(94%)得到临床随访，开口病变再狭窄率为32%，而所有患者再狭窄为46%。因此，从这篇早期的报道来说，应用ELCA处理开口病变在术后再狭窄方面是令人鼓舞的。然而，尚无随机试验来比较ELCA与其他的销蚀技术或者BA对于开口病变处理的结果。

切割球囊血管成形术（cutting balloon angioplasty）

切割球囊是一个有3~4个微外科刀片（厚0.1~0.4 mm）纵向装载在球囊表面上的球囊装置。这些纵向的刀片有助于集中球囊扩张的力量，从而比起高压非顺应性球囊更有效地扩张更狭窄的病变。这些球囊也能显著降低严重迂曲的病变[22]。不仅如此，由于刀片的有序排列，球囊扩张时斑块撕裂更加有序并且更局限。这样便可以获得更大的管腔直径。斑块内撕裂也较常规球囊少见，理论上应用切割球囊减少最终的再狭窄率和改善长期效果[23]。由于高度的纤维化、钙化及弹性肌纤维高度聚集于开口处，开口处狭窄往往高度僵硬和迂曲，应用切割球囊血管成形术可能从中获益。

Kurbaan等[24]报道应用常规球囊血管成形术在高压力下处理3例原发主动脉开口病变和5例大隐静脉桥血管开口病变的结果。管腔狭窄仅轻微地减少，从82%±9%至68%±10%。随后，应用切割球囊，显著减少管腔狭窄程度，下降至44%±15%。此后，应用支架置入术，最后狭窄为10%±7%。初步的结果建议，对于主动脉开口病变，切割球囊成形术优于常规的球囊血管成形术。

Muramatsu等[25]报道，对于小于3 mm动脉，尤其是小于2.75 mm的血管，同常规球囊血管成形术相比，应用切割球囊显著降低再狭窄率（36.9% vs 62.7%，$p \leq 0.05$）。

冠状动脉内支架术处理开口病变将在后面详细地论述。Chung等[26]报道了切割球囊血管成形术与支架置入术的比较结果。特别是血管参考直径在2.5~3.0 mm的小分支开口病变。应用切割球囊血管成形术处理的30例患者为第一组，接受支架术的31例患者为第二组。最初，支架组获得更大的最小管腔直径(MLD)。3个月后随访结果显示，两组的MLD和狭窄直径几乎相同，然而，切割球囊血管成形术组晚期血管腔丢失更低。6个月随访结果显示，与支架组相比，切割球囊成形组再狭窄率显著降低，41%（27例中11例）vs 63%（31例中19例）（p=0.05），靶血管血运重建率也更低（29% vs 53%，p<0.05）。该研究还显示，无论是在植入支架之初，还是在之后的随访中均可以看到，支架组出现斑块移位，显著减少病变血管的MLD。而在切割球囊成形术组无论在血管成形之初还是在之后随访中，均未见类似现象。

因此，切割球囊血管成形术对于处理小的分支血管开口病变是一种可行的方法。作为支架术的辅助措施，对于主动脉开口病变，它可能也是有用的。

支架和开口病变

经历了以往的数年后，冠状动脉内支架术使PCI术发生了革命化的进展。支架术能够明确克服病变的高度僵硬及弹性回缩。因此，几乎对于所有的开口病变来说，支架术被认为是显而易见的选择。然而，针对不同类型的病变（即主动脉开口病变、非主动脉开口病变和分支开口病变），支架植入术会出现各种不同的难题。

技术上面临的困难之一是，在处理主动脉开口病变过程中，需要在开口处精确地定位；开口处必须完全被覆盖，而且支架非常小的一部分应该突出于主动脉内，否则，血栓和血小板活化会发生。为了将支架精确定位于主动脉开口病变，指引导管必须完全从开口处撤离，以免套住支架，但与此同时，撤离导管后又难以使冠状动脉开口显示清楚。术者需要克服的第二个难题是，主动脉开口病变起始的角度。Rocha-Singh等[27]报道了1989~1992年应用支架植入术处理的41例开口病变的结果。其中，9例（21.9%）为右冠开口病变，22例（53.6%）为大隐静脉桥血管开口病变。其余10例中，LAD开口病变占8例，LCX开口病变为2例。总的手术成功率为92.7%。3例（7.3%）出现了紧急的并发症。38例经支架术处理的患者中，有36例于4个月后造影随访，结果总的再狭窄率为27.8%。右冠原位主动脉开口病变再狭窄率为25%。大隐静脉桥血管开口病变再狭窄率是35%。非主动脉开口病变再狭窄率为12.5%。

Rechavia等[28]报道了29例大隐静脉开口病变植入Palmaz-Schatz支架的结果。所有病例手术均获得了成功。最小管腔直径（MLD）从0.7 mm±0.5 mm增加至3.3 mm±0.5 mm，狭窄直径从80%±13%至1%±12%（两者p<0.001）。平均随访（11±8）个月，1例死于心力衰竭，1例患了心肌梗死。另1例经历了外科旁路移植术，2例患者再次行PTCA。2例患者复发心绞痛，其静脉移植桥血管完全闭塞，选择药物治疗。因此，随访中共24.1%的患者有长期的并发症。然而，考虑到这些静脉移植桥血管长达（9±5）年，故其结果仍然是令人鼓舞的。

Fenton等[29]报道了198例大隐静脉桥血管病变（共209处病变）选择性植入Palmaz-Schatz支架的结果。其中28例为开口病变。所有患者总的手术成功率为98.5%。与已知的开口病变相比，从临床和造影随访中，该研究发现开口位置是再狭窄的一个预测因子（61% vs

28%,p=0.003)。

我们[30]报道了在Mayo Clinic介入中心以支架植入术处理开口病变的经验(1991~1997年),共有364例患者371处开口病变植入支架。手术成功率为93.5%,平均狭窄由最初的87%±11%减少到9%±15%。随访长达(15±12)个月。Kaplan Meier生存分析估计1年心肌梗死的概率为9.4%,再次手术概率为17%,严重心绞痛概率为31%。结论提示,支架植入术处理开口病变与良好的造影和手术成功相关,然而,通过临床随访,在这些非选择病例中,的确存在显著的致残风险。

随后,我们对非常匹配的非主动脉开口病变,即LAD开口或者LCX开口病变,对球囊血管成形术与支架植入术两种干预措施进行了比较[31]。该组中,108例患者应用支架植入术处理,而另95例患者应用血管成形术处理。两组基线资料相当匹配,然而,所不同的方面主要为:急性心肌梗死方面(支架组11例(10%),PTCA组23(24%)(p=0.007)),以往心肌梗死方面(支架组49(46%),PTCA组60(65%)(p=0.008))。支架组99例(91.7%)手术成功(定义为术后24小时内造影成功,未出现死亡、冠状动脉旁路移植术,或者Q波心肌梗死),而PTCA组60例(63.2%)手术成功,其结果具有高度显著性差异(p<0.000 1)。与之相似,支架组病变成功率为97.1%,而PTCA组为82.2%(p=0.000 1)。住院病死率支架组为2.8%,而PTCA组为12.6%(p=0.007)。支架组随访(15.5±13.7)个月,PTCA组随访36±26个月。KaplanMeier分析估计1年的心肌梗死发生率(8.8% vs 8.1%;p=0.598)、严重心绞痛发生率(29.3% vs 35.3%;p=0.455)、再次手术发生率(15.8% vs 18.4%;p=0.699 7)并无显著性差异。然而,与支架组相比,PTCA组中估计的CABG发生率更高一些(14.6% vs 6.6%;p=0.054)。结果显示,与球囊血管成形术相比,在处理非主动脉开口病变(LAD和LCX开口)时,冠状动脉内支架术显现出更好的近期院内效果,但是,两组之间长期效果尚不清楚。此后,我们一项尚未发表的资料比较了LAD和LCX开口病变和非开口病变的结果。总共入选601例,为同一时期非开口病变与匹配很好的LAD和LCX开口病变,在相同病变部位接受支架植入术(主要的基线资料包括年龄、高血压病、糖尿病、心肌梗死和充血性心力衰竭均匹配)。结果显示,非开口病变组总的手术成功率呈现更好的趋势(91.7% vs 95.5%;p=0.09),但病变成功率无显著性差异(97.1% vs 95.5%;p=0.18)。随访(15.5±13.7)个月,出现心肌梗死、再次手术、心绞痛、CABG事件两组无显著性差异。

我们还报道了支架植入术处理分支开口病变的结果[32]。对80例分支开口病变支架植入患者同308例单独行血管成形术患者进行比较。两组基本的基线资料无显著性差异,基线资料匹配良好。以造影成功,且术后24 h无死亡、无Q波心肌梗死、无CABG作为手术成功的标准,支架组显著优于PTCA组(92.5% vs 83%;p=0.036)。与此相似,支架组病变成功率显著优于PTCA组(95.8% vs 88.4%;p=0.009)。在其他主要终点事件,包括死亡、心肌梗死、CABG和分支闭塞均无显著性差异。支架组平均随访(14.4±14.7)个月,单独PTCA组平均随访(34.3±23.2)个月,上述终点事件两组仍无显著性差异。Kaplan Meier分析两组估计1年的主要终点事件如下:死亡(3.7% vs 2.6%),心肌梗死(1.9% vs 7.4%),再次手术(13.2% vs 18.9%),严重心绞痛(25.2% vs 25.9%)均无显著性差异。随后,我们入选237例患者,对同一时期同一支血管非开口病变和开口病变置入支架结果进行比较(该资料尚未发表)。其两组主要心脏不良事件(major adverse cardiac events;MACE)无显著性差异,然而,开口病变组手术成功率呈现更低的趋势(92.5% vs 97.0%),与此相似,病变成功率更低(95.8% vs 98.4%,p=0.07)。平均随访(14.4±14.7)个月,两组在死亡、心肌梗死、CABG、再次手术或者严重心绞痛发生率无显著性差异。

最近Kim等[33]报道了在血管内超声(intravascularultrasound;IVUS)指导下植入支架前应用辅助的DCA技术处理LAD开口病变的结果。入选86例患者,随机分为2组,第一组植入支架前预先行DCA干预,而第二组仅应用单纯植入支架术处理。手术后的MLD第一组较第二组大(4.0 mm±0.4 mm vs 3.5 mm±0.5 mm;p<0.001)。然而,6月复查造影,两组再狭窄率无显著性差异(第一组32例中有9例,占28.1%;第二组30例中有11例,占36.7%)。该研究显示,比单独植入支架术相比,预先以DCA干预LAD开口病变,并未显示出DCA的优势。Chung等[34]报道,针对分支开口病变,斑块销蚀技术组长期干预结果优于支架植入术。该试验将78例分支开口病变分为两组,第一组44例行斑块销蚀技术处理,第二组42例行支架植入术,6个月后第一组累计再狭窄率显著降低(第一组,43处病变中17处再狭窄,第二组,37处病变中22处再狭窄,两组比较,再狭窄率为40% vs 60%,p=0.04)。该研究亚组分析还发现,合适的销蚀技术(DCA)加支架植入术(由IVUS决定),与单独合适的销蚀技术相比,6个月累计再狭窄率更低(前者11处病变中1处再狭窄,再狭窄率为9%;后者18处病变中6例再狭窄,再狭窄率为33%)。

在药物洗脱支架(DES)时代,将会有更多资料来阐明开口病变对DES的反应。Iakovou等[35]近期报道了西罗莫司洗脱支架(SES)应用于主动脉开口病变的临床和造影结果。32例患者接受DES支架,50例患者接受金属裸支架(BMS)。两组比较,住院院内并发症未见显著性差异。所有支架均植入成功。10个月随访资料显示,DES组2例(6.3%)和BMS组14例(28%)需要靶病变血运重建(p=0.01)。DES组MACE发生率更低(19% vs 44%;p=0.02)。造影随访也显示,DES组两支病变中再狭窄率更低(11% vs 51%;p=0.001)。因此,该小规模研究显示,主动脉开口病变DES支架植入是安全的和有效的。10个月随访结果提示,DES的应用在再狭窄率和晚期事件发生率方面有显著的改善。

结论

总体上,对于各种开口病变来说,如何选择合适的治疗方案,仍然缺乏的相关的资料。然而,我们相信冠脉内支架植入术是处理开口病变最佳的选择方案,尽管还没有其他单位DES支架应用于主动脉开口病变的相关报道。如果有更多的研究加以证实,这将是一个倍受欢迎的进展。在一些选择的病例,辅助销蚀技术可能有用,比如,对于那些显著钙化和高度迂曲的病变,可能分别从RA和切割球囊术中获益。尽管受到一些限制,DCA在销蚀开口病变,尤其那些有更大参考直径的血管的病变,仍然会发挥作用。ELCA也可被用于一些成功的病例。

有关非主动脉开口病变,特别是LAD和LCX开口病变,冠脉内支架植入术可获得更好的近期结果,然而,长期随访结果并无显著性差异。这些病变应用销蚀技术可以减少斑块向左主干远端移位的发生率。最后,关于分支开口病变,尽管有些研究建议应用支架植入术处理,我们认为对于这些病变,最佳的处理手段是球囊血管成形的保守治疗措施,特别是切割球囊血管成形术,或者其他的销蚀技术,因为在这些地方植入支架,与单纯血管成形术相比,并没有获得显著的长期利益。事实上,切割球囊血管成形术可能获得优于支架的效果,特别在减少斑块移位方面。如果,在球囊成形术或者销蚀术后,存在明显不太合适的结果,可考虑应用支架植入术,尤其在明显夹层和斑块破裂发生时。我们建议对于分支开口病变,术后狭窄认可度可以更高一些,比如,30%~40%再狭窄是可以接受的。相反,非开口病变,术后达到如此狭窄程度是不能接受的。应用常规销蚀技术并植入支架以处理分支开口病变,初步的结果是令人鼓舞的[34]。

另外,评价应用DES处理典型的小血管、有高度再狭窄率的分支开口病变,将激起人们极大的兴趣。Iakovou等[35]的初步研究结果是令人鼓舞的。

最后,对于分支开口病变,究竟选择PCI抑或药物治疗,必须根据个体环境和患者的情况。近期,Brueck等[36]选择69例对角支开口病变患者行PCI治疗,以233例药物保守治疗的患者作为对照,其MACE并无显著性差异。

(李喜元　丛洪良　译)

参考文献

1. Boucek RJ, Takeshita R, et al. Microanatomy and intramural physical forces within the coronary arteries (man). *Anatom Rec* 19654;153(3):233–241.
2. Thompson R. Isolated coronary ostial stenosis in women. *Journal of the Am Coll Cardiol* 1986;7(5):997–1003.
3. Topol EJ, Ellis SG, et al. Multicenter study of percutaneous transluminal angioplasty for right coronary artery ostial stenosis. *J Am Coll Cardiol* 1987;9(6):1214–1218.
4. Ryan TJ, Faxon DP, et al. Guidelines for percutaneous transluminal coronary angioplasty. A report of the American College of Cardiology/American Heart Association Task Force on Assessment of Diagnostic and Therapeutic Cardiovascular Procedures (Subcommittee on Percutaneous Transluminal Coronary Angioplasty). *Circulation* 1988;78(2):486–502.
5. Mathias DW, Mooney JF, et al. Frequency of success and complications of coronary angioplasty of a stenosis at the ostium of a branch vessel. *Am J Cardiol* 1991;67(6):491–495.
6. Fischman DL, Leon MB, et al. A randomized comparison of coronary-stent placement and balloon angioplasty in the treatment of coronary artery disease. Stent Restenosis Study Investigators. *N Engl J Med* 1994;331(8):496–501.
7. Serruys P, de Jaegere WP, et al. A comparison of balloon-expandable stent implantation with balloon angioplasty in patients with coronary artery disease. Benestent Study Group. *N Engl J Med* 1994;331(8):489–495.
8. Whitworth HB, Roubin GS, Gruntzig AR. Do proximal lesions involving the origin of left anterior descending coronary artery (LAD) have a higher restenosis rate after coronary angioplasty (PTCA)? (abst.). *Circulation* 1985;72[Suppl III]:III-398.
9. Tan KH, Sulke N, et al. Percutaneous transluminal coronary angioplasty of aorta ostial, non-aorta ostial, and branch ostial stenoses: acute and long-term outcome. *Eur Heart J* 1995;16(5):631–639.
10. Boehrer JD, Ellis SG, et al. Directional atherectomy versus balloon angioplasty for coronary ostial and nonostial left anterior descending coronary artery lesions: results from a randomized multicenter trial. The CAVEAT-I Investigators. Coronary Angioplasty versus Excisional Atherectomy Trial. *J Am Coll Cardiol* 1995;25(6):1380–1386.
11. Kuntz RE, Hinohara T, et al. Restenosis after directional coronary atherectomy. Effects of luminal diameter and deep wall excision. *Circulation* 1992;86(5):1394–1399.
12. Baim DS, Cutlip DE, et al. Final results of the Balloon vs. Optimal Atherectomy Trial (BOAT). *Circulation* 1998;97(4):322–331.
13. Popma JJ, Dick RJ, et al. Atherectomy of right coronary ostial stenoses: initial and long-term results, technical features and histologic findings. *American Journal of Cardiology* 1991;67(5):431–433.
14. Kerwin P, McKeever MLS, et al. Directional atherectomy of aorto-ostial stenoses. *Cathet Cardiovasc Diagn* 1993;[Suppl 1]:17–25.
15. Wong S C, Popma JJ, Hong MK, et al. Procedural results and long term clinical outcomes in aorto-ostial saphenous vein graft lesions after new device angioplasty. *J Am Coll Cardiol* 1995;25[Suppl A]:394 A.
16. Popma JJ, Brogan WC, 3rd, et al. Rotational coronary atherectomy of ostial stenoses. *Am J Cardiol* 1993;71(5):436–438.

17. Koller P, Freed TM, et al. Success, complications, and restenosis following rotational and transluminal extraction atherectomy of ostial stenoses. *Cathet Cardiovasc Diagn* 1994;31(4):255–260.
18. Motwani JG, Franco RRI, et al. Rotational atherectomy of right coronary ostial stenosis: procedure of choice based on the long-term clinical outcome? *J Am Coll Cardiol* 1997;29[Suppl A]: 498A.
19. Zimarino M, Corcos T, et al. Rotational coronary atherectomy with adjunctive balloon angioplasty for the treatment of ostial lesions. *Cathet & Cardiovas Diag* 1994;33(1):22–27.
20. Eigler NL, Weinstock B, et al. Excimer laser coronary angioplasty of aorto-ostial stenoses. Results of the excimer laser coronary angioplasty (ELCA) registry in the first 200 patients. *Circulation* 1993;88[5 Pt 1]:2049–2057.
21. Bittl JA, Sanborn TA, et al. Clinical success, complications and restenosis rates with excimer laser coronary angioplasty. The Percutaneous Excimer Laser Coronary Angioplasty Registry. *Am J Cardiol* 1992;70(20):1533–1539.
22. Kawaguchi K, Kondo T, et al. Reduction of early elastic recoil by cutting balloon angioplasty as compared to conventional balloon angioplasty. *J Invasive Cardiol* 2002;14(9):515–519.
23. Kondo T, Kawaguchi K, et al. Immediate and chronic results of cutting balloon angioplasty: a matched comparison with conventional angioplasty. *Clin Cardiol* 1997;20(5):459–463.
24. Kurbaan AS, Kelly PA, et al. Cutting balloon angioplasty and stenting for aorto-ostial lesions. *Heart (British Cardiac Society)* 1997;77(4):350–352.
25. Muramatsu T, Tsukahara R, et al. Effectiveness of cutting balloon angioplasty for small vessels less than 3.0 mm in diameter. *J Interv Cardiol* 2002;15(4):281–286.
26. Chung C M, Nakamura S, et al. Comparison of cutting balloon vs stenting alone in small branch ostial lesions of native coronary arteries. *Circulation* 2003;67(1):21–25.
27. Rocha-Singh K, Morris N, et al. Coronary stenting for treatment of ostial stenoses of native coronary arteries or aortocoronary saphenous venous grafts. *Am J Cardiol* 1995;75(1):26–29.
28. Rechavia E, Litvack F, et al. Stent implantation of saphenous vein graft aorto-ostial lesions in patients with unstable ischemic syndromes: immediate angiographic results and long-term clinical outcome. *J Am Col Cardiol* 1995;25(4):866–870.
29. Fenton SH, Fischman DL, et al. Long-term angiographic and clinical outcome after implantation of balloon-expandable stents in aortocoronary saphenous vein grafts. *Am J Cardiol* 1994;74(12): 1187–1191.
30. Tahirkheli NK. Coronary stenting for ostial stenoses (abst.). *Circulation* 1998;98(17):286I.
31. Tahirkheli NK, Holmes DR. Impact of stents on branch ostial lesions (abst.). *Cathet Cardiovasc Interv* 1999;47(1):[Abst. P15]: 133.
32. Tahirkheli NK, Holmes DR.PTCA vs. stent of ostial LAD and LCX lesions (abst.). *Cathet Cardiovasc Interv* 1999;47(1):[Abst. P12]: 132.
33. Kim YH, Hong MK, et al. Randomized comparison of debulking followed by stenting versus stenting alone for ostial left anterior descending artery stenosis: intravascular ultrasound guidance. *Am Heart J* 2004;148(4):663–669.
34. Chung CM, Nakamura S, et al. Stenting alone versus debulking and debulking plus stent in branch ostial lesions of native coronary arteries. *Heart & Vessels* 2004;19(5):213–220.
35. Iakovou I, Ge L, et al. Clinical and angiographic outcome after sirolimus-eluting stent implantation in aorto-ostial lesions. *J Am Coll Cardiol* 2004;44(5):967–971.
36. Brueck M, Kramer W, Ludwig J. Comparison of interventional versus conservative treatment of isolated ostial lesions of coronary diagonal branch vessels: results of a prospective single center trial. *J Am Coll Cardiol* 2004;43(5)[Suppl A]:1156–1159.

第33章　非ST段抬高的急性冠状动脉综合征

Gary E.Lane

大多数经皮冠状动脉介入术（percutaneous coronary intervention,PCI）应用于急性冠状动脉综合征(acute coronary syndrome,ACS)的患者。ACS包括ST段抬高的心肌梗死(ST–elevation myocardial infarction,STEMI)、非ST段抬高的心肌梗死（non–ST–elevation myocardial infarction,NSTEMI)以及不稳定心绞痛(unstable angina,UA)。急性STEMI处理最关键的目标在于恢复梗死相关血管早而完全的再灌注。相比而言,NSTE–ACS的处理目标包括缓解症状,稳定临床情况,以防止更不利的结果。

不同的解剖和机械性的因素导致疾患机制各不相同。随着对NSTE–ACS病理生理认识的显著提高,临床判断的决策价值得以加强。基于循证医学的治疗选择方案随处可见。已经明确,PCI在处理NSTE–ACS中,发挥了十分重要的作用。当患者被送入导管室的时候,介入术者要面临各种各样的临床情况,这就需要有广泛的、全局性治疗方案,以便取得最佳的治疗效果,并减少手术的危险。

NSTE–ACS患者群体呈现出各种各样的危险。在全球链激酶应用和闭塞动脉组织纤维酶原激活剂应用试验(the Global Utilization of Streptokinase and TPA for Occluded Arteries(GUSTO–Ⅱb)trial)中,与STEMI患者相比,NSTE–ACS患者1年内复发缺血事件更常见(35% vs 23%,$p<0.001$),NSTEMI患者死亡率更高（11.1% vs 9.6%;$p<0.05$）[1]。当代全球急性冠状动脉事件注册研究(The contemporary Global Registry of Acute Coronary Events,GRACE）报道,NSTEMI 6个月死亡率为13%,UA为8%,两组中有20%因为缺血事件需要再次入院。而且,被分为“低危”的患者死亡率为2.2%,再住院率为16.6%。尽管治疗方面取得了进展,相当大的危险依然存在,导致复发的不利事件出现。在替罗非斑治疗心绞痛和侵入性或者保守性策略治疗成本决定试验[the Treat Angina with Aggrastat and Determine Cost of Therapy with an Invasive or Conserative Strategy (TACTICS TIMI–18)trial]中,ACS患者接受已经证实的深入治疗(Ⅱb/Ⅲa糖蛋白抑制剂和侵入性治疗),6个月时仍有15.4%经历一级终点事件(死亡、心肌梗死或者再住院)。

急性冠状动脉综合征病理生理的现代概念

ACS的病理生理原理包括斑块破裂及其导致的后果。解剖性因素,包括大的脂质核的正性重构,薄的纤维帽,从而增加斑块的不稳定性以至于破裂。

深入认识ACS动脉血栓进程与掌握该病治疗进展同等重要。炎症机制被认为是冠状动脉内血管动态变化的核心。各种炎症介质导致白细胞(起初为单核细胞)从血管游出,以及斑块纤维帽的降解(金属蛋白酶类)。炎症机制和血栓通路机制(如巨噬细胞表达组织因子)相互发生作用导致血栓形成,发生临床ACS。ACS患者的特征是斑块和血栓栓塞引起微血管阻塞,以及心肌坏死。

ACS事件局限于心脏的表现仅仅是全身过程的表现之一。测得的血清标志物(C反应蛋白,白介素–6,血清淀粉蛋白A,细胞间黏附分子–1),可以作为这些众多的炎症反应的指标。这一点已经从不稳定心绞痛患者远离罪犯血管的白细胞激活中得以验证。无论在STEMI还是在NSTEMI后,非罪犯血管中,经造影见到多个复杂的病变和经超声证实斑块破裂[7,8]。多发性复杂的斑块存在与复发性缺血事件相关。

在多中心的炎症性动脉疾病(multicentric inflammatory arterial disease）和ACS环境中,PCI手术的效果和长期的结局受到影响。术前升高的C反应蛋白水平预示了PCI手术的早期并发症和再狭窄的发生[9,10]。栓塞事件也仍然是PCI手术的危险因素之一，且可能与炎症过程相关。

UA和NSTEMI的PCI治疗

应用PCI处理ACS患者，可使患者获益：缓解心绞痛，使急性事件稳定，增强整体的预后。相当大的技术进步拓宽了PCI的应用范围，使其应用更加广泛，适用于更复杂的人群，且更加安全和持久。

以往，与稳定型心绞痛患者相比，对于NSTEMI-ACS患者来说，应用球囊血管成形术处理的手术成功率相似，但是，主要并发症的危险毫无例外更高。其证据最初来自于国家心肺血液研究所PTCA注册[National Heart, Lung, and Blood Institute (NHLBI) PTCA Registry]的研究结果[11]。ACS患者复杂病变的形态存在则并发症危险增加[12]。ACS病变大的脂核使血栓的并发症危险增加。冠脉内血栓增大急性闭塞的危险以及随之而来的后果[13]。在TIMI ⅢB试验，对于NSTEMI-ACS患者，球囊血管成形术手术成功率为96.1%(围手术期梗死2.7%，紧急外科旁路移植术1.4%，死亡0.5%)[14]。UA被认为是再狭窄的一个危险因素[15]。

一项国家心肺血液研究所动态注册研究 [the NHLBI Dynamic registry(1979~1999年)]资料显示，共3 192名患者接受了再血管化治疗，体现了当代再血管化的治疗方法的进步。尽管UA患者中包含更复杂的患者、更复杂的病变特点，与稳定型心绞痛患者相比，无主要并发症的手术成功率是一致的(92.3% vs 91.2%)[16]。住院病死率(0.7% vs 0.3%，p=NS)和1年病死率(4.5% vs 3.1%，p=NS)在统计学上是相似的。Mayo Clinic介入中心自1979年以来经历PCI手术的患者资料，也同样体现了这一进步(表33-1)[17]。尽管年龄更大的患者和更复杂的患者接受手术治疗，临床手术成功率还是显著提高，并发症更少，1年的无事件生存率更高。

支架植入

与其他的血管成形术相比，支架植入技术应用于介入实践中的转变，使手术的安全性得以改善，使再狭窄危险减少25%~35%[18]。一项大规模 (共16 811例)的PCI注册研究表明，在UA患者予以支架植入术处理，与球囊成形术相比，总的住院死亡率(0.3% vs 0.6%，p=0.014)、紧急外科旁路移植术(0.2% vs 0.5%，p=0.007)均显著减少[19]。然而，一项由23个子研究组成的试验(共10 347例)13个月随访分析，无论是有ACS的患者，还是无ACS的患者，与球囊成形术者相比，应用支架植入术者在死亡或者心肌梗死方面无显著性差异，但是主要不良事件引起的靶血管血运重建(target vessel revascularization, TVR)显著减少[20]。

早期的研究表明，冠状动脉内存在血栓支架植入的危险增加，并且证实UA是支架血栓形成的预测因子[21]。然而，随着技术的进步，包括采纳高压释放和抗血小板药物治疗，这些方面的影响减少。近期6项冠脉支架试验[22]以及Mayo Clinic介入中心(4 509例患者)试验[23]的分析没有证实UA是一个支架血栓的危险因素。

尽管与球囊成形术相比，支架植入术具有优越性，金属裸支架(BMS)的再狭窄率仍然是一个令人头痛的问题。尽管血管内放射治疗是处理支架内再狭窄的一种有效的治疗手段，一种抑制新生内膜增生，并以支架为基础的局部释放药物诞生了，开创了一个崭新的时代。由于支架植入术显著降低节段性再狭窄和靶病变血运重建事件，故近期美国药品食品监督管理局(FDA)许可两种药物洗脱支架[Taxus(紫三醇，PES)和Cypher(雷帕霉素，SES)]应用于临床[24,25]。延迟的内皮愈合和其他的药物反应存在，增加了支架内血栓形成的危险。这两种支架在ACS患者中的已经得以应用，但是尚缺乏对这两种药物的评价随机试验方

表 33-1 Mayo 医疗中心不稳定性心绞痛的 PCI 治疗状况(1979~1998 年)

	1979~1989	1990~1993	1994~1998	p
病例数	2 209	2 212	3 211	
平均年龄	62.1	64.8	64.6	<0.001
糖尿病	13.3%	19.9%	20.6%	<0.001
LVEF≤40%	6.9%	3.1%	7.8%	<0.001
支架	0.0004%	5.5%	51.4%	
阿昔单抗	–	–	34.5%	
临床成功	76.5%	87%	94.1%	<0.001
住院内死亡	3%	2.4%	1.8%	0.009
Q 波心肌梗死	1.8%	1%	0.7%	0.002
紧急冠状动脉旁路移植术	4.9%	1.8%	0.7%	<0.001
1 年无事件生存率	74%	70%	77%	<0.001

面的研究。然而，根据一项来自鹿特丹心脏病医院SES注册评价[Rapamycin-Eluting Stent Evaluated at Rotterdam Cardiology Hospital (RESEARDH)registry[研究报道，与BMS(301例)相比，应用SES(198例)在30天主要MACE发生率相似(6.1% vs 6.6%，p=0.8)。支架血栓发生率SES为0.5%，BMS为1.7%(p=0.4)[26]。而且，指南建议指出，对于ACS患者，支架植入技术(充分的支架扩张，完全覆盖病变，避免夹层形成)和严格坚持延长抗血小板治疗是十分关键的。

早期血运重建策略的制定

对于NSTEMI-ACS患者，常规的"侵入性"手段的优点在于，能迅速了解解剖定位和进行血运重建，以便减轻早期复发缺血事件的危险。相反，针对复发缺血事件的"保守性"方案可以避免潜在的不必要的侵入性的手术。自从1989年以来，针对这点出台了5个大的(大于1 000例)有争议的随机试验。

这些试验存在明显的差异，但是反应了药物治疗和再血管化进程的进展情况(表33-2)。TIMI-ⅢB和退伍军人事务部非Q波梗死策略试验[Veterans Affairs Non-Q-wave IInfarction Strategies (VANQWISH)trials]是在支架植入术和糖蛋白Ⅱb/Ⅲa抑制剂广泛应用之前实施的[27,28]。在TIMI-ⅢB试验中，6周或是1年在死亡或者心肌梗死的发生率并无差异。然而，应用侵入性策略处理者1个月内住院时间更短，再住院次数更少。VANQWISH试验中，经侵入性策略处理的NSTEMI患者，住院期间死亡和非致命性梗死发生率更高(7.8% vs 3.2%；p=0.007)；1年时(24% vs 18.6%，p=0.05)。侵入性策略组中1年病死率也更高(12.6% vs 7.9%；p=0.025)，但是，23个月时生存曲线趋于一致。侵入性策略组外科死亡率为11.6%，而保守性策略组死亡率为3.4%。侵入性策略组中经血管成形术处理的患者无一例死亡[28]。两个试验中，两种策略的血运重建率差异小于15%[27,28]。

表 33-2　NSTE-ACS 早期侵入性策略与保守性策略主要的随机对照试验

	TIMI ⅢB			VANQUISH			FRISCII			TACTICS TIMI 18			RITA 3		
	INS	CONS	*P*	INS	CONS	*P*	INS	CONS	*P*	INS	CONS	*P*	INS	CONS	*P*
试验时间		1989~1992			1993~1995			1996~1998			1997~1999			1997~2001	
病例数	740	733		462	458		1222	1235		1114	1106		895	915	
UA%/NSTEMI%		68/32			0/100			41/59			62/38			79/21	
随访(月)		12			12			12			6			12	
抗血栓治药物		ASA,UFH			ASA,UFH			ASA,Dalteparin			ASA,UFH,Tfb			ASA,Enoxaparin	
冠脉造影	98	58		93	23		96	10		97	51		97	16	
造影时间(天)	1.5	7.1		2	14		4	17		1	3.3		2		
血运重建	61%	42%		44%	33%		71%	9%		60%	36%		44%	10%	
冠脉旁路移植	25%	24%		23%	16%		35%	19%		20%	13%		12%	4%	
PCI	38%	26%		23%	12%		43%	18%		41%	24%		33%	7%	
PCI 加支架术(%)		0%			0%			65%			84%			88%	
糖蛋白Ⅱb/Ⅲa 抑制剂		0%			0%			10%			100%			25%	
结果															
死亡	4.1%	4.4%	0.79%	12.6%	7.9%	0.03%	2.2%	3.9%	0.016%	3.3%	3.5%	0.74%	4.6%	3.9%	0.5%
非致命性心肌梗死	8.3%	9.3%	0.51%	11.4%	10.7%	NA%	8.6%	11.6%	0.015%	4.8%	6.9%	0.029%	3.77%	4.8%	0.29%
联合终点	10.8%	12.1%	0.42%	24%	18.5%	0.03%	10.4%	14.1%	0.005%	7.3%	9.5%	0.05%	7.6%	8.3%	0.58%

注：ASA：肠溶阿司匹林；UFH：普通肝素；Tfb：替罗非斑。

相反，随后的三个试验显示，早期的血运重建策略联合更多的当代介入技术的优越性，这些介入技术包括在大多数经历PCI的患者植入支架。然而，这些试验中存在着差异，特别是在有关辅助性的抗血小板治疗、造影的时间、以及相关的再血管化比率方面。

法安明和快速血运重建处理不稳定时期冠状动脉疾病试验［The Fragmin and Fast Revascularization during Instability in Coronary Artery Disease（FRISC-I-I）trial］首次阐明侵入性策略的优越性。尽管侵入性策略组有早期心肌梗死的危险，随后这种危险比保守性策略组低。术后6个月时，侵入性策略组死亡或者梗死显著下降(9.4% vs 12.1%，p=0.031)[29]。术后1年，侵入性策略组死亡(2.2% vs 3.9%，p=0.016)或者梗死(8.6% vs 11.6%，p=0.15)危险显著降低[30]。这种显著性差异直到随访2年时仍然存在[31]。1年内，保守性策略组的小部分患者(9%)于最初的医院行再血管化治疗增加至43%(侵入性策略组为78%)。尽管经常应用支架植入术，仅仅10%患者接受糖蛋白Ⅱb/Ⅲa抑制剂。

TACTICS TIMI-18试验将单一的糖蛋白Ⅱb/Ⅲa抑制剂治疗（替罗非斑48 h或者直到PCI术后12 h）与早期冠脉造影检查和血运重建合用(4~48 h)，并将其结果与保守性策略组相比较。6个月时，ACS患者中，早期侵入性策略组在一级终点事件，死亡、梗死或者再入院发生率显著降低(15.9% vs 19.4%，p=0.025)。当与以往的试验比较时，侵入性策略组未显现出早期干预的危险，可能反应了糖蛋白Ⅱb/Ⅲa抑制剂或者早期血运重建的益处。

不稳定心绞痛随机的干预试验（RITA）报道了早期介入组4个月时死亡、心肌梗死或者顽固性心绞痛发生率显著性降低(9.6% vs 14.5%，p=0.001)[32]。顽固性心绞痛减少(RR=0.47)。1年时死亡或者心肌梗死两组相似(7.6% vs 8.3%，p=0.58)，但在侵入性治疗组顽固性心绞痛仍然显著下降(6.5% vs 11.5%，p=0.000 2)。

近期其他两个农村医疗单位(在无心外科支持下且于第一天造影)小规模的试验也显示出侵入性策略组的优越性[33,34]。一项有关最近的5项研究的荟萃分析提示，随机入选经历侵入性治疗的患者，6个月或者12个月死亡率下降20%[35]。死亡或者梗死的1个月相对危险为0.61（95%的可信区间：0.45~0.84)，1年时则为0.78(98%的可信区间：0.65~0.92)。侵入性策略对于高危的患者，如ST段下移，糖尿病或者肌钙蛋白升高的患者有利。有关ACS的处理，危险分层仍然重要(见下一部分)。对于NSTE-ACS患者来说，有证据表明，现代早期的血运重建策略有效地增加了无事件生存率。

ACS患者的治疗策略

危险分层

为了决定紧急的处理措施，预测患者的预后，便利地选择治疗策略，对于不同的NSTE-ACS患者群体来说，应用危险分层的价值是显而易见的。紧急的冠脉造影术适用于血液动力学下降的患者，包括休克、

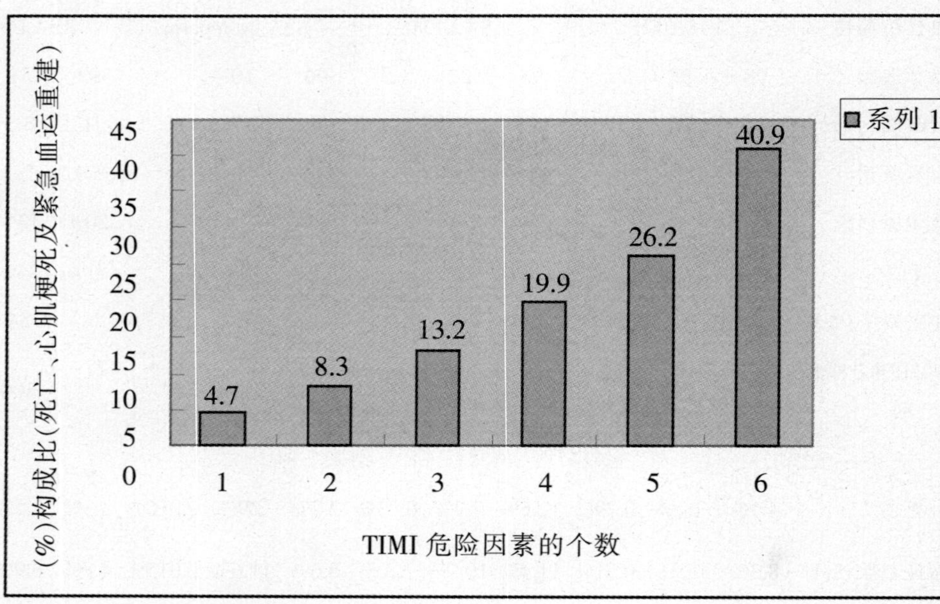

图 33-1　14 天 TIMI 危险因素与所有原因死亡、心肌梗死及需要紧急血运重建严重复发缺血事件比例关系

注：TIMI危险因素：*≥65岁；*≥3个冠心病危险因素；*以往有冠心病；*ST偏离≥0.5mV；*24 h内发作≥2次心绞痛事件；*最近7天应用阿司匹林；*肌钙蛋白或者CK-MB升高

肺水肿，虽然药物治疗仍然存在复发的或者持续的心绞痛，以及不稳定的室性心律失常者。

在NSTE-ACS患者中，有30%的患者肌钙蛋白水平升高而肌酸激酶(CK-MB)不高[36]。孤立的肌钙蛋白升高提示，存在微栓塞导致的局灶性坏死，这可能暗示存在活动性冠脉血栓病变。肌钙蛋白水平升高的患者表现出病情更加严重[37]，更加复杂的病变(B2，C型)[38]，TIMI血流更低[38]或者组织灌注更差[39]，需要更频繁造影[37,38]，或者冠脉造影证实更多冠脉内血栓存在[40]。

肌钙蛋白的检测对于治疗策略的决定也有帮助，其升高的水平可以预测患者对Ⅱb/Ⅲa抑制剂的反应[38]。在TACTICS TIMI-18试验中，侵入性策略治疗的益处限定在肌钙蛋白水平升高的患者中。

其他的生化指标

由于多方面的证据证实，炎症机制在ACS的病理机制中充当了重要的角色，因此，人们直接转向评价患者急性期反应物，以其作为临床结果的预测因子。NSTE-ACS患者，存在C反应蛋白(CRP)升高者，可以预测短期和长期死亡，具有独立于肌钙蛋白的预后预测价值，或者可以作为肌钙蛋白预后预测价值的补充[41,42]。这种预测价值在经历早期的血运重建的患者中依然存在[43]。而且，在经历球囊血管成形术和支架术后患者[10]，术前的CRP升高，可以作为强而有力的早期和晚期不利事件的预测因子。再狭窄率也与CRP的水平相关。这些发现提示，全身的炎症可以扩大介入治疗后局部的血栓形成和增殖反应。

其他的炎性标志物，如骨髓过氧化物酶[44]，有报道指出，可以提供更精确的事件预测能力。细胞因子白介素-6在ACS患者中是一个独立的死亡预测因子，而且可以作为证明从侵入性策略中获益更多的独立指标[45]。

另外的预测因子是脑钠肽 (B-type natriuretic peptide，BNP)，与死亡和心力衰竭相关[46]。应用多个标志物的方法进行危险分层，有助于深入探究NSTE-ACS病理机制、结果和预后。一项从TACTICS-TIMI-18试验的分析结果显示，预先分别测量肌钙蛋白，CRP和BNP三项标志物水平，其中，一项、两项或者三项指标升高者在死亡、心肌梗死或者心力衰竭发生率方面分别是不升高者的2.1、3.1、3.7倍[47]。

综合危险评估

以往的病史、体格检查、心电图发现、生化指标及TIMI危险评分相互整合成为识别危险增加的鉴别工具(见图33.1)。该评分标准利用一些公认的独立危险因素整合，积分增加则反应事件呈比例地增加。利用该积分标准，对于选择抗血小板药物治疗抑或是选择早期的血运重建策略，阶梯式的益处是显而易见的[48]。在TACTICS TIMI-18试验中，侵入性策略治疗仅限于对中度或者重度危险的患者(TIMI积分≥3)有显著性益处。

辅助抗栓优化治疗

对于准备行PCI的ACS的患者来说，恰当的抗血栓治疗甚至更关键。抗血小板和抗血栓治疗手段在不断地改进，但同时，争议也持续不断。

血小板糖蛋白Ⅱb/Ⅲa抑制剂

糖蛋白Ⅱb/Ⅲa抑制剂对于经历PCI的患者，其作用已经肯定。根据主要的PCI试验分析显示，糖蛋白IIb/IIIa抑制剂使得术后30天的死亡、心肌梗死或者紧急血运重建发生率减少30%($p<0.05$)[49]。一项包含19项试验的荟萃分析(共20 137例)提示，PCI患者应用糖蛋白Ⅱb/Ⅲa抑制剂有助于使死亡危险下降20%~30%[50]。

针对NSTE-ACS患者，有6项试验(31042例)研究报道了糖蛋白Ⅱb/Ⅲa抑制剂的效果。结果显示，对于经历PCI手术，但没有常规给予糖蛋白Ⅱb/Ⅲa抑制剂干预的患者，术后30天的死亡或者心肌梗死发生率减少9%(10.8% vs 11.8%，p=0.015)[51]。具有高危险因素的患者，包括肌钙蛋白阳性者[51]，糖尿病者[52]，或者更高的危险分层积分者[49]，经过治疗能获得更大的益处。益处似乎仅限于治疗中经历PCI治疗的患者(图33-2)[53]。然而，接受糖蛋白Ⅱb/Ⅲa抑制剂输入的患者在经历PCI治疗前，死亡和心肌梗死发生率显著下降(2.5% vs 3.8%，$p<0.001$)，在经历PCI治疗后，其死亡和心肌梗死发生率亦显著下降(4.9% vs 8.0%，$p<0.001$)[54]。这就解释了在TACTICS TIMI-18试验中，常规在侵入性治疗术前给予替罗非斑，未出现早期危险的原因(即早期的缺血事件，正如在FRISC Ⅱ试验中所见)[3,29]。对于拟行侵入性策略治疗的患者来说，PCI术前这种预先治疗的相对作用究竟有多大，未来尚需要进一步的试验加以阐明。

有关三种糖蛋白Ⅱb/Ⅲa抑制剂应用的效果存在明显不同[49]。在应用替罗非斑和阿昔单抗是否得出相似效能结果试验[Do Tirofiban and ReoPro Give Similar Efficacy Outcome Trail(TARGET)]中发现，对于高危ACS患者，在经历支架术之前毫无延迟地提前糖蛋白Ⅱb/Ⅲa抑制剂药物干预，阿昔单抗效果优于替罗非斑(6.3% vs 9.3%，危险比1.49；可信区间1.15~1.24)，对高危患者更有利[55]。对于中危或者高危患者而言，当冠脉造影延迟时，提前应用埃替非巴肽或者替罗非斑干预是其应用的适应证。

口服抗血小板药物

阿司匹林是减少PCI并发症和减少ACS患者事件的标准辅助性药物治疗。噻氯吡啶在预防支架血栓中起着重要的作用。氯吡格雷在不稳定心绞痛中应用以预防复发事件试验[The Clopidogrel in Unstable Angina to Prevent Recurrent Events(PCI-CURE)trial]研究发现，对于NSTE-ACS患者，早期应用氯吡格雷，使患者心肌梗死发生率下降31%，不管是在PCI术前还是术后，这种益处持续存在(直到9个月)[56]。在选择侵入性策略治疗的患者中，由于存在需要冠状动脉旁路移植者(在TACTICS和FRISCⅡ试验中占20%~35%[3,29])，且由于氯吡格雷增加患者围手术期的出血并发症，因此，直到造影以后，该药物才在许多患者中得以应用[57]。

抗栓治疗

在ACS患者中，普通肝素在PCI术中应用已成共识。PCI术中肝素合并糖蛋白Ⅱb/Ⅲa抑制剂的恰当应用使得出血的并发症减少。

与普通肝素相比，低分子肝素(low molecular weight heparin；LMWH)具有优越性，即方便的皮下给药、药物动力学的可预测性和增强的抗凝特性。LMWH——依诺肝素在NST-ACS患者中应用取得了实质性的效果，一项有关两个大试验的荟萃分析显示，6周时死亡或者缺血事件发生率减少20%[58]。在这些试验中，经历PCI治疗的患者，应用依诺肝素也减少临床事件的发生[59]。对于拟行PCI术的ACS患者，由于存在抗凝效果监测的不方便、同Ⅱb/Ⅲa抑制剂合用的安全性以及动脉穿刺部位的处理这些问题，从而使得肝素应用减少。在皮下注射LMWH以后，PCI术后12 h，LMWH可以代替普通肝素。近期指南推荐的一致性意见指出，PCI术中可持续应用LMWH，皮下注射LMWH 8 h以内经历PCI的患者无需额外应用肝素。8~12 h，可静脉给予普通肝素或者LMWH[60]。

埃替非巴肽和依诺肝素治疗ACS随机评价试验[the Integrilin and Enoxaparin Randomized Assessment of Acute Coronary Syndrome Treatment (INTERACT) Trial](746例)显示，对于给予埃替非巴肽治疗且高危的NSTE-ACS患者，依诺肝素优于普通肝素[61]。主要的出血(1.8% vs 4.6%，p=0.03)、30天死亡或者心肌梗死(5% vs 9%，p=0.031)发生率均显著降低。近期有关依诺肝素、血运重建和糖蛋白Ⅱb/Ⅲa抑制剂新策略进一步结果试验[the Superior Yield of New Strategy of Enoxaparin, Revascularization, and GP Ⅱb/Ⅲa Inhibitors (SYNERGY) trail]，比较了普通肝素和依诺肝素的结果。共入选10 027例经历早期侵入性策略处理的高危ACS患者，其中应用糖蛋白Ⅱb/Ⅲa抑制剂占57%[62]。结果显示，30天死亡或者心肌梗死发生率相似（依诺肝素组14%，普通肝素组14.5%)，但是，主要出血事件发生率在依诺肝素组更多(9.1% vs 7.6%，p=0.008)。

一项有关早期试验的荟萃分析提示，在ACS患者中，应用直接的血栓抑制剂优于普通肝素，特别是在

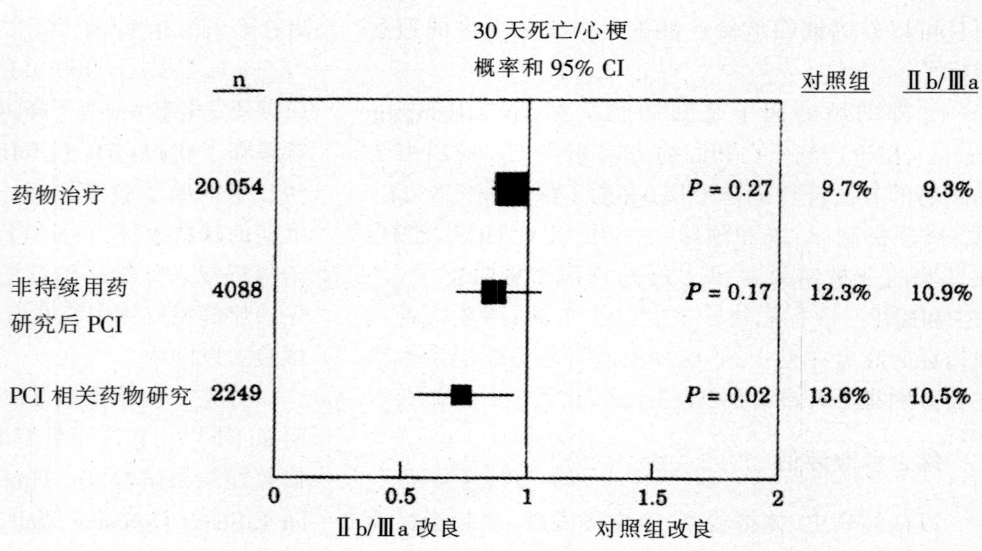

图 33-2 糖蛋白Ⅱb/Ⅲa受体抑制剂治疗非ST段急性冠状动脉综合征六项随机试验的荟萃分析

根据再血管化策略30天死亡或心梗治疗效果的95%可信区间的机率。

在应用糖蛋白Ⅱb/Ⅲa抑制剂注入期间接受PCI后表现出更明显益处。

经历PCI的患者中，死亡或者心肌梗死发生率(4.6% vs 6.6%, p<0.001)减少32%[63]。一项最近的研究，比较了在行PCI术期间应用比伐卢定加必要时糖蛋白Ⅱb/Ⅲa抑制剂同普通肝素加常规糖蛋白Ⅱb/Ⅲa抑制剂的结果。两组结果相似，但应用比伐卢定组出血发生率更低[64]。然而，对于常规应用糖蛋白Ⅱb/Ⅲa抑制剂的高危ACS患者，有必要更进一步评价比伐卢定的效果。

ACS患者PCI器械聚焦

ACS患者行PCI时，仍然具有高度危险性。特别是冠脉内持续存在的明显的血栓。Mayo Clinic介入中心比较了冠脉造影证实的存在冠脉内血栓且经历PCI处理患者，在广泛应用支架植入术(82%)和糖蛋白Ⅱb/Ⅲa抑制剂(71%)之前(1990~1996年，n=3 640例)和之后(1996~1999年，n=3 544例)的结果。尽管后者的手术成功率显著改善(93% vs 88%, p<0.001)，急性闭塞显著下降(4% vs 7%, p=0.01)，但两个时段院内Q波心肌梗死(2%)和死亡(2%)的危险是相似的[13]。

一些基于导管器械方面的革新，说明了对于NSTE-ACS患者中常见的血栓性病变的危险性。械器的设计理念包括祛除血栓或者防止远端栓塞。经腔抽吸导管(TEC)成功用于血栓性病变，但其外径大，复杂，远端栓塞的问题削弱了它的应用。有研究显示X形螺旋状血栓切除抽吸装置在清除血栓和改善冠脉血流方面前景不错[65]。

血管喷流式血栓清除导管(the AngioJet rheolytic thrombectomy catheter) 被认为是一种通过Bernoulli-Venturi原理将血栓分解为小碎片并抽吸清除的有效器械。对于原发血管内和移植静脉内血栓的患者，一项静脉桥血管喷流导管研究 (the Vein Graft AngioJet Study(VEGAS 2))显示，同冠脉内尿激酶溶栓相比，该装置显著减少院内不利事件的发生率，尽管30天的事件发生率相似[66]。然而，在该研究中，这种装置广泛被应用。应用相似的抽吸机制制作的水解器械正处于研究阶段。利用冷冻溶解系统进行超声下溶栓术是一种新兴起的器械，已被成功用于ACS患者[67]。

业已证实，远端保护装置对于移植的静脉桥血管PCI术效果肯定。远端保护装置 (the PercuSurge Guard-Wire syetem)其远端有用于堵塞血管的球囊和用于抽吸血栓碎片的导管。在SAFER试验中，应用该装置30天的MACE发生率减少42%(n=801例)[68]。一些基于滤过原理的装置，如FilterWire EX，近期的研究显示，在静脉桥血管PCI的应用中，30天不利事件的发生率与PercuSurge系统相比无显著性差异[69]。

很明确，大多数静脉移植桥血管PCI中选择远端保护装置是其应用适应证。在原发血管的PCI中，如果血栓负荷严重，应该应用这些辅助性的装置，但是尚缺乏明确的适应证。

特殊的临床情况

糖尿病

在NSTE-ACS患者中，有20%~25%的患者患有糖尿病。糖尿病是这类患者死亡或者心肌梗死的独立预测因子[36]。一项有关6项大型试验的荟萃分析提示，在合并糖尿病的NSTE-ACS患者中，应用糖蛋白Ⅱb/Ⅲa抑制剂显著减少30天死亡率，特别是经历PCI的患者(1.2% vs 4.0%, p=0.002)[52]。经历早期侵入性策略治疗的患者，有糖尿病和无糖尿病者相比，TACTICS TIMI-18试验显示糖尿病组获益更大，而在FIRSCⅡ试验中并无差异[3,29]。

以往的试验 [包括旁路-血管成形术血运重建调查试验(the Bypass Angioplsty Revascularization Investigation trail)] 提示，对于多支血管病变的糖尿病患者，与PCI术相比，CABG改善生存率更有效[36]。随着现代PCI治疗的改进(支架植入术，糖蛋白Ⅱb/Ⅲa抑制剂)，究竟是PCI治疗更加改善生存率，还是CABG更加有效，其争议仍在继续。极度严重心绞痛手术死亡率评价试验[the Angina with Extremely Serious Operative Mortality Evaluation(AWESOME)trial]研究显示，对于处于高危需要外科治疗的糖尿病合并心绞痛和多支血管病变的患者，经历CABG或者PCI治疗，3年的生存率是相等的[70]。糖尿病是支架术后再狭窄的危险因素[71]。药物洗脱支架在糖尿病中的应用可显著降低复发危险[24]。

肾功能不全

肾功能衰竭降低手术的成功率，增加院内和院外随访的主要不利事件[72]。NSTE-ACS伴有肾脏损害的患者具有更多不良的基线特点，肌酐清除率每降低10 ml/min，是增加死亡和心肌梗死独立的危险因素[73]。对于肾功能不全的患者，在TACTICS TIMI-18试验中，常规的侵入性策略的益处仍然存在。然而，出血的并发症显著增加[74]。

女性

对于女性，常规侵入性策略的价值备受关注。FIRSCⅡ和RITA 3两个试验均显示，经历侵入性策略治疗的女性患者，结果更差[29,32]。而与之相反，TAC-

TICS TIMI-18试验却发现，经历侵入性策略的女性患者同样可以获得和男性患者一样的益处[75]。这些差别反应出TACTICS试验的患者相对危险更高。然而，同男性相比，女性患者出血的并发症增加[75]。

NSTE-ACS患者的整体化治疗

已经明确，对于NSTE-ACS患者成功的、安全的评价和治疗，整体化的治疗策略是关键。有缺血症状的患者治疗流程图应该包括尽早通知导管室，有必要各部门配合协作，以尽可能不延误治疗。

目前的危险分层，包括患者需要紧急造影的识别，将提高侵入性治疗的价值。甚至无显著危险的低危患者，可能从早期的造影中获益，通过提供明确的解剖影像资料，从而防止广泛检查和延长住院时间。应用药物使病人稳定以便延期造影的策略未证实正确。冠脉内支架植入术合用抗栓治疗试验[the Intracoronary Stenting with Antithrombotic Cooling-off (ISAR-COOL)trial]证实了这一观点。在该试验中，所有患者接受抗栓治疗(肝素、阿司匹林、氯吡格雷(600 mg负荷剂量和替罗非斑)，随机分为6 h内(中位数2.4 h)早期造影/介入组和3~5d(中位数86 h)间期的预处理组[76]。在高危的患者中(n=410例)，早期介入治疗导致30天大的心肌梗死或者死亡显著减少(5.9% vs 11.6%，p=0.04)。延迟治疗使斑块钝化的观点是不正确的，是否更短的延迟(24~48 h)造成如此结果，还需要进一步的试验加以研究。

当面临挑战性手术时，导管室的规程能够使危险趋于平静，并使得紧张氛围减轻。即刻评价可以影响手术的因素：包括了解既往病史(如肾功能不全、曾经CABG手术和糖尿病)、检查(血管和血液动力学的状态)和治疗情况，特别要强调抗栓药物治疗，要并入血运重建治疗的过程之中。同时持续地给予抗缺血治疗，应包括β受体阻滞剂、硝酸酯类，以及控制疼痛。

在NSTE-ACS患者中，虽然通过造影可使心脏解剖情况一目了然，但是罪犯病变仍然难以识别。在VANQWISH试验中，患者中可以识别的单一的罪犯病变或者复杂的病变(血栓、溃疡、腔外显影、夹层、多发性不规则病变、急性闭塞)小于50%，多发性罪犯血管病变仅占14%。在那些无罪犯病变的患者(37%)，显著性狭窄病变发生率高达84%。正常或者无阻塞性冠脉疾病者(小于50%)仅占16%[77]。

心电图和缺血区域的影像定位对血运重建策略的决定有利。往往需要复杂的准备，尤其是针对多支血管病变存在时。尽管作为一种有效的治疗选择，针对这些罪犯病变应用PCI手术是提倡的，对于左主干或者多支血管病变且存在左室功能不全或者糖尿病的患者，通常建议选择CABG外科治疗[36]。在多支血管病变的UA患者，动脉血运重建治疗研究(the Arterial Revascularization Therapies Study(ARTS)比较了CABG手术和支架植入术的结果[78]。在1年的死亡、心肌梗死或者卒中发生率上，两种方式并无显著性差异。当同稳定性心绞痛者比较时，UA的结果未受影响。与其他试验一致，支架植入组再次血运重建率更高(16.8% vs 3.6%，p<0.01)。药物洗脱支架对于血运重建策略的影响尚需要进一步的研究加以证实。

NSTE-ACS广泛的处理还包括对于危险因素的控制。近期的试验强调精细的预防措施的重要性。普伐他汀或者阿托伐他汀评价和梗死治疗试验[the Pravastatin or Atorvastatin Evaluation and Infarction Therapy (PROVEIT)trial] 对于出院的患者强化降脂治疗进行了对比研究，结果发现在ACS患者中(n=4 162例，69%经历PCI治疗)口服阿托伐他汀每天80mg，其LDL-C水平达到1.69 mmol/L(65 mg/dl)，而口服普伐他汀每天40 mg，其LDL-C水平达到2.47 mmol/L(95 mg/dl)。2年的随访研究显示，阿托伐他汀组死亡和不利事件发生率下降16%(p=0.005)[79]。他汀类药物治疗的益处还包括抗炎效应。

未来展望

未来尚需要持续不断的进展来改善NSTE-ACS的预后。对于不稳定斑块(如热敏成像法，超声下组织特点)，对相对危险分层精细的识别流程图可以指导介入方法的选择。在ACS患者中，精练的抗血栓治疗和强化的药物预防措施对于成功进行PCI治疗是十分关键的，这些方案仍然将是整体处理中的独立治疗组成部分。

(李喜元 译)

参考文献

1. Armstrong PW, Fu Y, Chang WC, et al. Acute coronary syndromes in the GUSTO-IIb trial: prognostic insights and impact of recurrent ischemia. The GUSTO-IIb Investigators. *Circulation* 1998;98: 1860–1868.
2. Fox K. Global Registry of Acute Coronary Events, XXII European Society of Cardiology Annual Congress, Amsterdam, The Netherlands, 2000.
3. Cannon CP, Weintraub WS, Demopoulos LA, et al. Comparison of early invasive and conservative strategies in patients with unstable coronary syndromes treated with the glycoprotein IIb/IIIa inhibitor tirofiban. *N Engl J Med* 2001;344:1879–1887.
4. Libby P, Ridker PM, Maseri A. Inflammation and atherosclerosis. *Circulation* 2002;105:1135–1143.

5. Topol EJ, Yadav JS. Recognition of the importance of embolization in atherosclerotic vascular disease. *Circulation* 2000;101:570–580.
6. Buffon A, Biasucci LM, Liuzzo G, et al. Widespread coronary inflammation in unstable angina. *N Engl J Med* 2002;347:5–12.
7. Goldstein JA, Demetriou D, Grines CL, et al. Multiple complex coronary plaques in patients with acute myocardial infarction. *N Engl J Med* 2000;343:915–922.
8. Rioufol G, Finet G, Ginon I, et al. Multiple atherosclerotic plaque rupture in acute coronary syndrome: a three-vessel intravascular ultrasound study. *Circulation* 2002;106:804–908.
9. Buffon A, Liuzzo G, Biasucci LM, et al. Preprocedural serum levels of C-reactive protein predict early complications and late restenosis after coronary angioplasty. *J Am Coll Cardiol* 1999;34:1512–1521.
10. Walter DH, Fichtlscherer S, Sellwig M, et al. Preprocedural C-reactive protein levels and cardiovascular events after coronary stent implantation. *J Am Coll Cardiol* 2001;37:839–846.
11. Faxon DP, Detre KM, McCabe CH, et al. Role of percutaneous transluminal coronary angioplasty in the treatment of unstable angina. Report from the National Heart, Lung, and Blood Institute Percutaneous Transluminal Coronary Angioplasty and Coronary Artery Surgery Study Registries. *Am J Cardiol* 1984;53:131C–135C.
12. Mehran R, Ambrose JA, Bongu RM, et al. Angioplasty of complex lesions in ischemic rest angina: results of the Thrombolysis and Angioplasty in Unstable Angina (TAUSA) trial. *J Am Coll Cardiol* 1995;26:961–966.
13. Singh M, Berger PB, Ting HH, et al. Influence of coronary thrombus on outcome of percutaneous coronary angioplasty in the current era (the Mayo Clinic experience). *Am J Cardiol* 2001;88:1091–1096.
14. Williams DO, Braunwald E, Thompson B, et al. Results of percutaneous transluminal coronary angioplasty in unstable angina and non-Q-wave myocardial infarction. Observations from the TIMI IIIB trial. *Circulation* 1996;94:2749–2755.
15. Bourassa MG, Lesperance J, Eastwood C, et al. Clinical, physiologic, anatomic and procedural factors predictive of restenosis after percutaneous transluminal coronary angioplasty. *J Am Coll Cardiol* 1991;18:368–376.
16. Naidu SS, Wilensky RL, Selzer F, et al. Unstable versus stable angina in the current era: comparison of percutaneous coronary intervention outcomes in the NHLBI dynamic registry. *J Am Coll Cardiol* 2003;41:1A.
17. Singh M, Rihal CS, Berger PB, et al. Improving outcome over time of percutaneous coronary interventions in unstable angina. *J Am Coll Cardiol* 2000;36:674–678.
18. Pepine CJ, Holmes DR, Jr. Coronary artery stents. American College of Cardiology. *J Am Coll Cardiol* 1996;28:782–794.
19. Kimmel SE, Localio AR, Krone RJ, et al. The effects of contemporary use of coronary stents on in-hospital mortality. Registry Committee of the Society for Cardiac Angiography and Interventions. *J Am Coll Cardiol* 2001;37:499–504.
20. Al Suwaidi J, Holmes DR, Jr., Salam AM, et al. Impact of coronary artery stents on mortality and nonfatal myocardial infarction: meta-analysis of randomized trials comparing a strategy of routine stenting with that of balloon angioplasty. *Am Heart J* 2004;147:815–822.
21. Nath FC, Muller DW, Ellis SG, et al. Thrombosis of a flexible coil coronary stent: frequency, predictors and clinical outcome. *J Am Coll Cardiol* 1993;21:622–627.
22. Cutlip DE, Baim DS, Ho KK, et al. Stent thrombosis in the modern era: a pooled analysis of multicenter coronary stent clinical trials. *Circulation* 2001;103:1967–1971.
23. Orford JL, Lennon R, Melby S, et al. Frequency and correlates of coronary stent thrombosis in the modern era: analysis of a single center registry. *J Am Coll Cardiol* 2002;40:1567–1572.
24. Stone GW, Ellis SG, Cox DA, et al. A polymer-based, paclitaxel-eluting stent in patients with coronary artery disease. *N Engl J Med* 2004;350:221–231.
25. Moses JW, Leon MB, Popma JJ, et al. Sirolimus-eluting stents versus standard stents in patients with stenosis in a native coronary artery. *N Engl J Med* 2003;349:1315–1323.
26. Lemos PA, Lee CH, Degertekin M, et al. Early outcome after sirolimus-eluting stent implantation in patients with acute coronary syndromes: insights from the Rapamycin-Eluting Stent Evaluated at Rotterdam Cardiology Hospital (RESEARCH) registry. *J Am Coll Cardiol* 2003;41:2093–209.
27. TIMI IIIB Investigators. Effects of tissue plasminogen activator and a comparison of early invasive and conservative strategies in unstable angina and non-Q-wave myocardial infarction. Results of the TIMI IIIB trial. Thrombolysis in Myocardial Ischemia. *Circulation* 1994;89:1545–1556.
28. Boden WE, O'Rourke RA, Crawford MH, et al. Outcomes in patients with acute non-Q-wave myocardial infarction randomly assigned to an invasive as compared with a conservative management strategy. Veterans Affairs Non-Q-Wave Infarction Strategies in Hospital (VANQWISH) Trial Investigators. *N Engl J Med* 1998;338:1785–1792.
29. FRISC II Investigators. Invasive compared with non-invasive treatment in unstable coronary-artery disease: FRISC II prospective randomised multicentre study. Fragmin and Fast Revascularisation during Instability in Coronary Artery Disease Investigators. *Lancet* 1999;354:708–715.
30. Wallentin L, Lagerqvist B, Husted S, et al. Outcome at 1 year after an invasive compared with a non-invasive strategy in unstable coronary-artery disease: the FRISC II invasive randomised trial. FRISC II Investigators. Fast Revascularisation during Instability in Coronary Artery Disease. *Lancet* 2000;356:9–16.
31. Lagerqvist B, Husted S, Kontny F, et al. A long-term perspective on the protective effects of an early invasive strategy in unstable coronary artery disease: two-year follow-up of the FRISC-II invasive study. *J Am Coll Cardiol* 2002;40:1902–1914.
32. Fox KA, Poole-Wilson PA, Henderson RA, et al. Interventional versus conservative treatment for patients with unstable angina or non-ST-elevation myocardial infarction: the British Heart Foundation RITA 3 randomised trial. Randomized Intervention Trial of Unstable Angina. *Lancet* 2002;360:743–751.
33. Michalis LK, Stroumbis CS, Pappas K, et al. Treatment of refractory unstable angina in geographically isolated areas without cardiac surgery. Invasive versus conservative strategy (TRUCS study). *Eur Heart J* 2000;21:1954–1959.
34. Spacek R, Widimsky P, Straka Z, et al. Value of first day angiography/angioplasty in evolving non-ST segment elevation myocardial infarction: an open multicenter randomized trial. The VINO Study. *Eur Heart J* 2002;23:230–238.
35. Bavry AA, Kumbhani DJ, Quiroz R, et al. Invasive therapy along with glycoprotein IIb/IIIa inhibitors and intracoronary stents improves survival in non-ST-segment elevation acute coronary syndromes: a meta-analysis and review of the literature. *Am J Cardiol* 2004;93:830–835.
36. Braunwald E, Antman EM, Beasley JW, et al. ACC/AHA 2002 guideline update for the management of patients with unstable angina and non-ST-segment elevation myocardial infarction—summary article: a report of the American College of Cardiology/American Heart Association task force on practice guidelines (Committee on the Management of Patients with Unstable Angina). *J Am Coll Cardiol* 2002;40:1366–1374.
37. Lindahl B, Diderholm E, Lagerqvist B, et al. Mechanisms behind the prognostic value of troponin T in unstable coronary artery disease: a FRISC II substudy. *J Am Coll Cardiol* 2001;38:979–986.
38. Heeschen C, van den Brand M, Hamm CW, et al. Angiographic findings in patients with refractory unstable angina according to troponin T status. *Circulation* 1999;104:1509–1514.
39. Wong GC, Morrow DA, Murphy S, et al. Elevations in troponin T and I are associated with abnormal tissue level perfusion: a TACTICS-TIMI 18 substudy. Treat Angina with Aggrastat and Determine Cost of Therapy with an Invasive or Conservative Strategy-Thrombolysis in Myocardial Infarction. *Circulation* 2002;106:202–207.
40. Okamatsu K, Takano M, Sakai S, et al. Elevated troponin T levels and lesion characteristics in non-ST-elevation acute coronary syndromes. *Circulation* 2004;109:465–470.
41. Morrow DA, Rifai N, Antman EM, et al. C-reactive protein is a potent predictor of mortality independently of and in combination with troponin T in acute coronary syndromes: a TIMI 11A substudy. Thrombolysis in Myocardial Infarction. *J Am Coll Cardiol* 1998;31:1460–1465.
42. James SK, Armstrong P, Barnathan E, et al. Troponin and C-reactive protein have different relations to subsequent mortality and myocardial infarction after acute coronary syndrome: a GUSTO-IV substudy. *J Am Coll Cardiol* 2003;41:916–924.
43. Mueller C, Buettner HJ, Hodgson JM, et al. Inflammation and long-term mortality after non-ST elevation acute coronary syndrome treated with a very early invasive strategy in 1,042 consecutive patients. *Circulation* 2002;105:1412–1415.
44. Brennan ML, Penn MS, Van Lente F, et al. Prognostic value of

myeloperoxidase in patients with chest pain. *N Engl J Med* 2003; 349:1595–1604.
45. Lindmark E, Diderholm E, Wallentin L, et al. Relationship between interleukin 6 and mortality in patients with unstable coronary artery disease: effects of an early invasive or noninvasive strategy. *JAMA* 2001;286:2107–2113.
46. Morrow DA, de Lemos JA, Sabatine MS, et al. Evaluation of B-type natriuretic peptide for risk assessment in unstable angina/non-ST-elevation myocardial infarction: B-type natriuretic peptide and prognosis in TACTICS-TIMI 18. *J Am Coll Cardiol* 2003;41: 1264–1272.
47. Sabatine MS, Morrow DA, de Lemos JA, et al. Multimarker approach to risk stratification in non-ST elevation acute coronary syndromes: simultaneous assessment of troponin I, C-reactive protein, and B-type natriuretic peptide. *Circulation* 2002;105: 1760–1763.
48. Antman EM, Cohen M, Bernink PJ, et al. The TIMI risk score for unstable angina/non-ST elevation MI: A method for prognostication and therapeutic decision making. *JAMA* 2000;284: 835–842.
49. Sabatine MS, Jang IK. The use of glycoprotein IIb/IIIa inhibitors in patients with coronary artery disease. *Am J Med* 2000;109: 224–237.
50. Karvouni E, Katritsis DG, Ioannidis JP. Intravenous glycoprotein IIb/IIIa receptor antagonists reduce mortality after percutaneous coronary interventions. *J Am Coll Cardiol* 2003;41:26–32.
51. Boersma E, Harrington RA, Moliterno DJ, et al. Platelet glycoprotein IIb/IIIa inhibitors in acute coronary syndromes: a meta-analysis of all major randomised clinical trials. *Lancet* 2002;359: 189–198.
52. Roffi M, Chew DP, Mukherjee D, et al. Platelet glycoprotein IIb/IIIa inhibitors reduce mortality in diabetic patients with non-ST-segment-elevation acute coronary syndromes. *Circulation* 2001;104:2767–2771.
53. Roffi M, Chew DP, Mukherjee D, et al. Platelet glycoprotein IIb/IIIa inhibition in acute coronary syndromes. Gradient of benefit related to the revascularization strategy. *Eur Heart J* 2002; 23:1441–1448.
54. Boersma E, Akkerhuis KM, Theroux P, et al. Platelet glycoprotein IIb/IIIa receptor inhibition in non-ST-elevation acute coronary syndromes: early benefit during medical treatment only, with additional protection during percutaneous coronary intervention. *Circulation* 1999;100:2045–2048.
55. Topol EJ, Moliterno DJ, Herrmann HC, et al. Comparison of two platelet glycoprotein IIb/IIIa inhibitors, tirofiban and abciximab, for the prevention of ischemic events with percutaneous coronary revascularization. *N Engl J Med* 2001;344:1888–1894.
56. Mehta SR, Yusuf S, Peters RJ, et al. Effects of pretreatment with clopidogrel and aspirin followed by long-term therapy in patients undergoing percutaneous coronary intervention: the PCI-CURE study. *Lancet* 2001;358:527–533.
57. Hongo RH, Ley J, Dick SE, et al. The effect of clopidogrel in combination with aspirin when given before coronary artery bypass grafting. *J Am Coll Cardiol* 2002;40:231–237.
58. Antman EM, Cohen M, Radley D, et al. Assessment of the treatment effect of enoxaparin for unstable angina/non-Q-wave myocardial infarction. TIMI 11B-ESSENCE meta-analysis. *Circulation* 1999;100:1602–1608.
59. Fox KA, Antman EM, Cohen M, et al. Comparison of enoxaparin versus unfractionated heparin in patients with unstable angina pectoris/non-ST-segment elevation acute myocardial infarction having subsequent percutaneous coronary intervention. *Am J Cardiol* 2002;90:477–482.
60. Kereiakes DJ, Montalescot G, Antman EM, et al. Low-molecular-weight heparin therapy for non-ST-elevation acute coronary syndromes and during percutaneous coronary intervention: an expert consensus. *Am Heart J* 2002;144:615–624.
61. Goodman SG, Fitchett D, Armstrong PW, et al. Randomized evaluation of the safety and efficacy of enoxaparin versus unfractionated heparin in high-risk patients with non-ST-segment elevation acute coronary syndromes receiving the glycoprotein IIb/IIIa inhibitor eptifibatide. *Circulation* 2003;107:238–244.
62. Califf RM, Ferguson JJ, Mahaffey KW. Superior Yield of New Strategy of Enoxaparin, Revascularization and GP IIb/IIIa Inhibitors (SYNERGY) trial: primary results. American College of Cardiology, Presentation; New Orleans, March 2004.
63. Direct Thrombin Inhibitors Trialists Collaborative Group. Direct thrombin inhibitors in acute coronary syndromes: principal results of a meta-analysis based on individual patients' data. *Lancet* 2002;359:294–302.
64. Lincoff AM, Bittl JA, Harrington RA, et al. Bivalirudin and provisional glycoprotein IIb/IIIa blockade compared with heparin and planned glycoprotein IIb/IIIa blockade during percutaneous coronary intervention: REPLACE-2 randomized trial. *JAMA* 2003;289: 853–863.
65. Kornowski R, Ayzenberg O, Halon DA, et al. Preliminary experiences using X-sizer catheter for mechanical thrombectomy of thrombus-containing lesions during acute coronary syndromes. *Catheter Cardiovasc Interv* 2003;58:443–448.
66. Kuntz RE, Baim DS, Cohen DJ, et al. A trial comparing rheolytic thrombectomy with intracoronary urokinase for coronary and vein graft thrombus (the Vein Graft AngioJet Study [VeGAS 2]). *Am J Cardiol* 2002;89:326–330.
67. Brosh D, Bartorelli AL, Cribier A, et al. Percutaneous transluminal therapeutic ultrasound for high-risk thrombus-containing lesions in native coronary arteries. *Catheter Cardiovasc Interv* 2002;55:43–49.
68. Baim DS, Wahr D, George B, et al. Randomized trial of a distal embolic protection device during percutaneous intervention of saphenous vein aorto-coronary bypass grafts. *Circulation* 2002; 105:1285–1290.
69. Stone GW, Rogers C, Hermiller J, et al. Randomized comparison of distal protection with a filter-based catheter and a balloon occlusion and aspiration system during percutaneous intervention of diseased saphenous vein aorto-coronary bypass grafts. *Circulation* 2003;108:548–553.
70. Sedlis SP, Morrison DA, Lorin JD, et al. Percutaneous coronary intervention versus coronary bypass graft surgery for diabetic patients with unstable angina and risk factors for adverse outcomes with bypass: outcome of diabetic patients in the AWESOME randomized trial and registry. *J Am Coll Cardiol* 2002; 40:1555–1566.
71. West NE, Ruygrok PN, Disco CM, et al. Clinical and angiographic predictors of restenosis after stent deployment in diabetic patients. *Circulation* 2004;109:867–873.
72. Rubenstein MH, Harrell LC, Sheynberg BV, et al. Are patients with renal failure good candidates for percutaneous coronary revascularization in the new device era? *Circulation* 2000;102:2966–2972.
73. Al Suwaidi J, Reddan DN, Williams K, et al. Prognostic implications of abnormalities in renal function in patients with acute coronary syndromes. *Circulation* 2002;106:974–980.
74. Januzzi JL, Cannon CP, DiBattiste PM, et al. Effects of renal insufficiency on early invasive management in patients with acute coronary syndromes (The TACTICS-TIMI 18 Trial). *Am J Cardiol* 2002;90:1246–1249.
75. Glaser R, Herrmann HC, Murphy SA, et al. Benefit of an early invasive management strategy in women with acute coronary syndromes. *JAMA* 2002;288:3124–3129.
76. Neumann FJ, Kastrati A, Pogatsa-Murray G, et al. Evaluation of prolonged antithrombotic pretreatment ("cooling-off" strategy) before intervention in patients with unstable coronary syndromes: a randomized controlled trial. *JAMA* 2003;290:1593–1599.
77. Kerensky RA, Wade M, Deedwania P, et al. Revisiting the culprit lesion in non-Q-wave myocardial infarction. Results from the VANQWISH trial angiographic core laboratory. *J Am Coll Cardiol* 2002;39:1456–1463.
78. de Feyter PJ, Serruys PW, Unger F, et al. Bypass surgery versus stenting for the treatment of multivessel disease in patients with unstable angina compared with stable angina. *Circulation* 2002;105:2367–2372.
79. Cannon CP, Braunwald E, McCabe CH, et al. Intensive versus moderate lipid lowering with statins after acute coronary syndromes. *N Engl J Med* 2004;350:1495–1504.

第34章　急性心肌梗死

Felix Zijlstra

尽早恢复急性心肌梗死患者梗死相关血管的前向血流可以挽救心肌并改善预后[1,2]。静脉溶栓及导管室直接PCI治疗是当前广泛应用的再灌注治疗方法。近来通过比较23个随机临床试验结果发现直接PCI方法在死亡率、再梗死发生率及卒中方面均优于静脉溶栓治疗[3]。既然直接PCI在安全性和有效性上都优于静脉溶栓，即使需要额外地运送患者，医疗机构应首选该治疗方案[4]。各个医院采用PCI方法治疗稳定性和不稳定性心绞痛的结果差异可能很大[5,6]，建立和完善一套高效的直接PCI规程需要有多方面的支持，大量对稳定性和不稳定性心绞痛患者实行PCI治疗的经验可以有助于更好地完成PCI学习曲线。本章主要讨论直接PCI的相关内容。我们的规程主要包扩：住院前阶段、入院后的第一个15 min、最初的药物治疗、血管造影、PCI、危险分层、康复及二级预防。

住院前阶段

全科医生对于急性心肌梗死的早期诊断和快速反应及救护车服务至关重要。首先，心肌梗死患者的早期死亡率极高，许多患者在得到有效的医疗救助前死亡[7]。其次，尽管直接PCI相对溶栓治疗对时间依赖性较小，但时间就是心肌。这一点不仅来自理论，而且从近期的临床试验结果看，从临床表现到第1次有效球囊扩张的时间延迟的患者临床预后较差，尤其是对一些高危患者[9]。全科医生通过12导联心电图或救护车辅助检查诊断急性心肌梗死，可以减少第一次球囊扩张的时间延迟。医院和心脏导管室人员可以因此提前做好准备，直接跳过急诊室和CCU（可以减少这两个单位不必要的时间延迟）进行血管造影。同时可以在运输过程中开始最初的药物治疗。因此，直接PCI治疗中心应该对全科医生和救护车服务人员进行必要的培训。同治疗急性心肌梗死患者的一线医生进行良好的信息联络也是非常重要的，这也是减少时间延迟的决定因素之一。

住院后的第1个15 min

如果在住院前还没有做出确切诊断，那么避免不必要的时间延迟就非常重要了。应该在5~10 min内对有限的病史、体格检查及12导联心电图作出分析[7]。抽血化验但不需等待结果回报；没必要进行胸片检查。

急诊室医生首要任务就是尽一切可能迅速联系心脏导管室并将病人送至该处。如何做到快速则要清楚下列组织机构：

急诊室内谁是该心脏病可疑患者的主治医生？

谁是CCU的负责人？

急诊室当前工作的护士是哪一级别的？

如出现下面情况则对病人更为有利：

介入心脏病专家在负责CCU工作。

急诊室医生的上级就是CCU主任。

CCU、心脏导管室及急诊室的护士在同一个组织机构里工作，均非常熟识彼此工作内容。

最后，心脏导管室和介入医生的积极性、灵活性是先决条件。因为，他们需要随时准备好当接到手术通知后改变自己的计划，如暂时放下已经计划好的择期冠脉内超声或冠脉内多支架病例、深夜从睡眠中起床，并且做到迅速进入手术状态。

最初的药物治疗

充分止痛及吸氧治疗，不仅是人道主义原因，更是因为患者要进行血管造影和或血管成形术[7]。最少300 mg阿司匹林嚼服，但因为经常出现胃肠道症状，故静脉给予500 mg阿司匹林更好一些。如不存在禁忌症，舌下含服、静脉给予硝酸甘油和（或）β受体阻滞剂可减少心脏耗氧及缓解心肌缺血[10]。静脉应用肝素可增加梗死相关血管的开通率[11]，并且在PCI过程中具有重要作用。大多数患者推荐应用阿西单抗或替罗非斑作为PCI前用药或辅助用药[12~14]。氯吡格雷现已用于所有急性冠脉综合征患者，应当在PCI前给予一个最少300 mg的负荷剂量[15]。

血管造影

医生可以通过股动脉或桡动脉途径建立血管通路，但前者更为推荐。因为股动脉通路在必要时可以容纳更大的器械，如主动脉内球囊反搏[16]及在需要时经静脉起搏。医生可以选择5F、6F、7F的鞘管和导管。桡动脉通路的优点在于可以减少出血并发症。

应该首先进行非梗死血管造影，可以判断是否为多血管疾病或梗死区域的侧支循环情况。心室造影仅在通过心电图和冠脉造影不能明确梗死血管的情况下才有必要进行，通常不需要进行。通常，如果梗死血管明确，则直接应用6F指引导管进行梗死血管的造影以便进行PCI治疗。本治疗阶段，介入心脏病专家应弄清下列问题：

能否确定梗死血管及将其开通（如果不能，则应寻求帮助，不要蛮干）？

当出现梗死血管自行再灌注、高危的小灶性梗死或广泛侧支循环形成的情况时，应当考虑保守治疗，而且还应考虑此时患者是否需要紧急或稳定后择期外科治疗？

如果决定进行PCI治疗，是否需要建立静脉通路？临时起搏？主动脉内球囊反搏？特别是在右冠状动脉再通时容易出现心动过缓、低血压。此时需要大量静脉输液和注射0.5~2 mg阿托品或升压治疗。介入医生如对此并发症估计不足，则可能会导致患者死亡。

经皮冠脉介入治疗

冠脉造影完毕，同时制订好治疗策略后，就应将一根软导丝穿过梗死血管病变处送入远端，并给予硝酸盐类治疗，此时造影可显示病变远端。

球囊和或支架的大小要合适，一般球囊或支架与血管直径比分别为1:1或1.1:1。这一点需要反复在血流恢复后快速多次推注硝酸盐类药物后评估真实血管直径，以避免低估血管直径。通常在1~2 min内应用8~12 atm扩张球囊。需要多体位进行血管造影以正确评估血管病变或远端血管，以便选择好球囊或支架。术者应努力让患者获得一个好的介入治疗效果：残余狭窄小于20%、TIMI 3级血流及心肌再灌注的证据[17]。但是多数术者喜欢采用一枚支架覆盖破裂斑块，目前报道的临床试验都是依据造影后结果入选患者[12]。在已入选的患者中，选用药物洗脱支架的患者更有益于防止再狭窄及晚期靶血管重建的发生。[18]应该避免溶栓治疗和PCI联合应用，因两者合用的并发症较多。多数情况下，直接PCI仅是扩张梗死血管。[19]梗死血管的多处病变都需要扩张，但是通常只扩张引发并发症的高危病变。对于并不严重的远端病变或发生血管重建

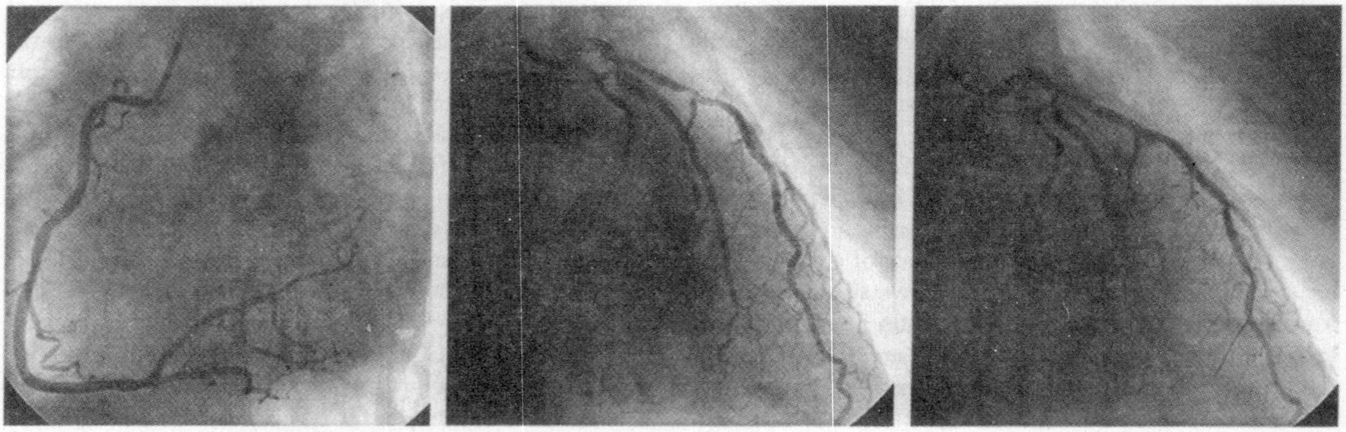

A B C

图34-1　一位70岁老人，在参加足球赛过程中3:00 pm发病。救护车到时，患者心率为80次/分，血压10.7/6 kPa（80/45 mmHg）。12导联心电图显示：窦性心律、束支传导阻滞且前壁导联ST段抬高。该患者被送往附近社区医院救治，4:30 pm，当地心脏病医生决定将患者送往80 km外的医院行PCI治疗。在转送患者前，给予患者阿司匹林及氯吡格雷治疗，并且开始静脉滴注肝素和替罗非斑。

患者5:30 pm到达我们心脏导管室。立即行12导联心电图检查，显示：束支传导阻滞消失，但前壁导联ST段仍旧抬高。冠脉造影显示右冠正常（图A）；左前降支存在一高度不稳定斑块伴TIMI 2级血流（图B）；直接植入支架治疗，血流恢复为TIMI 3级（图C）。6:20 pm将患者送入CCU。此后，患者迅速康复

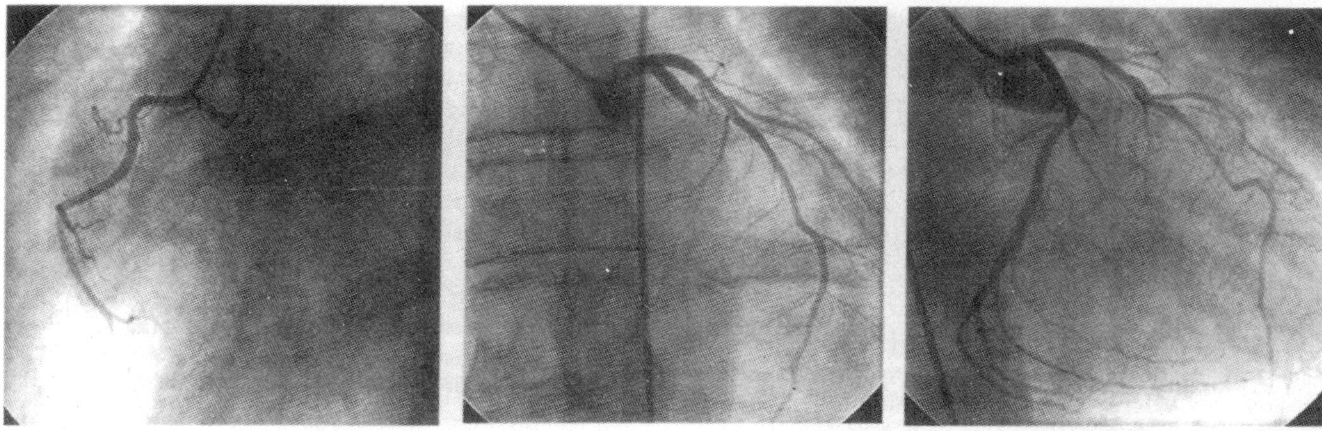

A　B　C

图34-2　一位53岁男性于6:30 pm突然发作胸部压榨性疼痛，紧急呼救救护车。7:20 pm救护人员到达，发现呼吸窘迫、收缩期血压8 kPa(60 mmHg)。12导联心电图显示窦性心律、100 bpm、下壁及侧壁ST段抬高、胸前导联ST段压低。立即给予患者静脉输液及应用阿司匹林、面罩吸氧治疗。转运途中，患者出现心动过缓、测不到血压的情况，分别给予阿托品、肾上腺素对症治疗。8:30 pm患者入心脏导管室时处于深度休克及呼吸衰竭状态。动脉血气分析：pH值7.1、氧分压5.6 kPa、二氧化碳分压6.6 kPa。在行冠脉造影检查过程中请麻醉科医生给予患者辅助机械呼吸。冠脉造影显示：非右冠优势血管(A)，左冠显示回旋支近端完全闭塞(B)，左前降支肌桥无明显病变。将导丝穿过回旋支病变处，并植入支架后恢复前向血流，造影显示其供给左室整个侧壁、后壁及下壁(C)。给予患者主动脉内球囊反搏、肺动脉导管测压，10:00 pm送入心脏重症监护病房。

数小时内，患者血流动力学稳定，并于第2天撤除肺动脉导管。第3天，撤除主动脉内球囊反搏，患者恢复良好

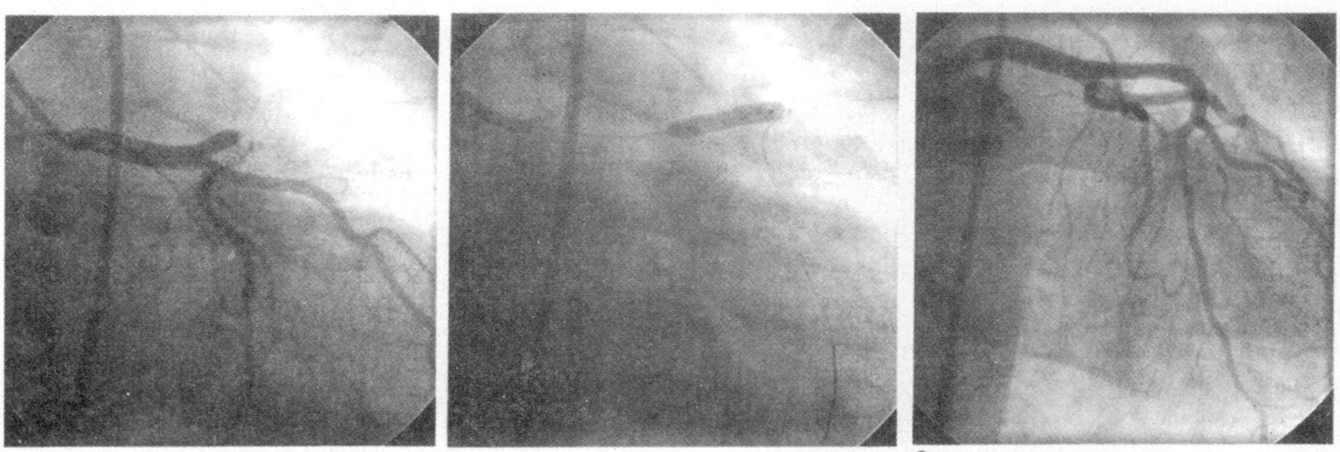

A　B　C

图34-3　一位58岁女性糖尿病患者于10:00 pm感不适并发作轻度呼吸困难。虽然症状未缓解，该患者仍可入睡并于5或6小时醒来后症状持续存在。该患者电话咨询她的全科医生后，4:20 am救护车到达。12导联心电图显示：窦性心率、76 bpm、V_1~V_4导联可见Q波及ST段抬高。给予阿司匹林、氯吡格雷、肝素治疗后5:00 am送患者入心脏导管室。冠脉造影显示左前降支闭塞(A)，图B显示球囊扩张及支架释放，图C显示支架术后效果很好。

患者3天后出院，并给予阿司匹林、氯吡格雷、美托洛尔、依那普利、胰岛素和他汀类药物治疗，并给予心脏康复治疗

概率很低的病变不盲目追求TIMI 3级血流。

相对于支架而言，简单的球囊扩张成形术后的梗塞血管突然闭塞几乎都发生在住院期间，能够得到治疗，但是存在出院后发生亚急性血栓的可能，虽然少见，但是后果严重。同样，这也是药物支架的弊端。所有支架植入术后患者均需服用阿司匹林和氯吡格雷至少9个月。

危险分层、康复剂二级预防

当介入医生治疗急性心肌梗死患者时，介入医生需进一步细致考虑经初始治疗后患者的下一步治疗。因此，本章简要对此方面做一描述。

根据血管造影结果、直接PCI术后的12导联心电图等临床证据[17,20~22]，患者的个体情况可以得到一个全面的估计，并因此制订下一步治疗方案。对于高危患者应当考虑主动脉内球囊反搏[7,16]。最初几天内，应该行超声或核素心室造影检查评估患者的左室功能[7]。多数患者可以在直接PCI后0~3 h拔除鞘管。血管缝合装置可以使患者和护理人员都受益。可以适当应用2~3天的低分子量肝素。左室功能减低的患者可以应用ACEI，同时需要对患者进行饮食宣教，开始低胆固醇饮食治疗[7]。2~4天患者出院后，给予患者制订门诊康复计划就比较重要了，包括二级预防的许多方面，如戒烟、减轻体重等。

2004年复活节我们医院连续收治了3名急性心肌梗死患者，通过他们的病例可以说明现代急性心肌梗死的治疗特点(图34-1、34-2、34-3)。

对于多血管病变的患者需要接受额外的再血管化治疗。在有限的住院期间应该仔细观察患者再缺血的症状和体征。门诊病人也应再就诊时仔细诊察患者的症状和体征。患者的社区医生在监测患者症状和体征过程中发挥重要作用。

以下为急性心肌梗死患者直接PCI术后的10项治疗规程：

1.怀疑心肌梗死的患者，在15 min内做出判断：时间就是心肌，时间就是生命。

2.入院前确诊心肌梗死后，患者应直接送入导管室，而不是急诊或CCU。

3.不要忘记应用阿司匹林、氯吡格雷、糖蛋白Ⅱb/Ⅲa受体拮抗剂、肝素、硝酸盐类及β受体阻滞剂。

4.进行全面的冠状动脉造影检查。

5.考虑保守治疗、急性或选择性CABG治疗。

6.使用球囊或支架；同时，还可应用其他技术。

7.行PCI治疗时应有其他医生监护患者情况。

8.小心再灌注心律失常、窦性心动过缓及低血压。

9.不要大意。

10.支架治疗斑块，而不是单纯是血管。

(李喜元 译)

参考文献

1. The GUSTO Investigators. An international randomized trial comparing four thrombolytic strategies for acute myocardial infarction. *N Engl J Med* 1993;329:673–682.
2. The GUSTO Angiographic Investigators. The effects of tissue plasminogen activator, streptokinase, or both on coronary-artery patency, ventricular function, and survival after acute myocardial infarction. *N Engl J Med* 1993;329:1615–1622.
3. Keeley EC, Boura JA, Grines CL. Primary angioplasty versus intravenous thrombolytic therapy for acute myocardial infarction: a quantitative review of 23 randomised trials. *Lancet* 2003; 361:13–20.
4. Zijlstra F. Angioplasty vs thrombolysis for acute myocardial infarction: a quantitative overview of the effects of interhospital transportation. *Eur Heart J* 2003;24:21–23.
5. Magid DJ, Calonge BN, Rumsfeld JS, et al. on behalf of National Registry of Myocardial Infarction 2 and 3 Investigators. Relation between hospital primary angioplasty volume and mortality for patients with acute MI treated with primary angioplasty vs thrombolytic therapy. *JAMA* 2000;284:3131–3138.
6. Canto JG, Every NR, Magid DJ, et al. The volume of primary angioplasty procedures and survival after acute myocardial infarction. National Registry of Myocardial Infarction 2 Investigators. *N Engl J Med* 2000;342:1573–1580.
7. The Task Force on the Management of Acute Myocardial Infarction of the European Society of Cardiology. Acute myocardial infarction: prehospital and in-hospital management. *Eur Heart J* 1996;17:43–63.
8. Zijlstra F, Patel A, Jones M, et al. Clinical characteristics and outcome of patients with early (<2 h), intermediate (2–4 h) and late (>4 h) presentation treated by primary coronary angioplasty or thrombolytic therapy for acute myocardial infarction. *Eur Heart J* 2002;23:550–557.
9. De Luca G, Suryapranata H, Ottervanger JP, et al. Time delay to treatment and mortality in primary angioplasty for acute myocardial infarction: every minute of delay counts. *Circulation* 2004;109:1223–1225.
10. Halkin A, Grines CL, Cox DA, et al. Impact of intravenous betablockade before primary angioplasty on survival in patients undergoing mechanical reperfusion therapy for acute myocardial infarction. *J Am Coll Cardiol* 2004;43:1780–1787.
11. Zijlstra F, Ernst N, de Boer MJ, et al. Influence of prehospital administration of aspirin and heparin on initial patency of the infarct-related artery in patients with acute ST elevation myocardial infarction. *J Am Coll Cardiol* 2002;39:1733–1737.
12. Stone GW, Grines CL, Cox DA, et al., with Controlled Abciximab and Device Investigation to Lower Late Angioplasty Complications (CADILLAC) Investigators. Comparison of angioplasty with stenting, with or without abciximab, in acute myocardial infarction. *N Engl J Med* 2002;346:957–966.
13. Montalescot G, Barragan P, Wittenberg O, et al. on behalf of ADMIRAL Investigators. Abciximab before Direct Angioplasty and Stenting in Myocardial Infarction Regarding Acute and Long-Term Follow-Up. Platelet glycoprotein IIb/IIIa inhibition with coronary stenting for acute myocardial infarction. *N Engl J Med.* 2001;344:1895–1903.
14. Van't Hof AW, Ernst N, de Boer MJ, et al. on behalf of On-TIME study group. Facilitation of primary coronary angioplasty by early start of a glycoprotein 2b/3a inhibitor: results of the ongoing tirofiban in myocardial infarction evaluation (On-TIME) trial *Eur Heart J* 2004;25:837–846.
15. Mehta SR, Yusuf S, Peters RJ, et al. on behalf of Clopidogrel in Unstable Angina to Prevent Recurrent Events trial (CURE) Investigators. Effects of pretreatment with clopidogrel and aspirin followed by long-term therapy in patients undergoing percutaneous coronary intervention: the PCI-CURE study. *Lancet*

2001;358:527–533.
16. Stone GW, Ohman EM, Miller MF, et al. Contemporary utilization and outcomes of intra-aortic balloon counterpulsation in acute myocardial infarction: the benchmark registry. *J Am Coll Cardiol* 2003;41:1940–1945.
17. Henriques JP, Zijlstra F, van't Hof AW, et al. Angiographic assessment of reperfusion in acute myocardial infarction by myocardial blush grade. *Circulation* 2003;107:2115–2119.
18. Lemos PA, Saia F, Hofma SH, et al. Short- and long-term clinical benefit of sirolimus-eluting stents compared to conventional bare stents for patients with acute myocardial infarction. *J Am Coll Cardiol* 2004;43:704–708.
19. Roe MT, Cura FA, Joski PS, et al. Initial experience with multivessel percutaneous coronary intervention during mechanical reperfusion for acute myocardial infarction. *Am J Cardiol* 2001;88:170–173, A6.
20. van't Hof AWJ, Liem AL, de Boer MJ, et al. on behalf of the Zwolle Myocardial Infarction Study Group. Clinical value of 12-lead electrocardiogram after successful reperfusion therapy for acute myocardial infarction. *Lancet* 1997;350:615–619.
21. De Luca G, Suryapranata H, van't Hof AW, et al. Prognostic assessment of patients with acute myocardial infarction treated with primary angioplasty: implications for early discharge. *Circulation* 2004;109:2737–2743.
22. Henriques JP, Zijlstra F on behalf of Zwolle Myocardial Infarction Study Group. Frequency and sequelae of ST elevation acute myocardial infarction caused by spontaneous distal embolization from unstable coronary lesions. *Am J Cardiol* 2003;91:708–711.

第35章 支架内再狭窄

J.Wells Askew John P.Sweeney

十多年前冠脉支架的出现通过提高介入治疗的成功率[1]、减低介入治疗并发症及改善长期预后[2]等方面极大地转变了介入心脏病学的面貌。对冠脉原发病变治疗的早期临床试验，如Stent Restenosis Study (STRESS) 研究、Belgium Netherlands Steny (BENESTENT)研究，充分证明冠脉支架治疗可以降低孤立的大血管病变的再狭窄率[1,3]。随着介入治疗器材的发展，支架的再狭窄率可以在一些选择性的患者群中降低[4]。支架设计和可释放性的改进，术者的经验增加，更加复杂的病变可以得到治疗，使治疗支架适用范围得到明显扩大。可是，“真实世界”的关于复杂病变的注册研究报道同早期相比具有更高的再狭窄率[5,6]。此外，一旦出现再狭窄，治疗会比较棘手，常规的再血管化治疗效果欠佳。当前80%以上的介入治疗会植入支架，因此支架内再狭窄已成为今后主要的临床问题。

本章节我们将讲解支架内再狭窄类型、发病机制、治疗及预后等方面的内容。

发生率

在药物洗脱支架时代，支架内再狭窄的发生率尚不清楚。在药物洗脱支架前，DiMario等人预测每年将有超过150 000名患者因支架内再狭窄而治疗[7]。可是，近来的临床试验表明雷帕霉素或紫杉醇药物洗脱支架治疗可以有效降低选定人群的靶血管治疗失败(target vessel failure,TVF)及支架内再狭窄[8,9]。此外，雷帕霉素药物洗脱支架的临床试验表明该药物支架可以降低“真实”世界非选择复杂病变(包括小血管长病变)病例人群的再狭窄率[10-12]。基于以上资料，我们有理由推测：支架内再狭窄的发生率将会有效降低；可是，其下降的幅度仍有待确定。

定义

再狭窄来自于“再血管化过程中血管损伤后的愈合反应”[13]，分为血管造影性和临床性再狭窄。可以应用连续观察结果（例如积累性频率曲线,cumulative frequency curves)或对比检测的方法可以在不同的介入方法之间更有效地描述再狭窄，因此描述再狭窄的定义很多。可是，最普遍得到认同的血管造影再狭窄定义是与先前治疗的靶血管直径相比血管两端的直径狭窄≥50%。临床再狭窄定义为随访中发现需要缺血诱发的靶血管再血管化（target-vessel revascularization,TVR)及作为造影再狭窄的一个代理标志。

再狭窄分型

支架内再狭窄的描述从最初的病变分类发展到现在的局部分型(长度小于10 mm)或弥漫分型(长度超过10 mm)。Mehran等[15]扩大并细化了再狭窄的分类，这一分类有助于在重复再血管化后的随访中获得

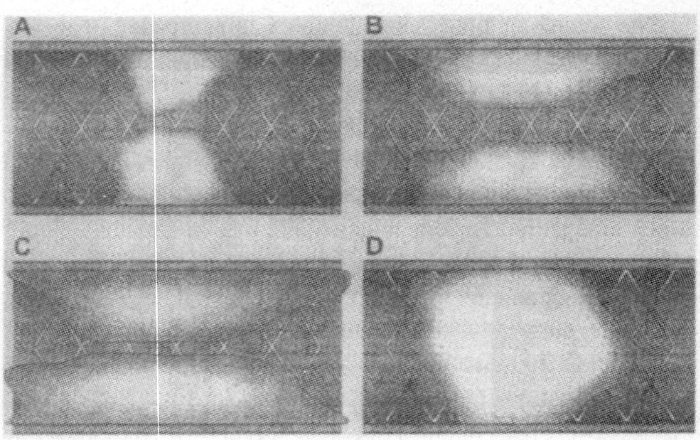

图 35-1 支架内再狭窄类型

A.Ⅰ型，或称为“局部”再狭窄；B.Ⅱ型或称为“弥漫”再狭窄；C.Ⅲ型，或称为“弥漫增生型”再狭窄；D.Ⅳ型，或称为“完全闭塞型”再狭窄

关于再狭窄的长期预后信息。该分类包括4种分型(图35–1)：Ⅰ型，或称为"局部"再狭窄，再狭窄长度小于10 mm。Ⅱ型，或称为"弥漫"再狭窄，长度超过10 mm，但局限在支架内。Ⅲ型，或称为"弥漫增生型"再狭窄，长度超过10 mm，且超过支架边缘。Ⅳ型，或称为"完全闭塞型"再狭窄。Mehran等分析了288个病变，Ⅰ型在金属裸支架最常见，占42%；这种局限型再狭窄是对治疗的一种相对有益的反应，再次介入治疗后靶病变再次再血管化治疗率为19%。其他类型再狭窄当再次靶病变再血管化治疗后再狭窄发生率都升高：Ⅱ型为35%，Ⅲ型为50%，Ⅳ型为83%。

支架内再狭窄发生的时程

支架内再狭窄的发生时程同PTCA相似。支架内再狭窄极少发生在介入治疗后的头一个月内，发生的危险高峰多在3~6个月，与支架内组织增生积累在6个月左右达高峰相关[16,17]。Kimura等通过对植入Palmaz–Schatz支架患者进行一系列的冠脉造影计划，对6个月后的再狭窄进行了描述，表明在随后的2.5年MLD逐渐增加，可能是继发于新生内膜皱缩或机化。这种晚期退化多发生在无症状的中度支架内再狭窄患者中。

再狭窄预测因素

当前已经发现了一系列与再狭窄风险增加有关的危险因素，主要包括：患者及其临床特点、手术操作过程、病变或血管特点。

患者及其临床特点

当前一致得到公认的再狭窄预测因素是糖尿病。已经证实糖尿病患者在PTCA术后具有更高的再狭窄风险[18]。同样，冠脉支架植入术后的糖尿病患者也处于再狭窄的高风险中[19–21]。血管内超声表明：糖尿病患者冠脉介入治疗后更容易引起血管内增生反应，导致更明显的新生内膜形成[19,22]。因此，对114个弥漫型病变进行梯度多元回归分析(stepwise multiple regression analysis)表明糖尿病是唯一的弥漫型再狭窄病变的独立预测因子[23]。

尽管其他临床变量如不稳定型心绞痛被认为是血管成形术后支架内再狭窄的预测因子[24]，但似乎并不是支架内再狭窄的预测因素[25]。女性同再狭窄风险增高的关系不确定。可是Mehilli等发现虽然女性的血管管径相对较小，并且糖尿病发生率也增多，但是冠脉支架治疗后再狭窄的风险比男性低[26]。此外，对金属镍和钼过敏也同再狭窄率增加有关[27]。

也有学者研究了支架内再狭窄同遗传因素之间的关系[28,29]。早期的实验支持血管紧张素Ⅰ转换酶插入/缺失多态性的等位基因缺失是管腔丢失的独立预测因子[30,31]，但这一观点未被广泛认同[32–34]。可是，研究显示血浆水平的血管紧张素浓度升高同支架内再狭窄相关[31,34]。血小板糖蛋白Ⅲa(Pl^A)的基因多态性与再狭窄的关系也得到了研究。Kastrati等连续研究了1 150名成功植入支架患者，发现血小板糖蛋白Ⅲa Pl^A基因多态性与支架内再狭窄有显著关系。纯合型血小板糖蛋白Ⅲa Pl^{A2}等位基因的女性发生再狭窄的风险明显升高[35]。亚甲基四氢叶酸(Methylenetetrahydrofolate)还原酶基因变异也同再狭窄风险增加有关[36]。当前这些及其他遗传因素在再狭窄发生中的作用仍有待研究和确定。

手术操作过程

尽管以导管为基础的技术和装备得到改进，但介入操作使血管的完整性及细胞的稳定性破坏，故手术操作因素仍一直是支架手术过程中重要因素[69]。

支架的设计不但可影响支架的柔顺性、推送性及支撑性，而且还可影响到支架内再狭窄。Escaned等观察了523个成功支架治疗的病变发现网状支架的再狭窄率为10%，管状支架为20%，而自膨胀支架为49%[37]。一大型的入选了4 510例患者的临床试验支持支架类型是再狭窄的预测因子之一，发生率从20%到50.3%[38]。

The Strut Thickness Effect on Restenosis Outcome (ISAR–STEREO)试验研究了支架的壁厚与再狭窄的关系，发现设计类型相同的支架，较厚的支架壁是再狭窄的预测因子[39]。造影显示，再狭窄率在厚壁组为25.8%，而在薄壁组为15%(p=0.003)。

Kereiakes等研究了支架长度与再狭窄的关系，发现支架长度与再狭窄相关[40]。Kornowski等评价了以IVUS指导的多枚支架治疗(不少于3枚)同植入1枚或2枚支架的再狭窄对比，发现1年后多枚支架组非Q波心肌梗死的发生率较高，而总的心脏事件和TLR率并没有区别[41]。

使用IVUS的临床试验结果支持PTCA的研究结果，即再狭窄率同术后横截面积(CSA)有关[42]。Moussa等观察了628例患者的921个病变，应用IVUS指导植入支架[43]，支架内最小横截面积(ISMICSA)≥9 mm^2，同8%的再狭窄率相关，而<9 mm^2则与29%的再狭窄率相关(p<0.000 1)。可是，小血管测量横截面积很困难。

支架内再狭窄同高压球囊扩张之间的关系尚存争议。虽然高压扩张和释放球囊可使支架充分膨胀并获得CSA，但也同时使血管损伤加重并增加了内膜增生。尽管早期研究表明晚期管腔丢失同球囊高压扩张相关[44,45]，但更大规模的随机临床试验并不支持常规高压球囊扩张同再狭窄率相关[46,47]。

病变和血管特点

病变的长度和位置、参考血管的直径及斑块的程度等病变和血管的特点也影响再狭窄率。

治疗病变的长度是再狭窄的重要预测因子。Kobavashi等回顾了725例支架患者的1 090个病变，发现病变长度是再狭窄的独立预测因子[48]。Kastrati等观察了2 736例冠脉支架患者，发现长度超过15 mm的病变的再狭窄率高于小于15 mm的病变[49]。治疗长病变需要长支架[40]、多支架[25,40]及支架重叠，这些都增加了再狭窄的发生率。其他病变，如开口病变[14,50,51]、分叉病变[52,53]和慢性完全闭塞型病变[54]也增加了再狭窄的风险。

一致认为参考血管直径小是再狭窄的危险因素。内膜的过度增厚看似不依赖于支架大小，但很大程度上依赖于小血管直径大小[55]。一项入选了2 602例患者的临床试验结果显示小血管的支架治疗更易发生再狭窄[56]。造影显示直径小于2.8 mm的再狭窄率为38.6%，2.8~3.2 mm的为28.4%，大于3.2 mm为20.4%（$p<0.001$）。近来一项容纳了11个临床试验（3 541例患者）的META分析显示直径<3 mm的病变，裸支架治疗的再狭窄率和TLR率小于PTCA[57]。

介入治疗前行IVUS检查，如发现斑块负荷较重，则再狭窄的发生率增加[50]。冠状动脉造影和IVUS研究发现Palma/Schatz支架植入后斑块负荷同支架内膜过度增生相关[58]，这一发现促进了在支架植入前行斑块消融以达到降低再狭窄目的的策略的进展。但不如所愿，在支架植入前行斑块定向旋磨/旋切术并不能降低再狭窄发生率[59,60]。

发生过支架内再狭窄表明治疗后还易发生支架内再狭窄[54,61,62]。弥漫型支架内再狭窄（长度超过10 mm）的病变通常由于反复发生再狭窄需要反复进行再血管化治疗[15,51]。早期支架内再狭窄（植入支架后小于90 d）同90 d后发生再狭窄相比更易发生再狭窄治疗后的再狭窄[51]。

支架内再狭窄的器械治疗

支架内再狭窄的器械治疗方法总结于表35-1。

表 35-1 支架内再狭窄的治疗方法

PTCA
切割球囊血管成形术
斑块切除术
定向斑块旋切术
旋磨术
激光激发血管成形术
裸金属支架植入术
药物洗脱支架植入术
冠脉内放射治疗
γ 放疗
β 放疗

PTCA

PTCA治疗再狭窄成功率高，并发症发生率低，故广泛用于再狭窄治疗 [63]。虽然能成功扩张再狭窄部位，但术后管腔面积仍小于初次支架植入面积，且长期预后欠佳[64-66]。

多个治疗再狭窄的PTCA临床试验表明PTCA后的再狭窄发生率为22%~54%[65,66]。虽然弥漫型支架内再狭窄治疗后的再狭窄发生率因该类型的再狭窄所占比例不同而发生率不同，但弥漫型支架内再狭窄仍是治疗后再狭窄发生率的强预测因子[67]。

血管成形术治疗支架内再狭窄主要是通过挤压支架内新生内膜及额外膨胀支架而达到治疗目的[64]。IVUS显示额外支架膨胀占管腔增加的56%，而另外的44%来源于新生内膜挤压作用[64]。IVUS研究显示血管成形术治疗再狭窄后早期管腔丢失是由于内膜组织的再次侵入[65]。Shiran等研究发现支架内再狭窄治疗1 h内因组织再次侵入到支架管腔导致MLD减少20%，而管腔容积减少12%[66a]。这种球囊扩张术后组织再次侵入支架导致的管腔丢失是PTCA的主要弊病。

切割球囊血管成形术（CBA）

切割球囊系统含有一个球囊导管，该导管含有一个表面固定有3~4个动脉切割片的球囊。球囊扩张过程中，球囊表面的刀片切割临近斑块组织，以便更好地扩张病变。对于支架内再狭窄而言，这种切割作用更有利于挤压新生内膜组织。切割球囊的另一好处为可以减少球囊过程中的滑脱或称“西瓜子”现象，从而降低了“地理丢失”的发生率及可能造成的进一步血管损伤[7,67]。有一研究回顾性分析了258个支架内再狭窄病例，按治疗方式分成4组：CBA组、RA组、PTCA组及STENT组，（11±8）个月的随访率为100%，在（6.2±

3.2)个月的造影随访率为85%。最大的MLD在STENT组，最小的MLD在PTCA组。同CBA组相比，RA组、PTCA组及STENT组的管腔丢失明显增加，造影显示CBA组的再狭窄率明显低于其余各组（CBA，20%；RA，35.9%；STENT，41.4%；PTCA组，45.2%；$p<0.04$）。CBA组的TLR率为15，8%，低于其余各组发生率的一半[68]。RESCUT(Restenosis Cutting Balloon Evaluation Trial)试验为一前瞻性多中心试验，入选了428例再狭窄患者，比较了PTCA同CBA的疗效。两组间再狭窄病变的长度无明显差别，PTCA组的多灶性、弥漫性及增生性病变稍多一些。两组的7个月造影再狭窄率相似(CBA，29.8%；PTCA，31.4%)。临床疗效上两组也无明显差别[67]。

斑块消融技术

前面讲述了PTCA的缺点为内膜持续性侵入支架内，限制了该项治疗效果。而斑块消融技术旨在降低支架内再狭窄治疗后的再狭窄发生率，同时也可能有助于血管成形术，但大部分试验结果却令人失望[69~76]。

裸支架植入技术

支架植入治疗后发生再狭窄的机制是新生内膜组织突入到支架内。此外，冠脉内超声表明再次植入支架可以预防新生内膜组织再次突入到支架内[69]。

对65个支架内再狭窄患者进行植入支架治疗再狭窄后的随访中[(17±11)个月]靶血管重建占14%。造影随访（手术后9个月）占75%，造影再狭窄率为30%。再狭窄的独立预测因子是病变长度和更早的再狭窄时间[70]。更大的一个含有401例患者的试验，对比了单纯PTCA和支架的再狭窄。支架植入同单纯PTCA相比，具有更大的MLD及更低的残余狭窄。尽管短期内支架植入结果良好，但是并未显示出长期在PTCA后行支架治疗的优越性[71]。

一前瞻性随机临床试验，入选450例支架内再狭窄患者，对比再狭窄后PTCA与再次支架治疗的效果。两组血管造影及手术成功率相似。住院期间PTCA组的并发症较多(死亡、心肌梗死及靶血管重建)。支架治疗组显示更高的MLD及更低的残余狭窄。两组间1年的随访结果相似。靶血管重建率在支架组为19.6%，在PTCA组为24.3%(无统计学意义)。再次再狭窄在支架组为38%，PTCA组为39%(无统计学意义)。亚组分析发现支架植入治疗同单纯PTCA相比，较大的血管发生再狭窄率更低(27% vs 49%，$p=0.007$)[72]。

尽管再次植入支架可以增加术后的MLD，改善造影结果，但长期观察还欠缺其优于PTCA治疗的证据。

药物洗脱支架

药物洗脱支架治疗支架内再狭窄结果的资料有限。可是，药物洗脱支架至今仍在广泛研究中。

一项对存在缺血客观证据及再发支架内再狭窄患者的临床试验(鹿特丹FIM注册研究)旨在评估雷帕霉素药物洗脱支架治疗再狭窄的效用。临床复杂性包括3名完全闭塞患者及4名血管内放射治疗的再狭窄患者。临床特点有25%的糖尿病患者及1例心脏移植患者。第9个月随访发现再发病变内再狭窄有2名患者(13.3%)，再发支架内再狭窄有1名患者(6.7%)[80]。

圣保罗FIM注册研究连续入选25名雷帕霉素药物洗脱支架治疗支架内再狭窄患者。在第4和第12个月行血管造影及血管内超声检查。第4和第12个月晚期支架内管腔丢失为0.07 mm±0.2 mm及0.36 mm±0.46 mm。4个月没有患者发生再次支架内再狭窄，只有1个患者在1年左右发生再次支架内再狭窄[81]。

TAXUSⅢ试验入选了28个支架内再狭窄患者，均给予TAXUS NIRx紫杉醇药物洗脱支架治疗再狭窄。再狭窄病变长度均小于30 mm，狭窄度为50%~90%，血管直径在3~3.5 mm之间。28个患者中有25名患者在6个月时进行了造影随访，17个进行了血管超声分析。1例发生晚期完全闭塞，3例发生造影再狭窄。支架内平均管腔丢失为0.54 mm。12个月左右28例中有6例进行了靶血管重建(21.4%)，其中3例在造影后进行了再血管化治疗。其余3例无造影再狭窄证据。可是，1例由于存在症状、1例冠脉血管超声发现支架不完全贴靠，其余患者支架膨胀不良进行了靶病变重建[82]。

一个入选24例支架内再狭窄患者的临床试验，给予患者非聚合物为基层的紫杉醇支架治疗支架内再狭窄。6个月左右22例进行了造影随访（92%)，17个病变进行了冠脉血管内超声检查。两次再狭窄率为20%[83]。

尽管这些试验及注册研究的结果令人鼓舞，仍需更大规模的临床试验结果来指导临床。尤其当血管内放射治疗被认为是治疗支架内再狭窄的有效治疗手段时，极需要与血管内放射治疗进行对比。2004年巴黎EuroPCR会议公布了TROPICAL试验结果，将雷帕霉素药物洗脱支架治疗支架内再狭窄同GAMMAⅠ和GAMMAⅡ两个血管内放射治疗再狭窄临床试验结果进行了比较。6个月左右，雷帕霉素组病变内晚期管腔丢失比GAMMAⅠ和GAMMAⅡ组明显降低（0.08 vs 0.68，$p<0.000\,1$；9.7% vs 40.3%，$p<0.001$）。另外两个对比药物洗脱支架与血管内放射治疗再狭窄结果的

临床试验正在进行中，为雷帕霉素药物洗脱支架治疗再狭窄(SISR)和TAXUS V-ISR试验。SISR试验入选400个支架内再狭窄患者（不包括先前曾接受过血管内放射治疗的患者），管腔直径在2.5~3.5 mm。其中放疗组50%接受β射线，50%接受γ射线。而TAXUS V-ISR试验入选了488例支架内再狭窄患者，管腔直径在2.5~3.75 mm之间，仅使用beta射线进行放射治疗。两个试验的一级终点均是9个月的靶血管失败(TVF)[84]。近来，一些先前进行的小规模随机试验结果[85~90]表明CYPHER支架和TAXUS支架治疗支架内再狭窄更加获益(详情见15C章讨论)。

当前最严格的研究，ISAR-DESIRE试验，随机入选300例支架内再狭窄患者，其中CYPHER组、TAXUS组及球囊扩张组例数相同。结果见图35-2。基于这个结果，虽然需要更大规模临床试验验证，但CYPHER支架倾向于更有益于支架内再狭窄治疗。

Lemos等报道了再次植入雷帕霉素药物洗脱支架治疗支架内再狭窄后发生支架内再狭窄的情况。对24名患者的27个病变进行了评估。局限在支架内的支架内再狭窄占93%。总的再发生支架内再狭窄的发生率为42.9%。85%的病变用雷帕霉素或紫杉醇支架治疗，总的再狭窄率为29.4%，原发病变为18.2%。先前进行过血管成形术治疗、血管内放疗失败、雷帕霉素药物洗脱支架植入6个月发生再狭窄、高脂血症及仅用球囊扩张进行治疗等为支架内再狭窄高危因素[90]。

支架内再狭窄的放射治疗

冠脉内植入支架可以优化管腔的CSA，消除管腔的弹性回缩。可是，内膜的持续过度增生造成支架内再狭窄发生。冠脉内进行放射治疗成为治疗支架内再狭窄的一种有效方法，其应用gamma或beta射线进行，从而抑制内膜对支架的过度增生反应来治疗再狭窄。目前对其治疗机理尚不清楚，普遍认为射线可以破坏双链DNA，阻止有丝分裂过程，从而抑制平滑肌细胞增生[73]。动物实验和临床试验表明两种射线的治疗效果相似，均是有效的放射源，但治疗机制不同。

Gamma放疗

Gamma射线源以高能量光子形式进行放射。这些高能量光子穿透组织能力强，但也使更多的临近组织、周围面积及放射人员暴露在放射区内。因此，需要更多的防护措施保护周围放射人员，并且仅应用极低剂量的放射源，应用更长的停留时间来达到预定的放射剂量。临床上通常使用^{192}铱作为放射源。

SCRIPPS试验（The Scripps Coronary Radiation to Inhibit Proliferation Post-Stenting)为一随机试验，首次研究了gamma射线治疗冠脉内再狭窄的安全性和有效性[74]。55例再狭窄病变患者(62%为支架内再狭窄)在以^{192}铱或安慰剂作为gamma放射源治疗后，进行了再次介入治疗。6个月造影再狭窄发生率^{192}铱为17%，安慰组为54%(p=0.01)。这种获益随时间延长持续获益，5年TLR率^{192}铱仍旧显著低于安慰剂组（23.1% vs 48.3%，p=0.05)[75]。

WRIST试验（The Washington Radiation for In-Stent Restenosis Trial)为单中心随机试验，入选130例支架内再狭窄患者，在进行了成功的介入治疗后行以

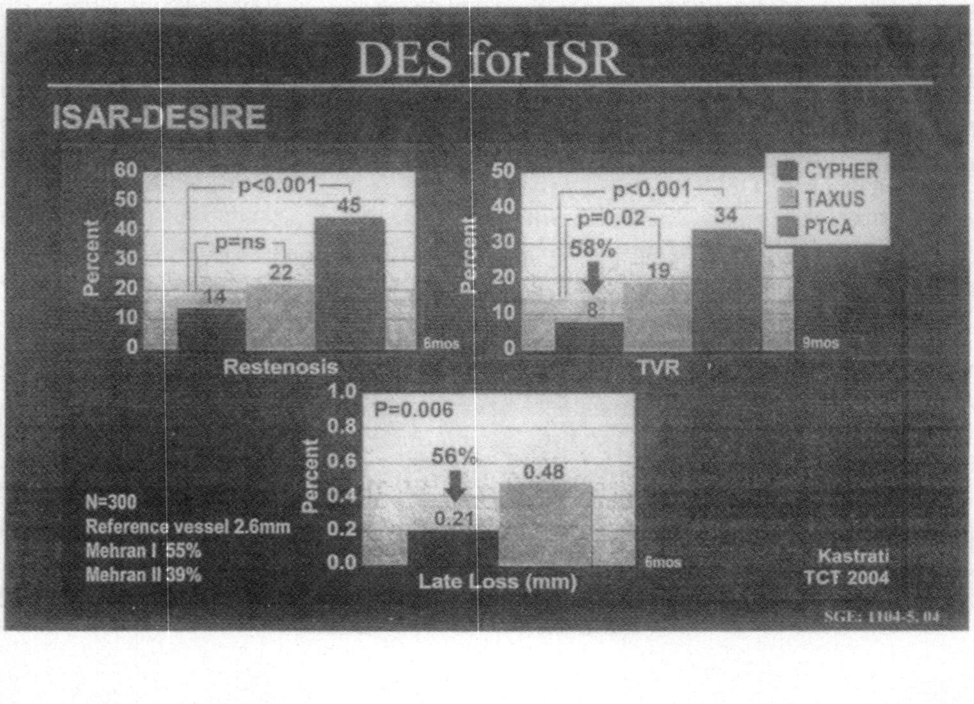

图 35-2 ISAR-DESIRE试验：造影和临床效果表明支架内再狭窄时，DES治疗优于球囊成形术。虽然仍需要更多的临床结果支持，但CYPHER支架可能更优于TAXUS支架治疗再狭窄

^{192}铱或安慰剂作为gamma放射源治疗[76]。6个月再狭窄率(19% vs 58%,p=0.01)和TVR率(26.2% vs 67.7%,p=0.000 1)放射治疗组都显著性降低。

GAMMA-1试验为多中心随机试验,入选了252例支架内再狭窄患者,对比了9个月的^{192}铱和安慰剂组的结果[77]。6个月造影支架内再狭窄率^{192}铱显著低于安慰剂组(21.6% vs 50.5%,p=0.005),同样9个月主要终点:死亡、心肌梗死、紧急CABG及TLR等^{192}铱也显著低于安慰剂组。令人惊讶的是,冠脉放疗组30~270d的晚期血栓形成较安慰组频繁(5.3% vs 0.8%p=0.07)。这种晚期血栓形成可发生在再次支架治疗组及停用抗血小板治疗的患者。

Beta放疗

Beta放射源以电子的形式发射beta射线。这些电子与gamma相比,穿透组织能力较弱,因此需要较少的防护,放射源需要较强的放射活性,放射停留时间稍短一些以达到预定放疗剂量。临床上,Beta射线放疗用的放射源较多:^{90}钇、^{90}锶/^{90}钇、^{32}磷。

BETA WRIST试验入选了50个支架内再狭窄后接受PCI治疗的患者,应用^{90}钇作为放射源评估beta射线预防支架内再狭窄的安全性和有效性[78]。同gamma-WRIST试验的安慰剂组对比,放疗组的再狭窄率、TLR及TVR率均显著降低。

INHIBIT试验 (Intimal Hyperplasia Inhibition with Beta In-Stent Trial)和START试验(Stents and Radiation Therapy)研究了不同放射源及放射系统治疗支架内再狭窄的安全性和有效性[78,79]。INHIBIT试验随机入选了332例成功接受PCI治疗支架内再狭窄的患者,应用GALILEO释放系统及^{32}磷作为放射源。^{32}磷治疗组的9个月造影再狭窄率从52%降低到26%(p<0.000 1)[78]。START试验入选了476例成功接受支架内再狭窄治疗的患者,应用Beta-Cath释放系统及^{90}锶/^{90}钇作为放射源。8个月观察到TVR在放疗组为17%,安慰剂组为26.8%(p=0.015),造影再狭窄率为28.8% vs 45.2%(p=0.001)[86]。

目前,放射疗法治疗支架内再狭窄的热情因晚期血栓形成及边缘失败、长期随访预防再狭窄疗效减弱及药物洗脱支架作为支架内再狭窄治疗方式后减低。治疗后晚期血栓形成(治疗30 d后)表现为突发靶血管阻塞及心肌梗死[74]。回顾晚期血栓形成的病例,大多数患者为治疗进植入新的支架,近期停用了噻吩并吡啶的抗血小板药物治疗[74,77]。鉴于这些观察结果,支架内再狭窄的治疗策略开始改变。对SCRIPPS、WRIST、GAMMA-1的综合分析(pooledanalysis)表明放疗后未植入支架治疗组的晚期血栓发生率明显降低[74]。因此,血管内放疗后不鼓励植入支架治疗。随后的临床试验亦表明放疗后延长抗血小板治疗可以获益。[87]。建议在放射治疗后延长阿司匹林抗血小板治疗与噻氯吡啶(clopidogrelticlopidine)合用的时间。放疗后不给予支架植入治疗的患者,建议合用抗血小板药物6个月;给予支架治疗的患者,建议合用抗血小板药物12个月。

边缘效应(edge effect)或称预先治疗节段的“糖果纸样(candy wrapper)”改变是治疗部位边缘缩窄造成,这是因为治疗部位的地理丢失(geographic miss)造成的。地理丢失使得在再血管化过程中,放射源不能够完全覆盖血管损伤部分[88]。当治疗导致的血管损伤部位的边缘不能被完全包括时,球囊扩张导致的血管损伤及该区域亚致死量的放疗会导致血管壁反应及随后的边缘效应[74,87,88]。因此,针对边缘效应的治疗建议在再血管化过程中减少血管损伤范围、仔细定位球囊、损伤区域的任何一边均应有放疗范围的宽安全区域[74,87]。

尽管放射疗法治疗支架内再狭窄存在技术问题和争议,但其是被临床证实能够治疗再狭窄的方法,满足了临床的广泛需要及应用。晚期再狭窄的报告及DES与放射疗法相结合的困难性使得放射疗法治疗再狭窄的适应性更低了。

支架内再狭窄的预防

冠脉内超声指导

早期的IVUS研究表明80%的患者在命名压的球囊扩张下支架会释放扩张不充分[89]。此外,这些研究还表明IVUS可以优化支架释放及增加术后CSA。随后几个临床试验都旨在以IVUS作为指导预防支架后再狭窄。

MUSIC研究 (The Multicenter Ultrasound Stenting in Coronaries)入选了161例患者,在IVUS指导下植入支架,发现再狭窄率为8.3%,建立以后广泛应用的支架优化释放原则[90]。CRUISE研究(Can Routine Ultrasound Influence Stent Expansion) 表明IVUS指导组同单独造影组相比较,IVUS组的MLD更大,9个月的TVR率显著减少(8.5% vs 15.3%,p<0.05)[89]。规模更大一些的AVID试验,随机入选了759例患者,对比了IVUS指导与造影指导的植入支架的效果。整体上,6个月两组间的TLR率无明显差别。可是,亚组分析表明造影显示小于3.25 mm的患者群中,1年TLR率IVUS组要低

(5.7% vs 20.4%, p=0.05)[91,92]。其他一些小规模的研究，如RESIST研究（Restenosis after IVUS–Guided Stenting）和OPTICUS研究等，并未发现IVUS指导的支架植入可以有效减少支架内再狭窄[93,94]。

IVUS指导的支架植入可以更大程度地保证术后支架管腔面积，避免支架的贴壁不全及膨胀不良[25,89]。因此，再狭窄和TVR率会得到最小化降低。可是，这种治疗方案引起费用增加及其缺乏令人信服的优于常规造影指导的支架植入证据，目前尚存争议。

结论

自10多年前支架出现以来，支架内再狭窄的治疗方法有了很大的改进。机械的治疗内膜过度增生效果不理想，因此促进了新策略的进展，发展了生物靶点治疗的方法。

治疗支架内再狭窄的最好方法是预防。DES证实可以有效地降低支架内再狭窄率，并成为治疗的主要方法。IVUS的指导作用、药物的治疗作用如西洛他唑、全身类固醇的预防努力等有待于在DES治疗时代进一步研究。也许在以IVUS作指导、辅助药物治疗下，DES可应用于更高危的患者群。

再狭窄发生后可以应用很多方法进行治疗。局限性支架内再狭窄单纯球囊扩张可以得到不错的效果，也应以PTCA作为初步治疗方法。弥漫形式的支架内再狭窄应可首先行血管内放疗，仅当PTCA结果不能接受时才考虑植入支架治疗，或可首先选择证据有限但目前较受支持的CYPHER支架治疗。正在进行的SISR和TAXUSV–ISR试验在不久的将来会给临床医生提供有效的同血管成形术"致命弱点"斗争的武器。

（李曦铭 丛洪良 译）

参考文献

1. Fischman DL, Leon MB, Baim DS, et al. A randomized comparison of coronary-stent placement and balloon angioplasty in the treatment of coronary artery disease. Stent Restenosis Study Investigators. *N Engl J Med* 1994;331:496–501.
2. Kimmel SE, Localio AR, Krone RJ, et al. The effects of contemporary use of coronary stents on in-hospital mortality. Registry Committee of the Society for Cardiac Angiography and Interventions. *J Am Coll Cardiol* 2001;37:499–504.
3. Serruys PW, de Jaegere P, Kiemeneij F, et al. A comparison of balloon-expandable-stent implantation with balloon angioplasty in patients with coronary artery disease. Benestent Study Group. *N Engl J Med* 1994;331:489–495.
4. Lincoff AM, Califf RM, Moliterno DJ, et al. Complementary clinical benefits of coronary-artery stenting and blockade of platelet glycoprotein IIb/IIIa receptors. Evaluation of Platelet IIb/IIIa Inhibition in Stenting Investigators. *N Engl J Med* 1999;341:319–327.
5. Sawada Y, Nokasa H, Kimura T, et al. Initial and six months outcome of Palmaz-Schatz stent implantation: STRESS/BENESTENT equivalent vs nonequivalant lesions [abst.]. *J Am Coll Cardiol* 1996;27[Suppl A]:252A.
6. Schwartz L, Blew B. Outcome of stenting in the real world [abst.]. *J Am Coll Cardiol* 1997;29[Suppl A]:496A.
7. Di Mario C, Marsico F, Adamian M, et al. New recipes for in-stent restenosis: cut, grate, roast, or sandwich the neointima? *Heart* (British Cardiac Society) 2000;84:471–475.
8. Moses JW, Leon MB, Popma JJ, et al. Sirolimus-eluting stents versus standard stents in patients with stenosis in a native coronary artery. *N Engl J Med* 2003;349:1315–1323.
9. Stone GW, Ellis SG, Cox DA, et al. A polymer-based, paclitaxel-eluting stent in patients with coronary artery disease. *N Engl J Med* 2004;350:221–231.
10. Lemos PA, Serruys PW, van Domburg RT, et al. Unrestricted utilization of sirolimus-eluting stents compared with conventional bare stent implantation in the "real world": the Rapamycin-Eluting Stent Evaluated at Rotterdam Cardiology Hospital (RESEARCH) registry. *Circulation* 2004;109:190–195.
11. Schampaert E, Cohen EA, Schluter M, et al. The Canadian study of the sirolimus-eluting stent in the treatment of patients with long de novo lesions in small native coronary arteries (C-SIRIUS). *J Am Coll Cardiol* 2004;43:1110–1115.
12. Schofer J, Schluter M, Gershlick AH, et al. Sirolimus-eluting stents for treatment of patients with long atherosclerotic lesions in small coronary arteries: double-blind, randomised controlled trial (E-SIRIUS). *Lancet* 2003;362:1093–1099.
13. Schwartz R. Animal models of human coronary stenosis. In: Topol EJ, ed. *Textbook of Interventional Cardiology*, 4th ed. Philadelphia: W.B. Saunders, 2003:391–414.
14. Kimura T, Tamura T, Yokoi H, et al. Long-term clinical and angiographic follow-up after placement of Palmaz-Schatz coronary stent: a single center experience. *J Interv Cardiol* 1994;7:129–139.
15. Mehran R, Dangas G, Abizaid AS, et al. Angiographic patterns of in-stent restenosis: classification and implications for long-term outcome. *Circulation* 1999;100:1872–1878.
16. Hoffmann R, Mintz GS. Coronary in-stent restenosis—predictors, treatment and prevention. *Eur Heart J* 2000;21:1739–1749.
17. Kimura T, Yokoi H, Nakagawa Y, et al. Three-year follow-up after implantation of metallic coronary-artery stents. *N Engl J Med* 1996;334:561–566.
18. Stein B, Weintraub WS, Gebhart SP, et al. Influence of diabetes mellitus on early and late outcome after percutaneous transluminal coronary angioplasty. *Circulation* 1995;91:979–989.
19. Abizaid A, Kornowski R, Mintz GS, et al. The influence of diabetes mellitus on acute and late clinical outcomes following coronary stent implantation. *J Am Coll Cardiol* 1998;32:584–589.
20. Carrozza JP, Jr., Kuntz RE, Fishman RF, Baim DS. Restenosis after arterial injury caused by coronary stenting in patients with diabetes mellitus. *Ann Intern Med* 1993;118:344–349.
21. Elezi S, Kastrati A, Pache J, et al. Diabetes mellitus and the clinical and angiographic outcome after coronary stent placement. *J Am Coll Cardiol* 1998;32:1866–1873.
22. Kornowski R, Mintz GS, Kent KM, et al. Increased restenosis in diabetes mellitus after coronary interventions is due to exaggerated intimal hyperplasia. A serial intravascular ultrasound study. *Circulation* 1997;95:1366–1369.
23. Lee SG, Lee CW, Hong MK, et al. Predictors of diffuse-type in-stent restenosis after coronary stent implantation. *Catheter Cardiovasc Interv* 1999;47:406–409;discussion 410.
24. Weintraub WS, Kosinski AS, Brown CL, 3rd, King SB, 3rd. Can restenosis after coronary angioplasty be predicted from clinical variables? *J Am Coll Cardiol* 1993;21:6–14.
25. Bauters C, Hubert E, Prat A, et al. Predictors of restenosis after coronary stent implantation. *J Am Coll Cardiol* 1998;31:1291–1298.
26. Mehilli J, Kastrati A, Bollwein H, et al. Gender and restenosis after coronary artery stenting. *Eur Heart J* 2003;24:1523–1530.
27. Koster R, Vieluf D, Kiehn M, et al. Nickel and molybdenum contact allergies in patients with coronary in-stent restenosis. *Lancet* 2000;356:1895–1897.
28. Kastrati A, Dirschinger J, Schomig A. Genetic risk factors and restenosis after percutaneous coronary interventions. *Herz* 2000;25:34–46.
29. Lindpaintner K. Genetics of interventional cardiology. Old principles, new frontiers. *Circulation* 1997;96:12–14.

30. Amant C, Bauters C, Bodart JC, et al. D allele of the angiotensin I-converting enzyme is a major risk factor for restenosis after coronary stenting. *Circulation* 1997;96:56–60.
31. Ribichini F, Steffenino G, Dellavalle A, et al. Plasma activity and insertion/deletion polymorphism of angiotensin I-converting enzyme: a major risk factor and a marker of risk for coronary stent restenosis. *Circulation* 1998;97:147–154.
32. Koch W, Kastrati A, Mehilli J, et al. Insertion/deletion polymorphism of the angiotensin I-converting enzyme gene is not associated with restenosis after coronary stent placement. *Circulation* 2000;102:197–202.
33. Jorgensen E, Kelbaek H, Helqvist S, et al. Predictors of coronary in-stent restenosis: importance of angiotensin-converting enzyme gene polymorphism and treatment with angiotensin-converting enzyme inhibitors. *J Am Coll Cardiol* 2001;38:1434–1439.
34. Ribichini F, Ferrero V, Matullo G, et al. Association study of the I/D polymorphism and plasma angiotensin-converting enzyme (ACE) as risk factors for stent restenosis. *Clin Sci* (Lond) 2004;107: 381–389.
35. Kastrati A, Schomig A, Seyfarth M, et al. PlA polymorphism of platelet glycoprotein IIIa and risk of restenosis after coronary stent placement. *Circulation* 1999;99:1005–1010.
36. Kosokabe T, Okumura K, Sone T, et al. Relation of a common methylenetetrahydrofolate reductase mutation and plasma homocysteine with intimal hyperplasia after coronary stenting. *Circulation* 2001;103:2048–2054.
37. Escaned J, Goicolea J, Alfonso F, et al. Propensity and mechanisms of restenosis in different coronary stent designs: complementary value of the analysis of the luminal gain-loss relationship. *J Am Coll Cardiol* 1999;34:1490–1497.
38. Kastrati A, Mehilli J, Dirschinger J, et al. Restenosis after coronary placement of various stent types. *Am J Cardiol* 2001;87:34–39.
39. Kastrati A, Mehilli J, Dirschinger J, et al. Intracoronary stenting and angiographic results: strut thickness effect on restenosis outcome (ISAR-STEREO) trial. *Circulation* 2001;103:2816–2821.
40. Kereiakes D, Linnemeier TJ, Baim DS, et al. Usefulness of stent length in predicting in-stent restenosis (the MULTI-LINK stent trials). *Am J Cardiol* 2000;86:336–341.
41. Kornowski R, Mehran R, Hong MK, et al. Procedural results and late clinical outcomes after placement of three or more stents in single coronary lesions. *Circulation* 1998;97:1355–1361.
42. Hong MK, Park SW, Mintz GS, et al. Intravascular ultrasonic predictors of angiographic restenosis after long coronary stenting. *Am J Cardiol* 2000;85:441–445.
43. Moussa I, Di Mario C, Moses J, et al. The predictive value of different intravascular ultrasound criteria for restenosis after coronary stenting [abst.]. *J Am Coll Cardiol* 1997;29:60A.
44. Savage M, Fischman D, Douglas J, et al. The dark side of high pressure stent deployment [abst.]. *J Am Coll Cardiol* 1997; 29[Suppl A]:368A.
45. Fernandez-Aviles F, Alonso J, Duran J, et al. High pressure stenting increases late loss after coronary stenting [abst.]. *J Am Coll Cardiol* 1997;29[Suppl A]:369A.
46. Dirschinger J, Kastrati A, Neumann FJ, et al. Influence of balloon pressure during stent placement in native coronary arteries on early and late angiographic and clinical outcome: a randomized evaluation of high-pressure inflation. *Circulation* 1999;100:918–923.
47. Yang P, Gyongyosi M, Hassan A, et al. Short- and long-term outcomes of Wiktor stent implantation at low versus high pressures. Austrian Wiktor Stent Study Group. *Am J Cardiol* 1999;84:644–649.
48. Kobayashi Y, De Gregorio J, Reimers B, et al. The length of the stented segment is an independent predictor of restenosis [abst.]. *J Am Coll Cardiol* 1998;31:366A.
49. Kastrati A, Elezi S, Dirschinger J, et al. Influence of lesion length on restenosis after coronary stent placement. *Am J Cardiol* 1999;83:1617–1622.
50. Hoffmann R, Mintz GS, Mehran R, et al. Intravascular ultrasound predictors of angiographic restenosis in lesions treated with Palmaz-Schatz stents. *J Am Coll Cardiol* 1998;31:43–49.
51. Sharma SK, Duvvuri S, Dangas G, et al. Rotational atherectomy for in-stent restenosis: acute and long-term results of the first 100 cases. *J Am Coll Cardiol* 1998;32:1358–1365.
52. Finci L, Ferraro M, Nishida T, et al. Coronary stenting beyond standard indications. Immediate and follow-up results. *Ital Heart J* 2000;1:739–748.
53. Sheiban I, Albiero R, Marsico F, et al. Immediate and long-term results of "T" stenting for bifurcation coronary lesions. *Am J Cardiol* 2000;85:1141–1144,A9.
54. Kastrati A, Schomig A, Elezi S, et al. Predictive factors of restenosis after coronary stent placement. *J Am Coll Cardiol* 1997;30: 1428–1436.
55. Hoffmann R, Mintz GS, Mehran R. Intimal hyperplasia thickness is independent of stent size: a serial intravascular ultrasound study [abst.]. *J Am Coll Cardiol* 1998;31:366A.
56. Elezi S, Kastrati A, Neumann FJ, et al. Vessel size and long-term outcome after coronary stent placement. *Circulation* 1998;98: 1875–1880.
57. Moreno R, Fernandez C, Alfonso F, et al. Coronary stenting versus balloon angioplasty in small vessels; a meta-analysis from 11 randomized studies. *J Am Coll Cardiol* 2004;43:1964–1972.
58. Hoffmann R, Mintz GS, Mehran R. Predictors of intimal hyperplasia accumulation within Palmaz-Schatz stents: a serial quantitative angiographic and intravascular ultrasound study [abst.]. *J Am Coll Cardiol* 1998:387A.
59. Moses JW, Carlier S, Moussa I. Lesion preparation prior to stenting. *Rev Cardiovasc Med* 2004;5[Suppl 2]:S16–21.
60. Stankovic G, Colombo A, Bersin R, et al. Comparison of directional coronary atherectomy and stenting versus stenting alone for the treatment of de novo and restenotic coronary artery narrowing. *Am J Cardiol* 2004;93:953–958.
61. Ellis SG, Savage M, Fischman D, et al. Restenosis after placement of Palmaz-Schatz stents in native coronary arteries. Initial results of a multicenter experience. *Circulation* 1992;86:1836–1844.
62. Mittal S, Weiss DL, Hirshfeld JW, Jr., et al. Comparison of outcome after stenting for de novo versus restenotic narrowings in native coronary arteries. *Am J Cardiol* 1997;80:711–715.
63. Macander PJ. Roubin GS, Agrawal SK, et al. Balloon angioplasty for treatment of in-stent restenosis: feasibility, safety, and efficacy. *Cathet Cardiovasc Diagn* 1994;32:125–131.
64. Mehran R, Mintz GS, Popma JJ, et al. Mechanisms and results of balloon angioplasty for the treatment of in-stent restenosis. *Am J Cardiol* 1996;78:618–622.
65. Bauters C, Banos JL, Van Belle E, et al. Six-month angiographic outcome after successful repeat percutaneous intervention for in-stent restensis. *Circulation* 1998;97:318–321.
66. Baim DS, Levine MJ, Leon MB, et al. Management of restenosis within the Palmaz-Schatz coronary stent (the U.S. multicenter experience. The U.S. Palmaz-Schatz Stent Investigators. *Am J Cardiol* 1993;71:364–366.
66a. Shiran A, Mintz GS, Waksman R, et al. Early lumen loss after treatment of in-stent restenosis: an intravascular ultrasound study. *Circulation* 1998;98:200–203.
67. Albiero R, Silber S, Di Mario C, et al. Cutting balloon versus conventional balloon angioplasty for the treatment of in-stent restenosis: results of the restenosis cutting balloon evaluation trial (RESCUT). *J Am Coll Cardiol* 2004;43:943–949.
68. Adamian M, Colombo A, Briguori C, et al. Cutting balloon angioplasty for the treatment of in-stent restenosis: a matched comparison with rotational atherectomy, additional stent implantation and balloon angioplasty. *J Am Coll Cardiol* 2001;38:672–679.
69. Mintz GS, Hoffmann R, Mehran R, et al. In-stent restenosis: the Washington Hospital Center experience. *Am J Cardiol* 1998;81: 7E–13E.
70. Alfonso F, Cequier A, Zueco J, et al. Stenting the stent: initial results and long-term clinical and angiographic outcome of coronary stenting for patients with in-stent restenosis. *Am J Cardiol* 2000;85:327–332.
71. Mehran R, Dangas G, Abizaid A, et al. Treatment of focal in-stent restenosis with balloon angioplasty alone versus stenting: short- and long-term results. *Am Heart J* 2001;141:610–614.
72. Alfonso F, Zueco J, Cequier A, et al. A randomized comparison of repeat stenting with balloon angioplasty in patients with in-stent restenosis. *J Am Coll Cardiol* 2003;42:796–805.
73. Teirstein PS, Kuntz RE. New frontiers in interventional cardiology: intravascular radiation to prevent restenosis. *Circulation* 2001;104:2620–2626.
74. Teirstein PS, Massullo V, Jani S, et al. Catheter-based radiotherapy to inhibit restenosis after coronary stenting. *N Engl J Med* 1997; 336:1697–1703.
75. Grise MA, Massullo V, Jani S, et al. Five-year clinical follow-up after intracoronary radiation: results of a randomized clinical trial. *Circulation* 2002;105:2737–2740.
76. Waksman R, White RL, Chan RC, et al. Intracoronary gamma-radiation therapy after angioplasty inhibits recurrence in patients with in-stent restenosis. *Circulation* 2000;101:2165–2171.
77. Leon MB, Teirstein PS, Moses JW, et al. Localized intracoronary

gamma-radiation therapy to inhibit the recurrence of restenosis after stenting. *N Engl J Med* 2001;344:250–256.
78. Waksman R, Bhargava B, White L, et al. Intracoronary beta-radiation therapy inhibits recurrence of in-stent restenosis. *Circulation* 2000;101:1895–1898.
79. Waksman R, Raizner AE, Yeung AC, et al. Use of localised intracoronary beta radiation in treatment of in-stent restenosis: the INHIBIT randomised controlled trial. *Lancet* 2002;359: 551–557.
80. Degertekin M, Regar E, Tanabe K, et al. Sirolimus-eluting stent for treatment of complex in-stent restenosis: the first clinical experience. *J Am Coll Cardiol* 2003;41:184–189.
81. Sousa JE, Costa MA, Abizaid A, et al. Sirolimus-eluting stent for the treatment of in-stent restenosis: a quantitative coronary angiography and three-dimensional intravascular ultrasound study. *Circulation* 2003;107:24–27.
82. Tanabe K, Serruys PW, Grube E, et al. TAXUS III Trial: in-stent restenosis treated with stent-based delivery of paclitaxel incorporated in a slow-release polymer formulation. *Circulation* 2003;107: 559–564.
83. Hoffmann R, Langenberg R, Radke P, et al. Treatment of in-stent restenosis using a stent with non-polymer-based paclitaxel elution. *Am J Cardiol* 2004;93:760–762.
84. Schofer J, Bode C, Silber S. Drug-eluting stents for in-stent restenosis and acute myocardial infarction: present data from nonrandomized studies. *Herz* 2004;29:195–200.
85. Lemos PA, van Mieghem CA, Arampatzis CA, et al. Post-sirolimus-eluting stent restenosis treated with repeat percutaneous intervention: late angiographic and clinical outcomes. *Circulation* 2004; 109:2500–2502.
86. Popma JJ, Suntharalingam M, Lansky AJ, et al. Randomized trial of 90Sr/90Y beta-radiation versus placebo control for treatment of in-stent restenosis. *Circulation* 2002;106:1090–1096.
87. Lew R, Ajani A, Waksman R. Review of intracoronary radiation for in-stent restenosis. *J Invasive Cardiol* 2003;15[Suppl A]: 2A–8A.
88. Syeda B, Siostrzonek P, Schmid R, et al. Geographical miss during intracoronary irradiation: impact on restenosis and determination of required safety margin length. *J Am Coll Cardiol* 2002;40:1225–1231.
89. Fitzgerald PJ, Oshima A, Hayase M, et al. Final results of the Can Routine Ultrasound Influence Stent Expansion (CRUISE) study. *Circulation* 2000;102:523–530.
90. de Jaegere P, Mudra H, Figulla H, et al. Intravascular ultrasound-guided optimized stent deployment. Immediate and 6 months clinical and angiographic results from the Multicenter Ultrasound Stenting in Coronaries Study (MUSIC Study). *Eur Heart J* 1998; 19:1214–1223.
91. Russo R, Attubato M, Davidson C. Angiography versus intravascular ultrasound-directed stent placement: final results from AVID [abst.]. *Circulation* 1999;100:I-234.
92. Spanos V, Stankovic G, Tobis J, Colombo A. The challenge of in-stent restenosis: insights from intravascular ultrasound. *Eur Heart J* 2003;24:138–150.
93. Schiele F, Meneveau N, Vuillemenot A, et al. Impact of intravascular ultrasound guidance in stent deployment on 6-month restenosis rate: a multicenter, randomized study comparing two strategies—with and without intravascular ultrasound guidance. RESIST Study Group. Restenosis after IVUS-Guided Stenting. *J Am Coll Cardiol* 1998;32:320–328.
94. Mudra H, di Mario C, de Jaegere P, et al. Randomized comparison of coronary stent implantation under ultrasound or angiographic guidance to reduce stent restenosis (OPTICUS Study). *Circulation* 2001;104:1343–1349.

第36章　慢性完全闭塞性病变

Anthony Fung　Jaap N.Hamburger

经皮血管腔内冠脉成形术(PTCA)已确立了其在冠脉疾病(CAD)治疗中对于冠脉旁路手术的优势地位。工具和技术的不断进步造成其每年治疗数量和所治疾病复杂性的增长[1,2]。在现今血管成形术中，隐静脉旁路移植疾病、小内径冠脉和多支冠脉疾病的治疗已被列为常规而不是禁忌。冠脉内支架应用的迅速增加是造成血管成形术范围变化的重要原因[3]，这种增加还由于药物洗脱支架(DES)的成功引进而进一步加强[4-6]。然而，对陈旧慢性闭塞冠脉血管血流的再通和维持依然是重要挑战。最初，低成功率[7~10]和高再狭窄率[11~13]阻碍了慢性闭塞病变经皮再通的尝试。因此，在全美心肺和血管协会(NHLBI)1977~1981年血管成形术统计中，慢性完全闭塞病变(CTO)仅占2%。在1985~1986年统计中，这个数字增加至10%。仅在引进进步的导丝技术[14~16]和显示出冠脉内支架植入长期血管开放的正面影响后[17~22]，经皮介入治疗慢性闭塞病变才成为较外科手术更公认的选择。已报道了3个关于初始支架植入与单纯球囊成形(BA)比较的随机试验(SICCO、GISSOC和TOSCA-1)，包括至少100位患者[17~19]。虽然这些试验的入选标准、设计、抗血栓方式和试验终点均不同，但是结果却有充分的一致性，显示非急性闭塞再通时常规植入支架可降低再狭窄和再闭塞率。包括技术进步在内，有证据显示接受CTO再通人群会在随后几年内扩展至现行药物治疗的无症状患者。现已发现心肌梗死(MI)恢复期无症状闭塞性梗死的冠脉与进行性左室扩张和功能异常、心脏电稳定性下降和较高的远期心脏性死亡率相关。常规寻找和开通此类闭塞的益处已在NIH-NHLBI资助的开通动脉研究（OAT）和其血管造影分支研究TOSCA-2中进行最后的试验。这个策略如果被证明有效，非急性冠脉闭塞的经皮治疗数量将大幅提高。

在本章节我们将讨论：

*无创显像对病人筛选和冠脉解剖结构术前评估的用处。

*血管再通和附加的血管成形手术的技术手段。

*现实可行的专门用于血管成形的硬件设备。

*指导最优化手术结果指南的应用。

基本原理

术前Ⅰ

确定一个患慢性完全性闭塞的病人是否接受经皮介入再通术与实施此手术本身一样具有挑战性。缺乏经(大型)随机试验明确的远期临床受益、非紧急特点和相对高投入迫使每个操作人员仔细平衡实施CTO再通术的收益和潜在不利。显然，心肌抢救——如急性MI患者直接经皮介入——不在此范围。

对于有症状的患者，成功的再通术会使心绞痛缓解。这在许多不同的发表论著中已被证实[7~13,20,21]。对于无症状或有心衰症状的患者，再通的目的在于提高左室功能和(或)提高生存率。

通过多巴酚丁胺负荷超声心动图，Rambaldi等人[23]报道了慢性闭塞成功再通24 h内左室功能的早期恢复，而其他研究者基于左室血管成形术的分析报道左室功能中远期的提高[24,25]。这与动脉开放试验(TOAT)的结果相反。在这个研究中，66位前壁MI完全LAD闭塞1个月后患者被随机分为PCI和药物治疗组。接受成功的再通术12个月后永久动脉开放的患者有显著较大的收缩末容积(ESV)[26]。虽然局部和(或)全部心室功能恢复是合理的试验终点，但是再通可以带来比功能恢复更多的好处。一个潜在的好处是可以阻止心室扩张的进展。局部收缩功能取决于心肌内层的增厚，而这种收缩功能在非透壁心内膜缺血患者是受损的。在这些患者中，保持外层心肌的存活可以阻止扩张的进展。Senior等人研究了56位患严重缺血性心肌病的患者[27]。他们在直接再通或药物治疗前用硝酸酯增强的铊单光子发射计算机X线断层摄影(SPECT)评估了心肌存活。在具有大量存活组织的患者(12-部位模型中>5个)中,再通与抑制心室重构和增强左室射血分数有关。

一些研究者报道了接受再通术患者远期存活率和手术失败接受成功序贯药物治疗的远期预后的比较[28-30]。这些回顾性病例表明成功的再通术和存活率增高有显著的相关性。两个独立的队列研究通过正电子发射X线断层摄影(PET)扫描和临床预后评估了缺血术前评估和临床预后之间的相关性[31,32]。这些研究表明,在有大量功能异常但存活心肌的患者中,再通术比药物治疗有显著较高的存活率。

这种相关性被Bax等人[33]和Allman等人[34]的包含3 088病例的24个研究的荟萃分析进一步证实。后者表明慢性CAD和左室功能异常患者无创检查心肌存活率和再通术后生存率有很强的相关性。无存活心肌患者无论何种治疗策略,预后无明显差异。

因此,通过无创成像技术提高病例筛选效率可优化该手术的效用、远期预后和性价比。在CAD和有功能异常心肌的患者中,损伤的局部心肌可能继发于瘢痕、休克或冬眠状态。一般成像技术可区分瘢痕和单纯功能异常,但不能区分存活心肌,而显然,只有存活心肌有恢复功能的潜力。可能有用的技术包括通过铊^{201}或锝^{99m}-甲氧基异丁基异腈(Tc^{99m}-sestamibi)放射核SPECT成像评估心肌灌注和细胞完整性、通过多巴酚丁胺负荷超声心动图评估心肌变力性储备、通过2-^{18}F-脱氧葡萄糖PET(FDG-PET)扫描评估代谢活性和通过延迟-增强磁共振(MRI)区分心肌瘢痕和存活。

总之,应用无创检查筛选病例的基本原则包括:

*为了缓解心绞痛,即使小血管也可作为合理的靶血管。然而,如果目的是提高左室功能,那么仅要考虑供较大范围心肌的大血管。

*被损害的区域必须显示局部功能受损,才能使功能改善显现。

*负荷灌注成像或负荷超声心动图可诱发心肌缺血的发生提示受损存活心肌的存在并强烈预示血管再通术可使其功能恢复。

术前Ⅱ

血管造影下经皮再通慢性完全性闭塞时可能无法精确定位靶点的解剖部位:"缺失部分"。对闭塞部位3维结构理解的缺乏会导致导丝穿孔和随后步骤的失败,尤其在使用强力专用导丝时这种情况更为显著。因此,在一些心脏中心,常规术前行无创强化计算机体层摄影(CT)以明确闭塞血管3D结构重建。另外,这也可以获得可能妨碍导丝穿过的血管内钙化的可能性和部位等有价值的信息(图36-1A、B)。

入路

再通术成功的先决条件是对局部解剖的最佳显像。一般来说,仅对闭塞部位临近部分的显像(如临近分支)不能为新型、专用的慢性闭塞导丝提供可行的荧光显像。双侧股动脉的常规穿刺可使第二个、更小尺寸的导管插入对侧冠脉。通过同时向双侧冠脉注入造影剂,并使用冠脉间侧支循环和双平面冠脉显像,可以获得缺失部分解剖的最佳信息[14]。C型臂荧光显像系统应该使用,它可以提供不同角度的不同图像以控制导丝在远端靶腔的线性动作(图36-1C-E,图36-2)。

应用指引导管时重要的是最佳的同轴支撑力。典型情况为,一个Amplatz左冠指引导管用于左或右冠脉闭塞病变。指引导管应有足够大的内腔以便侧支受累时同时容纳两个球囊导管,因为这种侧支受累受损可能需要对吻球囊技术。

导丝

导丝穿过慢性完全性闭塞的内在能力被描述为"可控性"(导丝尖端对精细扭转运动的反应)、"可推动性"(或导丝尖端硬度)和"可穿透性"(导丝材料和阻塞组织相互作用能力)。在当代,我们可以看到多种新型、专用导丝和导丝系统的临床介绍。这些可行的慢性完全性闭塞设备可分为以下3个亚群:

*活性导丝和导丝系统。例如0.046 cm(0.018 in)激光导丝(Spectranetics公司,Colorado Springs,Colorado)[14,36-38]和活性导丝[39]。这两支都是专门用于常规导丝难以解决的损伤。一些统计结果提示对于常规导丝而言激光导丝和活性导丝更有优势。然而,这种优势不被随机TOTAL试验支持[40]。2005年底更小型号激光导丝模型(0.036 cm/0.014 in)被引入。

已被临床评估的新型设备包括LuMend Frontrunner X39导管和Safe-Steer系统。Frontrunner导管的特点是可以进行可控的、钝性的显微切割从而开辟新的通过闭塞的通路。最近的报道显示有50%成功率[41]。然而,这个结果受相对高的冠脉穿孔率和30天随访附加的10%不良事件率干扰。

Safe-Steer完全闭塞穿透系统应用射频消融的能量去除斑块。同样的导丝包含一个纤维光轴从而可应用光学相干反射(OCR)分析背散射的红外线,这可使术者区分病变和正常的血管壁。非随机试验报道在难治闭塞时使用此设备有52%~54%额外成功率[42-43]。

*金属末梢,“硬”导丝。这种导丝的代表是Miracle导丝。它的远端有螺线管以避免金属末梢被较长的病变包埋,可以支持硬度在3~12 g的末梢。

*亲水涂层导丝。例如Choice PI或ChoiceGraphix导丝(从FLoppy到Super Support,Scimed公司,Minneapolis,Minnesota)、Shinboi导丝(Cordis公司,Miami,Florida)、Terumo导丝(美国Radiofocus公司,或Glidewire,有10 g硬度末梢)或有40~80 g硬度末梢的“硬导丝”(Terumo公司,东京,日本)[16]。Cross-it导丝(Guidant公司,Indianapolis,Indiana)是一种锥形尖端导丝,基于ACS高力矩转换导丝设计,具有宽向锥形过渡的核心。导丝主体直径0.036 cm(0.014 in),而3 cm锥形尖端仅0.025 cm(0.01 in)。这种导丝也有远端亲水涂层。最近的非随机试验报道,使用Cross-it导丝的成功率可达81%[44]。

我们也要提到一种新颖的促进导丝推进的药理学方法,由Strauss等人[45]提出。它使用局部注射IA型胶原酶的方法溶解——至少部分溶解——动脉内阻塞物质。已在兔子模型中取得了阳性结果,这确保了进一步合理人体试验的远期评价。

穿过闭塞部位

传统的导丝倾向于遵循最小抗力原则。不幸的是,内皮下通常比腔内、阻塞物质柔软。结果,由于硬导丝穿透内皮导致的冠脉内皮剥离并不少见。在一个回顾性研究中,Katsuragawa等人从组织学上确定了闭塞冠脉段上有约200个微管道[46]。这些微管道通常在冠脉造影时不可见,但却足以容纳一个直径小、抗力低的导丝。假定这些微管道存在,球囊导管尖端损伤了闭塞的入路,那么就妨碍了必要情况下其他不同导丝(如硬导丝)的使用。因此,最适指引导管支撑力的重要性取决于其硬度,其硬度应可以避免应用球囊导管作为另外的后备支撑力。

另外一个典型的组织学特征是远端纤维帽的存在。这个远端的帽状结构可能是最初的损伤,可引起完全闭塞。因此,合理的方法是使用可控的、小直径(0.036 cm/0.014 in)、低抗力(如亲水涂层)导丝穿过闭塞。此外,导丝末梢应足够硬,以便在闭塞残端开辟入路并穿透纤维帽。

在早已存在的微管道中,穿透慢性闭塞并不需要任何力量。一种名为“试验-失败”的方法被认为是最适技术,这种方法即仔细控制和更改导丝位置直至找到连接远端原始损伤的管道。在“微管道方案”中,导丝弯曲则意味着导丝末梢位于错误的微管道中,或导丝末梢位于和管道腔成角度的方向上。提供额外的力量,或使用球囊作为附加支撑力以避免导丝弯曲的做法仅会增加穿透内皮的风险。如果经过一些这样的尝试没有出现新型导丝,那么应选择末梢硬的导丝。这可有助于将“非穿透导丝”置于合适的位置:“失败”的导丝X光显像可显示,甚至物理封闭侧支或内皮入路(图36-1C)。当控制导丝是基于操纵而不是将末梢简单地推进闭塞部位,且导丝对准靶位是在持续监视下进行时,内皮穿透和剥离的风险显著降低。当导丝末梢硬度不足以穿透纤维帽时,导丝末梢会偏移并再次进入内皮下层。连续操纵导丝会使导丝穿透外膜,造成导丝脱出。虽然导丝脱出大多是良性的,但是也与(迟发)心包填塞发生有关,尤其联合药物治疗使用强效抗血小板聚集药物时更易出现(Ⅱb/Ⅲa受体拮抗剂,未发表)。因此,导丝末梢穿过纤维帽进入原始内腔的最终操作通常是再通术最重要部分。没有远端内腔的适当显像,术者将不能阻止导丝进入内皮下。远端闭塞部分常有很大的阻力,这有时需要更换硬度更大的导丝末梢再次进入。然而,需强调的是,只要导丝没有穿透进入远端内腔,更换导丝不会通过使用球囊或探测导管得到推进。原因很显然:当导丝由于位于内膜下而没有穿过闭塞部位时,更换的导管会充分地剥离闭塞段从而妨碍其他任何导丝的再通。其次,更重要的是,万一导丝穿孔未被发现,更换导管会使良性的导丝脱出变为威胁生命的冠脉壁穿孔,从而需要心包穿刺。因此,在使用任何器材前,需要顺行和逆行注入造影剂血管造影以确定导丝在远端、腔内的位置。

辅助的血管成形术

一旦导丝穿过闭塞,术者应选择移除而不是推开原始管腔内阻塞物。多种烧灼技术,例如经皮腔内斑块旋切术或准分子激光冠脉成形术,已被建议使用。尽管如此,其远期临床收益仍待前瞻性、随机试验证实[47,48]。相对地,许多试验显示冠脉支架植入后远期临床预后显著提高[17-22,24,25,49-52],这种提高突出表现在相对于单纯BA,支架植入术后6个月再狭窄和(或)再闭塞率下降。GISSOC试验显示支架植入较球囊PTCA优势在随后6年会持续呈现[53]。

疾病本身的复杂性常导致需使用较长球囊和较长或多个支架。当支架植入受到较短、扩张欠佳段或“点支架术”[54]的限制,或相反地,受到覆盖全部损伤长度支架术(“全金属外壳”)的限制时,能否达到最佳

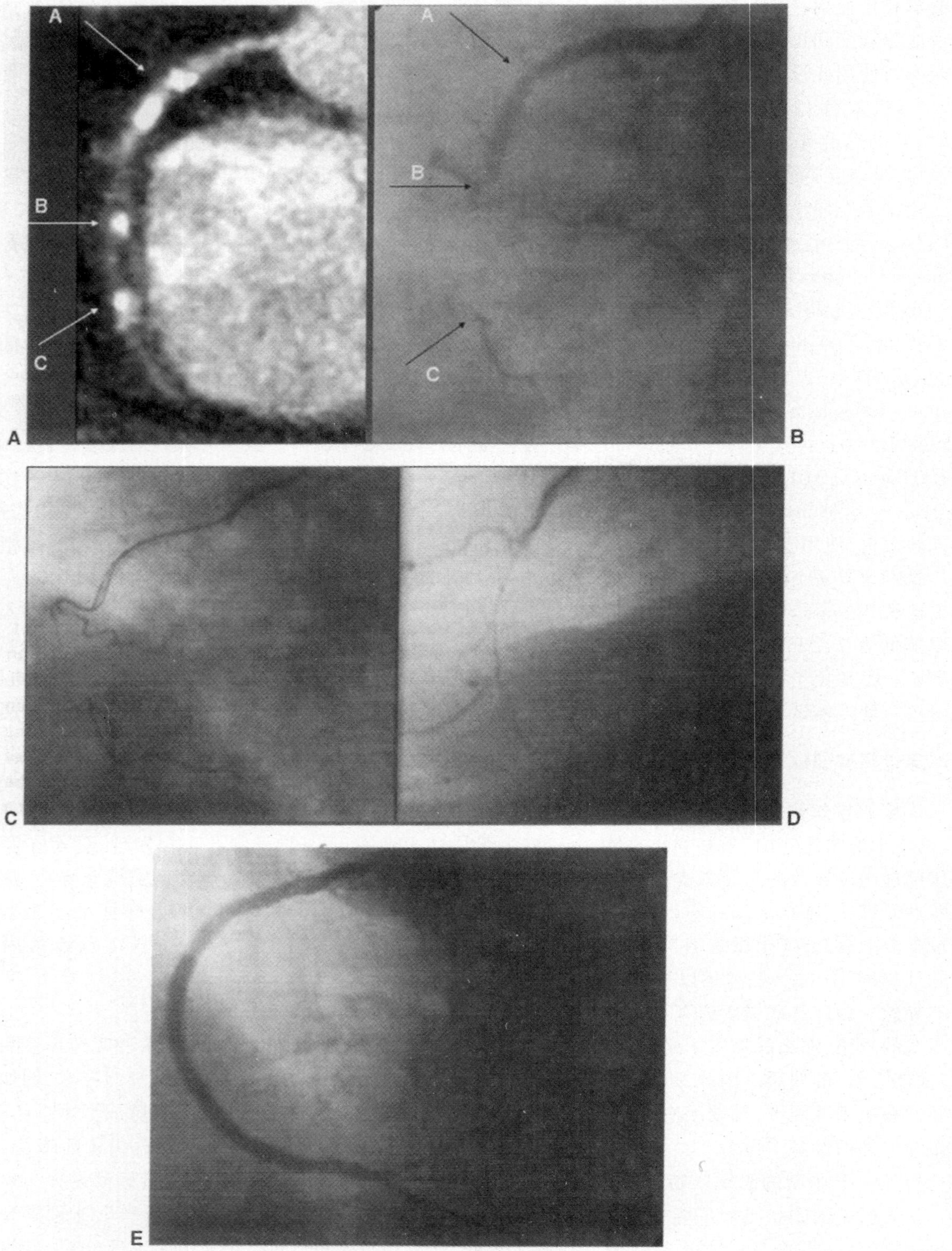

图36–1 右冠脉慢性完全性闭塞。(A)螺旋对比增强心脏门控CT成像应用16排西门子显像扫描。成像由0.75 mm的检测宽度和连续1 mm的断层获得，可重建80%的R–R间期。可见横向的、最大强度投射和体积成像被重现，血管通路被确定。此CT图像由JohnMayo,MD授权。(B)电影造影的同名显像。箭头所指为病变近端的冠脉内钙化“A”,闭塞起始点“B”和远端纤维帽水平“C”。(C)亲水涂层CTO导丝位于侧支。激光导丝(Spectranetics公司,Colorado Springs,Colorado)尖端被置于近端的残端。(D)激光导丝尖端对准远端靶点。(E)最终结果。

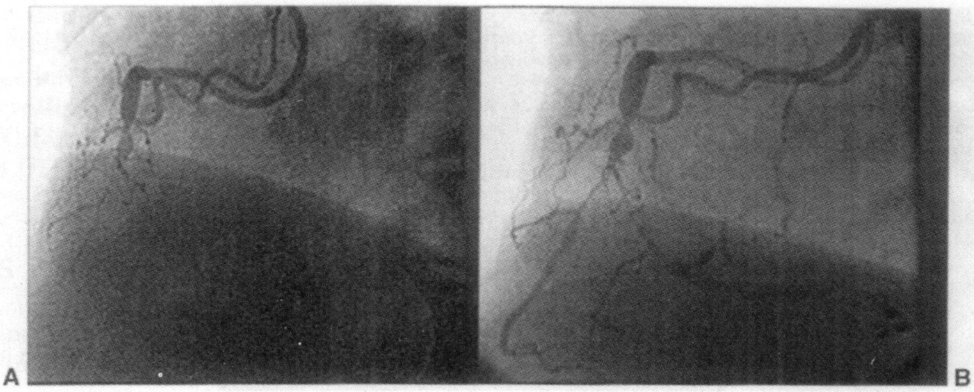

图36–2　右冠脉慢性完全性闭塞。(A)顺行注入造影剂，显示临近残端。(B)同时右冠和左冠两侧注入造影剂，显示近端残端和远端血管腔(左前斜位)。

远期效果仍然存在争议。慢性完全性闭塞的成功再通仍受过度的冠脉狭窄扩张术后复发的影响。由于再狭窄与最小管腔直径(MLD)密切相关，我们需要一种方法指引最佳预后。由于支架植入在再通术中占据重要地位，血管内超声(IVUS)可能是最有用的指导工具以在支架植入点使支架最佳附着并最大化支架最小管腔面积与中膜–中膜直径比。

DES的引进，已被逐渐增多的研究证实(包括那些里程碑式的研究如RAVEL、SIRIUS和TAXUS研究)，必会改变冠脉支架相关的再狭窄发生率和靶血管再通失败率。治疗慢性闭塞时药物洗脱支架相对于裸金属支架的优势已被前瞻性随机试验确定。然而，一些研究显示关于非闭塞动脉的报道结果也可能对此类病人适用[55]。

最后，慢性闭塞成功再通后的复发率大多取决于早期再闭塞的发生率[56]。因此，常规围手术期使用辅助药物治疗的价值须经前瞻性研究评估，这些治疗包括强力抗血小板聚集药物(如阿昔单抗)和随后时段应用合适剂量的氯吡格雷。

结论

慢性完全性冠脉闭塞的经皮介入治疗已成为一种安全可行的手段。新颖且专用导丝的使用、术者的操纵导丝技术而不是简单将导丝推过闭塞和匹配的监测使导丝恰当对准远端靶腔，这些均使该手术的成功率增加至80%以上。本章也探讨了一些可指导选择最适病人的技术。另外，也指出了术前无创强化CT造影对于确定闭塞血管段解剖的潜在价值。IVUS指引下DES植入和使用抗血小板聚集药物的围手术期辅助药物治疗是否对远期预后有良性影响仍待证明。

(韩　姗 丛洪良 译)

参考文献

1. Windecker S, Meyer BJ, Bonzel T. et al. Interventional cardiology in Europe 1994. Working Group Coronary Circulation of the European Society of Cardiology. *Eur Heart J* 1998;19(1):40–54.
2. MSP Fee-for-Service Payment Analysis, Ministry of Health Services 1998/1999–2002/2003, BC Ministry of Health web site, August 2004.
3. Ruygrok PN, Serruys PW. Intracoronary stenting, from concept to custom. *Circulation* 1996;94:882–890.
4. Morice MC, Serruys PW, Sousa JE, et al., on behalf of RAVEL Study Group. Randomized study with the sirolimus-coated Bx Velocity balloon-expandable stent in the treatment of patients with de novo native coronary artery lesions. *N Engl J Med* 2002; 346(23):1773–1780.
5. Moses JW, Leon MB, Popma JJ, et al., on behalf of SIRIUS Investigators. Sirolimus-eluting stents versus standard stents in patients with stenosis in a native coronary artery. *N Engl J Med* 2003;349(14):1315–1323.
6. Colombo A, Drzewiecki J, Banning A, et al., on behalf of TAXUS II Study Group. Randomized study to assess the effectiveness of slow- and moderate-release polymer-based paclitaxel-eluting stents for coronary artery lesions. *Circulation* 2003;108(7):788–794.
7. Holmes DR, Vlietstra RE, Reeder GS, et al. Angioplasty in total coronary artery occlusion. *J Am Coll Cardiol* 1984;3:845–849.
8. Meyer B, Gruentzig AR. Learning curve for percutaneous transluminal coronary angioplasty: skill, technology or patient selection. *Am J Cardiol* 1984;53:65C–66C.
9. Kereiakes DJ, Selmon MR, McAuley BJ, et al. Angioplasty in total coronary artery occlusion: experience in 76 consecutive patients. *J Am Coll Cardiol* 1985;6:526–533.
10. Stone GW, Rutherford BD, McConahay DR, et al. Procedural outcome of angioplasty for total coronary artery occlusion: an analysis of 971 lesions in 905 patients. *J Am Coll Cardiol* 1990;15: 849–865.
11. Serruys PW, Umans V, Heyndrickx GR, et al. Elective P.T.C.A. of totally occluded coronary arteries not associated with acute myocardial infarction; short-term and long-term results. *Eur Heart J* 1985;6:2–12.
12. DiScascio G, Vetrovec GW, Cowley MJ, et al. Early and late outcome of percutaneous transluminal coronary angioplasty for sub acute and chronic total coronary occlusion. *Am Heart J* 1986;111:833–839.
13. Ivanhoe RJ, Weintraub WS, Douglas JS Jr., et al. Percutaneous transluminal coronary angioplasty of chronic total occlusions: primary success, restenosis and long-term clinical follow-up. *Circulation* 1992;85:106–115.
14. Hamburger JN, Gijsbers GHM, Ozaki Y, et al. Recanalization of chronic total coronary occlusions using a laser guidewire: a pilot-

15. Kinoshita I, Katoh O, Nariyama J, et al. Coronary angioplasty of chronic total occlusions with bridging collateral vessels: immediate and follow-up outcome from a large single-center experience. *J Am Coll Cardiol* 1995;26:409–415.
16. Lefevre T, Louvard Y, Morice MC, et al. Treatment of chronic total coronary occlusion: a randomized study comparing two guidewire strategies. *Eur Heart J* 1998;(19):2674(A).
17. Sirnes PA, Golf S, Myreng Y, et al. Stenting in Chronic Coronary Occlusion (SICCO): a randomized, controlled trial of adding stent implantation after successful angioplasty. *J Am Coll Cardiol* 1996;28:1444–1451.
18. Rubartelli P, Niccoli L, Verna E, et al., on behalf of the Gruppo Italiano di Studio sullo Stent nelle Occlusioni Coronariche (GISSOC). Stent implantation versus balloon angioplasty in chronic coronary occlusions: results from the GISSOC trial. *J Am Coll Cardiol* 1998, 32:1:90–96.
19. Buller CE, Dzavik V, Carere RG, et al., on behalf of the TOSCA Investigators. Primary Stenting Versus Balloon Angioplasty in Occluded Coronary Arteries: The Total Occlusion Study of Canada (TOSCA). *Circulation* 1999;100:236–242.
20. Rubartelli P, Verna E, Niccoli L, et al., on behalf of the Gruppo Italiano di Studio sullo Stent nelle Occlusioni Coronariche Investigators. Coronary stent implantation is superior to balloon angioplasty for chronic coronary occlusions: six-year clinical follow-up of the GISSOC trial. *J Am Coll Cardiol* 2003 May 7;41(9):1488–1492.
21. Olivari Z, Rubartelli P, Piscione F, et al., on behalf of TOAST-GISE Investigators. Immediate results and one-year clinical outcome after percutaneous coronary interventions in chronic total occlusions: data from a multicenter, prospective, observational study (TOAST-GISE). *J Am Coll Cardiol* 2003;41(10):1672–1678.
22. Moussa I, Di Mario C, Moses J, et al. Comparison of angiographic and clinical outcomes of coronary stenting of chronic total occlusions versus subtotal occlusions. *Am J Cardiol* 1998;81(1):1–6.
23. Rambaldi R, Hamburger JN, Geleijnse ML, et al. Early recovery of wall motion abnormalities after recanalization of chronic totally occluded coronary arteries: a dobutamine echocardiographic, prospective, single-center experience. *Am Heart J* 1998;136(5): 831–836.
24. Van Belle E, Blouard P, McFadden EP, et al. Effects of stenting of recent or chronic coronary occlusions on late vessel patency and left ventricular function. *Am J Cardiol* 1997;80(9): 1150–1154.
25. Dzavik V, Carere RG, Mancini GB, et al., on behalf of Total Occlusion Study of Canada Investigators. Predictors of improvement in left ventricular function after percutaneous revascularization of occluded coronary arteries: a report from the Total Occlusion Study of Canada (TOSCA). *Am Heart J* 2001;142(2): 301–308.
26. Yousef ZR, Redwood SR, Bucknall CA, et al. Late intervention after anterior myocardial infarction: effects on left ventricular size, function, quality of life, and exercise tolerance: results of The Open Artery Trial (TOAT Study). *J Am Coll Cardiol* 2003;41(6): 1067.
27. Senior R, Kaul S, Raval U, et al. Impact of revascularization and myocardial viability determined by nitrate-enhanced Tc-99 sestamibi and TI-201 imaging on mortality and functional outcome in ischemic cardiomyopathy. *J Nucl Cardiol* 2002;9(5): 454–462.
28. Hamburger JN, Foley DP, de Feyter, et al. Recanalization of chronic total occlusions using a laser guidewire: long-term follow-up. In: Hamburger JN, Optima GC (eds.), *New aspects of excimer laser coronary angioplasty, physical aspects and clinical results*. Optima Grafische Communicatie, Rotterdam, The Netherlands, 1999.
29. Noguchi T, Miyazaki MD S, Morii I, et al. Percutaneous transluminal coronary angioplasty of chronic total occlusions. Determinants of primary success and long-term clinical outcome. *Catheter Cardiovasc Interv* 2000;49(3):258–264.
30. Suero JA, Marso SP, Jones PG, et al. Procedural outcomes and long-term survival among patients undergoing percutaneous coronary intervention of a chronic total occlusion in native coronary arteries: a 20-year experience. *J Am Coll Cardiol* 2001;38(2): 409–414.
31. Di Carli MF, Asgarzadie F, Schelbert HR, et al. Quantitative relation between myocardial viability and improvement in heart failure symptoms after revascularization in patients with ischemic cardiomyopathy. *Circulation* 1995;92(12):3436–3444.
32. Eitzman D, al-Aouar Z, Kanter HL, et al. Clinical outcome of patients with advanced coronary artery disease after viability studies with positron emission tomography. *J Am Coll Cardiol* 1992; 20(3):559–565.
33. Bax JJ, Wijns W, Cornel JH, et al. Accuracy of currently available techniques for prediction of functional recovery after revascularization in patients with left ventricular dysfunction due to chronic coronary artery disease: comparison of pooled data. *J Am Coll Cardiol* 1997;30(6):1451–1460.
34. Allman KC, Shaw LJ, Hachamovitch R, et al. Myocardial viability testing and impact of revascularization on prognosis in patients with coronary artery disease and left ventricular dysfunction: a meta-analysis. *J Am Coll Cardiol* 2002;39(7): 1151–1158.
35. Mollet NR, Hoye A, Lemos PA, et al. Value of preprocedure multislice computed tomographic coronary angiography to predict the outcome of percutaneous recanalization of chronic total occlusions. *Am J Cardiol* 2005;95(2):240–243.
36. Hamburger JN, Serruys PW. Laser guidewire for recanalization of chronic total occlusions. In: R. Beyar, G. Keren, M. Leon, P.W. Serruys (eds.), *Frontiers in interventional cardiology*. London: Martin Dunitz, 1997.
37. Hamburger JN, Serruys PW, Gomes R, et al. Recanalization of total coronary occlusions using a laser guide wire: the European TOTAL Surveillance Study. *Am J Cardiol* 1997;80:1419–1423.
38. Oesterle SN, Bittl JA, Leon MB et al., on behalf of the U.S. TOTAL Investigators. Laser wire for crossing chronic total occlusions—"learning phase" results from the U.S. TOTAL Trial. *Cathet Cardiovasc Diagn* 1998;44:235–243.
39. Rees MR, Michalis LK. Activated-guidewire technique for treating chronic coronary artery occlusion. *Lancet* 1995;346:943–944.
40. Serruys PW, Hamburger JN, Koolen JJ, et al. Total occlusion trial with angioplasty by using laser guidewire: the TOTAL trial. *Eur Heart J* 2000;(21):1797–1805.
41. Orlic D, Stankovic G, Sangiorgi G, et al. Preliminary experience with the frontrunner coronary catheter: novel device dedicated to mechanical revascularization of chronic total occlusions. *Catheter Cardiovasc Interv* 2005;64(2):146–152.
42. Baim DS, Braden G, Heuser R, et. al. Utility of the Safe-Cross-guided radiofrequency total occlusion crossing system in chronic coronary total occlusions (results from the Guided Radio Frequency Energy Ablation of Total Occlusions Registry Study). *Am J Cardiol* 2004;94(7):853–858.
43. Hoye A, Onderwater E, Cummins P, et al. Improved recanalization of chronic total coronary occlusions using an optical coherence reflectometry-guided guidewire. *Catheter Cardiovasc Interv* 2004;63(2):158–163.
44. Saito S, Tanaka S, Hiroe Y, et al. Angioplasty for chronic total occlusion by using tapered-tip guidewires. *Catheter Cardiovasc Interv* 2003;59(3):305–311.
45. Strauss BH, Goldman L, Qiang B, et al. Collagenase plaque digestion for facilitating guide wire crossing in chronic total occlusions. *Circulation* 2003;108:1259.
46. Katsuragawa M, Fujiwara H, Miyamamae M, et al. Histologic studies in percutaneous transluminal coronary angioplasty for chronic total occlusion: comparison of tapering and abrupt types of occlusion and short and long occluded segments. *J Am Coll Cardiol* 1993;21:604–611.
47. Appelman YEA, Koolen JJ, Piek JJ, et al. Excimer laser coronary angioplasty versus balloon angioplasty in functional and total coronary occlusions. *Am J Cardiol* 1996;787:757–762.
48. Reifart N, Vandormael M, Krajcar, M et al. Randomized comparison of angioplasty of complex coronary lesions at a single center. Excimer Laser, Rotational Atherectomy and Balloon Angioplasty Comparison (ERBAC) Study. *Circulation* 1997;96(1):91–98.
49. Goldberg SL, Colombo A, Maiello L, et al. Intracoronary stent insertion after balloon angioplasty of chronic total occlusions. *J Am Coll Cardiol* 1995;26:713–719.
50. Ozaki Y, Violaris A, Hamburger JN, et al. Short- and long-term clinical and quantitative angiographic results with the new, less shortening Wallstent for vessel reconstruction in chronic total occlusion: a quantitative angiographic study. *J Am Coll Cardiol* 1996;28:354–360.
51. Anzuini A, Rosanio S, Legrand V, et al. Wiktor stent for treatment of total coronary artery occlusions: short- and long-term clinical and angiographic results from a large multicenter experience. *J Am Coll Cardiol* 1998;31:281–288.
52. Hancock J, Thomas MR, Holmberg S, et al. Randomised trial of

elective stenting after successful percutaneous transluminal coronary angioplasty of occluded coronary arteries. *Heart* 79(1): 18–23.

53. Rubartelli P, Verna E, Niccoli L, et al., on behalf of Gruppo Italiano di Studio sullo Stent nelle Occlusioni Coronariche Investigators. Coronary stent implantation is superior to balloon angioplasty for chronic coronary occlusions: six-year clinical follow-up of the GISSOC trial. *J Am Coll Cardiol* 2003;41(9): 1488–1492.
54. DeGregorio J, Kobayashi Y, Reimers B, et al. Intravascular ultrasound guided PTCA with spot stenting. *J Am Coll Cardiol* 1998;31:387A:896–893.
55. Lotan CH, Gerschlick A, Guagliumi G, et al. Treatment of chronic total occlusion with the sirolimus-eluting stent: results from the e-Cypher registry. *J Am Coll Cardiol* 2005;45(3)[Suppl A (abst.)]:801–805.
56. Violaris AG, Melkert R, Serruys PW. Long-term luminal renarrowing after successful elective coronary angioplasty of total occlusions: a quantitative angiographic analysis. *Circulation* 1995;91: 2140–2150.

第37章　自膨胀支架在冠状动脉疾病治疗中的应用

Heidar Arjomand　Bassam Roukoz　Sheldon Goldberg

自从1977年Andreas Gruntzig在人体上进行了首例球囊成形术(BA),PCI领域取得了重大进展,冠脉支架已逐渐成为经皮介入的最主要技术[1]。它的产生使得BA术后再狭窄问题显著减少。冠脉支架的这种功效已由两个比较单纯BA与支架植入后的随机试验得以证实,且此试验已成为支架领域的里程碑[2,3]。尽管多数的支架试验采用球囊扩张支架,自膨胀支架可能成为心脏病介入专家使用的重要工具。

支架的分类可有以下的几种依据:样式(网状、管状、盘状、环状、多形样式、传统样式)、材料(无缝钢、镍肽诺、钽等)及扩张方式(球囊扩张、自膨胀)。本章旨在揭示自膨胀支架植于自体冠脉及隐静脉旁路移植的临床结果。

Wallstent和magic wallstent支架

wallstent支架是第一个接受评估的支架。

Rousseau等人在28只狗的冠脉内植入了47个wall stent支架[4]。但因没有用抗血小板药物,35%的病例出现了栓塞,且在植入后第3周,出现了内膜增生及支架内皮化现象。1986年,法国医生jacquespuel在人体内植入了首例wallstent[5]。此后直至1988年,共有117例wallstent植入手术(包括94例自体冠脉及23例主动脉冠脉桥血管)[6,7]。

20世纪90年代初,大量的wallstent临床经验在欧洲见诸报端[8,9]。最初适应证包括:初始血管成形术后冠脉再狭窄,主动脉冠脉桥血管狭窄以及BA术后内膜剥离引起的急性冠脉闭塞。在这些早期的探索中,支架术后血栓作为最严峻的临床问题出现在高达24%的病例中。

继而,早期的不锈钢wallstent被magic wallstent所代替。magic wallstent是非磁性钴制成,内装有铂金核心。将金属丝缠绕在自膨胀网中,依靠金属的弹性来膨胀。且magic wallstent的金属表面与wallstent的金属表面相比从20%减少到了14%。此输送系统具有一重要安全特性:其可收缩性鞘管允许部分展开的支架(可到支架长度的50%)通过鞘管重新包绕及放置(图37-1)。这种特性使得自膨胀支架能够准确植入,因此具有特别意义。植入后,wallstent可继续扩张直至血管壁对支架的弹性力与其扩张力达到平衡。医生在植入magic wallstent时,需选择直径至少大于其临近参照段直径20%的支架。表37-1与表37-2显示了magic wallstent的技术指标和输送系统的详细信息。

1996年,Ozaki等人在35名BA术后急性或极可能

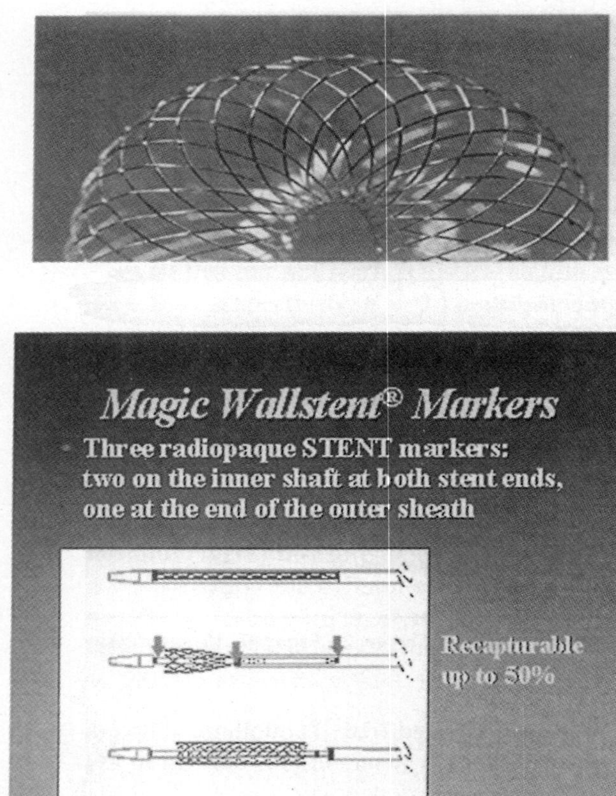

图 37-1　magic wallstent 支架

表 37–1　magic wallstent 支架的技术指标

组分	含铂核心的钴合金
防辐射性	良好
MRI	安全
主体设计	圆形导丝
金属表面积	14%
网状编织角度	110°
柔软性	出色
径向力	13 psi
膨胀时回缩比例	15%~20%
植入后再调节性	出色
剖面(未膨胀)	1.57 mm
可用直径	4.0,4.5,5.0,5.5,6.0 mm
可用长度	
全部展开	13~39 mm
植入后	15~50 mm
束缚中	20~60 mm
结构	网状编织

表 37–2　magic wallstent 支架输送系统

展开机制	自膨胀
是否需要输送导管预先包埋	是
最小推荐指引导管	6Fr
最小指引导管内径	1.6 mm(0.064 in)
是否有保护鞘	是
防辐射标记	3 个
	两端各 1 个
	外鞘外 1 个
输送剖面	1.53~1.6 mm(0.161~0.064 in)
纵向柔软性	良好
是否需要进一步球囊扩张	是
定型直径	0.5、1.0、1.5 mm,大于最大推荐直径

闭塞患者的自体冠脉上植入了44个新型、回缩少的wallstent。他们采用了加大wallstent直径并完全覆盖创处的办法[10]。支架的规定直径为1.4 mm,大于最大血管直径。结果显示,全部35名病人的支架植入成功。除去其中一名患者（占总患者数的3%)1天后支架近端未植入支架处扩张并亚急性闭塞并导致MI以外,其他34名患者在30天内未出现病变(无事件生存率为97%)。6个月后的血管造影显示（图37–2),31名患者中有5名患者(16%)出现血管再狭窄(这些患者接受了再次血管成形术)。由此6个月内无事件生存率为83%,尽管此次试验的覆盖面相对较小，该试验显示了wallstent良好的输送性及超过参照血管直径时的良好安全性。

在WIN试验(walltent在自体血管中应用试验)中，

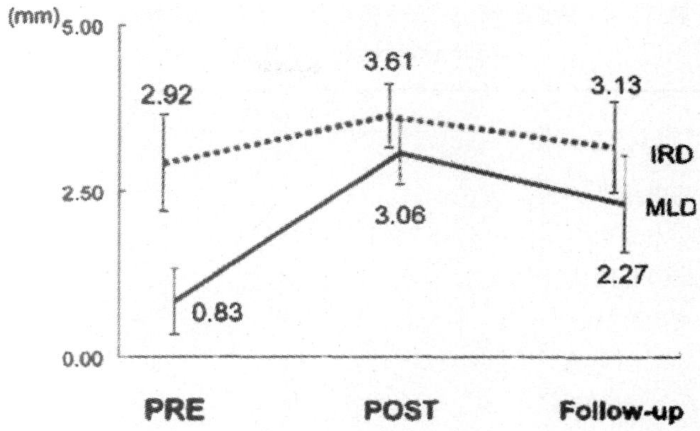

图 37–2　35 例病变支架植入术前和 6 个月后 MLD 与 IRD 的改变 (Reproduced with permission from Ozdki Y, Keene D, Ruygrok P, et al. Six-month clinical and angiographic outcome of the new less shortening Wallstent in stent coronary arteries. Circulation 1996;93:2114–2120.)

586名患者被随机选择BA或植入magic wallstent。两组患者在6个月时其临床及血管造影结果无明显差异，但BA组患者中的37%因手术结果不理想而采用了支架(表37–3)。隐静脉移植试验(WINS)也显示了wallstent在静脉移植患者的功效。而268名被随机选择植入wallstent或palmaz–schatz支架的隐静脉移植(SVG)患者其在院状况及出院6个月时的临床及血管造影结果无明显差异(表37–4)。

表 37–3　WIN 研究结果：自身血管 Wallstent 支架植入与球囊成形术的比较

	Wallstent	PTCA
n(例数)	599	287
院内结果		
设备成功率	96	60*
手术成功率	97	96
最终径向狭窄率	19	26*
急性闭合	1.7	1.9
MACE+休克	8.0	5.9
输血	4.0	1.7
血管并发症	7.7	8.4
6 个月后结果		
径向狭窄	45	46
血管造影证实再狭窄	38	38
靶病变再血管化	13	15
MACE+休克	20	20

缩写:MACE:主要不良心脏事件(死亡,MI,rePTCA或CABG);WIN:Wallstent支架在原位血管中应用;*$p<0.05$引自:Safian&Freed,26章,Page 543,介入心脏病学手册,2001

表 37-4 WINS 研究:隐静脉移植中植入 wallstent 支架与 Palmaz-schatz 支架比较

	Wallstent	PS 支架
例数	139	129
院内结果		
手术成功率	98	99
最终径向狭窄率	5.4	8.5
支架血栓	0.7	0.8
MACE+休克	8.6	7.8
6 个月后结果		
径向狭窄	42	46
血管造影证实再狭窄	33	33
靶病变再血管化	13	12
MACE+休克	28	23

引自:Safian&Freed,26 章,Page 543,介入心脏病学手册,2001

Williams等人监查了162例长冠脉wallstent植入后的临床及血管造影再狭窄状况[11]。48%的患者出现了不稳定冠状动脉综合征,94%患者出现AHA B级或C级创伤。病变长度均值为37 mm±20 mm,支架长度均值为48 mm±29 mm。手术成功率(指未伴有并发症的wallstent植入,如无复流)为99%,初始成功率(指无事件出院)为93%。6名患者患有亚急性支架后血栓,且绝大多数出现在抗凝而非抗血小板时期(表37-5)。临床上,随访无事件生存率为73%,而41%的患者出现了血管再狭窄。研究显示wallstent可被植入在复合的长病变处,且初始成功率很高,但因其再狭窄率相对较高而受限制。

在RENEW试验中,nageh等人将NIR球囊扩张支架与wallstent自膨胀支架进行了对比[12]。82名长冠状动脉病变(大于25 mm)的患者(共85例支架植入)被选入试验。其中41名患者(占总wallstent患者的100%)成功植入自膨胀支架;41名患者 (占总NIR患者数的93%)成功植入NIR支架。两组病变长度值均相似(26.6 mm±6.9 mm vs 28.7 mm±9.8 mm;p=0.2),但自膨胀支架的平均长度要大于NIR支架(41.6 mm±18.8 mm vs 35.4 mm±16.2 mm;p=0.05)。两组患者在6个月随访时的主要事件率无显著差异(表37-6)。NIR支架患者的血管造影再狭窄较低,但并没有达到统计差异(26% vs 46%,p=0.1)。且两组靶病变的再血管化率无明显差异(7.9% vs 7.7%,p=0.8)。

自膨胀支架和球囊扩张支架的机械及动力学特点不同。近日,Konig等人通过使用定量冠状动脉造影(QCA) 及IVUS分析了不同的支架样式对血管壁的冲击[13]。他们将wallstent和palmaz-schatz支架进行了对比, 在50例患者 (25名wallstent患者及25名palmaz-schatz患者) 的支架处和参照部分进行了一系列的测量, 包括对两种支架样式的每种参数相对变化的测

表 37-5 Williams 等人研究所得住院中和临床追踪并发症

总例数	157
手术成功率	155%(99%)
支架血栓	6(4)
Re-PTCA	3(2)
ECABG	2(1)
死亡	4(3)
非 Q 波 MI	1(0.6)
抗凝治疗(n=64)	4(6)
抗血小板治疗(n=93)	2(2)
追踪(n=146)	135%(92%)
死亡	2(1.4)
MI	2(1.4)
PTCA	32(22)
血管成形术	17(11)
旋磨术	15(10)
CABG	6(4)
TLR	38(26)
无事件生存率	108(74)

引自:Williams TL, thomes MR, Robinson NM 等人, 应用长冠脉 wallstent 支架后血管成形和临床再狭窄。Catheter Caidiorasc Znterv 1999, 48:287-293

表 37-6 Nageh 病人研究中住院和随访主要不良心脏事件率

	NIE(n=44)	Wallstent(n=41)
术前事件		
暂时 AVC	1(2.3%)	0
永久 AVC	0	1(2.4%)
30 天		
死亡	0	0
再次 PTCA	0	0
CABG	0	0
QWMI	1(2.3%)	2(4.8%)
6 个月		
死亡	0	0
再次 PTCA	1(2.6%)	0
CABG	2(5.3%)	3(5.9%)
QWMI	2(5.3%)	2(5.1%)

引自:Nageh T, de belden AJ, Thomas MR, 等人。关于 NIR 与 wallstent 支架在长冠状动脉病变血管成形术中内皮重建的随机试验比较:RENEWAL 研究结果。Am Heart J 2001;141(6):971-976

量。测量显示，wallstent患者的内腔净收益没有明显高于后者(1.63 mm±1.11 mm对1.44 mm±0.63 mm；p=NS)。各自的损失指数也没有明显差异(0.38±0.42 vs 0.36±0.23，p=NS)。Wallstent组出现介入后支架扩张及血管重塑。而两种支架样式对管壁参照部分没有影响。

Radius支架

Radius支架是一种多段，锯齿形支架，以镍钛合金制成的柔软带孔管状结构。它以温度记忆功能自我膨胀[14]。一旦在其膨胀直径予以高温。支架将因金属的超弹性压缩至很小的直径并束缚在导管中。当支架被释出后，又扩张到记忆的直径大小。当支架置于人体温度时，它的实际直径要比规定直径长0.75 mm。radius支架在鞘管内由金属丝牵引，在完全膨胀后缩短小于5%。与wallstent相似，radius支架直径应比最大参考血管直径大20%(图37-3)。radius支架没有机械回缩，且防辐射性比wallstent要小。Radius支架的缺陷在于对侧支使用受限。最早对于radius支架的试验是在动物身上进

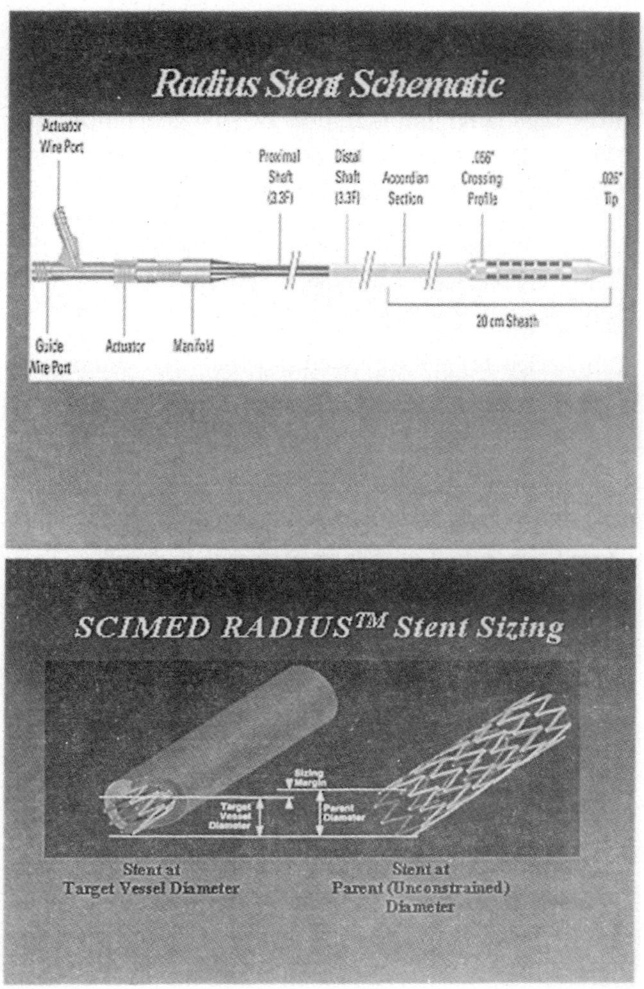

图 37-3 Radius 支架图解与定型

表 37-7 Scimed Raolius 支架技术指标

材料成分	镍钛合金
防辐射性	中等
MRI	安全
金属表面积(扩张状态)	20%
机械回缩	0%
柔软性	高
主体设计	方格
主体厚度	0.11 mm(0.0045 in)
剖面(未膨胀)	1.55 mm(0.061 in)
膨胀时回缩比例	<3%
标准直径(LD)	3.0，3.5，4.0 mm
推荐靶血管直径	2.75~4.25 mm
可用长度	14，20，31 mm
自动直径	0.75 mm>LD

表 37-8 Radius 支架输送系统

展开机制	自膨胀
是否需要输送导管预先包埋	是
是否有保护鞘	是
最小指引导管内径	1.83 mm(0.72 in)
防辐射标记	束缚支架两端
是否需要进一步球囊扩张	是
插入后再调节性	出色
定型直径	0.5~1.0 cm>靶血管

行的[15,16]，随后才有人体试验[17~20]。表37-7和表37-8展示的是radius支架的技术特性及输送系统详细信息。

由于镍独特的热学性质——能够在预定温度自我膨胀，因此最初多采用镍制支架。理论上，这种支架能够降低由第一代自膨胀支架植入后持续径向力引发的慢性刺激，而以往的自膨胀支架会因其持续自我膨胀而引发内膜增生和晚期管腔狭窄。首例使用radius支架的临床前瞻试验是ESSEX试验[17]。在试验中，全部103名病人中总体的再狭窄比例仅为21%，而BENESTENT试验(Palmaz-Schatz支架)的再狭窄比例为22%[2]。自膨胀支架的优势逐渐显现出来。在ESSEX试验中，支架体积增大及内膜增生均会引起高压膨胀(>120 atm)。这种现象与最初膨胀引起的血管壁反作用增大，持续自我膨胀时引起的持续刺激，及后扩引起的膨胀高压有关[18]。ESSEX试验为非随机试验，且未将radius支架与传统的球囊扩张支架相对比[17]。

日本也进行了radius支架试验[19]。在104名稳定心绞痛患者成功植入了radius支架。在随后6个月的随访中，2名患者接受靶血管的再血管化（TVR)，1名患者

出现脑出血症状。92名患者血管造影结果显示17%的患者出现再狭窄。值得注意的是此试验排除了复杂的解剖病变(血管扭曲、完全阻塞、可见血栓、长病变、开口及分叉病变),该前提在很大程度上成为此试验100%成功率的重要原因[19]。

SCORES试验是一个大规模、多中心的随机支架再狭窄比较试验[20]。在SCORES试验中,Goldberg等人将radius自膨胀支架与palmaz-schatz球囊扩张支架在自体冠脉植入的功效方面进行了对比。他们随机选择1 096名患有新生或再狭窄损伤的患者接受radius支架植入(545名)和palmaz-schats支架植入(551名)。在试验后第一个月及第九个月时,两组病人死亡,MI,冠脉旁路移植(CABG)和再介入等心脏事件的发病率相似,分别是2.9% vs 3.1%,及19.3% vs 20.1%。在250名接受血管造影的亚组中,两组病人的二次再狭窄率(24.2% vs 18.7%,p=0.30)、晚期损失(0.98 vs 0.94,p=0.60),损伤指数(0.55 vs 0.55,p=0.95)也基本相同[20]。接受IVUS的62例亚组中,接受radius支架的患者其边缘撕裂的发生率有偏低的倾向(6% vs 23%,p=0.06)。随后的IVUS分析结果显示,radius支架患者的最小支架面积在术后第六个月时增加到了33%,而palmaz-schatz患者并没有变化。相应地,radius支架患者的内膜增生程度也较palmaz-schatz患者高(3.1 mm^2±2.0 mm^2 vs 1.7 mm^2±1.7 mm^2)。将接受radius支架植入患者按其后扩压分为中低压(小于12 atm)、中高压(12~16 atm)和高压(大于16 atm)时发现,中低后扩压患者的再狭窄概率要远低于其他患者,中高后扩压患者的再狭窄率居中。而接受palmaz-schatz支架的患者在此方面无差别(图37-4)。图37-5为植入radius支架的范例。

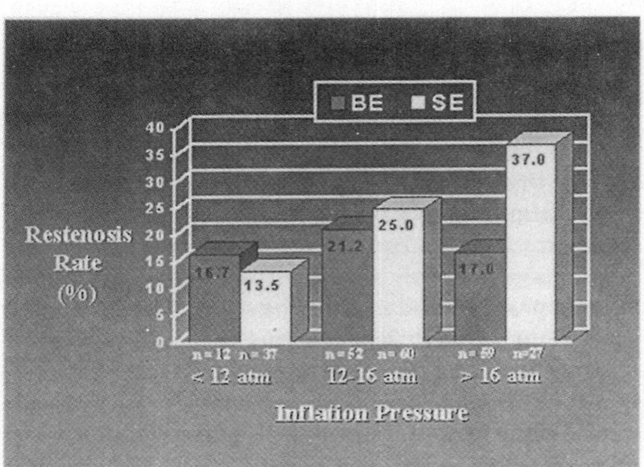

图 37-4 Scores 研究扩张后膨胀后与再狭窄率的关系。BE:球囊扩张 Palmaz-Schatz 支架;SE:自膨胀 Radins 支架

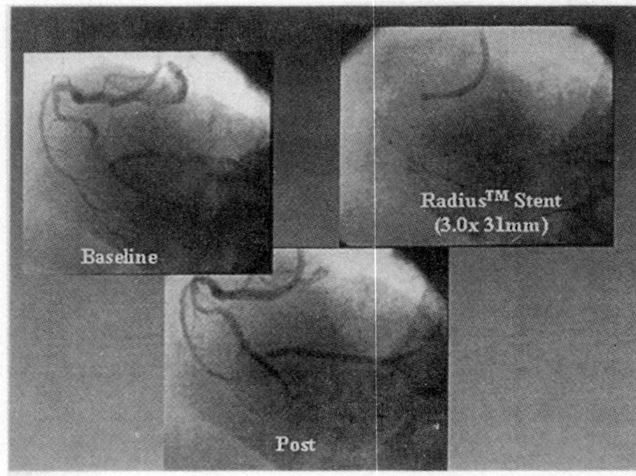

图 37-5 Radius 支架植入(由 Dr. Sheldon Goldberg 授权。)

球囊扩张支架随其长度增长而逐渐增压来确保其达到合适位置。自膨胀支架的多段设计使其需通过每段的自扩张来撑起管壁。自膨胀支架也可使用短球囊进行后扩,但须球囊准确放置在病变挤压的那段支架上,非病变的支架段不需后扩张。这种技术可能减小管壁创伤及边缘撕裂。但SCORES试验并没有广泛采用这种技术。在自膨胀支架中进行低强度的后扩可使支架植入过程中对管壁的损伤减少,从而减少再狭窄的发生率。

虽然达到较大的术后管腔强烈预示着球囊扩张支架的长期开放,而对自膨胀支架则未必如此[21]。膨胀压增大及球囊直径增大带来的过度血管损伤所导致的晚期损失大于即刻收益。当医生使用自膨胀支架时,应允许较球囊扩张支架欠佳的即刻结果以等待其慢性扩张和良性重塑,从而达到较大的管腔。相反的,对管壁的持续径向压力会加剧内膜增生而抵消长期收益。SCORES试验的局限性在于该试验是在自膨胀支架植入技术革新之前进行的[20]。而可全面发挥radius支架特性的理想的植入技术还有待进一步研究。

非植入支架血管的冠脉再狭窄是由内膜增生、病理重塑以及血管收缩造成的[22~23]。在病变部位植入支架坚硬的金属面可防止血管收缩,但也会强烈刺激形成内膜增生[24~25]。动物试验表明动脉的内膜增生的绝对面积和病变面积成正比[26~28]。支架在高压下扩张时会在支架植入部位的管壁处和在非支架植入部位的边缘产生即刻创伤,造成三分之一的球囊扩张支架患者患有TVR[29~31]。自膨胀支架植入时造成的创伤与传统球囊扩张支架的创伤形状和时限方面均不同。理论上说,自膨胀球囊的体积从基线逐渐增长的性能允许其在更低的压力下被植入。而支架植入时创伤越小,其内膜增生的面积越小。另一方面，自膨胀支架对管壁的慢性刺激与球囊扩张支架植入时对管壁的直接刺激相比有生物学上的区别。

SCORES试验的IVUS亚研究，支架与支架超声重构评估(ASSVRE)试验对自膨胀radius支架的在体内的功能做了研究。研究重点放在了支架植入后整个病变部位的继发管壁反应[32]。试验随机选择了32名radius支架患者与30名palmaz-schatz支架患者共62人，对其进行了支架植入后6个月的IVUS检查。随访显示，radius支架的绝对体积增长了23.6%，而palmaz-schatz支架体积保持不变(图37-6)。radius支架的内膜增生面积也比后者大($3.0\ mm^2 \pm 1.7\ mm^2$ vs $1.9\ mm^2 \pm 1.2\ mm^2$，$p=0.02$)，但两者的净晚期管腔损失没有明显差异。而支架边缘分析显示radius支架的平均晚期管腔损失要显著小于palmaz-schatz支架患者($0.1\ mm^2 \pm 2.1\ mm^2$ vs $1.9\ mm^2 \pm 2.4\ mm^2$，$p=0.02$)[32]。很多IVUS均显示radius支架在支架植入后体积仍会不断增大(图37-7)。

ASSURE试验的临床数据显示慢性膨胀压会加剧Radius支架的内膜增生，对动物实验和临床试验差异的一种解释是支架植入前潜在的斑块负荷量、形态、分布的差异导致了继发内腔增生的差异。大斑块负荷的慢性扩张可能强烈刺激内膜增生，然而因为其潜在效果将被支架持续扩张抵消，将不会表现为radius支架的临床缺陷。考虑到自膨胀支架的这种特性，在植入支架时应尽量避免不必要的植入高压后膨胀，以防引起

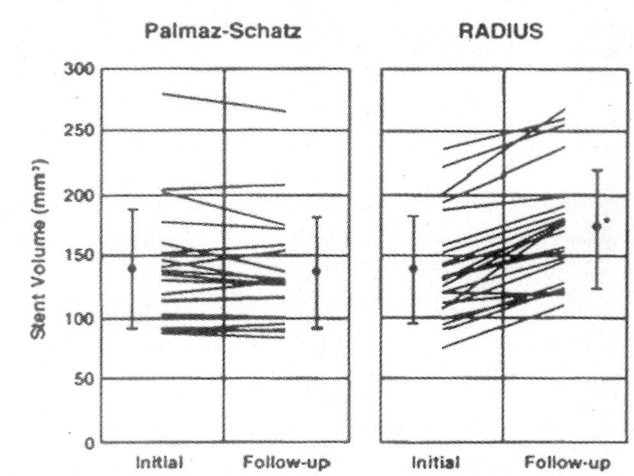

图 37-6　ASSURE 研究 Radius 支架和 Palmaz-Schatz 支架随访 6 个月的支架体积变化(Peproduced with permiision from Kobayashi Y, Honda Y, Christie GL, et al. Long-term vessel response to a self-expanding coronary stent: a serial volumetric intravascular ultrasound analysis from the ASSURE Trial. A Stent vs. Stent Ultrasound Remodeling Evaluation. J Am Coll Cardiol 2001;37:1329-1334.)

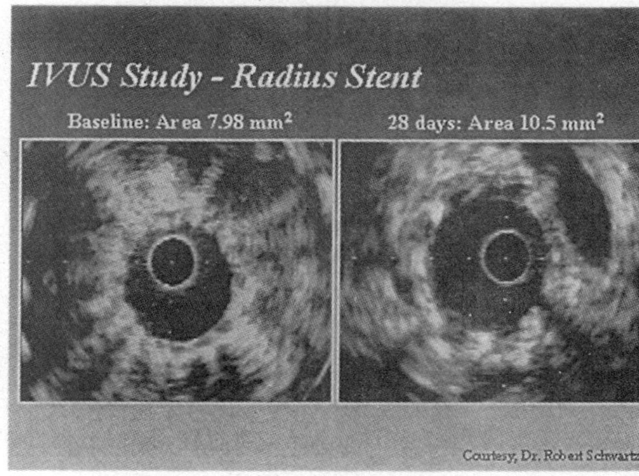

图 37-7　IVUS 研究，28 天随访时 Radius 支架

管壁创伤和继发的内膜增生。该支架的理想管壁和病变亚型及植入技术还有待进一步研究。

一些球囊扩张支架的试验关注于研究支架边缘的加速再狭窄。支架边缘区域处于坚硬的金属边缘和柔软的管壁之间的急剧转变带。因为球囊的长度经常可超过支架边缘，高压膨胀很容易对支架边缘几毫米的范围造成创伤。在ASSURE试验中，内膜增生和管壁收缩共同造成palmaz-schatz支架边缘的晚期损失。而radius支架的逐渐扩张的支架边缘将边缘管壁收缩降到最小，从而使得在6个月随访中管腔净损失也更小。

冠脉CardioCoil支架

冠脉CardioCoil是一种两极自膨胀镍制合金盘绕式支架，两端有球形结构，缝合缠绕在导管内，通过导丝释放(图37-8)。最初的支架在1989年设计，用于泌尿学。1992年，在外周血管内进行了首次人体植入；1993年，在人体和犬类冠脉循环内植入[33,34]。而CardioCoil的急慢性功效最早是在猪冠脉植入中研究的[35]。Hong等人在12头猪的冠脉内成功无BA植入23枚支架，但12头猪在6个月后相继死亡。3例较小的支架被植入到相近部位，且1例较大支架的植入造成亚急性血栓。有证据显示支架会随时间推移持续膨胀(展开后即刻直径为2.85 mm±0.78 mm，随后为3.24 mm±0.97 mm)，且大部分支架主体在6月内包埋入外膜。再内皮化开始于植入后1周并在8周内完成。该研究显示了CardioCoil支架植入的安全性及有效性，和其细致适宜类型的重要性[35]。

在最初对CardioCoil支架的欧洲经验中，Beyer等人通过对76位血管成形术效果欠佳或剥脱的患者进行补救，植入了102枚支架[36]。其中较短的病变占41%

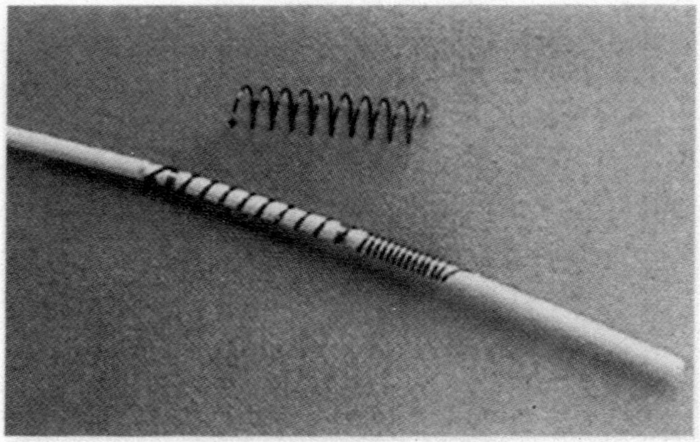

图 37-8 Cardiocoil 支架,显示镍钛合金支架束缚于输送导管,注意支架在输送导管上紧密缠绕,远端缠绕紧密而近端疏松。标记显示了支架最终位置。释放后,支架自膨胀至其正常直径和长度。

(小于10 mm),管状病变占37%(10~20 mm),弥散病变占22%(大于20 mm)。在能贯通病变的病例中所有支架植入均成功。在支架未能贯通病变的病例(3例),支架被成功移除。4例发生了包括亚急性血栓在内的并发症(5.3%)。血管造影分析显示支架同时通过内在自膨胀特性和展开后球囊辅助两种机制扩张。该研究中,CaidioCoil支架提供了对血管壁的适宜支撑力,且避免了急性回缩和对血管壁的黏性剥脱。亚急性血栓发生率相对较高, 这可能是由于复杂病变比例高,且支架植入后抗血小板治疗方案不同[36]。

Roguin等人通过对64位BA效果欠佳的患者植入86枚支架,评估了CardioCoil支架的远期效用[37]。所有患者被临床追踪了1年, 其中72%接受了血管造影复查。大多数(55%)病变为B2或C级。支架展开后,最小管腔直径(MLD)为2.63 mm±0.48 mm。平均8个月时血管造影复查显示MLD为2.15 mm±0.80 mm (晚期管腔损失0.81 mm±0.69 mm),且平均支架直径膨胀至3.58 mm±0.48 mm(自膨胀晚期管腔增加0.62 mm±0.55 mm)。膨胀的限度与晚期管腔损失负相关(p<01)。1年时,无事件生存率为80%(51例/64例);3例接受CABG;2例患 MI;9例接受再次血管成形术。在单一病变(小于15 mm)仅应用1枚支架亚组,21例中18例(86%)无重要事件发生[37]。

自膨胀镍钛记忆合金支架只要处于比其预先设计长度短的情况,就会持续提供轻度的径向力。由于支架直径大于冠脉直径,径向力会持续存在直至支架膨胀至其正常直径。在一个猪模型研究中,Hong等人发现镍钛合金冠脉支架会持续膨胀4周至6个月。有趣的是,随支架膨胀,它会锯齿形切割中膜并导致血管损伤部位损伤进展。然而,虽然有此慢性损伤力,可观测到的内膜增生反应很轻微。支架在病变人类冠脉中持续膨胀, 比在研究用健康猪冠脉中要困难并增厚。另外,该研究的晚期管腔损失(0.81 mm±0.69 mm)比BENESTENI(0.65 mm±0.57 mm)或STRESS(0.74 mm±0.58 mm)报道的轻度增高。如报道所言,晚期管腔损失和管腔增加有反相关性,那么长期支架膨胀可能对冠脉腔有保护作用。因此,Hong等人的研究提示自膨胀支架对远期冠脉扩张有潜在益处[38]。

Symbiot带膜支架

Symbiot支架是一种新型的自膨胀镍钛合金支架,它被两层极薄(16 μm)的聚四氟乙烯(ePTFE)管包裹于其间(图37-9)。它的出现降低了远端栓塞形成率和再狭窄率,并促进了SVC介入。其适用的血管直径为3.5~5.5 mm,可用长度为20 mm,31 mm和45 mm。该支架展开后仅有很小的缩短。图37-10显示了Symbiot支架的展开技术和其展开时对远端栓塞的潜在保护作用。

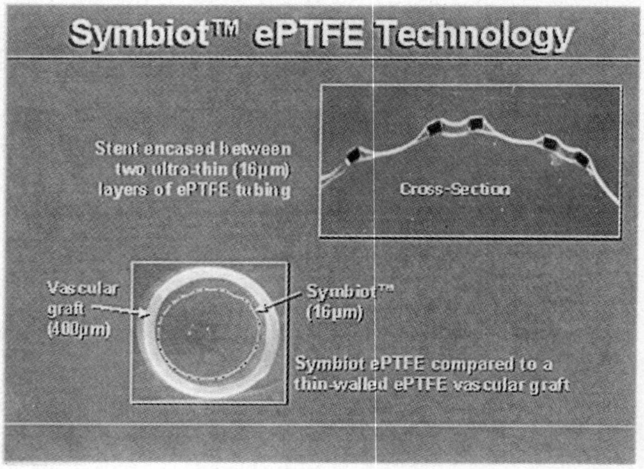

图 37-9 Symbiot 带膜支架 (Reprouced with permission from Leon MB. The symbiot covered stent:device design and clinical trial status. Presented at the Annual Scientific Session of Transcatheter Cardiovascular Therapeutics, 2002, Washington, DC.)

第一个评估Symbiot支架临床可行性的研究是SYMBIOT-Ⅰ研究[39]。这是个小型的研究,选取了25位患SVG疾病的患者并得到了良好的结果。住院中、出院后1个月和6个月的临床事件发生率见表37-9。

SYMBIOT-Ⅱ研究[39]是一个国际多中心、前瞻性、非随机临床研究,选取了77位患者。首要研究终点是术后30天主要不良冠脉事件(MACE)。次要终点包括植入6个月后再狭窄和靶血管失败(TVF)。首要和次要终点是经Symbiot支架和Wallstent WINS研究所得结果比较后确定。

在SYMBIOT-Ⅱ研究中,靶病变为单发(≤35 mm)、

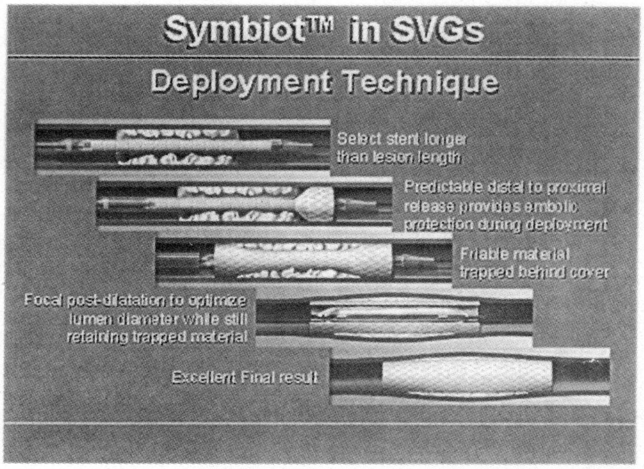

图 37-10　上腔静脉综合征中 Symbiot 展开技术。(Reproduced with permission from Leon MB. The symbiot covered stent: device design and clinical trial status. Presented at the Annual Scientific Session of Transcatheter Cardiovascular Therapeutics, 2002, Washington, DC.)

表 37-9　SYMBIOT-Ⅰ研究主要临床事件

事件	住院中	30 天	6 个月
任何 MACE	12%(3)	16%(4)	33%(6)
死亡	0	0	0
Q 波梗死	4%(1)	4%(1)	13%(2)
非 Q 波梗死	8%(2)	12%(3)	19%(3)
CABG	0	0	0
介入	4%(1)	8%(2)	19%(3)
支架闭合	4%(1)	4%(1)	6%(1)

注：对于所有事件，患者可能被计数 1 次以上，对于“任何 MACE”，患者仅被计数 1 次。

新发或再狭窄，参考血管直径为3.5~5.5 mm。4位患者术后3 d发生了MACE。这个发生于Symbiot支架的概率比WINS研究所得的发生于Wallstent支架的显著降低，为5.2% vs 13.5%(表37-10)。而且，这些结果比SAFER研究报道的MACE率要好——SAFER研究中患者在有或没有保护措施下接受了SVG支架。(MACE：无远端保护16.5%/使用导丝时有远端球囊保护9.6%)。在SYMBIOT-Ⅱ研究中，6个月中血管成形术再狭窄率7%，TVF14%(表37-11)。

SYMBIOT-Ⅱ研究显示使用Symbiot带膜支架治疗新发和再狭窄SVG是安全有效的。无术后无复流(0)和30天MACE低发生率(5.2%)显示Symbiot自膨胀展开可能会将与斑块栓塞和其他并发症相关的MACE发生降至最低。较低的血管成形再狭窄率(7%)和TVF率(14%)显示Symbiot支架可能会促进手术较困难人群的血管开通和远期临床预后。

表 37-10 SYMBIOT-Ⅱ和 WINS 研究临床事件比较
SYMBIOT-Ⅱ 30 天 MACE

	Symbiot™	Wallstent ™	*p* 值
MACE	5.2%	13.5%	<0.0001
死亡	0%	1.7%	
MI			
Q 波	0%	2.8%	
非 Q 波	3.9%	8.3%	
CABG	0%	N/A	
TVR	2.6%	3.1%	
(一些患者有大于 1 种事件)			

引自：Leon MB。Symbiot 带膜支架：设计和临床试验状况。Concurrent Session TCT, 2002

表 37-11　SYMBIOT-Ⅱ研究结果
SYMBIOT-Ⅱ研究结果——有益

	Symbiot™	Wallstent ™	*p* 值
6 个月			
MLD, 支架内(mm)	3.0%	N/A	
MLD, 损伤(mm)	2.7%	1.9%	<0.0001
%DS, 支架内	15%	N/A	
%DS, 损伤	25%	46%	<0.0001
再狭窄，支架内	5%	N/A	
再狭窄，损伤	7%	36%	<0.0001
TVF	14%	29%	0.0082
MLD 改变(mm)			
近期增加	1.8%	1.7%	NS
远期损失	0.3%	1.1%	<0.0001
净增加	1.6%	0.5%	<0.0001

引自：Leon MB。Symbiot 带膜支架：设计和临床试验状况。Concurrent Session TCT, 2002

目前，SYMBIOT-Ⅲ研究正在进行，该研究将比较Symbiot支架(200例)和常规金属支架(自膨胀或球囊膨胀[200例])。

IGAKI-TAMAI支架

Igaki-Tamai支架是一种由多聚左旋乳酸(PLLA)制成的生物降解支架，降解期为12~18个月。该支架为锯齿螺旋线圈结构，厚度为0.17 mm(0.007 in)，其长度为12 mm，表面积为24%，多由球囊扩张展开，也有自膨胀能力(图37-11)。

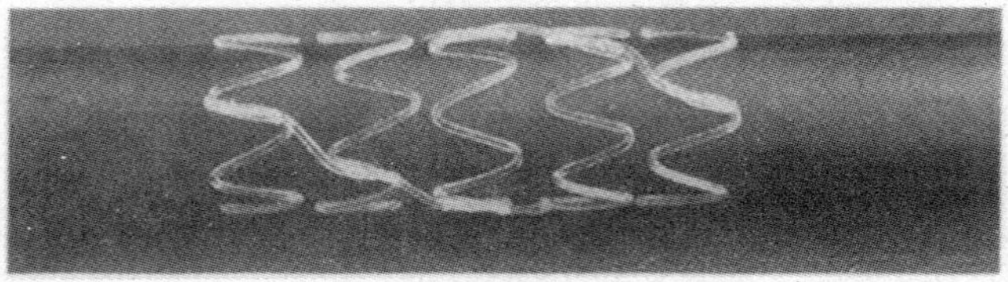

图 37-11　Igaki-tamai 支架

该支架为预先包埋的球囊扩张 PLLA 支架，也有自膨胀能力（Reproduced with permission from Tamai H, Igaki K, Kyo E, et al. Initial and 6-month results of biodegradable poly-I-Iacti cacid coronary stents in humans. Circulation 2000;102:399-404.）

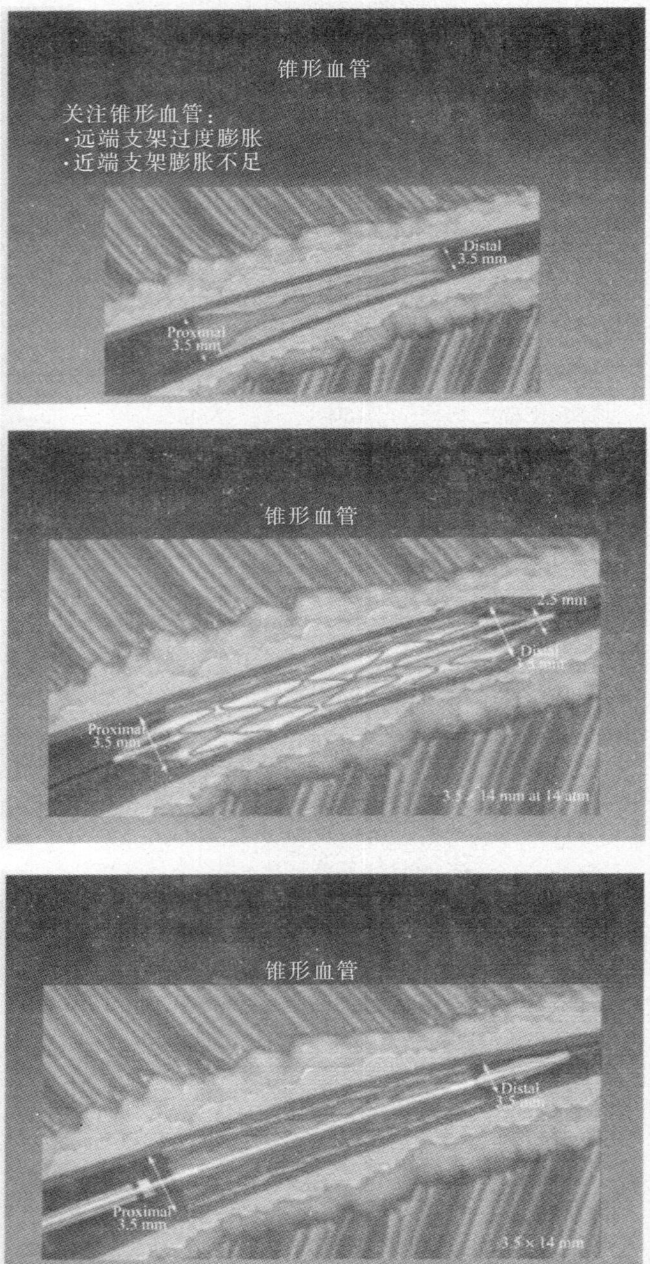

图 37-12　锥形血管中的支架：球囊扩张支架与自膨胀支架比较

通过对15位冠状动脉狭窄患者研究，Tamai等人评估了Igaki-Tamai支架的可行性、安全性和有效性[41]。25个支架被成功植入于19个病变中，所有成功均经血管造影证实。30天内无支架血栓或MACE发生。术后1天、3个月和6个月进行了冠状动脉造影和IVUS检查。血管造影再狭窄率和靶病变血运重建率为10.5%。IVUS显示术后1天无显著支架回缩，随后可见支架膨胀。术后6个月无死亡或MI发生[41]。在一个小型研究中，酪氨酸激酶抑制剂涂层的Igaki-Tamai支架被植入猪冠脉，可见再狭窄发生率减低[42]。

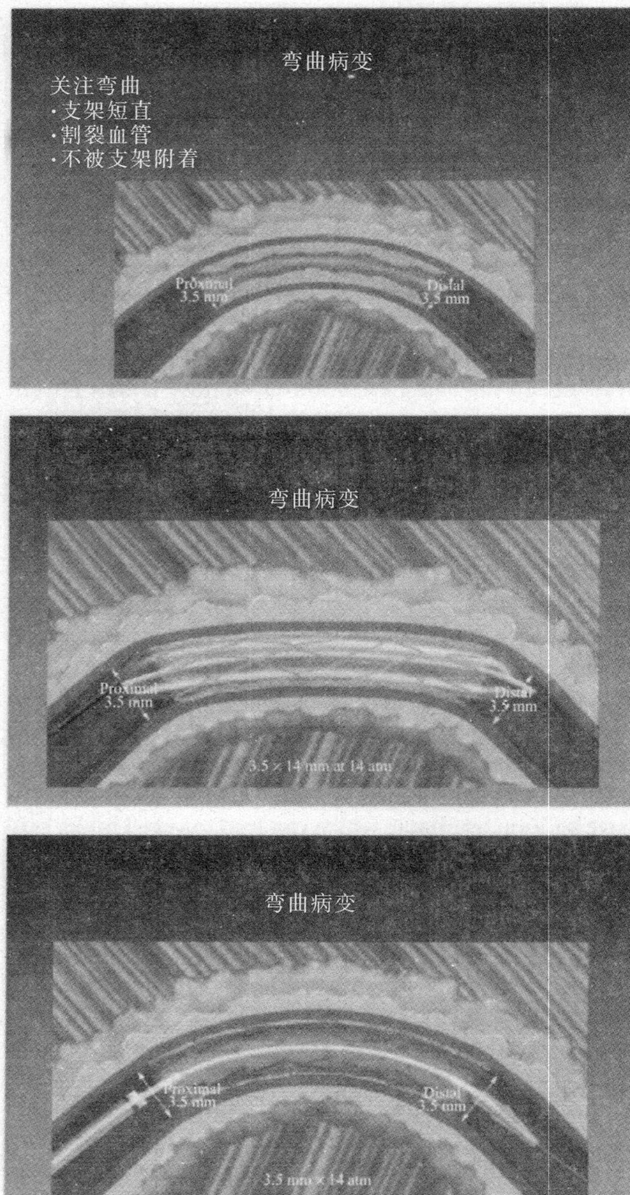

图 37-13 弯曲病变中的支架：球囊扩张支架与自膨胀支架比较

结论

在介入导管室中准备多种支架的好处之一是可为不同冠脉解剖结构的个体选择专门的合适支架。更好地理解病变–支架接触面复杂的相互影响关系可进一步降低增生和临床再狭窄，因为增生和再狭窄并不仅仅与病变长度和复杂性相关，也显著地受支架设计的影响。

球囊扩张支架有多种缺点。它需要较高的球囊膨胀压，在锥形部位的过度膨胀（支架近端或远端）有边缘剥离的风险，而近端支架膨胀不足有对血管壁附着不良的风险。而且，球囊扩张支架有球囊突起，这会导致支架区域外的血管损伤。

许多因素导致了自膨胀支架的临床需求。它展开压力低，很少发生边缘撕裂，在极紧密部位可在支架植入后选择球囊后扩张。此外，自膨胀支架有出色的附着性、一致的膨胀性和同样的血管覆盖面。这些特征使这些支架有更好的药物洗脱平台。特别值得一提的是，自膨胀支架对压迫的抗性使其尤其适用于扭曲、锥形血管、弯曲病变、SVGs和消融病变的介入治疗（图37–12和37–13）。

自膨胀支架的缺点包括不能过于精确放置于开口和分叉病变处，且不能过度扩张至超过其自由膨胀直径。

仍需更进一步研究确定的是最适的支架展开技术、涂层自膨胀支架的临床应用和成为更好的药物洗脱平台的潜力。

（韩　姗　丛洪良　译）

参考文献

1. Arjomand H, Turi ZG, McCormick D, et al. Percutaneous coronary intervention: Historical perspectives, current standards, and future directions. *Am Heart J* 2003;147:787–798.
2. Serruys PW, de Jaegere P, Kiemeney F, et al. A comparison of balloon expandable stent implantation with balloon angioplasty in patients with coronary artery disease. *N Engl J Med* 1994;331:489–495.
3. Fishman DL, Leon MB, Baim DS, et al. A randomized comparison of coronary stent placement and balloon angioplasty in the treatment of coronary artery disease. *N Engl J Med* 1994;331:496–501.
4. Rousseau H, Puel J, Joffre F, et al. Self-expanding endovascular prosthesis: an experimental study. *Radiology* 1987;164:709–714.
5. Puel J, Joffre F, Rousseau H, et al. Endo-protheses coronariennes auto-expansives dans la prevention des restenoses après angioplastie transluminale. *Arch Mal Coeur* 1987;8:1311–1312.
6. Serruys PW, Strauss BH, Beatt KJ, et al. Angiographic follow-up after placement of a self-expanding coronary artery stent. *N Engl J Med* 1991;324:13–17.
7. Sigwart U, Puel J, Mirkovich V, et al. Intravascular stent to prevent occlusion and restenosis after transluminal angioplasty. *N Engl J Med* 1987;316:701–706.
8. Strauss BH, Serruys PW, Bertrand ME, et al. Quantitative angiographic follow-up of the coronary Wallstent in native vessels and bypass grafts (European experience March 1986–March 1990). *Am J Cardiol* 1992;69:475–481.
9. Goy JJ, Sigwart U, Vogt P, et al. Long-term follow-up of the first 56 patients treated with intra-coronary self-expanding stents (The Lausanne experience). *Am J Cardiol* 1991;67:569–572.
10. Ozaki Y, Keene D, Ruygrok P, et al. Six-month clinical and angiographic outcome of the new less shortening Wallstent in stent coronary arteries. *Circulation* 1996;93:2114–2120.
11. Williams IL, Thomas MR, Robinson NM, et al. Angiographic and clinical restenosis following the use of long coronary Wallstents. *Catheter Cardiovasc Interv* 1999;48:287–293.
12. Nageh T, de Belden AJ, Thomas MR, et al. A randomized trial of endoluminal reconstruction comparing the NIR stent and the Wallstent in angioplasty of long segment coronary disease: results of the RENEWAL study. *Am Heart J* 2001;141(6):971–976.
13. König A, Schiele TM, Rieber J, et al. Stent design-related coronary artery remodeling and patterns of neointima formation following self-expanding and balloon-expandable stent implantation. *Catheter Cardiovasc Interv* 2002;56:478–486.
14. Cragg A, Lund G, Rysavy J, et al. Nonsurgical placement of arterial endoprostheses: a new technique using nitinol wire. *Radiology* 1983;147:261–263.
15. Cragg AH, DeJong SC, Barnhart WH, et al. Nitinol intravascular stent: results of preclinical evaluation. *Radiology* 1993;189:775–778.
16. Grenadier E, Shofti R, Beyar M, et al. Self-expandable and highly flexible nitinol stent: immediate and long-term results in dog. *Am Heart J* 1994;128:870–878.
17. Kay P, Sabate M, Van Langenhove G, et al. The ESSEX Study (European Scimed Stent Experience). *Catheter Cardiovasc Interv* 2000;50:419–425.
18. Farb A, Sangiorgi G, Carter AJ, et al. Pathology of acute and chronic coronary stenting in humans. *Circulation* 1999;99:44–52.
19. Hirayama A, Kodama K, Adachi T, et al. Angiographic and clinical outcome of a new self-expanding intracoronary stent (Radius): results from multicenter experience in Japan. *Catheter Cardiovasc Interv* 2000;49:401–407.
20. Han RO, Schwartz RS, Kobayashi Y, et al. Comparison of self-expanding and balloon-expandable stents for the reduction of restenosis. *Am J Cardiol* 2001:88:253–259.
21. Kastrati A, Schomig A, Elezi S, et al. Predictive factors of restenosis after coronary stent placement. *J Am Coll Cardiol* 1997;30:1428–1436.
22. Lafont A, Guzman LA, Whitlow PL, et al. Restenosis after experimental angioplasty: intimal, medial and adventitial changes associated with constrictive remodeling. *Circ Res* 1995;76:996–1002.
23. Mintz GS, Popma JJ, Pichard AD, et al. Arterial remodeling after coronary angioplasty: a serial intravascular ultrasound study. *Circulation* 1996;94:35–43.
24. Karas SP, Gravanis MB, Santoian EC, et al. Coronary intimal proliferation after balloon injury and stenting in swine: an animal model of restenosis. *J Am Coll Cardiol* 1992;20:467–474.
25. Rogers C, Karnovsky MJ, Edelman ER. Inhibition of experimental neointimal hyperplasia and thrombosis depends on the type of vascular injury and the site of drug administration. *Circulation* 1993;88:1215–1221.
26. Sarembock IJ, LaVeau PJ, Sigal SL, et al. Influence of inflation pressure and balloon size on the development of intimal hyperplasia after balloon angioplasty: a study in the atherosclerotic rabbit. *Circulation* 1989;80:1029–1040.
27. Indolfi C, Esposito G, Di Lorenzo E, et al. Smooth muscle cell proliferation is proportional to the degree of balloon injury in a rat model of angioplasty. *Circulation* 1995;92:1230–1235.
28. Schwartz RS, Huber KC, Murphy JG, et al. restenosis and the proportional neointimal response to coronary artery injury: results in a porcine model. *J Am Coll Cardiol* 1992;19:267–274.
29. Mudra H, Regar E, Klauss V, et al. Serial follow-up after optimized ultrasound-guided deployment of Palmaz-Schatz stents: in-stent neointimal proliferation without significant reference segment response. *Circulation* 1997;95:363–370.
30. Mehran M, Dangas G, Abizaid AS, et al. Angiographic patterns of in-stent restenosis: classification and implications for long-term

outcome. *Circulation* 1999;100:1872–1878.
31. Hoffmann R, Mintz GS, Dussaillant GR, et al. Patterns and mechanisms of in-stent restenosis: a serial intravascular ultrasound study. *Circulation* 1996;94:1247–1254.
32. Kobayashi Y, Honda Y, Christie GL, et al. Long-term vessel response to a self-expanding coronary stent: a serial volumetric intravascular ultrasound analysis from the ASSURE Trial. A Stent vs. Stent Ultrasound Remodeling Evaluation. *J Am Coll Cardiol* 2001;37:1329–1334.
33. Beyar R, Henry M, Shofti R, et al. Self-expandable nitinol stent for cardiovascular applications: canine and human experience. *Cathet Cardiovasc Diagn* 1994;32:162–170.
34. Grenadier E, Shofti S, Beyar M, et al. Self-expandable hyper-elastic nitinol stent: immediate and long-term result in dogs. *Am Heart J* 1994;128:870–878.
35. Hong MK, Beyar R, Kornowski R, et al. Acute and chronic effects of self-expanding nitinol stents in porcine coronary arteries. *Coron Artery Dis* 1997;81:45–48.
36. Beyar R, Roguin A. European experience with the self-expanding nitinol coil: pilot phase evaluation in cardiovascular applications. *J Invasive Cardiol* 1997;92:88–95.
37. Roguin A, Grenadier E, Linn S, et al. Continued expansion of the nitinol self-expanding coronary stent: angiographic analysis and 1-year clinical follow-up. *Am Heart J* 1999;1382:326–333.
38. Hong MK, Beyar R, Kornowski R, et al. Gradually self-expanding CardioCoil nitinol stents elicit reduced neointimal responses to deep wall injury. *J Am Coll Cardiol* 1997;29:313A (abst.).
39. Leon MB. The Symbiot covered stent: device design and clinical trial status. Concurrent Session Transcatheter Cardiovascular Therapeutics (TCT), 2002.
40. Baim DS, Wahr D, George B, et al. Randomized trial of a distal embolic protection device during percutaneous intervention of saphenous vein aorto-coronary bypass grafts. *Circulation* 2002;105:1285–1290.
41. Tamai H, Igaki K, Kyo E, et al. Initial and 6-month results of biodegradable poly-l-lactic acid coronary stents in humans. *Circulation* 2000;102:399–404.
42. Yamawaki T, Shimokawa H, Kozai T, et al. Intramural delivery of a specific tyrosine kinase inhibitor with biodegradable stent suppresses the restenotic changes of the coronary artery in pigs in vivo. *J Am Coll Cardiol* 1998;32:780–786.

第38章　隐静脉桥疾病

John S.Douglas,Jr.　Michael P.Savage

在过去的30多年里，外科的冠状动脉再血管化手术每年成功地应用于大约500万病人，但导致了上百万人患有隐静脉桥(SVG)疾病。Andreas Gruntzig在早期的实践中认识到：缺血引起的SVG损害，经皮球囊血管造影术与其术后不良密切相关。这引导他进一步提出“经验表明我们是否应事先考虑从而消除这种损害”。至今，SVG损害仍是介入心脏病专家面临的最具挑战性问题。对于SVG损害的患者，手术过程与固有的冠脉介入治疗相比，往往是更复杂、更具高风险，并且更少产生长期获益。这些因素导致对疑难的病人决策是至关重要的。

隐静脉旁路移植的特异性和挑战性

与动脉硬化症有免疫应答的内乳动脉旁路移植相比，人们很早就认识到了SVG的缺点。然而，由于缺乏足够数量的动脉血管和繁杂的动脉解剖技术挑战，外科医生仍然严重的依赖于SVG。3种不同的病理学特点导致静脉旁路移植易于发生狭窄和闭塞、内膜增生、血栓症和动脉硬化症。介入专家遇到的病理学问题与患者自身条件及外科植入术时间长短密切相关。病史研究发现，大约7%的患者第一周发生SVGs的狭窄和(或)血栓形成的闭塞，15%~20%出现在第一年，在随后的6年里每年出现1%~2%，在以后的6~10年里每年出现4%。到第10年，仅有40%没有显著的狭窄[2-4]。隐静脉桥血管狭窄出现在SVGs术后的几年里，与技术问题和(或)内膜增生有关。但是手术后3~5年动脉硬化开始出现。支架动脉内壁的脂肪沉积特点是数量大、脆性大，它明显增加了与过程相关的动脉栓子所致心肌梗死(MI)风险。对于经皮和外科再血管化的手术步骤是确切的，人们难以准确地预测血管病理情况，基于对冠脉造影特点的评价以及冠脉造影中出现的各种形式静态斑块，有人提出对于陈旧的SVG中新生血栓的PCI治疗过程中，只要可能，需常规使用血栓保护策略的建议。冠状动脉支架区域在术后第一年受到动脉粥样硬化症及内皮增生的保护，而经皮治疗的SVG区域可能随着时间的推移持续进展再狭窄。在同一移植血管的其他区域也存在明显的进展趋势，因此导致心血管事件发生率升高。

权衡再血管化的利弊

SVG患者实行PCI治疗，主要因再次外科冠脉手术的风险和死亡率高，同时，对SVG患者使用球囊及金属裸支架操作中存在的风险及持久性差的问题理解不深。任何时候，首先应考虑固有冠脉的PCI治疗，而不是陈旧SVG疾患。这一问题可能涉及固有冠脉的慢性闭塞病变再血管化治疗。对于SVG疾患，首先考虑应用PCI治疗开通左前降支，其次再考虑外科手术，尤其是内乳动脉可以作为桥血管，因为LAD桥的效果往往决定患者的预后（图38-1）。对于复杂的SVG斑块、弥漫的SVG疾病以及外科手术效果好，而且可以接受手术风险的SVG患者，行PCI治疗是不合适的。在Emoy大学和Cleveband医院，5年间3%的患者施行二次外科冠脉再血管化手术。术后12~15年再手术率是12%。平均时间是11.5年再次行CABG手术[8-10]。通过使用动脉桥、复合降脂治疗和抗血小板可明显降低再次手术的发生率。Emory大学对3 500名第一次行CABG手术的患者进行随访，5年、10年、12年没有行PCI的分别是：0.98、0.88、0.78[9]。当Emory大学把2 613名CABG术后患者行PCI术结果与1 561名再次外科冠脉手术治疗结果进行比较发现，PCI的住院效果更佳，死亡率是(1.1% vs 6.9%，p<0.01)、Q波梗死（1.4% vs 5.4%，p<0.01）、卒中(0 vs 2.8%，p<0.27)、花费(8 500美元 vs 4 200美元，p<0.01)[11,12]。PCI术后长期死亡率相关系数包括射血分数、心衰、年龄、旁路移植治疗、糖尿病和外科手术

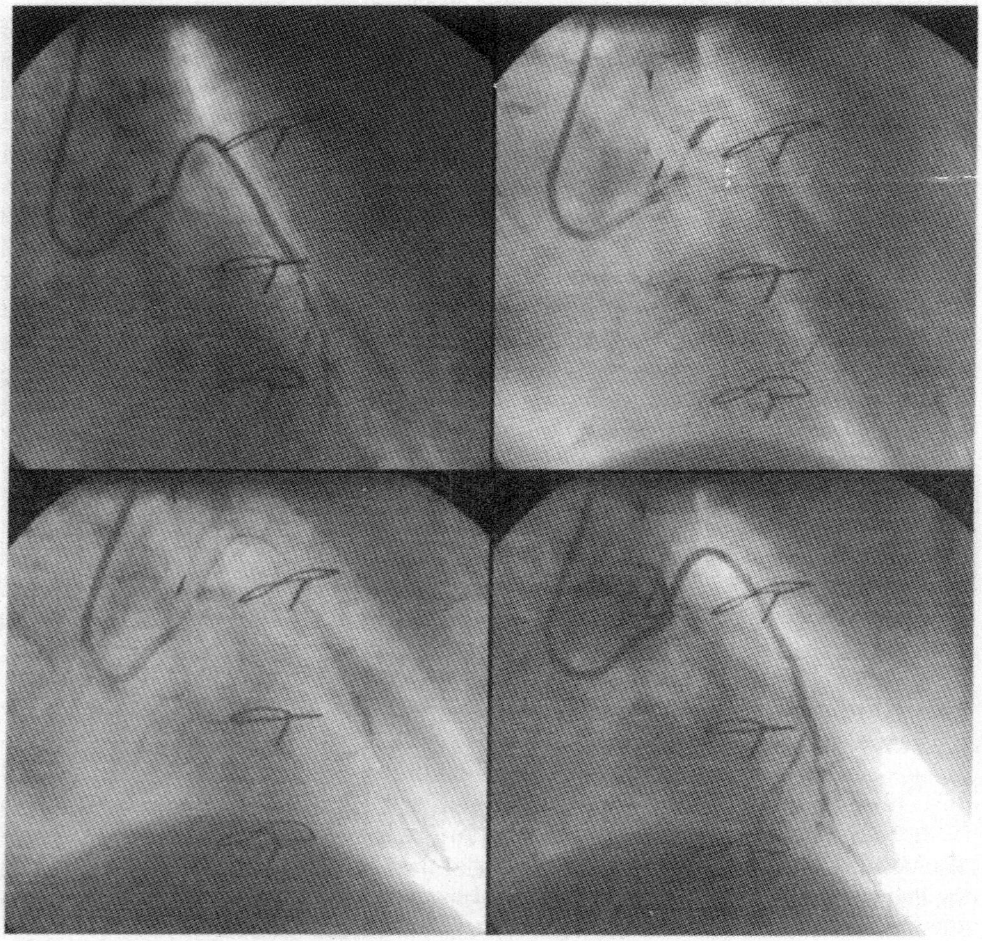

图 38-1 91岁男性患者顽固性心绞痛旁路移植术后30年,冠脉造影显示旁路移植处到LAD狭窄(左上)供应右冠动脉的侧支，使用FILTER-WIRE远端保护装置在SVG中部植入支架(右上)。没有远端保护装置植入支架(左下)产生良好的冠脉效果(右下)症状减轻。当CABG不是最佳选择时,PCI可减轻症状(Courtesy of Dr. Amna Kalynych)

的时间。5年后大约一半的PCI患者需要再次行PCI或CABG治疗。固有血管介入治疗的患者比旁路移植治疗的生存率高(72% vs 68%,$p<0.001$)。然而,Mayo医院在校正基线水平之后,未发现固有血管介入治疗效果更优[13]。Emory大学最近发表了对2 256名SVG斑块实行PCI术治疗患者远期结果的评价,强调指出其5年生存率与糖尿病患者、非糖尿病患者生存率相比分别是:0.60 vs 0.82,$p=0.01$;0.23 vs 0.17,$p=0.001$[14]

在SVG术后行PCI治疗，药物涂层支架的应用结果还需验证(在下文中进一步讨论)。

对于静脉桥行PCI治疗的技术方法

球囊扩张(BA)与支架

在Gruntzig's第一批50名患者中,5名有SVG斑块,3名(60%)发展成再狭窄。随后从多中心2 000多名SVG患者行球囊扩张的报道中发现:存在0.8%的死亡率,0~2.5%Q波心梗,0.3%~4%急诊手术[15]。Emory大学报道599名患者中有13%非Q波性心梗患者施行672次SVG旁路移植扩张。Gruntzig's观察到在早期有更高的再狭窄率。Emory发现手术后5年球囊扩张的血管64%发生再狭窄,61%的病变在1~5年内得到治疗,43%在术后6个月到1年再次治疗;68%的邻近斑块、61%的中段静脉桥斑块和45%的远端吻合斑块发生再狭窄($p<0.06$),远期效果最佳的是远端吻合斑块在外科手术后1年内行BA治疗,再狭窄率只有22%。这种方法已经成为少部分亚组患者的较好选择。Canoe等人报道,CABG术后1年内SVG的PCI术与陈旧SVG相比较(平均值8.8年),具有很高的靶血管再血管化的发生率(TVR)(3.86 vs 26.6,$p=0.04$)[17]。Ellis等人在对103名成功实施SVG介入治疗患者的严密随访中发现,无事件存活率在12个月是47%,36个月是25%。在这项研究中,82%的事件发生在第一年。由于SVG血管中2/3靶血管形成斑块，重要的是,1年后事件发生是由于在介入治疗时，未治疗区域存在41%~50%的轻度狭窄。虽然一些人已经通过初步的调查,支持对其他部位临界斑块进行治疗的观点,更重要的提示是事件发生率更高。当SVG患者病变为非局灶性,行PCI治疗效果欠佳时,需要PCI术后的监控随访。这些观察强调了二级预防的重要性,特别是降血脂,降低非治疗区域疾病进展的危险。

已经有研究报道，在SVG患者PCI治疗中使用大量设计不同的金属裸支架。Safian在随机试验中比较了球囊安装Palmaz-Schatz支架的自扩张Wall支架，报道得出相同的结果[18]。一项在SVG患者PCI治疗中使用了Palmaz-Schatz支架的多中心注册研究中，报道了589名患者的结果，其中97%手术成功，支架内血栓发生率为1.4%，院内死亡率1.7%，急诊CABG为0.9%，6个月再狭窄病变中，18%为新的病变，46%为原病变再狭窄[19]，对于SVG开口处斑块再狭窄率比其他区域更高(61% vs 28%，p=0.003)。在隐静脉新生斑块（SAVED）试验中，220名有新生SVG斑块的心绞痛或心肌缺血客观证据的患者，被随机分为植入Palmaz-Schatz支架组或标准化(BA)组，除外斑块长于2个支架、心梗7天之内、桥内血栓证据的患者。支架治疗组患者支架手术有效(定义为至少减少血管直径50%的狭窄，92% vs 69%，p<0.001)，因应用华法林抗凝，支架内出血发生率增高。虽然在支架组观察到非Q波性梗死发生率更低(2% vs 7%)，但两组患者院内主要并发症发生率大致相同。支架是否减少动脉内血栓形成还不明确，可能的解释是这个趋势导致更倾向于SVG疾患直接行支架手术[21]。在SAVED试验中，患者植入支架后能立即使管腔直径增大(1.92~1.21 mm，p<0.001)，而且6个月后管腔直径的净值更大(0.85~0.54 mm，p=0.002)。支架术患者中37%发生再狭窄，球囊扩张组发生率为46%(p=0.24)。240天无事件存活率(死亡、心梗或反复再血管化) 在支架组显著增高 (73% vs 58%，p<0.01)(图38-2)。后期管腔丧失在使用高压(≥16 atm)扩张支架的患者明显升高，该资料显示合并高血压的SVG患者行PCI治疗效果不理想。与之相似，对226名SVG

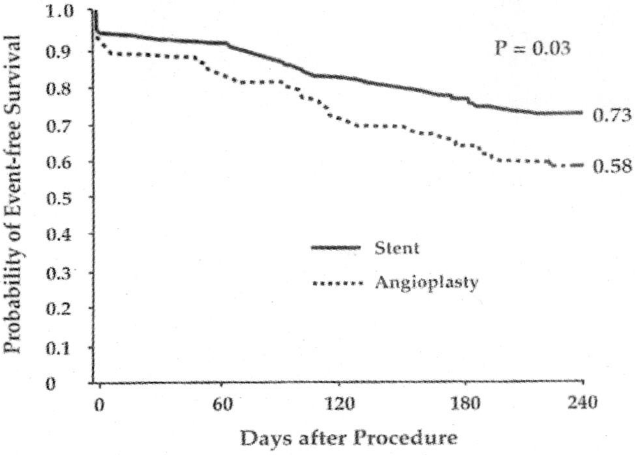

图 38-2　SAVED 随机试验病人无主要心脏事件的Kaplan-Meier生存曲线 (Reproduced with permission from Savage MP, Douglas JS, Jr., Fischman DL, et al. Stent placement compared with balloon angioplasty for obstructed bypass grafts. Saphenous Vein De Novo Trial Investigators. N Enal J Med 1997; 337: 740-747.)

介入治疗患者，行IVUS研究显示进行性支架扩张≥100%管腔横截面积与更多的非Q波梗死发生(29% vs 17%，p=0.05) 及1年时TVR无改善密切相关 (31% vs 26%，p=0.3)[22]。

Hong等将1995~1998年间收治患者与1990~1994年收治的患者进行比较，报道了当代SVG疾患PCI介入治疗的结果，注意到最初结果是相同的，但是在最近的对列研究(71% vs 59%，p<0.001) 中，1年无事件生存率及支架的保护作用效果更佳[23]。然而，在William Beaumont医院1993~1997年治疗的1 062名患者中发现院内死亡89名(8%)；3年随访，另外有42名患者死亡(9%)，无事件生存率只有47%[24]。在Ottawa心脏中心的18个月中期随访中，只有44%患者无事件发生[25]。对五大随机试验中627名SVG患者进行分析发现，其PCI治疗后出现有害结果(死亡和心梗)是固有冠脉血管PCI术的2倍；使用Ⅱb/Ⅲa血小板受体拮抗剂不能降低30天或6个月的主要有害心脏事件(MACE)的发生率[26]。这些令人失望的结果是20世纪90年代中晚期应用金属支架治疗SVG的特征。

基于以上试验数据和临床经验的积累，这些年SVG支架术技巧不断发展，与固有冠脉支架相比，应用大球囊及增大扩张压力被常规应用以获取最大残余管径。SVG患者要想取得PCI术的最佳效果，需进一步改良方法。重要的技术方法包括常规直接支架术、避免应用动脉粥样化消融装置、限制使用过度高压扩张(≥16 atm)、抑制过度球囊扩张以免获得如桥血管穿孔样有害的"乳酪因子"效果。通过减少导管操作及相关的气压伤能减少并发症，获得优化长期结果。

远端血栓保护

Saber等人对32名PCI术后3周内死亡的患者进行研究。他们发现81%的患者有微血栓的组织学证据，相比之下对照组发生率为2%[27]。但是直到最近，人们才越来越意识到动脉粥样硬化血管疾病中血栓形成的重要性，特别是SVG疾患再次行PCI治疗者，其中大约有20%的局限斑块、单一支架手术患者发生围手术期MI[28-31]。心梗的发生率和手术风险随着斑块的复杂性、长度和栓子体积的增大而增大[32]。当MI发生的时候，观察发现30天死亡率接近15%[31]。大约1 000名SVG患者PCI术后，CK-MB升高(是晚期死亡率最好的独立预测因子)[33]。有效减少SVG患者PCI术后血栓性MI的方法包括：PCI前去除栓子，消除斑块碎片并使用带膜支架或使用抽吸封堵技术。PercuSurge GuardWire系统使用带有0.036 cm(0.014 in)孔的PTCA导丝含有一个装置(可膨胀远端堵塞球囊图38-3)。在远端桥血管堵塞期间,使用一个特殊的单轨导管抽吸之后植入支架。Webb等人报道24名隐静脉桥血管寿命在8.7±5年的SVG使用这种保护系统植入支架,只有一个患者CK水平高于正常水平的3倍。抽吸物中95%是典型的动脉粥样硬化碎片,包括坏死核、泡沫细胞、胆固醇、裂缝和纤维基质[34]。然而,有801名患者参加的随机SAFER试验强有力的证实了SVG支架植入期间远端保护装置的价值。通过使用GuardWire30天MACE发生率降低了42%(9.6 vs 16.5,$p<0.001$),并降低了心梗发生率(8.6% vs 14.7%,$p=0.008$)[35]。

由于GuardWire能够清除在SVG患者PCI治疗期间产生的小分子、微小血管活性物质(内皮素和5-羟色胺)和凝血成分(组织因子、纤溶酶原激活物抑制剂、凝血酶原碎片1+2、凝血酶和抗凝血酶复合物),因此,PercuSurge系统频繁应用于严重狭窄病变的处理。比较PercuSurge和以滤器为基础的远端保护装置,观察到这些血管活性物质的去除可能有助于改善冠脉术后的即刻血流和心肌灌注[37]。在SAFER中对PercuSurge相关斑块长度的研究分析表明:甚至对于长度大于10 mm的病变,30天的MACE发生率降低了77%(2.2% vs 8.1%)[38],使用GuardWire与减少并发症

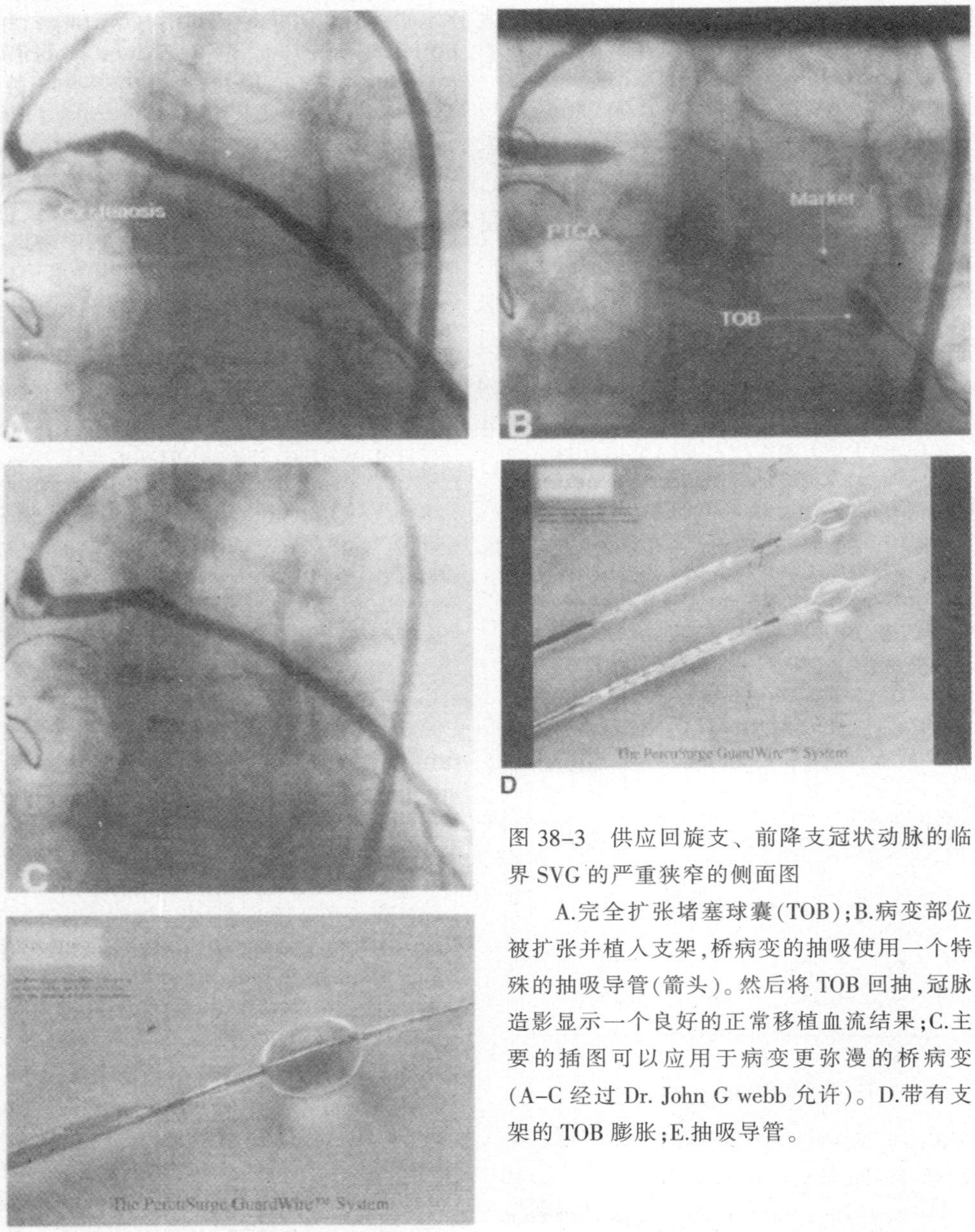

图 38-3 供应回旋支、前降支冠状动脉的临界 SVG 的严重狭窄的侧面图

A.完全扩张堵塞球囊(TOB);B.病变部位被扩张并植入支架,桥病变的抽吸使用一个特殊的抽吸导管(箭头)。然后将 TOB 回抽,冠脉造影显示一个良好的正常移植血流结果;C.主要的插图可以应用于病变更弥漫的桥病变(A–C 经过 Dr. John G webb 允许)。D.带有支架的 TOB 膨胀;E.抽吸导管。

有关(OR 0.624,p=0.02)[39]。PercuSurge GuardWire的缺陷包括在支架打开和抽吸期间需要完全堵塞SVG的靶部位，要求相对较长的停留在斑块远端血管内，不能保护分支。手术技术的复杂性较高并且要求有两名术者。

在FIRE随机试验中比较了在SVG支架术中使用滤器为基础的远端保护装置和使用GuardWire的有效性。研究观察了65个临床区域内650名患者(图38–4)[40]。30天的MACE是相同的，使用滤器的患者中有9.9%、使用PercuSurge者中有11.6%发生MI(9%对10%)和死亡(0.9% vs 0.9%)。对第一批48名患者与第二批261名患者的资料进行分析，证明早期患者的MI发生率更高(19% vs 10%)，原因是SVG滤器不能良好地对合、滤器的位置太远、对于Y形桥使用滤器、在滤器移开后

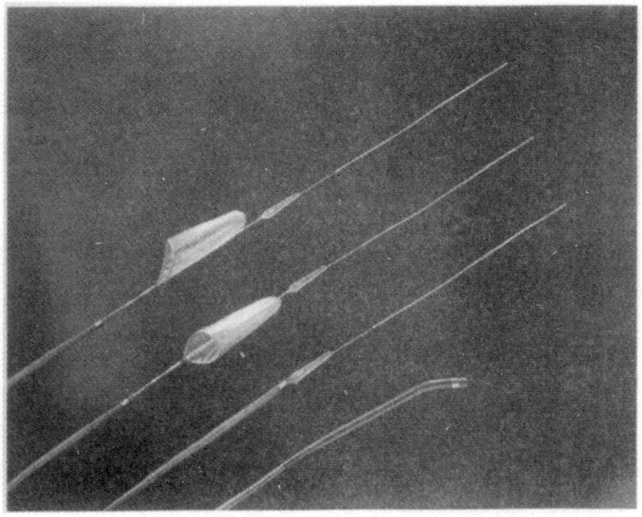

图 38–4 过滤导丝，其结果显示不逊于 FIRE 试验中的PercuSurge GuardWire

需要进行额外的操作等[41]。FilterWire的优点包括在支架术中更好地保证血流通畅、避免缺血、较好的可视性等。缺点是需要使用大量滤器，并可能需要预扩张病变部位，这个操作显然增加了Q波心梗的发生率(4.9% vs 0.5%,p=0.04)[42]。而且，不能抽吸小于100 μm的小颗粒和微小因子，要求有长的远端静止部分。另外以滤器为基础的TRAP试验研究，验证在SVG中TRAP滤器系统与无保护支架术后的效果。随机分组的460名患者按计划实施360名后终止。两组间30天MACE没有区别，但是在TRAP组发现有更低的MI发生率趋势[43]。在一个未发表的美国2003年间SVG病变PCI术的调查中，大约分析了1 000例SVG手术；62%没有远端保护，27%使用FilterWire，7%使用远端堵塞和抽吸，然而仅有4%的患者应用某些形式的抽吸或血栓切除术[44]。由此可见，尽管有很多益处，但即使SVG的局部病变也很少使用远端保护装置。笔者建议常规使用远端保护，尤其是SVG已经应用超过3年或更长时间后发生的合适的新生静脉桥病变。

远端保护的第三种形式，被认为是Proxis，使用一种近端堵塞球囊，现在已经通过了临床实验。近端堵塞的优点包括：在导丝通过期间的保护作用，对主要血管和侧支的保护作用，在植入支架期间良好的视野，不需要远端静止部分从而可随意选用滤器导丝及PercuSurge。

血栓切除术–经皮腔内斑块旋切术

人们已经证实对于SVG，由于并发症和费用的增加，斑块消融方法使用经皮腔内斑块旋切术[45,46]和激光手术是不合适的，未改善远期预后。然而，机械性血栓切除技术对于血栓栓子所致的MI、无复流现象、缺血性左室功能不全(栓子的出现不断地使PCI复杂化)是非常有益处的(图38–5)。指引导管血栓切除术[48,49]或者使用特殊设计的抽吸导管，例如Export(AVE Medtronic，SantaRosa，California)或者PRONTO(血管固化，Minneapolis,Minnesota)是最简单的方法。然而，当栓子数量过多不能使用指引导管抽吸时，AngioJet (POSSIS Medical，Inc.，Minneapolis，Minnesota) 是最有效的装置，它利用Venturi效应抽吸栓子碎片 [50–52]。在随机静脉桥AngioJet研究中 (VeGAS2)，350名患者随机接受血栓切除术或15~30 min内250 000单位尿激酶注入，随后6~30 h注入20 000单位。与尿激酶组相比，接受AngioJet的患者很少发生非ST段抬高性心肌梗死(12%~25%,p<0.05)、出血率低、减少MACE、费用降低了3 500美元[50]。AngioJet产生的副作用包括：处理右冠和回旋支时引起心动过缓(与红细胞释放腺苷有关)；由于红细胞释放钾导致ST段抬高；如果使用装置时间过长导致血红蛋白尿。一种双腔血栓切除导管X–Sizer(ev3,Plymouth，Minnestona)最近经过了多中心研究。X–Sizer是一种螺旋状的切割器，抽吸使用2100 r/min发动机装置。已经表明能够去除栓子和软的动脉硬化碎片[53,54]。在最近发表的多中心试验中，对797名有SVG病变或者血栓损害的患者进行研究，发现SVG患者使用X–Sizer能够减少大面积MI(5.4% vs 10.4%,p=0.03)，但是所有心梗的发生率是相同的 (15.8% vs 16.6%,p=0.77)[55]。X–Sizer的优点是使用方便、设置时间短、与常规应用的PCI装置有相容性。

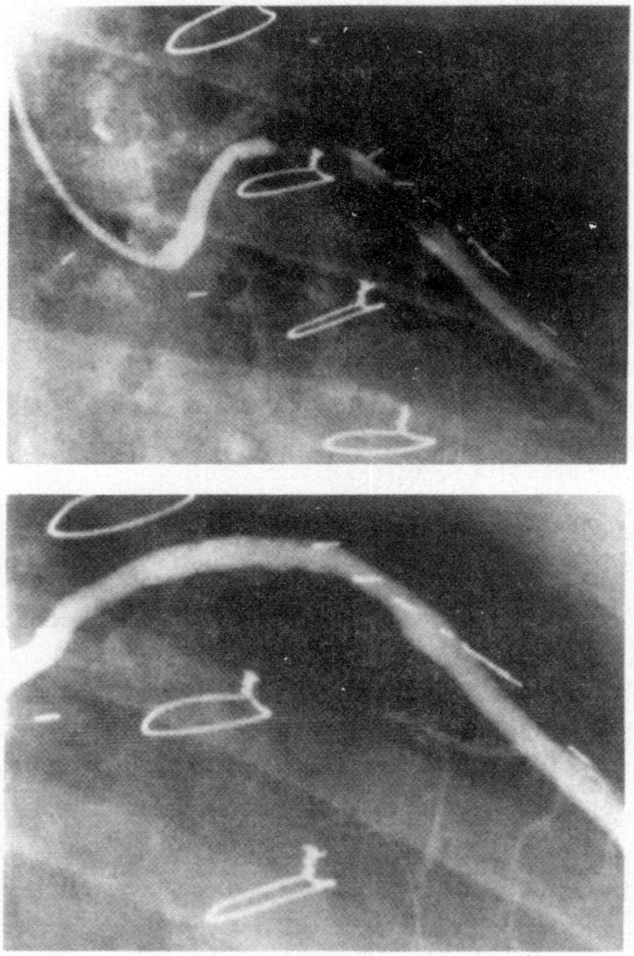

图 38-5 大的血栓堵塞了不稳定性心绞痛患者的 SVG 到达 LAD(上)。在这种情况下,再次 CABG 是不可取的。机械性血栓切除术和支架植入术是成功的 (下),但是易并发非 Q 波心肌梗死。在同样的病人中使用血栓切除术和远端保护装置是可行的

SVG中的药物涂层支架

虽然,DES已经被证明在固有动脉狭窄中可有效地预防再狭窄,但没有随机对照试验验证它们在SVG中应用的情况。来自SECURE试验资料,发生再狭窄的患者无选择使用西罗莫司涂层支架。结果表明SVG病变应用PCI治疗后与固有的冠脉病变结果是一样的[57]。对鹿特丹的19名患者连续调查,其均患有SVG新生斑块,平均每处病变应用1.6个西罗莫司涂层支架[58]。平均经过12.5~1.6个月,对于只有一处病变的靶病变进行再血管化,无MACE的生存率是84%。平均桥龄是10年。应用的DES最大直径是3.0 mm,在71%的支架植入中,扩张中应用更大的球囊是3.5~4.0 mm。当今,由于装置的几何扩张受限,在更大的SVG使用DES是勉强的(TAXUS 4.25 mm Cupher 4.75 mm)。因此,虽然这些最初的资料表明在SVG中使用DES是安全的,但需要大型的随机试验来进一步指导使用这些新的有效装置进行治疗。

覆盖支架

应用一种覆盖了聚四氟乙烯(PTFE)的支架或者其他材料的支架,目的是抽吸易碎的桥病变动脉粥样硬化斑块,将其从循环中去除(图38-6)。一项研究显示,SVG病变中使用PTFE覆盖的支架和裸支架(BMS)及球囊扩张后,在中近期和远期有更多的益处[59]。在一项多中心研究中,109名患者应用PTFE覆盖支架治疗。5%出现围手术MI,8%出现再狭窄,7.3%死亡[60]。当5名患者在不同的SVG病变中使用裸金属支架和PTFE覆盖的支架时,4/5裸金属支架发生再狭窄。然而,5个PTFE覆盖的支架无一发生再狭窄,5个月后新生内膜覆盖其表面[61]。然而,最近两个随机试验报道,对于SVG患者应用PTFE覆盖的支架和BMS的结果是令人失望的[62-64]。术后6个月,药物涂层支架和裸金属支架在两个试验中的再狭窄率是相同的。另一个试验中,带膜支架6个月时MACE和MI发生率更高(分别是31% vs 19%,p=0.01和14% vs 5.5%,p=0.02)[62,63]。另外,在带膜支架组有更高的发生晚期血栓的趋势(26% vs 7%,p=0.069)[64]。所有这些研究应用的均是Jostent (Jomed,Sweden),它在两个不锈钢支架中混合了PTFE膜,因此导致相对的不易弯曲、较大的支撑力。新的改良后带膜支架在SVG病变PCI治疗中的地位如何还有待研究。然而需明确的一点是,带膜支架是穿孔治疗的重要辅助装置(见大隐静脉桥穿孔部分)。

覆盖支架

对于SVG,支架再狭窄是常见的问题,FDA没有完全接受对其的处理办法。Dangas等人报道,只使用球囊扩张,1年后32%患者发生TLR,11%死亡[65]。血管内近距离放射疗法,在固有支架内损害中已得到证实的标准放射治疗,已经在SVG疾患治疗中显示有效[66,67]。最近,Rha等人报道了120名SVG支架内再狭窄的患者应用γ射线治疗的随机对照试验的远期结果[68]。在6个月时,近距离放射疗法明显降低了再狭窄率(21% vs 44%,p=0.005)。12个月时,对TLR有显著的益处(28% vs 62%,p<0.001)。36个月后,近距离放射疗法组MACE发生率明显降低(38% vs 63%,p=0.006)。然而,Bridges等人报道SVG支架内再狭窄经过近距离放射疗法后免于重复再血管化的比例只有55%[69]。近距离放射疗法似乎是

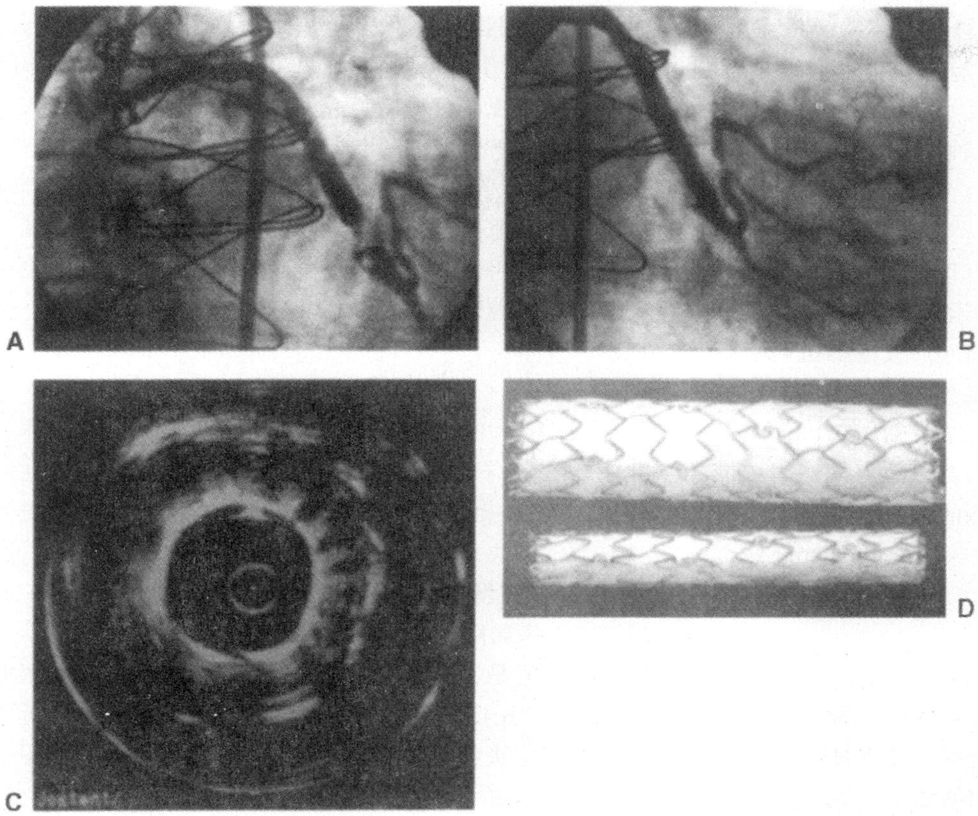

图 38-6 充满大量血栓的 SVG 严重病变

A.应用 4.0 mm×16 mm Jostent 冠脉桥支架治疗;B.(Jomed, Rangendingen, The Netherlands) 一种 PTFE 覆盖的支架。C.血管内超声显示一个开阔的开口区; A-C 图由 Dr .Fausto 授权使用);D.Jostent 冠脉桥支架

安全的、相对有效的,它的局限性与治疗部分过长、血管直径较大和非局限性病变相关。在很多中心中,近距离放射疗法失败后重复进行近距离放射疗法,但是还没有关于SVG良好的对照试验的相关报道[70,71]。由于近距离放射疗法不是经过FDA批准的,对于SVG的治疗,其应用存在争议[72]。因而促使一些医生寻求官方许可,使其更有效地成为标准化治疗[73]。

在SVG病变PCI治疗中的问题

患者术后早期表现

CABG术后数天内出现再发缺血,急性SVG内血栓形成是最常见的病因,但是对吻病变或者未治疗的固有血管疾病亦可是其原因。三大中心145名患者CABG术后早期发生严重缺血[74~76],冠脉造影显示60%出现桥血管堵塞或者狭窄,10%再血管化不完全,其他患者无明确的缺血病因。这种情况是美国心脏病学会/美国心脏病协会(ACC/AHA)指南的Ⅰ类适应证,其中44名患者进行PCI治疗[77]。以前曾有相关报道,对70名患者在对吻部位实施PCI是安全的[78]。另有报道发现,在吻合口进行PCI治疗后导致缝合线断裂,因此需引起注意,特别要明确管腔内指引导丝的位置及球囊大小。如果SVG中有大量的血栓,冠脉固有血管PCI治疗是首选方法。然而,应用指引导管或者特殊的装置,桥病变的血栓切除术有时亦是有效的 (见早期血栓部分)。有限的经验显示,CABG术后1周内冠脉内融栓治疗,有30%的纵隔出血风险[76,79~82]。当CABG术后很快出现重要桥血管堵塞时,冠脉固有血管PCI治疗可挽救生命。

主动脉口的大隐静脉桥病变

由于球囊扩张(BA)术后大于2/3的患者出现严重的弹性回缩和再狭窄[16],直接经皮腔内斑块旋切术后再血管化发生率高[83],支架植入术成为主动脉口大隐静脉桥病变的最佳治疗方法。Ahmed等人报道了30个主动脉口大隐静脉桥病变植入支架患者的结果,43%的患者在支架植入术前行经皮腔内斑块旋切术,此项措施未改善并发症的发生 (2% vs 2.6%),1年内TLR发生率(19% vs 18%),无心脏事件生存率(69% vs 68%)[84]。在主动脉口大隐静脉桥病变处植入支架,应使支架的1~2 mm伸展到主动脉内,通常使用侧面沟槽更大的球囊。同时需要小心植入,避免支架在主动脉内过度突出,妨碍再次介入治疗的操作。避免支架变形的理想方法是支架位置的绝对准确。X线透视检查或IVUS显示主动脉口大隐静脉桥严重钙化很少见,通常是较长时间的大隐静脉桥。球囊膨胀使病变部位充分扩张，在支架释放之前需要高压处理钙化病变，避免支架扩展不充分。对于陈旧的SVG主动脉口病变有高危的远端血栓形成和系统栓塞形成的潜在危险。鉴于此，不建议应用远端堵塞球囊（PercuSurge），这种情况下滤器是首选的血栓保护装置。

中部的隐静脉桥狭窄

这些SVG中的新生病变的远端有很多静止的区段，植入支架时常规应用PercuSurge或滤器进行血栓保护（见血栓保护部分）。支架直径的选择参考血管直径与之一致，带有球囊的支架比自扩张支架大1 mm。如果血栓保护难以施行，一些术者更偏好应用自膨胀支架，避免后扩张。很多有经验的术者选择支架长度比病变长10~15 mm，以保护支架外斑块碎片的纵向移位。

大血栓

早期人们就认识到损害相关性血栓的出现作为PCI并发症的预测因子，特别是围手术期MI。大量的SVG血栓应该立即重新考虑PCI的适应证（图38-5）。在SAFER试验中，注意到当基线血栓出现的时候[39]，30天死亡率明显升高（3.0 vs 0.9%，p=0.04），出现更多的无复流（9.9 vs 3.4%，p=0.001），更高的30天MACE发生率（17.4 vs 10.4%，p=0.006）。不幸的是，目前还未定义SVG血栓的最佳介入治疗方法。总之，支架植入之前减少血栓是明智的，目的是减少远端血栓发生风险及使血栓被挤至远端或者从主动脉中挤出堵塞脑血管的可能性最小化。对于一些患者，通过抗栓和Ⅱb/Ⅲa血小板受体抑制剂治疗可能导致血栓部分或全部溶解[85-88]，或者局部注入血栓溶解剂。当临床病史显示为新鲜血栓（24~48 h）时，血栓溶解的可能性较大，超过2周则可能性很小。对于临床病情稳定的患者，应用4~6周的华法林和低剂量的阿司匹林后延期PCI是有效的。机械血栓切除术优于尿激酶（见血栓切除术部分），并且是最常见的方法。在一些病例中，联合应用远端保护装置和血栓切除术，但是滤器的位置及远端堵塞球囊的使用存在斑块移位和血栓形成的风险[89]。不幸的是，现在的数据不支持在SVG介入中使用Ⅱb/Ⅲa血小板受体抑制剂，目前对这一亚组还没有详实的研究[90]。

完全堵塞的隐静脉桥

当SVG完全堵塞的时候，关于血栓形成的SVG处理需谨慎。如果临床病史与近期（24~48 h）SVG堵塞相一致，使用机械性血栓切除术再血管化，联合植入支架，有时产生好的长期效果。但是，并发症的发生率较高并且系统血栓形成也是一个威胁。纤溶制剂注入时间过长与出血相关，包括脑血管出血、MI和吻合口开裂[15]。ACC/AHA指南中慢性闭塞性SVG病变是溶栓治疗的Ⅲ类适应证（没有益处可能有害）。DES和远端保护装置是否有效，将引起对闭塞性SVG病变处理更大的研究兴趣。

再狭窄的隐静脉桥

SVG植入BMS后发生再狭窄，再次介入手术是非常安全的，没有动脉粥样硬化血栓再形成的风险。在另一项110名患者的研究中发现，有再狭窄病变的患者与新生斑块患者[91]相比MI的风险较低（0 vs 13.5%，p=0.01），并且没有无复流现象发生（0 vs 20%，p=0.02）。当SVG疾病局限在支架内狭窄时，远端保护装置不常规使用。但是，如果不应用近距离放射疗法再狭窄率很高，FDA还未许可在SVG疾患中应用此方法（见近距离放射疗法部分）。在这种情况下，对于DES的使用未见研究报道。当近距离放射疗法后发生再狭窄时，再次近距离放射疗法治疗可能会产生远期益处。

CABG术后的急性心肌梗死

每年大约有3%的患者出现CABG术后的心肌梗死。由于高龄、术前心梗病史、多血管病变及多种其他因素[92-94]，住院期间的再灌注死亡率很高。更多的情况是，罪犯血管是一个SVG病变、病变相关性血栓或完全闭塞[93]，随后给予系统性血栓溶解剂。Grines等报道，对于SVG闭塞病变应用溶栓治疗后，有25%的患者出现成功再灌注。Reiner等人报道在应用血栓溶解剂之后90~180 min进行冠脉造影，显示仅有48%的SVG有Ⅱ到Ⅲ级的TIMI血流[95,96]。在心肌梗死初期进行血管成形术的试验中，58名CABG患者应用PCI治疗，55%梗死的血管是SVG，与1 042名没有早期干预的CABG术后心梗患者相比，术后效果不佳，住院死亡率（9.4% vs 2.6%，p=0.01）；TIMI血流3级（70% vs 94%，p=0.000 1），6个月死亡率（14% vs 4%，p=0.001）[97]。重要的是在这项研究中没有应用支架、血栓切除装置、Ⅱb/Ⅲa抑制剂和远端保护装置。在很多中心，对于CABG术后的急性心肌梗死患者选择早期PCI。当罪犯血管是SVG的时候，应用血栓切除术、远端保护装置方法是明智的。一些研究者宣称可应用激发态（荧光）稳定双体激光预治疗，但是还未见这方面的研究报道。

最后的残余血管

在一个致命的SVG靶血管发生损害的时候，危险大大增加了。推荐使用远端保护装置。当左室功能不全或者存在广泛的围手术期心肌缺血时，预防性应用主动脉内球囊反搏是适宜的。考虑在这种情况下再狭窄的相关危险因素，基于先前的资料（见SVG的药物涂层支架部分）应该考虑应用DES。

经皮介入术并发隐静脉桥穿孔

经皮介入术并发隐静脉桥穿孔还没有被认真研究。然而，带膜支架能够在经皮介入术并发隐静脉桥穿孔中起重要作用。现在我们对经皮介入术并发隐静脉桥穿孔的经验是，其发生与现有球囊/支架技术达到的扩张压力过高有关，趋向于支架稍微大一些（在SVG病变PCI术中得到的趋势）。由于在SVG病变中应用PCI治疗时常使用相对长的支架，当SVG发生长的撕裂时，很难使用带膜支架封闭，需要紧急处理（图38–7）。来自SAFED的试验证据表明，扩张压大于等于16 atm与大量远期靶血管丢失有关。报道中参考血管100%扩张的支架引起更多的心肌梗死发生，对于TVR没有改善[22]。严格的按照参考血管大小选择支架的直径，避免高压似乎是合理的。这种方法会减少SVG穿孔的危险。

隐静脉桥经皮介入术后的无复流现象

SVG病变PCI术后的无复流现象，其病因是多方面的，涉及血管痉挛、血栓和斑块的血栓化，但后者是主要因素[34–40]。微循环痉挛表明微循环收缩因子的存在，例如在SVG病变PCI期间产生的内皮素和5–羟色胺[36]。在SVG病变PCI术前给予维拉帕米可减少无复流发生[98]。应用小血管扩张剂治疗明显有效（钙拮抗剂、腺苷和硝普盐）[99–102]，硝酸酯类无明显改善作用。如果需要重复给药（图38–1），冠状动脉内给予100~300 μg的地尔硫䓬、维拉帕米、硝普盐或10~30 μg的腺苷。正如Kotani等所报道的：益处是否与滞留染料柱

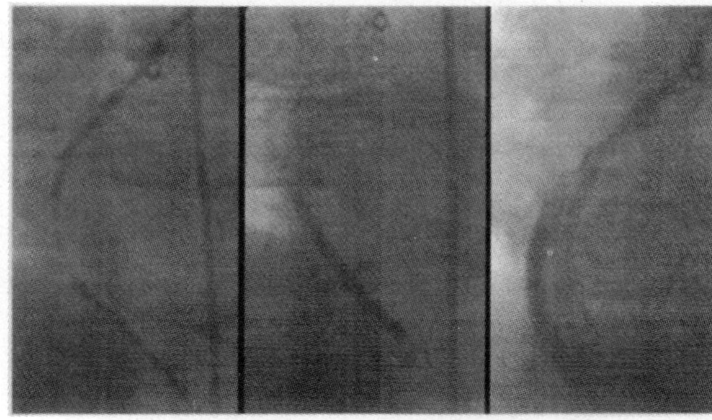

图 38–7 CABG 术后 1 年 SVG 到 RCA 发生严重弥漫的狭窄（左）植入长的带球囊支架之后（中）注意到大的穿孔（右），腱索的快速断裂。成功地实施心包穿刺放液术，恢复正常血压。利用带膜支架封闭穿孔是不可能的。外科手术时出现很大的撕裂，在心包区域支架是游离的。出现很长的 SVG 撕裂时，使用带膜支架可能是无效的，需要紧急外科手术

的抽吸相关还未明确。发生无复流的75名急性冠状动脉综合征患者中，在恢复血流、避免主动脉内球囊反搏术及死亡发生时，应用滞留染料柱的抽吸比钙拮抗剂更有效。抽吸物最常包含斑块粥样物质（泡沫细胞和胆固醇晶体）；成分少于10%的栓子[103]。我们已应用此方法，使用特殊导管抽吸出一些碎片并获得一定的益处。虽然也应用Ⅱb/Ⅲa血小板受体抑制剂，但是这种方法还没有在对照实验中得到验证。常规使用血栓保护装置是预防SVG病变PCI术中无复流的推荐方法。

隐静脉桥介入治疗的展望

虽然已经确定在未来的十年间将会有更多的SVG疾病发生，PCI治疗所起的作用还不明确。如果DES在预防SVG病变PCI术后再狭窄中是有效的，如果DES变得越来越便宜，如果新的、有效的、更容易操作的远端保护装置产生，PCI术者在康复和SVG保护方

表 38–1 治疗无复流通常的药物

药　物	推注剂量 *	注　解
维拉帕米	100~200 μg	可能导致房室传导阻滞
地尔硫䓬	100~300 μg	可能导致房室传导阻滞
尼卡地平	100~300 μg	对房室结无影响
腺苷	100~300 μg	作用时间短（半衰期 20 s）
硝普盐	100~300 μg	可能导致低血压

* 推注剂量在评价心电图和血流动力学反应后可在间隔 3~5 min 后重复给药；由于半衰期短，冠状动脉内腺苷给药必须更频繁。

面的作用将有很大提高。然而，当CABG术后患者需再血管化时，固有冠脉的慢性完全闭塞血管的再血管化的技术改良，连同DES有效抑制再狭窄的发生，可能转移对固有冠状动脉介入治疗的强调。不管何种情况，介入专家都会很忙碌。

（程爱娟　丛洪良　译）

参考文献

1. Gruntzig AR, Senning A, Siegenthaler WE. Nonoperative dilatation of coronary-artery stenosis. Percutaneous transluminal coronary angioplasty. *N Engl J Med* 1979;301:61–68.
2. Fitzgibbon GM, Leach AJ, Kafka HP, et al. Coronary bypass graft fate: long-term angiographic study. *J Am Coll Cardiol* 1991;17: 1075–1080.
3. Bourassa MG, Enjalbert M, Campeau L, et al. Progression of atherosclerosis in coronary arteries and bypass grafts: ten years later. *Am J Cardiol* 1984;53:102C.
4. Goldman S, Copeland J, Moritz T, et al. Starting aspirin therapy after operation: effects on early graft patency. *Circulation* 1991;84; 520–525.
5. Hong MK, Mehran R, Dangas G, et al. Comparison of time course of target lesion revascularization following successful saphenous vein graft angioplasty versus successful native coronary angioplasty. *Am J Cardiol* 2000;85:256–258.
6. Ellis SG, Brener SJ, DeLuca S, et al. Late myocardial ischemic events after saphenous vein graft intervention-importance of initially "nonsignificant" vein graft lesions. *Am J Cardiol* 1997;79: 1460–1464.
7. Zhang Z, Weintraub WS, Veledar E, et al. The changing profile of first reoperative coronary artery bypass surgery: trends over 17 years in 2,770 patients. *J Am Coll Cardiol* 2004;43:267A.
8. Loop FD, Lytle BW, Cosgrove DM, et al. Reoperation for coronary atherosclerosis. *Ann Surg* 1990;212:378–386.
9. Weintraub WS, Jones EL, Craver JM, et al. Incidence of repeat revascularization after coronary bypass surgery. *J Am Coll Cardiol* 1992;19[Suppl A]:98A.
10. Weintraub WS, Jones EL, Craver JM, et al. In-hospital and long-term outcome after reoperative coronary artery bypass graft surgery. *Circulation* 1995;92[Suppl II]:II50–II57.
11. Weintraub WS, Jones EL, Morris DC, et al. Outcome of reoperative coronary bypass surgery versus coronary angioplasty after bypass surgery. *Circulation* 1997;95:868–877.
12. Weintraub WS, Mauldin PD, Becker E, et al. Cost versus outcome for redo coronary surgery versus coronary angioplasty for clinical recurrence after coronary surgery. *J Am Coll Cardiol* 1996; 27[Suppl A]:318A.
13. Matthew V, Clavell AL, Lennon RJ, et al. Percutaneous coronary interventions in patients with prior coronary bypass surgery: changes in patient characteristics and outcome during two decades. *Am J Med* 2000;108:127–135.
14. Ashfaq S, Malki Q, Weintraub W, et al. The outcome of percutaneous coronary interventions of saphenous vein grafts in diabetic patients compared to nondiabetic patients. *J Am Coll Cardiol* 2003;41:47A
15. Douglas JS Jr. Percutaneous intervention in patients with prior coronary bypass surgery. In: Topol EJ (ed.), *Textbook of interventional cardiology*, 4th ed. Philadelphia: Saunders, 2003.
16. Douglas JS Jr., Weintraub WS, Liberman HA, et al. Update of saphenous graft (SVG) angioplasty: restenosis and long-term outcome. *Circulation* 1991;84[Suppl II]:II249.
17. Canos DA, Mintz GS, Rock BY, et al. Early saphenous vein graft failure: a predictor of poor outcomes after percutaneous coronary intervention. *J Am Coll Cardiol* 2004;43:76A.
18. Safian RD, Kaplan B, Schreiber T, et al. Interim results of Wallstent endoprosthesis in saphenous vein graft trial. *Circulation* 1998;98[Suppl I]:I662.
19. Wong SC, Baim DS, Schatz RA, et al. Acute results and late outcomes after stent implantation in saphenous vein graft lesions: the multicenter USA Palmaz-Schatz stent experience. *J Am Coll Cardiol* 1995;26:704–712.
20. Savage MP, Douglas JS Jr., Fischman DL, et al. Stent placement compared with balloon angioplasty for obstructed bypass grafts. Saphenous Vein De Novo Trial Investigators. *N Engl J Med* 1997;337:740–747.
21. Leborgne L, Chemeau E, Pichard AD, et al. Effect of direct stenting on clinical outcome in patients treated with percutaneous coronary intervention on saphenous vein graft. *Am Heart J* 2003;146:501–506.
22. Iakovau I, Dangas G, Mintz GS, et al. Relation of final lumen dimensions in saphenous vein grafts after stent implantation to outcome. *Am J Cardiol* 2004;93:963–968.
23. Hong MK, Mehran R, Dangas G, et al. Are we making progress with percutaneous saphenous vein graft treatment? *J Am Coll Cardiol* 2001;38:150–154.
24. Keeley EC, Velez CA, O'Neill WW, et al. Long-term clinical outcome and predictors of major adverse cardiac events after percutaneous interventions on saphenous vein grafts. *J Coll Cardiol* 2001;38:659–665.
25. Le May MR, Labinaz M, Marquis JF, et al. Predictors of long-term outcome after stent implantation in a saphenous vein graft. *Am J Cardiol* 1999;83:681–686.
26. Roffi M, Mukherjee D, Bhatt DL, et al. Percutaneous interventions of coronary bypass grafts have doubled major adverse events. *J Am Coll Cardiol* 2001;37[Suppl A]:6A.
27. Saber RS, Edwards WD, Bailey KR, et al. Coronary embolization after balloon angioplasty or thrombolytic therapy: an autopsy study of 32 cases. *J Am Coll Cardiol* 1993;22:1283–1288.
28. Topol EJ, Yadav JS. Recognition of the importance of embolization in atherosclerotic vascular disease. *Circulation* 2000;101: 570–580.
29. Saber RS, Edwards WD, Holmes DR Jr., et al. Balloon angioplasty of aortocoronary saphenous vein bypass grafts: a histopathologic study of six grafts from five patients, with emphasis on restenosis and embolic complications. *J Am Coll Cardiol* 1988;12: 1501–1509.
30. Leon MB, Ellis SG, Moses J, et al. Interim report from the Reduced Anticoagulation Vein Graft Stent (RAVES) study. *Circulation* 1996;94[Suppl I]:I683.
31. Kalon KL, Carrozza JP, Popma JJ, et al. Creatine-kinase MB isoform (CK-MB) elevations following single vessel percutaneous revascularization of saphenous vein grafts. *Circulation* 1998; 98[Suppl I]:I353.
32. Liu MW, Douglas JS Jr., King SB III, et al. Angiographic predictors of coronary embolization in the PTCA of vein graft lesions. *Circulation* 1989;80[Suppl I]:II172.
33. Hong MK, Mehran R, Dangas G, et al. Creatine kinase-MB enzyme elevation following successful saphenous vein graft intervention is associated with late mortality. *Circulation* 1999;100:2400–2405.
34. Webb JG, Carere RG, Virmani R, et al. Retrieval and analysis of particulate debris following saphenous vein graft intervention. *J Am Coll Cardiol* 1999;34:461–467.
35. Baim DS, Wahr D, George B, et al. Randomized trial of a distal embolic protection device during percutaneous intervention of saphenous vein aorto-coronary bypass grafts. *Circulation* 2002;105:512–590.
36. Salloum J, Reddy B, Vaughan DE, et al. Elimination of soluble vasoactive factors by the PercuSurge Guardwire distal protection device during percutaneous coronary intervention of saphenous vein graft. *J Am Coll Cardiol* 2004;43:71A.
37. Weisz G, Halkin A, Costantini CO, et al. Coronary blood flow velocity and myocardial perfusion with balloon occlusion and filter-based distal protection devices in saphenous vein graft stenting: early experience of two centers. *J Am Cardiol* 2004; 43:52A.
38. Giugliano GR, Prpic R, Cutlip, et al. Does the beneficial effect of distal protection in saphenous vein graft interventions vary with lesion length? A SAFER (Saphenous Vein Graft Angioplasty Free of Emboli Randomized) Substudy. *J Am Coll Cardiol* 2002; 39:9A.

39. Giri S, Kuntz RE, Eisenhauer C, et al. Effect of baseline thrombus in the SAFER (Saphenous Vein Graft Angioplasty Free of Emboli Randomized) trial. *J Am Coll Cardiol* 2002;39:52A.
40. Stone G, Rogers C, Hermiller J, et al. A prospective randomized multicenter trial comparing distal protection during saphenous vein graft intervention with a filter-based device compared to balloon occlusion and aspiration: the FIRE Trial. *J Am Coll Cardiol* 2003;39:43A.
41. Stone GW, Rogers C, Ramee S, et al. Distal filter protection during saphenous vein graft stenting: technical and clinical correlates of efficacy. *J Am Coll Cardiol* 2002;1882–1888.
42. Weisz G, Rogers C, Hermiller J, et al. Predilatation before distal protection device placement is associated with increased procedure-related myocardial infarction: analysis from the FIRE Trial. *J Am Coll Cardiol* 2004;43:52A.
43. O'Neill WW, on behalf of the TRAP Investigators. A randomized, controlled, multicenter trial of saphenous vein graft intervention with or without distal protection using the TRAP Vascular Filtration System. Presented at the Annual Scientific Session of the American College of Cardiology, Chicago, Illinois, March 2003.
44. Data provided courtesy of AVE-Medtronic.
45. Lefkovits J, Holmes DR, Califf RM, et al. Predictors and sequelae of distal embolization during saphenous vein graft intervention from the CAVEAT-II trial. Coronary Angioplasty Versus Excisional Atherectomy Trial. *Circulation* 1995;92:734–740.
46. Meany TB, Leon MB, Kramer BL, et al. Transluminal extraction catheter for the treatment of diseased vein grafts: a multicentre experience. *Cathet Cardiovasc Diagn* 1995;34:112–120.
47. Strauss BH, Natarajan MK, Batchelor WB, et al. Early and late quantitative angiographic results of vein graft lesions treated by excimer laser with adjunctive balloon angioplasty. *Circulation* 1995;92:348–356.
48. Reeder GS, Lapeyre AC, Edwards WD, et al. Aspiration thrombectomy for removal of coronary thrombus. *Am J Cardiol* 1992; 70:107–110.
49. Moscucci M, Punamiya K, Ricciardi MJ, et al. Guiding catheter thrombectomy during percutaneous coronary interventions for acute coronary syndromes. *Catheter Cardiovasc Interv* 2000;49: 192–196.
50. Kuntz RE, Baim DS, Cohen DJ, et al. A trial comparing rheolytic thrombectomy with intracoronary urokinase for coronary and vein graft thrombus (the Vein Graft AngioJet Study [VeGAS 2]). *Am J Cardiol* 2002;89:326–330.
51. Whisenant BK, Baim DS, Kuntz RE, et al. Rheolytic thrombectomy with the Possis AngioJet: technical considerations and initial clinical experience. *J Invasive Cardiol* 1999;11:421–426.
52. Garcia LA, Carrozza JR. Mechanical thrombectomy in coronary artery and saphenous vein graft intervention. *J Invasive Cardiol* 2004;16[Suppl 4]:35–95.
53. Ischinger T. Thrombectomy with the X-Sizer catheter system in the coronary circulation: initial results from a multicenter study. *J Invasive Cardiol* 2001;13:81–88.
54. Stone GW, Cox DA, Low R, et al. Safety and efficacy of a novel device for treatment of thrombotic and atherosclerotic lesions in native coronary arteries and saphenous vein grafts. *Catheter Cardiovasc Interv* 2003;58:419–427.
55. Stone GW, Cox DA, Babb J, et al. Prospective, randomized evaluation of thrombectomy prior to percutaneous intervention in diseased saphenous vein grafts and thrombus-containing coronary arteries. *J Am Coll Cardiol* 2003;42:2007–2013.
56. Singh M, Rosenschein U, Ho KKL, et al. Treatment of saphenous vein bypass grafts with ultrasound thrombolysis. *Circulation* 2003;107:2331–2336.
57. Costa M, Gilmore P, Jacks S, et al. Sirolimus-eluting stent for the treatment of bypass graft disease: long-term results of the initial US experience. *Circulation* 2003;108[Suppl IV]:IV390.
58. Hoye A, Lemos PA, Arampatzis CA, et al. Effectiveness of the sirolimus-eluting stent in the treatment of saphenous vein graft disease. *J Invasive Cardiol* 2004;16:230–233.
59. Dharmadhikari A, Di Mario C, Tzifos V, et al. Comparison of procedural and one-year outcome with only balloon angioplasty, covered stents, and non-covered stents in saphenous vein grafts. *J Am Coll Cardiol* 2000;35[Suppl A]:26A.
60. Baldus S, Koster R, Elsner M, et al. Treatment of aortocoronary vein graft lesions with membrane-covered stents: a multicenter surveillance trial. *Circulation* 2000;102:2024–2027.
61. Baldus S, Koster R, Reimers J, et al. Membrane-covered stents. A new treatment strategy for saphenous vein graft lesions. *Catheter Cardiovasc Interv* 2001;53:1–4.
62. Stankovic G, Colombo A, Sgura F, et al. Predictors of adverse clinical outcome in the Randomized Evaluation of Covered Stent in Saphenous Vein Graft (RECOVERS) trial. *J Am Coll Cardiol* 2003;41:43A.
63. Stankovic G, Colombo A, Presbitero P, et al. Randomized evaluation of polytetrafluoroethylene-covered stent in saphenous vein grafts. *Circulation* 2003;108:37–42.
64. Schachinger V, Hamm CW, Munzel T, et al. A randomized trial of polytetrafluoroethylene-covered stents compared with conventional stents in aortocoronary saphenous vein grafts. *J Am Coll Cardiol* 2003;42:1360–1369.
65. Dangas G, Mehran R, Lansky AJ, et al. Acute and long-term results of treatment of diffuse in-stent restenosis in aortocoronary saphenous vein grafts. *Am J Cardiol* 2000;86:777–779.
66. Waksman R, Ajani AE, White L, et al. Intravascular radiation for in-stent restenosis in saphenous vein bypass grafts. *N Engl J Med* 2002;346:1194–1199.
67. Mignano JE, Rivard MJ. Intravascular brachytherapy using Sr for saphenous vein grafts having diameters ranging from 2.0–5.0 mm. *Brachytherapy* 2003;2:44–45.
68. Rha SW, Waksman R, Kuchulakanti PK, et al. Three-year follow-up after intracoronary gamma radiation for in-stent restenosis in saphenous vein grafts. *J Am Coll Cardiol* 2004;104A.
69. Bridges J, Pinto DS, Pickett CC, et al. Pattern of brachytherapy failure in unselected patients treated with gamma and beta radiation for saphenous vein graft in-stent restenosis. *J Am Coll Cardiol* 2004;80A.
70. Papic R, Teirstein PS, Reilly JP, et al. Long term outcome of patients treated with repeat percutaneous coronary intervention after failure of gamma-brachytherapy for the treatment of in-stent restenosis. *Circulation* 2002;106:2340–2345.
71. Ajani AE, Waksman R, Cheneau E, et al. The outcome of percutaneous coronary intervention in patients with in-stent restenosis who failed intracoronary radiation therapy. *J Am Coll Cardiol* 2003;41:551–556.
72. Jani SK, Amols HI, Hendee WR. Medical physicians should not encourage or participate in off-label, non-FDA-approved uses of intravascular brachytherapy devices. *Med Phys* 2002;29: 2128–2130.
73. Rivard MJ, Zinkin HD, Magnano JE, et al. Treatment of in-stent restenosis for saphenous vein grafts using intravascular brachytherapy; regulatory challenges and clinical application. *J Invasive Cardiol* 2004;16:96–99.
74. Reifart N, Haase J, Storger H, et al. Interventional standby for cardiac surgery. *Circulation* 1996;94[Suppl I]:I86.
75. Rasmussen C, Thiis J, Clemmensen P, et al. Management of suspected graft failure in coronary artery bypass grafting. *Circulation* 1996;94[Suppl I]:I413.
76. Cutlip DE, Dauerman HL, Carrozza JP. Recurrent ischemia within thirty days of coronary artery bypass surgery: angiographic findings and outcome of percutaneous revascularization. *Circulation* 1996;94[Suppl I]:I249.
77. Smith SC Jr., Dove JT, Jacobs AK, et al. ACC/AHA guidelines for percutaneous coronary intervention: executive summary and recommendations. A report of the American College of Cardiology/ American Heart Association Task Force on Practice Guidelines (Committee to Revise the 1993 Guidelines for Percutaneous Transluminal Coronary Angioplasty). *J Am Coll Cardiol* 2001;37: 2215–2238.
78. Kahn JK, Rutherford BD, McConahay DR, et al. Early postoperative balloon coronary angioplasty for failed coronary artery bypass grafting. *Am J Cardiol* 1990;66:943–946.
79. Rentrop P, Blanke H, Karsch KR, et al. Recanalization of an acutely occluded aortocoronary bypass by intragraft fibrinolysis. *Circulation* 1980;62:1123–1126.
80. Hartzler GO, Johnson WL, McConahay DR, et al. Dissolution of coronary artery bypass graft thrombi by streptokinase infusion. *Am J Cardiol* 1981;47:493.

81. Rentrop KP, Driesman M, Blanke, H, et al. Non-surgical recanalization of early and late bypass occlusion. *Circulation* 1981;64[Suppl IV]:IV246.
82. Holmes DR, Chesebro JH, Vlietstra RE, et al. Streptokinase for vein graft thrombosis-a caveat. *Circulation* 1981;63:729.
83. Wong SC, Popma JJ, Hong MK, et al. Procedural results and long-term clinical outcome in aorto-ostial saphenous vein graft lesions after new device angioplasty. *J Am Coll Cardiol* 1995; 25[Suppl A]:394A.
84. Ahmed JM, Hong MK, Mehran R, et al. Comparison of debulking followed by stenting versus stenting alone for aortic-ostial lesions: immediate and one-year clinical outcomes. *J Am Coll Cardiol* 2000;35:1560–1568.
85. Douglas JS Jr., Lutz JF, Clements SD, et al. Therapy of large intracoronary thrombi in candidates for percutaneous transluminal coronary angioplasty. *J Am Coll Cardiol* 1988;11:238.
86. Cafri C, Svirsky R, Zelingher J, et al. Improved procedural results in coronary thrombosis are obtained with delayed percutaneous coronary intervention. *J Invasive Cardiol* 2004;16:69.
87. Robinson N, Barakar K, Dymond D, et al. Platelet IIb/IIIa antagonists followed by delayed stent implantation. A new treatment for vein graft lesions containing massive thrombus. *Heart* 1999;81(4):434–437.
88. de la Torre JM, Angiolillo DJ, Henandez-Antolin R. Extensive thrombus of distal anastomosis of saphenous vein graft. *J Invasive Cardiology* 2004;16:198–200.
89. Ho PC, Leung CY. Rheolytic thrombectomy with distal filter embolic protection as adjunctive therapies to high-risk saphenous vein graft intervention. *Catheter Cardiovasc Interv* 2004;61: 202–205.
90. Roffi M, Mukherjee D, Chew DP, et al. Lack of benefit from intravenous platelet glycoprotein IIb/IIIa receptor inhibition as adjunctive treatment for percutaneous interventions of aorto-coronary bypass grafts: a pooled analysis of five randomized clinical trials. *Circulation* 2002;106:3063–3067.
91. Assali AR, Sdringola S, Moustapha A, et al. Percutaneous intervention in saphenous vein grafts: in-stent restenosis lesions are safer than de novo lesions. *J Invasive Cardiol* 2001;13: 446–450
92. Coronary Artery Surgery Study (CASS) Associates. A randomized trial of coronary artery bypass: quality of life in patients randomly assigned to treatment groups. *Circulation* 1983;68:951–956.
93. Maynard C, Weaver WD, Litwin P, et al. Acute myocardial infarction and prior coronary artery surgery in the Myocardial Infarction Triage and Intervention Registry: patient characteristics, treatment, and outcome. *Coron Artery Dis* 1991;2:443–448.
94. Peterson LR, Chandra NC, French WJ, et al. Reperfusion therapy in patients with acute myocardial infarction and prior coronary artery bypass graft surgery (National Registry of Myocardial Infarction-2). *Am J Cardiol* 1999;84:1287–1291.
95. Grines CL, Booth DC, Nissen SE, et al. Mechanism of acute myocardial infarction in patients with prior coronary artery bypass grafting and therapeutic implications. *Am J Cardiol* 1990;65:1292–1296.
96. Reiner JS, Lundergan CF, Kopecky SL, et al. Ineffectiveness of thrombolysis for acute MI following vein graft occlusion. *Circulation* 1996;94[Suppl I]:I570.
97. Stone GW, Brodie BR, Griffin JJ, et al. Clinical and angiographic outcomes in patients with previous coronary artery bypass graft surgery treated with primary balloon angioplasty for acute myocardial infarction. *J Am Coll Cardiol* 2000;35:605–611.
98. Michaels AD, Appleby M, Otten MH, et al. Pretreatment with intragraft verapamil prior to PCI of saphenous vein graft lesions: results of the VAPOR trial. *J Invasive Cardiol* 2002;14:299–302.
99. Piana R, Piak GY, Moscucci M, et al. Incidence and treatment of "no reflow" after percutaneous coronary intervention. *Circulation* 1994;89:2514.
100. Weyrens FJ, Mooney J, Lesser J, et al. Intracoronary diltiazem for microvascular spasm after interventional therapy. *Am J Cardiol* 1995;75:849.
101. Hillegass WB, Dean NA, Liao L, et al. Treatment of no-reflow and impaired flow with the nitric oxide donor nitroprusside following percutaneous coronary interventions: initial human clinical experience. *J Am Coll Cardiol* 2001;37:1335–1343.
102. Marzilli M, Marraccini P, Gliozheni E, et al. Intracoronary adenosine as an adjunct to combined use of primary angioplasty in acute myocardial infarction: beneficial effects on angiographically assessed no-reflow. *J Am Coll Cardiol* 1996; 27[Suppl A]:81A.
103. Kotani J, Fujita M, Higo S, et al. Direct coronary aspiration improved stagnated coronary flow due to no-reflow during angioplasty for acute coronary syndrome—compared with pharmacological treatment. *Circulation* 2001;104(Suppl II):II–417.

第39章 冠心病患者完全与不完全再血管化的比较

Jeffrey C.Trost Daniel L.Dries Bernard J.Gersh

冠脉血管多支病变的冠心病(CAD)患者,目前有几种治疗方法可供选择以改善缺血的症状和体征。这些方法包括药物治疗、经皮冠状动脉腔内成形术(PTCA)、植入支架或者冠状动脉外科旁路移植(CABG)的再血管化。患有多血管病变的CAD患者中,如左前降支近端的病变,其可降低左室功能,此类患者外科再血管化比单纯药物治疗生存时间更长、心绞痛发作次数更少,对于这些患者外科的早期再血管化可改善预后,其结果似乎很明了,即利用动脉和(或)静脉血管旁路移植, 冠状动脉可以取得完全的再血管化,恢复先前缺血心肌的正常血流,外科旁路移植手术利于左室功能和缺血症状的改善。

相比之下,早期经皮再血管化作为初始治疗仅限于局限的、单一的、冠状动脉近端的狭窄。因此对于大多数多血管CAD患者,介入专家不能提供完全的再血管化。然而,最近的20年,经皮穿刺技术的提高和新器械的改良,使得介入心脏病专家能处理越来越复杂的和多血管病变的冠状动脉狭窄。因此,对于多血管病变CAD患者,现有的经皮介入治疗技术可为其提供完全的再血管化,取得与外科旁路移植同等的效果。因此上述患者有可能从中选择任意一种治疗,并取得大致相同的结果。

本章将进一步探讨说明,不是所有的患者均可通过经皮或者外科旁路移植手术得到完全再血管化的结果。实际上,一些患者可能仅适于经皮介入治疗获得不完全的再血管化。本章将探讨完全和不完全再血管化的概念, 回顾两种治疗方法的理论依据和局限性,对比其临床结果。

完全和不完全再血管化的概念

对完全再血管化作出精确的定义是非常困难的。最常用的定义即外科旁路移植或者经皮冠脉介入治疗者冠脉造影显示至少一处明显狭窄。这种说法存在很多缺点。首先在单一的研究内,冠脉造影评价血管病变具有明显的主观差异性,这将导致患者所接受的再血管化治疗分类存在很大差异,区分是完全的或不完全的再血管化存在分歧,患者的回顾性分级亦有不同。简言之,区分两种治疗的主观性模糊了患者群体差异性,导致出现两组间无明显差异的可能性。许多研究中使用一个冠脉造影实验室,对患者的冠脉造影结果进行解读和分类,以减少主观差异性。

同时在研究中对于冠状动脉狭窄程度的评价亦存在差异。早期外科和PCI研究中定义,冠脉血管造影中直径大于等于1.5 mm的血管,存在管腔内径狭窄大于等于50%定义为明显狭窄。然而,最近更多的研究已经使用60%~70%作为明显狭窄的界限值。在冠脉造影中使用不同的完全再血管化的定义,难以对研究结果进行比较。

另外应用冠脉造影标准定义完全再血管化,不能充分解释血管造影中显示的狭窄的生理及功能性。在大部分研究中,完全堵塞的冠状动脉被定义为冠脉造影显著狭窄,因此标记为完全再血管化。然而,同一动脉供应的心肌可能死亡、没有功能,因此提出了一个问题:冠脉损害功能未得到明显改善,来自于解剖上的再血管化其明显益处是什么? 为了阐明这个问题,Faxon等人对67名完全再血管化的患者进行研究,描述其再血管化的功能特点:完全功能性的再血管化定义为,所有狭窄程度在70%以上的血管,其供应的心肌存活,旁路移植后血管能够成功地扩张。心肌无功能认定为左室造影显示心肌无运动或者供应心肌的血管太小不能进行外科旁路移植手术(直径小于1.5 mm)。心肌功能充分恢复的再血管化患者与功能恢复不充分的再血管化患者相比较,猝死、心肌梗死(MI)或者需要外科CABG的概率显著降低(6% vs 27%)。而且,功能充分恢复的再血管化患者，其结果与解剖学上的完全经皮再血管化的结果是一致的。

鉴于这一章的目的，完全经皮再血管化定义为直径大于1.5 mm的血管中所有严重狭窄（70%）没有大于等于50%的残余狭窄。因此，不完全经皮再血管化与此定义相反，即PCI后在直径大于1.5 mm的血管中至少一处有大于等于50%的残余狭窄。外科完全再血管化定义为冠状动脉旁路移植手术能够解决一处以上的严重冠状动脉狭窄（70%），而外科不完全再血管化定义为旁路移植手术后至少有一处狭窄或者完全堵塞的冠脉不能解决。

完全和不完全再血管化的优势和局限性

完全再血管化策略对于多支血管病变的CAD患者有几点明显的益处：由于心肌供血完全恢复、完全再血管化可以改善近期心肌缺血、心肌顿抑患者的左心功能，同样对于慢性缺血、冬眠心肌的患者也有所改善；血流的完全恢复同时可减少心绞痛发作、避免恶性心律失常的发生。因此，完全再血管化是外科医生和介入专家对多血管CAD患者治疗的预期目标。

尽管有上述优点，但并不是所有患者均能达到完全再血管化。外科手术局限性包括：①血管直径小于1.5 mm不宜旁路移植；②弥漫性病变血管（可通过冠脉造影评价）旁路移植术后效果不佳；③合并其他严重情况：例如高龄、肾衰及广泛的周围血管疾患，易使患者处于外科相关并发症和死亡率高危的境地中；④主动脉钙化、硬化，使冠脉旁路移植手术难以进行；⑤难以获得条件良好的动脉或静脉用来旁路移植。介入治疗的局限性包括：①不能扩张直径小于1.5 mm的血管；②不能成功地扩张复杂的病变，例如慢性完全闭塞、开口病变、分叉病变和弥漫性血管病变；③合并其他疾病，例如严重的左室功能不全、严重的瓣膜病变、严重的周围血管疾病和出血质，这些将使患者处于PCI相关的并发症和死亡的高危境地。

外科医生和许多介入专家追求完全再血管化的预期策略，可能因这些局限性最终导致不完全再血管化的令人失望的结果。同样，外科医生和许多介入专家亦可根据患者的具体临床情况，制订不完全再血管化的预期目标。在多支血管病变的情况下，他们试图明确导致患者出现症状的罪犯血管并加以治疗，而放弃处理非罪犯血管。例如急性ST段抬高性心肌梗死（STEMI）发作时，在诊断性冠脉造影期间，只治疗梗死相关性血管。如果患者在PCI术后再次出现症状或者后期出现缺血的主观证据，考虑PCI治疗其他病变血管。

上述方法同样适用于冠脉造影诊断的不稳定型心绞痛和非ST段抬高型心肌梗死及慢性稳定型心绞痛。而且，外科旁路移植手术也适用于不能进行PCI治疗的高危情况。在此种状态下，外科可能进行微创的或者不停跳的冠脉旁路移植术。最常见的是LAD冠脉旁路移植术，并且它的分支不用考虑旁路移植治疗。

不完全再血管化的主要优点是减少了患者手术相关的并发症。单纯治疗罪犯血管发生冠状动脉穿孔、撕裂和需紧急外科旁路移植术的危险性仅局限在此病变处。相比之下，如果多支病变在一次治疗中得到完全再血管化，面临上述风险的概率将显著增加。同时单纯治疗罪犯血管，具肾毒性的造影剂应用最少，患者和术者的放射线暴露时间最短。

但在多支血管病变患者中，明确罪犯血管往往是富有挑战性和难以决断的。几项研究表明，冠脉造影评价不稳定型心绞痛，单独或者联合缺血性心电图表现，可以明确21%~75%的罪犯病变（表39–1）[2~5]。对于慢性稳定性心绞痛和多血管疾病的情况下，冠脉造影评价常常可见多处、明显狭窄。患者的临床症状可能是一处、几处或者所有病变所导致，应用冠脉内多普勒血流非侵入性灌注显像及对病变部位的评价，已被证实有助于发现潜在的罪犯血管（图39–1）。这本书的Ⅱ部分综述了支持上述方法的证据。

最近的生化和冠脉造影资料显示，急性冠脉综合征的患者存在广泛的冠脉炎症，而不是单一的罪犯血管病变。Buffon等人提出，不管狭窄部位在何处，不稳定性心绞痛患者冠脉血管床周围存在大量活化的中性粒细胞，而在慢性稳定型心绞痛、变异型心绞痛和无冠脉疾病的患者中未发现同样的现象[7]。同时冠脉造影显示多处复杂斑块的出现是再发心脏事件的预测因子，需要再血管化。Goldstein等人回顾了253名急

表 39–1 明确罪犯病变的研究

研究	年份	罪犯病变	明确病变部位的原则
Wohlgelernter[4]	1986	75%	缺血的心电图表现
Ambrose[3]	1988	58%	冠脉造影表现
Breisblatt[2]	1995	21%	应用以上综合定义

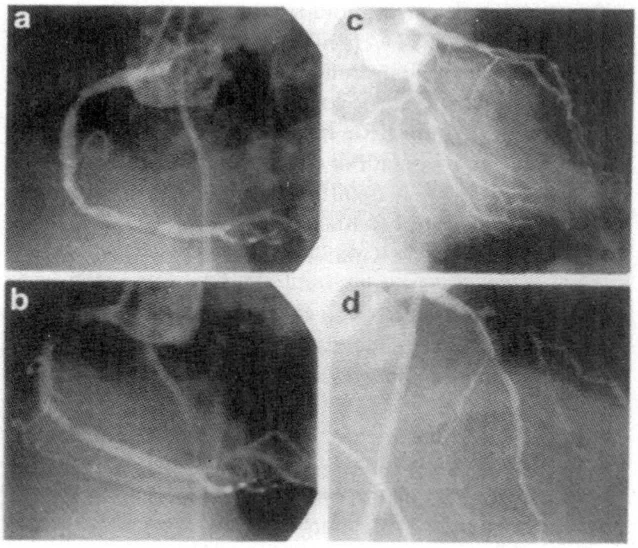

图 39-1 完全再血管化：RCA 成功地植入支架(A 和 B),但是没有扩张的 LAD 和 OMB 病变处应用多普勒血流显示有正常的血流储备

性心肌梗死的患者的冠脉造影资料，根据单一或多处病变进行分层，提示具有多处斑块的急性心肌梗死患者，1年后易于再发急性冠脉综合征，并且需要冠脉造影检查(特别是无标记的梗死相关血管)和(或)外科旁路移植手术[8]。因此，把急性冠脉综合征的患者看做是急性弥漫性血管炎症疾病，而不是通常认为的局灶病变更为准确。如果人们接受了这一观点，那么再血管化的特异靶点变得难以确定了。

外科完全和不完全再血管化患者的远期预后

对于心血管外科医生而言，采用CABG手术使患者达到完全再血管化是其主要目的，而非不完全再血管化。因此，外科文献中没有这两种再血管化治疗的前瞻性、随机、对照试验。因此，对不同的非随机外科患者组成的结果进行比较，需要校正各组患者的基线水平。不完全再血管化的患者比接受完全再血管化的患者易于患病，因而在比较每个研究结果时需着重考虑此方面的影响。

在外科接受完全再血管化的患者发病情况各异。冠状动脉外科注册研究(CASS)中，3 372名非随机三支冠状动脉疾病旁路移植术后患者，66%(n=2 240)接受完全再血管化[6]。更小的外科研究报道大于80%的完全再血管化[9,10]。目前比较完全再血管化与不完全再血管化患者的两个最大外科研究，是注册的CASS和Jones等人报道的(2 860名患者)[6,9]。CASS注册研究要求入选三支病变的患者，冠脉造影显示旁路移植血管存在大于70%狭窄，需要旁路移植进行再血管化。相比之下，Jones等人纳入的患者是两支或三支血管有病变(以狭窄大于50%作为分界线)。

在CASS研究中，不完全再血管化的患者(n=1 132)有更多的早发的MI病史或者充血性心力衰竭(CHF)，更高的心肌危险分值，基线水平射血分数减少。不同的基线水平校正之后，发现完全再血管化的患者，如果他们有严重的术前心绞痛(CCS Ⅲ 到 Ⅳ 级)且术前射血分数小于0.35，术后6年存活率、MI发生率、再手术或心绞痛的发生明显（69% vs不完全再血管化45%，p=0.04)升高。这一观点是从不完全再血管化的患者再发心绞痛的研究中得出的。轻微术前心绞痛和(或)术前左室射血分数正常的患者，复合终点没有明显差异。

在Jones等人的研究中，首次旁路移植术后随访12年，接受不完全再血管化的患者(n=803)，早发MI、左室功能不全恶化的发生率更高。关于围手术期并发症、院内死亡率、住院时间，对于完全和不完全再血管化患者间未发现统计学差异。12年的随访中不完全再血管化的患者更易再发心绞痛。与CASS研究不同，Jones等人应用Kaplan-Meier分析发现，两种治疗间患者获益程度存在明显差异：完全再血管化对患者更有益，益处出现在第1年(98% vs不完全再血管化96%)，峰值出现在第9年(81% vs 72%)，第12年Kaplan-Meier生存曲线发生合并。注册的CASS和Jones等人的研究中出现上述差异，让人很难解释。两组患者均接受了最初的CABG，其时间窗和基线特点基本相同。虽然Jones等人的随访时间更长(12年vs 6年)，提示在第1年完全再血管化患者生存益处最明显。但与CASS研究相比，没有发现明显的生存益处。

总之，外科证据显示完全再血管化可明显减轻心绞痛症状，但接受外科完全再血管化与不完全再血管化相比较，是否产生生存获益，目前尚不清楚。虽然完全再血管化被看做是“神圣之杯”，但实际上只是理论上的获益。

完全和不完全经皮再血管化患者的远期预后

如外科文献中一样，研究报道中关于完全和不完全经皮再血管化的病人结果表现不一。表39-2概括了10个非随机接受PCI患者的对照结果。没有研究证实对于完全和不完全经皮再血管化患者，整体死亡率或者再发MI有明显的差异。大多数研究报道了PCI不完全再血管化的患者再发心绞痛和随后需要外科旁路移植的概率更高。

经皮再血管化两个最大的非随机研究是Bell等人

表 39-2 不完全再血管化治疗的长期结果

作者	R	>	FU(y)	Death	MI	%CABG	PTCA	Asymptomatic
Bell[11]	C	356	2	NS	NS	NS	NS	NS
	IR	511						
Faxon[1]	C	72	1	3	7	15	30	76
	IR	67		6	13	18	19	67
Reeder[23]	O	127	2	3	7	33	20	69
	IR	159		5	9.4	35	8	67
Thomas[24]	C	19	2	0	0	5	11	63
	IR	73		0	1	1	12	63
Deligonul[25]	C	118	2	5	2.5	7	14	80
	IR	225		5.4	3.5	16	13	78
Vandormael[26]	C	35		0	3	3	3	63
	IR	31		0	0	16	16	63
Mabin[27]	C	31	1	0	3	13	6	87
	IR	35		0	3	23	6	63
O'Keefe[28]	C	445	4.5	1				67
	IR	201		12				67
Bourassa[12]	C	132	9	2.6	22	32	30	—
	IR	625		22	17	14	40	—
Cowley[29]	C	91	3					92
	IR	248						74

R,再血管化的程度;C,完全;IR,不完全再血管化;FU(y),随访(年)

报道的Mayo临床研究和Bourassa等人报道的国家心肺和血液研究所注册研究[11,12]。Mayo临床研究包括867名成功进行冠脉造影的患者。在这些患者中,356(41%)名接受了完全再血管化;511(59%)患者至少有一处血管病变存在≥70%的狭窄而未成功治疗,被认为是不完全再血管化。在这组中不完全再血管化的最常见原因为预期的效果,而不是扩张额外的血管(52.4%),慢性完全闭塞(22.6%),两者均有(17.9%)。基线水平显示,接受不完全再血管化的患者年龄更大、心绞痛更严重、接受CABG术和发生MI的可能性更大及更严重的左室功能不全。将这些基线水平的特点校正之后,发现两组间无事件生存的概率不存在明显差异,死亡、MI和需外科旁路移植手术的复合终点无明显差异。然而需注意到,在基线水平由于PCI未成功,172名(代表17%纳入的患者)从研究分析中排除,在同一住院期间,这些患者大多数进行了CABG。将这些患者认定为不完全再血管化是合理的(由于不成功的PCI结果),如果这些患者被纳入Mayo分析中,人们只能推测结果了。

Bourassa等人在NHLBI注册中,研究了757名多血管病变的冠心病患者,大多数(635名,82%)患者经PCI进行了不完全再血管化治疗。和Mayo临床研究一样,不完全再血管化治疗的患者组与完全再血管化治疗的患者组相比较基线水平预后欠佳。不完全再血管化治疗的患者组年龄更大、女性更多、最近MI病史、不稳定性心绞痛和(或)PTCA更多发。9年随访校正基线水平后,未发现两组间死亡复合危险、Q波心梗、再发心绞痛或者再次PTCA手术概率存在明显差别。然而,在这些终点中有一些值得注意的差别:不完全再血管化的患者9年再发心绞痛的概率显著升高(19% vs 10%,$p<0.05$),更有趣的是完全再血管化组中再次PTCA的发生率更高(40% vs 30%,$p<0.05$)。而在不完全再血管化患者中,需要择期或急诊CABG的几率明显升高(9.7% vs 0.8%,$p<0.05$)。因此术后随访9年,两组间需要再血管化治疗(PTCA或者CABG)的发生率无明显差异。

以上研究是关于PTCA治疗的患者结果。ROSAI研究组报道了208名不稳定型心绞痛患者非随机对照试验,该研究中大量使用支架进行不完全再血管化与完全再血管化治疗。两组中83%的患者接受至少一个支架。和很多非随机PTCA对照研究一样,1年后关于死亡的复合危险、心梗和再次PTCA等事件在两组间无明显差别[21]。与PTCA试验不同的是,虽然本试验随访时间相对较短(1年),但我们注意到在两组间对

CABG的需求没有差别。

总之,非随机数据证明完全再血管化与不完全再血管化治疗相比没有明显的生存益处。然而,这些研究显示不完全再血管化治疗的患者在初次PCI之后更易再发心绞痛,随后需要CABG手术。

经皮手术和外科再血管化的随机对照

最后两部分已经综述了每一种模式（外科和经皮)不完全再血管化与完全再血管化治疗患者的比较结果。正如已经提及的,这个研究是非随机的,因此存在偏激和混乱因素,将对结果产生不利影响。最近,几项试验将多血管病变的CAD患者CABG再血管化与多血管的PTCA治疗进行随机化研究。(这些试验更详细的结果见第2章。多血管病变CAD患者治疗概括)。对于入选患者，要求每人同意外科手术和介入治疗,预计患者既适合CABG又适合PTCA。一些试验要求外科和介入治疗达到相同效果的完全再血管化[13~15]。然而其他试验[16~18]不要求完全再血管化。在所有试验中,接受CABG和多血管PTCA治疗的患者MI和死亡的概率相同。然而,1年后PTCA治疗的患者需再次再血管化的发生率更高(30% vs 45%)[14~16]。有趣的是,不管是否要求完全再血管化,所有研究中再次再血管化的概率是相同的。

桥血管造影再血管化调查(BARI)试验,是比较多血管病变患者CABG和PTCA治疗的最大试验。这个研究不要求任何一种技术的完全再血管化,但是要求介入专家表述他们追求完全和不完全再血管化的意图。作为基线,患者分入CABG或PTCA组,由一个核心冠脉造影试验室评价临床冠脉病变数量相同。患者随机接受CABG术进行有效的再血管化,91%需要处理的血管进行旁路移植手术。患者随机接受PTCA不完全再血管化，对54%的重要血管病变进行球囊扩张。尽管有这些不同点,CABG和PTCA的住院、5年死亡率和非致死性MI是一样的。尽管在PTCA治疗组需要再次再血管化治疗概率更高。亚组分析进一步显示糖尿病患者多血管PTCA的5年生存率更低(65.5 vs CABG80.6)

Bourassa等研究报告显示，以进行完全或不完全经皮再血管化为基础的BARI试验中(重要的是,不管意图如何仍然随机进行CABG或者PTCA)，接受不完全再血管化治疗的患者，接受CABG与PTCA术后5年的患者相比生存率更高。然而,PTCA中只有糖尿病患者死亡率升高。非糖尿病患者接受CABG或者PTCA不完全再血管化后,其临床结果大致相同。非糖尿病患者中,完全与不完全再血管化治疗策略相比,冠脉造影患者5年死亡率、心源性死亡、再次再血管化和心绞痛是一样的。非随机对照比较患者的冠脉造影,完全再血管化的患者需要再次CABG的可能性较小[19]。

注意的是，在BARI试验中和它的小规模先前研究中都没有使用冠脉内支架。PCI随访已经发现支架能够减少临床的再狭窄率发生。因为在以上提及的试验中，多血管PTCA和CABG的主要差异为在PTCA治疗组的再次再血管化概率较高。假设使用支架可能减少这个差异及随后的再次PTCA或CABG需求。

在动脉再血管化治疗研究中(ARTS)比较多血管病变患者接受支架PCI和CABG治疗的效果,这是最大的随机试验,验证了上述假设。关于再血管化的相同潜能,外科医生和心脏学专家达成共识。1 205名多血管疾病患者随机接受CABG或者多血管支架。在两组间,没有发现1年死亡率、MI或者卒中发生率存在差异(16.8% vs CABG患者3.5%,$p<0.001$)[20]。糖尿病患者亚组中,1年后血管支架术后主要有害心脏事件的发生率(MACE、死亡、MI或者需要再次PCI)更高(36.6% vs CABG患者16.6%,$p<0.001$)，导致再次再血管化的需要增加。

Vanden等人在ARTS试验中回顾了冠脉造影术前、术后及外科病历记录确定经皮介入术和外科的完全血管化治疗[18]。84.1%的CABG和70.5%的支架植入患者达到完全再血管化。注意到在BARI研究中比较外科和经皮介入治疗组存在有限差异。完全和不完全再血管化支架术的患者比较显示,整体死亡、再发MI、卒中或者再次PTCA没有差异。单就PTCA研究而言,不完全再血管化更易导致后续的CABG治疗。完全再血管化支架的患者与完全再血管化的CABG患者结果是相同的。注意到一个例外：在支架组中需要再次PTCA的概率升高。

总之,研究数据表明,经皮介入或者外科旁路移植实现完全再血管化的患者,其生存率、再发MI的结果相同。接受PTCA或支架术的完全再血管化的患者与外科旁路移植患者相比,再次PCI的概率增加。使用药物涂层支架(DES)是否降低再狭窄率和再次PCI治疗还未明确。

对于糖尿病患者,BARI研究表明,术后5年CABG比多血管PTCA治疗患者获益更多。ARTS试验证明,术后1年CABG比多血管PTCA治疗患者有害心脏事件发生率降低。然而,外科旁路移植与经皮介入治疗对糖尿病患者动脉粥样硬化疾病进程的影响还未得到进一步的证明。理论上,所有狭窄血管的旁路移植治疗不仅包括心绞痛或急性冠脉综合征的罪犯病变,而且包括每一处旁路移植血管内将来的罪犯病变。多血管PTCA治疗直接作用在病变局部,而不是整支血管。糖尿病与非糖尿病患者相比,其动脉粥样硬化疾病较重。因此糖尿病患者存在更多的未来靶病变,对其实施外科旁路移植术较之PTCA治疗获益更大。DES的出现带来一个新的临床试验,即对糖尿病患者未来再血管化的评价:多血管病变的最佳治疗(FREEDOM)研究,将对糖尿病患者使用DES行多血管PCI治疗及CABG术的临床实验结果进行比较[22]。

经皮不完全再血管化与完全再血管化相比较,没有出现生存率下降或者再发MI危险的增加,但大多数研究中随机或非随机对照试验显示,初次不完全再血管化治疗后旁路移植手术的需要增加。目前尚不明确此结果主要是由于初期手术很少成功还是由于没有减轻临床症状,或者两者都有。值得注意的是,最近的数据表明经皮和外科再血管化之后的后期(事件发生在初期手术后至少1年)心脏事件的主要原因,是由于PCI或者CABG没有处理的区域冠脉疾病进展所致,而不是与治疗的冠脉斑块相关事件。对再血管化患者的治疗重点是防治疾病进展中的危险因素,不管其再血管化的策略或手术结果如何。

结论

再血管化的治疗策略应该考虑患者临床基础情况及冠状动脉病变的特点。出现不稳定冠脉病变及冠脉旁路移植术并发症高危的患者,应该给予不完全再血管化。合并多血管CAD疾患的糖尿病患者,外科完全再血管化是良好的选择。药物难治型心绞痛患者,多血管病变CAD患者的功能评价有助于对外科或经皮介入治疗方法的选择。病变狭窄血管供应区域心肌无功能的患者,经彩色多普勒或灌注显像评价,提示不完全经皮再血管化能提供功能完全的血流,宜将其作为初始治疗手段(图39-2)。相反,病变狭窄血管供血区域心肌功能正常的患者,减少心绞痛发作的最好策略是外科完全再血管化治疗。

对于不稳定型心绞痛患者,不完全再血管化作为有意义的策略没有出现不良后果,需要更大型的随机试验长期随访验证这一点。对急性MI和多血管疾病需早期PCI治疗的患者,目前尚无试验评价其完全与不完全再血管化治疗的效果。鉴于急性MI的病情发展,需要进行更深入的研究。急性心肌缺血常发生于单一心肌区域,之后累及其他心肌,并可能出现多血管病变。因此,与单纯处理梗死相关血管比较,发生急性MI的时候采取完全再血管化是可以获益的。已开始付诸实施验证这一假设。因此对于这组患者没有明确的建议。

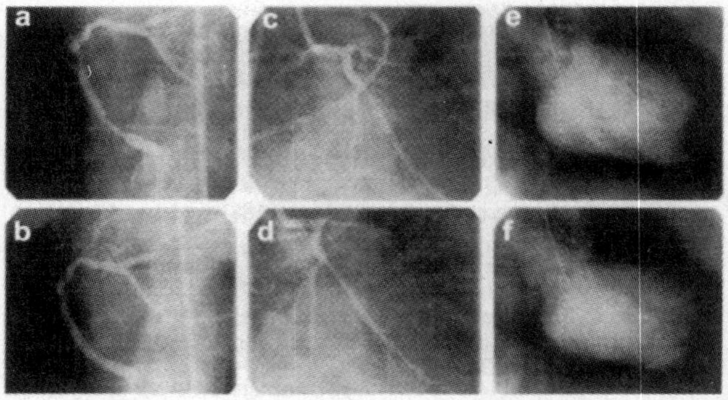

图 39.2 不完全但适当再血管化的例子(A–F)右冠中远段成功扩张(A B)第一钝圆支也扩张(C D)LAD 病变没有扩张(C D)因为心室造影显示,该血管供应区域无存活心肌(E–F)。

对于没有明确外科适应证的多血管病变患者,对其实施再血管化治疗(左主冠状动脉疾病,明显影响左室功能的多血管病变涉及LAD冠状动脉的近端),心脏专家和患者面临完全外科再血管化和完全经皮再血管化、不完全经皮再血管化的选择。研究数据表明,根据预防有害终点,如死亡和MI,这三种方法无明显差异。因此,在一定程度上,这些方法的选择依赖于患者。

(程爱娟 译)

参考文献

1. Faxon DP, Ghalilli K, Jacobs AK, et al. The degree of revascularization and outcome after multivessel coronary angioplasty. *Am Heart J* 1992;123:854–859.
2. Breisblatt WM, Barnes JV, Weiland F, et al. Incomplete revascularization in multivessel percutaneous transluminal coronary angioplasty: the role for stress-thallium-201 imaging. *J Am Coll Cardiol* 1998;11:1183–1190.
3. Ambrose JA, Hjemdahl-Monsen CE, Borrico S, et al. Angiographic demonstration of a common link between unstable angina pectoris and non–Q-wave acute myocardial infarction. *Am J Cardiol* 1988;61:244–247.
4. Wohlgelernter D, Cleman M, Highman HA, et al. Percutaneous transluminal coronary angioplasty of the "culprit lesion" for management of unstable angina pectoris in patients with multivessel coronary artery disease. *Am J Cardiol* 1986;58:460–464.
5. Williams DO, Baim DS, Bates E, et al. Coronary anatomic and procedural characteristics of patients randomized to coronary angioplasty in the Bypass Angioplasty Revascularization Investigation (BARI). *Am J Cardiol* 1995;75:C27–C33.
6. Bell, MR, Gersh BJ, Schaff HV, et al. Effect of completeness of revascularization on long-term outcome of patients with three-vessel disease undergoing coronary artery bypass surgery: a report from the Coronary Artery Surgery Study (CASS) registry. *Circulation* 1992;86:446–457.
7. Buffon, A, Biasucci, L, Liuzzo, G, et al. Widespread coronary inflammation in unstable angina. *N Engl J Med* 2002;347:5–12.
8. Goldstein, JA, Demetriou D, Grines, CL, et al. Multiple complex coronary plaques in patients with acute myocardial infarction. *N Eng J Med* 2000;343;915–922.
9. Jones EL, Weintraub WS. The importance of completeness of revascularization during long-term follow-up after coronary artery operations. *J Thorac Cardiovasc Surg* 1996;112:227–237.
10. Cukingnan, RA, Carey JS, Witting JH, et al. Influence of complete coronary revascularization on relief of angina. *J Thorac Cardiovasc Surg* 1980;79:188–193.

11. Bell MR, Bailey KR, Reeder GS, et al. Percutaneous transluminal angioplasty in patients with multivessel coronary disease: how important is complete revascularization for cardiac event-free survival? *J Am Coll Cardiol* 1990;16:553–562.
12. Bourassa MG, Yeh W, Holubkov R, et al. for the Investigators of the NHLBI PTCA Registry. Long-term outcome of patients with incomplete versus complete revascularization after multivessel PTCA. *Eur Heart J* 1998;19:103–111.
13. The RITA Trial Participants. Coronary angioplasty vs. coronary artery bypass surgery: Randomised Intervention Treatment of Angina (RITA) trial. *Lancet* 1993;341:573–580.
14. Rodriguez A, Boullon F, Perez-Balino N, et al. Argentine randomized trial of percutaneous transluminal coronary angioplasty vs. coronary artery bypass surgery in multivessel disease (ERACI): in-hospital results and 1 year follow-up. *J Am Coll Cardiol* 1993;22:1060–1067.
15. Hamm CW, Reimers J, Ischinger T, et al. A randomized study of coronary angioplasty compared with bypass surgery in patients with symptomatic coronary disease. *N Engl J Med* 1994;331:1037–1043.
16. The CABRI Trial Participants. Coronary angioplasty versus bypass revascularization investigation. *Lancet* 1995;346:1179–1184.
17. The Bypass Angioplasty Revascularization Investigation (BARI) Investigators. Comparison of coronary bypass surgery with angioplasty in patients with multivessel disease. *N Engl J Med* 1996;335:217–225.
18. Van den Brand MJBM, Rensing BJWM, Morel MM, et al. The effect of completeness of revascularization on event-free survival at one year in the ARTS trial. *J Am Coll Cardiol* 2002;39:559–564.
19. Bourassa MG, Kip KE, Jacobs AK, et al. Is a strategy of intended incomplete percutaneous transluminal coronary angioplasty revascularization acceptable in nondiabetic patients who are candidates for coronary artery bypass graft surgery? *J Am Coll Cardiol* 1999;33:1627–1636.
20. Serruys PW, Under F, Sousa JE, et al. Comparison of coronary artery bypass surgery and stenting for the treatment of multivessel disease. *N Engl J Med* 2001;344:117–124.
21. Mariani G, De Servi S, Dellavalle A, et al. Complete or incomplete percutaneous coronary revascularization in patients with unstable angina in stent era: are early and one-year results different? *Catheter Cardiovasc Interv* 2001;54:448–453.
22. Farkouh, ME. The FREEDOM Trial: sirolimus-coated stenting versus coronary bypass graft surgery in patients with diabetes mellitus and multivessel coronary artery disease. *Mount Sinai School of Medicine Cmail Newsletter*. April 2002:3.
23. Reeder GS, Homes DR, Detre K, et al. Degree of revascularization in patients with multivessel coronary disease: a report from the NHLBI PTCA Registry. *Circulation* 1988;77:638–644.
24. Thomas ES, Most AS, Williams DO. Coronary angioplasty for patients with multivessel coronary artery disease: follow-up clinical status. *Am Heart J* 1988;115:8–13.
25. Deligonul U, Vandormael MG, Kern MJ, et al. Coronary angioplasty: a therapeutic option for symptomatic patients with two and three vessel coronary disease. *J Am Coll Cardiol* 1988;11: 1173–1179.
26. Vandormael MG, Chaitman BR, Ischinger T, et al. Immediate and short-term benefit of multilesion coronary angioplasty: influence of degree of revascularization. *J Am Coll Cardiol* 1985;6:983–991.
27. Mabin TA, Holmes DR, Smith HC, et al. Follow-up clinical results in patients undergoing percutaneous transluminal coronary angioplasty. *Circulation* 1985;71:754–760.
28. O'Keefe JH, Rutherford BD, McConahay DR, et al. Multivessel coronary angioplasty from 1980 to 1989: procedural results and long-term outcome. *J Am Coll Cardiol* 1990;16:1097–1102.
29. Cowley MJ, Vandermael M, Topol EJ, et al. Is traditionally defined complete revascularization needed for patients with multivessel disease treated by elective coronary angioplasty? *J Am Coll Cardiol* 1993;22:1289–1297.
30. Alderman EL, Kip KE, Whitlow PL, et al. Native coronary disease progression exceeds failed revascularization as cause of angina after five years in the Bypass Angioplasty Revascularization Investigation (BARI). *J Am Coll Cardiol*. 2004;44(4):766–774.
31. Cutlip, DE, Chhabra AG, Baim, DS, et al. Five-year clinical outcomes from second-generation coronary stent trials. *Circulation* 2004;110:1226–1230.

第40章 严重左心衰竭患者的处理

Gregory W.Barsness

为了应用最佳医疗策略以提高预后，冠脉解剖和症状决定了严重左心衰患者的临床处理原则。如果患者冠脉结构适合且出现缺血证据，那么是否进行冠脉重建取决于医生对患者症状、综合疾病、血管重建的可行性、整体危险因素以及患者自身选择的评估。尽管医疗技术不断进展，左心功能不全与冠脉重建后效果不佳仍然显著相关[1-4]。尽管外科血管重建能够改善射血分数中度下降患者的预后[5,6]，越来越多的证据表明冠脉供血不足且严重左心功能不全的患者进行冠脉重建也会减轻症状。

由于合并有较高的手术并发症和死亡率，严重左心功能不全的患者可能不会进行外科介入治疗。通常这类患者已经经历过一次外科血管重建，这样使得再次进行血管重建变得更为复杂[7]。在这种情况下，经皮血管重建术是一种不错的选择，既能够减轻患者的症状，又能够改善预后。尽管出现了各种药物和有创血管重建的治疗手段，譬如生长因子、心肌激光血管重建和体外反搏术，经皮冠脉介入治疗对于绝大多数病变合适患者来说仍是最佳的机械性血管重建手段。本章就严重左心功能不全的高危患者如何进行经皮血管重建术作一回顾。

患者的选择和术前准备

对于高危患者的冠脉介入术进行充分准备的重要性是毋庸置疑的，包括对患者进行术前准备以及术者对手术过程和技巧的充分重视。一开始就要评估手术的风险和可能的获益情况。在手术之前，与患者及其家属的谈话应该包括手术的风险和可能发生的各种情况。鉴于严重左心功能不全患者进行冠脉旁路移植术已公认能够改善预后，没有合并明显并发症且适合行外科手术的患者应该考虑行外科旁路移植术，除非所有病变都适合行经皮冠脉成形术。不过，大多数严重左心功能不全患者都不适合外科介入治疗，而选择经皮介入治疗以达到机械性的血管重建(表40-2)。

几项回顾性研究发现，进行血管重建但心肌存活证据不足的患者未能在生存率方面显著获益。鉴于严重左心功能不全患者行介入治疗存在的潜在风险，临床医生应尽可能识别心肌存活区域以确保成功的介入治疗能够达到预期改善心肌缺血和局部心肌功能的目的[10]。这一点对于那些不能通过经皮介入治疗达到完全解剖意义上血管重建的患者来说尤为重要。识别缺血区域有助于从众多病变部位中针对靶病变进行治疗。

尽管识别缺血区域有助于制订血管重建的治疗策略，但是即便通过非侵入性检查排除了心肌缺血或心肌存活性方面的问题，也不能够除外血管重建所带来的潜在性益处。心肌存活但处于缺血的严重程度决定了外科血管重建后左室功能的改善程度[11]。评估心肌存活性的金标准可能会低估血管重建后心肌的恢复程度。通过非侵入性方法评估达10%至20%的节段性异常在经过CABG或经皮血管重建后都可观察到心功能的改善[12]。考虑到这种情况，我们可以使用多巴酚丁胺负荷超声心动图或PET成像系统评估心肌缺血程度和存活率，原因是这些方法具有合理的敏感性和特异性，能够识别心肌的存活范围并预计血管重建后区域性室壁运动的改善程度[13,14]。延迟增强心血管MR是另一项新开展的技术，其有助于识别功能不全的心肌可否逆转并在评估心肌存活性方面具有显著的优势[15,16]。不过，要重点注意到的是尽管术前心肌存活程度与血管重建术后的获益密切相关，但是患者预后方面的获益可能与血管重建直接相关，即使血管重建未能改善区域性心肌功能[25,26]。

风险评估

众所周知，手术风险的增加与接受有创治疗左心功能不全患者的严重程度密切相关[3]，导致了临床对心导管治疗的负面偏见[27]。拟行血管重建术的手术风险可能会仅仅因为左心功能不全而增加，或其手术风险相当于多种并发症的复杂多支冠脉病变患者。对于多种并发症的复杂多支冠脉病变患者来说，由于冠状动脉旁路移植术的死亡率接近20%，所以经皮血管重建术是缓解药物难治性心绞痛可供选择的少数几种方法中的一种。在此类患者中最初的经皮介入治疗结果显示是非常有效的（表40-1和40-2）[4,26,28-76]，可能应该作为推荐治疗方案，尤其对于先前曾行冠状动脉旁路移植术的患者更是如此。

增加冠状动脉旁路移植风险的因素同样会使经皮介入治疗的效果不佳[3]。即使是使用目前最新介入技术，左室功能不全也会与短期和长期效果不佳密切相关[4]。初步统计数据显示，高危患者（射血分数小于25%，冠脉多支病变和客观缺血证据）具有较高的围手术发病率以及较高的争议性，即采用PCI方案还是

表 40-1 严重左心功能不全患者首次冠脉旁路移植术后结果：当代系列研究

研究（参考文献）	间期	数量	EF(%)	主要适应证	旁路移植数	30 天死亡(%)	1 年死亡(%)	远期死亡(%)
Hausmann[33]	1986–92	265	24*	Elective/Angina	2.9	7.6	10.9	13.1(3 年)
Kaul[34]	1987–92	210	≤20	Mix	–	8	18	27(5 年)
Lindelow[35]	1988–92	7	24*	Elective/Ischemia±MR	2–5	–	–	40(3 年)#
Dreyfus[37]	1990–92	46	23*	Elective	3.8	10.9	13	–
Townend[38]	1991–92	15	20*	Elective/CHF	2.7	13	40+	–
Langcnburg[39]	1983–93	96	20*	Elective	3.0	8	–	–
He[40]	1986–93	52	<30	Repeat CABG	–	33	–	–
Lee[41]	1986–93	35	25*	Elective/ICD**	2.7	3.7	–	29(3 年)
Kruclff[42]	1990–93	21	<25	Elective	–	14	33	–
Christenson[43]	1990–93	91	21*	Mix/Angina	4.6	14.3	–	–
Calhoun[44]	1992–94	12	21*	Elective/CHF	–	17	–	–
Trachiotis[45]	1981–95	156	<25	Mix	3.3	3.8++	9.8	35.6(5 年) 76.3(10 年)
Elefteriades[26]	1986–95	135	≤30	(Semi)Elective	2.7	5.2	13	29(4.5 年)
Dietl[46]	1991–95	163	22*	Mix	3.4	10	–	–
Salati[47]	1992–95	31	25*	Elective	2.6	0	–	–
Baumgartner[48]	1990–96	61	≤25	(Semi)Elective	4.0	8	–	–
Pagano[49]	1994–96	39	23*	Elective	3.0	5.7	14(6–mo)	–
Mickleborough[50]	1982–97	125	<20	Mix	3.7	4++	–	28(5 年)
Toda[51]	1992–97	69	25*	Elective	3.0	7	16	27(3 年)
Bouchart[52]	1988–98	141	≤25	Elective/Angina	2.7	7	13	30(5 年)
Carr[53]	1990–99	86	≤20	Mix	2.4	11	–	41(5 年)
Antunes[54]	1990–99	141	<30	Elective	3.1	2.8	4	14(5 年)
Kleikamp[55]	1988–2000	908	<30	Mix	3.1	1.98	–	11±(65 个月)
AWESOME *CABG Randomization*[56,57]	1995–2000	47	<35	Elective	2.9##	–	–	28(3 年)
AWESOME *CABG* Registry[57,58]	1995–2000	140	<35	Elective	–	–	–	40(3 年)
Trehan[59]	1989–2001	176	<30	Elective	2.5	2.3++	–	–
S.lsbir[60]	1996–2001	212	<30	Elective/Urgent	3.2	5.6++	6	27(4 年)
Goldstein *On Pump*[61]	1999–2001	110	≤30	Mix	3.5	10.9++	25	–
Goldstein *OPCAB*[61]	1999–2001	100	≤30	Mix	3.5	3++	15	–
Nishi[62]	1994–2002	42	24*	Elective	4.6	2.4	–	27(5 年)
Ascione[63]	1996–2002	250	<30	Mix	2.7	4++	10	16(3 年)
Al-Ruzzeh[64]	1999–2002	305	≤30	Elective/Urgent	2.9	11.5++	–	–

*平均值；

**患者在 CABG 术中接受 ICD 植入术；

+包括一例患者 CABG 术后 8 个月成功进行心脏移植术；

++院内事件；

包括 5 例患者未联合进行瓣膜手术；

系列研究总发生率；

±不包括 4.6%术后进行心室辅助装置或心脏移植的病例；

EF：射血分数；MR：二尖瓣返流；CHF：充血性心力衰竭；

OPCAB：冠脉旁路移植术后脱辅助泵。

表 40-2 严重左心功能不全患者行冠状动脉介入治疗术后结果:当代系列研究

研究(参考文献)	间期	数量	EF(%)	成功的/试图的病变(%)	使用支架(%)	主要的并发症(%)	院内不良心脏事件(%)	30天死亡(%)	后期死亡(%)
Unselected:									
Maiello[65]	1987–91	100	30*	1.5/1.8(83)	–	12	13	–	23#(19个月*)
Krucoff[42]	1990–93	29	<25	–	–	–	–	10	45(1年)
Lindsay[66]	1995–96	194	<30	(93)	52	9.8	3.1	2.6##	16(1年)
Saucedo[67]	–1997**	85	<25	–	100	–	2.35	–	6.1(1年)
Toda[51]	1992–97	48	24*	–/1.5	67	–	–	8	27(1年) 33(3年)
Mayo(unpublished)	1994–97	392	29*	1.4/1.6(88)	–	–	17	–	15(1年)
Bukachi[68]	1995–97	41	≤35	1.5/1.9(83)	70	19.5	20	2.7	5.4(1年)
NHLBI Dynamic Registry[4]	1997–98	166	32*	1.4/1.5(93)	74	–	6.6	3##	11(1年)
AWESOME *PCI Randomization*[56,57]	1995–2000	47	<35	–	54	–	–	–	31(3年)
AWESOME PCI *Registry*[57,58]	1995–2000	152	<35	–	55	–	–	–	37(3年)
Excimer Laser[69]	1997–2000	25	28*	1.1/1.2(93)	83	8	0	–	–
Milan[70]	1998–2000	72	≤30	–/1.7	60	17	13	4##	–
Di Sciascio[71]	–2002**	8	28*	–	100	0	0	–	≥12(3年)
CPS Support:									
Teirstein[72]	1989–90	126	≤20	1.6/1.8(89)	–	41	8	–	–
Shawl[73]	1988–91	107	19*	1.8/1.9(95)	0	0	4.7	–	23(2年)
Beaumont[74]	–1997***	58	26*	(99)	–	–	–	12##	–
IABP Support:									
Kreidieh[75]	1987–91	16	<30	–/1.6	–	6	12	–	6(1年)
Beaumont[74]	–1997***	91	32*	(87)	–	–	–	8.7	–
Milan *Elective IABP*[70]	1998–2000	61	≤30	–/2.0	72	5	5	2##	–
Supported:									
Ferrari[76]	1990–93	35	30*	1.7/2.0(85)	–	17	–	8.6##	23(1年) 30(2年)

*平均值;

**终止年限;

***1998 年发表的 4 年研究;

包括 9%院内死亡率加上成功内科治疗的 75 名患者随后出现的死亡率;

院内死亡率;

+系列研究总发生率;

EF:射血分数;MACE:主要的严重心脏事件,包括死亡、心肌梗死、反复再血管化;CPS:心肺支持治疗;IABP:主动脉内气囊泵。

采用冠脉旁路移植术方面的争议[42]。急性冠脉闭塞引起血流动力学不稳定而导致经皮冠脉成形术失败主要与患者合并以下因素相关:多支病变、弥漫病变、大面积病变心肌和术前狭窄[11]。对PCI术后可能出现效果不佳进行预先评估的方法包括Califf等提出的危险评分和Ellis提出的修正危险评分[78]。Ellis指出,总危险评分是指在急性冠脉闭塞后预计会净损失多少心室功能。评分方法是六处指定心肌区域中(表40-3)任意一处由明显狭窄的冠脉(70%)供血则评为1分,任意一处出现运动功能减退但供血冠脉无明显狭窄则评为0.5分。在该研究中,危险评分超过2.5分是死亡率增高的独立危险因素。存在侧支循环的情况下要格外关注病变心肌的范围,此时总的病变心肌范围可能会相当大。尽管血小板糖蛋白Ⅱb/Ⅲa受体拮抗剂和支架的使用会降低冠脉急性闭塞的发生率,并可能使其严重程度下降[79-84],但出现效果不佳的情况和危险因素仍然保持不变。

介入时机

对严重左心功能不全患者施行介入治疗需要评估血管重建术式的可行性并酌情征求患者的意见。鉴于上述原因,出现以下情况则不应在完成冠脉造影后即刻行介入治疗。首先患者必须完全理解拟行手术的潜在风险和获益,同时告知家属也是必要的。尽管对

表 40-3 应用冠脉 6 区分段法对心肌评分

冠状动脉分段
左前降支
1. 左前降支主支
2. 第一主要间隔支
3. 第一对角支
左回旋支
4. 左回旋支主支
5. 较大边缘支
6a. 左后降支
右冠状动脉
6b. 右后降支

于患者来说这样做多增加了一道手续，但是延迟介入可优化药物治疗，更好地与外科商议介入失败方案或混合治疗方案，更充分地与同事商议最佳介入方案。当然，如果患者处于紧急情况，延迟手术则是不可能的。

研究表明充血性心衰病史，尤其是射血分数下降患者，与介入效果不佳密切相关。对于近期出现过心衰症状的患者应仔细考虑介入治疗的时机[85]。心功能失代偿患者的风险明显增高，且药物充分治疗左心功能不全可使患者获益，故此类患者应先考虑药物治疗再考虑介入治疗。

最后，尽管对于大多数拟行经皮血管重建的严重左心功能不全患者，既便介入手术失败也不愿退而行外科手术治疗，但术前准备左室辅助装置作为外科旁路移植手术准备还是有必要的。近来的做法是，若拒绝使用左室辅助装置，患者及其家属则必须于术前签署同意书。

总论

对严重左心功能不全患者成功施行介入治疗需要充分考虑手术的各个方面。恰当的药物治疗和仪器使用能够提高手术效果，而血管造影的优化，包括造影角度的选择，造影剂的使用和放射线剂量的控制，能够提高成功率并早期发现并发症。

穿刺部位

通常我们认为股动脉是最合适的穿刺部位。其优势包括在必要时能够按需要增大动脉鞘管的尺寸和改用支持装置。在多数情况下，我们放置6~8F动脉鞘管，并使用足够大小的导引导管以利于冠脉造影和支架植入，同时也有利于在必要时迅速方便地植入较大的医疗装置。尤其是在处理左主干或分叉病变时，建议使用较大的导引导管，以便在紧急情况下同时植入数种医疗装置。右心导管术可完美地评估充盈压，随后还可置入临时起搏导线用于心脏传导阻滞，选择性束支传导阻滞或右冠脉球囊扩张术的预防性使用。在依赖旁路血供时，应在对侧动脉放置4F鞘管以提供侧支保护。通过放置在腹主动脉的猪尾导管注入20~40ml造影剂行外周动脉造影术可评估髂股动脉系统和降主动脉能否植入心脏支持装置。

抗凝剂

术中如何适当抗凝取决于介入术式、药物使用和机械装置的类型。一般说来，高危介入治疗时采用的抗凝方法与本书中描述的常规介入治疗时采用的方法类似。主要区别表现于非肝素化的心肺支持患者，对于此类患者激活的凝血时间必须通过使用普通肝素维持在400 ms以上。阿司匹林应常规使用，噻嗯并吡啶类药物在支架植入患者亦应常规使用。

镇静剂

高危介入手术中大范围的血管内操作时必须充分镇静。由于整个冠脉分支及靶病变区的恰当显影是介入医师主要关注的目标，所以不能完全配合的患者最好使用全身麻醉。使用全身麻醉可使患者身体活动降到最低，医生则能全心投入到手术之中。全身麻醉尽管不是绝对必须，但对于使用心肺支持装置的患者还是可以考虑选择使用，其原因是在手术过程中要使用较大的导管可能会引起患者不适。

造影剂的选择对于减少高危患者介入的手术风险非常重要。尽管一代离子型造影剂对于低危手术具有很好的耐受性，但其高渗透压和钙螯合剂效应易使代偿能力差的患者出现低血压和心律失常。除此之外，对于何为理想造影剂还存在相当大的争议。二代低渗透压造影剂，包括离子型和非离子型，则诱发更少的血流动力学副作用，对于高危患者来说也具有更好的耐受性。尽管非离子型造影剂的抗凝作用略逊于离子型造影剂，但离子型造影剂是否因此对于高危患者更有优势仍处于争议中。二代造影剂出现造影剂相关性副作用并不常见，这两类造影剂在使用中可能都不会出现明显的不良反应。非离子型等渗造影剂碘克沙醇可能会比以往使用的造影剂具有更好的耐受性，目前随机临床试验正在进行以评估其在高危手术患者中的潜在价值[86,87]。

多支病变和左主干病变的介入治疗

对于严重心功能不全且合并多支病变的患者来说，即使不能达到完全解剖性血管重建，完全功能性血管重建也能够明显改善症状和预后[88]。由于拟手术病变的顺序和数目对于患者手术安全和潜在获益均有直接影响，所以血管重建的治疗策略必须根据临床标准和解剖学标准实施个体化方案。如前讨论所述，正确识别供应缺血但尚存活心肌的血管，并将其作为介入治疗的靶病变是很重要的。

一旦识别靶病变，即可根据受损心肌量及有无侧支循环采用系统化的介入治疗方案。供应大面积受损心肌的冠脉完全闭塞时，若供应其侧支循环的血管手术失败，对于患者来说则是致命性的。鉴于此原因，应首先考虑开通完全闭塞的冠脉为该区域受损心肌提供足够的前向血流。在成功开通闭塞冠脉后，再相对安全地开通供应侧支循环的病变血管。其他处病变可根据受损心肌的大小决定是否介入治疗，通常应首先解决影响大面积心肌血供的病变血管。出于获益甚小，通常供应小面积心肌的病变血管不予处理。处理静脉桥病变时，鉴于其较高的再狭窄率，应尽可能优先考虑对原有冠脉进行血管重建以达到长期恢复血流的供应。

此外，拟行介入治疗两处或更多处影响较大面积心肌的血管病变时，尽管多数患者，尤其是涉及机械支持治疗的患者，会接受2天阶段性手术，但所有血管重建手术都会在相同条件下进行。如果治疗效果可能欠佳或进一步介入治疗可能会危及到患者的生命安全，那么阶段性的治疗方案可能会更为合适。在此情况下，可将患者转至监护病房，留置动脉鞘管并维持肝素输注。另应开始或维持主动脉球囊反搏支持治疗，这一点会在下一章予以讨论。多数患者还需要彻夜维持输注糖蛋白Ⅱb/Ⅲa拮抗剂。次日再次行血管造影可评估初始病变的状况，然后决定是否需要对初始病变及其他病变进行介入治疗。

目前支架类型及药物洗脱支架治疗策略的发展提高了支架的长期通畅率，这使得支架能够更广泛地用于左主干病变。心功能不全患者介入治疗时如果心肌缺血次数过多且左主干无保护，则可能出现不良后果。鉴于此原因，血流动力学的支持对于大多数接受左主干介入治疗的患者来说是非常必要的。开口处病变可采用主动脉内球囊反搏支持治疗（详见隐静脉桥章节），从而迅速放置支架，减少缺血次数。不过，左主干的复杂分叉病变需要通过球囊预扩张改变病变形态，且需要使用球囊对吻技术和支架放置技巧或考虑支架放置位置，因而比较适合预先充分使用血流动力学支持治疗（详见隐静脉桥章节）。

隐静脉桥介入治疗

隐静脉桥的介入治疗需要单独考虑到静脉桥的问题，尤其是对左心功能不全患者更是如此。对于静脉桥闭塞的患者来说，由于静脉桥介入治疗近期和无期效果均不佳，故应优先考虑对原冠脉血管进行介入治疗。不过如果原冠脉血管解剖形态复杂则有必要考虑开通静脉桥。尽管目前尚未证实血小板糖蛋白Ⅱb/Ⅲa拮抗剂[89]或溶栓剂[90]有助于预防静脉桥介入患者手术的不良反应，但远端血栓保护装置已被认为是有效的辅助治疗手段[91~93]，对于此类患者应强烈推荐使用。尽管在很多情况下远端球囊闭塞使得缺血时间延长，有时会使得远端过滤装置的使用显得更为必要，但该装置的选择还是取决于静脉和病变的解剖位置和大小。

介入治疗中的机械支持

并非所有严重左心功能不全患者都需要机械支持治疗才能进行介入治疗。耐受力良好且没有心衰临床证据的患者，及只需对供应中等面积心肌的血管进行介入治疗的患者，均可在有经验的心脏中心进行血管重建，而且只需备有机械支持设备。不过随着病变复杂程度的增加以及受损心肌量的增加，预计出现严重副作用的风险也会随之增加，大约会有20%的患者在介入过程中会出现血流动力学的不稳定[70]。如果出现血流动力学的不稳定，尤其是症状不稳定且药物治疗效果不佳的患者拟行介入治疗时应充分考虑使用合适的经皮介入支持设备。

近年来对介入支持设备的持续评估证实了主动脉球囊反搏及心肺支持治疗对心功能低下的高危患者所具有的潜在作用[74]。不过经皮介入治疗技术和支持治疗设备本身的进展降低了预防性支持治疗措施的必要性。使用可靠而简洁的介入治疗技术，包括冠脉支架、凹槽球囊和远端保护技术，在介入手术中可只备用支持治疗设备，但患者病情或冠脉解剖极其复杂时例外。

主动脉内球囊泵

主动脉球囊泵通过减少心肌负荷量降低心肌耗氧量，提供的脉冲式血液支持相当于多增加了0.5~0.8 L/min的心排血量，降低了10%~20%的左室舒张末压及类似百分比的肺毛细血管楔嵌压（表40–4）。尽管主动脉球囊反搏治疗显著增加了舒张期灌注压，但尚无证据表明其能改善血流动力学明显狭窄处的冠

表 40-4　主动脉内球囊反搏术对血流动力学的影响

收缩期峰压力	–
舒张末动脉压	––
舒张压	++++
平均压	0
LVEDP/PCWP	–
心率	–
心输出量	++

LVEDP：左室舒张末期压力；PCWP，肺毛细血管嵌楔压。

脉血流。不过，在不存在阻塞性病变的冠脉部分，主动脉球囊反搏治疗通过增加25%冠脉血流量来增加心肌氧供[95]。因此，IABP的好处可能更能体现在介入治疗术后，因为介入治疗术后阻塞的病变已被成功开通，灌注压的增高可转化为冠脉血流的增加。在介入治疗前或介入治疗失败后，IABP使患者获益主要是通过降低后负荷以及减少心肌耗氧量。高危介入患者选择性使用IABP治疗的早期研究报告显示较高的手术成功率和较低的短期心血管事件发生率。但取得上述成功所付出的代价是高达11%的血管并发症[96,97]。随后急性缺血综合征的研究则表明IABP的有效性取决于患者的基本情况。急症血管成形术后维持IABP 48 h的随机研究表明其对血管持续开通有益，并能降低住院患者梗死相关性冠脉闭塞和心肌缺血的复发[98]。不过，PAMIII临床研究未能表明高危患者首次血管成形术后早期行IABP会有明显获益。该研究还发现局部血管通道位点处的并发症明显增加[99]。尽管尚缺乏足够的随机研究，但介入治疗的成功结果可能仍应归因于IABP提供的血流动力学支持及冠脉灌注治疗，而且术后脆弱期的患者还可因此获益更多(图40-1)。尽管介入手术中一旦出现血流动力学不稳定即会迅速植入IABP，但笔者仍推荐在多数极高危PCI患者使用预防性主动脉球囊反搏术。使用IABP的益处包括植入IABP后可随时使用，可迅速从容地植入，以及

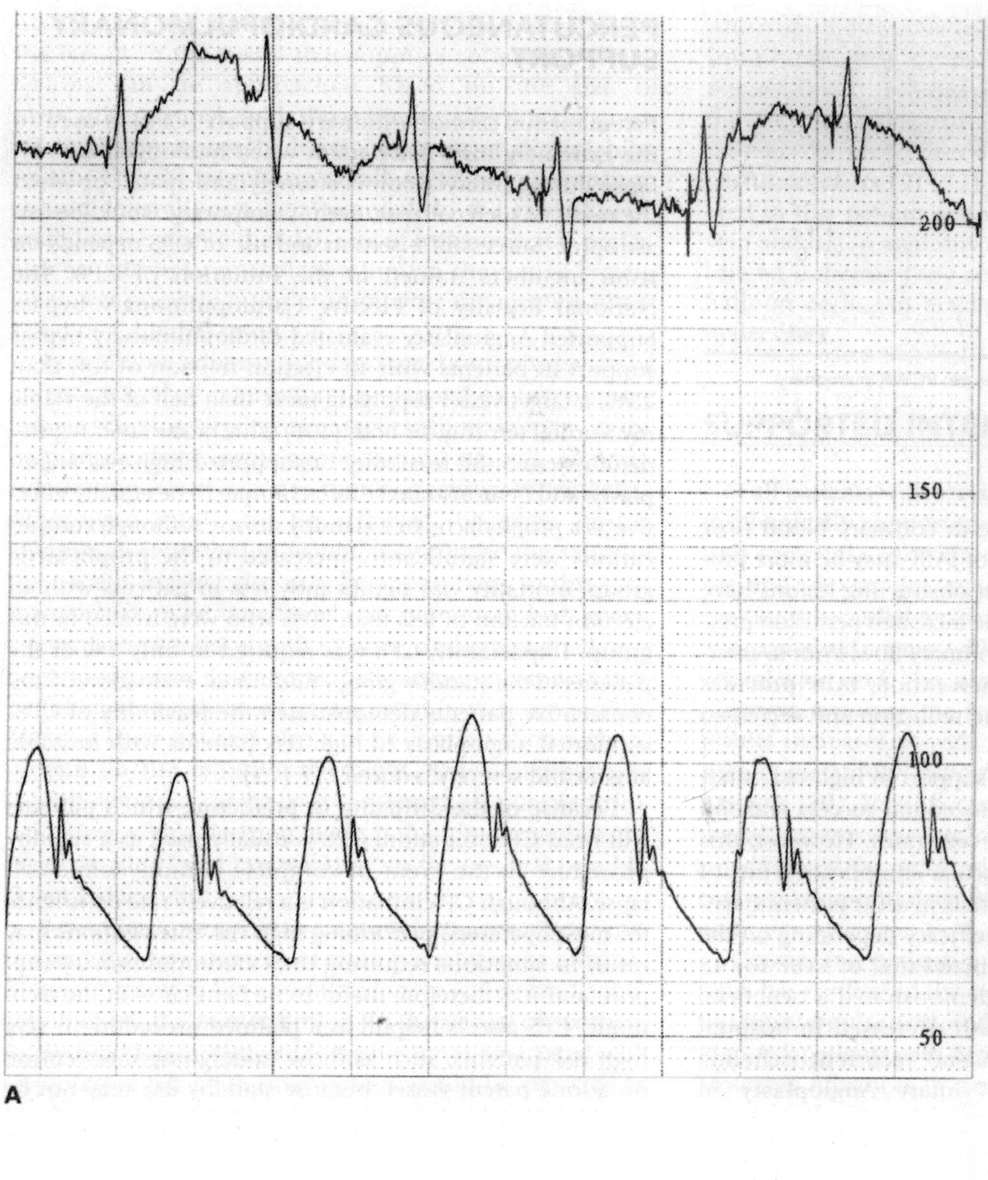

图 40-1(A)　一名 53 岁男性不稳定性心绞痛患者，射血分数<15%伴有收缩期低血压，在应用主动脉内球囊反搏术前血压(A)及术后血压(B)。表明 IABP 支持治疗以增加舒张压的措施优先于行隐静脉旁路移植术

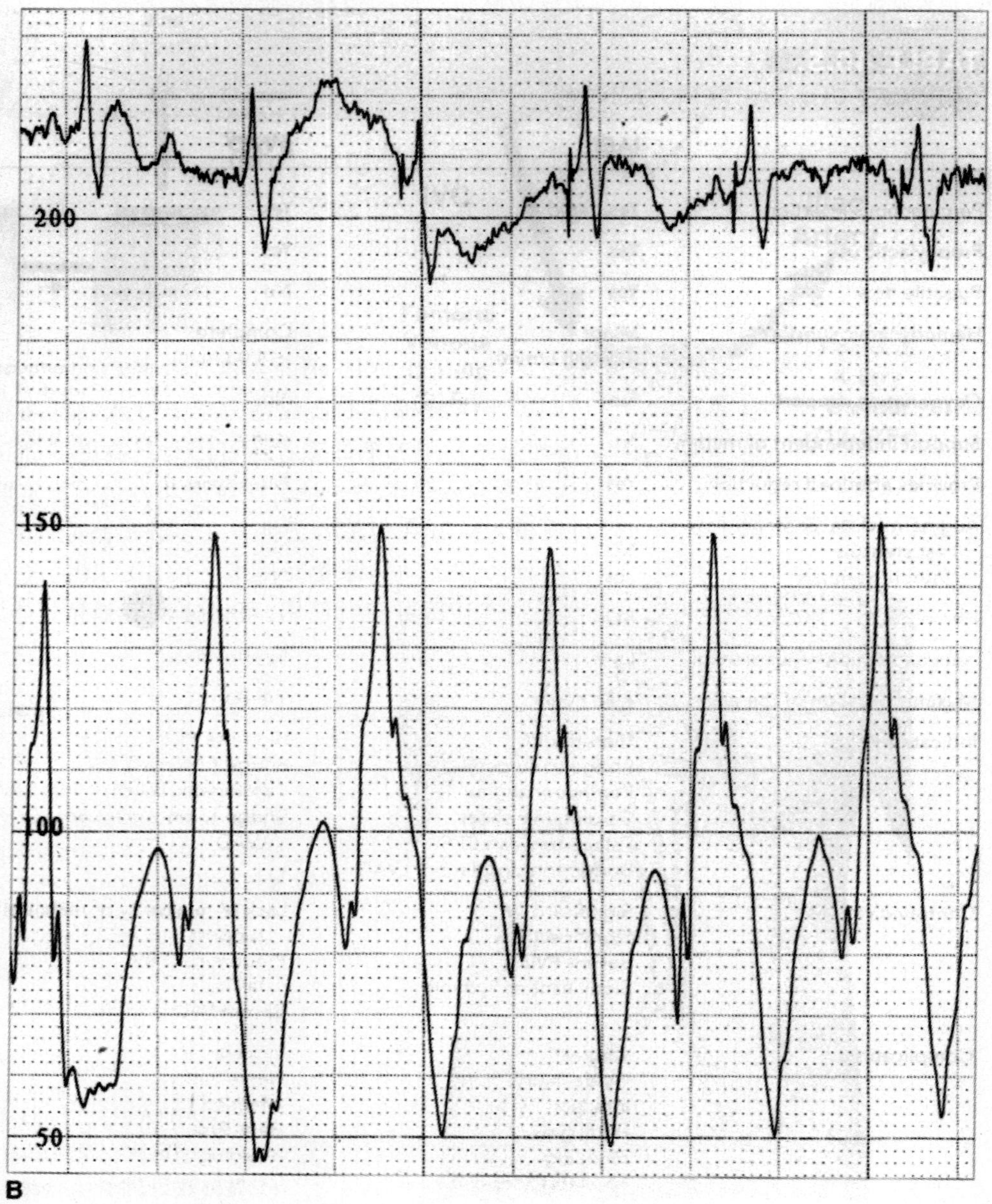

图 40–1(B)

可使用常规支持治疗。主动脉球囊对于严重髂总动脉疾病或严重主动脉瓣反流患者而言是禁忌证。导管设计越新颖,严重并发症则越少见。严重并发症包括气体漏入动脉血管内,血管损伤、感染、出血、血小板减少症和栓塞(表40–5)。

经皮心肺支持治疗(CPS)

经皮心肺支持治疗(CPS)用于极高危患者出现以下情况之时,即预计患者介入治疗期间极可能会出现血流动力学循环衰竭或此种循环衰竭(即便是暂时性的)是致命性的。成功植入使用CPS有赖于医疗小组对CPS知识的培训。美国选择性心肺旁路支持下血管成形术的注册研究评估了以下患者行心肺旁路支持治疗的效果,即射血分数少于25%,靶血管供应半数以上存活的心肌或同时具备这两个条件的患者[101]。这项多中心的注册研究证实了对高危患者行血管成形术时进行支持治疗的可行性,也证实该技术不论是作为预防性治疗还是作为备用治疗都是同样有效的。尽管用作预防性治疗时并发症显著增多,但对于射血分数少于20%且同时采用了预防性治疗的患者来说,其死亡率明显下降。很重要的一点是,仅有8%的备用CPS患者真正使用了CPS。另一项包含109位序贯入选患者的临床评估证实了CPS支持下血管重建术对不稳定性心绞痛且严重心功能减低患者的可行性[73]。

由于难以预计何种患者需要开始用到CPS,故其通常是用作备用治疗手段以防止完全性的循环衰竭。

表 40-5　支持特征

	LABP	PVAD	CPS
经皮植入	是，快速	是	是，更困难
预防时使用	是	是	通常不是
搏动的血流	是	否	否
血流学动力支持	很少数 (0.5~0.8 L/min)	完全 (≤4.0 L/min)	完全 (3.5~5.0 L/min)
氧供	否	否	是
支持独立节律	否	是	是
Provides afterload reduction	是	前负荷	一些
扩大远端冠脉血流			
过去的狭窄	否	否	否
无狭窄	是	否	很少
Hemolysis	轻度	中等	明显
需要抗凝	低度	中等	高度
治疗的最长时间	>48 小时	数周	6~8 小时
适应证	高危 PCI 外科旁路移植 难治的心脏病 心源休克 心脏支持系统衰竭 桥移植或左室辅助装置	高危 PCI 外科旁路移植 心源性休克 桥移植式左室辅助装置	高危 PIC
禁忌证	严重的主动脉返流 严重的主动脉瘤 严重的末梢血管疾病 严重的心律失常	缺乏熟悉或技术支持 右室衰竭分主导 严重的末梢血管疾病	缺乏熟悉或技术支持 末梢血管疾病
并发症	血管的 神经损伤 感染 溶血 出血 血小板减少症 系统梗死 肢体缺血	血管的 神经损伤 感染 溶血 出血 插管错位 可能需要外科血管 封堵或延长血管压迫 动脉或主动脉栓塞 中枢神经系统事件 肢体积血	血管的 神经损伤 感染 血管内弥散性凝血 出血 贫血 缺血的代谢 中枢神经系统清除不足 低钾血病 低钾血病 可能需要外科血管 封堵或延长血管压迫 动脉清理和血检 肢体缺血

IABP：主动脉内气囊泵；pVAD：经皮心室辅助装置；CPS：心肺支持系统；PCI：经皮冠状动脉介入治疗；LVAD：左室辅助装置；AR：主动脉返流；AA：主动脉瘤；PVD：末梢血管疾病；DIC：弥漫性血管内凝血；CNS：中枢神经系统

尽管大多数术者都很少启用CPS，但对高危患者实施介入治疗有可能会出现需要完全心肺支持治疗的情况，因而熟悉该技术还是很有益处的。对于极高危患者，如只有一根畅通血管而又需要行介入治疗的患者，事先计划好CPS方案也是很有帮助的，因为在这种情况下采用备用CPS方案可能并不可靠，尤其是在不经常做CPS的中心来说更是如此。如果CPS能在持续性心脏停搏的10 min内开始进行，则可以提高患者存活率[102]。在实际抢救中，使用CPS维持血流动力学的指征并不明确，其原因是介入治疗后患者没有统一规律，也没有明显的心功能变化，因而通常很难明确界定治疗终点，除非即刻行心脏移植术。在此种情况下,CPS可以为早期植入左室辅助治疗装置争取时间,但应尽早考虑终止CPS支持。

与IABP不同的是,CPS的优势在于不论基础节律或左室射血分数如何,它均可提供完全性循环支持。CPS系统可维持心排血量高达5 L/min,同时使左心室处于休息状态,并将肺毛细血管楔嵌压降至0.67 kPa(5 mmHg)以下。这样可减轻左室负荷及氧需求。此外,左室舒张末压的下降和舒张期灌注的轻度增高亦可提高冠脉灌注量。不过,CPS对长时间的心肌缺血不能发挥良好的心肌保护作用[103],而且长时间的使用也不适用于所有的患者。尽管患者随着时间的延长都会适应CPS提供的非脉冲性血流[104],但急性阶段出现的"冠脉窃血"——这一现象主要涉及严重狭窄以及微血管灌注受损处的血管——可能会预示出现进展性心功能不全。

总的来说,6~8 h的冠脉旁路移植时间通常是可以耐受的,但是依靠传统的支持体系,溶血、弥漫性血管内凝血和液体向细胞外渗出都会使患者难以耐受更长的手术时间(表40-5)。目前使用新型肝素涂层的支持体系使患者无须使用大剂量肝素就能够耐受更长的手术时间,而且也减少了伴有血小板和凝血级联反应的消耗性凝血病。但这些新型支持体系仍需要更新换代,也不能明显减少血管内血栓或其他血管并发症的危险[103,105,106]。在长时间支持治疗中,与非脉冲性血流相关的灌注问题和心肌保护不良的问题仍有待进一步解决。对于节律稳定的患者,IAPB支持治疗和早期停用CPS仍是优先考虑的治疗策略。

CPS技术

经皮心肺支持治疗需要在股动脉和股静脉内植入大孔径的套管。血液通过放置在右房水平的套管回

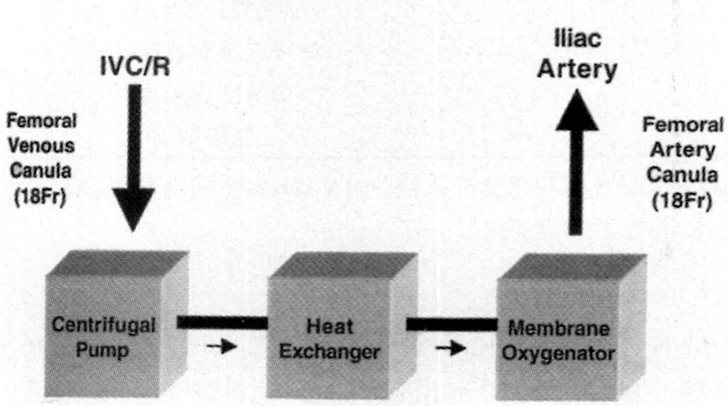

图 40-2 经皮心肺支持(CPS)循环系统。血液经放置在下腔静脉和右房交接处的 18F 静脉导管抽吸出来,在离心泵的推动下通过膜氧合器及热交换器。加温及氧合后的血液经放置在股动脉的 18F 导管回输至患者,提供完全性心肺支持

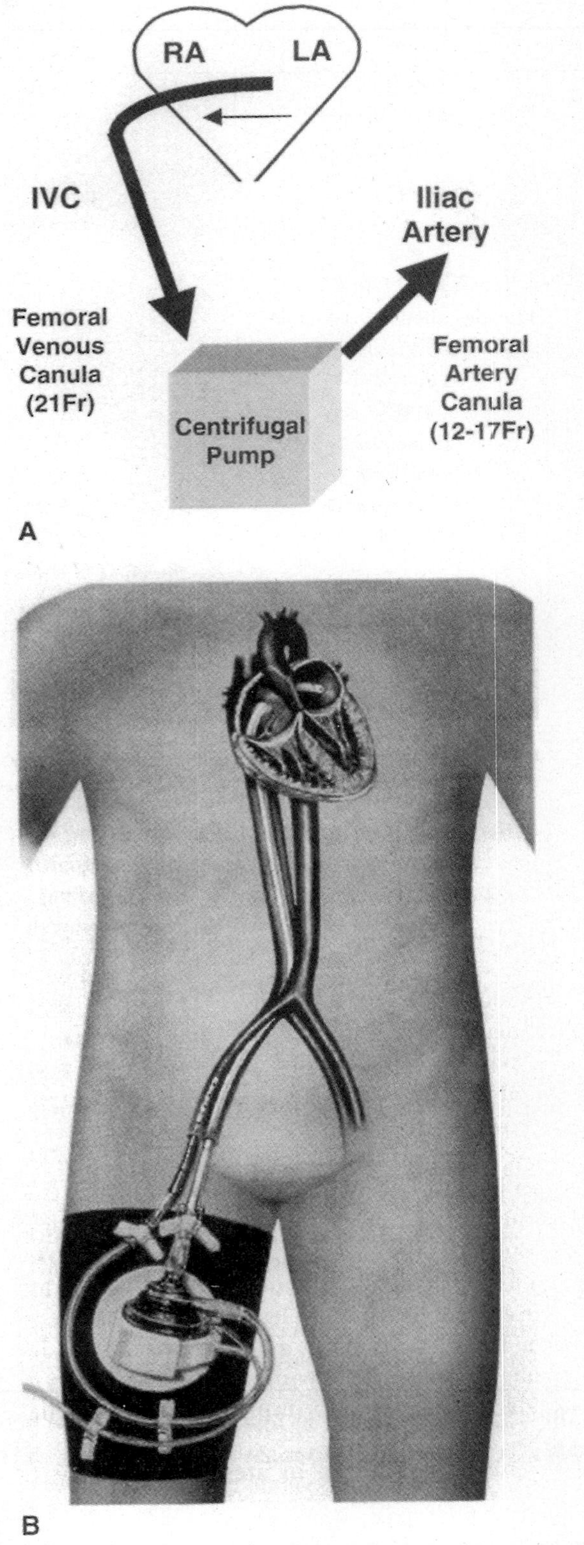

图 40-3 (A)经皮左室辅助装置(pVAD)和附图说明套管的正确放置(B)。氧合后的血液经放置在股静脉的 21F 穿间隔导管从左房抽吸出来,在离心泵的推动下通过放置在髂动脉的 14~19F 鞘管回输。(B,Reproduced with permission from Pitsis AA, Dardas P, Mezilis N, et al. Temporary assist device for postcardiotomy cardiac failure. Ann Thorac Surg 2004;77:1431~1433)

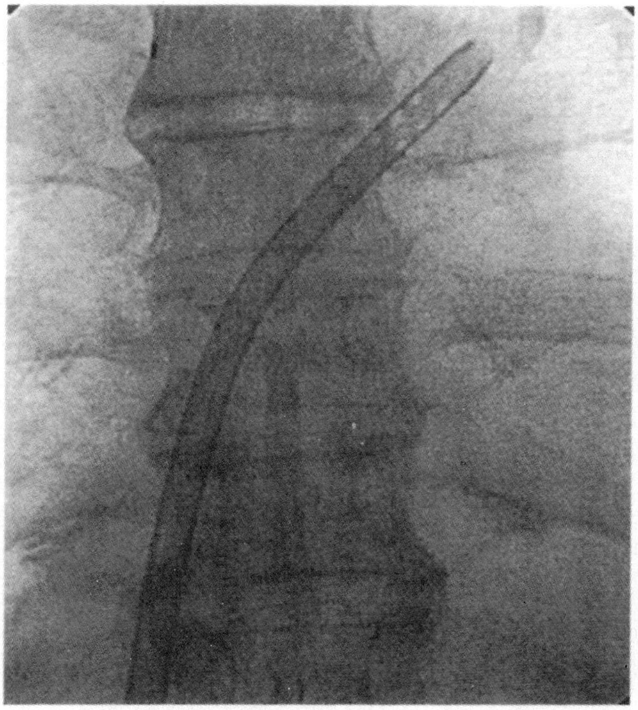

图 40-4　X 线透视下证实 21F 静脉 TandemHeart pVAD 系统套管在穿间隔的正确位置

流，再在一个膜性氧生成装置和加热交换器进行循环，再重新通过股动脉进入动脉循环(图40-2)。为了安置CPS，应使用改良的Seldinger技术获得股动脉和静脉通道。然后将8F动脉鞘管和7F静脉鞘管放置到位。重要的一点是要在腹股沟韧带下方股动脉水平处获得动脉通道，其原因是在股动脉过深或过浅的位置放置鞘管都可能会引起明显的血管创伤。向髂动脉系统内注射造影剂方能观察到血管通畅情况以及迂曲程度。明显的血管迂曲或狭窄表明在受损侧不能放置18~20F的大鞘管。

如果没有受到明显周围血管疾病的影响，那么如同右侧血管一样，可以通过同样的技术获得左侧股动脉通道。通过右静脉鞘管可植入一根肺动脉导管以测量心输出量和肺动脉压。使用全身抗凝剂——通常是肝素200~300 U/kg——使ACT>400 s后，在0.10 cm(0.038 in)导引导丝上将动脉切开部位扩张至14F大小。这需要一个较大的皮肤切口。小心将18F动脉鞘管和扩张

表 40-6　高风险 PCI 术后适于非 ICU 处置的合适患者

无远端血栓形成及无复流现象
支架后或"支架样"血管造影结果
血压正常无胸痛发作不需药物治疗及辅助性心肌收缩
心律稳定

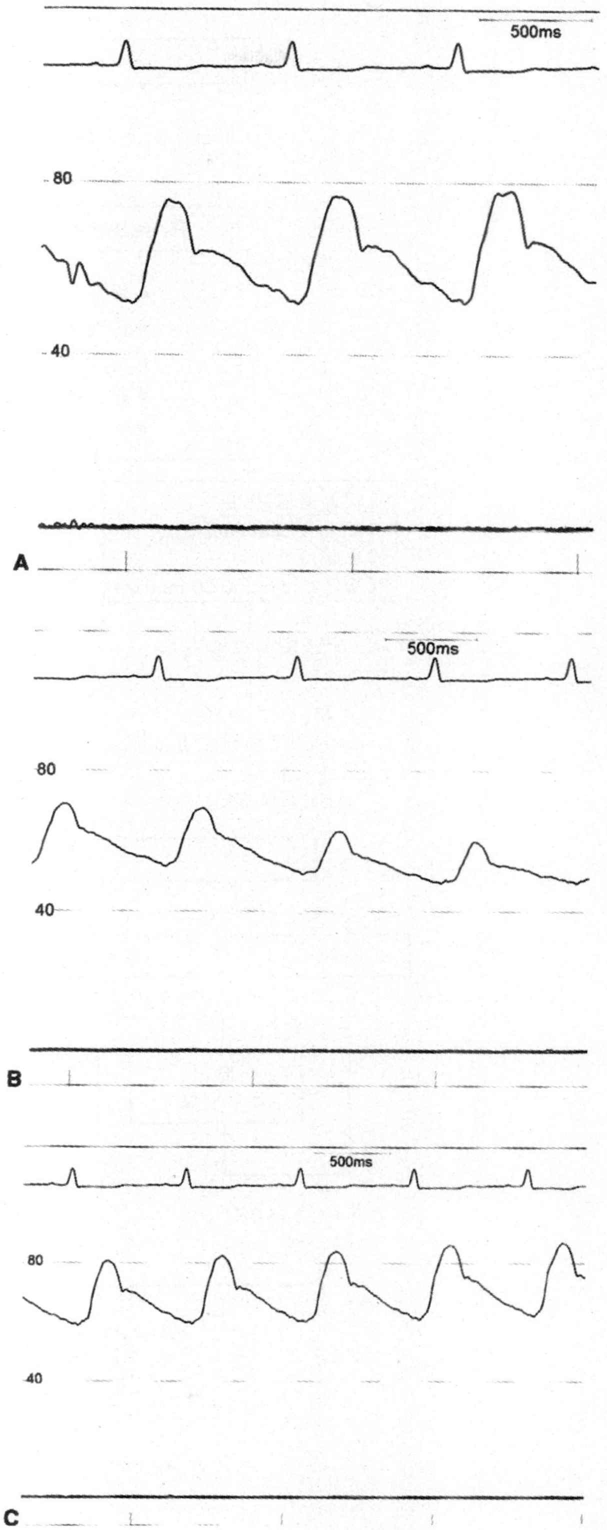

图 40-5　主动脉压力曲线。(A)左主干及多支血管病变未应用 TandemHeart pVAD 装置介入手术之前压力曲线；(B)左主干分叉支架释放时压力曲线；(C) 完全再血管化后压力曲线。此患者冠脉为左优型同时合并缺血性心肌病，手术过程中左主干支架精确定位及释放可引起相对低血压和暂时性心肌缺血，在血流动力学支持下该手术顺利完成

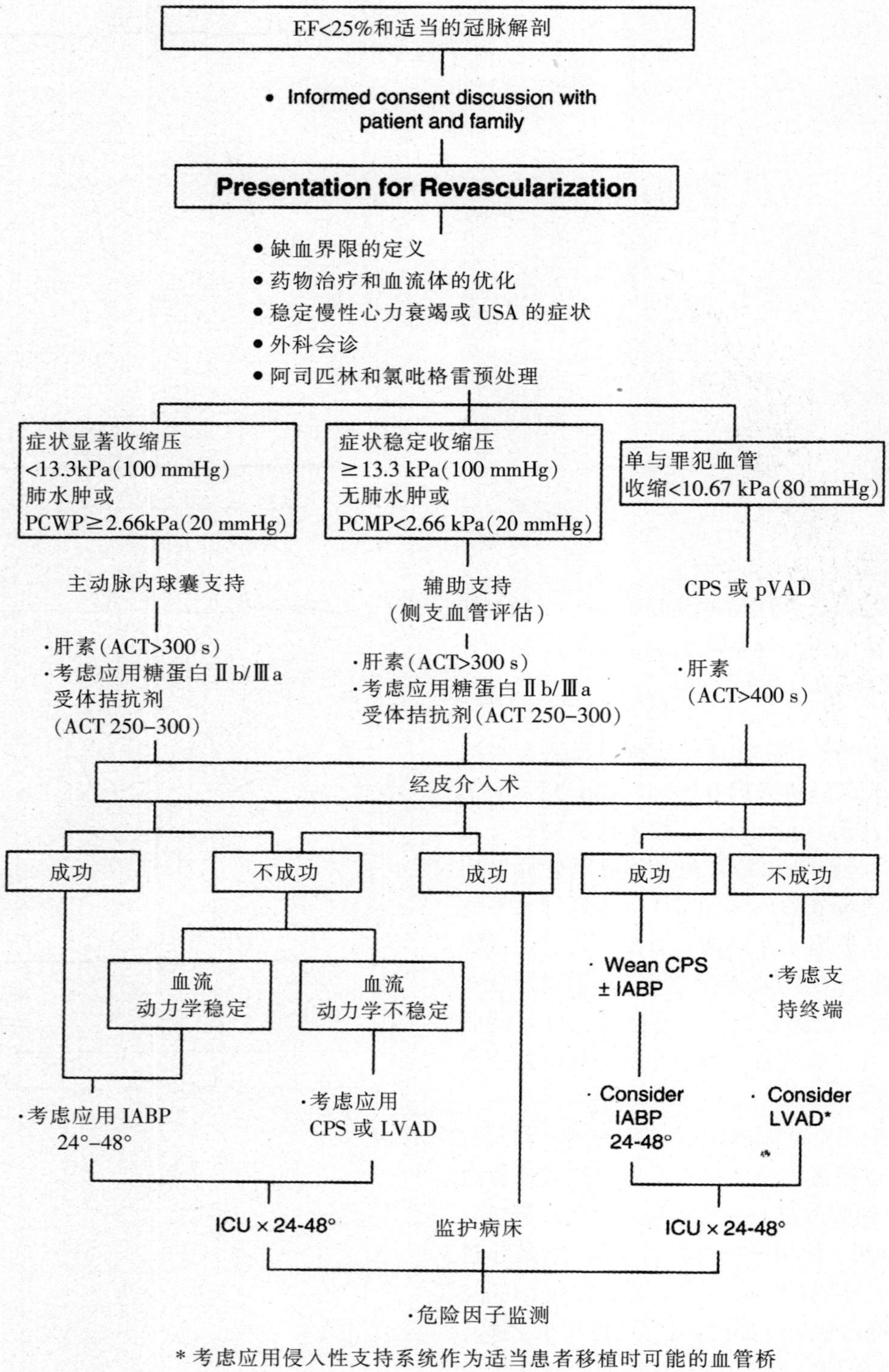

图 40–6　严重左室功能障碍患者行高危 PCI 术的处理原则。IABP：主动脉内气囊泵；CPS：心肺支持系统；pVAD，经皮心室辅助装置

器作为一个整体植入，然后去除扩张器，套管被夹紧。如果操作动作不够迅速，则该步骤可能会失血较多。使用类似的技术往左侧股静脉内植入静脉鞘管，然后在荧光指引下将其放置到右房尾端处，最后两根套管缝合至腹股沟处。

CPS环路是最佳的，具有协助作用，静脉血管和静脉连接管道从CPS支架用盐水很快配对，避免与空气接触。然后移动夹子。连接动脉血管进行同样的步骤，确保没有空气进入动脉。通过注射器的盐水流动进行连接是有益的，有助于当管道转动时替代丢失的容量，使得出入相等。肺毛细血管楔压应该保持在比0.67 kPa(5 mmHg)更大，一旦触发在运转的过程中使得平均压在7.99~10.67 kPa(60~80 mmHg)，在介入期间和转往重症监护病房期间持续应用CPS。在重症监护病房通过降低流量逐渐停止CPS。在这过程中可能需要使用IABP。在重症监护装置中，这些设备经常持续应用24~48 h。

支持技术进展

心衰的支持装置不断更新，变得更加小巧，更加便于携带，并发症更少。更新的装置不仅应用于慢性和急性阶段，包括协助不需要CPS提供肺脏支持的高危病人进行PCI。汇接的心脏经皮静脉辅助装置(pVAD)已经被提出作为辅助装置对心室衰竭和高危的病人建立血流动力学支持。在透视指导下，经皮穿刺动脉和静脉安装左室辅助装置。在高危的步骤中，直视下的外科切断技术，我们更倾向于控制这些大的血管。因为这种方法可更好的解决闭塞使得这些装置进入到病变的周围血管。这个系统通过21F静脉导管提供4.0 L/min的流量。使得氧合的血液从左心房进入体循环，这个装置能够排空左心室的血液，即使在血流动力学和电生进不稳定的情况下，亦可从理论上改善心脏做功和心肌氧供。虽然这些装置通过标准的经皮技术进行安装，但是也要求特殊的技巧和渊搏的知识来成功的应用的调控。而且，虽然在选定的病人治疗后出现明显的改善，但是这些装置没有明显增加冠脉血流，表明这些装置的临床用用有待于进一步研究。

支　架

虽然没有普遍应用辅助装置，但是冠脉支架改良发展和简化抗血小板用药已经使经皮介入治疗的很多方面发生改变。手术中的缺血是一个主要影响因素，严重影响心室功能，因为这将导致快速的心功能的急剧恶化和血流动力学丧失。减少球囊扩张的需要，支架降低手术缺血的时间，获得更好的预期效果，改善急性事件的结果。而且，据报道，在冠脉支架后对于左室射血分数小于25%的病人一年死亡率下降至6.1%。而且在高危患者中常规使用支架，亚急性闭塞发生率<1%，也能显著改善预后。

支架设计的不断进展将进一步改善这些结果。低侧面支架使得支架在狭窄处释放没有预扩张。这项技术很大程度上改善了手术中的缺血，这是值得推荐的植入方法。然而，很多情况下，采取轻微的最初的扩张优于支架植入。因为这将改善支架植入阶段病变和远端冠脉的视野。对于狭窄区域支架的释放缺少良好的视野经常是矛盾的，增加了对比的缺血时间，因此增加了并发症发生的概率。

抗血小板制剂

血小板糖化蛋白Ⅱb/Ⅲa受体拮抗剂在高危介入情况下仍然有广泛的应用前景。这种情况下，没有临床研究指导应用，然而，我们主要应用这些药物改善手术成功率及远期预后。术前应用阿司匹林和氯吡格雷在极高危人群也是重要的抗血小板治疗。血小板抑制剂理论上的优点包括血管内血栓并发症的改善、预防术中非Q波性心肌梗死。对于可能应用CPS或者其他介入VAD支持治疗的病人不采取以上措施，因为高活性血栓时间可在手术过程中造成病人的严重出血和不断恶化的血小板抑制引起的血管并发症。

手术后的处理

手术后的即刻护理极其重要，包括提供足够的监护和准备实施紧急支持装置。很多心室功能障碍的病人在PCI术后需要重症监护，一些病人可能需要在“stepdown“床上监护。

提供足够的有经验人员和监测毛细血管嵌楔压可防止潜在恶性事件的发生。潜在的缺血并发症包括手术后胸痛，心律失常或者显著的低血压。这些并发症和其他缺血证据表明，早期反复的导管插入术可评价解剖效果。而且，血管植入区域缺血和脉搏的监测是极其重要的，特别是那些植入IABP或者CPS的部位。在重症监护阶段，血流动力学和电生理监测，还包括出入量的测量有助于进一步血流控制的治疗。

如早期讨论的，持续很长时间的主动脉反搏术对于前向血流不佳或者严重的残余狭窄的病人来讲有很重要的价值。在这些病人中，重症监护病房监测主动脉内球囊搏动24~48 h可能减少血管再狭窄的概率。持续肝素化是有益的，保持活化部分促凝血酶原激酶时间在50~60的范围。

结　论

虽然严重左室功能不全的病人进行介入治疗出现越来越多的风险，再血管化能够减少缺血，改善远期预后。风险评估、合适的计划和病人的准备都是至关重要的，有助于增加手术成功的可能性。对于有明确缺血的患者是经皮再血管化治疗的合适人群。临床评价和血流动力学的优化、血容量情况，相对于适当的药物治疗心衰和缺血症状，优先介入是重要的。外科咨询讨论外科备份的可能性或者心室辅助装置的恰当支持。也是很重要的，优于一开始就做手术。

特殊手术方法必然依靠病人的不同特别。随着冠脉支架的发展和抗血小板药物的简化，手术结果在某种程度上可以预见，很大程度上降低心肌缺血的持续时间。辅助药物的慎重使用和医疗设备，例如糖蛋白Ⅱb/Ⅲa受体拮抗剂和支架能够减少手术时间、心肌梗死和造影剂用量，改善手术结果。在入选病例中，病变区域没有预扩张的支架也有助于最小化缺血时间，虽然受损的区域再血管化能自相矛盾地增加缺血的时间和增加造影的需要。

进行器械支持也取决于病人的特点，很多并发左室功能不全的病人在具备IABP支持经验的中心能够接受介入治疗。然而，不稳定的病人或者那些有复杂的解剖或者大面积心肌损伤的高危病人，建议进行预防性的IABP植入。对于高危的病人，例如那些接受单一血管病变介入治疗的病人，预防性应用CPS或者经皮VAD装置用于支持血流动力学的不稳定可能是灾难性的。

（程爱娟 译）

参考文献

1. Hartzler GO, Rutherford BD, McConahay DR, et al. "High-risk" percutaneous transluminal coronary angioplasty. *Am J Cardiol* 1988;61:33–37G.
2. Alderman EL, Fisher LD, Litwin P, et al. Results of coronary artery surgery in patients with poor left ventricular function (CASS). *Circulation* 1983;68:785–795.
3. Holmes DR, Selzer F, Johnston JM, et al. Modeling and risk prediction in the current era of interventional cardiology. A report from the National Heart, Lung, and Blood Institute Dynamic Registry. *Circulation* 2003;107:1871–1876.
4. Keelan PC, Johnston JM, Koru-Sengul T, et al. Comparison of in-hospital and one-year outcomes in patients with left ventricular ejection fractions ≤40%, 41% to 49%, and ≥50% having percutaneous coronary revascularization. *Am J Cardiol* 2003;91: 1168–1172.
5. Bounous EP, Mark DB, Pollock BG, et al. Surgical survival benefits for coronary disease patients with left ventricular dysfunction. *Circulation* 1988;78:I151–I157.
6. Mark DB, Nelson CL, Califf RM, et al. Continuing evolution of therapy for coronary artery disease: initial results from the era of coronary angioplasty. *Circulation* 1994;89:2015-2025.
7. Morrison DA, Sethi G, Sacks J, et al. Percutaneous coronary intervention versus repeat bypass surgery for patients with medically refractory myocardial ischemia: AWESOME randomized trial and registry experience with post-CABG patients. *J Am Coll Cardio.* 2002;40:1951–1954.
8. Passamani E, Davis KB, Gillespie MJ, et al., on behalf of the CASS Principal Investigators and Associates. A randomized trial of coronary artery bypass surgery: survival of patients with a low ejection fraction. *N Engl J Med* 1985;312:1665–1671.
9. Bell MR, Gersh BJ, Schaff HV, et al., on behalf of the Investigators of the Coronary Artery Surgery Study. Effect of completeness of revascularization on long-term outcome of patients with three-vessel disease undergoing coronary artery bypass surgery: a report from the Coronary Artery Surgery Study (CASS) registry. *Circ Res* 1992;86:446–457.
10. Ryan TJ, Bauman WB, Kennedy JW, et al. Guidelines for percutaneous transluminal coronary angioplasty. A report of the American Heart Association/American College of Cardiology Task Force on Assessment of Diagnostic and Therapeutic Cardiovascular Procedures (Committee on Percutaneous Transluminal Coronary Angioplasty). *Circulation* 1993;88: 2987–3007.
11. Bergelson BA, Jacobs AK, Cupples LA, et al. Prediction of risk for hemodynamic compromise during percutaneous transluminal coronary angioplasty. *Am J Cardiol* 1992;70:1540–1545.
12. Bonow RO. The hibernating myocardium: implications for management of congestive heart failure. *Am J Cardiol* 1995;75: 17A–25A.
13. Castro PF, Bourge RC, Foster RE. Evaluation of hibernating myocardium in patients with ischemic heart disease. *Am J Med* 1998;104:69–77.
14. Di Carli MF, Maddahi J, Rokhsar S, et al. Long-term survival of patients with coronary artery disease and left ventricular dysfunction: implications for the role of myocardial viability assessment in management decisions. *J Thorac Cardiovasc Surg* 1998;116: 997–1004.
15. Kim RJ, Wu E, Rafael A, et al. The use of contrast-enhanced magnetic resonance imaging to identify reversible myocardial dysfunction. *N Engl J Med* 2000;343:1445–1453.
16. Kim RJ, Manning WJ. Viability assessment by delayed enhancement cardiovascular magnetic resonance: will low-dose dobutamine dull the shine? *Circulation* 2004;109:2476–2479.
17. Sawada S, Bapat A, Vaz D, et al. Incremental value of myocardial viability for prediction of long-term prognosis in surgically revascularized patients with left ventricular dysfunction. *J Am Coll Cardiol* 2003;42:2099–2105.
18. Pagley PR, Beller GA, Watson DD, et al. Improved outcome after coronary bypass surgery in patients with ischemic cardiomyopathy and residual myocardial viability. *Circulation* 1997;96: 793–800.
19. Pagano D, Lewis ME, Townend JN, et al. Coronary revascularization for postischaemic heart failure: how myocardial viability affects survival. *Heart* 1999;82:684–688.
20. Senior R, Kaul S, Lahiri A. Myocardial viability on echocardiography predicts long-term survival after revascularization in patients with ischemic congestive heart failure. *J Am Coll Cardiol* 1999;33:1848–1854.
21. Sicari R, Picano E, Cortigiani L, et al. Prognostic value of myocardial viability recognized by low-dose dobutamine echocardiography in chronic ischemic left ventricular dysfunction. *Am J Cardiol* 2003;92:1263–1266.
22. Afridi I, Grayburn PA, Panza JA, et al. Myocardial viability during dobutamine echocardiography predicts survival in patients with coronary artery disease and severe left ventricular systolic dysfunction. *J Am Coll Cardiol* 1998;32:921–926.
23. Allman KC, Shaw LJ, Hachamovitch R, et al. Myocardial viability testing and impact of revascularization on prognosis in patients with coronary artery disease and left ventricular dysfunction: a meta-analysis. *J Am Coll Cardiol* 2002;39:1151–1158.
24. Bourque JM, Velazquez EJ, Borges-Neto S, et al. Radionuclide viability testing: should it affect treatment strategy in patients with cardiomyopathy and significant coronary artery disease? *Am Heart J* 2003;145:758–767.
25. Auerbach MA, Schoder H, Hoh C, et al. Prevalence of myocardial viability as detected by positron emission tomography in patients with ischemic cardiomyopathy. *Circulation* 1999;99:2921–2926.
26. Samady H, Elefteriades JA, Abbott BG, et al. Failure to improve left ventricular function after coronary revascularization for ischemic cardiomyopathy is not associated with worse outcome. *Circulation* 1999;100:1298–1304.
27. Hachamovitch R, Hayes SW, Friedman JD, et al. Is there a referral bias against catheterization of patients with reduced left ventricular ejection fraction? Influence of ejection fraction and inducible ischemia on post-single-photon emission computed tomography management of patients without a history of coronary artery disease. *J Am Coll Cardiol* 2003;42:1286–1294.
28. Milano CA, White WD, Smith LR, et al. Coronary artery bypass in patients with severely depressed ventricular function. *Ann Thorac Surg* 1993;56:487–493.

29. Shapira I, Isakov A, Yakirevich V, et al. Long-term results of coronary artery bypass surgery in patients with severely depressed left ventricular function. *Chest* 1995;108:1546–1550.
30. Mickleborough LL, Maruyama H, Takagi Y, et al. Results of revascularization in patients with severe left ventricular dysfunction. *Circulation* 1995;92:II73–79.
31. Luciani GB, Faggian G, Razzolini R, et al. Severe ischemic left ventricular failure: coronary operation or heart transplantation? *Ann Thorac Surg* 1993;55:719–723.
32. Lansman SL, Cohen M, Galla JD, et al. Coronary bypass with ejection fraction of 0.20 or less using centigrade cardioplegia: long-term follow-up. *Ann Thorac Surg* 1993;56:480–485;discussion 485–486.
33. Hausmann H, Ennker J, Topp H, et al. Coronary artery bypass grafting and heart transplantation in end-stage coronary artery disease: a comparison of hemodynamic improvement and ventricular function. *J Cardiac Surg* 1994;9:77–84.
34. Kaul TK, Agnihotri AK, Fields BL, et al. Coronary artery bypass grafting in patients with an ejection fraction of twenty percent or less. *J Thorac Cardiovasc Surg* 1996;111:1001–1112.
35. Lindelow B, Andersson B, Waagstein F, et al. Prognosis of alternative therapies in patients with heart failure not accepted for heart transplantation. *J Heart Lung Transplant* 1995;14:1204–1211.
36. Herlitz J, Brandrup G, Caidahl K, et al. Death, mode of death, morbidity and requirement for rehospitalization during 2 years after coronary artery bypass grafting in relation to preoperative ejection fraction. *Coron Artery Dis* 1996;7:807–812.
37. Dreyfus GD, Duboc D, Blasco A, et al. Myocardial viability assessment in ischemic cardiomyopathy: benefits of coronary revascularization. *Ann Thorac Surg* 1994;57:1402–1407; discussion 1407–1408.
38. Townend JN, Pagano D, Allen SM, et al. Results of surgical revascularization in ischaemic heart failure without angina. *Eur J Cardio-Thorac Surg* 1995;9:507–513;discussion 513–514.
39. Langenburg SE, Buchanan SA, Blackbourne LH, et al. Predicting survival after coronary revascularization for ischemic cardiomyopathy. *Ann Thorac Surg* 1995;60:1193–1196;discussion 1196–1197.
40. He GW, Acuff TE, Ryan WH, et al. Determinants of operative mortality in reoperative coronary artery bypass grafting. *J Thorac Cardiovasc Surg* 1995;110:971–978.
41. Lee JH, Konstantakos AK, Murrell HK, et al. Late results with concomitant coronary artery bypass grafting and ICD implantation. *J Cardiac Surg* 1996;11:165–171.
42. Krucoff MW, Jones RH, O'Connor CM, et al. The High Risk Myocardial Ischemia Trial (HIRMIT) randomized pilot and registry: 6 day, 6 week, 6 month & 1 year mortality. *Circulation* 1994;90:I334.
43. Christenson JT, Maurice J, Simonet F, et al. Effect of low left ventricular ejection fractions on the outcome of primary coronary by-pass grafting in end-stage coronary artery disease. *J Cardiovasc Surg* 1995;36:45–51.
44. Calhoun WB, Mills RM, Jr., Drane WE. Clinical importance of viability assessment in chronic ischemic heart failure. *Clin Cardiol* 1996;19:367–369.
45. Trachiotis GD, Weintraub WS, Johnston TS, et al. Coronary artery bypass grafting in patients with advanced left ventricular dysfunction. *Ann Thorac Surg* 1998;66:1632–1639.
46. Dietl CA, Berkheimer MD, Woods EL, et al. Efficacy and cost-effectiveness of preoperative IABP in patients with ejection fraction of 0.25 or less. *Ann Thorac Surg* 1996;62:401–408;discussion 408–409.
47. Salati M, Lemma M, Di Mattia DG, et al. Myocardial revascularization in patients with ischemic cardiomyopathy: functional observations. *Ann Thorac Surg* 1997;64:1728–1734.
48. Baumgartner FJ, Omari BO, Goldberg S, et al. Coronary artery bypass grafting in patients with profound ventricular dysfunction. *Tex Heart Inst J* 1998;25:125–129.
49. Pagano D, Townend JN, Littler WA, et al. Coronary artery bypass surgery as treatment for ischemic heart failure: the predictive value of viability assessment with quantitative positron emission tomography for symptomatic and functional outcome. *J Thorac Cardiovasc Surg* 1998;115:791–799.
50. Mickleborough LL, Carson S, Tamariz M, Ivanov J. Results of revascularization in patients with severe left ventricular dysfunction. *J Thorac Cardiovasc Surg* 2000;119:550–557.
51. Toda K, Mackenzie K, Mehra MR, et al. Revascularization in severe ventricular dysfunction (15% ≤ LVEF ≤30%): a comparison of bypass grafting and percutaneous intervention. *Ann Thorac Surg* 2002;74:2082–2087.
52. Bouchart F, Tabley A, Litzler PY, et al. Myocardial revascularization in patients with severe ischemic left ventricular dysfunction. Long term follow-up in 141 patients. *Eur J Cardiothorac Surg* 2001;20:1157–1162.
53. Carr JA, Haithcock BE, Paone G, et al. Long-term outcome after coronary artery bypass grafting in patients with severe left ventricular dysfunction. *Ann Thorac Surg* 2002;74:1531–1536.
54. Antunes PE, de Oliveira JM, Antunes MJ. Coronary surgery with non-cardioplegic methods in patients with advanced left ventricular dysfunction: immediate and long term results. *Heart* 2003; 89:427–431.
55. Kleikamp G, Maleszka A, Reiss N, et al. Determinants of mid- and long-term results in patients after surgical revascularization for ischemic cardiomyopathy. *Ann Thorac Surg* 2003;75:1406–1412.
56. Morrison DA, Sethi G, Sacks J, et al. Percutaneous coronary intervention versus coronary artery bypass graft surgery for patients with medically refractory myocardial ischemia and risk factors for adverse outcomes with bypass: a multicenter, randomized trial. Investigators of the Department of Veterans Affairs Cooperative Study #385, the Angina with Extremely Serious Operative Mortality Evaluation (AWESOME). *J Am Coll Cardiol* 2001;38:143–149.
57. Sedlis SP, Ramanathan KB, Morrison DA, et al. Outcome of percutaneous coronary intervention versus coronary bypass grafting for patients with low left ventricular ejection fractions, unstable angina pectoris, and risk factors for adverse outcomes with bypass (the AWESOME Randomized Trial and Registry). *Am J Cardiol* 2004;94:118–120.
58. Morrison DA, Sethi G, Sacks J, et al. Percutaneous coronary intervention versus coronary artery bypass graft surgery for patients with medically refractory myocardial ischemia and risk factors for adverse outcomes with bypass: The VA AWESOME multicenter registry: comparison with the randomized clinical trial. *J Am Coll Cardiol* 2002;39:266–273.
59. Trehan N, Khanna SN, Mishra Y, et al. Predictors of early outcome after coronary artery surgery in patients with severe left ventricular dysfunction. *J Card Surg* 2003;18:101–106.
60. Selim Isbir C, Yildirim T, Akgun S, et al. Coronary artery bypass surgery in patients with severe left ventricular dysfunction. *Int J Cardiol* 2003;90:309–316.
61. Goldstein DJ, Beauford RB, Luk B, et al. Multivessel off-pump revascularization in patients with severe left ventricular dysfunction. *Eur J Cardiothorac Surg* 2003;24:72–80.
62. Nishi H, Miyamoto S, Takanashi S, et al. Complete revascularization in patients with severe left ventricular dysfunction. *Ann Thorac Cardiovasc Surg* 2003;9:111–116.
63. Ascione R, Narayan P, Rogers CA, et al. Early and midterm clinical outcome in patients with severe left ventricular dysfunction undergoing coronary artery surgery. *Ann Thorac Surg* 2003;76: 793–799.
64. Al-Ruzzeh S, Athanasiou T, George S, et al. Is the use of cardiopulmonary bypass for multivessel coronary artery bypass surgery an independent predictor of operative mortality in patients with ischemic left ventricular dysfunction? *Ann Thorac Surg* 2003;76:444–451;discussion 451–452.
65. Maiello L, Colombo A, Gianrossi R, et al. Survival after percutaneous transluminal coronary angioplasty in patients with severe left ventricular dysfunction. *Chest* 1994;105:733–740.
66. Lindsay J, Jr., Grasa G, Pinnow EE, et al. Procedural results of coronary angioplasty but not late mortality have improved in patients with depressed left ventricular function. *Clin Cardiol* 1999;22:533–536.
67. Saucedo JF, Popma JJ, Mehran R, et al. Clinical outcomes of patients with low left ventricular ejection fraction undergoing intracoronary stenting. *J Am Coll Cardiol* 1998;31:235A.
68. Bukachi F, Clague JR, Waldenstrom A, et al. Clinical outcome of coronary angioplasty in patients with ischaemic cardiomyopathy. *Int J Cardiol* 2003;88:167–174.
69. Topaz O, Minisi AJ, Bernardo N, et al. Comparison of effectiveness of excimer laser angioplasty in patients with acute coronary syndromes in those with versus those without normal left ventricular function. *Am J Cardiol* 2003;91:797–802.
70. Briguori C, Sarais C, Pagnotta P, et al. Elective versus provisional intra-aortic balloon pumping in high-risk percutaneous transluminal coronary angioplasty. *Am Heart J* 2003;145:700–707.

71. Di Sciascio G, Patti G, D'Ambrosio A, et al. Coronary stenting in patients with depressed left ventricular function: acute and long-term results in a selected population. *Catheter Cardiovasc Interv* 2003;59:429–433.
72. Teirstein PS, Vogel RA, Dorros G, et al. Prophylactic versus standby cardiopulmonary support for high risk percutaneous transluminal coronary angioplasty. *J Am Coll Cardiol* 1993;21:590–596.
73. Shawl FA, Quyyumi AA, Bajaj S, et al. Percutaneous cardiopulmonary bypass-supported coronary angioplasty in patients with unstable angina pectoris or myocardial infarction and a left ventricular ejection fraction ≤25%. *Am J Cardiol* 1996;77:14–19.
74. Schreiber TL, Kodali UR, O'Neill WW, et al. Comparison of acute results of prophylactic intra-aortic balloon pumping with cardiopulmonary support for percutaneous transluminal coronary angioplasty (PCTA). *Cathet Cardiovasc Diagn* 1998;45:115–119.
75. Kreidieh I, Davies DW, Lim R, et al. High-risk coronary angioplasty with elective intra-aortic balloon pump support. *Int J Cardiol* 1992;35:147–152.
76. Ferrari M, Scholz KH, Figulla HR. PTCA with the use of cardiac assist devices: risk stratification, short- and long-term results. *Cathet Cardiovasc Diagn* 1996;38:242–248.
77. Califf RM, Phillips HR, Hindman MC, et al. Prognostic value of a coronary artery jeopardy score. *J Am Coll Cardiol* 1985;5:1055–1063.
78. Ellis SG, Myler RK, King III SB, et al. Causes and correlates of death after unsupported coronary angioplasty: implications for use of angioplasty and advanced support techniques in high-risk settings. *Am J Cardiol* 1991;68:1447–1451.
79. The EPIC Investigators. Use of a monoclonal antibody directed against the platelet glycoprotein IIb/IIIa receptor in high-risk coronary angioplasty. The EPIC Investigation. *N Engl J Med* 1994;330:956–961.
80. Laskey WK, Williams DO, Vlachos HA, et al. Changes in the practice of percutaneous coronary intervention: a comparison of enrollment waves in the National Heart, Lung, and Blood Institute (NHLBI) Dynamic Registry. *Am J Cardiol* 2001;87:964–969;A3–4.
81. Srinivas VS, Brooks MM, Detre KM, et al. Contemporary percutaneous coronary intervention versus balloon angioplasty for multivessel coronary artery disease: a comparison of the National Heart, Lung and Blood Institute Dynamic Registry and the Bypass Angioplasty Revascularization Investigation (BARI) study. *Circulation* 2002;106:1627–1633.
82. Roubin GS, Cannon AD, Agrawal SK, et al. Intracoronary stenting for acute and threatened closure complicating percutaneous transluminal coronary angioplasty. *Circulation* 1992;85:916–927.
83. Bergelson BA, Fishman RF, Tommaso CL. Abrupt vessel closure: changing importance, management, and consequences. *Am Heart J* 1997;134:362–381.
84. Danchin N, Daclin V, Juilliere Y, et al. Changes in patient treatment after abrupt closure complicating percutaneous transluminal coronary angioplasty: a historic perspective. *Am Heart J* 1995;130:1158–1163.
85. Anderson RD, Ohman EM, Holmes DR, Jr., et al. Prognostic value of congestive heart failure history in patients undergoing percutaneous coronary interventions. *J Am Coll Cardiol* 1998;32:936–941.
86. Curhan GC. Prevention of contrast nephropathy. *JAMA* 2003;289:606–608.
87. Sandler CM. Contrast-agent–induced acute renal dysfunction—is iodixanol the answer? *N Engl J Med* 2003;348:551–553.
88. Ellis SG, Chew D, Chan A, et al. Death following creatine kinase-MB elevation after coronary intervention: identification of an early risk period: importance of creatine kinase-MB level, completeness of revascularization, ventricular function, and probable benefit of statin therapy. *Circulation* 2002;106:1205–1210.
89. Ellis SG, Lincoff AM, Miller D, et al., on behalf of the EPIC and EPILOG Investigators. Reduction in complications of angioplasty with abciximab occurs largely independently of baseline lesion morphology. *J Am Coll Cardiol* 1998;32:1619–1623.
90. Teirstein P, Mann J, Cundey PJ, et al. Low- versus high-dose recombinant urokinase for the treatment of chronic saphenous vein graft occlusion. *Am J Cardiol* 1999;83:1623–1628.
91. Baim DS, Wahr D, George B, et al. Randomized trial of a distal embolic protection device during percutaneous intervention of saphenous vein aorto-coronary bypass grafts. *Circulation* 2002;105:1285–1290.
92. Stone GW, Rogers C, Ramee S, et al. Distal filter protection during saphenous vein graft stenting: technical and clinical correlates of efficacy. *J Am Coll Cardiol* 2002;40:1882–1888.
93. Stone GW, Rogers C, Hermiller J, et al. Randomized comparison of distal protection with a filter-based catheter and a balloon occlusion and aspiration system during percutaneous intervention of diseased saphenous vein aorto-coronary bypass grafts. *Circulation* 2003;108:548–553.
94. Gurbel PA, Anderson RD, MacCord CS, et al. Arterial diastolic pressure augmentation by intra-aortic balloon counterpulsation enhances the onset of coronary artery reperfusion by thrombolytic therapy. *Circulation* 1994;89:361–365.
95. Kern MJ, Aguirre F, Bach R, et al. Augmentation of coronary blood flow by intra-aortic balloon pumping in patients after coronary angioplasty. *Circulation* 1993;87:500–511.
96. Kahn JK, Rutherford BD, McConahay DR, et al. Supported "high risk" coronary angioplasty using intra-aortic balloon pump counterpulsation. *J Am Coll Cardiol* 1990;15:1151–1155.
97. Voudris V, Marco J, Morice MC, et al. "High-risk" percutaneous transluminal coronary angioplasty with preventive intra-aortic balloon counterpulsation. *Cathet Cardiovasc Diagn* 1990;19:160–164.
98. Ohman EM, George BS, White CJ, et al. Group ftRIS. The use of aortic counterpulsation to improve sustained coronary artery patency during acute myocardial infarction: results of a randomized trial. *Circulation* 1994;90:792–799.
99. Stone GW, Marsalese D, Brodie BR, et al., on behalf of the Second Primary Angioplasty in Myocardial Infarction (PAMI-II) Trial Investigators. A prospective, randomized evaluation of prophylactic intra-aortic balloon counterpulsation in high risk patients with acute myocardial infarction treated with primary angioplasty. *J Am Coll Cardiol* 1997;29:1459–1467.
100. Ferguson JJ, 3rd, Cohen M, Freedman RJ, Jr., et al. The current practice of intra-aortic balloon counterpulsation: results from the Benchmark Registry. *J Am Coll Cardiol* 2001;38:1456–1462.
101. Vogel RA, Shawl F, Tommaso C, et al. Initial report of the national registry of elective cardiopulmonary bypass supported coronary angioplasty. *J Am Coll Cardiol* 1990;15:23–29.
102. Overtie PA. Emergency use of portable cardiopulmonary bypass. *Cathet Cardiovasc Diagn* 1990;20:27–31.
103. Pavlides GS, Hauser AM, Stack RK, et al. Effect of peripheral cardiopulmonary bypass on left ventricular size, afterload and myocardial function during elective supported coronary angioplasty. *J Am Coll Cardiol* 1991;18:499–505.
104. Monties JR. The living organism and artificial organs. *Artif Organs* 1998;22:358–361.
105. Muehrcke DD, McCarthy PM, Stewart RW, et al. Complications of extracorporeal life support systems using heparin-bound surfaces. The risk of intracardiac clot formation. *J Thorac Cardiovasc Surg* 1995;110:843–851.
106. Ihno T, Nakagawa T, Furukawa H, et al. Various problems during long-term percutaneous cardiopulmonary support. *Artif Organs* 1997;21:766–771.
107. Thiele H, Lauer B, Hambrecht R, et al. Reversal of cardiogenic shock by percutaneous left atrial-to-femoral arterial bypass assistance. *Circulation* 2001;104:2917–2922.
108. Vranckx P, Foley DP, de Feijter PJ, et al. Clinical introduction of the TandemHeart, a percutaneous left ventricular assist device, for circulatory support during high-risk percutaneous coronary intervention. *Int J Cardiovasc Intervent* 2003;5:35–39.
109. Kar B, Butkevich A, Civitello AB, et al. Hemodynamic support with a percutaneous left ventricular assist device during stenting of an unprotected left main coronary artery. *Tex Heart Inst J* 2004;31:84–86.
110. Pitsis AA, Dardas P, Mezilis N, et al. Temporary assist device for postcardiotomy cardiac failure. *Ann Thorac Surg* 2004;77:1431–1433.

第41章　急性心肌梗死情况下的心源性休克

Zaza Iakobishvili　David Hasdai

其定义为血容量充足情况下因心排血量减低所致的组织缺氧[1]。心源性休克可能是心血管系统功能紊乱而非急性心肌梗死(AMI)的结果，甚至可发生于左室功能良好的情况下[2]。由于心源性休克的临床谱较宽，所以没有单一的临床或化验室指标可充分定义这种状态。尚未有普遍接受的全心排出量截断值能够被指定为休克状态。一些丛书认为，心脏指数小于等于2.2 L/(min·m²)就构成诊断，而其他一些则视心脏指数小于等于1.8 L/(min·m²)为心源性休克。另外，测量方式也有所不同。心排出量最被接受的测定方式是应用肺动脉导管。由于该操作虽风险较小，但十分显著，所以未在心源性休克患者中普遍应用[11]。

通过临床分析和床旁估测来评价低氧状态比较困难，因而需要探寻替代性的临床和实验室指标。目前，这些指标尚不能测定组织缺氧的严重性，且不能用作休克状态的独立决定因子。全身性低血压对于心源性休克的诊断是必需的。低血压的严重程度依研究者的不同而不同——收缩压的通常截断点为<12 kPa(90 mmHg)[3-9]或<10.7 kPa(80 mmHg)[10,12,13]。如果患者需要药物或器械支持来维持正常的血液动力学参数，即使血压超过12 kPa(90 mmHg)，一些医生仍认为应诊断为心源性休克。收缩压即使超过12 kPa(90 mmHg)，患者也可能具有心源性休克的临床体征[9]。如果这些患者(通常预先有高血压)的收缩压下降4 kPa(30 mmHg)或更多，则应为休克。

血压测量的方式同样十分重要。休克状态下的肱动脉袖带压力测定经常不准确。应用动脉内导管测定动脉血压则较为准确。

以上的简短讨论已强调过，单纯依靠数字或实验室数据诊断心源性休克是很困难的，因此其诊断主要依据临床表现。血液动力学参数对诊断也有很大支持作用。要诊断心源性休克，则必须有心排血量减低并伴有全身低灌注的体征。全身低灌注的体征可包括神志改变、皮肤湿冷和少尿。

病因学

典型情况是，心源性休克发生于大面积急性心肌梗死导致的心肌大范围损伤，但其他一些可能也应熟知。据《心源性休克情况下是否应使阻塞血管紧急再血管化》报道，左心室功能衰竭发生于78.5%的患者。然而，严重的二尖瓣关闭不全的发生为6.9%，室间隔缺损为3.9%，心脏填塞/破裂为1.4%，右心室源性休克为2.8%。探明休克的特异病因对最佳治疗方案的选择尤为重要，特别是在瓣膜性心脏病或先天性心脏病基础上发生急性心肌梗死时(例如房间隔缺损)就更为重要。

发病率

心源性休克可作为并发症发生于不稳定心绞痛、非ST段抬高AMI和ST段抬高AMI[15]。由于心源性休克的定义和患者入选标准的不一，急性冠脉综合征伴发心源性休克的发生率因研究不同而不同。关于心源性休克发生率的数据主要来源于大人群基础分析和关于急性冠脉综合征不同治疗方案效果研究的随机临床试验的子集分析。

非ST段抬高急性冠脉综合征和心源性休克

在非ST段抬高急性冠脉综合征的情况下，心源性休克发生率的相关数据是有限的。而它却具有重要意义，因为非ST段抬高急性冠脉综合征的发生率显然正显著增加。在开通阻塞冠脉的宏观策略应用(GUSTO Ⅱb)这一临床研究中(已进行的最大临床试验之一)[3]，心源性休克是预先确定的分析亚组。在8 001名非ST段抬高急性冠脉综合征患者中，心源性休克的发生率为

2.6%,差不多相当于同一试验中ST段抬高急性冠脉综合征亚组的一半(OR0.5;CI0.413~0.612;p<0.001)。在血小板糖蛋白Ⅱb/Ⅲa在不稳定心绞痛中的应用——对非ST段抬高急性冠脉综合征患者应用integrilin进行受体抑制(PUSRUⅡ)这一临床试验中,也对心源性休克患者进行了亚组分析[7]。在入选的9 449患者中,2.5%[237]有休克发生。在ACS的另一项大的研究(ACS的欧洲心脏调查)中,以非ST段抬高急性冠脉综合征入院的患者其心源性休克的发生率为2.4%(其中1.7%为在住院过程中进展为心源性休克)[17]。

ST段抬高急性冠脉综合征和心源性休克

心源性休克最常见和研究最多的病因是ST段抬高急性冠脉综合征。Leor等报道,溶栓前时代,在临床表现没有心衰体征的3 465名心肌梗死患者中,有2.6%的患者于住院期间出现了心源性休克[18]。

在3个国际性ST段抬高急性心肌梗死溶栓治疗试验中,心源性休克的发生率从4.2%至7.2%不等[6,9,19]。然而,对于接受溶栓治疗的ST段抬高急性心肌梗死患者心源性休克发生率的报道却大有争议,因为心源性休克患者经常不被纳入多中心的随机性临床试验中。Goldberg等总结了自1975~1997年同一群体ST段抬高急性心肌梗死患者心源性休克发生率的变化趋势[13]。这一时期总的每年发生率为7.0%(4.5%~8.6%)。在一项观察性研究《心肌梗死第二次全国性注册登记(NRMI–2)》中,对在1994~1997年间共426 253名美国急性心肌梗死住院患者进行了数据分析,发现心源性休克的平均发生率为6.2%[20]。在《ACS的欧洲心脏调查研究》中,ST段抬高急性心肌梗死患者心源性休克发生率为8.5%[21]。

总之,心源性休克可发生于所有类型的ACS中,ST段抬高急性心肌梗死与非ST段抬高急性心肌梗死相比其发生率约为两倍以上。在过去的20年里,AMI患者心源性休克的发生率没有显著变化。

在心源性休克的病因谱中,右室梗死是一个明确的病种。他们中的大多数患者并未包括在随机性的临床试验中。尚没有关于右室心肌梗死心源性休克发生率的确切数字。在《休克的注册登记》这一研究中,右室心肌梗死发生心源性休克的频率为2.8%[14]。

ACS患者进展为心源性休克的时间

对于进展为心源性休克的时间,或许是由于选择的偏倚,来自随机临床试验和来自人群基础分析的数据存有显著差异。在随机临床试验中,大约90%的休克患者是入院后发生的,只有约10%于到达时就有休克。然而,以非选择性AMI患者进行的人群基础研究表明,56%的休克患者到达时即出现休克[22]。

据Leor等报道,溶栓前时代,入院时心功能为ClassI (Killip) 者休克发生的平均时间为入院后4±4 d(平均2 d,3 h~16 d)[18]。Hands等报道入院时没有休克的患者,休克发生的平均时间为3.4±0.8 d(其中有一半患者的休克出现是在第一个24 h内)。

在大的溶栓治疗试验中,持续ST段抬高患者入院后出现休克的中位数时间为10 h或11 h[6,8,15]。大多数休克出现在入院后的第一个48 h内。非ST段抬高急性心肌梗死与ST段抬高急性心肌梗死相比,休克出现的时间从症状发作算起较晚。在GUSTOⅡb研究中,非ST段抬高急性心肌梗死患者从入院至休克出现的中位数时间为76 h,而ST段抬高急性心肌梗死患者为9.6 h。在多中心的休克登记注册研究中,从心肌梗死发作到出现休克的时间也是不同的,非ST段抬高急性心肌梗死为8.9 h;而ST段抬高急性心肌梗死为5.9 h。在PURSUIT的关于非ST段抬高ACS数据库表明,休克经常在入院后48 h以上出现(中位数为94.0 h)。

总之,在人群基础研究中,一半以上的心源性休克患者入院时即有休克。血栓溶解缩短了休克出现的时间。ST段抬高ACS患者进展至休克的时间比非ST段抬高ACS患者早。

休克的预示因子

应用较易获得的临床数据,通过推导可帮助预测休克在ACS患者发生的可能性。

针对ST段抬高急性心肌梗死患者的方案设计在GUSTO–1研究中完成,随后在具有较高相似指数(相似指数为0.79)的GUSTO–3试验中生效[3]。在这些患者中,老年是与休克相关性最强的变量。其他源自查体的因子,如收缩压、心率和Killip分级也都是较强的休克预示因子。在该模式中,这些参数所提供的信息占休克预测总信息的85%以上。

对非ST段抬高急性冠脉综合征患者同样可应用数学推导来预测休克的发生。在PURSUIT研究中,与休克出现的最强相关因子为老年和ST段压低大于0.5 mm。应用这些因子和其他一些因子(收缩压、脉搏、身高和肺水泡音的出现),已总结出一套预测评分方法。原始逻辑斯蒂模式的相似指数为0.71。在验证模式中则为0.67。Hasdai等将PURSUIT模型在GUSTO–Ⅱb实验的患者中进行了验证,发现相似指数为0.68,再次肯定了这一模型在休克预测中的可靠性。

尽管ST段抬高急性心肌梗死和其他形式ACS患者相比，心源性休克的临床表现和病理学、生理学存有差异，但它们的休克预测因子却十分相近。与不稳定心绞痛相比，急性心肌梗死患者更易出现休克。早期心电图出现ST段显著压低者更易出现休克。在ST段抬高急性心肌梗死患者中，ST段抬高的程度、对应导联ST段压低以及QRS综合波终末部曲线的形态在休克出现的预测中均十分重要。我们应致力于不断发展、完善这些统计模型，而不是谋求那些可将其替代的合理的临床判断。

结果

23年来，ACS伴发心源性休克患者的预后显然已有很大改善，主要表现在20世纪90年代病死率的显著下降[13]。自1975~1990年，住院患者心源性休克的病死率不断下降，从70%降至1993~1995年的61%，然后进一步降至1997年的59%。在急性冠脉事件全球登记注册(GRACE)试验中，入选了1999~2001年的患者。心源性休克患者的院内死亡率为59%[25]；在ACS的欧洲心脏调查中则为52%[21]。

在溶栓治疗临床试验中，即使是溶栓治疗患者，其心源性休克死亡率仍然很高。在GISS-1试验中，入院时出现休克的患者，其21天病死率在随机分配到链激酶治疗组的(n=146)为69.9%；在随机分配到对照组的(n=134)为70.1%[26]。在GUSTO-Ⅰ试验中，心源性休克的院内死亡率为55%[6]。在GUSTO-Ⅲ试验中，病死率依旧很高——派通欣(Reteplase)组为63%，爱通立组为65%[19]。

心源性休克一旦出现，不管ST段的变化情形怎样，病死率并无显著差异。在GUSTO-Ⅱb试验中，伴休克的非ST段抬高患者死亡率为72.5%，而ST段抬高者为63.0%。在SHOCK试验中，死亡率也较高且相似：非ST段抬高者为62.5%，ST段抬高者为60.4%(p=0.65)。在PURSUIT试验中，65.8%的休克患者在30天内死亡。对休克患者的亚组分析表明，其中心肌梗死患者的30天病死率更高(77.2% vs 52.7%，p=0.001)。

就像GUSTO-Ⅰ试验分析所证实的那样，心源性休克患者的预后存在着地域性差异[4]。在美国治疗的患者其矫正的30 d病死率比在其他地方治疗的患者显著减低(50% vs 66%，p<0.001)。在GUSTO-Ⅲ入选人群中可观察到类似倾向：美国患者的30 d病死率为53%，而其他国家为66%。然而，经主动脉内球囊反搏和再血管化技术进行矫正后，在美国和非美国人群间未观察到病死率的显著不同[19]。

在SHOCK登记试验中，对右室梗死所致的心源性休克患者进行分析后发现，右室梗死为主的患者其病死率出人意料的高，类似于左室衰竭为主的休克。尽管与左室休克患者相比，右室梗死患者年龄较轻、前壁梗死的比例较低、单一血管病变比例较高，且二者的再血管化受益程度相似。

心源性休克患者的治疗

由于其情况极端复杂，心源性休克患者需要全面的血流动力学监测。除了有创的全身血压检测，许多权威人士还提倡应用右心导管和(或)超声心动图以指导治疗。

右心导管

基于左室充盈压的无创性检测困难显著，临床医师则经常考虑应用肺动脉导管(Swan-Ganz导管)监测肺动脉压。20世纪90年代早期，曾有一个关于重症患者(其中包括一些心源性休克患者)是否应用右心导管的随机设计试验，但早早便被终止了，因为参与的医生认为随机设计是不道德的[28]。

右心导管在心源性休克患者中发挥的作用依旧富有争议。一方面，回顾性材料表明其操作有致死风险增加趋势[29]。另一方面，GUSTO-Ⅰ和SHOCK试验则支持其为有益帮助。在GUSTO-Ⅰ人群中，右心导管应用者比不用者病死率低(45.2% vs 63.4%)。据SHOCK试验报道，采用右心导管的入院患者，其病死率并未增加[30]。

尽管其有效性尚缺乏循证医学证据，对于有进行性心衰、心源性休克或机械性并发症的ST段抬高ACS患者，现行的美国和欧洲指南均将右心导管设为一类适应证[31,32]。

与目前血流动力学不稳定ACS患者应植入右心导管的指南建议相驳的是，这一有创操作在现实临床工作中并不常用。在欧洲心脏ACS调查中，总共549名心源性休克患者，只有20.2%的病例实施了右心导管。

超声心动图

通过应用多普勒成像技术，超声心动图已成为ACS患者床旁血流动力学监测和评价心功能、瓣膜情况以及机械性并发症的简便手段。

在SHOCK试验中，总共221名入选患者，有175例在24 h之内进行了超声心动图检测，然后随机分配到早期再血管化组和初期药物稳定组[34]。应用超声心动图评价，不论短期和长期，其病死率均与早期左室收缩功能和二尖瓣反流(MR)相关,但早期再血管化的收益却与基础射血分数和二尖瓣反流并不相关。

欧洲心脏急性冠脉综合征调查的分析表明,68%的心源性休克患者进行了超声心动图评价[33]。也许在大多数情况下,这种无创、简便的手段已经取代了右心导管。

主动脉内球囊反搏

主动脉内球囊反搏(IABP)可增加舒张期冠脉灌注和减低系统后负荷,而不增加心肌耗氧量。IABP的应用是否可改善休克患者预后的材料目前尚不充分。SHOCK试验表明,联合应用IABP和溶栓治疗的患者院内病死率最低(47%)。未接受IABP和(或)溶栓治疗的ST段抬高急性心肌梗死患者,其基础危险评分最差[44]。SHOCK试验显示,应用IABP来稳定心源性休克患者的早期状态,可使病死率降低20%。同样的,美国全国性心肌梗死注册登记的回顾性分析表明,IABP的应用可使心源性休克患者院内病死率减低6%。

据GUSTO-Ⅰ和GUSTO-Ⅲ溶栓研究联合分析表明,应用IABP的患者,其30天病死率的危险比为0.73。与6 h后接受IABP治疗的患者相比,6 h内接受者的院内病死率并不显著升高(53% vs 41%,p=0.17),但这也可能是因为早期接受者病情更重、死亡的风险更高[47]所致。

应用溶栓和反搏来提高心源性休克患者生存率研究(TThrombolysis and Counterpulsation to Improve Cardiogenic Shock Survival, TACTICS)是唯一一个检验IABP应用(溶栓治疗3 h内)的随机分配试验,在随机分配了57名患者后便终止了。共有31名"典型性"休克患者的小组病人被随机分配到IABP治疗组,其6个月病死率为39%,而随机分配到单纯溶栓治疗组的则为80%(p<0.05)[48]。

SHOCK试验也推荐应用IABP,并在87%的患者中得到了应用,其应用时间中位数约为3 d。总的来看,IABP的应用并不是12个月病死率的独立预测因子。然而,对于全身低灌注患者,IABP可改善血流动力学和终末器官灌注,无论初期药物稳定组和早期再血管化组,其12个月病死率均较低(均p<0.05)。联合应用IABP和溶栓治疗后,需要输血的出血并发症并不增多,而再血管化患者出血风险却较高[49]。

IABP可使患者初期稳定并被运送至具有导管技术和经皮或外科再血管化能力的机构,而外周血管疾病以及临床医师对床旁IABP建立的生疏却妨碍了这一有益治疗手段的应用。

目前,心源性休克治疗指南强烈倡导IABP的应用[31,32]。然而,我们在欧洲心脏ACS调查中发现,心源性休克患者的IABP应用率却是令人费解的低[21]。

总之,所有心源性休克患者若没有禁忌证均应接受IABP治疗至少3天,如果需要则应更长,以便从心肌顿抑中恢复。

药物治疗

正性肌力药物

对于心源性休克患者,通常平均动脉压达到8 kPa(60 mmHg)才能进行组织灌注。感染性休克患者的治疗经验表明,应用去甲肾上腺素升高平均血压不但不能进一步改善全身灌注,反而会增加心肌耗氧量[35]。

多巴胺和多巴酚丁胺是最常应用的正性肌力药物。它们对血流动力学、心排血量和全身血管阻力的作用并不相同。小剂量多巴胺[0.5~2 μg/(kg·min)]可作用于多巴胺能受体,造成血管舒张,并且理论上可维持肾血流并有利钠作用[36]。然而,最近对重症监护患者进行的随机设计空白对照试验并未发现小剂量多巴胺的肾脏保护作用[37]。不论正性肌力作用还是负性肌力效应,多巴胺是通过作用于几种心肌β_1-肾上腺能受体来调节的,当剂量超过5 μg/(kg·min)时,作用就十分显著。重症患者血浆多巴胺清除率的多变性,导致了其血浆浓度是不可预测性和其临床效应的不一致性[38]。

多巴酚丁胺则具有α和β肾上腺能激动作用。它可通过刺激β_1-肾上腺能受体增加心肌收缩力,其净外周舒血管作用则较弱。通常其初始剂量为2 μg/(kg·min),然后根据患者的反应上调滴定速度,直至最快速度达20 μg/(kg·min)。通常情况下,鉴于前者的正性肌力作用和后者的肾血管舒张作用,多巴酚丁胺和小剂量多巴胺联合应用。

去甲肾上腺素具有强劲的α肾上腺能激动作用和较弱的β受体激动作用,且半衰期较短,为2~4 min。其缩血管作用为剂量依赖性,滴速可从初始小剂量0.02~0.04 μg/(kg·min)开始,直至上调到能维持适当的全身血压。去甲肾上腺素可与多巴胺及多巴酚丁胺联合应用。然而,就我们的临床经验而言,这些药物的心血管效应还可能出现严重缺血和恶性心律失常,去甲肾上腺素的缩血管作用还可导致终末器官缺血,所以,我们一般避免较长的两疗程或三疗程正性肌力治疗。

米力农、氨力农的二吡啶类似物,是二代的磷酸二酯酶抑制剂。它抑制环磷酸腺苷(cAMP)的降解,最终的共同途径是升高细胞内钙并增加心肌收缩力。显著的舒血管作用和相对较长的血浆半衰期使其在心源性休克患者中很难单一应用。米力农可协同其他正性肌力药物应用以提高心肌收缩力[39]。

目前，还没有大样本对照研究来比较不同正性肌力药物组合在心源性休克患者中的应用效果。心源性休克患者局部组织灌注情况和不断恶化的代谢紊乱都会影响药物效果。

利尿剂和液体治疗

在心源性休克情况下，左室充盈压的估测可指导利尿剂和液体的应用。简便易得的临床参数可用于估测左室充盈压——监测到每小时有尿排量、肺野清晰和胸片无肺淤血均提示容量补充治疗，特别是右室梗死情况下，而持续的体液不饱和和肺淤血则提示需要利尿剂治疗。应强调的是，心源性休克患者，即使已出现肺楔压增高，也需改善左室充盈压，以保证Starling曲线发挥最大效能。在这些困难情况下，右心导管就可发挥作用。

溶栓治疗

心源性休克的预后与罪犯血管的开通密切相关[40]。溶栓治疗可降低ST段抬高急性心肌梗死患者心源性休克的发生率[41,42]。根据GUSTO-Ⅰ试验，在预防休克方面，组织性纤溶酶原激活物比链激酶有效。在GUSTO-Ⅲ试验中，组织性纤溶酶原激活物与其他新型制剂相比在预防休克方面并无明显差异[19]。

如GISSI-Ⅰ试验所述，溶栓治疗在心源性休克患者中的应用是不尽人意的[26]。在随机设计的SHOCK试验中，通过单因素分析得出，溶栓治疗是12个月生存率的独立相关因子（RR=0.5，p=0.008），但不是在调整混杂因子后（RR=0.72，p=0.15）[43]。SHOCK试验显示，在心源性休克患者中溶栓治疗的实施与病死率降低具有相关性。但就是否无论接受何种治疗，未溶栓的患者死亡危险均增加，尚无定论[44]。

溶栓制剂在心源性休克的治疗中获益不多可能主要是因为灌注压低的患者栓子溶解困难[45]。低血压患者可应用IABP以提高灌注压，从而增加溶栓治疗的效果。

糖蛋白Ⅱb/Ⅲa受体拮抗剂

有证据表明，通过应用糖蛋白Ⅱb/Ⅲa受体拮抗剂可改善心源性休克患者的预后。在PURSUIT试验中，接受依替非巴肽治疗的休克患者，其30天病死率可降低50%（58.5% vs 73.5%；OR:0.51；95% CI:0.28－0.94；p=0.03）。目前还尚不清楚，该结果是否可用偶然性来解释。只有29%的PURSUIT试验入选者实施了血管成形术，所以观察到的病死率下降不可能由冠脉介入治疗所致。血小板糖蛋白Ⅱb/Ⅲa受体拮抗剂还可使微血管受益。这些休克患者可出现微血管张力显著异常，从而加重心内膜缺血。目前的材料支持Ⅱb/Ⅲa受体拮抗剂，特别是阿昔单抗，应用于经皮介入治疗的心源性休克患者，除非认为出血的风险很高。REO-SHOCK试验结果已于近期发表，它研究了40例伴发心源性休克的ST段抬高急性心肌梗死患者，在给予基础的再血管化治疗、阿昔单抗、肝素和阿司匹林后，其30 d病死率为42.5%。

与年龄较大者（大于75岁）相比，阿昔单抗似乎使年龄较小者（小于75岁）的预后改善更加显著，病死率分别是24% vs 91%（p<0.001）[50]。

N-单甲基-L-精氨酸（L-NMMA）

现有资料表明，作为全身炎症反应的一部分，炎性调节因子在心源性休克的发病机制中也发挥一定的作用[51]。这些调节因子包括内源性一氧化氮合成酶的表达，增加NO和过氧化亚硝酸盐水平，从而加重心肌和外周血管反应的功能失调。L-NMMA，一种NO抑制因子，已经试验性应用于11例顽固心源性休克患者，这些患者在给予最优治疗方案——大剂量儿茶酚胺、IABP、机械通气和经皮再血管化后均无明显改善。应用该药后，这些患者的排尿量和血压均显著提高，同期30 d生存率为70%[52]。另外，在罪犯血管再血管化后，将同样一组30例心源性休克患者随机分为单纯支持治疗组和支持治疗联合应用L-NAME（L-NMMA原始型）组。1个月生存率为73%（L-NAME应用组）vs 33%（单纯支持治疗组），且L-NAME应用组的平均动脉压和排尿量均显著增加[53]。L-NMMA正在多中心、随机设计的大样本临床试验SHOCK-Ⅱ中接受检测。

代谢物制剂

应用这些制剂的理论基础主要源自再灌注损伤领域。消除再灌注不良反应的药物研究最多的是腺苷，一种内源性嘌呤核苷。在AMISTAD试验中发现，腺苷可减少急性前壁心肌梗死患者的梗死面积[54]。然而，腺苷治疗组在如下指标：死亡率（10% vs 6%）、再梗死（7% vs 3%）、心力衰竭（13% vs 8%）和心源性休克（6% vs 4%）等方面，则没有显著减低。该试验尚不足以区分这些细微差别。

水钠交换抑制剂

缺血时,pH的下降可激活无氧代谢和水钠交换,从而导致细胞内钠潴留。这一过程,通过钠–钙交换,进一步导致细胞内钙潴留,最终导致细胞死亡[55]。两个大样本的临床试验,包括11 590名ACS患者的GUARDIAN试验(Guard during Ischemia against Necrosis)和ESCAMI试验(Evaluation of the Safty and Cardioprotective Effects of Eniporide in Acute Myocardiol Infarction)检验了一组新的制剂——水钠交换抑制剂,在严重不良结果方面均未显示任何获益[56,57]。

抗氧化剂

人类重组过氧化物歧化酶在基本的血管成形术后并不能加快左室功能的恢复[58]。在一个包括47例急性心肌梗死患者的小样本空白对照研究中,联合应用N–乙酰半胱氨酸和再灌注治疗后,梗死面积可缩小[59]。

葡萄糖–胰岛素–钾盐输入

一项前瞻性研究发现葡萄糖–胰岛素–钾盐(Glucose–Insulin–Potassium,GIK)输入可使患者受益,特别是对经再灌注治疗的患者(院内死亡的相对危险度为0.34,p=0.008);心源性休克的发生率分别是4.6%(接受GIK治疗者)和7.6%(未接受GIK治疗者)(相对危险度为0.60,95%CI 0.21~1.69,p=NS)[60]。关于GIK在心源性休克患者的应用,目前尚无文献报道。

再血管化

外科旁路移植术

心源性休克冠状动脉再血管化的早期研究主要聚焦于外科手术再血管化。已有数个小的外科系列研究报道了其心源性休克患者有较好的预后[61,62]。

SHOCK试验材料表明,外科手术再血管化的患者获益最多:57名接受外科旁路移植术的患者,30 d病死率为42.1%。该试验并未涉及经皮再血管化和外科再血管化间的比较[63]。

冠状动脉血管成形术

心源性休克中的冠状动脉血管成形术已在数个回顾性分析中被涉及[64-67]。根据GUSTO–Ⅰ试验,积极的再血管化策略与30 d病死率减低呈相关性(OR=0.43;CI:0.35~0.54,p=0.001)[68]。

有两个回顾性随机设计试验评价了再血管化治疗在心源性休克患者中的作用。SMASH试验(Swiss Multicenter Trial of Angioplasty for Shock)包括了55例合并心源性休克的AMI患者。他们被随机分配到单纯药物治疗组和再血管化治疗组(外科手术或经皮介入治疗)[69]。SMASH试验由于入选者少而提前终止,部分原因是医生基于已有材料回顾性分析后得出再血管化治疗是有益的。在这个为数不多的小样本试验中,再血管化治疗患者的30 d病死率净减少了9%(69% vs 78%,p=0.68;Log卡方检验),但未达到统计学显著性。

第二个随机设计研究、SHOCK试验、AMI(ST段抬高或新的左束支阻滞)后第一个36 h内出现心源性休克者有资格入选;而由机械原因致休克或以右室梗死为主者则被除外[43,63]。在SHOCK试验中,对积极的有创治疗手段[血管成形术、冠状动脉外科旁路移植术或紧急冠状动脉再血管化(emergency revascularization,ERV),通常联用IABP]和早期药物稳定治疗方案(包括溶栓治疗和IABP)进行了比较。须在休克发生的12 h内进行随机分组。随机分配至ERV组的大多数患者施行了冠状动脉血管造影术(97%),且87%施行了再血管化治疗(外科或经皮)。该试验的主要终点是30 d病死率。在ERV组,病死率为46.7%,保守治疗组为46.7%,(p=0.11)。病死率的差异在6个月达到统计学意义,ERV组较低(50.3% vs 63.1%,p=0.027)。在12个月的随访中,生存曲线继续分离[43]。在一指定的亚组分析发现,ERV组只有75岁以下者获益,其30 d病死率为56.8%(保守治疗组)vs 41.4%(ERV组)(RR:0.73;95%CI,0.56~0.95)。然而,对于年龄超过75岁患者,保守治疗组的30天生存状况看来要比ERV组好(53.1% vs 75%;RR:1.41;95%CI:0.95~2.11;p=NS)。

其6个月病死率13%的净减少,与积极的再血管化相关,且具有统计学和临床显著性(50.3% vs 63.1%;p=0.027)。因此,基于SHOCK试验,美国心脏病学学院/美国心脏学会AMI治疗指南就指出早期冠状动脉再血管化是休克治疗的一类适应证,特别是75岁以下者。

应注意的是,在分析SHOCK试验老年亚组病人的同时,Dzavik等发现,在除外了65个早期死亡病例和经协变量调整后,早期再血管化者院内病死率显著下降(48% vs 81%;p=0.000 3),并且RR值在<75岁者为0.76(0.59~0.99;p=0.045),大于等于75岁者为0.46(0.28~0.75;p=0.002)。

除了指南建议外,对于合并心源性休克的老年AMI患者,临床判断也十分重要。在新英格兰北部序列PCI治疗的前瞻性研究中,经PCI术治疗的老年休克患者,其病死率比随机设计临床试验显著降低,为46%。在

SHOCK试验经皮再血管化的最新分析中，Webb等检验了心源性休克患者在经皮再血管化治疗后，决定生存的临床、血管造影和操作等因素。冠状动脉血流恢复显然是心源性休克患者生存的主要决定因子。

冠状动脉再血管化也可使公认的梗死后12 h时间窗以外的患者受益。经皮再血管化的患者，其严重的二尖瓣反流与67%的1年病死率密切相关。因此，伴有严重二尖瓣反流或多血管病变休克患者，不适宜相对彻底的经皮再血管化治疗，应考虑外科手术。同一个数据库的另一项分析表明，左室功能和罪犯血管开通是再血管化患者1年生存率的独立相关因素。

在GRACE（Global Registry of Acute Coronary Event）试验中，冠脉支架植入的经皮再血管化是休克患者院内生存率的最强预测因子（OR:3.99；95%CI：2.41~6.62）[25]。

非ST段抬高休克患者再血管化治疗的现有材料目前尚十分有限。在SHOCK试验中，在调整年龄和一些治疗因素之后，再血管化治疗可使非ST段抬高患者受益，但无统计学显著性[24]。

越来越多的证据表明，不管是经皮介入还是外科手术，迅速再血管化可使伴发心源性休克的AMI患者病死率下降。因此，在ACS的欧洲心脏调查中，我们发现，接受再血管化治疗的心源性休克患者还不足一半，真的很令人困惑。

心源性休克患者的经皮再血管化治疗——技术问题

对于导管室内的心源性休克患者，在处理上应设定标准的操作程序。

1.消毒双侧腹股沟以备IABP植入和心导管使用。

2.应行股静脉和大的胸静脉穿刺以备药物治疗和临时起搏。

3.非罪犯血管需快速造影。许多介入专家体会到，为了明确诊断和节约时间，应使用指引导管处理梗死相关动脉。

4.如果病变适合血管成形术，支架植入应成为标准治疗方案。尽管梗死相关动脉的前向血流已恢复，心源性休克仍继续，且其他主要病变显然适合，多数心血管专家认为，无论经皮或外科手术，必须行紧急的彻底再血管化。

经皮再血管化治疗的过程中，必须进行药物支持——体液量恰当时应使用正性肌力药，可应用IABP以使平均动脉压>8 kPa(60 mmHg)。若必要，应建立通气支持，通常在顽固性休克的早期进行以优化血气和代谢。抗血小板/抗凝治疗尤为重要。一定要使用阿司匹林和肝素，Ⅱb/Ⅲa抑制剂则应视临床情况而定。如果需要进行紧急外科手术，那么这些药物就不能应用。尽管专有数据仍然稀缺，但是通常情况下，这些药物可用来改善围手术期的结果和预后（见上文）。而噻吩吡啶类药物应在术后立即使用[74]。

（陈永利　译）

参考文献

1. Hasdai D. Cardiogenic shock. In: Hasdai D, Berger PB, Battler A, Holmes DR Jr. eds. *Contemporary cardiology: cardiogenic shock: diagnosis and treatment*. Totowa, N.J.: Humana Press Inc., 2002: 3–6.
2. Hasdai D, Topol EJ, Califf RM, et al. Cardiogenic shock complicating acute coronary syndromes. *Lancet* 2000;356:749–756.
3. Hasdai D, Califf RM, Thompson TD, et al. Predictors of cardiogenic shock after thrombolytic therapy for acute myocardial infarction. *J Am Coll Cardiol* 2000;35:136–143.
4. Holmes DR Jr., Califf RM, Van de Werf, et al. Differences in countries' use of resources and clinical outcome for patients with cardiogenic shock after myocardial infarction: results from the GUSTO trial. *Lancet* 1997;349:75–78.
5. Hasdai D, Holmes DR Jr., Califf RM, et al. Cardiogenic shock complicating acute myocardial infarction: predictors of mortality. *Am Heart J* 1999;138:21–31.
6. Holmes DR Jr., Bates ER, Kleiman NS, et al. Contemporary reperfusion therapy for cardiogenic shock: the GUSTO-I trial experience. *J Am Coll Cardiol* 1995;26:668–674.
7. Hasdai D, Harrington RA, Hochman JS, et al. Platelet glycoprotein IIb/IIIa blockade and outcome of cardiogenic shock complicating acute coronary syndromes without persistent ST-segment elevation. *J Am Coll Cardiol* 2000; 36:685–692.
8. Holmes DR Jr., Berger PB, Hochman JS, et al. Cardiogenic shock in patients with acute ischemic syndromes with and without ST-segment elevation. *Circulation* 1999;100:2067–2073.
9. Menon V, Slater JN, White HD, et al. Acute myocardial infarction controlled by systemic hypoperfusion without hypotension: report from SHOCK trial registry. *Am J Med* 2000;108:374–380.
10. Antman EM, Braunwald E. Acute myocardial infarction. In: Braunwald E, ed. *Heart disease. A textbook of cardiovascular medicine*, 5th ed. Philadelphia: WB Saunders, 2000:1184–1288.
11. Porter A, Iakobishvili Z, Haim M, et al. Balloon-floating right-heart-catheter monitoring for acute coronary syndromes complicated by heart failure—the discordance between guidelines and reality. *Cardiology* 2005 (in press).
12. Goldberg RJ, Gore JM, Alpert JS, et al. Cardiogenic shock after acute myocardial infarction—incidence and mortality from a community wide perspective 1975–1988. *N Engl J Med* 1999; 340:1162–1168.
13. Goldberg RJ, Samad NA, Yarzebski J, et al. Temporal trends in cardiogenic shock complicating acute myocardial infarction. *N Engl J Med* 1999;340:1162–1168.
14. Hochman JS, Buller CE, Sleeper LA. Cardiogenic shock complicating acute myocardial infarction—etiologies, management and outcome: a report from the SHOCK trial registry. Should we emergently revascularize occluded coronaries for cardiogenic shock? *J Am Coll Cardiol* 2000;36[3 SupplA]:1063–1070.
15. The Global Use of Strategies to Open Occluded Coronary Arteries (GUSTO) IIb Investigators. A comparison of recombinant hirudin with heparin for the treatment of acute coronary syndromes. *N Engl J Med* 1996;335:775–782.
16. Furman MI, Dauerman HL, Goldberg RJ, et al. Twenty-two year (1975 to 1997) trends in the incidence, in-hospital and long-term case fatality rates from initial Q-wave and non-Q-wave myocardial infarction: a multi-hospital community-wide perspective. *J Am Coll Cardiol* 2001;37:1571–1580.

17. Hasdai D, Behar S, Wallentin L, et al. A prospective survey of the characteristics, treatments and outcomes of patients with acute coronary syndromes in Europe and the Mediterranean basin; the Euro Heart Survey of Acute Coronary Syndromes (Euro Heart Survey ACS). *Eur Heart J* 2002;23:1190–1201.
18. Leor J, Goldbourt U, Reicher-Reiss H, et al. Cardiogenic shock complicating acute myocardial infarction in patients without heart failure on admission: incidence, risk factors, and outcome. SPRINT Study Group. *Am J Med* 1993 Mar;94:265–273.
19. Hasdai D, Holmes DR Jr., Topol EJ, et al. Frequency and clinical outcome of cardiogenic shock during acute myocardial infarction among patients receiving reteplase or alteplase: results from GUSTO III. *Eur Heart J* 1999;20:128–135.
20. Goldberg RJ, Gore JM, Thompson CA, et al. Recent magnitude of and temporal trends (1994–1997) in the incidence and hospital death rates of cardiogenic shock complicating acute myocardial infarction: the second national registry of myocardial infarction. *Am Heart J* 2001;141:65–72.
21. Iakobishvili Z, Battler A, Behar S, et al. Does current treatment of cardiogenic shock comply with guidelines? [abst.]; AHA meeting, 2003.
22. Barbash IM, Hasdai D, Behar S, et al. Usefulness of pre- versus postadmission cardiogenic shock during acute myocardial infarction in predicting survival. *Am J Cardiol* 2001;87:1200–1203.
23. Hands ME, Rutherford JD, Muller JE, et al. The in-hospital development of cardiogenic shock after myocardial infarction: incidence, predictors of occurrence, outcome and prognostic factors. The MILIS Study Group. *J Am Coll Cardiol* 1989;14:40–46.
24. Jacobs AK, French JK, Col J, et al. Cardiogenic shock with non-ST-segment elevation myocardial infarction: a report from the SHOCK trial registry. *J Am Coll Cardiol* 2000;36[3 Suppl A]: 1091–1096.
25. Dauerman HL, Goldberg RJ, White K, et al. Revascularization, stenting, and outcomes of patients with acute myocardial infarction complicated by cardiogenic shock. *Am J Cardiol* 2002;90: 838–842.
26. Effectiveness of intravenous thrombolytic treatment in acute myocardial infarction. Gruppo Italiano per lo Studio della Streptochinasi nell'Infarto Miocardico (GISSI). *Lancet* 1986;8478: 397–402.
27. Jacobs AK, Leopold JA, Bates E, et al. Cardiogenic shock caused by right ventricular infarction: a report from the SHOCK registry. *J Am Coll Cardiol* 2003;41:1273–1279.
28. Guyatt G. A randomized control trial of right-heart catheterization in critically ill patients: Ontario Intensive Care Study Group. *J Intensive Care Med* 1991;6:91–95.
29. Connors AFJ, Speroff T, Dawson NV, et al. The effectiveness of right heart catheterization in the initial care of critically ill patients. SUPPORT Investigators. *JAMA* 1996;276:889–897.
30. Menon V, Sleeper LA, Fincke R, et al. Outcomes with pulmonary artery catheterization in cardiogenic shock (abst.). *J Am Coll Cardiol* 1998;31[Suppl A]:397A.
31. Ryan TJ, Antman EM, Brooks NH, et al. 1999 update: ACC/AHA guidelines for the management of patients with acute myocardial infarction. A report of the American College of Cardiology/American Heart Association Task Force on Practice Guidelines (Committee on Management of Acute Myocardial Infarction). *J Am Coll Cardiol* 1999;34:890–911.
32. Van de Werf F, Ardissino D, Betriu A, et al. Management of acute myocardial infarction in patients presenting with ST-segment elevation. The task force on the management of acute myocardial infarction of the European Society of Cardiology. *Eur Heart J* 2003;24:28–66.
33. Hasdai D, Lev EI, Behar S, et al. Acute coronary syndromes in patients with pre-existing moderate to severe valvular disease of the heart: lessons from the Euro-Heart Survey of acute coronary syndromes. *Eur Heart J* 2003;24:623–629.
34. Picard MH, Davidoff R, Sleeper LA, et al. Echocardiographic predictors of survival and response to early revascularization in cardiogenic shock. *Circulation*. 2003;107:279–284.
35. Sanborn TA, Sleeper LA, Bates ER, et al. Impact of thrombolysis, intra-aortic balloon pump counterpulsation, and their combination in cardiogenic shock complicating acute myocardial infarction: a report from the SHOCK trial registry. *J Am Coll Cardiol* 2000;36:1123–1129.
36. Rogers WJ, Canto JG, Lambrew CT, et al. Temporal trends in the treatment of over 1.5 million patients with myocardial infarction in the US from 1990 through 1999: the National registry of Myocardial Infarction 1, 2 and 3. *J Am Coll Cardiol* 2000;36: 2056–2066.
37. Hudson MP, Granger CB, Stebbins AL, et al. Cardiogenic shock survival and use of intraaortic balloon counterpulsation: results from the GUSTO I and III Trials (abst.). *Circulation* 1999;100 [Suppl I]:I370.
38. Ohman ME, Nannas J, Stomel RJ. Thrombolysis and Counterpulsation to Improve Cardiogenic Shock Survival (TACTICS): results of a prospective randomized trial. *Circulation* 2000;102:600.
39. French JK, Miller D, Palmieri S, et al. Cardiogenic shock treated with thrombolytic therapy and intra-aortic balloon counter pulsation: a report from the SHOCK trial (abst.). *Circulation* 1999; 100 [Suppl I]:I370.
40. LeDoux D, Astiz ME, Carpati CM, et al. Effects of perfusion pressure on tissue perfusion in septic shock. *Crit Care Med* 2000;28: 2729–2732.
41. Denton MD, Chertow GM, Brady HR. "Renal-dose" dopamine for the treatment of acute renal failure: scientific rationale, experimental studies and clinical trials. *Kidney Int* 1996;50:4–14.
42. Australian and New Zealand Intensive Care Society (ANZICS) Clinical Trials Group. Low-dose dopamine in patients with early renal dysfunction: a placebo-controlled randomised trial. *Lancet* 2000;356:2139–2143.
43. Juste RN, Moran L, Hooper J, Soni N. Dopamine clearance in critically ill patients. *Intensive Care Med* 1998;24:1217–1220.
44. Colucci WS, Denniss AR, Leatherman GF, et al. Intracoronary infusion of dobutamine to patients with and without severe congestive heart failure: dose-response relationships, correlation with circulating catecholamines, and effect of phosphodiesterase inhibition. *J Clin Invest* 1988;81:1103–1110.
45. Bengtson JR, Kaplan AJ, Pieper KS, et al. Prognosis in cardiogenic shock after acute myocardial infarction in the interventional era. *J Am Coll Cardiol* 1992;20:1482–1489.
46. AIMS Trial Study Group. Effect of intravenous APSAC on mortality after acute myocardial infarction: preliminary report of a placebo-controlled clinical trial. *Lancet* 1988;8585:545–549.
47. Wilcox RG, von der Lippe G, Olsson CG et al. Trial of tissue plasminogen activator for mortality reduction in acute myocardial infarction: Anglo-Scandinavian Study of Early Thrombolysis (ASSET). *Lancet* 1988;8585:525–530.
48. Hochman JS, Sleeper LA, White HD, et al. One-year survival following early revascularization for cardiogenic shock. *JAMA* 2001;285:190–192.
49. Prewitt RM, Gu S, Schick U, et al. Intraaortic balloon counterpulsation enhances coronary thrombolysis induced by intravenous administration of a thrombolytic agent. *J Am Coll Cardiol* 1994; 23:794–798.
50. Zeymer U, Tebbe U, Weber M, et al., on behalf of ALKK Study Group. Prospective evaluation of early abciximab and primary percutaneous intervention for patients with ST elevation myocardial infarction complicated by cardiogenic shock: results of the REO-SHOCK trial. *J Invasive Cardiol* 2003;15(7):385–389.
51. Hochman JS. Cardiogenic shock complicating acute myocardial infarction: expanding the paradigm. *Circulation* 2003;107: 2998–3002.
52. Cotter G, Kaluski E, Blatt A, et al. L-NMMA (a nitric oxide synthase inhibitor) is effective in the treatment of cardiogenic shock. *Circulation* 2000;101:1358–1361.
53. Cotter G, Kaluski E, Milo O, et al. LINCS: L-NAME (a NO synthase inhibitor) in the treatment of refractory cardiogenic shock: a prospective randomized study. *Eur Heart J* 2003;24:1287–1295.
54. Mahaffey KW, Puma JA, Barbagelata A, et al. Adenosine as an adjunct to thrombolytic therapy for acute myocardial infarction: results of a multicenter, randomized, placebo-controlled trial: the Acute Myocardial Infarction Study of Adenosine (AMISTAD) trial. *J Am Coll Cardiol* 1999;34:1711–1720.
55. Scholz W, Albus U. Potential of selective sodium-hydrogen exchange inhibitors in cardiovascular therapy. *Cardiovasc Res* 1995;29: 184–188.
56. Théroux P, Chaitman BR, Danchin N, et al. Inhibition of the sodium-hydrogen exchanger with cariporide to prevent myocardial infarction in high-risk ischemic situations: main results of the GUARDIAN trial. *Circulation* 2000;102:3032–3038.
57. Zeymer U, Suryapranata H, Monassier JP, et al. The Na^+/H^+ exchange inhibitor eniporide as an adjunct to early reperfusion

therapy for acute myocardial infarction. Results of the Evaluation of the Safety and Cardioprotective Effects of Eniporide in Acute Myocardial Infarction (ESCAMI) trial. *J Am Coll Cardiol* 2001;38: 1644–1650.

58. Flaherty JT, Pitt B, Gruber JW, et al. Recombinant human superoxide dismutase (h-SOD) fails to improve recovery of ventricular function in patients undergoing coronary angioplasty for AMI. *Circulation* 1994;89:1982–1991.
59. Zhang Y, Patel AA, Juergens C. et al. N-Acetylcysteine improves myocardial salvage after reperfusion therapy in humans (abst.). *Circulation* 1999;100[Suppl I]:I371.
60. Diaz R, Paolasso EA, Piegas LS, et al. Metabolic modulation of acute myocardial infarction. The ECLA (Estudios Cardiologicos Latinoamerica) Collaborative Group. *Circulation* 1998;98: 2227–2234.
61. Dunkman WB, Leinbach RC, Buckley MJ, et al. Clinical and hemodynamic results of intraaortic balloon pumping and surgery for cardiogenic shock. *Circulation* 1972;46:465–477.
62. Subramanian VA, Roberts AJ, Zema MJ, et al. Cardiogenic shock following acute myocardial infarction; late functional results after emergency cardiac surgery. *NY State J Med* 1980;80(6):947–952.
63. Hochman JS, Sleeper LA, Webb JG, et al. Early revascularization in acute myocardial infarction complicated by cardiogenic shock. SHOCK Investigators. Should We Emergently Revascularize Occluded Coronaries for Cardiogenic Shock. *N Engl J Med.* 1999; 341:625–634.
64. Lee L, Bates ER, Pitt B, et al. Percutaneous transluminal coronary angioplasty improves survival in acute myocardial infarction complicated by cardiogenic shock. *Circulation* 1988;78:1345–1351.
65. Lee L, Erbel R, Brown TM, et al. Multicenter registry of angioplasty therapy of cardiogenic shock: initial and long term survival. *J Am Coll Cardiol* 1991;17:599–603.
66. Disler L, Haitas B, Benjamin J, et al. Cardiogenic shock in evolving myocardial infarction: treatment by angioplasty and streptokinase. *Heart Lung* 1987;16:649–652.
67. Verna E, Repetto S, Boscarini M, et al. Emergency coronary angioplasty in patients with severe left ventricular dysfunction or cardiogenic shock after acute myocardial infarction. *Eur Heart J* 1989;10:58–66.
68. Berger PB, Holmes DR Jr., Stebbins AL, et al. Impact of an aggressive invasive catheterization and revascularization strategy on mortality in patients with cardiogenic shock in the Global Utilization of Streptokinase and Tissue Plasminogen Activator for Occluded Coronary Arteries (GUSTO-I) trial. An observational study. *Circulation* 1997;96:122–127.
69. Urban P, Stauffer JC, Bleed D, et al. A randomized evaluation of early revascularization to treat shock complicating acute myocardial infarction: the (Swiss) Multicenter Trial of Angioplasty for Shock—(S)MASH. *Eur Heart J* 1999;96:1030–1038.
70. Dzavik V, Sleeper LA, Cocke TP, et al. Early revascularization is associated with improved survival in elderly patients with acute myocardial infarction complicated by cardiogenic shock: a report from the SHOCK trial registry. *Eur Heart J* 2003;24:828–837.
71. Dauerman HL, Ryan TJ Jr., Piper WD, et al. Outcomes of percutaneous coronary intervention among elderly patients in cardiogenic shock: a multicenter, decade-long experience. *J Invasive Cardiol* 2003;15:380–384.
72. Webb JG, Lowe AM, Sanborn TA, et al. Percutaneous coronary intervention for cardiogenic shock in the SHOCK trial. *J Am Coll Cardiol* 2003;42:1380–1386.
73. Sanborn T, Sleeper L, Webb J, et al. Correlates of one-year survival inpatients with cardiogenic shock complicating acute myocardial infarction: angiographic findings from the SHOCK trial. *J Am Coll Cardiol* 2003;42:1373–1379.
74. Holmes DR Jr. Technical approaches to percutaneous revascularization in the patient with cardiogenic shock. In: Hasdai D, Berger PB, Battler A, Holmes DR Jr. eds. *Contemporary cardiology: cardiogenic shock: diagnosis and treatment*. Totowa, N.J.: Humana Press Inc., 2002:73–76.

第42章　经皮冠状动脉介入治疗过程中的器械遗失：发生率、并发症和回收方式

Emmanouil S.Brilakis Kirk N.Garratt

幸运的是，在心导管操作过程中支架或其他装置遗失的频率近年来已显著降低，这主要得益于装备设计的改善以及预装支架的广泛应用。遗憾的是，由于术者对回收装置和技术的生疏，器械遗失依旧发生，并且可能教训惨痛，而这恰恰可归因于其应用的不经常性。

经皮冠状动脉介入治疗（percutaneous coronary interventions，PCI）过程中遗失的器械主要是冠脉支架。偶尔，可能是冠脉导丝头，更罕见的情况可能是血管成形球囊或球囊导管头折断并栓塞于冠状动脉远端。

本章旨在讨论器械（主要是支架）遗失的机制和危险因素，并描述一些或难或易的回收设备或技术。其中需明确的核心概念是遗失的支架并不一定需要收回。显然，展开和压迫遗失支架要容易、快速和安全得多。

支架遗失的发病率、发病机制、危险因素和后果

支架遗失的发病率和后果

在冠脉支架发展之前，冠脉介入治疗器械丢失的发病率很低，并且主要是指引导丝断片的残留。据报道，在1987年一系列包括5 400例经皮冠状动脉成形术（percutaneous transluminal coronary angioplasty，PTCA）的操作过程中，非故意性器械残留的发病率是0.2%。

随着冠脉支架发展，器械丢失的发病率不断升高，因为初期的释放系统及设计方案会不时导致支架的遗失。在美国，支架在被允许应用于冠脉以前，主要是非冠脉性应用。这些支架不是预装于可释放性球囊导管之上，而是需要术者将支架压附于冠状动脉成形球囊表面以备释放。不足为奇，手装支架与其之后的预装支架相比遗失的可能性要大得多。已报道的支架遗失发病率相差很大，可从1%至8%不等。Mayo诊所发表于1993年的报道表明，在193例患者中有3例发生了支架错置（1.6%）。通过应用一系列措施（如套环、胆囊钳和回收篮）支架回收在这些病例中均顺利完成。在发表于1996来自西班牙的一组病例中，Alfonso等描述了在应用不同支架方案的495名序列患者中，有17例发生了支架遗失。其中9例成功回收，另有8例虽栓塞于远端，但无临床后遗症。

Cantor等报道，他们在自1994年3月至1996年6月为1 303名加拿大患者试图放置支架的过程中，有108名患者以失败告终。在总共失败的134个支架中，45%成功回收，38%栓塞于外周，13%在靶病变近端撑开，4%在左主干未展开或部分展开。有17例（16%）需进行紧急冠脉旁路移植术。

最近的大样本病例则是由Eeggebrecht报道，包括了自1995年至1999年连续2 211例在德国实施冠脉支架植入患者，其冠脉支架的遗失率为0.9%。在1 147例手装支架中有12例发生了支架遗失（1.04%），而预装支架则是2 919例发生了8例（0.27%，$p<0.01$）。在支架遗失于冠脉系统的20例患者中有3例因心肌缺血施行紧急冠脉旁路移植术，且3例均死亡。

总之，随着预装支架的应用，支架遗失的发病率正逐渐下降，但仍在1%的患者中发生。尽管支架遗失看似危险性不高，但有时的确会导致严重并发症，如紧急外科冠脉旁路移植术、冠脉血栓形成和心肌梗死、脑血管栓塞事件（若支架遗失于升主动脉），甚至死亡。支架遗失会使患者近期不良临床事件发生的危险性增加，尽管这些事件可以是也可不是支架遗失的后果。

支架遗失的发病机制和危险因素

由于支架遗失的发生依旧不频繁，因而预测其发

生的危险因素和发病机制仍知之甚少。从支架遗失看来可通过如下机制发生(图42–1)：

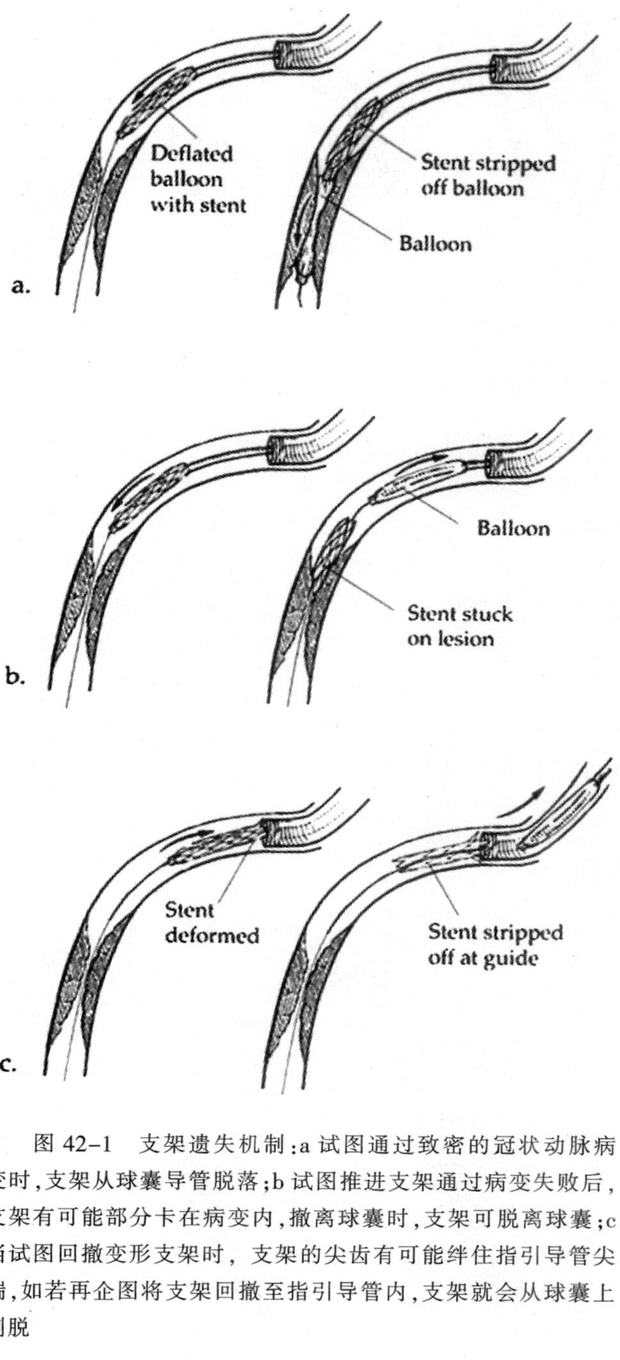

图 42–1　支架遗失机制：a 试图通过致密的冠状动脉病变时，支架从球囊导管脱落；b 试图推进支架通过病变失败后，支架有可能部分卡在病变内，撤离球囊时，支架可脱离球囊；c 当试图回撤变形支架时，支架的尖齿有可能绊住指引导管尖端，如若再企图将支架回撤至指引导管内，支架就会从球囊上剥脱

1. 支架进入冠脉病变节段时脱离释放球囊导管。

2. 试图推进支架通过病变失败后，支架有可能卡在病变内；撤离球囊时，支架可脱离球囊。

3. 当试图将支架撤回指引导管时，支架的近端(或不常见的、突出于球囊导管外的支架尖齿)会绞住导管头。这样一旦后撤球囊，支架就会从球囊上剥脱。显然这是最常见的机制。

用“预测是困难的，尤其是关于未来”来形容偶发于冠脉介入期间的支架或其他器械丢失尤为确切。尽管针对支架遗失的预测能力尚十分有限，但其数个危险因素业已被识别。这些因素与患者、设备和术者有关。

1. 患者相关因素动脉的扭曲和钙化会限制支架在冠脉病变的释放。病变越紧，支架越难通过，特别是有钙化时。钙化刺会绞住支架边缘或使支架变形，通过上文所述3种机制使支架遗失。

2. 设备相关因素导管支持力不足会妨碍支架在冠脉病变处释放。支架因而不得不撤回，在这过程中支架就可能从球囊上剥脱。同样，手装支架比预装支架更容易遗失[6]，因为卷曲支架的工业化操作比手工操作更可靠。由于目前几乎所有应用于冠脉介入治疗的支架均为预装，所以很少成为促发因素，甚至可能是支架遗失发生减少的主因之一。

3. 术者相关因素与采用预扩张策略相比，支架遗失与支架直接植入的高发生率有关。在一组共250例支架直接植入的患者中，支架遗失的发病率为2%(5例)[8]。5例中的4例被回收；1例栓塞于桡动脉分支且不能被回收。同样，术者的经验也会发挥作用：如果在试图将支架撤回导管的过程中阻力显著，撤出整个系统(支架、导引球囊和导丝)比单纯用力撤出支架有利得多，因为后者可使支架从球囊上剥脱。

回收装置

一些用于从冠脉、甚至最终从体内将遗失支架或其他遗失器械(如导丝和球囊碎片)回收的装置现已可商业获得(图42–2)[2]。可得到的回收装置依实验室的不同而不同，因而熟悉手头可获得的装置也就显得十分重要。支架遗失可能是十分窘迫的经历，预先学会如何应用回收装置可使压力部分缓解。

最经常应用的装置包括：①套圈；②蓝式回收装置；③胆石钳；④活检钳；⑤CooR滞留部件回收器。

套圈

套圈是最常见的回收装置之一。其外层塑料导管内的含有一个可移动导丝(图42–2a)。线圈被设计成从释放导管中以90°角展开，因而有利于遗失器械的回收。套圈通常由镍钛金属制成，其直径从2 mm~35 mm不等；导管的直径自2.3 F~6F不等，长度为48 mm~175 mm。

更复杂的套圈结构则是全套回收和操作系统包(Medical Device Techno Logies，Gainesville，Florida)，它包括3个相互交织的、套索式超弹力镍钛预装圈。多

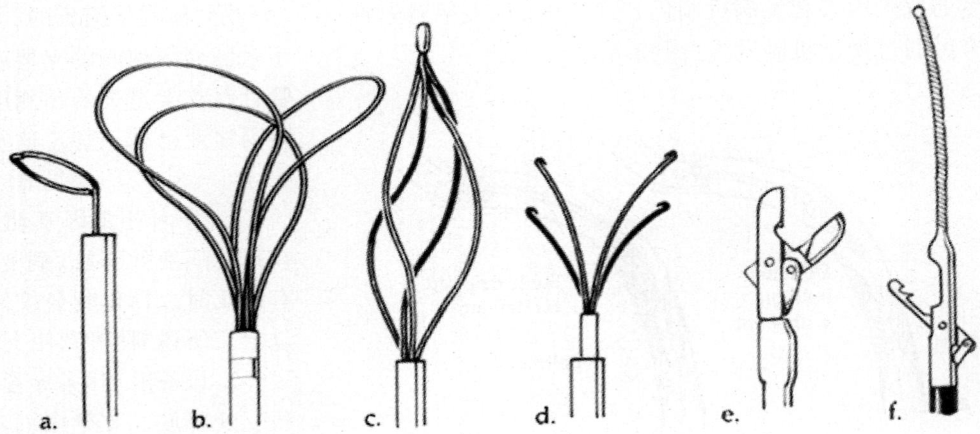

图 42-2 用来回收遗失于外周血管的受损支架或其他装置的器械。a：套圈；b：En-snare 3 套圈回收装置；c：篮式回收装置；d：胆石钳；e：活检钳；f：Cook 滞留部件回收器

圈设计可增加至少一个套圈缠绕和回收遗失器械的可能性。套圈的直径可为2~45 mm，长度可为120~175 mm不等。

如若购买困难，可应用冠脉交换长导丝(300 cm)和5F冠脉导管(通常为多用途导管)在导管室自行制作套圈(图42-3)。可将导丝引入导管，待导丝超出导管远端，将其重新插入直至导丝伸出近导管端。自制套圈的缺点是导管尖端的套圈与导管长轴的方向一致，而非如购买所得套圈那样成90°夹角。另外，商业购买所得套圈有金涂层，可大大提高X线透视下的可视性。

篮式回收装置

篮式回收装置包括一组可被伸展和回缩的螺旋式套圈(图42-2c)，其最初设计是用来移除输尿管和胆囊结石。这一装置可将脱落或滞留的部件捕获在套圈内。它还可从边上抓住支架并从展开的球囊上拉脱。当支架损坏或变形，以至于支架的侧面投影偏离充起的球囊时，该装置的功效则尤为显著。在某些情况下，它还可使支架复原，并不需改变已通过靶病变导丝的位置。篮式回收装置可从数家公司购得，一系列外伸套圈尺寸和导管的长度均可购得。

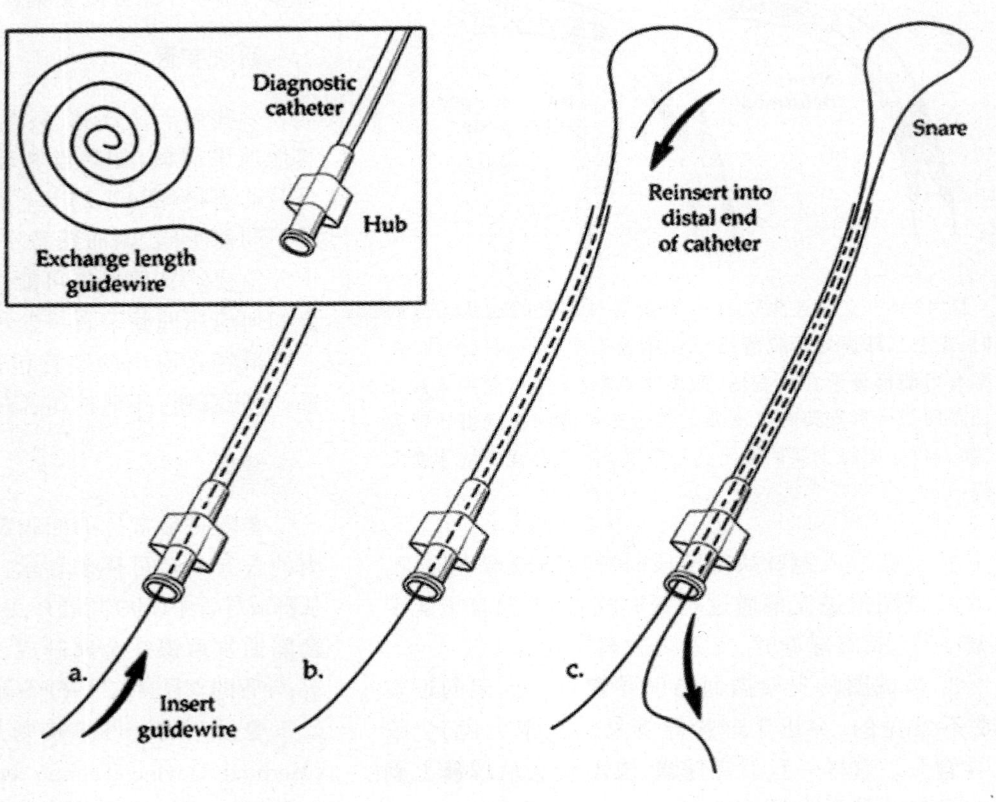

图 42-3 自制套圈的方法：将冠状动脉交换长导丝(300 cm)插入 5F 诊断用冠状动脉导管(通常为多用途导管)，待导丝自导管远端穿出，再将其重新插入导管直至自近端穿出

胆石钳

胆石钳具备一组可外展/外伸或可收缩/回缩的弯曲的手指样突出物。它是最初被设计用来经皮从胆管树中移除胆石的。通过操纵这一装置的“手指”，术者可抓住遗失或滞留的部件。当回收支架已部分扩张或当支架已部分脱离充起球囊时，该装置则尤为实用。此时，可移除支架而不必牺牲导丝的位置。胆石钳的导管直径一般为4~5F，体长为130 cm。装置回缩时在X线下可视性良好，而外伸的指样钳则可视性较差。在血管系统使用该装置时应备加谨慎，因为当回收部件被指样钳抓住后，就有划伤血管壁的可能。

活检钳

这些装置的远端均经改进以便通过“咬颌”动作抓住部件(图42–2e)。心肌活检钳是这类装置中最熟悉的范例。该类钳可包括一系列类型，但大多数并非血管专用，主要用于①杆径过粗；②装置过硬，不能安全通过血管系统；③管长不足(通常80~90 cm)。

更细、更软和更长的可操作活检钳在支架回收中将更实用。尽管牙齿钳并不意味要穿透金属，但这种攻击性的咬夹可应用于薄金属支架。

Cook滞留部件回收器

Cook滞留部件回收导管由Cook公司(Bloomington，indiana)生产，就像有固定导丝的血管成形球囊导管一样也有导丝直达远端(图42–2f)。从近端操纵的结合臂可抓住和回收器械部件。它专为血管放射学科专家设计，长度有80 cm和145 cm两种。

回收技术

支架

遗失在冠脉内的支架有两种选择：①回收；②展开或压缩。

支架回收令介入治疗专家尤为神往，主要基于以下原因：无外来物遗留在冠脉内，无阻塞冠脉血流的风险，无血栓形成的危险，无患者因额外硬件遗存在冠脉内而被起诉的危险。然而，努力回收有时会导致比支架遗失本身更严重的并发症(夹层、穿孔和紧急冠脉旁路移植术或需要血管外科手术)。另一方面，展开或压缩支架可能完成得更迅速、安全。

回收或展开/压缩支架的决策依赖于：①患者的临床状况；②支架遗留的部位；③术者对回收技术的熟练程度。在以下情况，展开/压缩支架优于回收，如患者病情不稳定、支架遗留在大血管内而无严重后果或术者对回收技术不熟悉。反之，当患者病情稳定、支架位于重要冠脉段如左主干时，则首选回收。

有时，遗失支架会出现定位困难，尤其是当支架可视性较差或冠脉严重钙化时。此时，血管内超声(IVUS)会大有帮助。当冠脉支架既不能从冠脉移除又不能展开或压缩时，就需要心脏外科手术[7、11–13]。

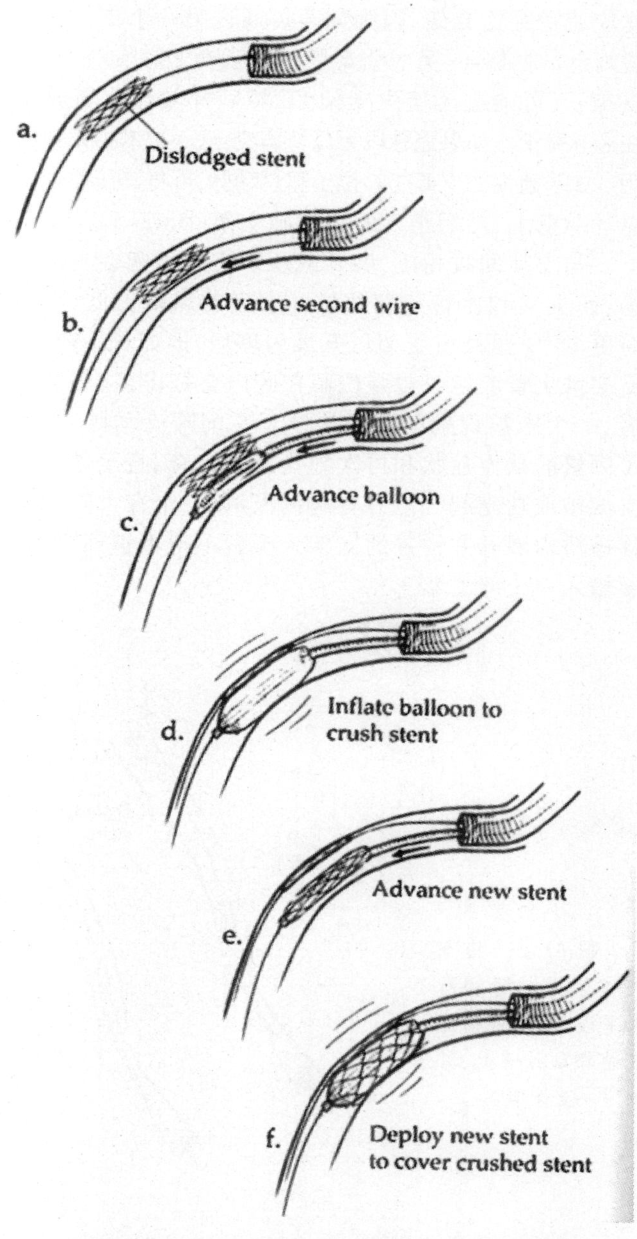

图 42–4　遗失支架不一定必须回收。有时可将遗失支架挤压在动脉壁上(尽可能在动脉无病变段)，然后用另一个支架覆盖

展开或压缩支架

展开遗失的支架通常较易完成。若指引导丝仍在支架内，可使球囊重新进入支架，然后充起直至支架充分展开。如若球囊只能部分进入支架，就先将其充起以使支架部分展开，然后才能应用另一个球囊跨过支架远端。如果球囊不能重新进入支架，可应用规格更小的球囊。如果导丝已脱出支架，就不可能将其展开。

此外，还可将支架挤压在动脉壁上，然后用另一个支架覆盖。如果导丝仍在支架内，可用另外一根导丝在遗失的支架和动脉壁之间穿入冠脉（图42–4）。导丝应避免穿过支架，因为如若再通过另一个支架或球囊则会非常困难。另一个支架，一个常规支架[10]或桥血管支架[14]可前进至遗失支架旁，然后释放直到将其抵在冠脉壁上。如果冠脉段无显著病变，这一技术将尤为实用。如果遗失的支架能够拉至髂总动脉，可将其压靠在髂总动脉壁上，然后植入髂总动脉支架（图42–5）[15,16]。

与支架回收相比，展开或压缩支架可能会更加容易，而夹层和血管穿刺部位并发症的风险更低，且费时更少[16]。虽然将支架展开最为理想，但如若不能，将支架推出管腔比以包装位留在腔内要好得多。曾有报道，一个未被识别的支架栓塞至左前降支动脉，导致了频繁的缺血症状和再次导管介入检查，直至数周后支架被成功充起[17]。另有病例报道，一个在大隐静脉移植桥内展开并错置的支架，事后不得不被回收，以便植入一个新支架。

从冠状动脉回收支架

有几种技术可用来从冠状动脉回收支架。一般先尝试简单方法（用球囊穿过支架和双导丝技术），然后再应用复杂技术（套圈或其他器械）。

小球囊技术

这也许是最简单、容易的遗失支架回收方法。如果导丝仍保留在支架内，先将一个小型号球囊穿入支架，在远端充起后撤至导引导管内，再拉出支架（图42–6）[9,16,19,20]。

如果没有导丝穿过未展开的遗失支架，可将导丝固定球囊从中穿过，待球囊远端充起后将整个系统移出（图42–7）。这一技术的变异是应用Guardwire系统（MetronicVascular，SantaRosa，California）通过遗失支架，充起Guardwire球囊后拉出。Guardwire球囊就会起到远端挡板作用，允许整个系统（Guardwire，遗失的支架和指引导管）完整移出[21]。

球囊充起后回撤的过程中有损伤冠脉的风险，因此要选择手头最小规格球囊（例如1.5 mm球囊）。同样，回撤过程中也存在支架划伤血管壁的可能。

有时，支架已回撤至指引导管内，而充起的球囊却不能。此时，就应将球囊、指引导管连同导丝一同撤出。如果想保留该冠脉路径，并且先应用的是一根短冠脉指引导丝，就应更换延长导丝来延伸。

将小球囊穿过遗失支架是支架回收的简单技术

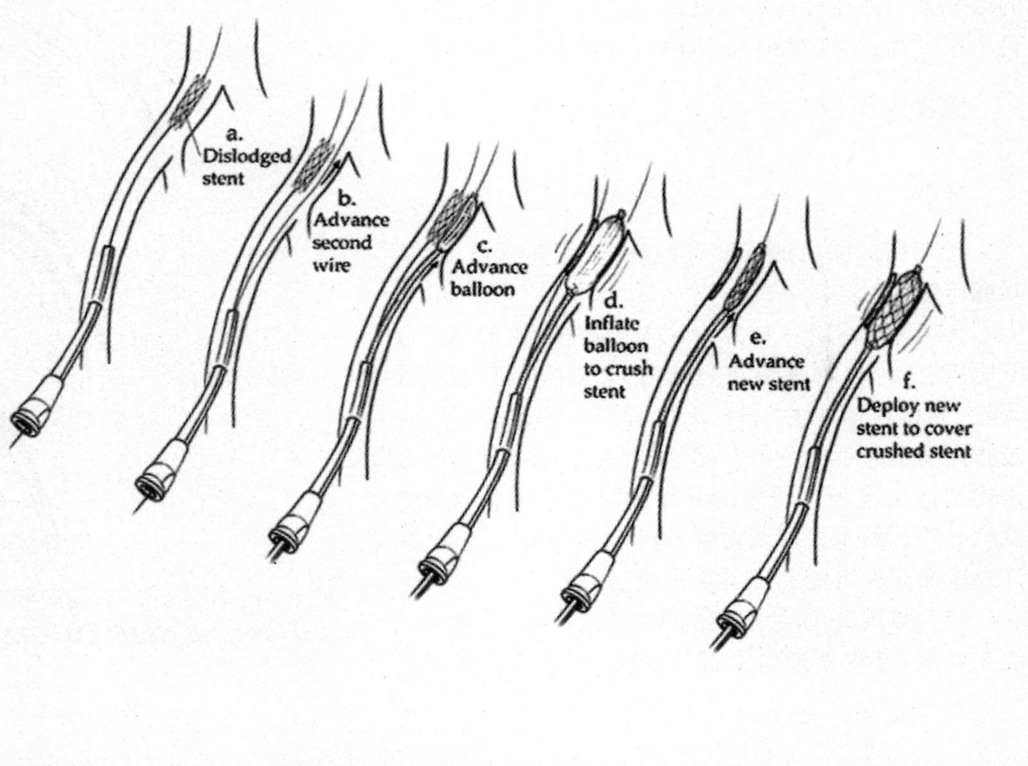

图 42–5 将遗失支架撤至肾动脉水平以下后，被挤压在髂外动脉壁上，并用另一支架覆盖

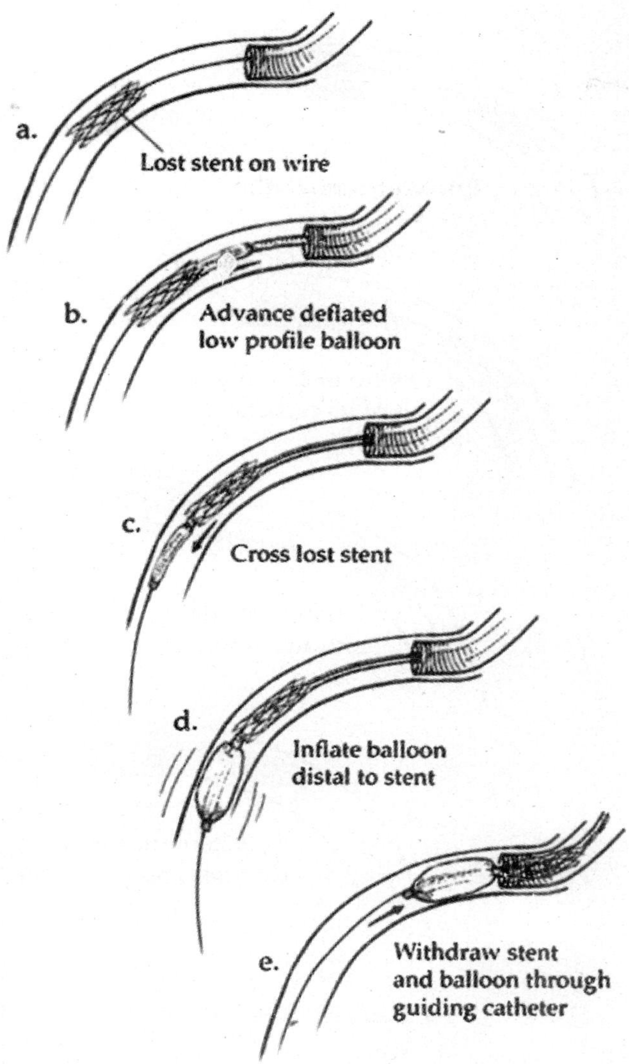

图 42-6 支架内留有导丝的遗失支架小球囊回收技术：先将一个小规格球囊穿至支架远端，然后充起并后撤，将支架拉回至导引导管内

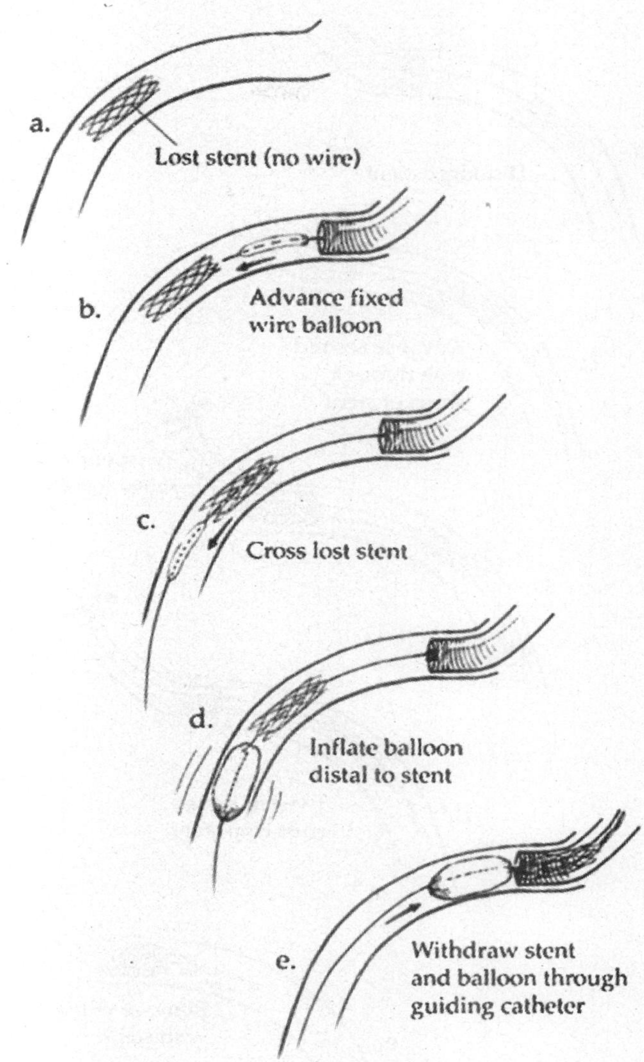

图 42-7 小球囊回收技术的变异：如果遗失支架内未保留导丝，可将导丝固定球囊从支架骨架间穿过，在远端充起后，回撤至指引导管内

之一，当需保留导丝位置且支架变形不显著时应首选该技术[6]。

双导丝技术

当遗失支架已从释放球囊脱位，但依旧保留有导丝，可将另一根导丝从支架骨架间穿过来回收。如果支架已经部分展开，则更容易进行，因为此时骨架间隙会更大。待第二根导丝穿出支架，就将两根导丝缠绕几次以使远端纠结，这样回撤导丝时就能捕获支架(图42-8)[7,9,22]。

双导丝技术不但简单，并且并发症的风险较低。然而使两根导丝远端纠结在一起则比较困难，否则拉出时两导丝就会分离。

应用套圈

套圈是简便、易得且最受欢迎的回收装置。即使不能购得商业制造的套圈，自制套圈也会很快制备，且成本低廉(图42-3)。当试图从冠脉系统中回收支架时，应用小型套圈(2~4 mm)，因为若冠脉管径较小，大套圈会伸展不良。

如果遗失的支架内仍保留有指引导丝，就要将套圈穿在导丝上并推过Y形接头，有时就需要将接头开大以使其通过。一旦进入冠脉口，套圈就应从套圈导管中推出以便伸展并形成套索，并套在遗失支架上。然后将套索拉进套圈鞘内以便抓住支架。最后，将整个装置(套圈、鞘和回收支架)撤至指引导管内(图42-9)[25]。

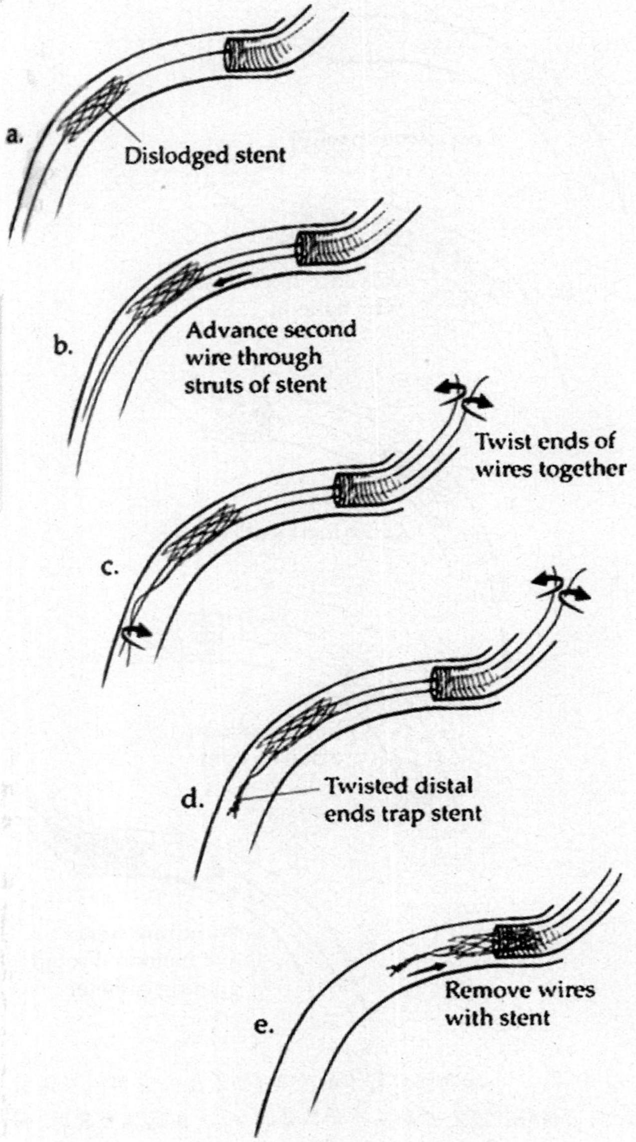

图 42-8　应用双导丝技术回收遗失支架：将第二根导丝从支架骨架间穿过。一旦两根导丝头均在支架远端，就将两根导丝缠绕几次以使远端纠结，这样回撤导丝时就能捕获支架

如果支架内没有指引导丝，可将另一根导丝穿进冠脉内直至支架旁（切勿将支架移至冠脉下游），套圈就可沿着这根导丝前进。另外，套圈向支架靠近时不应用导丝。这时，套圈就能捕获受损支架而不牺牲导丝位置。

有时，尤其是当支架已变形时，不宜将其撤至指引导管内，而是将变形支架和指引导管整个撤至股动脉鞘以避免栓塞于冠脉或脑血管系统。至于支架的移出将在自股动脉或髂动脉回收器械的相关章节进一步描述。

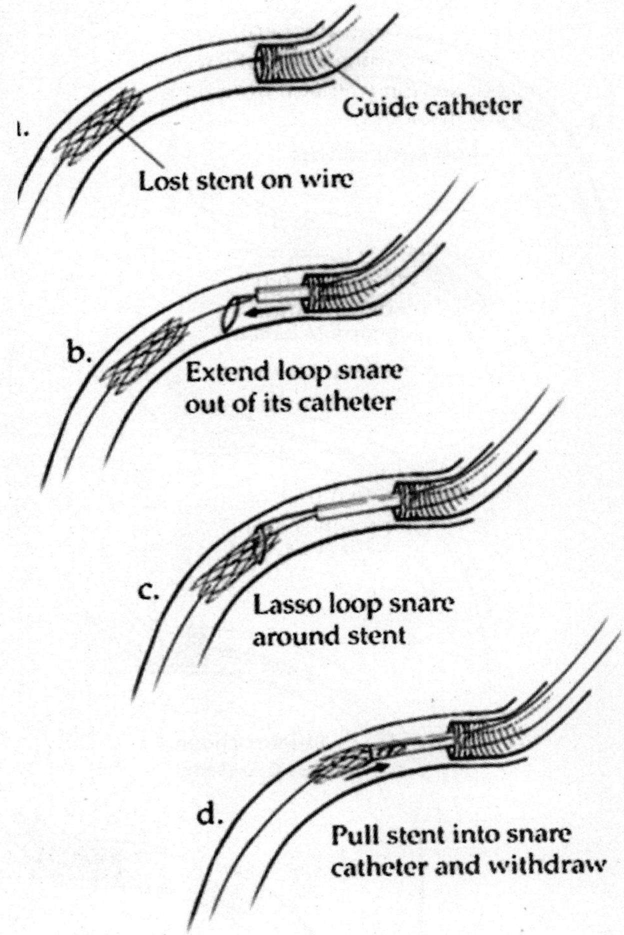

图 42-9　应用套圈回收遗失支架：套圈沿导丝进入并环绕遗失支架，收紧后整个撤出

其他回收装置的应用

自外周循环回收支架

自冠脉内回收遗失支架的第一步是将其拖出冠脉，最好拖至肾动脉以下。第二步便是将支架从外周循环移出，应用以上章节（自冠脉内回收）所述任一技术，如支架内球囊技术或双导丝技术，均可完成。有时，图42-2中所示的其他器械，如回收钳或回收篮，均可应用，尽管套圈因其简便、易得而被广泛使用。

有时，使用一种回收器械（如套圈），会导致回收支架的变形（支架可能被部分展开）。这将使支架从股动脉鞘撤出更加危险，造成股动脉撕裂。可用的解决方法包括：①上调股动脉鞘型号，②自对侧股动脉插入大型号鞘，并从中移出支架。

类似于自冠脉内回收，压迫支架是另一种低危方式（扩张支架则很少应用，因为与主动脉远端或髂动脉相比，冠脉支架直径太小）。

对于肾动脉水平以下外周循环中的遗失支架，另一种方法是远端栓塞。虽然远端支架栓塞不如支架回收理想，但通常并发症的风险小[3,4,6]。然而，因冠脉支架外周栓塞而致下肢间歇性跛行已见报道。由于远端栓塞并造成并发症的风险较小，所以应明了将支架遗留体内比过分努力回收要安全得多。这在将来应用可生物吸收支架时，会显得尤为真切。如果，虽历尽周折，但支架仍不能经皮移出，血管外科也许能提供帮助。

球囊

极少情况下，在支架释放过程中会出现球囊相关故障。释放球囊破裂将导致球囊挂在部分扩张的支架上，当纤维钙化病变预扩张不充分、释放球囊需扩张至其压力耐受范围以外时，最易发生。幸运的是，这一情况是偶然发生的。最初的冲力会剧烈拉扯牵绊的球囊，使支架错位但又不能脱离球囊，从而既不能充分展开又不能回收。

对于静脉桥或较大的冠脉，可将指引导管伸进血管内，直至靠近受损的球囊。此时，向导管回拉球囊将使导管卡在支架内，从而使球囊脱离。还可挨着牵绊球囊将导丝固定球囊导管（导丝上球囊系统）伸入支架。虽然操作有些困难，但应选用体积较小的导丝固定球囊，这一点很重要。待导丝固定球囊充起后，支架就会充分展开，从而将牵绊球囊移出。

偶尔，球囊导管远端可在冠脉内发生断裂。如果断裂球囊导管的一部分位于指引导管内，那么在导管的终端可释放另一个球囊，充起后就可将其夹在新球囊和指引导管内壁间。然后，将整个系统从体内撤出[31]。Chan等还描述了这样一个病例：球囊导管断裂后，其远端从冠脉口伸入到主动脉，最终应用鳄式钳将其取出。

球囊泄漏比较常见，当手装支架刺入释放球囊并造成针孔漏时尤易发生。如果释放球囊只是泄漏而非破裂，就用短暂、快速、高压充盈来使其在破裂前完全膨胀。将泄漏球囊的充盈口接上可提供短暂、高压、低容量、有力充盈的强力注射器可将支架进一步扩张，从而允许球囊成功撤回[2]。最好的设置应依情况而定，但我们以20/30 ml/s的速度注射0.5~1 s，将最大压力设定在53.3~80 kPa（400~600 mmHg）[27~40]比较成功。压力设置若超出导管体的耐受程度，就有导管（而非球囊）破裂的危险。先进的球囊工艺也许会减少针孔泄漏的发生。

有时，球囊破裂也有一定实用价值。膨胀如袋的破裂球囊较易绊住未释放支架，因而在回收未扩张支架过程中十分有用。

最后，介绍一种罕见情况，球囊若在冠脉内不能回缩，可应用坚硬的造影导丝尾端或激光刺破球囊来补救。同样，球囊也可高压充盈直至破裂，但这有可能损伤动脉壁。假如所有尝试均未成功，可将球囊一直撤至股动脉鞘，在这里可通过高压充盈打破或应用穿隔针刺破。

导丝断裂

导丝包括两部分：中心杆和由弹簧圈组成的远端

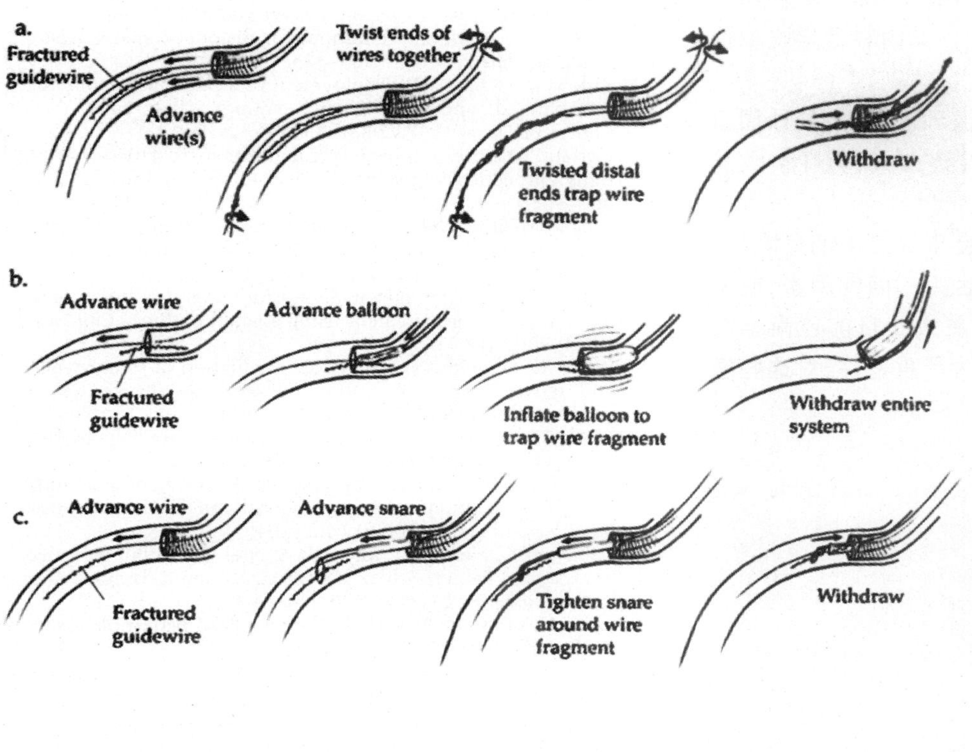

图 42-10　导丝断端的回收技术：将另外一根导丝插入并靠近导丝断端，扭结导丝直至导丝将断端缠绕在内，然后将其整个撤出

软头。如果卡在冠脉病变或穿有导丝的边支内，导丝远端就有可能被折断。同样，远端头也有可能散开(因为远端软头由弹簧圈组成)。将导丝断端遗留在冠脉循环内就会有血栓形成或其他并发症的危险，特别是当其位于小分支内时[1]。对于导丝断端，可应用多种技术将其回收(图42-10)。

1.另外插入一根或多根导丝靠近断端，并扭结导丝。断端会被缠绕在导丝内，然后将整个系统完全撤出。

2.将断端卡在球囊和指引导管内壁间，然后将整个系统完全撤出[33]。如果导丝断端的一部分仍在指引导管内，则完成起来较容易。如果导丝断端较远，可将指引导管在冠脉内深置，将其近端包围。然后应用上文所述步骤移除。

3.应用套圈等回收装置。如果断端位于较小的冠脉分支内，则应用起来较困难，因为空间有限，不能使套圈充分展开。

结论

回收支架应尽量避免，但由于支架遗失仍有可能继续发生，因而所有术者都有不得不回收支架的可能。血管顺应性不良(由血管造影钙化或将其他器械伸入靶血管困难证实)、扭曲、先前存在的血管破裂，指引导管支撑不良均有可能与支架植入失败有关。

特定的支架回收技术是不断改进的，且许多方法均获成功。应用何种回收技术最好主要决定于受损支架的类型及其定位。应用小型号球囊跨过支架操作比较简单，而套圈则具有普遍的实用性。无论何种回收系统和策略，尽量将导丝保留在支架内和稳定支架位置直至被收回都十分重要。

栓塞至肾动脉以下的外周循环，或在小的外周血管内释放，是处理受损支架的替代方式，但在多数病例应酌情将其努力回收。

支架遗失可能增加临床不良事件发生的危险性。支架遗失对于这些临床事件是否为病因性因素，或者是否高危患者支架植入的难度更大，目前还尚不清楚。无论如何，支架变形应被视为严重事件，对这些患者应有高度的临床警惕性。

(陈永利 译)

参考文献

1. Hartzler GO, Rutherford BD, McConahay DR. Retained percutaneous transluminal coronary angioplasty equipment components and their management. *Am J Cardiol* 1987;60:1260–1264.
2. Foster-Smith KW, Garratt KN, Higano ST, et al. Retrieval techniques for managing flexible intracoronary stent misplacement. *Cathet Cardiovasc Diagn* 1993;30:63–68.
3. Alfonso F, Martinez D, Hernandez R, et al. Stent embolization during intracoronary stenting. *Am J Cardiol* 1996;78:833–835.
4. Elsner M, Peifer A, Kasper W. Intracoronary loss of balloon-mounted stents: successful retrieval with a 2 mm-"Microsnare"-device. *Cathet Cardiovasc Diagn* 1996;39:271–276.
5. Cantor WJ, Lazzam C, Cohen EA, et al. Failed coronary stent deployment. *Am Heart J* 1998;136:1088–1095.
6. Eggebrecht H, Haude M, von Birgelen C, et al. Nonsurgical retrieval of embolized coronary stents. *Catheter Cardiovasc Interv* 2000;51:432–440.
7. Veldhuijzen FL, Bonnier HJ, Michels HR, et al. Retrieval of undeployed stents from the right coronary artery: report of two cases. *Cathet Cardiovasc Diagn* 1993;30:245–248.
8. Laarman G, Muthusamy TS, Swart H, et al. Direct coronary stent implantation: safety, feasibility, and predictors of success of the strategy of direct coronary stent implantation. *Catheter Cardiovasc Interv* 2001;52:443–448.
9. Berder V, Bedossa M, Gras D, et al. Retrieval of a lost coronary stent from the descending aorta using a PTCA balloon and biopsy forceps. *Cathet Cardiovasc Diagn* 1993;28:351–353.
10. Bartorelli AL, Montorsi P, Ravagnani P, et al. Failure of fluoroscopy and success of intravascular ultrasound to locate an intracoronary embolized Palmaz-Schatz stent. *J Invasive Cardiol* 1997;9:25–29.
11. Fukada J, Morishita K, Satou H, et al. Surgical removal of a stent entrapped in the left main coronary artery. *Ann Thorac Cardiovasc Surg* 1998;4:162–163.
12. Gomes WJ, Palma JH, Carvalho AC, et al. Surgical retrieval of undeployed intracoronary stent without cardiopulmonary bypass. *Eur J Cardiothorac Surg* 1997;12:666–667.
13. Misumi T, Nishikawa K, Gotoh T, et al. [A case of successful surgical retrieval of the intracoronary interlocked Palmaz-Schatz stent]. *Nippon Kyobu Geka Gakkai Zasshi* 1995;43:875–878.
14. Lotze U, Ferrari M, Dannberg G, et al. Unexpanded, irretrievable stent in the proximal right coronary artery: successful management with stent graft implantation. *Catheter Cardiovasc Interv* 1999;46:344–349.
15. Meisel SR, DiLeo J, Rajakaruna M, et al. A technique to retrieve stents dislodged in the coronary artery followed by fixation in the iliac artery by means of balloon angioplasty and peripheral stent deployment. *Catheter Cardiovasc Interv* 2000;49:77–81.
16. Feldman T. Retrieval techniques for dislodged stents. *Catheter Cardiovasc Interv* 1999;47:325–326.
17. Kirk MM, Herzog WR. Deployment of a previously embolized, unexpanded, and disarticulated Palmaz-Schatz stent. *Cathet Cardiovasc Diagn* 1997;42:331–334.
18. Curran PJ, Currier J, Tobis J. Percutaneous snare retrieval of a partially embedded Wallstent. *Catheter Cardiovasc Interv* 2004;61:400–402.
19. Farshid A, Pitney MR. Intracoronary embolization and retrieval of radio-opaque ring marker on the ACS Multi-Link stent sheath. *Cathet Cardiovasc Diagn* 1998;43:306–307.
20. Qiao S, Gao R, Chen J, et al. Successful retrieval of intracoronary lost balloon-mounted stent using a small balloon. *Chin Med J* (Engl) 2000;113:93–94.
21. Webb JG, Solankhi N, Carere RG. Facilitation of stent retention and retrieval with an emboli containment device. *Catheter Cardiovasc Interv* 2000;50:215–217.
22. Wong PH. Retrieval of undeployed intracoronary Palmaz-Schatz stents. *Cathet Cardiovasc Diagn* 1995;35:218–223.
23. Madronero JL, Hein F, Bergbauer M. Removal of a ruptured, detached, and entrapped angioplasty balloon after coronary stenting. *J Invasive Cardiol* 2000;12:102–104.
24. Kobayashi Y, Nonogi H, Miyazaki S, et al. Successful retrieval of unexpanded Palmaz-Schatz stent from left main coronary artery. *Cathet Cardiovasc Diagn* 1996;38:402–404.
25. Satler LF, Mintz G. Patience in the pursuit of perfection. *Catheter Cardiovasc Interv* 2000;50:218–220.

26. Chan AW, Lohavanichbutr K, Carere RG, et al. Balloon entrapment during side-branch angioplasty through a stent. *Catheter Cardiovasc Interv* 1999;46:202–204.
27. Eeckhout E, Stauffer JC, Goy JJ. Retrieval of a migrated coronary stent by means of an alligator forceps catheter. *Cathet Cardiovasc Diagn* 1993;30:166–168.
28. Douard H, Besse P, Broustet JP. Successful retrieval of a lost coronary stent from the descending aorta using a loop basket intravascular retriever set. *Cathet Cardiovasc Diagn* 1998;44:224–226.
29. Teijink JA, Van Herwaarden JA, Van Den Berg JC, et al. Airport and superficial femoral artery obstruction due to a wandering coronary stent. The possibility of airport detection of modern implant metals. *J Cardiovasc Surg* (Torino) 2004;45:279–280.
30. Grube E, Sonoda S, Ikeno F, et al. Six- and twelve-month results from first human experience using everolimus-eluting stents with bioabsorbable polymer. *Circulation* 2004;109:2168–2171. Epub 2004 May 3.
31. Trehan V, Mukhopadhyay S, Yusuf J, et al. Intracoronary fracture and embolization of a coronary angioplasty balloon catheter: retrieval by a simple technique. *Catheter Cardiovasc Interv* 2003;58:473–477.
32. Bersin RM, Gold RS, Jr. Balloon rupture during peripheral stent implantation: a new technique for balloon retrieval. *Cathet Cardiovasc Diagn* 1993;29:292–295.
33. Patel T, Shah S, Pandya R, et al. Broken guidewire fragment: a simplified retrieval technique. *Catheter Cardiovasc Interv* 2000;51:483–486.

第43章 穿刺部位的处理——方法回顾

Peter Lochow Sigmund Silber

自首例经股动脉穿刺冠脉导管术至今，股动脉已成为冠脉介入治疗最常用入径[1-2]。肱动脉入径正逐渐减少，现已不足5%[3-6]，且主要是在不能通过股动脉入径时发生。桡动脉途径能显著增加患者舒适度并减少出血并发症[7-9]，即使是应用糖蛋白(glycoprotein, GP)Ⅱb/Ⅲa抑制剂[10,11]。INR值超过2的充分抗凝患者，也能安全应用[12]。然而，经桡动脉入径学习曲线和操作时间均较长，且尚存一些特有弊端[13]。

经股动脉行导管术的患者，经常因制动数小时而造成很大不适，甚至因背痛加剧而使用止痛药[14]。据报道，术后对严格卧床的不顺应性可增加血肿形成和(再)出血的风险，因而已成为股动脉并发症的重要原因。除了患者的不适外，股动脉入径还由于其局部血管并发症而应用受限。

就目前应用阿司匹林和氯吡格雷的股动脉入径支架植入的标准方案而言，大的局部出血并发症的发生率仍可达2.5%[16,17]。其他不良事件包括动静脉瘘、假性动脉瘤和腹膜后出血[19,20]。经全面的查体和多普勒超声检查后，手动按压后的实际并发症发生率可高达64%[10]。

近十年来，已发明并临床检验了许多闭合装置以加强股动脉止血[21]，尽管并未全部投放市场[22-25]。美国心脏学会/协会冠脉造影和介入治疗专家论坛文件自2001年就针对应用止血闭合装置的术后止血制订了建议指南[26]。

闭合器分为被动机械装置和股动脉主动闭合器两类，前者是在无人力的情况下维持腹股沟压力，而后者则是将股动脉穿刺部位迅速有效地封堵或缝合(表43-1)。本章比较了目前流行的4种血管缝合器的基本原理和临床功效，并介绍几种刚刚批准正接受检验的装置。

背景

抗凝水平和鞘管型号对局部并发症的影响

冠脉介入治疗时，降低肝素用量可减少出血并发症[27]。另一方面，激活凝血时间(activated clottingtimes, ACT)较高反过来又可减少远期缺血性冠脉并发症[28]。应用低分子肝素可能出血风险较高[29]。

选择小型鞘管可减少局部血管并发症[30-32]：诊断性冠脉造影应用4F导管进行，可减少并发症，并且合适门诊病人也可安全施行导管术且图像清晰[35]。对于经皮冠脉介入治疗(percutaneous coronary intervention,PCI)，新型6F指引导管甚至允许在3.5 mm的血管内安全植入支架，但出血并发症减少并不与这种鞘管型号减小相关[3,36,37]。门诊患者应用6F鞘管和手工按压行PCI术，已见报道[38]。现已证实，可应用5F鞘管行PCI术，其成功率可达80%~95%，且局部事件发生率很低[39,40]。

GPⅡb/Ⅲa抑制剂对局部并发症的影响

早期的大样本随机设计临床研究和回顾性研究均表明，应用GPⅡb/Ⅲa抑制剂可增加血管穿刺部位的出血。尽管近来很多试验证实，GPⅡb/Ⅲa抑制剂可通过如下途径减少出血并发症：①应用小型号鞘管；②介入治疗后尽早拔除鞘管；③应用小剂量(据体重调整)肝素[46-48]，但其应用还是与血管并发症的发生风险增高有关[49]。在这些研究中，股动静脉穿刺部位是最常见的出血区域[50]。大量临床材料表明，阿昔单抗、依替非巴肽和替非罗斑三者间出血并发症的发生是不同的，后两者大的并发症出现得较少[51]。最近对18个研究共22 501例应用GPⅡb/Ⅲa抑制剂患者的荟萃分析表明，大出血的发生率为3.6%[52]。应用GPⅡb/Ⅲa抑制剂的出血风险在联合溶栓治疗时显著增高。

表 43-1　腹动脉路径闭合器的分类

1.被动闭合装置,易化人工压迫。
·C-clamp,FemoStop,Caow
2.主动闭合器
·封堵装置
·典型:Angio-Seal,VasoSeal,Duett
·新型:NeoMend,FloSeal FAST,QuickSeal (SUB-Q),Matrix VSG
·缝合装置
·典型:Perclose
·新型:SuperStich,X-Press,VascuLock
·其他闭合概念
·圆盘:BioDiSC
·双球囊: Epiclose
·补片:Syvek,Chito-Seal,Clo-Sur P.A.D., MPatcH,D-Stat Dry
·原料:Angiolink,StarClose
·超声介导封堵:SoundSeal

器械

辅助机械压迫装置

机械压迫装置现已发展到可辅助和(或)替代手工按压,常在应用小号鞘管(4~6F)行冠脉造影术后使用[35,53,54]。机械性C-夹(Comprssor,Instromedix,Inc.,Hillsborough,Oregon) 有一个可置于患者臀部以下的基座和带有可操纵塑料垫的夹形臂,塑料垫可定位于鞘管插入部位的近端。拔出鞘管后,调低夹形臂以加压。这一装置实际应用的成功率与手工按压相近[55]。当应用超声来探查血管并发症时，总共778名患者，C-夹与手工按压相比可显著减少并发症发生率[56]。"CAOW" 被称做轮子上的按压装置(AnlamCorporation,Edmonton,Canada)，就像将C-夹置于手推车上，也已在美国批准使用。

FemoStop (RADI Medical Systems AB,Uppsala,Sweden)是带有充气加压圆盖的胸部按压装置,圆盖通过一个塑料弓和一个置于股动脉鞘管插入部位正上方的涤纶带来固定。

FemoStopⅡ由可操作的底座、可重复使用的弓和充气泵组成。充气直至压力超过收缩压后,可拔除鞘管;在随后的3~4 h内,将其缓慢排气并最终移除。已有文献报道,该装置可缩短卧床时间[58],但也可能出现压迫时间过长和患者舒适度并不改善等情况[59]。FemoStop还可用来压迫医源性股动脉假性动脉瘤,无论是否需要超声指导定位[60-63]。

股动脉穿刺部位的闭合装置

将血管闭合装置在临床上用于股动脉穿刺后的快速止血,欧洲是1991年报道的。在美国,第一个闭合装置是在1995年批准通过的，以期替代人工按压。自此,闭合装置已确信可提高患者舒适度、减少医疗负担和提高医务人员的工作效率。同时,它们还可通过缩短住院时间来降低医疗费。与机械压迫装置形成对照的是,血管闭合装置可使患者在冠脉造影术后立即活动。它还可使患者早很多小时出院，而当前多数医疗中心诊断性造影术后要经过长达6h的平卧制动期才行[65]。PCI后立刻拔除鞘管还可增加患者的舒适度[66-68]。包括患者评价调查在内的多项研究表明,PCI术后应用闭合装置满意度较高[69-70]。门诊患者选择性进行冠脉介入治疗已成为可能[26,71-73]。然而,介入治疗后静脉输注GPⅡb/Ⅲa抑制剂使门诊患者的应用受限[74]。

充分抗血小板和肝素治疗后出现假性动脉瘤的患者,压迫治疗又无效,注射凝血酶,有时联用闭合装置,则有可能奏效[75-78]。

四种最常用的器械依次为:Angio-seal(实际市场份额为46%)、Perclose(32%)、VasoSeal(14%)和Duett(3%)[79]。其余5%由其他的新型闭合装置占有[79]。

Angio-seal

Angio-seal的基本原理

Angio-seal(StJudeMedicalDevices,DaigDivision,St. Paul,Minnestota)[80]主要靠机械力(三明治技术)发挥作用，部分可能是通过胶原所致的血栓形成（表43-2)。Angio-seal用锚从动脉内将动脉穿刺点塞住,把胶原导入并固定在组织腔道内[81]。该装置有6F和8F两种型号。植入人体内的三个构件:锚、胶原塞和连接线均可被完全吸收。其应用方法已在其他文献详尽描述[82,83]。新设计的Angio-seal STS(带有Roeder结的自我收紧缝线),通过改进缝线释放机制和重新设计锚,使操作耗时不到1 min,从而应用更加简便。STS附件是最新的发明,它使插入鞘管的尖端到扩张器的过渡更加平滑。

Angio-seal的临床状况

Angio-seal重要的随机设计、多中心对照研究发表于1995年，它通过435名患者证明了其安全有效性[83](表43-3)。既往经验显示，其成功率为91%~100%[66,67,84,85]。对于诊断性造影，制动1 h甚至20 min就认为是安全的[87]。一项前瞻性、多中心研究显示，6F导管是安全有效的，可使91%的患者立即止血[88]。新的STS装置在美国的9个中心共106名PCI患者中接受了检测，证实了另一项应用STS装置的小样本单中心研究[90]——与传统的Angio-seal PPS(植入后弹出)相比，止血性能更加快捷。其主要并发症发生率为1%[91]；血肿形成的发生率范围为4%~7.4%[86,92]。在一项共1 317名患者的大样本序列研究中，644例PCI患者与673例诊断造影患者相比，主要并发症的发生率相似(0.45% vs 0.62%)[85]。Angio-seal并发症多的情况主要出现在：使用氯吡格雷和阿昔单抗；接受两种或两种以上抗凝剂或抗血小板制剂；8Fr鞘管和女性患者[93]。近来显示，应用该装置后90天内在同侧动脉重复进行介入治疗，也是安全的。Angio-seal还可应用于股-腘动脉血管成形术后。

Perclose

Perclose的基本原理

Perclose系列(AbbottPark,Illinois)完全依靠缝线[96](表43-2)。与其他闭合装置相比，它的主要优点在于除了不可吸收线以外，没有材料遗留于穿刺部位。它的针主要用来指引缝合线穿过血管壁。Perclose包括0.09 cm(0.035 in)的导丝、推结工具和装有缝线的器械本身等几个部分。近来，有6F和8F两种型号可供使用[97,98]。6F Perclose A-T(自打结)装置投放于2002年11月，是Perclose系列的新成果。借助于打结，其操作更简便，平均操作时间可少于4 min[98]。其最新成果是6F Pro-Glide装置。

Perclose的临床结果

关于Perclose的主要数据库是两个STAND试验：STANDI和STANDII。STANDI(是一项登记注册试验，而非随机设计研究)显示，99%的患者止血成功，时间中位数为13 min，主要并发症的发病率为1%。造影病例的制动时间为1.8 h，到出院的时间为3.9 h[99]。

STANDⅡ是重要的随机设计、多中心对照试验[99](表43-3)。在冠脉造影病例中，缝合至出院时间可从8.3 h(压迫组)缩短至4.4 h(缝合组)[99]。在介入治疗组，缝合至出院时间仍无变化(压迫组和缝合组分别为25.4 h和24.4 h)[99]。STANDⅡ试验证明了Perclose的安全有效性。应用该装置虽有并发症轻度增多的倾向，但差异并无显著性(表43-3)。

最近研究表明，Perclose的次要并发症发生率为5.3%，主要并发症的发生率为0.2%~4.5%。如果器械型号较大，则并发症发病率较高[69,100~102]。值得注意的是，通过对10 000名以上冠脉造影患者的一系列研究发现，Prostar-Plu应用组与人工按压组相比，无论是主要并发症还是次要并发症，其发生率均较高[103]。闭合器的不断改良已使其成功率达到96%，冠脉造影后有89%可立即活动[104,105]。有72例手术应用了最新一代Perclose系统(A-T)，其成功率为98.6%，且没有任何并发症[98]。试验证明，术后立即活动(止血成功后的7min之内)是安全可行的[106]。

Perclose系统其中的一个特点是使“预闭合”成为可能[107]：在操作前应用小型号鞘管埋下缝线(如6F鞘管)，换成Perclose装置，然后植入大型号鞘管，在操作

表 43-2 四种常用血管闭合装置的比较；理想器械在所有分类中均应为“+”

	Angio-seal	Perclose	VasoSeal	Duett
原理	三明治类型	缝合	封堵	凝胶
临时性动脉内指引物	+锚	+指引导丝	+J 型导丝	+球囊
闭合材料	胶原+锚	缝线	胶原	胶原+凝血酶
可吸收	+		+	+
器械不扩张穿刺孔	(+)	(+)	+	+
器械可封堵穿刺孔和组织窦道(无渗出)	–	–	+	+
未释放前可重新进入	–	+	–	–
无动脉内遗留物	–	+	+	+
单一术者	+	+	+	+
止血迅速而完全	+	+	+	+
100%有效	–	–	–	–
100%安全	–	–	–	–

完成后将缝线打结。这种方式不但已成功应用于7F、8F鞘管，经皮瓣膜成形术[109,110]和腹主动脉瘤腔内修复术[111,112]，使用的大型号鞘管（10~16F）同样也行。应用剥脱鞘管固定可有助于闭合操作的应用，以免因器械杆硬度不够而放弃[113]。Perclose系统还可应用于更大型号的鞘管。成功闭合粗达22F的股动脉穿刺鞘管（用于主动脉瘤的支架植入）已见诸报道[114]。正如应用于胸外科手术一样，Perclose闭合肱动脉穿刺点也已见报道[118]。Perclose系统在数日内可重复闭合几次，其并发症发生率仍较低。即使有钙化斑块存在[121]，它也可应用于腹股沟以下经皮腔内成形术的前向穿刺血管的闭合[102,119,120]。Perclose装置也可在同一股动脉重复多次安全应用[122]。

VasoSeal

VasoSeal的原理

VasoSeal（Datascope Corporation,Mahwah,NewJersey）是第一个被广泛应用的股动脉封堵器械，起初被称为血管止血装置。它主要通过胶原诱导血栓形成发挥作用，其纯化牛胶原塞可在动脉穿刺点的正上方直接形成止血帽[123]（表43-2）。可生物降解的胶原能够使血小板激活和聚集，并释放凝血因子，产生纤维蛋白，从而形成栓子[124]。经典的VasoSeal由四部分构成：一个钝头的8F扩张器、7种不同型号的11.5F鞘管（可应用术前针刺深度测量技术选择其型号）和两个90 mg的胶原弹药筒。关于这几个部分的细节将另行详尽描述[125,126]。新的VasoSeal ES（Extavascular Security，ES）应用可移除的J型导丝，以提高指引性能及精确定位动脉穿刺点。术前的针刺深度测量也就可被取消。最新的成果是VasoSeal ES Elite，它在扩张器和胶原弹药筒释放设计等方面已有很大改进。

表 43-3　四种股动脉闭合器重要的多中心、随机对照研究比较

	Angio-seal				Perclose				VasoSeal				Duett			
受检器械	Angio-seal，8F				Prostar-Plus，8F 或 10F				VasoSeal				Duett			
发表时间	1995 （158）				2000 STAND II trial（13）				1993 （201）				2002 SEAL trial（209）			
治疗类别	造影		PCI		造影		PCI		造影		PCI		造影		PCI	
随机分配	手工	器械	手工	器械	手工	器械	手工	器械	手工	器械	手工	器械	手工	器械	手工	器械
患者人数	152	168	63	46	120	111	264	251	75	90	134	85	83	126	155	266
TTH（min）	13.6 ±11.0	2.3* ±16.7	19.6 ±12.6	3.5* ±8.5	42 （31,88）	18.0* （13,26） （13,27）	243 （48,428）	19*	17.6 ±9.2	4.1* ±2.8	33.6 ±24.2	7.6* ±11.6	8 （15, 27）	5* （4, 7） （6, 9）	23 （15, 30）	7*
TTA（h）	-	-	-	-	6.6 （4.2,8.7）	1.9* （1.5,3.3） （2.0,8.8）	14.8 （7.0,19.9）	3.9*	19.2 ±17.8	13.3* ±12.1	32.7 ±18.8	16.1* ±11.1	6.0 （4.8,7.0）	2.6* （2.0,4.4）	16.0 （11.5,20.1）	6.4* （5.4,12.2）
并发症（%）	总： 13	总： 12	总： 32	总： 15	次要：手工：1.1 器械：3.6 主要：手工：1.1 器械：2.4				次要 1.3 主要 0	次要 2.2 主要 0	次要 3.0 主要 0.7	次要 7.1 主要 1.2	次要 - 主要 1.2	次要 - 主要 2.4	次要 - 主要 1.9	次要 - 主要 4.1

所有研究应用的都是第一代器械。TTH：止血需要的时间；TTA：制动时间。在Angio-seal研究中，TTA未列出，因为未将其列为研究终点。并发症并未区分主要和次要。在Perclose研究中，对于诊断性造影或PCI患者，主要和次要并发症并未分别报道。对于VasoSeal研究，只有PCI术后立即拔除鞘管的才被列出。在Duett研究中，TTHs采用的是鞘管拔除至止血的时间（并非导管撤出至止血的时间），并未特别提供次要并发症材料。数据以±SD或者M(Q25~Q75)表示。由于对主要、次要并发症和人工按压尚缺乏统一标准，故比较起来较为困难。然而，所有的闭合装置在TTH和（或）TTA方面均有显著改善（$*p<0.05$）。

VasoSeal的临床应用情况

在美国，VasoSeal的重要随机设计、多中心研究发表于1993年，其安全有效性已得到验证，尽管在器械应用组显示了并发症增多的趋势，但差异并无显著性[126]（表43-3）。和其他一些报道相近的是，如果介入治疗后立即去除鞘管，止血时间都为5~8min[67,127]。对15项试验共2 073例PTCA患者的研究结果分析显示，次要局部并发症的发病率为8%，而主要并发症为5.3%。抗凝治疗的患者，局部主要并发症的发生率为5%[128]。新产品VasoSeal ES已在170名非随机性介入治疗的患者中接受了检测(来源：VasoSeal的应用建议)。与血管止血装置手工按压组的103例回顾性对照患者相比，其止血时间为14.2 min±10.0 minvs19.1 min±5.9 min，血管修复率为4.1%(手工按压组为0)。而VasoSeal ES Elite的试验结果尚未明了。

Duett

Duett的基本原理

Duett血管封堵器(Vascular Solutions,Minneapolis, Minnesota)能够同时封堵动脉穿刺孔和组织窦道(表43-2)。它具备特有的带有生物促凝剂(含有牛胶原和凝血酶)的小型号球囊定位导管。小型号(3F)导管上备有可移动的中心导丝，它可在体内改变球囊的大小。该装置充气时，球囊呈椭圆形，则直径较大(6 mm)、长度较短。凭借球囊尺寸的变化，一个器械可封闭直径为5F~9F的鞘管。

一些文献已对该装置进行了详细描述[129,130]。新型装置包括一个简化的自捆绑球囊和新型充气释放瓣(DuettPro)。凝血酶和胶原的应用剂量更小(Duett2000)[131]。D-Stat是最新成果，它可将凝血酶和胶原联合应用在涂药器上以覆盖出血表面。两种物质混合后可通过涂药器直接敷在穿刺部位上。

Duett的临床情况

在美国，重要的Duett多中心、随机对照试验是SEAL研究(包括630名患者)，它证明了Duett原理的有效性[132](表43-3)。和Perclose及VasoSeal的重要研究一样，在器械应用组也发现了并发症增多的倾向，但(像其他实验一样)差异仍没有统计学显著性[132]。在SEAL研究中，血管内差错性注射促凝剂的发生率为0.5%。

在美国的可行性研究中，诊断性造影的平均制动时间为2.1 h±0.6 h，介入治疗组为5.5 h±2.1 h(与SEAL研究相似)，接受阿昔单抗者为16.8 h±1.5 h[133,134]。2.7%的患者有大于6 cm的血肿；一例患者出现假性动脉瘤。未出现差错性血管内注射促凝剂。美国的5个医疗中心还进行了CAR(continuous access registry,CAR)研究，发现总趋势为并发症不断减少[135]。在制动时间方面，CAR结果与SEAL研究一致。诊断造影，与介入治疗一样，其外科修复率为0.3%，输血率为0.2%，感染率为0。

Angio-seal、Perclose、VasoSeal和Duett之间的比较

原理比较

表43-2描述了这些器械的根本不同。VasoSeal和Duett并不改变动脉孔的大小，它们只依赖于鞘管的型号。经典的VasoSeal在动脉腔内并不插入任何东西，而VasoSeal和Duett却要临时应用动脉内器械(分别为J-导丝或球囊)。只有Angio-seal在动脉内有遗留物(锚)，但在随后的几周可被吸收。VasoSeal可扩张组织窦道，而新型Perclose和Angio-seal却无此作用。VasoSeal可关闭组织窦道，使用Perclose和Angio-seal窦道依旧开放，而Duett无论动脉还是窦道都将被关闭。

将鞘管的型号作为选择封堵器的标准，对于6~8F鞘管并不重要，因为在这一范围，任何一种都可应用。而对于9F鞘管，应首选Duett和Perclose[136]。已有报道，应用VasoSeal关闭IABP(Intra-aorticbaloonpump,IABP)的穿刺点[137]。对于10F或更大型号鞘管(经皮假性动脉瘤的修复可达22F)，只建议应用Perclose。

只有三个试验进行了至少两种器械头对头比较的随机性研究[87,139,140]。剩下的8项研究所进行的两两比较并不是随机设计——应用何种器械由术者决定。

对于“成功”和“并发症”的定义标准也并不一致：成功率可被定义为放置成功率和(或)止血成功率。止血成功率与成功放置结束到设定时间的间隔长短密切相关。穿刺部位次要并发症定义为不需输血或外科修复的出血、血肿<5cm和穿刺点疼痛。主要并发症包括血肿≥5cm、需要输血的穿刺点出血、假性动脉瘤、动静脉瘘、腹膜后出血、封堵物栓塞、腹股沟感染和(或)需要外科修复[141]。然而，并不是所有的假性动脉瘤都归为主要并发症；如果超声压迫可治疗，就不需要外科手术[142]。

有效性比较

对于成功率，自身研究的报道是相似的，Angio-seal为88%~100%，Perclose为90%~100%，VasoSeal为88%~100%，Duett为98%~100%。研究显示：Angio-seal的止血时间为2~4 min，Perclose为11~19 min，VasoSeal为5~13 min，Duett可达6 min[66,67,84,85,127,130,133,143-153]。

冠脉造影后，95例患者被随机分至Angio-seal或Vaso-Seal组。两者的止血时间相似，Angio-seal为20.5 min±4.4 min，VasoSeal为18.6 min±11.6 min[139]。只有一项研究(包括705例诊断和治疗患者)将Duett与其他封堵器进行了比较[140]。

并发症比较

在已发表的单个研究中，总的主要和次要并发症发生率分别是，Angio-seal：6.7%、1.8%；Perclose5.3%、4%；VasoSeal7.6%、3.8%；Duett2.1%、3.6%[66,67,84,127,130,133,143~146,154~157]。

在PCI患者中进行Angio-seal和VasoSeal安全性比较的10项研究已在表43-4中描述。

各种常见并发症在每个血管闭合装置都曾有过报道。所有闭合器械都出现了腹膜后出血[158]、局部感染和假性动脉瘤的发病率增高[19,70,128,159~175]。

现已发现，有几种并发症为器械特异性，且应立即处理。锚释放失败可通过移除器械和人工按压解决[92]。差错性血管内胶原释放以及锚从定位缝线上脱离都是较危险的并发症：这种情况下，应用Simpson动脉斑块切除装置、鹅颈导管或激光再血管化治疗将其取出均已被描述[176,177]。有时，还需要外科手术治疗[178~180]。有时，胶原因落入血管腔而导致阻塞性或栓塞性并发症，这种胶原塞特异性并发症的发生率为0.3%~2.0%[67,144,160,181,182]。

尽管很少，差错性动脉内注射凝胶也偶有发生[183]。缝合装置导致的需进行PTA的股动脉狭窄也有所报道[179~184]。

应用GP蛋白Ⅱb/Ⅲa抑制剂的比较

据报道，使用阿昔单抗的患者无论应用何种闭合装置都是安全的（表43-5）[89,90,105,133,185,188]。只对成功应用闭合器的患者分析后发现，Angio-seal和Perclose并发症的发生率很相近(表43-4)[189]。在一项大样本研究中发现，与2 177例Perclose应用患者相比，524例Angio-seal应用患者的成功率比较高(表43-4)[190]。在一项小样本研究中，同时所有患者均应用GP蛋白Ⅱb/Ⅲa抑制剂，Perclose的成功率比VasoSeal显著增高，但并发症的发生率是相近的[191](表43-4)。对于肝素治疗时间较长以及应用溶栓剂和阿昔单抗的高危患者，Angio-seal累积并发症的发生率较低(5.9)%[192]。在另一组出血风险性较高的患者(具有凝血病)，动脉闭合装置也可安全应用，且与手工按压相比可减少制动时间。

其他新的和正接受检验的装置

缝合器械

NeoMend

NeoMend(NeoMend，Sunnyvale，California)含有聚合体成分(聚乙二醇)和蛋白成分(白蛋白)的生物黏合性闭合装置。

FloSealFAST

FloSeal Matix Hemostatic Sealant (Baxter Healthcare Corperation，Deerfield，Illinois)是一项联合应用胶原特殊加工颗粒和局部释放止血封闭剂的表层凝血酶的专利产品。

QuickSeal(SUB-Q)

QuickSeal(SUB-QInc，San Clemente，California)则通过导丝介导系统将猪明胶海绵置于股动脉穿刺部位的血管外间隙。第二代产品，称为Quick Seal Control,已通过FDA批准。它主要通过增加深度从而更容易控制出血，并在释放Q-泡沫海绵前简化对动脉穿刺部位确认的过程。

MatixVSG

MatixVSG(Access Closure,Inc.,PaloAlto,California)也是明胶产品。这一具有组织黏附性的柔韧封闭剂含有两种非致栓性液体，当混合在一起时，迅速交联形成有生物相容性且可吸收的以聚乙二醇为基底的水凝胶。

缝合装置

Superstich

SuperStich (Sutura,FountainValley,California)为6F到24F规格的缝合器，它主要应用带有缝合针系统的聚丙烯缝线，末端是弹性尼龙杆。可将杆插入血管穿刺鞘内以保护动脉穿刺点。

X-Press

X-Press(X-site Medical,BlueBell,Pennsylvania)是一个6F导丝介导装置，它是由导引导丝导入动脉腔内。将两条缝线置入动脉壁内，当缝线在皮肤表面打结后，可用推结器打牢。

VascuLock

VascuLock(Medi-Globe,formerly GIP Medcine technik,Achenmuehle,Germany)是在7F或8F鞘管内应用极小的不可吸收缝线的新型缝合装置。该装置在去除鞘管后可经导丝插入。

其他缝合概念

BioDISC

BioDISC AMS-系统 (Bio Interventional Corp.,Pleasonton，California，and Jomed，now Abbott)应用的是具

表 43-4 以 PCI 术为主或只行 PCI 术者各种闭合装置功效和安全性比较

第一作者	随机性	病例数	Angio-seal		Perclose		VasoSeal		备注	
			功效	安全性	功效	安全性	功效	安全性	功效	安全性
Michalis[179]	是	99	19.8 min±7.7 min	12.8%(次要) 4.2%(主要)			7.8 min±3.6*min	9.6%(次要) 11.5%(主要)	V>A	V=A
Shammas[213]	是	55	24.2 min±12.7 min	25%(次要 0%(主要)			19.6 min±2.3 min	18.5%(次要) 0%(主要)	A=V	V=A
Applegate[9]	否	2701	97.1% *	1.1%(次要)1.1%(主要)	93.9%	1.0(次要) 1.0(主要)			A>P	A=P
Assali[11]	否	162	84.6%	9% (主要和部分次要)	91.9%*	9% (主要和部分次要)			P>A	A=P
Cura[59]	否	819	98.5%*	2.9%(主要)	93.6%	2.6%(主要)			A>P	A=P
Duffin[70]	否	362	1.8 min±1.2*min	2.7% (次要) 12.7%*(全部)	14.9min±7.6min	2.4%(次要) 18.9%*(全部)			A>P	A>P
Sesana[212]	否	827	92%	2.5%	89%	3.6%			未进行比较	
Chamberlin[41]	否	108			85.7%*	1.8%(主要)	78.8%	1.9%(主要)	P>V	P=V
Shrake[216]	否	1019	93%	3.2% (主要)	96%	2.3%(主要)	97%	0.6%*(主要)	A=P=V	V>P>A
Carey[39]	否	2680	–	2.6%(主要)	–	0.8%*(主要)	–	1.5%*(主要)	–	P>A/V
Siber[219]	荟萃分析行 PCI 术者	2327	97%	5.9%(次要) 0.4%*(主要)			97%	8.0%(次要) 5.3%(主要)	A=V	A>V
Siber[220]	荟萃分析所有患者	6007	93%	6.7%(次要) 1.8%*(主要)			93%	7.6%(次要) 3.8%(主要)	A=V	A>V

只有两项研究是随机性的(单中心),其他为前瞻性或回顾性单中心比较或荟萃分析。功效可描述成止血成功率(%)或止血时间(TTH(min))。并发症发生率的不同部分可归因于主要或次要并发症定义的不同(见正文)。

Carey和Shrake:在冠脉造影和PCI术患者间无差异。

Applegate、Assali和Chamberlin:所有患者均应用GP Ⅱ b/IIIa抑制剂。

Duett与其他闭合装置的比较只见于一项研究(Michalis,结果见正文)。

A:Angio-seal;P:PercloseV:VasoSeal;>:优于;=:相同(*$p<0.05$)。

表 43-5　近几年来闭合装置安全性进展-与手工按压可显著减少局部并发症

第一作者	发表时间	参　数	手工按压	闭合装置	所应用的闭合器械	结　论
Siber[220]	1998	患者人数(n) 应用 GPⅡb/Ⅲa 抑制剂者 次要并发症 主要并发症	n=1 320 – 7.7% 1.6%*	n=1 360 – 7.3% 3.2%	Angio -seal +VasoSeal	手工按压比闭合装置安全
Dangas[62]	2001	患者人数(n) 应用 GPⅡb/Ⅲa 抑制剂者 血肿 血细胞比容下降大于15%者 外科修复	n=4 596 6% 5.1%* 2.5%* 1.3%*	n=497 5% 9.3% 5.2% 2.5%	Angio-seal +Duett +VasoSeal +Perclose (Prostar 及 Techstar)	手工按压比闭合装置安全
Resnic[195]	2001	患者人数(n) 应用 GPⅡb/Ⅲa 抑制剂者 主要并发症(所有患者) 主要并发症(只应用 GP IIb/IIIa 抑制剂者)	n=1 542 49% 5.32% 5.51%	n=1 485 46% 3.03%* 2.34%*	Angio-seal +VasoSeal +Perclose (Prostar)	闭合装置比手工按压安全
Kim[144]	2002	患者人数(n) 应用 GPⅡb/Ⅲa 抑制剂者 次要并发症 主要并发症	n=4 428 83% 6.1% 1.9%	n=1 120 85% 5.2% 0.96%*	Perclose (closer) +Duett +	闭合装置比手工按压安全
Applegate[9]	2002	患者人数(n) 应用 GPⅡb/Ⅲa 抑制剂者 次要并发症 主要并发症 有任一并发症	n=1 842 100% 1.8% 1.3% 2.5%	n=2 553 100% 0.8%* 0.9%* 1.5%*	Angio-seal +Perclose (Prostar 及 Techstar)	闭合装置比手工按压安全
Chevalier[44]	2003	患者人数(n) 应用 GPⅡb/Ⅲa 抑制剂者 有较长时间出血者 7 日累计并发症	n=306 1% 13% 18%	n=306 2% 1.3%* 5.9%*	只应用 Angio-seal	Angio -seal 比手工按压安全
Sanborn[202]	2003	患者人数(n) 应用 GPIIb/Ⅲa 抑制剂者 主要并发症	n=88 52.3% 3.4%	n=172 51.7% 0.0%*	只应用 X-Press	X -Press 比手工按压安全

备专有释放系统的Percuseal胶，它是以可吸收性聚乙二醇为基础的人工合成水凝胶材料。

Epiclose

双球囊系统Epiclose(Cardio Dex Ltd.,TiraHa Carmel，Isreal)是将一个小的血管内球囊当作临时锚，定位于内部穿刺点附近，并将止血球囊在内部穿刺点的正外方充起[194,195]。

补片/垫装置

The Sgvek-Patch

Syvek-补片(Marin Polymer Technologies,Danvers, Massachusetts)由FDA批准，它通过应用聚N-乙酰葡糖胺(从微海藻中提取)聚合物技术在外部控制血管穿刺点的出血。补片可直接贴在穿刺点上，缩短手工按压和止血的时间。

Chito-Seal

Chito-Seal(Abbott Vascular Device)应用的是聚氨基葡糖表面止血垫，Abbott专有止血胶。它也需要手工按压。

Clo-SurP.A.D

Clo-SurP.A.D.(MedtronicAVE,Minneapolis,Minnesota)应用非编织性带有止血剂的亲水伤口覆盖垫。它可直接应用在伤口穿刺部位,也需要人工按压。该装置已获得FDA许可,可用于如血管穿刺部位等出血伤口的局部治疗。

MpatcH

MpatcH止血绷带(MedaforInc.,Minneapolis,Minnesota)带有一个药物贮囊,这些专有多微孔多糖颗粒可凝固血液并加速血块形成。它可直接应用在伤口穿刺部位,也需要一些人工按压。该装置近来已获得FDA许可,用于控制血管穿刺部位以及经皮导管介入治疗的伤口出血,并予以局部治疗。

U形钉介导的闭合器

Angtolink

Angiolink (IVS Agiolink Corp.,Taunton,Massachusetts)是应用钛金属的U形钉装置,其长3 mm的头端在经15F鞘导入后便伸展开来。"EVS"血管闭合系统可应用独特工具将U形钉穿过血管壁释放。

超声介导闭合

SondSeal

SondSeal(Therus公司与Boston Scientific公司联合研制)应用超声波不但可视,还可进行"声波止血":超声能量可在穿刺点释放,通过自动定位和自动剂量调整而在数秒内封闭伤口,而不需应用其他器械。

我们是否做得更好

毋庸置疑,从一开始,股动脉闭合装置就显著缩短了止血时间(表43-3和表43-4)。自1998年起,我们就对包括18个随机对照研究的共2 680例患者进行了Meta分析,其中12个使用VasoSeal,6个使用Angio-seal,结果发现与手工压迫相比,闭合器使用组的主要并发症发生率增加了1倍 (从1.6%到3.2%)(表43-5)[68]。在2001年,一项包括5 093例患者的单中心的经验总结也有类似发现(表43-5)。大血肿(血细胞比容下降超过15%)出现的最强预测因子就是闭合器的应用[196]。同年,发表了共3 027例患者的另一项单中心经验总结,第一次表明闭合器比手工按压安全,特别是应用GP蛋白Ⅱb/Ⅲa抑制剂亚组的患者(表43-5)。单因素分析后发现,闭合器的应用与较低的血管并发症的发生率相关(p=0.002),应用GP蛋白Ⅱb/IIIa抑制剂者降低得尤为显著(表43.5)[197]。在2002年,两项研究在9 925例患者中证实了这一积极倾向(表43-5)[190,198]。将导管室内应用失败者除外之后,有研究第一次显示,闭合器的应用可显著减少次要并发症的发生(表43-5)[190]。近年来,发表了一项关于局部高危险患者的研究,第一次指出,应用Angio-seal可显著减少主要并发症的发生, 特别是长时间出血的减少(表43-5)[192]。另一项最新研究发现,应用X-Press也有类似结果[199]。

显然,近年来应用闭合装置一直存在减少局部并发症的趋势。或许,只有一小部分可归因于器械改良。并发症越来越少的趋势也许主要和学习曲线有关[85,93,132,197,200]。每个器械都有因人而异、因器械而异的独特学习曲线。有助于降低并发症发生率的因素包括:闭合伤口后压迫穿刺点、闭合伤口前透视指导和应用者经验丰富[201]。

效价比和患者满意度评价

血管封闭是心脏介入治疗市场增长最快的板块之一,从1997年的年销售额不足50万发展至今天的400万美元左右[79]。起先,其应用的初衷是股动脉封闭装置可减少并发症而提高效价比:一个闭合装置的平均花费为250美元,而穿刺点并发症可增加住院天数2~3.5 d,使总的手术额增加约2 000美元[65,203,204]。

遗憾的是,在早期研究中,闭应用合器增加并发症的趋势显而易见(表43-5)。早期的一项效价比分析指出,闭合装置的花费是平均每人177美元,而手工按压为每人42美元[205]。然而,避免一项并发症的额外花费却超过了$9 000[205]。一项比较手工按压和缝合器效价比的新研究正在进行中,该研究发现,与手工按压相比,应用缝合器的PCI总费用的减少为13%±3%(缝合器为469欧元±145欧元;手工按压为539欧元±57欧元)[69]。这一优势主要归功于早出院可使住院费、护理费和医生诊治费的显著减少。考虑到目前局部并发症也同时减少的趋势,效价比优势会更加突显(表43-5)。若要精确比较效价比,每个导管室和健康服务机构就应计算使用闭合装置的频率和由其带来的短住院周期。

结论

股动脉穿刺点闭合装置已成为心脏病有创诊疗中的重要工具。所有标准的闭合器都是通过显著减少止血时间来实现其基本理念。目前,尚未进行直接头对头比较四种主要闭合装置的前瞻性、随机性对照研究。闭合装置的多数研究均为回顾性的。哪一个更实力超群,现在还尚无定论[67,68,206,207]。

在闭合装置使用的第一年,曾呈现并发症增高的趋势，可能已抵消了它们的优点。然而，最近几年来发现，闭合装置与手工按压相比有减少局部并发症的趋势，特别是在局部并发症风险高的患者(表43-5)。除了器械的不断改进外，这一趋势可能主要应归因于术者经验的提高：对于面对一大系列血管闭合器的介入治疗专家来说，学会妥善闭合血管也许和学会穿刺动脉具有同等重要的意义。术者的赞赏虽屡见报道[21,69,176]，可对于效价比的争论依旧不休[209]。尽管存在局限性，但是闭合装置可减少制动时间，并增加患者满意度，这些研究中得到一致认同，且是其应用的最主要原因。新的器械正不断研发，并且在欧洲(欧洲理事会通过)和美国(FDA批准)市场不断涌现，但其中的大多数尚未在大样本、前瞻性随机研究中接受检验[210]。闭合股动脉的理想装置还并未出现(表43-2)。虽然股动脉封堵装置已成为心脏病介入治疗的主力军，且估计近几年会以每年10%的速度递增，但仍有提高空间。

(陈永利　译)

参考文献

1. Judkins MP. Selective coronary arteriography: a percutaneous transfemoral technic. *Radiology* 1967;89:815–824.
2. Seldinger SI. Catheter replacement of the needle in percutaneous arteriography. *Acta Radiol* 1953;39:366–376.
3. Krone RJ, Johnson L, Noto T. Five year trends in cardiac catheterization: a report from the Registry of the Society for Cardiac Angiography and Interventions. *Cathet Cardiovasc Diagn* 1996;39:31–35.
4. Silber S, Albrecht A, Göhring S, et al. [First annual report of practitioners of interventional cardiology in private practice in Germany. Results of procedures of left heart catheterization and coronary interventions in the year 1996]. *Herz* 1998;23:47–57.
5. Silber S, Levenson B, Schräder R, et al. [Second and Third Annual Report of the German Society of Coronary Angiography and Interventions in Private Practice (BNK) concerning quality assurance in invasive cardiology.] Zweiter und dritter Jahresbericht des BNK zur Qualitätssicherung in der Invasivkardiologie. *Herz* 2000;25:143–150.
6. Clark DA. Arrival of femoral closure devices and the demise of brachial angiography and interventions. *Cathet Cardiovasc Diagn* 1997;41:384–385.
7. Kiemeneij F, Laarman GJ, Odekerken D, et al. A randomized comparison of percutaneous transluminal coronary angioplasty by the radial, brachial and femoral approaches: the access study. *J Am Coll Cardiol* 1997;29:1269–1275.
8. Mann T, Cubeddu G, Bowen J, et al. Stenting in acute coronary syndromes: a comparison of radial versus femoral access sites. *J Am Coll Cardiol* 1998;32:572–576.
9. Louvard Y, Lefevre T, Allain A, et al. Coronary angiography through the radial or the femoral approach: the CARAFE study. *Catheter Cardiovasc Interv* 2001;52:181–187.
10. Choussat R, Black A, Bossi I, et al. Vascular complications and clinical outcome after coronary angioplasty with platelet IIb/IIIa receptor blockade. Comparison of transradial vs transfemoral arterial access. *Eur Heart J* 2000;21:662–667.
11. Gilchrist IC, Nickolaus MJ, Momplaisir T. Same-day transradial outpatient stenting with a 6-hr course of glycoprotein IIb/IIIa receptor blockade: a feasibility study. *Catheter Cardiovasc Interv* 2002;56:10–13.
12. Hildick-Smith DJ, Walsh JT, Lowe MD, et al. Coronary angiography in the fully anticoagulated patient: the transradial route is successful and safe. *Catheter Cardiovasc Interv* 2003;58:8–10.
13. Brinker JA. Impatient for outpatient? *Catheter Cardiovasc Interv* 2002;56:14–15.
14. Waksman R, Scott NA, Ghazzal ZM, et al. Randomized comparison of flexible versus nonflexible femoral sheaths on patient comfort after angioplasty. *Am Heart J* 1996;131:1076–1078.
15. Bogart DB, Bogart MA, Miller JT, et al. Femoral artery catheterization complications: a study of 503 consecutive patients. *Cathet Cardiovasc Diagn* 1995;34:8–13.
16. Leon MB, Baim DS, Popma JJ, et al. A clinical trial comparing three antithrombotic-drug regimens after coronary-artery stenting. Stent Anticoagulation Restenosis Study Investigators. *N Engl J Med* 1998;339:1665–1671.
17. Bertrand ME, Legrand V, Boland J, et al. Randomized multicenter comparison of conventional anticoagulation versus antiplatelet therapy in unplanned and elective coronary stenting. The Full Anticoagulation versus Aspirin and Ticlopidine (FANTASTIC) study. *Circulation* 1998;98:1597–1603.
18. Kelm M, Perings SM, Jax T, et al. Incidence and clinical outcome of iatrogenic femoral arteriovenous fistulas: implications for risk stratification and treatment. *J Am Coll Cardiol* 2002;40:291–297.
19. Wiley JM, White CJ, Uretsky BF. Noncoronary complications of coronary intervention. *Catheter Cardiovasc Interv* 2002;57:257–265.
20. Samal AK, White CJ. Percutaneous management of access site complications. *Catheter Cardiovasc Interv* 2002;57:12–23.
21. Feldman T. Percutaneous vascular closure: plugs, stitches, and glue. *Cathet Cardiovasc Diagn* 1998;45:89.
22. Illi OE, Meier B, Paravicini G. First clinical evaluation of a new concept for puncture-site occlusion in interventional cardiology and angioplasty. *Eur J Pediatr Surg* 1998;8:220–223.
23. Kipshidze N, Ferguson JJ, 3rd, Macris MP, et al. Percutaneous application of fibrin sealant to achieve hemostasis following arterial catheterization. *J Invasive Cardiol* 1998;10:133–141.
24. Ismail S, Combs MJ, Goodman NC, et al. Reduction of femoral arterial bleeding post catheterization using percutaneous application of fibrin sealant. *Cathet Cardiovasc Diagn* 1995;34:88–95.
25. Falstrom JK, Goodman NC, Ates G, et al. Reduction of femoral artery bleeding post catheterization using a collagen enhanced fibrin sealant. *Cathet Cardiovasc Diagn* 1997;41:79–84.
26. Bashore TM, Bates ER, Berger PB, et al. American College of Cardiology/Society for Cardiac Angiography and Interventions Clinical Expert Consensus Document on cardiac catheterization laboratory standards. A report of the American College of Cardiology Task Force on Clinical Expert Consensus Documents. *J Am Coll Cardiol* 2001;37:2170–2214.
27. Kaluski E, Krakover R, Cotter G, et al. Minimal heparinization in coronary angioplasty—how much heparin is really warranted? *Am J Cardiol* 2000;85:953–956.
28. Chew DP, Bhatt DL, Lincoff AM, et al. Defining the optimal activated clotting time during percutaneous coronary intervention: aggregate results from 6 randomized, controlled trials. *Circulation* 2001;103:961–966.
29. Goods CM, Liu MW, Jain SP, et al. Low molecular weight heparin versus standard heparin in patients at high risk for stent thrombosis: clinical outcomes. *Circulation* 1996;94:I–684.
30. Heintzen MP, Strauer BE. [Peripheral arterial complications after heart catheterization]. *Herz* 1998;23:4–20.
31. Resar JR, Prewitt KC, Wolff MR, et al. Percutaneous transluminal coronary angioplasty through 6F diagnostic catheters: a feasibility study. *Am Heart J* 1993;125:1591–1596.
32. Ammann P, Brunner-La Rocca HP, Angehrn W, et al. Procedural complications following diagnostic coronary angiography are related to the operator's experience and the catheter size. *Catheter Cardiovasc Interv* 2003;59:13–18.
33. Thore V, Berder V, Houplon P, et al. Role of manual compression time and bed rest duration on the occurrence of femoral bleed-

ing complications after sheath retrieval following 4Fr left-sided cardiac catheterization. *J Interv Cardiol* 2001;14:7–10.

34. Burger W, Gartner J, Kneissl GD, et al. Outpatient coronary angiography with 4 French catheters. *J Invasive Cardiol* 1999;11: 66–69.
35. Todd DM, Hubner PJ, Hudson N, et al. Multicentre, prospective, randomized trial of 4 vs. 6 French catheters in 410 patients undergoing coronary angiography. *Catheter Cardiovasc Interv* 2001;54:269–275.
36. Cragg AH, Nakagawa N, Smith TP, et al. Hematoma formation after diagnostic angiography: effect of catheter size. *J Vasc Interv Radiol* 1991;2:231–233.
37. Waksman R, King SB, 3rd, Douglas JS, et al. Predictors of groin complications after balloon and new-device coronary intervention. *Am J Cardiol* 1995;75:886–889.
38. Knopf WD, Cohen-Bernstein C, Ryan J, et al. Outpatient PTCA with same day discharge is safe and produces high patient satisfaction level. *J Invasive Cardiol* 1999;11:290–295.
39. Chevalier B, Meyer P, Brunel P, et al. European registry of coronary angioplasty using 5-French femoral access. *Am J Cardiol* 2001;88:31G.
40. Schöbel WA, Spyridopoulos I, Hoffmeister HM, et al. Percutaneous coronary interventions using a new 5 French guiding catheter: results of a prospective study. *Catheter Cardiovasc Interv* 2001;53:308–312.
41. EPIC-Investigators. Use of a monoclonal antibody directed against the platelet glycoprotein IIb/IIIa receptor in high-risk coronary angioplasty. The EPIC Investigation. *N Engl J Med* 1994;330:956–961.
42. IMPACT-II-Investigators. Randomised placebo-controlled trial of effect of eptifibatide on complications of percutaneous coronary intervention: IMPACT-II. Integrilin to Minimise Platelet Aggregation and Coronary Thrombosis-II. *Lancet* 1997;349: 1422–1428.
43. CAPTURE Investigators. Randomised placebo-controlled trial of abciximab before and during coronary intervention in refractory unstable angina: the CAPTURE Study. *Lancet* 1997;349: 1429–1435.
44. Brener SJ, Barr LA, Burchenal JE, et al. Randomized, placebo-controlled trial of platelet glycoprotein IIb/IIIa blockade with primary angioplasty for acute myocardial infarction. ReoPro and Primary PTCA Organization and Randomized Trial (RAPPORT) Investigators. *Circulation* 1998;98:734–741.
45. Horwitz PA, Berlin JA, Sauer WH, et al. Bleeding risk of platelet glycoprotein IIb/IIIa receptor antagonists in broad-based practice (results from the Society for Cardiac Angiography and Interventions Registry). *Am J Cardiol* 2003;91:803–806.
46. EPILOG Investigators. Platelet glycoprotein IIb/IIIa receptor blockade and low-dose heparin during percutaneous coronary revascularization. The EPILOG Investigators. *N Engl J Med* 1997;336:1689–1696.
47. EPISTENT Investigators. Randomised placebo-controlled and balloon-angioplasty-controlled trial to assess safety of coronary stenting with use of platelet glycoprotein-IIb/IIIa blockade. The EPISTENT Investigators. Evaluation of Platelet IIb/IIIa Inhibitor for Stenting. *Lancet* 1998;352:87–92.
48. ESPRIT Investigators. Novel dosing regimen of eptifibatide in planned coronary stent implantation (ESPRIT): a randomised, placebo-controlled trial. *Lancet* 2000;356:2037–2044.
49. Jong P, Cohen EA, Batchelor W, et al. Bleeding risks with abciximab after full-dose thrombolysis in rescue or urgent angioplasty for acute myocardial infarction. *Am Heart J* 2001;141:218–225.
50. Trivedi SM, Shani J, Hollander G. Bleeding complications of platelet glycoprotein IIb/IIIa inhibitor abciximab (ReoPro). *J Invasive Cardiol* 2002;14:423–425.
51. Brown DL, Fann CS, Chang CJ. Meta-analysis of effectiveness and safety of abciximab versus eptifibatide or tirofiban in percutaneous coronary intervention. *Am J Cardiol* 2001;87:537–541.
52. Serebruany VL, Malinin AI, Sane DC. The risk of bleeding complications with antiplatelet agents: a meta-analysis of 338,191 patients enrolled in 50 randomized controlled trials. *Eur Heart J* 2003;[abst.]24:671.
53. Wood RA, Lewis BK, Harber DR, et al. Early ambulation following 6 French diagnostic left heart catheterization: a prospective randomized trial. *Cathet Cardiovasc Diagn* 1997;42:8–10.
54. Koch KT, Piek JJ, de Winter RJ, et al. Early ambulation after coronary angioplasty and stenting with six French guiding catheters and low-dose heparin. *Am J Cardiol* 1997;80:1084–1086.
55. Lehmann KG, Heath-Lange SJ, Ferris ST. Randomized comparison of hemostasis techniques after invasive cardiovascular procedures. *Am Heart J* 1999;138:1118–1125.
56. Pracyk JB, Wall TC, Longabaugh JP, et al. A randomized trial of vascular hemostasis techniques to reduce femoral vascular complications after coronary intervention. *Am J Cardiol* 1998;81: 970–976.
57. www.anlam.com.
58. Lim R, Anderson H, Walters MI, et al. Femoral complications and bed rest duration after coronary arteriography. *Am J Cardiol* 1997;80:222–223.
59. Lehmann KG, Ferris ST, Heath-Lange SJ. Maintenance of hemostasis after invasive cardiac procedures: implications for outpatient catheterization. *J Am Coll Cardiol* 1997;30:444–451.
60. Chatterjee T, Do DD, Mahler F, et al. A prospective, randomized evaluation of nonsurgical closure of femoral pseudoaneurysm by compression device with or without ultrasound guidance. *Catheter Cardiovasc Interv* 1999;47:304–309.
61. Fellmeth BD, Buckner NK, Ferreira JA, et al. Postcatheterization femoral artery injuries: repair with color flow U.S. guidance and C-clamp assistance. *Radiology* 1992;182:570–572.
62. Sabri N, Eddy P, Traverso R, et al. Closure of a persistent femoral artery pseudoaneurysm complicating coronary angioplasty using the FemoStop compression device and direct ultrasound visualization. *Int J Card Imaging* 1995;11:273–275.
63. Dangas G, Mehran R, Duvvuri S, et al. Use of a pneumatic compression system (FemoStop) as a treatment option for femoral artery pseudoaneurysms after percutaneous cardiac procedures. *Cathet Cardiovasc Diagn* 1996;39:138–142.
64. Ernst S, Kloss R, Schräder R, et al. Immediate sealing of arterial puncture sites after catheterization and PTCA using a vascular hemostasis device with collagen: an international registry. *Circulation* 1991;84:I-272.
65. Krause PB, Klein LW. Utility of a percutaneous collagen hemostasis device: to plug or not to plug? *J Am Coll Cardiol* 1993;22: 1280–1282.
66. Silber S, Dörr R, Mühling H, et al. Sheath pulling immediately after PTCA: comparison of two different deployment techniques for the hemostatic puncture closure device: a prospective, randomized study. *Cathet Cardiovasc Diagn* 1997;41: 378–383.
67. Silber S. Rapid hemostasis of arterial puncture sites with collagen in patients undergoing diagnostic and interventional cardiac catheterization. *Clin Cardiol* 1997;20:981–992.
68. Silber S. Hemostasis success rates and local complications with collagen after femoral access for cardiac catheterization: analysis of 6,007 published patients. *Am Heart J* 1998;135:152–156.
69. Rickli H, Unterweger M, Sutsch G, et al. Comparison of costs and safety of a suture-mediated closure device with conventional manual compression after coronary artery interventions. *Catheter Cardiovasc Interv* 2002;57:297–302.
70. Duffin DC, Muhlestein JB, Allisson SB, et al. Femoral arterial puncture management after percutaneous coronary procedures: a comparison of clinical outcomes and patient satisfaction between manual compression and two different vascular closure devices. *J Invasive Cardiol* 2001;13:354–362.
71. Carere RG, Webb JG, Buller CE, et al. Suture closure of femoral arterial puncture sites after coronary angioplasty followed by same-day discharge. *Am Heart J* 2000;139:52–58.
72. Geschwind HJ. Percutaneous arterial approach revisited. *Eur Heart J* 1995;16:579–580.
73. Dalby M, Davies J, Rakhit R, et al. Feasibility and safety of day-case transfemoral coronary stenting. *Catheter Cardiovasc Interv* 2003;60:18–24.
74. Goldberg S, Aji J. Outpatient coronary stenting with vascular sealing: an idea whose time has come or should you stay just a little bit longer? *J Invasive Cardiol* 1999;11:732–733.
75. Görge G, Kunz T. Thrombin injection for treatment of false aneurysms after failed compression therapy in patients on full-dose antiplatelet and heparin therapy. *Catheter Cardiovasc Interv* 2003;58:505–509.

76. Brophy DP, Sheiman RG, Amatulle P, et al. Iatrogenic femoral pseudoaneurysms: thrombin injection after failed U.S.-guided compression. *Radiology* 2000;214:278–282.
77. Hamraoui K, Ernst SM, van Dessel PF, et al. Efficacy and safety of percutaneous treatment of iatrogenic femoral artery pseudoaneurysm by biodegradable collagen injection. *J Am Coll Cardiol* 2002;39:1297–1304.
78. Sievert H, Baser A, Pfeil W, et al. [The treatment of iatrogenic spurious aneurysm of the femoral artery by direct thrombin injection]. *Dtsch Med Wochenschr* 2000;125:822–825.
79. Weinstein M. Vascular closure. In: *Cardiovascular device handbook.* Securities Inc: New York: J.P. Morgan Securities, Inc., 2003:91–95.
80. www.sjm.com.
81. Kensey KR, Evans DE, McGill LD, et al. In vivo feasibility testing of a bioresorbable hemostatic puncture closure device. *J Am Coll Cardiol* 1991;17:263A.
82. de Swart H, Dijkman L, Hofstra L, et al. A new hemostatic puncture closure device for the immediate sealing of arterial puncture sites. *Am J Cardiol* 1993;72:445–449.
83. Kussmaul WG 3rd, Buchbinder M, Whitlow PL, et al. Rapid arterial hemostasis and decreased access site complications after cardiac catheterization and angioplasty: results of a randomized trial of a novel hemostatic device. *J Am Coll Cardiol* 1995;25: 1685–1692.
84. Aker UT, Kensey KR, Heuser RR, et al. Immediate arterial hemostasis after cardiac catheterization: initial experience with a new puncture closure device. *Cathet Cardiovasc Diagn* 1994;31: 228–232.
85. Eggebrecht H, Haude M, Woertgen U, et al. Systematic use of a collagen-based vascular closure device immediately after cardiac catheterization procedures in 1,317 consecutive patients. *Catheter Cardiovasc Interv* 2002;57:486–495.
86. Ward SR, Casale P, Raymond R, et al. Efficacy and safety of a hemostatic puncture closure device with early ambulation after coronary angiography. Angio-Seal Investigators. *Am J Cardiol* 1998;81:569–572.
87. Silber S, Luckas C, Dörr R, et al. Intra-arterial anchoring is superior to plain collagen plugging for sealing arterial puncture sites and ambulating after 20 minutes. *Circulation* 1995;92:I225.
88. Kapadia SR, Raymond R, Knopf W, et al. The 6Fr Angio-Seal arterial closure device: results from a multimember prospective registry. *Am J Cardiol* 2001;87:789–791,A788.
89. Yakubov SJ, Kahn JK, Bergman GW, et al. Device reliability and safety using the Angio-Seal STS vascular closure device in interventional patients. *Am J Cardiol* 2001;88:32G.
90. Schwimmbeck PL, Pauschinger M, Bigalke B, et al. Safety and efficiency of the new Angio-Seal STS device. *Am J Cardiol* 2002;90:171H.
91. Cremonesi A, Castriota F, Tarantino F, et al. Femoral arterial hemostasis using the Angio-Seal femoral system after coronary and vascular percutaneous angioplasty and stenting. *J Invasive Cardiol* 1998;10:464–469.
92. Henry M, Amor M, Allaoui M, Tricoche O. A new access site management tool: the Angio-Seal hemostatic puncture closure device. *J Endovasc Surg* 1995;2:289–296.
93. Warren BS, Warren SG, Miller SD. Predictors of complications and learning curve using the Angio-Seal closure device following interventional and diagnostic catheterization. *Catheter Cardiovasc Interv* 1999;48:162–166.
94. Applegate RJ, Rankin KM, Little WC, et al. Restick following initial Angio-Seal use. *Catheter Cardiovasc Interv* 2003;58:181–184.
95. Beyer-Enke SA, Soldner J, Zeitler E. Immediate sealing of arterial puncture site following femoropopliteal angioplasty: a prospective randomized trial. *Cardiovasc Intervent Radiol* 1996;19: 406–410.
96. Vetter J, Ribeiro E, Hinohara T, et al. Suture mediated percutaneous closure of femoral artery access sites in fully anticoagulated patients following coronary interventions. *Circulation* 1994;90:I621.
97. Hahn U, Betsch A, Wiskirchen J, et al. A new device for percutaneous suture-mediated closure of arterial puncture sites using exteriorized needles: initial experience. *J Invasive Cardiol* 2001;13:456–459.
98. Shimshak TM. Vascular access site management in high risk patients. *Endovascular Today* 2003;2:48–50.
99. Baim DS, Knopf WD, Hinohara T, et al. Suture-mediated closure of the femoral access site after cardiac catheterization: results of the Suture to Ambulate and Discharge (STAND I and STAND II) trials. *Am J Cardiol* 2000;85:864–869.
100. Gerckens U, Cattelaens N, Muller R, et al. [Percutaneous suture of femoral artery access sites after diagnostic heart catheterization and/or coronary intervention. Safety and effectiveness of a new arterial suture technic]. *Herz* 1998;23:27–34.
101. Sievert H, Becker T, Wander T, et al. Early ambulation after PTCA in anticoagulated patients with the Prostar-Perclose percutaneous suture device and the Angio-Seal device—a randomized trial. *J Am Coll Cardiol* 1999;33:35A.
102. Khosla S, Kunjummen B, Guerrero M, et al. Suture-mediated closure of antegrade femoral arteriotomy following infrainguinal intervention. *Catheter Cardiovasc Interv* 2002;57:504–507.
103. Kahn ZM, Kumar M, Hollander G, et al. Safety and efficacy of the Perclose suture-mediated closure device after diagnostic and interventional catheterizations in a large consecutive population. *Catheter Cardiovasc Interv* 2002;55:8–13.
104. Crocker CH, Cragun KT, Timimi FK, et al. Immediate ambulation following diagnostic coronary angiography procedures utilizing a vascular closure device (The Closer). *J Invasive Cardiol* 2002;14:728–732.
105. Shimshak T. Use of a new suture closure device is associated with a low rate of bleeding complication. *Am J Cardiol* 2002;90:166H.
106. Dorogy ME, Class S, Sprague K, et al. Safety of immediate ambulation after therapeutic intervention. *Am J Cardiol* 2003;92[Suppl 6A]:149L.
107. Feldman T. Femoral arterial preclosure: finishing a procedure before it begins. *Catheter Cardiovasc Interv* 2001;53:448.
108. Bhatt DL, Raymond RE, Feldman T, et al. Successful "pre-closure" of 7Fr and 8Fr femoral arteriotomies with a 6Fr suture-based device (the Multicenter Interventional Closer Registry). *Am J Cardiol* 2002;89:777–779.
109. Michaels AD, Ports TA. Use of a percutaneous arterial suture device (Perclose) in patients undergoing percutaneous balloon aortic valvuloplasty. *Catheter Cardiovasc Interv* 2001;53:445–447.
110. Solomon LW, Fusman B, Jolly N, et al. Percutaneous suture closure for management of large French size arterial puncture in aortic valvuloplasty. *J Invasive Cardiol* 2001;13:592–596.
111. Howell M, Villareal R, Krajcer Z. Percutaneous access and closure of femoral artery access sites associated with endoluminal repair of abdominal aortic aneurysms. *J Endovasc Ther* 2001;8: 68–74.
112. Torsello GB, Kasprzak B, Klenk E, et al. Endovascular suture versus cutdown for endovascular aneurysm repair: a prospective randomized pilot study. *J Vasc Surg* 2003;38:78–82.
113. Winter K, Khalighi K, Claussen CD, et al. Percutaneous arterial closure in severely scarred groins: a technical note. *Cathet Cardiovasc Diagn* 1998;45:315–317.
114. Krajcer Z, Howell M. A novel technique using the percutaneous vascular surgery device to close the 22 French femoral artery entry site used for percutaneous abdominal aortic aneurysm exclusion. *Catheter Cardiovasc Interv* 2000;50:356–360.
115. Kulick DL, Rediker DE. Use of the Perclose device in the brachial artery after coronary intervention. *Catheter Cardiovasc Interv* 1999;46:111–112.
116. Kim A, Fusman B, Jolly N, Feldman T. Percutaneous suture closure for brachial artery puncture. *J Interv Cardiol* 2002;15:277–280.
117. Metzger DC, Gupta S. Perclose suture-mediated closure of the brachial artery following cardiac catheterization and percutaneous coronary intervention is safe and effective and may reduce vascular complications. *Am J Cardiol* 2003;92[Suppl 6A]:20L.
118. Ohki T, Veith FJ. Technical adjuncts to facilitate endovascular repair of various thoracic pathology. *J Cardiac Surg* 2003;18: 351–358.
119. Balzer JO, Scheinert D, Diebold T, et al. Postinterventional transcutaneous suture of femoral artery access sites in patients with peripheral arterial occlusive disease: a study of 930 patients. *Catheter Cardiovasc Interv* 2001;53:174–181.
120. Duda SH, Wiskirchen J, Erb M, et al. Suture-mediated percutaneous closure of antegrade femoral arterial access sites in

patients who have received full anticoagulation therapy. *Radiology* 1999;210:47–52.
121. Starnes BW, O'Donnell SD, Gillespie DL, et al. Percutaneous arterial closure in peripheral vascular disease: a prospective randomized evaluation of the Perclose device. *J Vasc Surg* 2003;38: 263–271.
122. Razminia M, Molnar J, Kunjummen B, et al. Repeated arteriotomy repair using suture mediated closure after transfemoral diagnostic and therapeutic intervention. *Am J Cardiol* 2002;90:168H.
123. Merino A, Faulkner C, Corvalan A, et al. Percutaneous vascular hemostasis device for interventional procedures. *Cathet Cardiovasc Diagn* 1992;26:319–322.
124. Chvapil M, Holubec H. Effect of hemostatic fleece on 14C-Serotonin release by human platelets. *Jpn Pharmacol Ther* 1990;18:57–62.
125. Ernst SM, Tjonjoegin RM, Schrader R, et al. Immediate sealing of arterial puncture sites after cardiac catheterization and coronary angioplasty using a biodegradable collagen plug: results of an international registry. *J Am Coll Cardiol* 1993;21:851–855.
126. Sanborn TA, Gibbs HH, Brinker JA, et al. A multicenter randomized trial comparing a percutaneous collagen hemostasis device with conventional manual compression after diagnostic angiography and angioplasty. *J Am Coll Cardiol* 1993;22:1273–1279.
127. Schräder R, Steinbacher S, Burger W, et al. Collagen application for sealing of arterial puncture sites in comparison to pressure dressing: a randomized trial. *Cathet Cardiovasc Diagn* 1992;27:298–302.
128. Carere RG, Webb JG, Miyagishima R, et al. Groin complications associated with collagen plug closure of femoral arterial puncture sites in anticoagulated patients. *Cathet Cardiovasc Diagn* 1998;43:124–129.
129. Gershony G, Brock JM, Powell JS. Novel vascular sealing device for closure of percutaneous vascular access sites. *Cathet Cardiovasc Diagn* 1998;45:82–88;discussion 90–81.
130. Silber S, Gershony G, Schön B, et al. A novel vascular sealing device for closure of percutaneous arterial access sites. *Am J Cardiol* 1999;83:1248–1252.
131. Dickey KW. Arterial hemostasis using the Duett sealing device. *Tech Vasc Interv Radiol* 2003;6:85–91.
132. SEAL Investigators. Assessment of the safety and efficacy of the DUETT vascular hemostasis device: final results of the safe and effective vascular hemostasis (SEAL) trial. *Am Heart J* 2002;143: 612–619.
133. Mooney MR, Ellis SG, Gershony G, et al. Immediate sealing of arterial puncture sites after cardiac catheterization and coronary interventions: initial U.S. feasibility trial using the Duett vascular closure device. *Catheter Cardiovasc Interv* 2000;50:96–102.
134. Turi ZG. Glue for the artery and tissue track. *Catheter Cardiovasc Interv* 2000;50:103–104.
135. Ellis S. Final results of the Duett vascular sealing device multicenter Continuous Access Registry Study (CAR). *Am J Cardiol* 2001;88:Suppl 5A.
136. Wong SC, Papadakos S, Brown M, et al. A small plug for a big hole: safety and efficacy of eight French Angio-Seal™ for closure of nine French arteriotomy site immediately following percutaneous coronary interventions. *J Am Coll Cardiol* 1998;31:101A.
137. Chadow HL, Hauptman RE, Strizik B, et al. VasoSeal after intra-aortic balloon pump removal: a pilot study. *Catheter Cardiovasc Interv* 2000;50:495–497.
138. Chugh SK, Webb JG. Early mobilization following percutaneous coronary intervention. *J Invasive Cardiol* 2001;13:793–794.
139. Shammas NW, Rajendran VR, Alldredge SG, et al. Randomized comparison of VasoSeal and Angio-Seal closure devices in patients undergoing coronary angiography and angioplasty. *Catheter Cardiovasc Interv* 2002;55:421–425.
140. Michalis LK, Rees MR, Patsouras D, et al. A prospective randomized trial comparing the safety and efficacy of three commercially available closure devices (Angio-Seal, VasoSeal and Duett). *Cardiovasc Intervent Radiol* 2002;25:423–429.
141. Lewis-Carey MB, Kee ST. Complications of arterial closure devices. *Tech Vasc Interv Radiol* 2003;6:103–106.
142. Sesana M, Vaghetti M, Albiero R, et al. Effectiveness and complications of vascular access closure devices after interventional procedures. *J Invasive Cardiol* 2000;12:395–399.
143. Gerckens U, Cattelaens N, Muller R, et al. [Percutaneous suture closure of the femoral artery access after diagnostic heart catheter examination or coronary intervention.] Perkutaner Nahtverschluss von Femoralarterienzugängen nach diagnostischer Herzkatheteruntersuchung oder Koronarintervention. *Dtsch Med Wochenschr* 1996;121:1487–1491.
144. von Hoch F, Neumann FJ, Theiss W, et al. Efficacy and safety of collagen implants for haemostasis of the vascular access site after coronary balloon angioplasty and coronary stent implantation. A randomized study. *Eur Heart J* 1995;16:640–646.
145. Bartorelli AL, Sganzerla P, Fabbiocchi F, et al. Prompt and safe femoral hemostasis with a collagen device after intracoronary implantation of Palmaz-Schatz stents. *Am Heart J* 1995;130:26–32.
146. Fram DB, Giri S, Jamil G, et al. Suture closure of the femoral arteriotomy following invasive cardiac procedures: a detailed analysis of efficacy, complications, and the impact of early ambulation in 1,200 consecutive, unselected cases. *Catheter Cardiovasc Interv* 2001;53:163–173.
147. Eggebrecht H, Haude M, Baumgart D, et al. [Hemostatic closure of arterial puncture site using Angio-Seal after diagnostic heart catheterization or coronary intervention.] Hämostatischer Verschluss der arteriellen Punktionsstelle mittels Angio-Seal nach diagnostischer Herzkatheteruntersuchung oder Koronarintervention. *Herz* 1999;24:607–613.
148. Cleveland G, Hill S, Williams S. Arterial puncture closure using a collagen plug, II. (VasoSeal). *Tech Vasc Interv Radiol* 2003;6:82–84.
149. Foran JP, Patel D, Brookes J, Wainwright RJ. Early mobilisation after percutaneous cardiac catheterisation using collagen plug (VasoSeal) haemostasis. *Br Heart J* 1993;69:424–429.
150. Webb JG, Carere RA, Dodek AA. Collagen plug hemostatic closure of femoral arterial puncture sites following implantation of intracoronary stents. *Cathet Cardiovasc Diagn* 1993;30: 314–316.
151. Kühn C, Sümpelmann D, Geiger B, et al. [Early hemostasis after coronary therapeutic interventions by using a collagen plug]. *Z Kardiol* 1993;82:515–520.
152. Kussmaul WG, Buchbinder M, Whitlow PL, et al. Femoral artery hemostasis using an implantable device (Angio-Seal) after coronary angioplasty. *Cathet Cardiovasc Diagn* 1996;37:362–365.
153. Slaughter PM, Chetty R, Flintoft VF, et al. A single center randomized trial assessing use of a vascular hemostasis device vs. conventional manual compression following PTCA: what are the potential resource savings? *Cathet Cardiovasc Diagn* 1995;34:210–214.
154. Kiemeneij F, Laarman GJ. Improved anticoagulation management after Palmaz Schatz coronary stent implantation by sealing the arterial puncture site with a vascular hemostasis device. *Cathet Cardiovasc Diagn* 1993;30:317–322.
155. Kornowski R, Brandes S, Teplitsky I, et al. Safety and efficacy of a 6 French Perclose arterial suturing device following percutaneous coronary interventions: a pilot evaluation. *J Invasive Cardiol* 2002;14:741–745.
156. Gibbs JS, Slade AK, Blake J, et al. Femoral arterial hemostasis using a collagen plug after coronary artery stent implantation. *J Interv Cardiol* 1992;5:85–88.
157. Meyerson SL, Feldman T, Desai TR, et al. Angiographic access site complications in the era of arterial closure devices. *Vasc Endovascular Surg* 2002;36:137–144.
158. Cura FA, Kapadia SR, L'Allier PL, et al. Safety of femoral closure devices after percutaneous coronary interventions in the era of glycoprotein IIb/IIIa platelet blockade. *Am J Cardiol* 2000;86:780–782.
159. Wilson JS, Johnson BL, Parker JL, et al. Management of vascular complications following femoral artery catheterization with and without percutaneous arterial closure devices. *Ann Vasc Surg* 2002;16:597–600.
160. Carey D, Martin JR, Moore CA, et al. Complications of femoral artery closure devices. *Catheter Cardiovasc Interv* 2001;52:3–7.
161. Smith TP, Cruz CP, Moursi MM, Eidt JF. Infectious complications resulting from use of hemostatic puncture closure devices. *Am J Surg* 2001;182:658–662.
162. Pipkin W, Brophy C, Nesbit R, et al. Early experience with infectious complications of percutaneous femoral artery closure devices. *J Vasc Surg* 2000;32:205–208.

163. Cooper CL, Miller A. Infectious complications related to the use of the angio-seal hemostatic puncture closure device. *Catheter Cardiovasc Interv* 1999;48:301–303.
164. Boston US, Panneton JM, Hofer JM, et al. Infectious and ischemic complications from percutaneous closure devices used after vascular access. *Ann Vasc Surg* 2003;17:66–71.
165. Nehler MR, Lawrence WA, Whitehill TA, et al. Iatrogenic vascular injuries from percutaneous vascular suturing devices. *J Vasc Surg* 2001;33:943–947.
166. Sprouse LR 2nd, Botta DM, Jr., Hamilton IN Jr. The management of peripheral vascular complications associated with the use of percutaneous suture-mediated closure devices. *J Vasc Surg* 2001;33:688–693.
167. Johanning JM, Franklin DP, Elmore JR, et al. Femoral artery infections associated with percutaneous arterial closure devices. *J Vasc Surg* 2001;34:983–985.
168. Teh LG, Sieunarine K, van Schie G, et al. Use of the percutaneous vascular surgery device for closure of femoral access sites during endovascular aneurysm repair: lessons from our experience. *Eur J Vasc Endovasc Surg* 2001;22:418–423.
169. Cherr GS, Travis JA, Ligush J, Jr., et al. Infection is an unusual but serious complication of a femoral artery catheterization site closure device. *Ann Vasc Surg* 2001;15:567–570.
170. Toursarkissian B, Mejia A, Smilanich RP, et al. Changing patterns of access site complications with the use of percutaneous closure devices. *Vasc Surg* 2001;35:203–206.
171. Schnyder G, Turi ZG. Complications of vascular closure devices—not yet evidence based. *J Am Coll Cardiol* 2002;39:1705–1706; author reply 1706–1708.
172. Kirchhof C, Schickel S, Schmidt-Lucke C, et al. Local vascular complications after use of the hemostatic puncture closure device Angio-Seal. *Vasa* 2002;31:101–106.
173. Geary K, Landers JT, Fiore W, et al. Management of infected femoral closure devices. *Cardiovasc Surg* 2002;10:161–163.
174. Whitton Hollis H, Jr., Rehring TF. Femoral endarteritis associated with percutaneous suture closure: new technology, challenging complications. *J Vasc Surg* 2003;38:83–87.
175. Yamamoto N, Koyano K, Azuma M, et al. Groin infection caused by a percutaneous femoral artery closure device: report of a case. *Surg Today* 2003;33:801–804.
176. Stein BC, Teirstein PS. Nonsurgical removal of angio-seal device after intra-arterial deposition of collagen plug. *Catheter Cardiovasc Interv* 2000;50:340–342.
177. Steinkamp HJ, Scheinert D, Hettwer H, et al. [PTLA (percutaneous transluminal laser angioplasty) recanalization of femoral artery stenoses/occlusions after Angio-Seal administration]. *Rofo Fortschr Geb Rontgenstr Neuen Bildgeb Verfahr* 1999;170: 105–108.
178. Goyen M, Manz S, Kroger K, et al. Interventional therapy of vascular complications caused by the hemostatic puncture closure device angio-seal. *Catheter Cardiovasc Interv* 2000;49: 142–147.
179. Silber S, Schön N, Seidel N, Heiss-Bogner J. [Accidental occlusion of the common femoral artery after Angio-Seal-application.] Akzidenteller Verschluss einer A. femoralis communis nach Angio-Seal Applikation. *Z Kardiol* 1998;87:51–55.
180. Ferreira AC, Eton D, de Marchena E. Late clinical presentation of femoral artery occlusion after deployment of the angio-seal closure device. *J Invasive Cardiol* 2002;14:689–691.
181. Stiel GM, Beythien C, Kalkowski H, et al. [Peripheral embolism of hemostasis collagen (VasoSeal)]. *Z Kardiol* 1992;81: 543–545.
182. Camenzind E, Grossholz M, Urban P, et al. Collagen application versus manual compression: a prospective randomized trial for arterial puncture site closure after coronary angioplasty. *J Am Coll Cardiol* 1994;24:655–662.
183. Turi ZG. Plugging the artery with a suspension: a cautious appraisal. *Cathet Cardiovasc Diagn* 1998;45:90–91.
184. Gemmete JJ, Dasika N, Forauer AR, et al. Successful angioplasty of a superficial femoral artery stenosis caused by a suture-mediated closure device. *Cardiovasc Intervent Radiol* 2003;26.
185. Kerwin T, Nathan S, Almeda FQ, et al. Suture-mediated arteriotomy closure is associated with a new low rate of major vascular complications in high-risk post-percutaneous coronary intervention patient subsets. *Am J Cardiol* 2002;90:168H.
186. Lunney L, Karim K, Little T. VasoSeal hemostasis following coronary interventions with abciximab. *Cathet Cardiovasc Diagn* 1998;44:405–406.
187. Rinder MR, Tamirisa PK, Taniuchi M, et al. Safety and efficacy of suture-mediated closure after percutaneous coronary interventions. *Catheter Cardiovasc Interv* 2001;54:146–151.
188. Saucedo JF, Feldman T, Mooney MR, et al. Is the DUETT arterial closure device safe and effective after interventional procedures in the presence of glycoprotein (GP) IIb/IIIa antagonists? *Am J Cardiol* 2001;88:32G.
189. Assali AR, Sdringola S, Moustapha A, et al. Outcome of access site in patients treated with platelet glycoprotein IIb/IIIa inhibitors in the era of closure devices. *Catheter Cardiovasc Interv* 2003;58:1–5.
190. Applegate RJ, Grabarczyk MA, Little WC, et al. Vascular closure devices in patients treated with anticoagulation and IIb/IIIa receptor inhibitors during percutaneous revascularization. *J Am Coll Cardiol* 2002;40:78–83.
191. Chamberlin JR, Lardi AB, McKeever LS, et al. Use of vascular sealing devices (VasoSeal and Perclose) versus assisted manual compression (FemoStop) in transcatheter coronary interventions requiring abciximab (ReoPro). *Catheter Cardiovasc Interv* 1999;47:143–147.
192. Chevalier B, Lancelin B, Koning R, et al. Effect of a closure device on complication rates in high-local-risk patients: results of a randomized multicenter trial. *Catheter Cardiovasc Interv* 2003;58: 285–291.
193. MacDonald LA, Beohar N, Wang NC, et al. A comparison of arterial closure devices to manual compression in liver transplantation candidates undergoing coronary angiography. *J Invasive Cardiol* 2003;15:68–70.
194. www.cardiodex.com.
195. Iyisoy A, Kursaklioglu H, Barcin C, et al. Novel, double-balloon closure of the femoral arteriotomy post-coronary angiography: the GATA experience. *EHJ ESC Vienna* 2003: Abstract No. 3319 (in press).
196. Dangas G, Mehran R, Kokolis S, et al. Vascular complications after percutaneous coronary interventions following hemostasis with manual compression versus arteriotomy closure devices. *J Am Coll Cardiol* 2001;38:638–641.
197. Resnic FS, Blake GJ, Ohno-Machado L, et al. Vascular closure devices and the risk of vascular complications after percutaneous coronary intervention in patients receiving glycoprotein IIb-IIIa inhibitors. *Am J Cardiol* 2001;88:493–496.
198. Kim MC, Kini AS, Lee PC, et al. Does the use of vascular closure devices decrease vascular complications in the current era of percutaneous coronary interventions? *Am J Cardiol* 2002;90: 169H.
199. Sanborn TA, Ogilby JD, Ritter JM, et al. Reduced vascular complications after percutaneous coronary interventions (PCI) with a non-mechanical suture device: results from the randomized RACE study. *Catheter Cardiovasc Interv* 2003 (in press).
200. Morice MC, Lefevre T. Immediate post PTCA percutaneous suture of femoral arteries with the Perclose device: results of high volume users. *J Am Coll Cardiol* 1998;31:101A.
201. Turi ZG. Ooze you lose, part 2: are we really getting better all the time? *Catheter Cardiovasc Interv* 2002;57:484–485.
202. Vetrovec GW. The price for perhaps four hours of earlier ambulation. *Catheter Cardiovasc Interv* 2002;57: 496.
203. Dick RJ, Popma JJ, Muller DW, et al. In-hospital costs associated with new percutaneous coronary devices. *Am J Cardiol* 1991;68: 879–885.
204. Aguirre FV, Gill JB. Increasing benefit, reducing risk: focusing on hemorrhagic complications in percutaneous coronary intervention. *J Invasive Cardiol* 2002;[14 Suppl B]:48B–54B.
205. Bos JJ, Hunink MG, Mali WP. Use of a collagen hemostatic closure device to achieve hemostasis after arterial puncture: a cost-effectiveness analysis. *J Vasc Interv Radiol* 1996;7:479–486.
206. Hoffer EK, Bloch RD. Percutaneous arterial closure devices. *J Vasc Interv Radiol* 2003;14:865–885.
207. Koreny M, Riedmüller E, Nikfardjam M, et al. Safety and efficacy of arterial puncture closing devices compared to manual com-

pression after cardiac catheterization—a systematic review and meta-analysis. (Publication submitted.)
208. Kim D, Orron DE, Skillman JJ, et al. Role of superficial femoral artery puncture in the development of pseudoaneurysm and arteriovenous fistula complicating percutaneous transfemoral cardiac catheterization. *Cathet Cardiovasc Diagn* 1992;25:91–97.
209. Tommaso CL. Can the use of suture-mediated closure devices save the American health care system? *Catheter Cardiovasc Interv* 2002;57:303–304.
210. Turi ZG. Plug vs. plug. *Catheter Cardiovasc Interv* 2002;55:426.

第44章 乳内动脉的介入治疗

Malcolm R.Bell

最初在vineberg手术的患者中发现乳内动脉作为旁路血管桥有显著的高开通率，直到19世纪60年代左侧乳内动脉才被应用到前降支的血管桥。但由于CABG术中大隐静脉操作更为容易，成功率更高，因此，在最初阶段，乳内动脉的应用十分有限。

幸运的是，少数中心仍应用乳内动脉作为血管桥，其结果由Loop等在1986年发表[1]，详细描述了Cleveland中心的经验，显示了以乳内动脉作为血管桥的患者远期预后好，桥的开通率更高。在他们的论文中，确切地提出乳内动脉作为前降支的血管桥可减少以后心肌梗死的风险，减少以后心脏事件和再次心脏手术的风险。更重要的是，应用乳内动脉作为血管桥的患者比应用大隐静脉作为血管桥的患者10年生存率更高。因此，从那时起，只要技术上可行，CABG就选择乳内动脉。实际上，外科手术中血管的完全动脉再血管化的重要性已经得到公认，许多多支血管病变的患者都选择双侧的乳内动脉作为血管桥。在BARI试验中[2]，糖尿病患者行外科再血管化比单纯的血管成形存活率更高，其中外科应用了左侧乳内动脉作为血管桥。

乳内动脉比大隐静脉桥的远期开通率更高，可能是因为其本身不易发生粥样硬化所致。细致的活检研究报告证实乳内动脉动脉粥样硬化的发生率极低，即使在比较显著的冠心病患者中也是如此[3,4]。在大隐静脉桥中常见到的进行性的粥样硬化[6]在乳内动脉桥很少发生[4,5]。

然而，尽管很少见，但在乳内动脉桥中可发生阻塞性病变。乳内动脉“粥样”病变非常罕见，其发生可能与CABG操作问题有关，比如创伤性处理或损伤。在这些情况下，动脉尤其是中层内皮，可能是在动脉吻合术中活化动脉或处理动脉时被损害(这种情况在既往有手术史、行外源性放疗照射或术中有并发症时更可能发生)。大多数情况下，阻塞一般发生在远端吻合口，这些病变与缝合技术、远端血管直径、吻合口部位自身血管的病变进展程度、平滑肌增殖程度有关。最后，一些患者在乳内动脉无阻塞性病变时也可能会存在反复的症状及继发于自体血管病变的缺血。

外科术后乳内动脉桥失败

从前面讨论中清楚地看出，在心脏再血管化中应用乳内动脉桥发生血管闭塞是很少见的。然而，因为成百上千的CABG患者会选择应用乳内动脉桥，外科医生和心脏医生必须时刻面对乳内动脉桥阻塞的患者，在目前阶段，治疗手段包括再次手术、PCI、药物治疗。如果不适合药物治疗或药物治疗效果无效时必须行再血管化。再次手术干预比第一次手术治疗的风险更大，并且发病率和死亡率都高。所以PCI被认为是一个重要的替代方法。对血管桥进行PCI治疗的全部经验相对有限，在对患者实施以前必须考虑到一些重要的技术问题，这部分讨论的目的就是综述对乳内动脉桥的狭窄病变进行PCI治疗的经验和结果，提出主要的技术指标，讨论常见的并发症。

乳内动脉狭窄病变的介入治疗结果

到目前为止，有关乳内动脉狭窄病变PCI治疗的报告相对较少。在1986年以前就有用球囊扩张治疗的1~2例个案报道。到19世纪80年代后期，在文献中才出现了小样本的病例。每个研究包括5~45个患者[7~11]。这些操作基本上局限于为吻合口处的处理或对吻合口远端自身血管的扩张。值得注意的是，在最后的15年中，又有一些病例报道[12~19]。到2000年Gruber等[19]174例患者的研究发表以前，都是一些小样本的研究。大多数报道描述了用球囊扩张治疗的结果，只有2个研究报道应用支架[18,19]。在最近的5年中，支架的应用急剧增加，根据我们的经验，对乳内动脉的介入治疗需要安置支架。后文我们再讨论不尝试安置支架的情况。Marx等总结了近来的乳内动脉介入治疗的情况[20]。

从表44-1中可以看到这些类型的介入治疗总的成功率很高，为73%~100%不等，主要为远端吻合口的扩张，只有少数是乳内动脉桥本身或远端自身血管的扩张。所以乳内动脉只是作为导丝和导管的通道，对血管桥本身进行血管成形的报道非常少见。当然也要考虑到一部分患者的选择倾向和一部分患者左锁骨下动脉入路困难，或有的患者由于乳内动脉显著迂曲，经皮介入治疗未被推荐。

在无支架的年代中已经报道的经造影证实的再狭窄相对较少。实际上在这些研究中有影像随访的并不多，如果患者再行造影检查，多因为出现临床症状，只把这部分患者作为分母，也许高估了再狭窄的风险。公平地说，再狭窄出现的真实概率仍是不清楚的。这类报道中许多都显示介入治疗后症状改善显著，较低的远期靶血管再通治疗概率。

根据我们的经验，对乳内动脉介入治疗的并发症相对较少，与大隐静脉桥比较时更为明显。大隐静脉桥(SVG)有病变时比无病变时的并发症更高[21]，远端保护装置被推荐在SVG介入治疗中使用，在乳内动脉桥介入治疗中不是必须应用。进一步说，在乳内动脉桥的解剖结构中应用目前这种装置也极端困难。

乳内动脉介入治疗的技术指导

术前评价

一般来说，乳内动脉介入治疗是对吻合部位病变进行(图44-1)或通过血管桥对远端血管进行治疗(图44-2)而很少在桥本身进行治疗。当面对一个乳内动脉介入治疗时，介入以前应考虑以下的3个问题：①如果靶血管位于自体血管，介入是否可以通过自身冠脉更容易更安全地进行？②血管入路是否通过股动脉、同侧肱动脉或桡动脉？③乳内动脉迂曲程度如何？

但是，如果近端血管闭塞，那么处理这个病变只能通过乳内动脉桥。如果病变在自身血管远端，我们首先应该考虑通过自身血管进行介入治疗避免使用桥血管。因为前者更容易，技术上更简单。然而如果近端自身血管闭塞，或存在严重弥漫性病变，或因为竞争性血流通过血管桥导致近端血管显影不清，我们可以选择乳内动脉为介入通路。

通过乳内动脉进行血管成形术的一个难关是处理乳内动脉本身。有时乳内动脉可以相对较直，有时有弯曲的，然而，在很多情况下乳内动脉是迂曲的(图44-3)。根据血管的迂曲程度，术者可以预测到手术的难度和操作时间的延长，在这种情况下，当存在多处锐角弯曲需要解决时，术者应考虑是否进行整个操

表 44-1 乳内动脉狭窄的介入治疗总结(已经发表的研究)

作者	时间	患者例数	狭窄部位			术后时间	成功率	支架	再狭窄
			IMA	远端吻合口狭窄	远端自身血管狭窄				
			%	%	%	(月，平均)	%	%	%
Dorros[7]	1986	8	0	86	14	28	88	0	0
Cote[8]	1987	5	0	100	0	na	100	0	na
Pinkerton[9]	1987	9	0	64	36	na	91	0	9
Shimshak[10]	1988	45	21	35	44	42	95	0	39
Bell[11]	1989	11	0	64	36	6	91	0	0
Dimas[12]	1991	31	0	79	21	12	90	0	14
Popma[13]	1992	20	45	55	0	26	83	0	na
Najm[14]	1995	29	6	94	0	7	91	0	14
Ishizaka[15]	1995	46	23	77	0	7	73	0	30
Crowley[16]	1996	20	10	66	24	13	75	0	10
Hearne[17]	1998	68	13	87	0	9	88	0	19
Mann[18]	2000	10	0	30	70	na	100	50	na
Gruberg[19]	2000	174	37	63	0	na	97	19	74**

* 只有临床随访；** 靶血管再血管化；IMA, internal mammary artery; na, not available。

作,因为其成功率是非常低的。较大的迂曲增加整个途径的长度,术者在选择器械时要将其考虑在内,尤其是处理远端血管时。在这种情况下,球囊导管可能不能到达其预期靶病变,然而最常见的问题是导引导丝不能通过较大迂曲处到达靶病变,手术失败多因为此。

血管通路的选择应个体化,应考虑到各种各样的因素。如果对乳内动脉的相关操作已成功完成情况类似于诊断性造影时,PCI的实施应尝试应用已有的动脉路径。文献报道的大多数血管入路是通过股动脉,事实上我们也强调股动脉入路的成功率[11]。然而,上肢入路包括同侧肱动脉和桡动脉仍然是不错的选择。有些术者更为偏爱。

如果左锁骨下动脉有严重迂曲,上肢入路更为容易,并具有优势,如果左锁骨下动脉或无名动脉有明显迂曲,股动脉入路处理右乳内动脉很困难。过去我们很喜欢切开肱动脉入路,相对经皮肱动脉来说,减少出血的风险,随着经桡动脉血管成形术经验的增加,桡动脉成为我们上肢入路的首选。Mannn等[18]描述了经左桡动脉进行介入操作的高成功率,相对于左侧,右乳内动脉不太容易从股动脉处理,通过右桡动脉进行操作是更好的选择。

最后,当面对自体血管的远端靶病变和迂曲严重时,上肢入路很有帮助,在这种情况下,用短头指引导管可以使标准球囊导管前进得更远,并到达病变,而用标准的指引导管不容易到达。

血管成形术的设备和技术

造影剂和药物

我们在诊断和介入操作中一般应用非离子造影剂,在乳内动脉的介入治疗中也是如此。偶尔患者会在注射造影剂时有烧心的感觉,这一点应事先告诉患者并安慰他。如果患者不适感较严重,需要加用镇静剂和麻药。抗血小板药物如阿司匹林、抵克立得、肝素及Ⅱb/Ⅲa受体抑制剂应用应该和标准的血管成形术中一样。

指引导管

乳内动脉指引导管(5F、6F、7F)适用于乳内动脉介入操作。有些术者偶尔使用JR导管。如果乳内动脉起始部位异常或成角,可应用特殊塑形导管。乳内动脉导管比JR导管有更强的轴向力,但也有例外。用于上肢改良的乳内动脉导管也已经成功应用[18]。有一点是非常重要的。术者必须确定导管尖端位置正确,尤其是与术后乳内动脉开始的12 mm血管轴向一致。锁骨下动脉和乳内动脉有可能发生夹层[22]。小心地移动和插管是非常重要的。细的导管(5F、6F)在多数介入操作中足以够用。许多患者,乳内动脉较细,建议应用细的导管。乳内动脉痉挛可能会发生,尤其在血管较细的病例,但应用细指引导管可减少其发生。

一旦导管放置靠近乳内动脉开口,缓慢地向左逆时针转位或向右顺时针转位可较容易插入(必须警惕

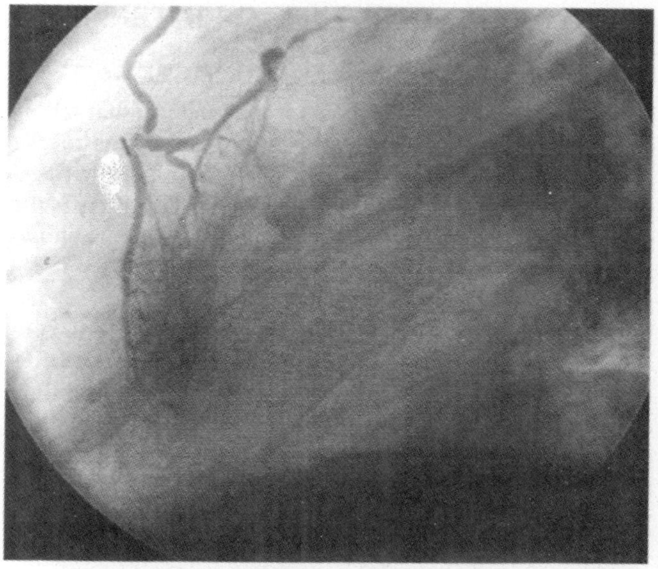

图 44-1 左乳内动脉与 LAD 远端吻合口处狭窄 (左侧位)

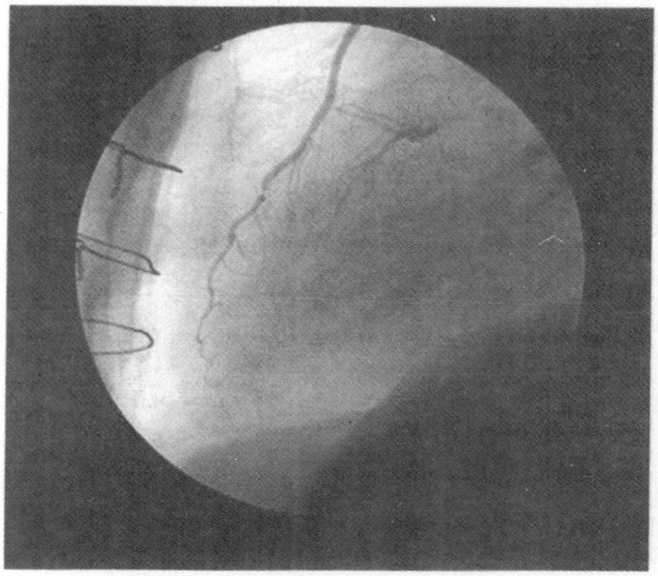

图 44-2 通过左乳内动脉桥后 LAD 远端的狭窄(左侧位)

急剧的压力变化)和非轴向放置导管。如果插入困难，可放置导丝，有助于成功放置导管。短头指引导管(80~90 cm)在上肢入路时更容易，在股动脉入路时也可应用，除非患者特别高或髂动脉、锁骨下动脉有明显的迂曲。短头导管在遇到迂曲的解剖结构或非常远端的病变时可体现其优势。

乳内动脉和锁骨下动脉容易发生医源性夹层。在我们经验中常发生于导管轴向不一致或注射造影剂时未减压。最后，如果导管放置良好，当后撤导丝或球囊导管时易导致导管插入过深，引起明显的夹层。所以在后撤导丝或导管时需要注意导管的位置。

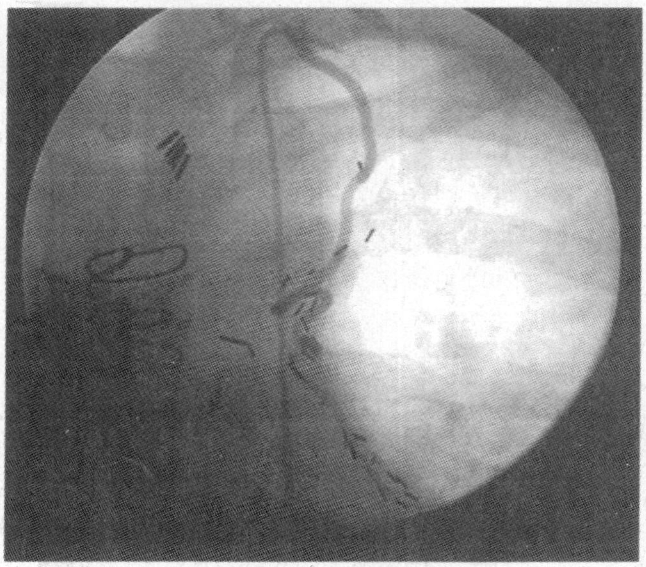

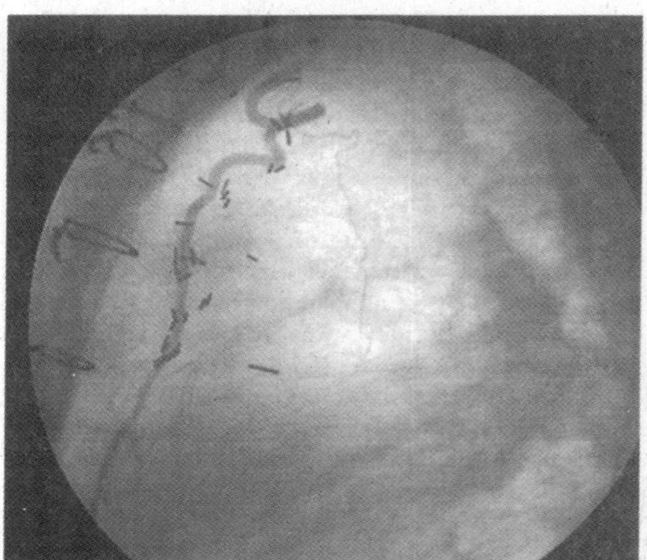

图 44-3 可较容易地通过左乳内动脉纡曲，对 LAD 病变行血管成形术。A(正位)，B(侧位)

指引导丝

除非存在明显的迂曲，常规的驮马指引导丝可被应用在大多数乳内动脉。当存在显著的迂曲时，大力矩(1:1)导丝或亲水性导丝有其优越性。一旦这些导丝到达或跨过靶病变，他们可被交换为硬的或强支撑导丝来支撑球囊导管或支架前进。

术者必须注意硬导丝通过迂曲结构时可导致假性狭窄，当迂曲血管的弯曲被导丝撑直后易出现上述情况，血管影像是个假象，类似于夹层或闭塞[23,24]，当导丝移走后假性狭窄消失。认识到这一现象，就会知道这并不需要特殊处理，如果术者没有经验，认识不到这一点，就会在此处放置支架或行血管成形术，甚至是多个支架，都是没有必要的。

球囊导管

介入心脏医生有很大范围选择来得到小直径的导管，最小直径球囊有最佳通过病变的能力，在乳内动脉介入治疗中受到偏爱，尤其是穿过迂曲病变和比较致密的病变时。我们喜欢快速交换导管，但在需要应用多根导丝或通过迂曲病变时应用穿导丝导管。

要到达非常远端病变时，尤其是通过迂曲的乳内动脉，术者应考虑导管系统是否足够长以到达靶病变，在这种情况下，短头导管，尤其是从上肢入路时是有帮助的。选择长轴球囊导管比较好，过去有一个或两个供应商可提供导丝球囊导管，这种导管比常规导管长，有良好的穿过外径，但缺乏导向性，现在已经很少应用了。

再者，需要强调回撤球囊时的风险。回撤球囊时粗心或太快，增加乳内动脉近端夹层危险。当存在显著迂曲时尤其要注意，因为回撤时会有拖带或摩擦；最大化曝光视野会让术者同时看到导管或导丝尾端。一种方法是先撤导管后撤球囊，这将避免将导管拖到乳内动脉深处。

冠脉内支架的放置

令人奇怪的是，乳内动脉支架植入的经验非常少。尽管报道很少，但可以想象在支架很普遍的情况下，乳内动脉支架也并不少。这是我们的经验，我们的经验是通过乳内动脉桥放置支架是很好的，已经被少量报道证实[18,19]。现在支架的原始包装直径小，可以很容易地通过不太迂曲的乳内动脉并跨过靶病变，建议先预扩张，避免直接支架放置时支架的回撤。术者尽量避免选择长支架或僵硬的支架通过迂曲解剖结构，那样失败的概率很大。在迂曲显著情况下如90°、180°弯曲，如果血管成形术后结果较好，建议不放支架。

如果有明显的逆向血流流向本体血管时，支架植入有特殊考虑。如果这些血流供应较大区域，这尤其重要。例如左乳内动脉吻合到前降支中段，前向血流流向前降支远端，逆向血流进入前降支中段供应较大的穿隔支或对角支。在吻合口处放置支架需要支架的远端放置在自身血管，并在近端血管处形成栅栏。近端可用导丝逆向通过，再来一次加压扩张，然而，这不容易完成，有可能会造成血管损伤。如果发生夹层，那么不容易处理，对吻球囊技术可优化结果，但要求大的导管并对乳内动脉的形态有要求，所有的这些都与手术的复杂性和操作风险有关。这些操作都将增加再狭窄率。每个患者和病变的特征都是不同的，介入医生必须在实际中作出判断，如果放置支架的风险太大，可以考虑简单的球囊血管成形术。如前所述，在这个部位进行球囊血管扩张的再狭窄率很低。

冠脉内放疗

根据一个5例患者的小研究证实，导管可被成功地安全放置到吻合口病变，并通过乳内动脉进入自体再狭窄血管进行放射治疗。然而冠脉内放疗被逐渐废用了，现在大多数医生不用这种方法[25]。

并发症

已经发表的文献显示，乳内动脉血管成形并发症很低，这与我们的经验一致。然而，如前所述，左锁骨下动脉和乳内动脉夹层可能发生。术者可以通过提高警觉性来预防。乳内动脉可偶发痉挛，尤其是小的乳内动脉、迂曲乳内动脉或多次更换导管导致手术时间延长时。此时，动脉内注射硝酸甘油可有效缓解痉挛，应用细导管可减少这个问题的发生。

急性闭塞和(或)冠脉夹层可以发生在吻合口处或其远端，应该被处理，通常发生在本体血管成形时。不要被假性狭窄迷惑是很重要的。如前所述，在这种情况下，只需要回撤导丝和导管而不需要特殊处理。

结论

尽管进行外科再血管化治疗中广泛使用乳内动脉，但乳内动脉的良好远期开通率和较少磨损意味着其随后需要治疗的机会并不多。然而，在一些患者自体血管病变进展，乳内动脉是介入医生独特的挑战。经验、合理选择患者、仔细评价和计划手术过程，可以成功处理乳内动脉狭窄(一般在吻合口远端或自体血管远端)，球囊血管成形术的再狭窄很低，可能比支架更低，尽管无确切数据。

(吴冬燕　译)

参考文献

1. Loop FD, Lytle BW, Cosgrove DM, et al. Influence of the internal-mammary-artery graft on 10-year survival and other cardiac events. *N Engl J Med* 1986;314:1–6.
2. BARI Investigators. Influence of diabetes on 5-year mortality and morbidity in a randomized trial comparing CABG and PTCA in patients with multivessel disease: the Bypass Angioplasty Revascularization Investigation (BARI). *Circulation* 1997;96:1761–1769.
3. Kay HR, Korns ME, Flemma RJ, et al. Atherosclerosis of the internal mammary artery. *Ann Thorac Surg* 1976;21:504–507.
4. Sims FH. A comparison of coronary and internal mammary arteries and implications of the results in the etiology of arteriosclerosis. *Am Heart J* 1983;105:560–566.
5. Kay HR, Naraphipour H, Beg RA, et al. Internal mammary artery bypass grafts in 298 patients. *Ann Thorac Surg* 1974;18:269–279.
6. Shelton ME, Forman MB, Virmani R, et al. A comparison of morphologic and angiographic findings in long-term internal mammary artery and saphenous vein bypass-grafts. *J Am Coll Cardiol* 1988;11:297–307.
7. Dorros G, Lewin RF. The brachial artery method to transluminal internal mammary artery angioplasty. *Cathet Cardiovasc Diagn* 1986;12:341–346.
8. Cote G, Myler RK, Stertzer SH, et al. Percutaneous transluminal angioplasty of stenotic coronary artery bypass grafts:5 years' experience. *J Am Coll Cardiol* 1987;9:8–17.
9. Pinkerton CA, Slack JD, Orr CM, et al. Percutaneous transluminal angioplasty involving internal mammary artery bypass grafts: a femoral approach. *Cathet Cardiovasc Diagn* 1987;13:414–418.
10. Shimshak TM, Giorgi LV, Johnson WL, et al. Application of percutaneous transluminal coronary angioplasty to the internal mammary artery graft. *J Am Coll Cardiol* 1988;12:1205–1214.
11. Bell MR, Holmes DR, Jr., Vlietstra RE, et al. Percutaneous transluminal angioplasty of left internal mammary artery grafts: two years' experience with a femoral approach. *Br Heart J* 1989;61:417–420.
12. Dimas AP, Arora RR, Whitlow PL, et al. Percutaneous transluminal angioplasty involving internal mammary artery grafts. *Am Heart J* 1991;122:423–429.
13. Popma JJ, Cooke RH, Leon MB, et al. Immediate procedural and long-term clinical results of internal mammary artery angioplasty. *Am J Cardiol* 1992;69:1237–1239.
14. Najm HK, Leddy D, Hendry PJ, et al. Postoperative symptomatic internal thoracic artery stenosis and successful treatment with PTCA. *Ann Thorac Surg* 1995;59:323–327.
15. Ishizaka N, Ishizaka Y, Ikari Y, et al. Initial and subsequent angiographic outcome of percutaneous transluminal angioplasty performed on internal mammary artery grafts. *Br Heart J* 1995;74:615–619.
16. Crowley ST, Bies RD, Morrison DA. Percutaneous transluminal angioplasty of internal mammary arteries in patients with rest angina. *Cathet Cardiovasc Diagn* 1996;38:256–262.
17. Hearne SE, Davidson CJ, Zidar JP, et al. Internal mammary artery graft angioplasty: acute and long-term outcome. *Cathet Cardiovasc Diagn* 1998;44:153–156.
18. Mann T, Cubeddu G, Schneider J, et al. Left internal mammary artery intervention: the left radial approach with a new guide catheter. *J Invasive Cardiol* 2000;12:298–302.
19. Gruberg L, Dangas G, Mehran R, et al. Percutaneous revascularization of the internal mammary artery graft: short- and long-term

outcomes. *J Am Coll Cardiol* 2000;35:944–948.

20. Marx R, Klein R-M, Horlitz M, et al. Angioplasty of the internal thoracic artery bypass-graft an alternative to reoperation. *Int J Cardiol* 2004;94:143–149.
21. Baim DS, Wahr D, George B, et al. Randomized trial of a distal embolic protection device during percutaneous intervention of saphenous vein aorto-coronary bypass grafts. *Circulation* 2002;105:1285–1290.
22. Farooqi S, Jain AC, O'Keefe M. Catheter-induced left internal mammary artery bypass graft dissection. *Cathet Cardiovasc Diagn* 1985;11:597–601.
23. Zanchetta M, Pedon L, Rigatelli G, et al. Pseudo-lesion of internal mammary artery graft and left anterior descending artery during percutaneous transluminal angioplasty—a case report. *Angiology* 2004;55:459–462.
24. Grewe K, Presti CF, Perez JA. Torsion of an internal mammary graft during percutaneous transluminal angioplasty: a case report. *Cathet Cardiovasc Diagn* 1990;19:195–197.
25. Kobayashi Y, Moses JW, Collins M, et al. Brachytherapy for in-stent restenosis through the internal mammary artery. *Cathet Cardiovasc Interv* 2001;53:530–534.

第45章　冠状动脉穿孔

Eugenia Nikolsky　Zoran Lasic　Roxana Mehran

在过去20年内，经皮再血管化治疗新技术的不断发展导致适应人群的不断扩大，PCI技术发展了，以前只能接受心外科治疗的病变现在也可接受PCI技术。并且相关药理学的进展提供联合应用不同抗血小板机制的多种抗血小板药物的治疗方案，使PCI得以顺利进行。尽管手术技术有很大提高，主要不良心脏事件不断减少，尤其是死亡、心肌梗死、急症外科手术，但在使用新一代器械时仍有并发症发生，冠脉穿孔尤其重要，需要引起医生的注意，早期识别，早期处理。目前冠脉穿孔约占总的急症外科手术事件的10%。

定义和发病率

冠脉穿孔或破裂指血管壁内膜中层外膜的通透性破裂。除外Kawasaki病（川崎）和创伤性冠脉损害，其发生一般是医源性的。

表45-1总结了来源于几个大型的PCI研究的冠脉穿孔的发生率小于1%，一般在0.29%~0.93%[1~9]。值得注意的是在应用斑块去除技术（定向旋切术、激光、旋磨术、腔内旋切吸引导管）中冠脉穿孔的发生率比普通球囊或支架植入高2~10倍[10,11]。准分子激光治疗中冠脉穿孔的概率最高，为1%~3%[2,12~14]，然而，较高的并发症可以用器械学习曲线来解释，例如，在一个系列中，在3 000例序列病人中，准分子激光导致的穿孔为1.2%，但在最后的1 000例病人中降到了0.3%[13]。

预测因素

冠脉穿孔的危险因素可分为患者相关性、操作相关性和器械相关性，见表45-2。

患者相关性和操作相关性危险因素

已有数个研究发现老年人和女性发生冠脉穿孔的概率较高[2~4,6,8]。在Ellis等[2]的多中心研究中发现发生穿孔的病人年龄要高于未穿孔病人10岁，同一研究还发现穿孔病人中女性占46%，而未发生此并发症的病人中女性只占16%，性别和年龄导致的穿孔危险增加主要还是因为血管直径细或特殊的血管特征，严重钙化、纤维化，极度迂曲或成角病变的介入治疗易发生穿孔，慢性闭塞病变和分叉病变也易发生穿孔[6,12,15]。

关于应用血小板Ⅱb/Ⅲa抑制剂是否增加穿孔概率仍存在争议，在两个研究中，穿孔概率与围PCI手术期的治疗无关[3,9]，但在另一项研究中发现，应用血小板Ⅱb/Ⅲa抑制剂有增加穿孔的倾向[6]。在随机试验EPIC、EPILOG、CAPTURE、EPISTENT中，发现应用血小板受体抑制剂与安慰剂组中穿孔发生无差异（0.4% vs0.2%，p=0.24）[16~19]。

应用超大球囊，相对较大的充盈压来减少支架植入后的残余狭窄可能导致血管壁穿孔，机制如下：过度拉伸顺应性好的冠脉段，高压导致球囊破裂，支架骨架向外突出。几个研究显示了球囊/直径比与高压扩张后手术的成功率与并发症发生率。在第一阶段，Tabis研究[20]发现，在60个病人应用高的球囊/血管直径比1.2:1，平均12 atm，减少了狭窄8%，1例穿孔；第2阶段在300个病人中应用相同的球囊/血管直径比，但充盈压为15 atm，最终狭窄减少10%，但付出的代价是，血管破裂和夹层比例增加到3.4%；最后在3阶段，162个病人中应用小的球囊/血管直径比但更高的平均充盈16 atm，狭窄率仅为10%，冠脉穿孔显著降低，仅为0.7%。Ellis 等的研究中[2]，多普通球囊扩张治疗的病人中发生穿孔的病人的球囊/血管直径比比未发生穿孔的高。在 Stankovic 等[6]的研究中有相同发现，高的球囊/血管直径比增加穿孔优势 7.6 倍（p=0.001）。

表 45-1 已经发表的冠脉穿孔的发生率

研究作者	介入地址	研究时间	操作例数	比例	发生率	
					POBA或支架	斑块切除装置
Ajluni[1]	William Beaumont Hospital, Royal Oak, Michigan	1988~1992	8 932	0.4%	0.14%	1.1%
Ellis[2]	11U.S sites	1990~1991	12 900	0.5%	0.1%	1.2%
Dippel[3]	Christ Hospital, Cincinnati, Ohio	1995~1999	6 214	0.58%	0.17%	2.8%
Gruberg[4]	Washington Hospital Center, Washington,DC	1990~1999	30 746	0.29%	No report	1.2%
Fukutomi[5]	National Toyohashi Higashi Hospital, Toyohashi	1992~1996	7 443	0.93%	0.41%	0.86%
Stankovic[6]	Columbus Hospital and San Raffaele Hospital, Milan	1993~2001	10 014	0.84%	0.48%	1.8%
Yu[7]	Cardiovascular Institute and Fuwai Hospital, Bejing	1987~2000	2 868	0.31%	No report	No report
Fasseas[8]	Mayo Clinic, Rochester, Minnesota	1990~2001	16 298	0.58%	0.25%	1.18%
Witzke[9]	Massachusetts General Hospital, Harvard Medical School, Boston, Massachusetts	1995~2003	12 658	0.3%	0.61%/0.15%	1.0%

器械相关危险因素

任何进入冠脉或大隐静脉桥的器材都有可能引起血管穿孔，导丝、普通球囊（尤其发生破裂）、支架、IVUS导管、血栓保护装置引起的穿孔均有报道[6,21,22]，也有报道发现用力注射造影剂引起穿孔[23]。

然而，一些器材被发现可增加冠脉穿孔概率，在Stankovic等[6]的研究中，用单因素和多因素分析均表明，斑块消除技术增加冠脉穿孔的危险性（OR=3.54，95%CI，1.93~6.55，p=0.001），更重要的是，斑块消除装置增加冠脉穿孔的严重性，如同Ellis等的研究显示，简单球囊引起的穿孔65%为Ⅱ型和Ⅲ型，而斑块消除装置引起的Ⅱ型Ⅲ型穿孔占80%。在Dippel等的研究中发现，斑块消除装置引发的穿孔均为Ⅱ型或Ⅲ型，增加穿孔概率的优势比为28倍[3]。

实际上，冠脉穿孔的发生率要比文献报道的高，因为有一部分并发症未得到很好的认识并自限，据文献报道由导丝导致的穿孔，Dippel等为0.21%[3]，Fukutomi等[5]为0.36%。后者中，12例发生于治疗部位，10例发生于血管远端，5例不能定位[5]，在Witzke等[9]的研究中，由导丝引起的穿孔在39例病例中发现20例（51%），在这些病例中，11例（55%）发生在导丝穿过病变时，7例（35%）发生在远端导丝，2例穿孔发生在导丝折断时，基于上述数据，作者强调导丝远端的运动是导丝穿孔的重要因素，必须特别细致地留心导丝尤其是应用血小板糖蛋白Ⅱb/Ⅲa受体抑制剂的病人[9]，强烈建议在导丝通过血管时仔细透视，并关注导丝在远端血管的位置。已发现几种导丝增加穿孔风险。Dippel等[3]研究中报道，13例中的10例穿孔应用相同的导丝（Super Soft Stabilizer,Cordis，Miami，Florid），这种导丝后来被重新设计来增加远段的柔顺型，硬导丝（Ahlete,Asahi Intec,Nagoya, Japan；Hi Torque ACS, Guidant, Indianapolis, Indiana）提供良好方向可控性、塑形性和推送性，可以精确地通过硬的纤维组织，因

表 45-2 冠脉穿孔的危险因素

患者相关的	血管相关的	操作相关的	器械相关的
女性	迂曲	高球囊/支架直径比	硬导丝
高龄	成角	高充盈压	亲水涂层导丝
	钙化	导丝放置过远	切割球囊
	分支		去除斑块装置
	慢性闭塞		IVUS7

表 45-3　冠脉穿孔的分类

Ⅰ型	有穿壁孔但无外渗
Ⅱ型	有心包或心肌染色但无造影剂喷射
Ⅲ型	从直径≥1 mm 的穿孔处直接外渗
腔内充盈型	穿孔到自身腔隙如冠状窦等

为硬导丝增加穿孔概率，观察远端血管尤为重要。亲水导丝（Choice PT,Boston Scientific Scimed, Natick, Massachusetts; Crosswire, Terumo Medical Corporation, Somerset, New Jersey;Shinobi, Cordis, Miami,Florida）代表软导丝外有亲水涂层，代表有良好的润滑能力减少摩擦，然而这些导丝缺乏方向可控性和推送力，增加夹层和穿孔的风险[9]，需仔细应用这些导丝，有阻力不可推送。

虽然MACE发生率在应用切割球囊和应用普通球囊病人中是相似的，但有一些数据表明切割球囊增加穿孔风险[24-28]，在多中心的CBGRT中入选1 238病人（北美和欧洲），切割球囊组穿孔概率大于普通球囊组（0.8%vs0%;p=0.03）[27]。值得注意的是，在切割球囊组中，发生穿孔的患者的球囊血管直径比高于未发生穿孔患者（1.4对1.0,p=0.05）。一项小的研究描述了IVUS发现应用切割球囊后造成的血管损伤可能引起夹层、深沟，有可能导致致命性的血管破裂或穿孔[28]。该研究还发现偏心性和严重钙化病变易发生穿孔[27,28]。

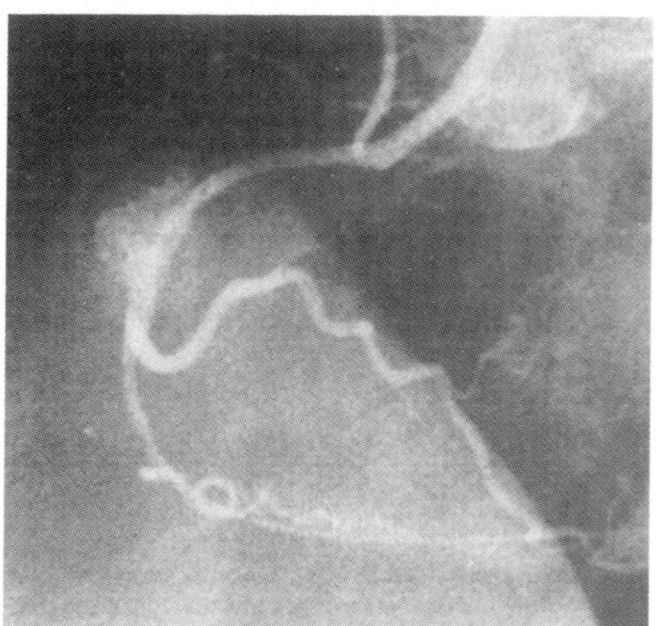

图45-1　Ⅱ型冠脉穿孔（有心肌着色但无造影剂喷射）

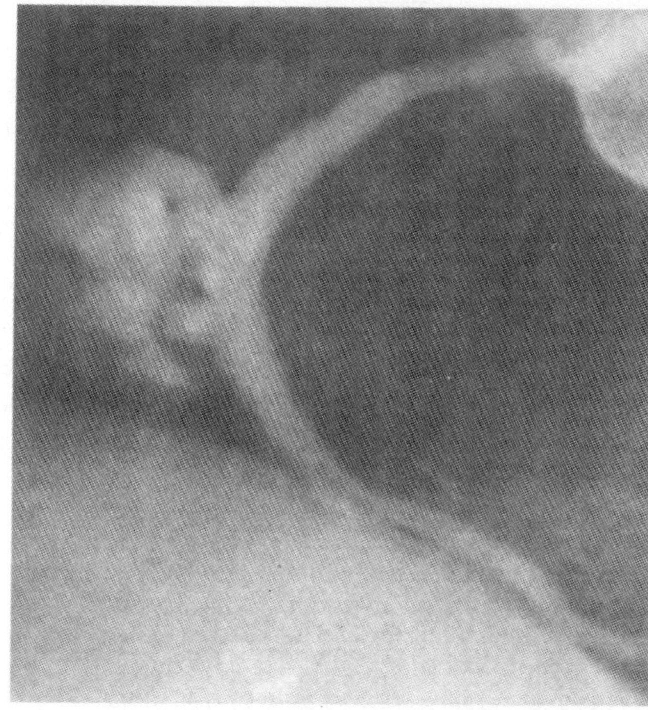

图45-2　Ⅲ型冠脉穿孔（有≥1 mm穿孔导致外渗）

分类和早期后遗症

如Ellis等[2]报道，根据血液外渗时造影形态可将穿孔分类（表45-3；图45-1，45-2）。这个分类基于历时2年的美国11个中心的12900 PCT序列研究，冠脉穿孔共有62例（0.5%），Ⅱ型穿孔是最常见的类型（62例占31例；50%），紧接着是Ⅲ型（62例占12例；25.8%），Ⅰ型（62例占13例；21%），最少见的是腔内渗出（62例占2例；3.2%）。另外，其他的研究评估了该分类方法并以其为工具预测穿孔预后，决定处理办法[2,29-31]分析显示，Ⅰ型穿孔很少导致填塞或心肌缺血。如果延长球囊压迫时间减少外渗，Ⅱ型穿孔有很高的治疗成功率，不良后果少，Ⅲ型穿孔伴随很快的血流动力学异常和致命性的并发症如心包填塞、急症外科旁路移植手术、高死亡率，Ⅲ型穿孔不管血液向左室、右室还是冠状窦内渗都没有灾难性结局，通常是良性的。

冠脉穿孔的后遗症在早期和晚期都是有轻有重的，在Ellis等的研究中冠脉穿孔形态与早期并发症明显相关（图45-3），在这一研究中，死亡和心肌梗死仅见于Ⅲ型穿孔，大多数急症CABG和填塞也与Ⅲ型穿孔有关（63%），Ⅰ型穿孔中急症CABG和填塞率很低（15%，8%），在Ⅱ型穿孔中为10%和13%。

其他的研究证实了Ellis分类与早期结果、处理方法相关的确切性。在Dippel的研究中Ⅱ型穿孔结果良

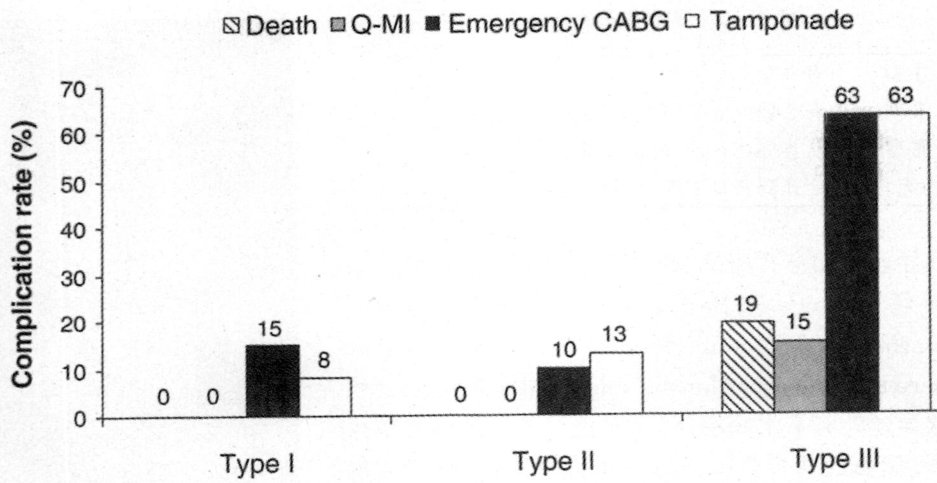

图45-3 不同类型穿孔的死亡Q波梗死，急症CABG心包色填塞的发生率

好,无死亡或CABG,仅1例病人需要心包剥除术。重要的是上述结果是在大多数病人(73.7%)应用阿昔单抗的情况下取得的,只给予了不频繁的逆转抗凝操作(21.1%),输入血小板,(15.8%)延长球囊压迫时间(26.3%),相反的，Ⅲ型穿孔死亡率高达21.4%，心包填塞达42.9%,急诊CABG为50%,并且还运用了更为积极的治疗措施:64.3%应用鱼精蛋白,50%输血小板,85.7%延长球囊压迫时间。相似的,在Stankovic等[6]的研究中,28例中有13例(46.4%)院内死亡和急诊CABG是因为Ⅲ型穿孔。

许多报道强调从冠脉穿孔到心包填塞有几小时的时间。在Ellis等[2]的研究中,延迟性填塞(PCI术后24 h或更长)发生率为5%~10%,所以要求密切监护病人,尤其在这段时间内。延迟性填塞主要是因为导丝导致的穿孔。常见于慢性闭塞病变再血管化治疗中或导丝放置过远时。在Fukutomi等[5]的研究中,总共有25例心包填塞，其中12例心包填塞的体征在穿孔后立刻出现,但是3例病人的填塞征象延迟出现(4.9 h±3.4 h),他们都是慢性闭塞病变患者。同一研究中,导丝引起的穿孔13例中有8例(61.5%)都发生了延迟性心包填塞。Von Sohsten的研究发现在为期2年的14 927例诊断性介入和6 756例治疗性介入操作的病人中，有15例心包填塞,6例在术中出现填塞体征,9例出现延迟性心包填塞(术后大于2 h,最长36 h)[32]。最后在Fejka的研究中[10],分析了7年内2 569例手术中31例(0.12%)填塞的病人,17例病人在PCI术开始后平均18 min被诊断心包填塞,14例(45%)心包填塞表现延迟出现(平均PCI术后4.4 h,2~15 h)。上述研究还证实了穿孔伴随高死亡率,31例中的13例(42%)死亡,在术中发生填塞的死亡率高于延迟性心包填塞(59%vs21%)。

远期结果

有冠脉穿孔的早期并发症患者的远期结果缺乏相关数据报道,Stankovic等[6]经6个月随访发现,77例成功治疗穿孔的病人发生MACE(死亡、心肌梗死、靶血管的再血管化）概率明显高于5 379例未发生穿孔的病人(36%vs24%,p=0.01),发生穿孔的死亡率有高于未发生穿孔病人死亡率的倾向(8%对4%,p=0.06)。

Fukutomi等[5]对69例冠脉穿孔中的65例进行了平均3.1年±2.1年的随访观察,52例超过1年,43例超过2年,Q波梗死发生率为7.7%,其中Ⅱ型穿孔高于Ⅰ型穿孔(22.2%vs2.2%,p=0.02),35.4%心绞痛复发,33.8%的病人进行靶血管的再血管化。这一研究中,对67例成功治疗穿孔的病人中63例进行造影随访(平均13.4个月±11.3个月),造影证实有18例(28.6%)发展为假性动脉瘤,Ⅱ型穿孔晚期发生假性动脉瘤的概率高于Ⅰ型穿孔(72.2%vs11.1%,p〈0.001),定向斑块切除或切割球囊引起的穿孔比普通球囊引起的穿孔更容易发生晚期的假性动脉瘤,18例造影诊断为假性动脉瘤的患者在5.7个月±3.7个月后进行了第二次造影评价,假性动脉瘤形态有6例无变化,8例回缩或闭塞,4例扩大(全部为Ⅱ型穿孔引起)。更重要的是,在随访期间没有假性动脉瘤破裂,但在其他文献可见假性动脉瘤破裂的报道[33,34]。

治疗

穿孔的治疗策略最好依据穿孔的造影结果和临床条件来决定，根据Ellis的分类,Dippel建议穿孔的治疗方案如下(图45-4)[2,3]。

Ⅰ型穿孔

如前所提到此型多为导丝引起。对Ⅰ型穿孔的治疗已达成一致看法，只需要密切观察15~30 min，重复注射造影剂，如果外渗的程度消失或不扩大，不需要特殊处理，如果扩大了，需要用鱼精蛋白中和肝素（每100U肝素用1 mg），并不断根据抗凝情况调整剂量（直到ACT小于150 s）[5]。重要的是用鱼精蛋白逆转抗凝治疗不会导致支架内血栓形成[35]，输入血小板可以减少以前的血小板抑制情况，使延长的出血时间正常化[36]。当Ⅱb/Ⅲa糖蛋白占有率降至50%以下，血小板的止血功能可以恢复。用快速血小板分析仪（RPFA，Accumetrics，San Diego，California）可方便地进行床旁血小板抑制程度评价，对应用阿昔单抗的病人输入血小板有效，但对应用依替巴肽、替罗非班的病人输入血小板收效甚微，因为输入新的血小板立刻会遇到高浓度游离的药物。

Ⅱ型穿孔

Ⅱ型穿孔的第一步是立即用灌注球囊压迫，尽力使穿孔愈合[3,38]，灌注球囊导管可延长压迫时间但保证足够血供以防止心肌缺血，需立刻进行UCG检查，对有心包填塞的病人用鱼精蛋白中和肝素，应用阿昔单抗的病人输入血小板，准备紧急心包穿刺，用保守治疗仍然出现血流动力学不稳定，建议进行急诊外科手术。

Ⅲ型穿孔

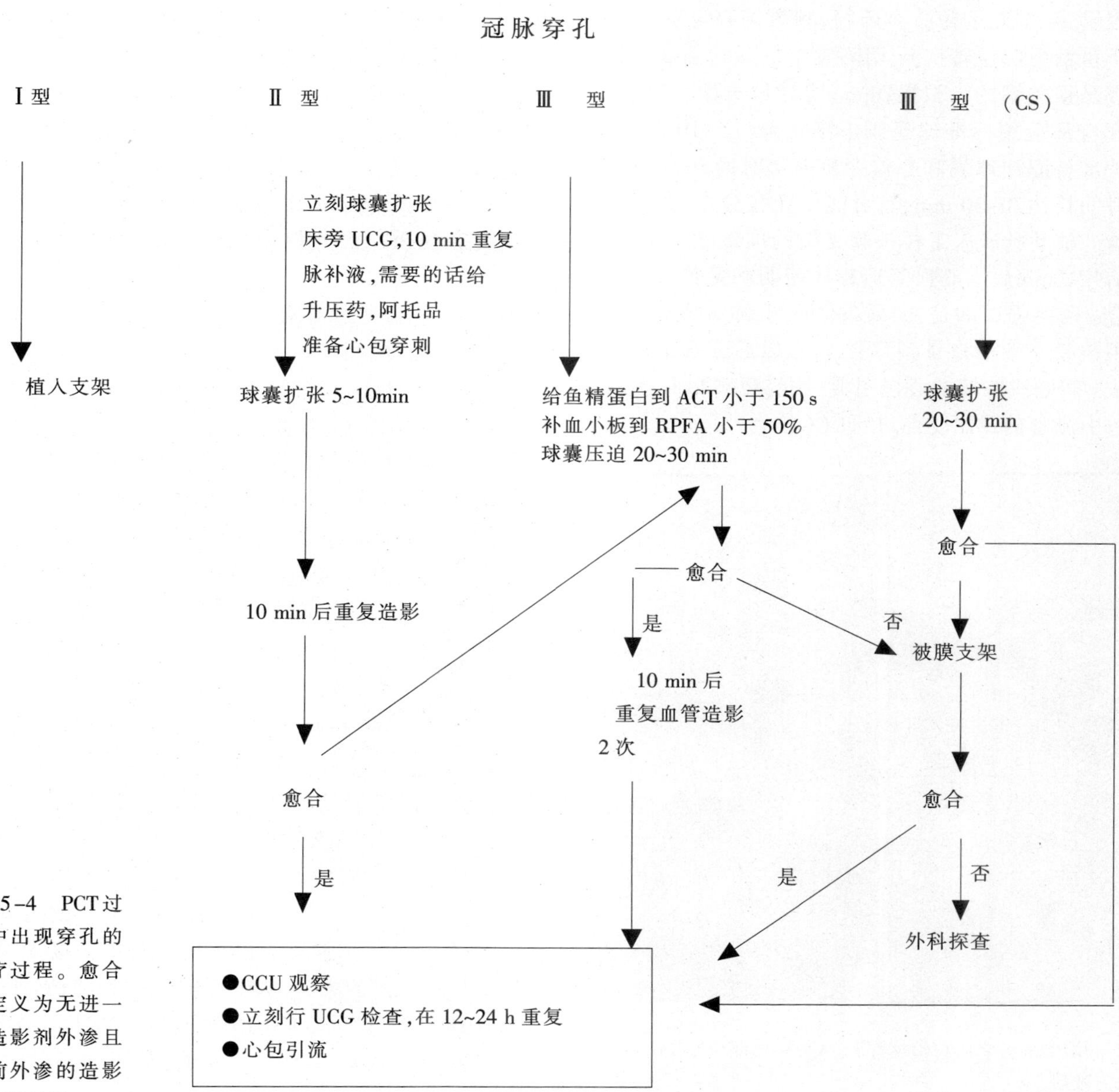

图45-4　PCT过程中出现穿孔的治疗过程。愈合的定义为无进一步造影剂外渗且以前外渗的造影剂不需清除

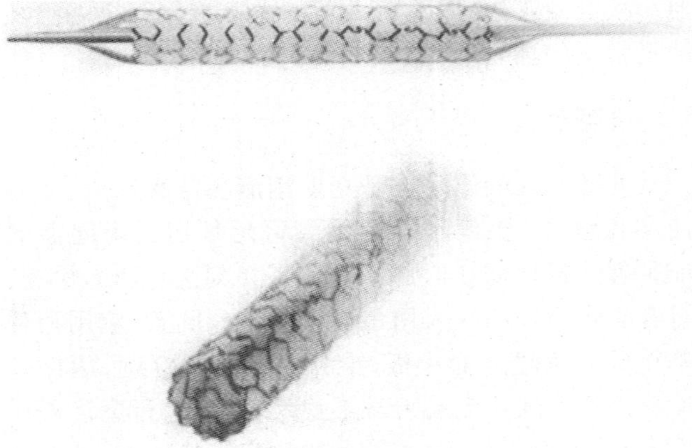

图45-5 Jostent支架图(Jomed International AB, Helsingborg,Sweden)

Ⅲ型穿孔需要立刻采取积极的治疗措施,包括补充血容量,给予儿茶酚胺类药物,频繁的心包穿刺,静脉给予鱼精蛋白逆转抗凝,用阿昔单抗治疗的病人输血小板是很关键的。根据Dippel等建议方案,治疗Ⅲ型穿孔应从应用标准球囊压迫穿孔部位5~10 min开始[3],为准备灌注球囊和心包穿刺赢得时间[3],后续的压迫时间长达20~30 min,有可能使穿孔愈合,并为自体静脉、桡动脉或人工桥被膜支架的准备赢得时间。上述治疗10min后,心血管造影才能明确穿孔部位是否愈合。需要强调的是,如果条件许可,许多机构都已在运用被膜支架治疗Ⅲ型穿孔,将在以后详细论述这种方法。间断或持续的心包引流、住院观察24 h,建议撤心包引流管前或出院前进行UCG检查[3]。

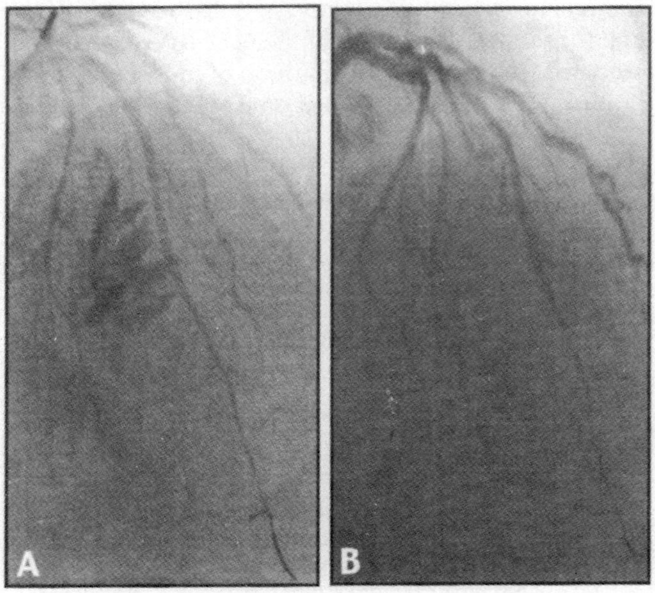

图45-6 用PTFE支架成功治疗穿孔(A),穿孔部位在LAD中段;B为植入支架后

PTFE支架(四氟乙烯支架)治疗冠脉穿孔

PTFE被膜支架的出现使冠脉穿孔的血管得以开通,避免行外科手术,于2001年被FDA批准。根据最新报道,PTFE被膜支架可减少冠脉穿孔死亡率到10%以下[6]。

PTFE支架是球囊扩张型支架,点—管状支架,它包括两层同轴不锈钢支架,内加超薄微孔的PTFE层,末端焊接类似三明治结构(图45-5),长度有9、12、19、26 mm,直径2.5~5.0 mm。该支架主要缺点是侧支血管被堵塞,较高的再狭窄率、高血栓形成率倾向,后者可通过应用高扩张压、延长扩张时间来降低(最佳膨胀,相对应的膨胀压力是14~16 atm,在30 s内允许血管完全膨胀)。用IVUS来确认植入是否正确。延长抗血小板治疗包括阿司匹林和噻吩吡啶治疗6个月。

根据多中心应用PTFE被膜支架治疗35个病人报道,其中自身血管病变(77.8%)、大隐静脉桥(22.2%),包括32个冠脉穿孔,2例动静脉瘘,1例巨大假性动脉瘤,PTFE支架全部有效,有两例病人应用了不止一个PTFE支架来治疗穿孔[39],无术中或院内死亡、心肌梗死或急诊CABG,尽管其中13.9%的病人曾发生心包填塞。

Stankovic[6]通过对米兰1998年前后冠脉穿孔结果的比较发现,应用PTFE被膜支架可大幅减少Ⅲ型穿孔的MACE发生率(死亡、心肌梗死、靶血管再血管化),从91%到33%,但对Ⅱ型穿孔的结果没有影响。

欧洲两个中心的研究报道了10 945例PCI病人中有49例并发冠脉穿孔(0.45%)[40]的患者应用常规方法治疗(包括灌注球囊、逆转抗凝、输入血小板、部分心包穿刺)未能得到穿孔愈合的有29例。这29例病人前17例应用Palmaz-Schatz支架(在5例患者试用,仅2例成功)和(或)CABG治疗。在后来的12例应用PTFE支架,其中11个病人支架顺利放置在穿孔部位,平均时间10 min±3 min (4~15 min),平均压力15 atm±4 atm (12~18 atm),破口成功愈合,除1例外均为TIMI 3级血流。有1例病人PTFE支架未能被放置在末端穿孔处。所以在该研究中PTFE支架对其他手段没有治愈的穿孔的有效率是91%,成功治愈穿孔的代表图见图45-6。

同一研究发现,在应用PTFE被膜支架的患者发生无血流动力学异常的心包渗出比例低于接受其他支架或外科手术的患者($p<0.000\ 1$)。平均随访时间为14个月±4个月,12例中的10例没有MACE发生,在6个月±2个月后造影发现7例病人中有2例再狭窄(29%)。

尽管PTFE被膜支架是治疗冠脉穿孔的装置,但因为它的柔韧性和轨迹能力的限制，在有些情况下不能应用（尤其在弥漫性病变中不能应用），并且，穿孔远端的血管直径都偏细。在这种情况下，小血管供应的心肌面积小，可以尝试引起远端血管血栓形成，防止血液进一步外渗或填塞。Fischell等[41]应用凝血酶冠脉内注射成功治疗了2例冠脉穿孔，这2例均运用了Ⅱb/Ⅲa受体抑制剂且均为导丝引起的穿孔（亲水导丝），穿孔在血管远端，凝血酶的浓度是5 000IU/50ml，加入到盐水中缓慢推注（大于5 min），总量300IU（3ml），球囊充盈时间15 min，作者建议凝血酶注射浓度50~100IU/ml，推送2~5 ml，球囊扩张时间10~20 min，直到纤维蛋白形成交联并防止凝血酶的不良作用。

有文献报道，用自膨胀支架成功治疗冠脉穿孔[42]，选择Magic支架是因为其紧密的网眼设计可以较安全地覆盖动脉壁，然而尽管有这种无被膜支架成功治疗冠脉或静脉桥穿孔的报道，但这几乎是不可能的，由于支架限制血管回缩可能会开放穿孔部位导致穿孔恶化[3,43]。

有趣的是有报道曾应用冠脉内注射聚乙烯乙醇[44]、自身血液的机化血栓[45,46]、明胶海绵[47]，三个0.025英寸的Trufill pushable线圈或铂金微栓线圈[48~50]、包含致血栓形成线圈的血管闭塞系统[51]、自体静脉被膜支架[52,53]和紧急的支架三明治[54]来治愈穿孔，用这些技术来导致远端血管栓塞是个有用的方法，尤其是在导丝导致的远端血管穿孔的病例[55]。

结论

冠脉穿孔是PCI的严重并发症，影像学表现可以从无血流动力学异常的血液外渗到危及生命的心脏填塞、心肌梗死、外科手术、死亡，其治疗根据穿孔的造影分型来决定，Ⅰ型、Ⅱ型穿孔可使用逆转抗凝和延长球囊压迫时间来完成，如果未愈可应用PTFE被膜支架，Ⅲ型穿孔建议应用PTFE被膜支架，在多数患者可免行外科手术。在PCI术后发生不可解释的低血压时应怀疑延迟性心包填塞。

（吴冬燕　译）

参考文献

1. Ajluni SC, Glazier S, Blankenship L, et al. Perforations after percutaneous coronary interventions: clinical, angiographic, and therapeutic observations. *Cathet Cardiovasc Diagn* 1994;32:206–212.
2. Ellis SG, Ajluni S, Arnold AZ, et al. Increased coronary perforation in the new device era. Incidence, classification, management, and outcome. *Circulation* 1994;90:2725–2730.
3. Dippel EJ, Kereiakes DJ, Tramuta DA, et al. Coronary perforation during percutaneous coronary intervention in the era of abciximab platelet glycoprotein IIb/IIIa blockade: an algorithm for percutaneous management. *Catheter Cardiovasc Interv* 2001;52:279–286.
4. Gruberg L, Pinnow E, Flood R, et al. Incidence, management, and outcome of coronary artery perforation during percutaneous coronary intervention. *Am J Cardiol* 2000;86:680–682,A8.
5. Fukutomi T, Suzuki T, Popma JJ, et al. Early and late clinical outcomes following coronary perforation in patients undergoing percutaneous coronary intervention. *Circ J* 2002;66:349–356.
6. Stankovic G, Orlic D, Corvaja N, et al. Incidence, predictors, in-hospital, and late outcomes of coronary artery perforations. *Am J Cardiol* 2004;93:213–216.
7. Yu MY, Gao RL, Chen JL, et al. [Complications in selective percutaneous coronary interventions: analysis of 2,868 cases] [Article in Chinese]. *Zhonghua Nei Ke Za Zhi* 2003;42:550–553.
8. Fasseas P, Orford JL, Panetta CJ, et al. Incidence, correlates, management, and clinical outcome of coronary perforation: analysis of 16,298 procedures. *Am Heart J* 2004;147:140–145.
9. Witzke CF, Martin-Herrero F, Clarke SC, et al. The changing pattern of coronary perforation during percutaneous coronary intervention in the new device era. *J Invas Cardiol* 2004;16:297–301.
10. Fejka M, Dixon SR, Safian RD, et al. Diagnosis, management, and clinical outcome of cardiac tamponade complicating percutaneous coronary intervention. *Am J Cardiol* 2002;90:1183–1186.
11. Cohen BM, Weber VJ, Relsman M, et al. Coronary perforation complicating rotational ablation: the U.S. multicenter experience. *Cathet Cardiovasc Diagn* 1996;[Suppl 3]:55–59.
12. Bittl JA, Ryan TJ Jr., Keaney JF Jr., et al. Coronary artery perforation during excimer laser coronary angioplasty. The percutaneous Excimer Laser Coronary Angioplasty Registry. *J Am Coll Cardiol* 1993;21:1158–1165.
13. Litvack F, Eigler N, Margolis J, et al. Percutaneous excimer laser coronary angioplasty: results in the first consecutive 3,000 patients. The ELCA Investigators. *J Am Coll Cardiol* 1994;23:323–329.
14. Holmes DR Jr., Topol EJ, Adelman AG, et al. Randomized trials of directional coronary atherectomy: implications for clinical practice and future investigation. *J Am Coll Cardiol* 1994;24:431–439.
15. Gunning MG, Williams IL, Jewitt DE, et al. Coronary artery perforation during percutaneous intervention: incidence and outcome. *Heart* 2002;88:495–498.
16. Topol EJ, Califf RM, Weisman HF, et al. Randomised trial of coronary intervention with antibody against platelet IIb/IIIa integrin for reduction of clinical restenosis: results at six months. The EPIC Investigators. *Lancet* 1994;343:881–886.
17. The CAPTURE Investigators. Randomized, placebo-controlled trial of abciximab before and during coronary intervention in refractory unstable angina: the CAPTURE Study. *Lancet* 1997;349:1429–1435.
18. Platelet glycoprotein IIb/IIIa receptor blockade and low-dose heparin during percutaneous coronary revascularization. The EPILOG Investigators. *N Engl J Med* 1998;339:1861–1863.
19. Randomised placebo-controlled and balloon-angioplasty-controlled trial to assess safety of coronary stenting with use of platelet glycoprotein-IIb/IIIa blockade. The EPISTENT Investigators. Evaluation of Platelet IIb/IIIa Inhibitor for Stenting. *Lancet* 1998;352:87–92.
20. Tobis J. Intravascular ultrasound imaging. In: Colombo A and Tobis J, eds., *Techniques in coronary artery stenting*. London: Martin Dunitz Ltd; 2000:27–28.
21. Michael A, Solzbach U, Saurbier B, et al. [Bypass perforation by stent implantation: complication management. A case report] [Article in German]. *Kardiol* 1998;87:233–239.
22. Pasquetto G, Reimers B, Favero L, et al. Distal filter protection during percutaneous coronary intervention in native coronary arteries and saphenous vein grafts in patients with acute coronary syndromes. *Ital Heart J* 2003;4:614–619.
23. Timurkaynak T, Ciftci H, Cemri M. Coronary artery perforation: a rare complication of coronary angiography. *Acta Cardiol* 2001;56:323–325.
24. Kondo T, Kawaguchi K, Awaji Y, et al. Immediate and chronic results of cutting balloon angioplasty: a matched comparison with conventional angioplasty. *Clin Cardiol* 1997;20:459–463.
25. Orford JL, Fasseas P, Denktas AE, et al. Safety and efficacy of cutting balloon angioplasty: the Mayo Clinic experience. *J Invasive*

Cardiol 2002;14:720–724.
26. Albiero R, Silber S, Di Mario C, et al., on behalf of RESCUT Investigators. Cutting balloon versus conventional balloon angioplasty for the treatment of in-stent restenosis: results of the Restenosis Cutting Balloon Evaluation trial (RESCUT). *J Am Coll Cardiol* 2004;43:943–949.
27. Mauri L, Bonan R, Weiner BH, et al. Cutting balloon angioplasty for the prevention of restenosis: results of the Cutting Balloon Global Randomized Trial. *Am J Cardiol* 2002;90:1079–1083.
28. Montorsi P, Galli S, Fabbiocchi F, et al. Different types of coronary artery wall injury following cutting balloon angioplasty. *Ital Heart J* 2002;3:676–681.
29. Del Campo C, Zelman R. Successful non-operative management of right coronary artery perforation during percutaneous coronary intervention in a patient receiving abciximab and aspirin. *J Invasive Cardiol* 2000;12:41–43.
30. Korpas D, Acevedo C, Lindsey RL, et al. Left anterior descending coronary artery to right ventricular fistula complicating coronary stenting. *J Invasive Cardiol* 2002;14:41–43.
31. Hering D, Horstkotte D, Schwimmbeck P, et al. [Acute myocardial infarct caused by a muscle bridge of the anterior interventricular ramus: complicated course with vascular perforation after stent implantation] [Article in German]. *Z Kardiol* 1997;86:630–638.
32. von Sohsten R, Kopistansky C, Cohen M, et al. Cardiac tamponade in the "new device" era: evaluation of 6999 consecutive percutaneous coronary interventions. *Am Heart J* 2000;140: 279–283.
33. Iga K, Fujikawa T, Ueda Y, et al. Massive hemopericardium as a first manifestation of coronary aneurysm: successful surgical management. *Am Heart J* 1996;131:618–620.
34. Wan S, LeClerc JL, Vachiery JL, et al. Cardiac tamponade due to spontaneous rupture of right coronary artery aneurysm. *Ann Thorac Surg* 1996;62:575–576.
35. Briguori C, Di Mario C, De Gregorio J, et al. Administration of protamine after coronary stent deployment. *Am Heart J* 1999;138[1 Pt 1]:64–68.
36. Kereiakes DJ. Prophylactic platelet transfusion in abciximab-treated patients requiring emergency coronary bypass surgery. *Am J Cardiol* 1998;81:373.
37. Tcheng JE, Ellis SG, George BS, et al. Pharmacodynamics of chimeric glycoprotein IIb/IIIa integrin antiplatelet antibody Fab 7E3 in high-risk coronary angioplasty. *Circulation* 1994;90:1757–1764.
38. Maruo T, Yasuda S, Miyazaki S. Delayed appearance of coronary artery perforation following cutting balloon angioplasty. *Catheter Cardiovasc Interv* 2002;57:529–531.
39. Lansky AJ, Stone GW, Grube E, et al. A multicenter registry of the Jostent PTFE stent graft for the treatment of arterial perforations complicating percutaneous coronary interventions. *J Am Coll Cardiol* 2000;35:26,A825.
40. Briguori C, Nishida T, Anzuini A, et al. Emergency polytetrafluoroethylene-covered stent implantation to treat coronary ruptures. *Circulation* 2000;102:3028–3031.
41. Fischell TA, Korban EH, Lauer MA. Successful treatment of distal coronary guidewire-induced perforation with balloon catheter delivery of intracoronary thrombin. *Catheter Cardiovasc Interv* 2003;58:370–374.
42. Hammoud T, Tanguay JF, Rios F, et al. Repair of left anterior descending coronary artery perforation by Magic Wallstent implantation. *Catheter Cardiovasc Interv* 1999;48:304–307.
43. Subraya RG, Tannenbaum AK. Successful sealing of perforation of saphenous vein graft by coronary stent. *Catheter Cardiovasc Interv* 2000;50:460–462.
44. Yoo BS, Yoon J, Lee SH, et al. Guidewire-induced coronary artery perforation treated with transcatheter injection of polyvinyl alcohol form. *Catheter Cardiovasc Interv* 2001;52:231–234.
45. Hadjimiltiades S, Paraskevaides S, Kazinakis G, et al. Coronary vessel perforation during balloon angioplasty: a case report. *Cathet Cardiovasc Diagn* 1998;45:417–420.
46. Cordero H, Gupta N, Underwood PL, et al. Intracoronary autologous blood to seal a coronary perforation. *Herz* 2001;26: 157–160.
47. Dixon SR, Webster MW, Ormiston JA, et al. Gelfoam embolization of a distal coronary artery guidewire perforation. *Catheter Cardiovasc Interv* 2000;49:214–217.
48. Dorros G, Jain A, Kumar K. Management of coronary artery rupture: covered stent or microcoil embolization. *Cathet Cardiovasc Diagn* 1995;36:148–154.
49. Aslam MS, Messersmith RN, Gilbert J, et al. Successful management of coronary artery perforation with helical platinum microcoil embolization. *Catheter Cardiovasc Interv* 2000;51:320–322.
50. Assali AR, Moustapha A, Sdringola S, et al. Successful treatment of coronary artery perforation in an abciximab-treated patient by microcoil embolization. *Catheter Cardiovasc Interv* 2000;51: 487–489.
51. Gaxiola E, Browne KF. Coronary artery perforation repair using microcoil embolization. *Cathet Cardiovasc Diagn* 1998;43:474–476.
52. Chae JK, Park SW, Kim YH, et al. Successful treatment of coronary artery perforation during angioplasty using autologous vein graft-coated stent. *Eur Heart J* 1997;18:1030–1032.
53. Caputo RP, Amin N, Marvasti M, et al. Successful treatment of a saphenous vein graft perforation with an autologous vein-covered stent. *Catheter Cardiovasc Interv* 1999;48:382–386.
54. Pienvichit P, Waters J. Successful closure of coronary artery perforation using makeshift stent sandwich. *Catheter Cardiovasc Interv* 2001;54:209–213.
55. Colombo A, Stankovic G. Coronary perforations: old screenplay, new actors. *J Invasive Cardiol* 2004;16:302–303.

第六部分

辅 助 治 疗

第46章　普通肝素

Heidar Arjomand　Marc Cohen

PCI部位斑块破裂和动脉损伤将导致血栓性内膜下层暴露于血小板，由此激活凝血系统成为凝血酶形成的有力刺激。因此，PCI中应常规应用抗凝和抗血小板药物以减少血栓性并发症。自从冠状动脉造影出现以来[1]，静脉内注射普通肝素(UFH)一直是防止术中缺血并发症的首选抗栓治疗[1,2]。近年来，支架、噻吩吡啶和血小板糖蛋白Ⅱb/Ⅲa拮抗剂的广泛应用，已显著降低了PCI缺血性并发症的发生率。目前鲜有关于静脉内UFH在PCI中作用的随机临床试验资料[3]。现今有关PCI中静脉内UFH应用的建议是经验性的，并且关于最佳抗凝水平和持续时间的资料均来自于回顾性分析。本章着重对有关UFH在冠状动脉介入治疗中作用的资料进行回顾。

普通肝素(UFH)

UFH是一种不纯多糖链混合物，它结合于抗凝血酶以加强该物质对凝血酶和因子Xa的抑制作用[4]。肝素的最早应用始于1937年，是在外科病人中用于预防静脉血栓形成。此后，肝素在心血管疾病的治疗中也起到重要作用：它是应用于PTCA和CABG外科手术的常规抗凝药物，并且其在ACS病人治疗中具有肯定的价值，此外还被作为心肌梗死后溶栓治疗患者的辅助治疗。尽管有多种限制，UFH仍被广泛应用于PCI中。

在导管室中，肝素的有效性可通过监测ACT进行评价，即硅藻土(Hemochron装置)或瓷土(HemoTec装置)激活的全血凝固时间[5]。对于同一份样本，两种方法可产生2个不同的值。Avendano和Ferguson发现在PCI患者的配对血液样本中，Hemochron装置ACT值均持续高于HemoTec装置检测值(平均高100 s±86 s)[6]。静脉注射固定剂量的肝素所产生的ACT值也会有变化，这归因于病人体重[7]、心绞痛综合征[8]以及肝素抵抗预处理条件的不同[4]。

PCI中，静脉内UFH已经被应用于有或无GPⅡb/Ⅲa抑制剂使用的情况下[9-26]。

UFH不合用GPIIb/IIIa抑制剂

PCI术中应用静脉内普通肝素可减少急性闭塞的风险并降低缺血并发症。目前最佳的抗凝水平仍有争议，最初指南规定的300~350 s是从心脏外科观察中得出的。为防止血栓形成，在心肺旁路移植术中进行体外循环时推荐的ACT低限为300 s[27]。对恒河猴进行心肺旁路术时发现ACT小于400 s与微小的纤维蛋白单体形成有关[28]。

回顾性研究数据表明抗凝水平与急性闭塞事件和缺血性并发症相关。Ferguson等发现死亡和紧急旁路外科等并发症均发生在ACT<250 s (HemoTec)的病人；而在ACT>300 s的病人中仅有0.3%[9]。Narins等应用Hemochron装置发现球囊成形术后突发闭塞的病人其ACT值的中位数（350 s vs 380 s）及最小

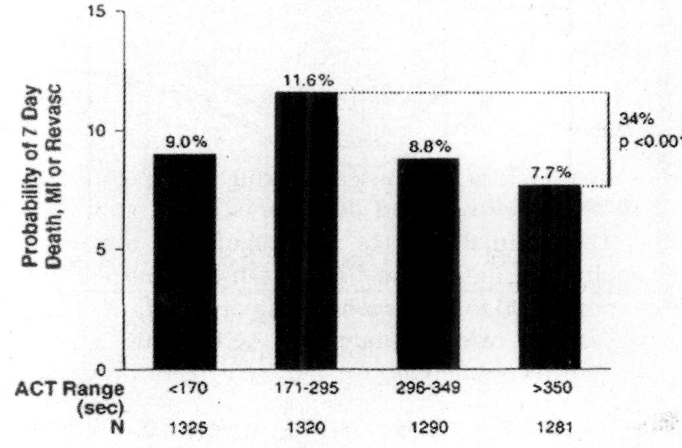

图46-1　间隔25 s，关于ACT和7天内复合缺血事件发生率的分析(Reproduced with permissiom from Chew DP,Vhatt DL, Lincoff MA et al. Circulation2001；103；961-966)

值(345 s vs 370 s)均显著减低[10]。另一方面,有些作者描述应用较低剂量肝素(2 500~5 000)的病人有较低的事件发生率[11~13]。在这一系列低危病人中未观察到抗凝水平与缺血性并发症之间有明确的相关性。

ACC/AHA PCI指南推荐在进行PCI不联合应用GPⅡb/Ⅲa抑制剂者[14]需应用足量的肝素以达到并维持ACT在250~300 s (HemoTec装置) 或300~350 s (Hemochron装置)。应该承认有些病人需要比其他人更大剂量的肝素才能达到相同的ACT值,这也有一些不利的预示。在一个合并分析中,Chew等回顾了6个关于PCI中新的抗栓辅助治疗的随机对照试验的数据,这些试验均应用肝素抗凝[15]。在这个分析中,以ACT间隔25 s分组,对比7天的事件发生率(死亡、心肌梗死、血管重建或严重和轻微出血)。ACT 350~375 s组对比于171~295 s组(图46-1和图46-2),复合缺血事件发生率最低,为7.7% vs 11.6%。然而,ACT超过475 s事件发生率是升高的(9.3%)。此外,观察到ACT水平与严重和轻微出血的发生率直接相关(图46-2B)。

几个随机临床试验证明成功PCI后延长UFH抗凝治疗对急性缺血终点没有影响[16~18]。Ellis等的一项研究中, 成功介入治疗后肝素注入18~24 h与加倍的严重出血发生率相关(3.8%vs8.2%),而急性闭塞发生没有明显改变(2.4vs1.8%)[16]。同样,一项414名病人的随机多中心试验——HAPI试验,成功PCI后肝素治疗出血事件发生率明显升高,即使早已拔鞘[18]。因此,延长抗凝和延迟拔鞘可导致出血和血管并发症风险增

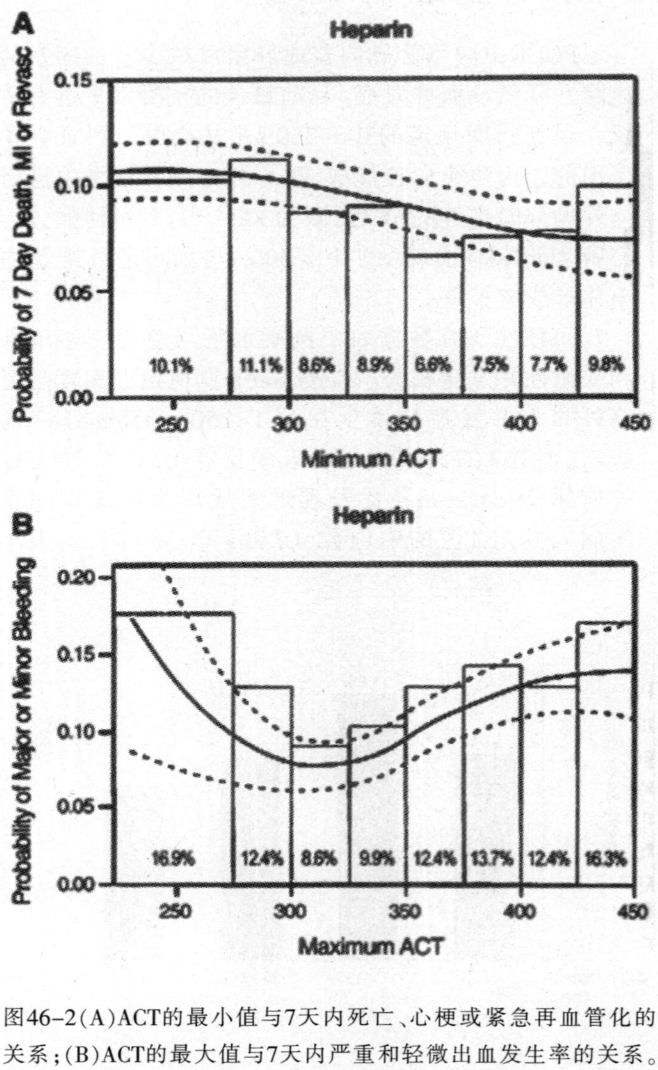

图46-2(A)ACT的最小值与7天内死亡、心梗或紧急再血管化的关系;(B)ACT的最大值与7天内严重和轻微出血发生率的关系。实线和虚线分别表示最低光滑估计和95%置信区间。百分数代表观察的实际事件发生率 (Reproduced with permission from Chew DP,Bhatt DL,Lincoff MA, et al. Circulation2001;103;961-966)

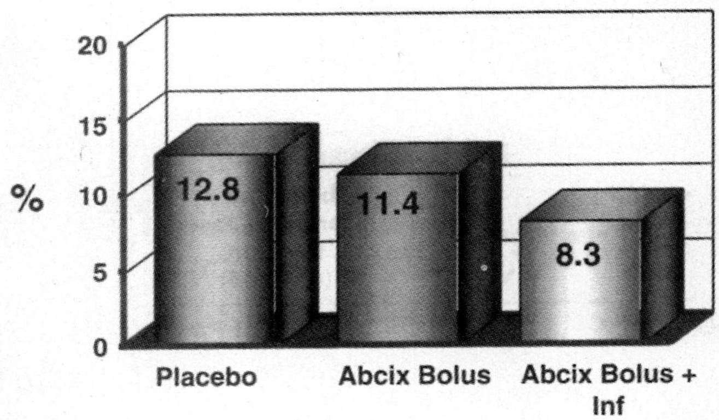

图46-3 EPIC试验中主要恶性心脏事件的发生率:单独弹丸注射阿昔单抗的复合终点事件发生率降低了10%(p=0.43); 阿昔单抗与其他药物的联合弹丸注射发生率降低了35%(p=0.008) (Reproduced with permission from the EPIC Investigators, N Engl J Med 1994;330;956-961)

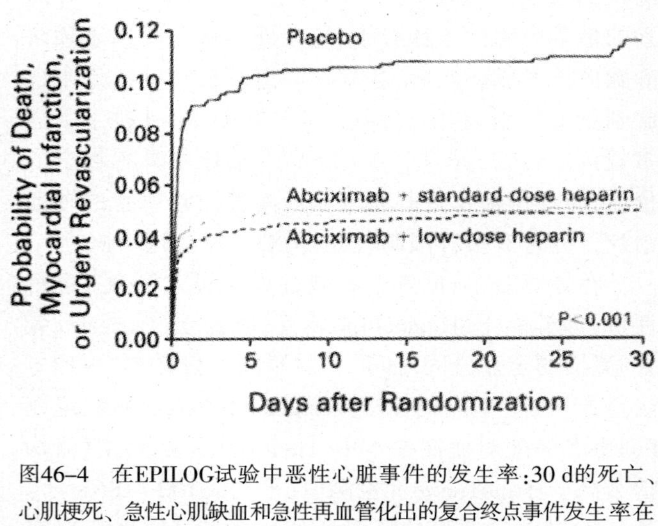

图46-4 在EPILOG试验中恶性心脏事件的发生率;30 d的死亡、心肌梗死、急性心肌缺血和急性再血管化出的复合终点事件发生率在安慰剂组是11.7%, 阿昔单抗和低剂量肝素组为5.2%(危险比0.43;95% CI,0.30 ~0.60;p <0.001) (Reproduced with permission from the EPILOG Investigators. N Engi J Med1997;336;1689-1696

表 46-1 在 EPIC 试验中不良心脏事件的发生率

事件*	对照组 (n=696)	阿昔单抗弹丸式注入 (n=695)	阿昔单抗弹丸或静脉式和注入 (n=708)	剂量依赖性 p 值
		No. of patients(%)		
主要终点	89(12.8)	79(11.4)	59(8.3)	0.009
主要终点的组成				
死亡	12(1.7)	9(1.3)	12(1.7)	0.96
非致死性心梗	60(8.6)	43()6.2	37(5.2)	0.013
Q 波	16(2.3)	7(1.0)	6(0.8)	0.020
大非 Q 波	28(4.0)	19(2.7)	21(3.0)	0.265
小非 Q 波	16(2.3)	17(2.4)	10(1.4)	0.239
急诊 PTCA	31(4.5)	25(3.6)	6(0.8)	<0.001
急诊 CABG	25(3.6)	16(2.3)	17(2.4)	0.177
支架植入	4(0.6)	12(1.7)	4(0.6)	0.98
球囊泵植入	1(0.1)	1(0.1)	1(0.1)	0.99

*PTCA denotes percutaneous coronary angioplasty or atherectomy, and CABG coronary artery bypass grafting

p=0.009 for overal test for trend, p=0.43 for comparison of the placebo group with the group given the group given the bolus only, and p=0.008 for comparison of the placebo group given the bolus and bolus and infusion

Source: The Evaiuation of 7E3 for the Prevenion of lschemic omplications lnvestigators. N Eng 1994;330:956–961

表 46-2 在 EPI LOG 试验中使用阿昔单抗+低分子肝素与使用阿昔单抗+标准剂量肝素出血并发症风险的比较

出血终点	安慰剂+准标剂量肝素(n=939)	阿昔单抗+低剂量肝素 (n=935)	p 值‡	阿昔单抗+标准剂量肝素 (n=918)	p 值
	No. of Patients(%)			No. of Patients(%)	
大量出血	29(3.1)	19(2.0)	0.19	32(3.5)	0.7
少量出血	35(3.7)	37(4.0)	0.81	68(7.4)	<0.001
输血					
红细胞	37(3.9)	18(1.9)	0.013	30(3.3)	0.46
血小板	10(1.1)	8(0.9)	0.81	15(1.6)	0.32
与 CABG 无关的大量出血	10(1.1)	10(1.1)	1.000	17(1.9)	0.18
与 CABG 无关的少量出血	32(3.4)	37(4.0)	0.54	70(7.6)	<0.001
与 CABG 无关的输血					
红细胞	18(2.0)	11(1.2)	0.20	16(1.8)	0.86
血小板	1(0.1)	4(0.4)	0.3	5(0.6)	0.12
脑卒中或院内出血	0	2(0.2)	0.25	3(0.3)	0.12
出血性脑卒中	0	1(0.1)	0.5	1(0.1)	0.494
出血性脑卒中转化为非出血性脑卒中	0	0	1.000	0	1.000
其他院内出血	0	0	1.000	2(0.2)§	0.24
非出血性脑卒中	0	1(0.1)	0.5	1(0.1)§	0.49

*The categories are not mutually exclusive.

‡CABG denotes coronary artery bypass grafting

‡P values are for the comparison between the abciximab group and the placebo group

§One patient had both nonhemorrhagic stroke nad other intracranial bleeding

Source: The Evaluation in PTCA to lmprove Long-Term Outcome with Abciximab Glycoprotein Ⅱb/Ⅲa Blockade Investigators. N Engl J Med 1997;336:1689–1696

加[16~18]。然而，延长抗凝治疗在不成功的PCI后的作用还不清楚。对于植入支架不伴有GPⅡb/Ⅲa抑制剂者，ACT的最小安全范围仍不确定。合并数据分析，Chew等研究了一个支架治疗的小样本。他们分析显示ACT在350~375 s缺血事件发生率最低[15]。另一方面，Colombo等报道了在支架植入的病人，这些病人经冠脉内超声证实支架膨胀满意，而且单一抗血小板治疗[19]急性和亚急性支架内血栓形成发生率很低，为0.9%。应该承认，Chew等研究的病人构成了高危险组[15]。

UFH合用GPIIb/IIIa抑制剂

EPIC[Evaluation of 7 E3 for the Prevention of Ischemic Complications)试验[20]是第一个联合应用UFH和GPⅡb/Ⅲa抑制剂的试验。在行球囊扩张或定向旋

切的高危病人中，阿昔单抗与标准剂量的肝素(ACT靶值300~350)以及阿司匹林联合治疗对比UFH和阿司匹林联合(图46-3，表46-1)，结果表明30 d内事件发生率(死亡、MI或紧急血运重建)减少35%。然而，严重出血显著增加(10.6%vs3.3%)，高的ACT值与出血风险增加相关联[20]。EPILOG(Evaluationin PTCA to Improve Long-Term Outcome with Abciximab Glycoprotein IIb/IIIa Blockade)试验中，阿昔单抗和低剂量肝素(70 U/kg弹丸注射)可显著降低复合终点事件(死亡、心肌梗死和紧急血管重建)(图46-4)，出血的风险并没有增加(表46-2)[21]。Chew等分析[15]4个应用阿昔单抗的试验，在较宽的ACT值范围内(275~375 s)都可减低复合缺血事件大约4.5%，同时出血并发症仅轻微增加。EPISTENT(the Evaluationof Platelet Ⅱb/Ⅲa Inhibitionin Stenting)研究，在支架病人中应用低剂量UFH(70 U/kg)和阿昔单抗，严重出血发生率很低(1.5%)，突发闭塞的发生为0[22]。对比于没有应用阿昔单抗的标准剂量UFH的支架病人，死亡、心肌梗死或缺血相关的血管重建等初始终点事件发生率也显著降低，为5.3%vs10.8%(图46-5)[22]。在ESPRIT (Enhanced Suppressionofthe Platelet Ⅱb/Ⅲa Receptor with Integrilin Therapy)试验中，进行选择性支架植入的病人随机分为UFH加依替巴肽组和UFH加安慰剂组[23]。肝素剂量为60 U/kg，达到靶ACT值为200~300 s。死亡、心肌梗死和紧急血管重建的复合终点事件依替巴肽组对比安慰剂组显著降低(6.8%vs10.5%)(图46-6)，依替巴肽组严重出血轻微增加(1.3%vs0.4%)[23]。TARGET(the Do Tirofibanand Reo ProGive Similar Efficacy Trial)研究，Topol等同时应用低剂量UFH(70 U/kg)，对比了阿昔单抗和替罗非班，两组严重出血的发生均低于1%[24]。在TARGET试验中，低剂量UFH和阿昔单抗对比UFH和替罗非班，减少缺血事件更有效(图46-7)[24]。然而，6个月的数据显示阿昔单抗和替罗非班效果相似(图46-8)[25]。

ACC/AHA PCI指南推荐在进行PCI的病人中，联合应用GPⅡb/Ⅲa抑制剂者，应给予足够剂量的肝素(50~70 U/kg初始剂量)，以达到并维持ACT>200 s(Hemochron装置或HemoTec装置)[14]。有趣的是，在EPILOG试验中，阿昔单抗和标准剂量肝素组的糖尿病病人与低剂量肝素和阿昔单抗组中同类患者相比，复合终点事件显著减少[26]。在其他亚组是否也有同样的结果尚不清楚。

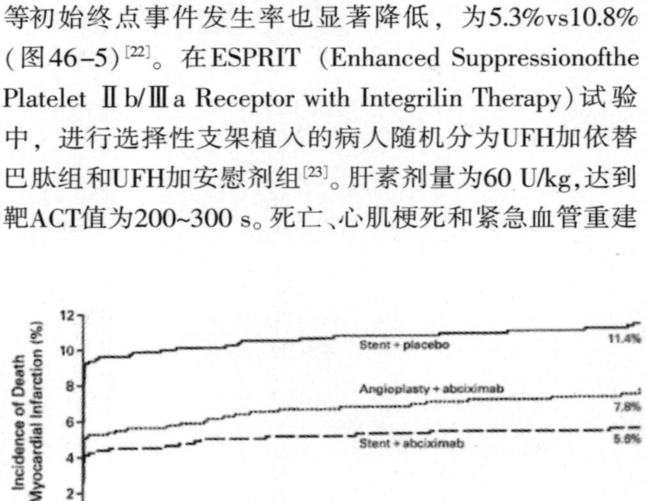

46-5 在EPISTENT试验中恶性心脏事件：面板A表明死亡、心梗复合终点的发生率；面板B显示根据指定治疗，随机化分组后6个月内重复目标血管再血管化的发生率 (Reproduced with permission from Lincoff AM, Califf RM, Moliterno DJ, ea al. N ENG J Med 1999;341;319-327)

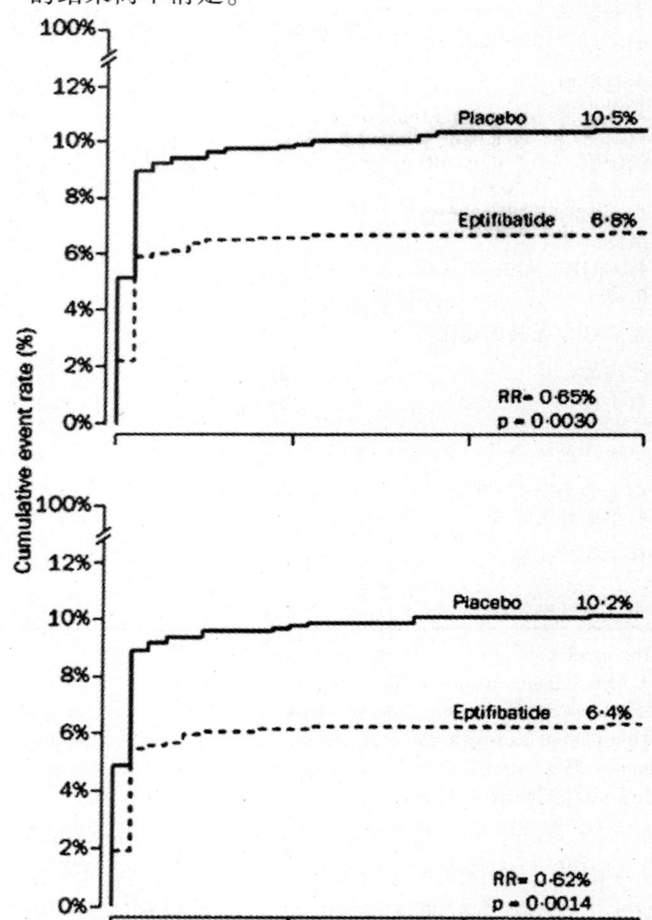

图46-6 ESPRIT试验中恶性心脏事件的发生率：30 d Kaplan-Meier曲线的死亡、心肌梗死(上图)和紧急血管重建的复合终点事件、死亡、心梗(下图)(Reproduced with permission from the ESPRIT Investigators. Lancet 2000;356;2037-2044)

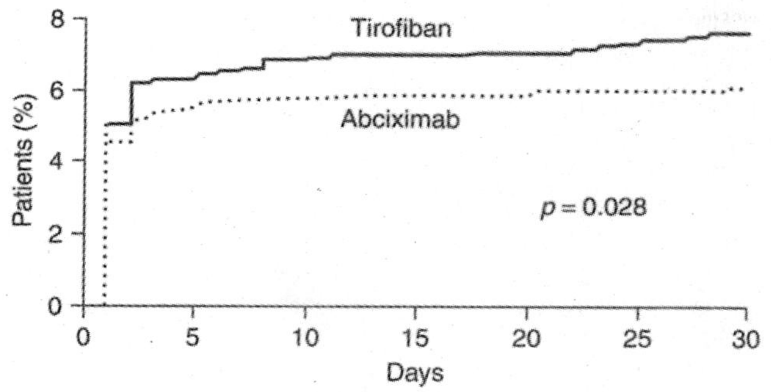

图46-7　在TARGET试验中随访1月的主要缺血事件：在入组后前30天原始终点，复合死亡，非致死性心梗，急性目标血管再血管化的发生率。30天后，原始终点发生率在替罗非班组为7.6%，在阿昔单抗组为6.0%（危险比1.26；95%CI，1.01~1.57；p=0.038）(Reproduced with permissiom from Topol EJ, Moliterno DJ, Hermann HC, et al. N Engl J Med)2001；344；1888-1894)

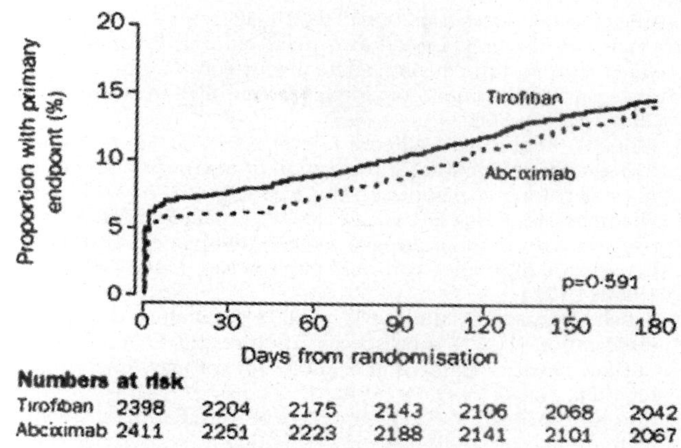

图46-8　在TARGET试验中随访6个月的主要缺血事件：在6个月中，死亡，心梗和任何目标血管再血管化的复合终点的发生率在替罗非班组是14.8%，在阿昔单抗组是14.3%（危险比1.04；95%CI，0.90~1.21；p=0.591）(Reproduced with permissiom from Moliterno DJ, Yakubov SJ, Di Battiste PM, ea al. Lancet 2002；360：355-360)

UFH的不利作用

肝素治疗的严重并发症之一就是它可导致血小板减少（肝素诱导的血小板减少，HIT），这与血栓形成有关。随着近来肝素越来越多的应用，这种潜在的灾难性并发症的发生也在明显增加[29]。血小板减少本身可以增加出血的风险，它的相关疾病包括深静脉血栓形成（DVT）、弥散性血管内凝血（DIC）、肺栓塞、脑血栓形成、心肌梗死和四肢缺血性损伤，可能产生严重的患病率和死亡率[29]。

肝素诱导的血小板减少和它相关的血栓性疾病统称为肝素诱导的血小板减少血栓性综合征（HITTS），典型的是发生在肝素治疗5~10 d，但是以前应用过肝素的病人可以发生得很快[30]。HIT是一种免疫介导的反应，最常是由于一种IgG抗体结合于肝素和血小板因子4（PF4）之间形成复合物，在血小板的α-颗粒上通常可发现肝素结合蛋白[30]。

结论

尽管有多种限制，但是UFH仍广泛应用于PCI中。目前的指南指出对于不联合应用GPⅡb/Ⅲa抑制剂的PCI病人应予足量的UFH（通常100 U/kg初始剂量）以达到并维持ACT值在250~300 s（应用HemoTec装置）或300~350s（应用Hemochron装置）。另一方面，联合应用GPⅡb/Ⅲa抑制剂的PCI病人给予足量肝素（50~70 U/kg初始剂量），以达到并维持ACT值>200 s，无论是HemoTec装置还是Hemochron装置。

（张迎怡　丛洪良　译）

参考文献

1. Gruntzig AR, Senning A, Siegenthaler WE. Non operative dilatation of coronary-artery stenosis: percutaneous transluminal coronary angioplasty. *N Engl J Med* 1979;301:61–68.
2. Popma JJ, Ohman M, Weitz J, et al. Antithrombotic therapy in patients undergoing percutaneous coronary intervention. *Chest* 2001;119:321S–336S.
3. Arjomand H, Surabhi SK, Cohen M. Unfractionated versus fractionated heparin for percutaneous coronary intervention. *Curr Cardiol Rep* 2002;4:327–333.
4. Hirsch J. Heparin. *N Engl J Med* 1991;324:1565–1574.
5. Bowers J, Ferguson JJ. The use of activated clotting time to monitor heparin therapy during and after interventional procedures. *Clin Cardiol* 1994;17:357–361.
6. Avendano A, Ferguson JJ. Comparison of Hemochron and HemoTec activated clotting time target values during percutaneous transluminal coronary angioplasty. *J Am Coll Cardiol* 1994; 23:907–910.
7. Ferguson JJ, Waly HM, Le D, et al. The effect of body weight and body surface area correction of the distribution of the ACT response to bolus doses of heparin for PTCA. *J Invas Cardiol* 1998;10:318–322.
8. Neuenschwander C, Attenhofer C, Kiowski W, et al. Activated clotting times and heparin need during coronary angioplasty in acute myocardial infarction and angina pectoris. *Circulation* 1993;88: I–1107.
9. Ferguson JJ, Dougherty KG, Gaos CM, et al. Relationship between procedural activated clotting time and outcome after percutaneous transluminal angioplasty. *J Am Coll Cardiol* 1994;23:1061–1065.
10. Narins CR, Hillegass WB, Nelson CL, et al. Relationship between activated clotting time during angioplasty and abrupt closure. *Circulation* 1996;93:667–671.
11. Vainer J, Fleisch M, Gunnes P, et al. Low dose heparin for routine angioplasty and stenting. *Am J Cardiol* 1996;78:964–966.
12. Koch KT, Piek JJ, de Winter RJ, et al. Safety of low dose heparin in elective coronary angioplasty. *Heart* 1997;77:517–522.
13. Kaluski E, Krakover R, Cotter G, et al. Minimal heparinization in coronary angioplasty-how much heparin is really warranted? *Am J Cardiol* 2000;85:953–956.
14. Smith SJ, Dove JT, Jacobs AK, et al. ACC/AHA guidelines for percutaneous coronary intervention: executive summary and recommendations: a report of the American College of Cardiology/American Heart Association Task Force on Practice Guidelines (Committee to revise the 1993 guidelines for Percutaneous Transluminal Coronary

Angioplasty). *Circulation* 2001;103:3019–3041.
15. Chew DP, Bhatt DL, Lincoff MA, et al. Defining the optimal activated clotting time during percutaneous coronary intervention. Aggregate results from 6 randomized, controlled trials. *Circulation* 2001;103:961–966.
16. Ellis SG, Roubin GS, Wilentz J, et al. Effect of 18- to 24-hour heparin administration for prevention of restenosis after uncomplicated coronary angioplasty. *Am Heart J* 1989;117:777–782.
17. Friedman HZ, Cragg DR, Glazier SM, et al. Randomized prospective evaluation of prolonged versus abbreviated intravenous heparin therapy after coronary angioplasty. *J Am Coll Cardiol* 1994;24:1214.
18. Rabah M, Mason D, Muller DW, et al. Heparin after Percutaneous Intervention (HAPI): a prospective multicenter randomized trial of three heparin regimens after successful coronary intervention. *J Am Coll Cardiol* 1999;34:461–467.
19. Colombo A, Hall P, Nakamuta S, et al. Intracoronary stenting without anticoagulation accomplished with intravascular ultrasound guidance. *Circulation* 1995;91:1676–1688.
20. The EPIC Investigators. Use of a monoclonal antibody directed against the glycoprotein IIb/IIIa receptor in high-risk coronary angioplasty: the EPIC investigation. *N Engl J Med* 1994;330: 956–961.
21. The EPILOG Investigators. Platelet glycoprotein IIb/IIIa receptor blockade and low-dose heparin during percutaneous coronary revascularization: the EPILOG Investigators. *N Engl J Med* 1997; 336:1689–1696.
22. Lincoff AM, Califf RM, Moliterno DJ, et al. Complimentary clinical benefits of coronary artery stenting and blockade of platelet glycoprotein IIb/IIIa receptors: Evaluation of Platelet IIb/IIIa Inhibition in Stenting Investigators. *N Engl J Med* 1999, 341:319–327.
23. The ESPRIT Investigators. Novel dosing regimen of eptifibatide in planned coronary stent implantation (ESPRIT): a randomized, placebo-controlled trial. *Lancet* 2000;356:2037–2044.
24. Topol EJ, Moliterno DJ, Hermann HC, et al. Comparison of two platelet glycoprotein IIb/IIIa inhibitors, tirofiban and abciximab, for the prevention of ischemic events with percutaneous coronary revascularization. *N Engl J Med* 2001;344:1888–1894.
25. Moliterno DJ, Yakubov SJ, Di Battiste PM, et al. Outcomes at 6 months for the direct comparison of tirofiban and abciximab during percutaneous coronary revascularization with stent placement: the TARGET follow-up study. *Lancet* 2002;360:355–360.
26. Kleiman NS, Lincoff MA, Kereiakes DJ, et al. Diabetes mellitus, glycoprotein IIb/IIIa blockade, and heparin. Evidence for a complex interaction in a multicenter trial. *Circulation* 1998;97:1912–1920.
27. Bull BS, Korpman RA, Huse WM, et al. Heparin therapy during extracorporeal circulation: I. Problems inherent in existing heparin protocols. *J Thorac Cardiovasc Surg* 1975; 69:674–684.
28. Young JA, Kisker TC, Doty DB. Adequate anticoagulation during cardiopulmonary bypass determined by activated clotting time and the appearance of fibrin monomer. *Ann Thorac Surg* 1978;26:231–240.
29. Brieger DB, Mak KH, Kottke-Marchant K, et al. Heparin-induced thrombocytopenia. *J Am Coll Cardiol* 1998;31:1449–1459.
30. Aster RH. Heparin-induced thrombocytopenia and thrombosis. *N Engl J Med* 1995;332:1374–1376.

第47章 低分子肝素在急性冠状动脉综合征和经皮冠状动脉介入治疗中的应用

John J.Young Dean J.Kereiakes

在过去的十年中，ACS和PCI的药物辅助治疗有了重大进展。药理学的进展是基于对病生理机制的更深入的理解，包括血小板的活化和聚集、凝血酶的生成和血栓的形成。血栓的形成在急性缺血性综合征和PCI并发症的发病原因中起了主要的作用。粥样斑块破裂发动了血栓形成，这种斑块破裂可在ACS中自发产生也可由经皮血管重建所引起。斑块破裂暴露了可促使血栓形成的内皮下成分，导致血小板聚集和凝血瀑布的开始。血栓的形成可导致血管部分完全的闭塞，造成脏器的缺血或梗死。而且，血小板血栓形成可能对稳定的粥样斑块进展有重要作用。除细胞的迁移、增殖外，发作性斑块破裂、血栓形成和斑块内血栓可能导致动脉管腔逐步缩小。因而，抗栓药物也是ACS和PCI治疗策略的组成部分。UFH给药方案的完善、低分子量肝素和直接凝血酶抑制剂(DTIs)的应用以及口服和胃肠外给药方式的辅助抗血小板治疗的改进业已出现。本章着重回顾低分子量肝素治疗在ACS和PCI中的应用。

普通肝素(UFH)

UFH是一种糖胺聚糖，是不同分子量的分子混合物。UFH的抗凝活性是通过大约1/3的UFH分子与抗凝血酶Ⅲ结合，导致后者构象的改变，显著地增强了UFH抗凝血酶Ⅲ复合物和凝血酶的密切关系[1]。肝素可以与内皮细胞、巨噬细胞和血浆蛋白迅速结合，引起两个明显的体内清除时相。最初是一个迅速的平衡时相，随后是一个缓慢的、饱和的排除时相[2]。UFH的结合能力有个体差异，因为肝素结合蛋白是较大的急性期反应物。因此，UFH的半衰期是可变的及剂量依赖的[1]。UFH的天然抑制剂(血小板因子4，PF4)由富含血小板的血栓释放，这可能更多改变UFH的剂量-反应关系，尤其是当大量血栓出现时[1]。

在临床实践中关于围手术期合适的肝素剂量和UFH治疗过程中监测策略仍有争议。3个重要的实验室方法可用来监测UFH抗凝水平，包括全血凝固时间、激活的凝血时间(ACT)和部分激活的凝血酶原时间(aPTT)[2~3]。"激活的"是指在化验过程中应用可激活Ⅻ因子的药物。全血凝固时间很少能重复检测，更多地依赖于接触活化的程度[3~6]。aPTT传统地用于监测UFH治疗，但对UFH浓度变化的反应是有限的，尤其是在更高水平抗凝时[7~10]。另外，在aPTT检测中应用去血小板制剂时，忽视了PF4潜在的UPH中和作用[1]。这些顾虑在ACT检测中很少适用。另外，对化验即时检测的要求，使得ACT成为在导管室监测UFH抗凝水平的标准[11,12]。

目前有关PCI中应用UFH的指南已成为争议的主题[13~14]。最初依据经验得出的在PCI术前静脉内弹丸注射剂量5 000~10 000U应用很广泛。据体重调整负荷剂量，然后密切监测ACT，并依据ACT值调整剂量[11,17]。早期对PCI中UFH的推荐剂量是来自一些研究，这些研究证明了ACT大于300~400 s，在心肺旁路手术中可防止纤维蛋白的沉淀[18]。几个临床试验的回顾分析系证实在PCI中UFH抗凝的强度与缺血并发症（包括血管突然闭塞紧急外科旁路手术和死亡)的发生呈相反的关系[19~26]。然而，严重出血并发症的危险随ACT值的升高而升高[20,24,27,28]。虽然理想的ACT目标值和阈值从这些数据中还不能确定，但现在一致推荐在PCI中ACT值应达到≥300s。

近来，一项结合6个随机对照试验数据的荟萃分析以确定术前ACT与临床结果的关系[29]。这项分析共包括6 146名病人。这些病人应用新的抗栓治疗。其中有5 216名病人应用UFH构成对照组并获得ACT数据。PCI中ACT在350~375 s有低的复合事件发生率(死亡、心肌梗死和血管重建)，7天随访为6.6%[29]。ACT在

300~325 s严重或轻微出血事件的发生率最少(8.6%),ACT在350~375 s时有所增加(12.4%)。与之前报道相反，这项分析结论认为PCI术中要减少缺血事件,则要求ACT高于以前的理解。这些数据建议PCI水平前理想的ACT水平是350~375 s,以防止缺血性并发症,同时出血并发症相对较少。

如果同时伴有GPⅡb/Ⅲa抑制剂治疗，则需减少UFH的用量。通过相互作用GPⅡb/Ⅲa抑制剂可延长UFH的ACT值[30-31]。在EPIC试验中,观察到合用阿昔单抗没有调整UFH剂量,可显著增加ACT水平,而且与经常发生的严重出血并发症和需要输血相关[32]。随后减少了UFH剂量并早期拔鞘,结果出血和输血事件显著减少[33]。这种安全有效的减少UFH剂量的治疗(70 U/kg弹丸注射)合用阿昔单抗的方法,随后被一项大型多中心随机试验(EPILOG)[34]进一步证实,其平均和最大中位数ACT值分别是270 s和299 s。虽然,随后的临床试验和经验性的临床实践建议提高安全性(尽量减少出血并发症)在更低的剂量水平,并维持抗凝效力,在PCI中不合用GPⅡb/Ⅲa抑制剂(65或60 U/kg UFH)[35-36]或合用(50 U/kg或≤1 000 U/UFH)[37-38],以达到PCI中靶ACT值200 s，但这些数据还没有大型随机试验比较。最近,一个集合的分析涉及了4个随机对照试验,应用高普及(89%)的GPⅡb/Ⅲa抑制剂和比伐卢丁,发现ACT延长与临床缺血事件无关。有趣的是,虽然观察到ACT和严重出血事件之间没有相关性,但大出血和轻微出血事件的复合发生率在围手术期ACT值取高四分位数的患者中最高[39]。

OASIS研究,在5 058名接受UFH治疗的ACS病人中[40],研究aPTT,复发的心血管事件和出血之间的关系，心血管事件的相关风险是增加的（1.54,95%CI,1.10~2.15;p=0.01)在aPTT低于60 s的病人,同时高的aPTT值伴随出血的增加;aPTT每增加10 s严重出血就可能增加7%(95%CI，3%~11%;p=0.0004)[40]。这些结果证明定期监测UFH的应用是正确的,而且证实应用这种抗凝药维持治疗水平的困难。LMWH可能在ACS和PCI的抗栓治疗中提供了一个更可靠、更安全的方法。

低分子量肝素(LMWH)

LMWH是由UFH经酶解或化学解聚而产生的,含有糖链,分子量在4 000~6 500 U(平均5000 U或15个糖单位)[41-43]。由于它相对小的分子量,相对于凝血酶(Ⅱa因子),LMWH有更大的能力抑制Ⅹa因子活性。UFH抑制Ⅹa因子和Ⅱa因子的比例为1:1,抗Ⅹa因子:Ⅱa因子比例在(2~4):1[43]。因为早期事件(上游)在凝血瀑布中巨大的放大作用，Ⅹa因子好像对血栓形成的作用比凝血酶(Ⅱa)更大。因此,在ACS和PCI中对Ⅹa因子的抑制可能更重要。不像UFH,LMWHs只有很少的非特异的血浆蛋白和细胞因子结合,这更可预测剂量反应和长的药理学半衰期。此外,LMWH皮下注射的生物利用度接近90%(UFH,30%)。这种可预测的抗凝反应,高的生物利用度和长的半衰期提示每天2次皮下注射就可以达到可靠的抗凝效果，缺乏常规实验室监测,可根据体重调节剂量范围。另外,血栓形成的动物模型显示LMWH比UFH可减少出血(提高了安全性),这可能是因为它与血小板没有密切关系,对

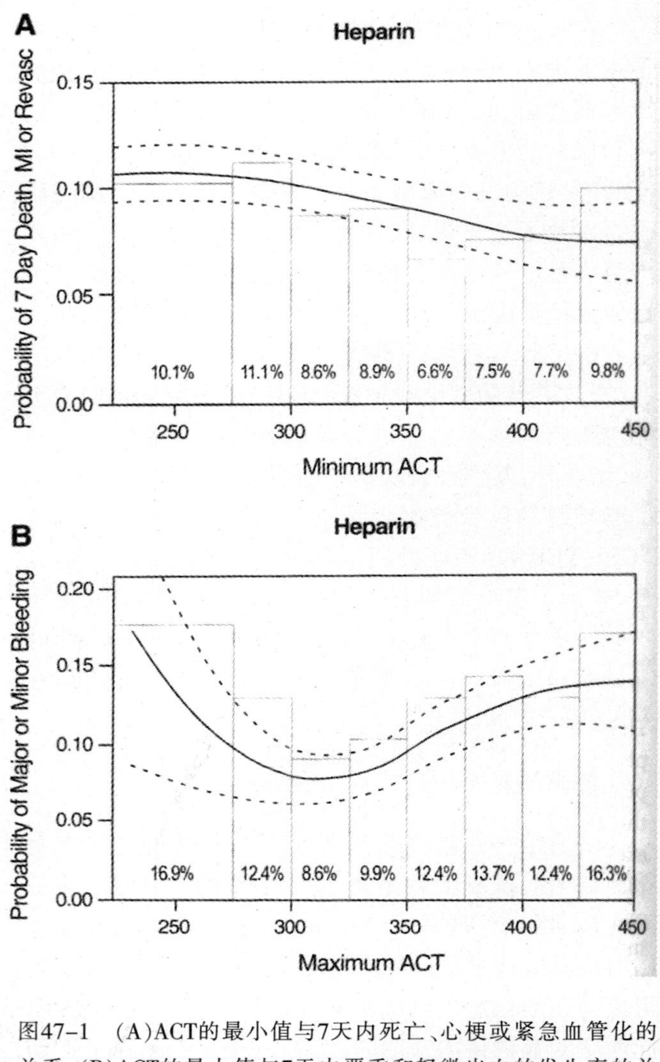

图47-1 (A)ACT的最小值与7天内死亡、心梗或紧急血管化的关系;(B)ACT的最大值与7天内严重和轻微出血的发生率的关系。实线和虚线分别表示最低光滑估计和95%置信区间。百分数代表观察的实际事件发生率 (Reproduced with permission from Hillegass WB,Narins CR, Brott BC, et al. Activated clotting time predicts bleeding complications from angioplasty.J Am Coll Cardiol 1994;23:184Bittl JA. Advances in coronary angioplasty. N Engl J Med 1996;335:1290-1302)

血小板功能抑制作用较少[43]。肝素诱导的血小板减少，通常LMWH发生少于UFH。在应用UFH进行PCI的病人中，抗血小板因子4/肝素抗体的影响，高于先前我们所认识的[44]。很多研究中都评价了LMWH在PCI和ACS中应用的临床有效性、安全性和应用方便等方面的优势。

LMWH在STEMI中的应用

几项研究评价了LMWH在STEMI中的效果。这种药理学上对STEMI再灌注的有效性依赖于纤溶和血栓倾向之间的平衡。纤溶作用可提高与STEMI相关的促血栓状态，通过促进成功血栓溶解后的凝血酶的生成和释放，随之发生的凝血瀑布的激活导致更多血小板激活[45-46]。因此理论上支持应用抗栓治疗来增进纤维蛋白溶解的进程。

LMWH，包括达肝素、依诺肝素和最近的瑞肝素已经有与溶栓治疗合用治疗AMI的评价。合用依诺肝素，溶栓后梗死相关动脉开通的评价已有3个试验：AMI-SK (the Acute MI-Streptokinase),HART Ⅱ (the second trail of Heparin and Aspirin Reperfusion Therapy)[48],ENTIRE-TIMI 23 (the Enoxaparin Antithrombin Therapy for ST-Elevation Thrombolysis in MI)[49]；合用达肝素的有2个试验：BIOMACS Ⅱ (the second trail of Biochemical Markers in ACSs)[50]和ASSENT Plus[51]。对比于UFH，LMWH的应用使得晚期冠状动脉开通率明显改进(3%~16%，在TIMI 2级和TIMI 3级血流中绝对有所改进)[47-49,51] 而且显示了TIMI 3级血流发生率更高的趋势(1% ~17%，绝对地增加)[47-51]。这3个试验的集合分析表明，造影影像终点的改善与死亡、再发梗死的复合终点事件的减少有关 (OR 0.74;CI 0.51~1.09)。在AMI-SK[47]和ASENOX(Accelerated Streptokinase and Enoxaparin)[52] 试验中分别观察到辅助LMWH治疗可能改善溶栓后组织水平的灌注。其他有意义的临床事件的发生率，如晚期梗死相关动脉再闭塞和再发缺血，LMWH组比UFH组减少，出血发生率总体上是相似的[47-53]。

ASSENT-3 (the Assessment of the Safety of a New Thrombolytic 3)研究在6 095名病人中[54]评价了全量的替奈普酶加依诺肝素或半量的替奈普酶加阿昔单抗，对比全量的替奈普酶加UFH的有效性和安全性。观察结果，依诺肝素组和阿昔单抗组比UFH组事件发生率更低，更安全和有效，这首先是由于减少了缺血并发症，评价其有效性的事件是30天死亡率、院内再梗死或再发缺血，评价其安全性的事件是脑内出血或院内严重出血，30天死亡率在各组没有差异 (5.4%依诺肝素；6.6%阿昔单抗；6.0%UFH；p=0.25)，随访1年证明死亡率仍相似[54,55]。

来自于ASSENT-3 PLUS研究的更多的最新数据，强调对LMWH作为溶栓的辅助治疗需连续评估其安全性的必要性[56]。在1 639名STEMI病人中，在院前就接受了替奈普酶溶栓和依诺肝素或UFH治疗，在依诺肝素组有高的严重出血的发生率(4.0%vs2.8%)和脑内出血的发生率(2.2%vs1.0%；p=0.05)(56)。观察中注意到年龄和出血风险间明显的关系，因为严重和脑内出血的病人都是大于75岁。正在进行中的ExTRACT (Enoxaparin and Thrombolysis Reperfusion for Acute Myocardial Infarction Treatment)-TIMI25试验[57]将更加关注依诺肝素在高龄病人中的安全性，这是一个双盲的随机平行试验，21 000名适合溶栓的STEMI病人，随机按1:1的方式接受UFH或依诺肝素作为辅助治疗，在75岁以上的病人减少药物剂量[57]。

最近，TETAMI试验证实了在发生症状超过12 h的STEMI病人依诺肝素并没有比UFH更有益[58]。两组间初始终点(30天死亡、再梗死或再发心绞痛的混合发生) 没有明显不同 (15.7%依诺肝素vs17.3%UFH；16.6%替罗非班vs16.4%安慰剂)[58]。依诺肝素显示了与UFH相同的安全性和有效性，但是没有提高晚期再灌注。最后，CREATE试验在15 570名STEMI病人，早期开始并给予7天的瑞肝素，以评估瑞肝素作用[59]。初始复合终点 (7天和30天时死亡、再发心肌梗死或休克)(9.6%瑞肝素vs11.0%安慰剂；p=0.005)显著减少，

表 47-1 低分子量肝素相对于传统普通肝素的优势

药理作用	临床获益
快速并且可预见的皮下吸收	更可靠的抗凝水平
更稳定的剂量反应	无需监测
抵抗 PF4 的抑制	降低血小板减少症的发生概率
Depressed antiheparin antiboby production by 70%	更强的抗栓作用
更强的抗 Xa 活性	潜在减少出血的作用
更弱的抗 Ⅱa 活性	反跳症状少

表 47-2 ASSENT-3,HART-Ⅱ及 ENTIRE-TIMI 23试验的绘萃分析

依诺肝素与普通肝素比较	死亡/再心梗/心梗概率(95%CI)	死亡/再心梗概率(95%CI)	严重出血的概率(95%CI)
ASSENT-3 n=4078	0.81(0.68~0.95)	0.86(0.70~1.05)	1.42(0.96~2.01)
ENTIR n=242	0.38(0.19~0.79)	0.24(0.09~0.62)	0.76(0.16~4.58)
HART-Ⅱ n=400	1.21(0.70~2.10)	1.00(0.49~2.06)	1.18(0.39~3.57)
TOTAL n=4717	0.80(0.68~0.95)	0.74(0.51~1.09)	1.34(0.93~1.95)

CI，置信区间.(Reprinted with permission trom Theroux P, Welsh R. Meta-analysis ofrandomizedtrials comparing enoxaparin versus unfractionated heparin as adjunctive therapy to fibrinolysis in ST-elevation acute myocardial infarcteon. Am J Cardiol 2003;91:860-864)

30天死亡率减少 (9.8%瑞肝素vs11.3%安慰剂；p=0.005)，休克发生明显不同(1.0%瑞肝素vs0.8%安慰剂；p=0.19)[59]。7天时威胁生命的出血瑞肝素组比安慰剂组多，但相对于初始终点的减少它的绝对值是很小的。这项研究认为瑞肝素在STEMI早期开始应用并维持7天可减低死亡率和再梗死，同时不增加休克，但是有很少的威胁生命的出血事件。

最近对急性STEMI溶栓后随机对照依诺肝素和UFH试验的荟萃分析证实有效性(减少死亡、再发心肌梗死或再发心绞痛)是提高的，出血发生率是相似的[60]。一项关于ASSENT-3,HART-II和ENTIRE-TIMI23试验的荟萃分析显示，依诺肝素对比于UFH，死亡、再发心肌梗死和再发心绞痛的OR值为0.80(CI 0.68~0.95)[61]。

LMWH在NSTEMI/UA中的应用

在几项前瞻性的随机试验中，对比了UA/NSTEMI中LMWH和UFH的治疗。FRISC试验，1 506名UA病人，随机接受达肝素(120 U/kg，最大10 000 U)每天2次，共6 d，然后每天7 500 U至35~45 d或给予安慰剂注射[62]。达肝素的应用减少了40天时的复合终点事件(包括死亡、心肌梗死和血管重建)。虽然5个月随访整个研究各治疗组间没有明显不同，但达肝素组TnT>0.1 mg/L的病人在复合终点中证明是减少的[63]。达肝素与普通肝素的后继评价，在一项1 482例UA或非Q波梗死患者的随机试验 (Fragmin不定稳冠状动脉疾病研究) FRIC研究证实了相同的效果，得出结论认为在不稳定的冠心病治疗中达肝素与UFH同样安全有效[64]。在FRISC Ⅱ中，2 267名UA或非Q波心肌梗死的病人接受达肝素(120 U/kg皮下注射，每天2次)，5~7 d，入送后的2~5 d随机分为介入治疗或非介入治疗策略[65]。随机分组后血管重建策略再次随机分配，达肝素750 U或安慰剂皮下注射，每天2次，治疗90天。达肝素治疗(与安慰剂)患者死亡和MI复合终点减少，尤其与介入性再血管化策略有关[66,67]，并改善与健康相关的生活质量[68]。

ESSENCE试验，3 171名UA或非Q波MI病人，随机分组分别给予阿司匹林和依诺肝素 (1 mg/kg皮下注射每天2次)或阿司匹林和UFH(据aPTT调整)[69]。复合初始终点(死亡、心肌梗死、再发心绞痛)在30天，依诺肝素组明显减少，相关的益处可延续到1年，TIMI 11B试验中观察到同样的结果。在TIMI 11B中30 mg 静脉弹丸注射，然后1 mg/kg皮下注射12 h，UFH是70 u/kg，iv，弹丸注射，然后每小时15 u/kg注入，并监测aPTT滴定剂量。在ESSENCE和TIMI 11B的荟萃分析中随访1年，复合终点(死亡，心肌梗死，紧急血管重建)，从25.8%减少到23.3%(依诺肝素p=0.005)。只有一项试验是直接对比2种LMWH在UA/NATEMI治疗中的作用。EVET试验，堆积将438名UA/NATEMI病人分组，依诺肝素(1 mg/kg皮下每天2次)或亭扎肝素(175 u/kg皮下每天1次)复合终点(死亡，再梗死或再发心绞痛)7天时依诺肝素组低于亭扎肝素组(12.3%vs21.1%，p=0.02)。这种不同持续到30天。再发心绞痛名明显减少(7天时11.8%vs19.3%，p=0.03；30天时17.3%vs26.1%，p=0.02)。严重出血再两组间无统计学差异(3.6%vs3.2%)。

已有一系列试验评价了UA/NSTENI中LMWH与GPⅡb/Ⅲa抑制剂联合药物治疗。在ACUTE I试验中，依诺肝素联合替罗非班，对比UFH联合替罗非班，能更多地达到抑制血小板聚集>70%的趋势。这个观察支持LMWH与GPⅡb/Ⅲa抑制剂之间对血小板抑制效果有协同作用。随机的ACUTEⅡ试验安全性的研究进一步评价了这种组合。它是525名UA/NATEMI病人由阿司匹林+替罗非班治疗，随机给予UFH或依诺肝素24~96 h，总的出血发

生率UFH对比依诺肝素没有明显不同(4.8% vs 3.5%)，然而再发梗死缺血需要紧急介入或再入院的UA病人在UFH组更多，(分别为4.3% vs 0.6%，7.1% vs 1.6%)[74]。

在NICE3试验中，671名UA/NSTEMI病人，应用阿司匹林+GPⅡb/Ⅲa抑制剂(替罗非班n=229；阿昔单抗n=127；依替巴肽n=272)和依诺肝素(1mg/kg皮下每天2次)，30天。非CABG相关的严重出血事件的发生率是1.9%，并不高于预期的2.0%。这个观察结果表明依诺肝素联合GPⅡb/Ⅲa抑制剂是安全的。GUSTO-Ⅳ试验，7 800名注册的974名病人(13%)接受达肝素(120 U/kg皮下注射，每天2次)，5天，以评价达肝素与阿昔单抗的相互作用。严重和轻微出血阿昔单抗组比安慰剂组更多。在达肝素和UFH组也是同样的，然而休克率非常低，达肝素联合阿昔单抗与UFH加阿昔单抗安全性相同。

在PARAGONB试验中，1 961名随机分入拉米非班治疗组的患者中有298名经过主治医生的慎重考虑采用LMWH治疗[78]。30天严重出血患者在LMWH为1.4%；UFH为.9%、死亡、心肌梗死或再发缺血患者在LMWH和UFH分别是10.1%vs11.8%(p=NS)。INTER-ACT试验随机将746名UA/NSTEMI病人接受开放的依诺肝素(1 mg/kg皮下注射)或UFH 48 h，同时联合阿司匹林+依替巴肽。严重非CABG相关的出血在96 h时(初始安全终点)在依诺肝素组显著降低(1.8% vs4.6%，p=0.03)。EKG发现的缺血(初始有效终点)在依诺肝素组显著降低(14.3%vs25.4%，p=0.000 2)，随后监测48 h，为12.7%vs25.9%，p<0.001，30天死亡或心肌梗死在依诺肝素组减少(5%vs9%，p=0.031)[79]。

在最近的报告A to Z 试验中，3 987名非ST段抬高ACS病人，应用替罗非班+阿司匹林[80]，然后随机分组，分别接受依诺肝素 (1 mg/kg皮下每日两次；n=2 026)或据体重并根据aPTT值调节UFG Ⅳ的剂量(剂量据每日两次滴定；n=1 961)。然后根据各中心情况选择介入或保守的治疗策略。A to Z研究的初主要点是入选后7天内死亡、心肌梗死和顽固性心肌缺血的复合终点。主要的假设(依诺肝素在非ST段抬高的ACS治疗中不比UFH差)得到验证，7天时主要终点在依诺肝素组是8.4%(n=169个事件)，UFH组是9.4%(n=184个事件)[80]A to Z 研究的亚组分析显示最高危患者(ST段改变≥1mm，血清肌钙蛋白，TIMI危险评分≥3)最大的相关获益，依诺肝素组优于UFH组。

最近另一项大型、前瞻性、随机、开放性的多中心的应用依诺肝素的试验——SYNERGY试验将10 027

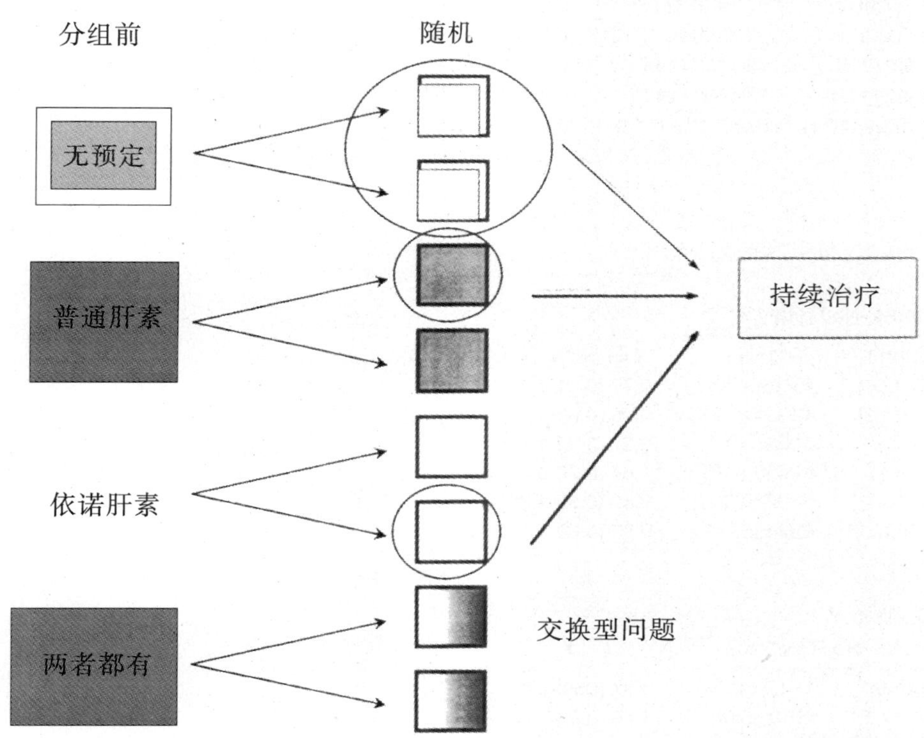

图47-2　SYNERGY试验混淆序列，患者从他们的随机治疗策略中“交叉”；75%患者研究入选前接受了抗凝血酶治疗，然后随机“转换”至不同的抗凝治疗组，在ACS处理的不同阶段改变治疗(主要在导管室)被认为是试验草案违反者。连贯性治疗是一个预定分析并使出血事件降低，使用依诺肝素有改善缺血结果的趋势。(Source data used with permission from Blazing MA ,deLemos JA, White HD, et al. Safety and efficacy of enoxaparin versus unfractionated heparin in patients with acute coronary syndromes who receive tirofiban and aspirin. A randomized controlled trial for the A to Z Investigators.JAMA2004;292:55-64)

名高危的ACS病人随机分组，分别接受依诺肝素或UFH治疗，可合用或不合用GPⅡb/Ⅲa抑制剂，2×2析因研究设计[81]。根据试验设计SYNERGY试验注册的高危病人倾向于早期介入治疗。结果证实早期进行介入处理的ACS病人依诺肝素和UFH同样有效，然而依诺肝素组出血事件增加。初始的有效终点（30天死亡或心肌梗死）在依诺肝素组和UFH组分别为14.0% vs 14.5%[81]。初始安全终点是严重出血和休克。依诺肝素治疗组出血更多(TIMI严重出血9.1%vs7.6%UFH，p=0.008;没有超过GUSTO的严重出血2.7%vs2.2%UFH，p=0.08)。两组间需要输血的没有差别（17.0%依诺肝素vs16.0% UFH;p=0.16）[81]。SYNERGY的结果很复杂，因为许多

有目的的治疗人群:30 天的有效终点

A 30 天死亡

实验	事件,无/全部(%) 依诺肝素	UFH	OR (95% CI)
原素[7]	39/1607 (2.4)	49/1564 (3.1)	0.77 (0.51-1.18)
TIMI 11B[8]	66/1953 (3.4)	71/1957 (3.6)	0.93 (0.66-1.31)
急性[18]	8/315 (2.5)	4/210 (1.9)	2.29 (0.56-9.43)
相互作用[17]	9/380 (2.4)	15/366 (4.1)	0.58 (0.26-1.32)
协作[15]	47/1853 (2.5)	33/1765 (1.9)	1.36 (0.87-2.13)
SYNERGY[16]	160/4992 (3.2)	153/4983 (3.1)	1.04 (0.84-1.30)
全部	329/11100 (3.0)	325/10845 (3.0)	1.00 (0.85-1.17)

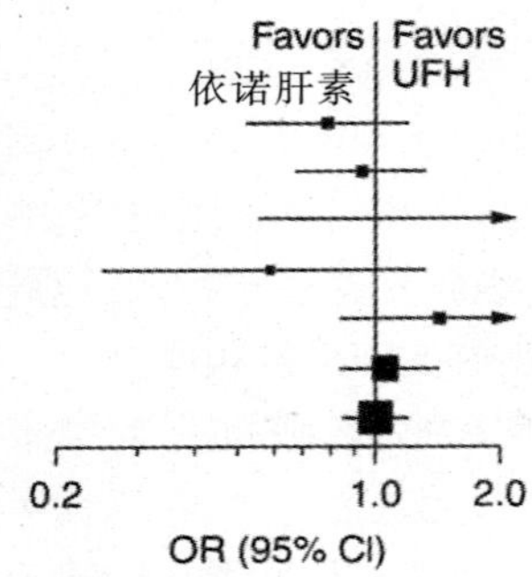

B 30 天内死亡或心梗

Trial	Events, No./Total (%) Enoxaparin	UFH	OR (95% CI)
ESSENCE[7]	94/1607 (5.8)	118/1564 (7.5)	0.76 (0.58-1.01)
TIMI 11B[8]	145/1953 (7.4)	163/1957 (8.3)	0.88 (0.70-1.11)
ACUTE II[18]	25/315 (7.9)	17/210 (8.1)	0.97 (0.51-1.83)
INTERACT[17]	19/380 (5.0)	33/366 (9.0)	0.54 (0.30-0.96)
A to Z[15]	137/1852 (7.4)	139/1768 (7.9)	0.94 (0.73-1.20)
SYNERGY[16]	696/4992 (14.0)	722/4982 (14.5)	0.96 (0.86-1.07)
Overall	1116/11099 (10.1)	1192/10847 (11.0)	0.91 (0.83-0.99)

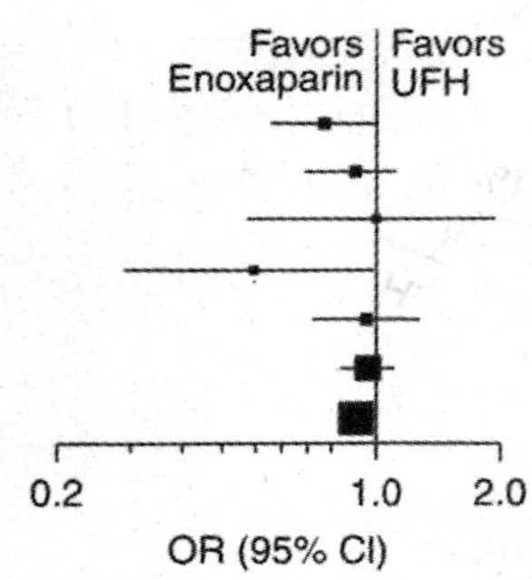

A

无预先随机化治疗人群:30 天的有效终点

A 30 天死亡

Trial	Events, No./Total (%) Enoxaparin	UFH	OR (95% CI)
ESSENCE[7]	39/1607 (2.4)	49/1564 (3.1)	0.77 (0.51-1.18)
TIMI 11B[8]	41/1257 (3.3)	42/1242 (3.4)	0.96 (0.62-1.49)
INTERACT[17]	4/304 (1.3)	11/295 (3.7)	0.37 (0.12-1.12)
A to Z[15]	18/587 (3.1)	10/539 (1.9)	1.64 (0.76-3.52)
SYNERGY[16]	37/1211 (3.1)	44/1222 (3.6)	0.85 (0.55-1.32)
Overall	139/4966 (2.8)	156/4867 (3.2)	0.88 (0.69-1.11)

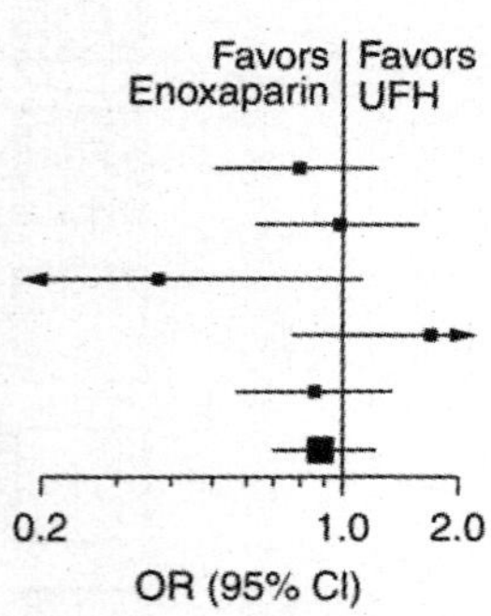

B 30 天内死亡或心肌梗死

Trial	Events, No./Total (%) Enoxaparin	UFH	OR (95% CI)
ESSENCE[7]	94/1607 (5.8)	118/1564 (7.5)	0.76 (0.58-1.01)
TIMI 11B[8]	81/1257 (6.4)	97/1242 (7.8)	0.81 (0.60-1.10)
INTERACT[17]	14/304 (4.6)	24/295 (8.1)	0.55 (0.28-1.08)
A to Z[15]	43/589 (7.3)	37/537 (6.9)	1.06 (0.68-1.67)
SYNERGY[16]	165/1212 (12.6)	44/1228 (14.8)	0.84 (0.68-1.05)
Overall	397/4969 (8.0)	458/4866 (9.4)	0.81 (0.70-0.94)

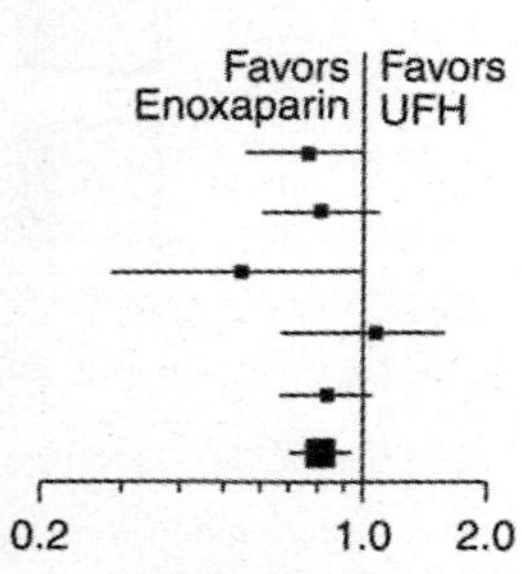

图47-3(A)在有意向治疗人群中30天的终点效能分析。黑色区域表示比值比(ORs);水平线，95%可信区间(CIs)。每一区域的大小反应该试验计算OR值的统计权重，该区域的相关大小仅在每一区域内准确。(B)接受非随机抗栓治疗的患者终点效能分析。(Reprinted with permission from the SYNERGY Trial Investigators. Enoxaparin versus unfractionated heparin in high - risk patients with non -ST segment elevation acute coronary syndromes managed with an intended early invasive strategy. Primary results of the SYNERG randomized trial. JAMA2004;292;45–54.)

病人"横跨"随机分组的治疗策略。另外，75%的病人注册前在急诊室已经接受抗栓治疗，随机分组时更换了抗栓的药物。还有很多病人在导管室进行PCI时改变了抗凝药物。这种复杂的实际情况非常重要，因为抗凝药物的改变与缺血加重和出血危险增加有关。25%的病人随机入组前没有接受任何抗栓药物，依诺肝素证实了对初始终点(死亡或心肌梗死）较强的减少趋势，但出血发生率增加(GUSTO严重和TIMI严重出血定义)。一项21 946名病人的荟萃分析发现预防复合终点(死亡或心肌梗死)依诺肝素比UFH更有效[82](图47-3A，B)。7 d时与依诺肝素相关的大出血事件及需输血者与UFH组相似。在入组研究之前没有接受抗栓治疗的病人中观察到连续依诺肝素治疗的益处，支持作为ACS一线用药的优势。以后的研究中可考虑在高龄和肾功能不全的病人逐渐减少依诺肝素的剂量，这可能改善出血的发生率。

LMWH在PCI中的应用

几项研究证实了UA/NSTEMI介入处理中LMWH作为辅助治疗的优势[66,83,84]。相对于大量文献评价了LMWH在UA/NSTEMI中的作用，在介入过程中应用LMWH的数据则很少。尽管如此，现有的数据显示在择期或紧急PCI过程中应用LMWH是安全和有效的。

在ESSENCE试验中，30天内需紧急血管重建的在依诺肝素治疗组显著低于UFH治疗组(19.8% vs23.3%，p=0.016)[42]。在进行择期PCI的病人中（n=142)，严重出血的发生率两组相同(2%)，显示在PCI中的安全性相似。TIMI 11B研究的结果证实了依诺肝素治疗的有效性，在进行PCI的病人依诺肝素治疗中显示无严重出血的增加[70]。关于ACS病人的ESSENCE和TIMI11B研究的荟萃分析进一步证实了依诺肝素治疗是有效的，可良好耐受[71]。这项荟萃分析证明了接受依诺肝素治疗的病人相对于UFH治疗的病人心脏事件发生减少，在进行PCI的病人中更明显。

PEPCI(the Pharmacokinetics of Enoxaparin in Patients Undergoing Percutaneous Coronary Intervention)研究，是研究PCI病人依诺肝素向导管室转换中恰当的剂量范围[85]。病人在PCI前8~12 h接受1.0 mg/kg的依诺肝素皮下注射，并在介入开始时给予0.3 mg/kg静脉弹丸注射，保持抗Xa因子活性在有效范围内(0.6~1.8 IU/ml)，96%的病人距最后一次皮下注射依诺肝素2~8 h，大多数病人都接受了静脉弹丸注射。Collet等的研究为PCI术前依诺肝素抗凝治疗(1 mg/kg皮下注射，1天2次）的安全性和有效性提供了更多的依据[86]。共451名UA/NSTEMI病人，予依诺肝素作为基础治疗，132名病人在最后一次皮下注射依诺肝素后8 h内行PCI。重要的是，大多数病人在接受PCI前至少2次皮下注射依诺肝素。在PCI组没有医院内突发闭塞或紧急血管重建的发生，严重出血的发生率低于没有进行导管治疗的病人(0.8%vs1.3%)，30天内死亡或心肌梗死的发生率也是低的(3%vs10.8%[86]。随后的研究证实，病人2次皮下注射依诺肝素可迅速达到稳态血药浓度。抗Xa因子活性的水平在注射第2次依诺肝素和第6次实际上是完全一样的[87]。对于PCI术前只接受了1次皮下注射依诺肝素的病人，为达到稳态血药浓度，需静脉追加0.3mg/kg的依诺肝素[88]。

在NICE试验中进行PCI的病人，依诺肝素可合用或不合用阿昔单抗。在NICE 1预试验中，60名病人随机分组，在PCI前分别接受UFH(1 0000 U弹丸注射，并追加肝素以达到靶ACT值300 s)或依诺肝素(1 mg/kg，iv)[89]。手术成功率和出血事件在两个治疗组没有差异。依诺肝素对ACT影响很小，抗Xa因子活性在两组是相似的。NICE1研究评价了828名接受依诺肝素抗凝进行PCI的病人(1 mg/kg，iv)，不联合应用GPⅡb/Ⅲa抑制剂，随访30天证实了低的严重出血发生率(0.5%)低的输血发生率(1.3%)和缺血事件发生率(死亡、心肌梗死、紧急血管重建)[89,90]。

NICE 4研究中，818名按FDA批准的策略进行PCI的病人，予依诺肝素0.75 mg/kg静脉注射，同时联合应用标准剂量的阿昔单抗。多支血管进行PCI的为52%，植入支架的为88%[89,90]。入组后随访30天，严重出血(0.4%)和轻微出血(7.0%)(TIMI研究的定义)或者输血(1.8%)是较少见的。出血事件的对比与冠状动脉旁路术无关，使用以往的基准(EPILOG试验，阿昔单抗加低剂量据体重调整的UFH队列；或EPISTENT试验，支架加阿昔单抗队列)，证实了阿昔单抗(弹丸注射后12 h输注)联合依诺肝素(0.75 mg/kg)对比UFH出血事件更低[89,90]。

NICE3研究中得到更多的在ACS病人行心导管治疗之前联合应用依诺肝素和GPⅡb/Ⅲa抑制剂治疗的经验[75]。NICE3中，661名非ST段抬高的ACS病人，接受阿司匹林和依诺肝素，再加一种GPⅡb/Ⅲa抑制剂(阿昔单抗n=147；依替巴肽n=252；替罗非班n=217)。GPⅡb/Ⅲa抑制剂的分配不是随机的，有45名病人只接受了阿司匹林和依诺肝素。NICE3的主要目标是评价依诺肝素和GPⅡb/Ⅲa抑制剂联合应用的安全性，在联合治疗基础上的介入治疗的可行性和安全性。在所有接受依诺肝素加GPⅡb/Ⅲa抑制剂联合治疗的病人中初始终点(严重的院内非外科相关的出血)的发生率为1.9%(0.7%阿昔单抗,3.2%依替巴肽,1.4%替罗非班)[75]。

CRUISE(the Coronary Revascularization Using Integrilin and Single Bolus Enoxaparin)研究是评价在进行PCI应用依替巴肽治疗，再应用依诺肝素或UFH的安全性的研究[91]。在CRUISE研究中,261名进行择期或紧急PCI同时应用依替巴肽的病人(2个180 μg弹丸注射间隔10 min,然后2.0 μg/kg注入18~20 min)随机分组,分别接受UFH(60U/kg,iv,弹丸注射;n=132)或依诺肝素(0.75mg/kgiv弹丸注射;n=129)。两组间出血没有明显不同，虽然依诺肝素组有减少的趋势（p=0.08)。注册后48 h和30 d随访中,两组缺血终点没有不同。血管闭合装置的应用在依诺肝素组为42%,UFH组为34%,TIMI定义的严重出血在UFH组是2.6%,其中1例是应用血管闭合装置,而依诺肝素组应用闭合器的没有1例出血。

从NICE和CRUISE累积的经验看,支持PCI中(可联合或不联合应用GPⅡb/Ⅲa抑制剂）依诺肝素辅助治疗是安全的、有效的。从理论上讲,LMWH凭借其可预测性和更可靠的抗凝作用在药理作用上要优于UFH,但在PCI中被采用则发展很慢,首先是因为它不能明确抗凝程度,其次是从药物治疗到手术中抗凝的转化缺乏明确的指导。最近ELECT（the Ealuating Enoxaparin Clotting Times）研究证实了一种对依诺肝素快速床旁即时监测的效用(ENOX时间)[92]。对445名接受皮下或静脉给予依诺肝素的病人连续监测抗凝水平和临床结果进行记录。缺血性并发症很少发生,而且与术中ENOX时间没有明显相关。拔鞘时的ENOX时间延长与出血相关(p=0.01),每延长30 s则出血增加1%。这些观察结果，结合术中抗Xa水平0.8~1.8 IU/ml的建议,推荐对于PCI术中ENOX时间在250~450 s,拔鞘时<200~ 250 s[92]。将来的研究需要进一步评价PCI中ENOX时间的临床意义。

对比依诺肝素，达肝素在PCI中应用的数据则更有限,一项试验性的研究,对107名病人应用不同剂量

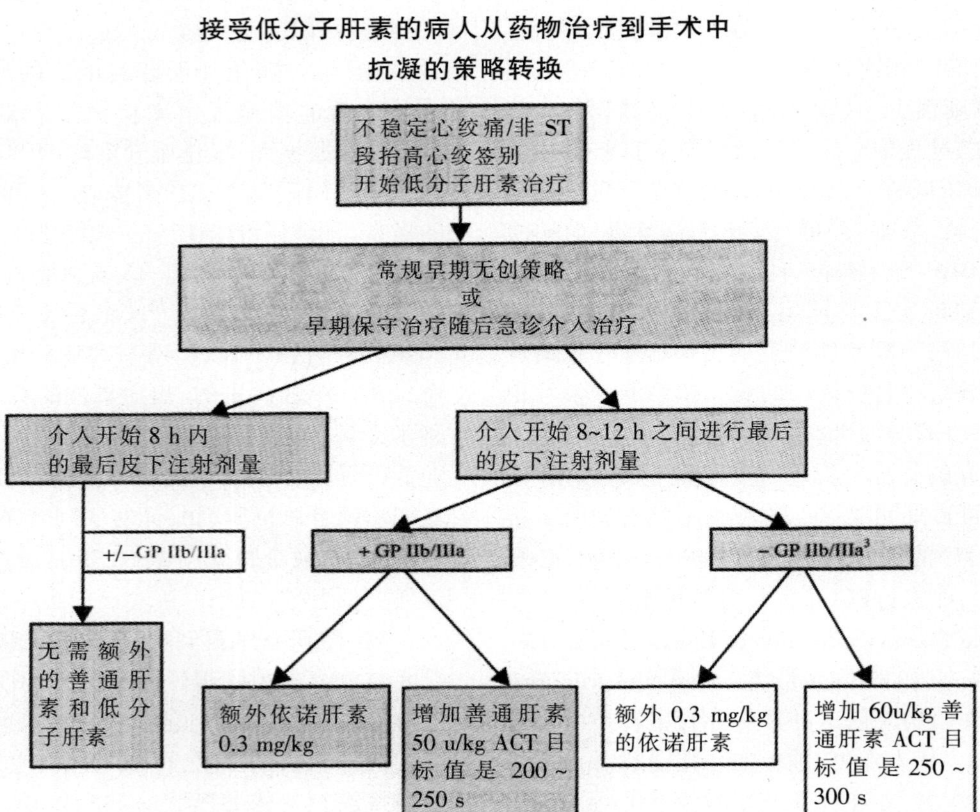

图47–4　对于不稳定型心绞痛//非ST段抬高型心肌梗死接受低分子肝素(LMWH)治疗的患者,由药物治疗转向介入治疗时的一些建议:1.对于PCI:根据LMWH种类不同SQ注射后至少30~60 min(依诺肝素30 min,达肝素60 min);2.对仅接受了1个剂量SQ LMWH的患者进行肝素化的指导数据尚不充分;3.SQ剂量的达肝素应用于PCI前8~12 h,目前尚没有充分的数据指导由药物治疗转向介入治疗时的应用,因此如果病人已经应用了达肝素,应改用UFH。5.对于没有同时应用GP Ⅱb/Ⅲa接受拮抗剂治疗的患者可考虑应用0.5 mg/kg的依诺肝素。

范围的达肝素，并联合应用标准剂量的阿昔的阿昔单抗治疗择期PCI和UA/NSTEMI[93]。病人被随机分组，在PCI开始前接受静脉弹丸注射达肝素（40或60 IU/kg）。达肝素60 IU/kg，合用阿昔单抗与出血相关，严重出血为2.6%，与之前的EPILOG研究中低剂量肝素加阿昔单抗组相似。达肝素40 IU/kg（为标准皮下剂量的1/3）比60 IU/kg，iv则血栓形成发生的危险更多（11.1% vs 0；p<0.01），不能达到并维持有治疗效果的抗Xa 水平限制了达肝素的应用，依诺肝素也是同样。最近，标准，标准的Hemochron装置ACT可作为一个重要的监测达肝素治疗的方式[94]。在3项研究中110名稳定心绞痛或ACS病人，在PCI前接受达肝素（60或80 IU/kg）单独或联合阿昔单抗治疗。达肝素注射5 min后，ACT显著升高[94]。然而没有观察到ACT和抗Xa、抗Ⅱa活性的关联，表明达肝素引起的ACT变化不能单独被达肝素的抗Xa、抗Ⅱa活性效果所解释。将来的研究就需要确定ACT是否中够的敏感，达肝素临床适宜的剂量，ACS或进行PCI的病人的治疗指导等。对LMWH的监测可

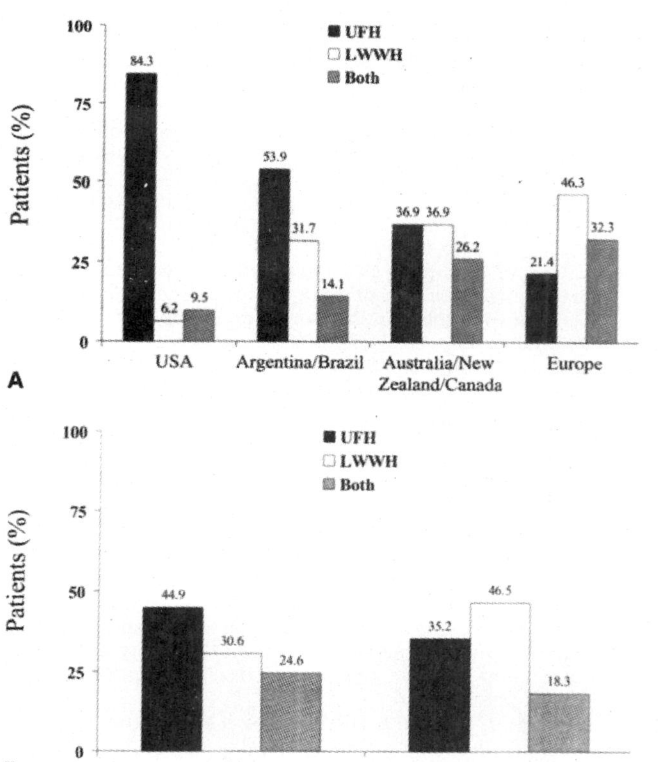

图47–5　（A）（A）GRACE注册研究中UFH和LMWH应用的区域差异。（B）GRACE注册研究具备和不具备PCI条件的医院中UFH和LMWH的应用。（Reprinted with permission trom Montalescot G，Collet JP，Tanguy ML，et al.Anti–Xa activity relates to survival and efficacy in unselected acute coronary syndrome patients treated with enoxaparin.Circulation 2004；110：392–398.）

能使PCI及其他介入操作更容易。最后一项在PCI中应用阿昔单抗辅助治疗的病人的研究，随机对照UFH iv与达肝素60 IU/kg，目的是为评价阿昔单抗抑制血小板作用大小的不同。虽然，达肝素与血小板活性的关系很小（相对于UFH），但结果是对血小板抑制的大小没有不同[95,96]。

除了其急性抗凝效果，LMWH并不能减少PCI后再狭窄。成功PCI后依诺肝素40 mg每天皮下注射1个月，其结果是造影再狭窄或临床事件发生率与注射安慰剂没有不同（Enoxaparin Restenosis after Angioplasty [EKA] 试验）[97]。一项随机的（Restenosis Prevention after PTCA Early Administration of LMWH LU47311 in a Double Blind Unfractionated Heparin and Placebo–Controlled Evaluation [REDUCE]）试验在PCI中和PCI术后对比瑞肝素和标准的UFH，结果证实严重临床事件或影像上再狭窄在随访30周后没有不同[98]。最后ATLAST（the Antiplatrlet Therapy in Patients at Increased Risk of Stent Thrombosis）试验在15~30 d支架内血栓形成，没有证实任何不同，不管是否应用依诺肝素[99]。虽然临床试验证实了对非ST段抬高的ACS病人LMWH优于UFH，但对PCI术后再狭窄或再闭塞没有效果。

LMWH在PCI和ACS中应用的规范

虽然专家共识中推荐了LMWH可应用于PCI中[100]（图47–4），但并未明确合适的抗凝水平。当抗Xa因子水平高于0.5 IU/ml时，LMWH显示了与UFH相当的效果和安全性（合用或不合用GPⅡb/Ⅲa抑制剂）。最近的一项803名UA/NSTEMI病人的研究，皮下注射依诺肝素，然后随访30 d，较低水平的抗Xa因子水平（<0.5 IU/ml）相比于高的抗Xa因子水平（0.5~1.2 IU/ml），其死亡率增加了3倍（p=0.004）[101]。这项研究强调了至少要达到的最低抗Xa因子水平为0.5 IU/ml，并强调了达到所证实的剂量范围的重要性，因为多数医院和导管室不能检测抗Xa水平，内科医生应该认识到经验性的减少LMWH的剂量导致低的抗Xa水平，可能增加死亡和再发缺血性事件的风险。不能监测抗Xa水平（尤其是在高龄或肾功能不全的病人），还有如何向导管室转换，这些困难导致了在PCI和ACS中LMWH治疗应用的广泛不同。

最近来自GRACE（the Global Registry of Acute Coronary Event）研究的分析证明了LMWH和UFH应用的地理位置上的差异和设备情况造成的不同（能或不能进行PCI）[102]。根据病人的病史，伴随的治疗和介入

治疗，分析了13 231名ACS病人的LMWH和UFH的应用情况。在美国和美国以外地区（图47-5A,B），结果显示年轻病人（<60岁）；接受抗血小板治疗、溶栓治疗、β受体阻滞剂或ACEI药物治疗的病人；进入到有PCI设备的医院的病人；进行了介入治疗的病人，相比于单独应用LMWH，更多的病人接受了UFH或UFH合并LMWH治疗。LMWH(80.1%为依诺肝素，19.9%为其他LMWH)的应用在美国比美国以外地区更少。调整混杂因素后，接受LMWH治疗的病人住院死亡率（$p=0.009$）和严重出血发生率（$p<0.000\ 1$）[102]显著减低。在STEMI和UA/NSTEMI病人中观察到同样的结果。必须要解释的是，这个研究的分组不是随机化的。前瞻性的随机对照试验也证实了在UA/NSTEMI病人的紧急处理治疗中LMWH的有效和益处超过了UFH，但是在STEMI病人中尚需更多的评价。未来的研究将在关于LMWH在STEMI溶栓治疗病人中的应用（ExTRACT-TIMI-25），在STEMI进行直接PCI的病人中的应用（ExTRACT TIMI-25），在STEMI进行直接PCI的病人中的应用（Facilitated Intervention with Enhanced Reperfusion Speed to Stop Events [FINESSE]）和在ACS病人中对比其他抗栓药物（Angiomax versus Heparin in Patients Undergoing Early Invasive Management for ACS [ACUITY]）等方面提供更多重要的信息[103]。

结论

LMWH提供了一个更可预测的更可靠的抗凝水平，至少与UFH相当。LMWH更增加了抗凝的安全性和有效性。LMWH的使用已经成为UA/NSTEMI治疗的一线选择。越来越多的证据支持LMWH可能取代UFH成为PCI中和STEMI的抗凝治疗。更多的临床数据在关注这些药物在高龄病人或联合应用有力的血小板抑制剂的STEMI和PCI病人中的安全性。

（张迎怡　丛洪良　译）

参考文献

1. Hirsch J. Heparin. *N Engl J Med* 1991;324:1565–1574.
2. deSwart CAM, Nijmeyer B, Roelogs JMM, et al. Kinetics of intravenously administered heparin in normal humans. *Blood* 1982;60:1251–1258.
3. Bowers J, Ferguson JJ. The use of activated clotting times to monitor heparin therapy during and after interventional procedures. *Clin Cardiol* 1994;17:357–361.
4. Ferguson JJ, Wilson JM. Early and late ischemic complications of PTCA. *J Invasive Cardiol* 1994;6:3A–12A.
5. Schriever HG, Epstein SE, Mintz MD. Statistical correlation and heparin sensitivity of activated partial thromboplastin time, whole blood coagulation time, and an automated coagulation time. *Am J Clin Pathol* 1973;60:323–329.
6. Noureddine SM. Research review: use of activated clotting time to monitor heparin therapy in coronary patients. *Am J Crit Care* 1995;4:272–279.
7. Blumenthal RS, Carter AJ, Resar JR, et al. A comparison of bedside and hospital laboratory coagulation studies during and after coronary intervention. *Cathet Cardiovasc Diagn* 1995;35:9–17.
8. Dougherty KG, Gaos CM, Bush HS, et al. Activated clotting times and activated partial thromboplastin times in patients undergoing coronary angioplasty who received bolus doses of heparin. *Cathet Cardiovasc Diagn* 1992;26:260–263.
9. Vacek JL, Hibiya K, Rosamond TL, et al. Validation of a bedside method of activated partial thromboplastin time measurement with clinical range guidelines. *Am J Cardiol* 1991;68:557–559.
10. Grill HP, Spero JE, Granato JE. Comparison of activated partial thromboplastin time to activated clotting time for adequacy of heparin anticoagulation just before percutaneous transluminal coronary angioplasty. *Am J Cardiol* 1993;71:1219–1220.
11. Ogilby JD, Kopelman HA, Klein LW, et al. Adequate heparinization during PTCA: assessment using activated clotting times. *Cathet Cardiovasc Diagn* 1989;18:206–209.
12. Rath B, Bennett DH. Monitoring the effect of heparin by measurement of activated clotting time during and after percutaneous transluminal coronary angioplasty. *Br Heart J* 1990;63:18–21.
13. Rund MM, Smith DD, DeLuca SA, et al. For the IMPACT II study coordinators/investigators: heparin during coronary angioplasty: are there any rules? *Circulation* 1994;90:I487.
14. Ferguson JJ, Dohman P, Wilson JM, et al. Results of a national survey on anticoagulation for PTCA. *J Invasive Cardiol* 1995;7:136–141.
15. Smith SC, Dove JT, Jacobs AK, et al. ACC/AHA guidelines for percutaneous coronary intervention: a report of the American College of Cardiology/American Heart Association Task Force on Practice Guidelines (Committee to revise the 1993 guidelines for percutaneous transluminal coronary angioplasty). *J Am Coll Cardiol* 2001;37:2215–2239.
16. Popma JJ, Ohman EM, Weitz J, et al. Antithrombotic therapy in patients undergoing percutaneous coronary intervention. *Chest* 2001;119:321S–336S.
17. Blumenthal RS, Wolff MR, Resar JR, et al. Pre-procedural anticoagulation does not reduce angioplasty heparin requirements. *Am Heart J* 1993;125:1221–1225.
18. Bull MH, Huse WM, Bull BS. Evaluation of tests used to monitor heparin therapy during extra-corporeal circulation. *Anesthesiology* 1975;43:346–353.
19. Vaitkus PT, Herrmann HC, Laskey WK. Management and immediate outcome of patients with intracoronary thrombus during percutaneous transluminal coronary angioplasty. *Am Heart J* 1992;124:1–8.
20. McGarry TF, Gottlieb RS, Morganroth J, et al. The relationship of anticoagulation level and complications after successful percutaneous transluminal coronary angioplasty. *Am Heart J* 1992;123:1445–1451.
21. Frierson JH, Dimas AP, Simpendoerfer CC, et al. Is aggressive heparin necessary for elective PTCA? *Cathet Cardiovasc Diagn* 1993;28:279–282.
22. Ferguson JJ, Dougherty KG, Gaos CM, et al. Relationship between procedural activated coagulation time and outcome after percutaneous transluminal coronary angioplasty. *J Am Coll Cardiol* 1994;23:1061–1065.
23. Laskey MAL, Deutsch E, Barnathan E, et al. Influence of heparin therapy on percutaneous transluminal coronary angioplasty outcome in unstable angina pectoris. *Am J Cardiol* 1990;65:1425–1429.
24. Laskey MAL, Deutsch E, Hirshfeld JW, et al. Influence of heparin therapy on percutaneous transluminal coronary angioplasty outcome in patients with coronary arterial thrombus. *Am J Cardiol* 1990;65:179–182.
25. Mooney MR, Mooney JF, Goldenberg IF, et al. Percutaneous transluminal coronary angioplasty in the setting of large intracoronary thrombi. *Am J Cardiol* 1990;65:427–431.
26. Satler LF, Leon MB, Kent KM, et al. Strategies for acute occlusion after coronary angioplasty. *J Am Coll Cardiol* 1992;19:936–938.
27. Avendano A, Ferguson JJ. Comparison of Hemochron and Hemotech activated coagulation time target values during percutaneous transluminal coronary angioplasty. *J Am Coll Cardiol*

1994;23:907–910.
28. Hillegass WB, Narins CR, Brott BC, et al. Activated clotting time predicts bleeding complications from angioplasty. *J Am Coll Cardiol* 1994;23:184Bittl JA. Advances in coronary angioplasty. *N Engl J Med* 1996;335:1290–1302.
29. Chew DP, Bhatt DL, Lincoff AM, et al. Defining the optimal activated clotting time during percutaneous coronary intervention. *Circulation* 2001;103:961–966.
30. Ammar T, Scudder LE, Coller BS. In vitro effects of the platelet glycoprotein receptor antagonist c7E3 on the activated clotting time. *Circulation* 1997;95:614–617.
31. Moliterno DJ, Califf RM, Aguirre FE, et al. Effects of glycoprotein IIb/IIIa endocrine blockade on activated clotting time during percutaneous transluminal coronary angioplasty or directional atherectomy. *Am J Cardiol* 1995;75:559–562.
32. The EPIC Investigators. Use of a monoclonal antibody directed against the platelet glycoprotein IIb/IIIa receptor in high risk coronary angioplasty. *N Engl J Med* 1994;330: 956–961.
33. Lincoff AM, Tcheng JE, Califf RM, et al. Standard versus low dose weight adjusted heparin in patients treated with the platelet glycoprotein IIb/IIIa receptor antibody fragment abciximab during percutaneous coronary revascularization. *Am J Cardiol* 1997;79: 286–291.
34. Platelet glycoprotein IIb/IIIa receptor blockade and low-dose heparin during percutaneous coronary revascularization. The EPILOG Investigators. *N Engl J Med* 1997;336:1689–1696.
35. Lincoff AM, Bittl JA, Harrington RA, et al. Bivalirudin and provisional glycoprotein IIb/IIIa blockade compared with heparin and planned glycoprotein IIb/IIIa blockade during percutaneous coronary intervention. REPLACE-2 randomized trial. *JAMA* 2003;289:853–863.
36. Tolleson TR, O'Shea JC, Bittl JA, et al. Relationship between heparin anticoagulation and clinical outcomes in coronary stent intervention: observations from the ESPRIT trial. *J Am Coll Cardiol* 2003;41:386–393.
37. Kereiakes DJ, Broderick TM, Abbottsmith C, et al. Bleeding risks and vascular complications following abciximab therapy for percutaneous coronary intervention: a new look at an old problem. *J Invasive Cardiol* 2000;12:95–98.
38. Denardo SJ, Davis KE, Reid PR, et al. Efficacy and safety of minimal dose (≤1,000 units) unfractionated heparin with abciximab in percutaneous coronary intervention. *Am J Cardiol* 2003;91: 1–5.
39. Brener SJ, Moliterno DJ, Lincoff AM, et al. Relationship between activated clotting time and ischemic or hemorrhagic complications: analysis of 4 recent randomized clinical trials of percutaneous coronary intervention. *Circulation* 2004;110:994–998.
40. Anand SS, Yusuf S, Pogue J, et al. Relationship of activated partial thromboplastin time to coronary events and bleeding in patients with acute coronary syndromes who receive heparin. *Circulation* 2003;107:2884–2888.
41. Turpie AGG. Successors to heparin: new antithrombotic agents. *Am Heart J* 1997;134:S71–S77.
42. Cohen M, Demers C, Gurfinkel EP, et al. A comparison of low molecular weight heparin with unfractionated heparin for unstable coronary artery disease. *N Engl J Med* 1997;337:447–452.
43. Weitz JI. Low-molecular-weight heparins. *N Engl J Med* 1997;337: 688–698.
44. Gluckman TJ, Segal JB, Fredde NL, et al. Incidence of antiplatelet factor 4/heparin antibody induction in patients undergoing percutaneous coronary revascularization. *Am J Cardiol* 2005;95: 744–747.
45. Seitz R, Pelzer H, Immel A. Prothrombin activation by thrombolytic agents. *Fibrinolysis* 1993;7:109–115.
46. Coulter SA, Cannon CP, Ault KA, et al. High levels of platelet inhibition with abciximab despite heightened platelet activation and aggregation during thrombolysis for acute myocardial infarction: results from TIMI 14. *Circulation* 2000;101:2690–2695.
47. Simoons M, Krzeminska-Pakula M, Alonso A, et al. Improved reperfusion and clinical outcome with enoxaparin as an adjunct to streptokinase thrombolysis in acute myocardial infarction: the AMI-SK study. *Eur Heart J* 2002;23:1282.
48. Ross AM, Molhoek P, Lundergan C, et al. Randomized comparison of enoxaparin, a low molecular weight heparin, with unfractionated heparin adjunctive to recombinant tissue plasminogen activator thrombolysis and aspirin: second trial of Heparin and Aspirin Reperfusion Therapy (HART II). *Circulation* 2001;104: 648–652.
49. Antman EM, Louwerenburg HW, Baars HF, et al. Enoxaparin as adjunctive antithrombin therapy for ST-elevation myocardial infarction: results of the ENTIRE-Thrombolysis in Myocardial Infarction (TIMI) 23 trial. *Circulation* 2002;105:1642–1649.
50. Frostfeldt G, Ahlberg G, Gustafsson G, et al. Low molecular weight heparin (dalteparin) as adjuvant treatment of thrombolysis in acute myocardial infarction—a pilot study: Biochemical Markers in Acute Coronary Syndromes (BIOMACS II). *J Am Coll Cardiol* 1999;33:627–633.
51. Wallentin L, Bergstrand L, Dellborg M, et al. Low molecular weight heparin (dalteparin) compared to unfractionated heparin as an adjunct to rt-PA (alteplase) for improvement of coronary artery patency in acute myocardial infarction—the ASSENT Plus study. *Eur Heart J* 2003;24:897–908.
52. Tatu-Chitoiu G, Teodorescu C, Capraru P, et al. Accelerated streptokinase and enoxaparin in ST-segment elevation acute myocardial infarction (the ASENOX study). *Kardiol Pol* 2004;60:441–446.
53. Baird SH, Menown IB, McBride SJ, et al. Randomized comparison of enoxaparin with unfractionated heparin following fibrinolytic therapy for acute myocardial infarction. *Eur Heart J* 2002;23:627–632.
54. ASSENT-3 Investigators. Efficacy and safety of tenecteplase in combination with enoxaparin, abciximab, or unfractionated heparin: the ASSENT-3 randomised trial in acute myocardial infarction. *Lancet* 2001;358:605–613.
55. Sinnaeve PR, Alexander JH, Bogaerts K, et al. Efficacy of tenecteplase in combination with enoxaparin, abciximab, or unfractionated heparin: one-year follow-up results of the Assessment of the Safety of a New Thrombolytic-3 (ASSENT-3) randomized trial in acute myocardial infarction. *Am Heart J* 2004;147:993–998.
56. Wallentin L, Goldstein P, Armstrong PW, et al. Efficacy and safety of tenecteplase in combination with the low-molecular-weight heparin enoxaparin or unfractionated heparin in the prehospital setting. The Assessment of the Safety and Efficacy of a New Thrombolytic Regimen (ASSENT)-3 PLUS Randomized Trial in Acute Myocardial Infarction. *Circulation* 2003;108:135–142.
57. Antman EM, Morrow DA, McCabe CH, et al. Enoxaparin versus unfractionated heparin as antithrombin therapy in patients receiving fibrinolysis for ST-elevation myocardial infarction: design and rationale for the Enoxaparin and Thrombolysis Reperfusion for Acute Myocardial Infarction Treatment-Thrombolysis in Myocardial Infarction study 25 (ExTRACT-TIMI 25). *Am Heart J* 2005;149:217–226.
58. Cohen M, Gensini GF, Maritz F, et al. The safety and efficacy of subcutaneous enoxaparin versus intravenous unfractionated heparin and tirofiban versus placebo in the treatment of acute ST-segment elevation myocardial infarction patients ineligible for reperfusion (TETAMI). *J Am Coll Cardiol* 2003;42:1348–1356.
59. The CREATE Trial Group Investigators. Effects of reviparin, a low-molecular-weight heparin, on mortality, reinfarction, and strokes in patients with acute myocardial infarction presenting with ST-segment elevation. *JAMA* 2005;293:427–436.
60. Theroux P, Welsh R. Meta-analysis of randomized trials comparing enoxaparin versus unfractionated heparin as adjunctive therapy to fibrinolysis in ST-elevation acute myocardial infarction. *Am J Cardiol* 2003;91:860–864.
61. Sinnaeve PR, Antman EM, Ross AM, et al. Enoxaparin is superior to unfractionated heparin after fibrinolysis in acute myocardial infarction: meta-analysis of ASSENT-3, HART-II, and ENTIRE-TIMI 23 trial. *J Am Coll Cardiol* 2003;14:334A.
62. Low-molecular weight heparin during instability in coronary artery disease. Fragmin during Instability in Coronary Artery Disease (FRISC) study group. *Lancet* 1996;347:561–568.
63. Lindahl B, Venge P, Wallentin L. The FRISC experience with troponin T. Use as decision tool and comparison with other prognostic markers. *Eur Heart J* 1998;19[Suppl N]:N41–N58.
64. Klein W, Buchwald A, Hillis SE, et al. Comparison of low molecular weight heparin with unfractionated heparin acutely and with placebo for 6 weeks and the management of unstable coronary artery disease. Fragmin in unstable coronary artery disease study (FRIC). *Circulation* 1997;96:61–68.
65. FRISC II Investigators. Long-term low-molecular-mass heparin in unstable coronary artery disease: FRISC II prospective random-

ized multicentre study. *Lancet* 1999;354:701–707.
66. FRISC II Investigators. Invasive compared with non-invasive treatment in unstable coronary artery disease: FRISC II prospective randomized multicentre study. *Lancet* 1999;354:708–715.
67. Lagerqvist B, Husted S, Kontny F, et al. A long-term perspective on the protective effects of an early invasive strategy in unstable coronary artery disease. Two-year follow-up of the FRISC-II invasive study. *J Am Coll Cardiol* 2002;40:1902–1914.
68. Janzon M, Levin LA, Swahn E, et al. Invasive treatment in unstable coronary artery disease promotes health-related quality of life: results from the FRISC II trial. *Am Heart J* 2004;148:114–121.
69. Cohen M, Demers C, Gurfinkel EP, et al. A comparison of low molecular weight heparin with unfractionated heparin for unstable coronary artery disease. *N Engl J Med* 1997;337:447–452.
70. Antman EM, McCabe CH, Gurfinkel P, et al. for the TIMI 11B Investigators: Enoxaparin prevents death and cardiac ischemic events in unstable angina/non-Q-wave myocardial infarction—results of the Thrombolysis in Myocardial Infarction (TIMI) 11B trial. *Circulation* 1999;100:1593–1601.
71. Antman EM, Cohen M, Radley D, et al. Assessment of the treatment effect of enoxaparin for unstable angina/non-Q-wave myocardial infarction. TIMI 11B-ESSENCE meta-analysis. *Circulation* 1999;100:1602–1608.
72. Michalis LK, Katsoursas CS, Papamichael N, et al. Enoxaparin versus tinzaparin in non-ST-segment elevation acute coronary syndromes: the EVET trial. *Am Heart J* 2003;146:304–310.
73. Cohen M, Theroux P, Weber S, et al. Combination therapy with tirofiban and enoxaparin in acute coronary syndromes. *Int J Cardiol* 1999;71:273–281.
74. Cohen M, Theroux P, Borzak S, et al. Randomized double-blind safety study of enoxaparin versus unfractionated heparin in patients with non-ST-segment elevation acute coronary syndromes treated with tirofiban and aspirin: the ACUTE II study. *Am Heart J* 2002;144:470–477.
75. Ferguson JJ, Antman EM, Bates ER, et al. Combining enoxaparin and glycoprotein IIb/IIIa antagonists for the treatment of acute coronary syndromes: final results of the National Investigators Collaborating on Enoxaparin-3 (NICE-3) study. *Am Heart J* 2003;146:628–634.
76. GUSTO IV-ACS Investigators. Effect of glycoprotein IIb/IIIa receptor blockade abciximab on outcome in patients with acute coronary syndromes without early coronary revascularization: the GUSTO IV-ACS randomized trial. *Lancet* 2001;357: 1915–1924.
77. James S, Armstrong P, Califf R, et al. Safety and efficacy of abciximab combined with dalteparin in treatment of acute coronary syndromes. *Eur Heart J* 2002;23:1538–1545.
78. Mukherjee D, Mahaffey KW, Moliterno DJ, et al. Promise of combined low-molecular-weight heparin and platelet glycoprotein IIb/IIIa inhibition: results from Platelet IIb/IIIa Antagonist for the Reduction of Acute Coronary Syndrome Events in a Global Organization Network B (PARAGON B). *Am Heart J* 2002;144: 995–1002.
79. Goodman SG, Fitchett D, Armstrong PW, et al. Randomized evaluation of the safety and efficacy of enoxaparin versus unfractionated heparin in high-risk patients with non–ST-segment elevation acute coronary syndromes receiving the glycoprotein IIb/IIIa inhibitor eptifibatide. *Circulation* 2003;107:238–244.
80. Blazing MA, deLemos JA, White HD, et al. Safety and efficacy of enoxaparin versus unfractionated heparin in patients with acute coronary syndromes who receive tirofiban and aspirin. A randomized controlled trial for the A to Z Investigators. *JAMA* 2004;292:55–64.
81. The SYNERGY Trial Investigators. Enoxaparin versus unfractionated heparin in high-risk patients with non-ST-segment elevation acute coronary syndromes managed with an intended early invasive strategy. Primary results of the SYNERGY randomized trial. *JAMA* 2004;292:45–54.
82. Petersen JL, Mahaffey KW, Hasselblad V, et al. Efficacy and bleeding complications among patients randomized to enoxaparin of unfractionated heparin for antithrombin therapy in non-ST-segment elevation acute coronary syndromes. A systematic overview. *JAMA* 2004;292:89–96.
83. Cannon CP, Weintraub WS, Demopoulos LA, et al. Comparison of early invasive and conservative strategies in patients with unstable coronary syndromes treated with the glycoprotein IIb/IIIa inhibitor tirofiban. *N Engl J Med* 2001;344:1879–1887.
84. Zijlstra F, Hoorntje JC, Boer MJ, et al. Long-term benefit of primary angioplasty as compared with thrombolytic therapy for acute myocardial infarction. *N Engl J Med* 1999;341:1413–1419.
85. Martin JL, Fry ETA, Sanderink GJ, et al. Pharmacokinetic study of enoxaparin in patients undergoing coronary intervention after treatment with subcutaneous enoxaparin in acute coronary syndromes. The PEPCI study. *Eur Heart J* 2001;22(abst. 143):14.
86. Collet JPH, Montalescot G, Lison L, et al. Percutaneous coronary intervention after subcutaneous enoxaparin pretreatment in patients with unstable angina pectoris. *Circulation* 2001;103: 658–663.
87. Levine GN, Ferrando T. Degree of anticoagulation after one subcutaneous and one subsequent intravenous booster dose of enoxaparin: implications for patients with acute coronary syndromes undergoing early percutaneous coronary intervention. *J Thromb Thrombolysis* 2004;17:167–171.
88. Collet JP, Montalescot G, Golmard JL, et al. Subcutaneous enoxaparin with early invasive strategy in patients with acute coronary syndromes. *Am Heart J* 2004;147:655–661.
89. Kereiakes DJ, Grines C, Fry E, et al. For the NICE 1 and NICE 4 Investigators. Enoxaparin and abciximab adjunctive pharmacotherapy during percutaneous coronary intervention. *J Invasive Cardiol* 2001;13:272–278.
90. Young JJ, Kereiakes DJ, Grines CL. Low-molecular-weight heparin therapy in percutaneous coronary intervention: the NICE 1 and NICE 4 trials. *J Invasive Cardiol* 2000;12[Suppl E]:E14–E18.
91. Bhatt DL, Lee BI, Casterella PJ, et al. Safety of concomitant therapy with eptifibatide and enoxaparin in patients undergoing percutaneous coronary intervention. Results of the Coronary Revascularization Using Integrilin and Single Bolus Enoxaparin Study (CRUISE) trial. *J Am Coll Cardiol* 2003;41:20–25.
92. Moliterno DJ, Hermiller JB, Kereiakes DJ, et al. A novel point-of-care enoxaparin monitor for use during percutaneous coronary intervention. Results of the Evaluating Enoxaparin Clotting Times (ELECT) study. *J Am Coll Cardiol* 2003;42:1132–1139.
93. Kereiakes DJ, Kleiman NS, Fry E, et al. Dalteparin in combination with abciximab during percutaneous coronary intervention. *Am Heart J* 2001;141:348–352.
94. Marmur JD, Anand SX, Bagga RS, et al. The activated clotting time can be used to monitor the low molecular weight heparin dalteparin after intravenous administration. *J Am Coll Cardiol* 2003;41:394–402.
95. Furman MI, Kereiakes DJ, Krueger LA, et al. Leukocyte-platelet aggregation and platelet p-selectin and GP IIIa expression following percutaneous coronary intervention: effects of dalteparin or unfractionated heparin in combination with abciximab. *Am Heart J* 2001;142:790–798.
96. Furman MI, Michelson A, Krueger L, et al. Effects of 1/2 dose abciximab in the presence of either dalteparin or unfractionated heparin on platelet inhibition, as determined by 3 independent assays. *J Thromb Haemost* 2001;7(suppl.):382.
97. Faxon DP, Spiro TE, Minor S, et al. Low molecular weight heparin in prevention of restenosis after angioplasty: results of enoxaparin restenosis (ERA) trial. *Circulation* 1994;90:908–914.
98. Karsch KR, Preisack MB, Baildon R, et al. Low molecular weight heparin (reviparin) in percutaneous transluminal coronary angioplasty: results of a randomized, double blind, unfractionated heparin in placebo controlled, multi-center trial (REDUCE). *J Am Coll Cardiol* 1996;28:1437–1443.
99. Berger PB, Mahaffey KW, Meier SJ, et al. Safety and efficacy of only 2 weeks of ticlopidine therapy in patients at increased risk of coronary stent thrombosis: results from the Antiplatelet Therapy Alone versus Lovenox plus Antiplatelet Therapy in Patients at Increased Risk of Stent Thrombosis (ATLAST) trial. *Am Heart J* 2002;143:841–846.
100. Kereiakes DJ, Montalescot G, Antman EM, et al. Low-molecular-weight heparin therapy for non-ST-elevation acute coronary syndromes and during percutaneous coronary intervention: an expert consensus. *Am Heart J* 2002;144:615–624.
101. Montalescot G, Collet JP, Tanguy ML, et al. Anti-Xa activity relates to survival and efficacy in unselected acute coronary syndrome patients treated with enoxaparin. *Circulation* 2004;110:392–398.
102. Klein W, Kraxner W, Hodl R, et al. Patterns of use of heparins in ACS. Correlates and hospital outcomes: the Global Registry of Acute Coronary Events (GRACE) Investigators. *J Thromb Haemost*

2003;90:519–527.

103. Wong GC, Giugliano RP, Antman EM. Use of low-molecular-weight heparins in the management of acute coronary artery syndromes and percutaneous coronary intervention. *JAMA* 2003;289:331–342.

第48章　直接凝血酶抑制剂在经皮冠状动脉介入治疗中的应用

Hitinder S.Gurm A.Michael Lincoff

经皮冠状动脉介入治疗(PCI)通过导入异物(导丝、导管、支架)及不可避免的血管损伤(介入治疗部位)而导致血栓前状态并因此需要辅助药物治疗以防止血栓形成。普通肝素作为目前术中应用最普遍的抗凝药物,有一定的缺陷。这包括不同患者中抗凝效果及剂量反应的差异,对于血块结合的凝血酶没有作用、潜在的血小板聚集效应[3,4],其作用可以被血小板因子4所中和以及肝素诱导的血小板减少症(HIT)倾向和伴随的血栓形成风险。鉴于上述因素,已有多种药物被判定为肝素在心血管疾病治疗中的可能替代物。该篇综述着重于介绍直接凝血酶抑制剂及其在心血管介入治疗中的作用。

凝血酶是在凝血瀑布激活后由凝血酶原裂解转变而来,并随后成为纤维蛋白原转变成纤维蛋白的催化剂,纤维蛋白形成后即相互交联成网状并网罗细胞成分而形成血栓。凝血酶同时也激活因子Ⅴ及Ⅶ,从而促进凝血酶生成及刺激因子ⅩⅢ转变为ⅩⅢa,后者能够稳定纤维蛋白的交联结构。除这些效应外,凝血酶也是强有力的血管收缩剂及血小板促聚剂,并且能够增强白细胞趋化作用[8,9]。

由于凝血酶在凝血瀑布中具有独一无二的作用,因此对于该物质的抑制是抗栓治疗成功的核心[7,10]。凝血酶是一种高度底物特异性的丝氨酸蛋白酶[11]。抗栓剂能够通过结合三个位点而阻断其活化,即①激活或催化位点、②确保正确识别底物的外结合位点-1以及间接凝血酶抑制剂(肝素和抗凝血酶-3复合体)的结合部位外结合位点-2[12~14]。

目前临床上应用的直接凝血酶抑制剂(DTIs)有三种,即以二价方式结合在催化位点和外结合位点-1的来比卢定和比伐卢定以及仅与催化位点结合的阿加曲班。虽然来比卢定与凝血酶的结合是不可逆的,但比伐卢定与凝血酶的结合方式是可逆的,二者结合后,其氨基末端被凝血酶在催化位点裂解[15,16]。这一反应削弱了外结合位点-1与剩余的比伐卢定片段之间的结合,从而导致二者之间的解离即正常凝血酶活性的恢复。尽管这一特点在比伐卢定作用后正常止血功能的恢复中可能重要,但同时也说明其抗栓活性或许会丧失,如在体外循环中或与近距离放射治疗时延长驻留时间相关的血流淤滞状态下。

比伐卢定

目前,比伐卢定是唯一具有有效证据支持其在冠状动脉或周围血管介入治疗中应用的药物。在接受PCI手术的患者中,按照0.75 mg/(kg·h)剂量静脉推注比伐卢定,之后在手术中以1.75 mg/(kg·h)静脉维持。结果,与凝血酶不同的是该药绝大多数分布于血管内,并没有与血浆蛋白或血细胞结合。比伐卢定的清除由蛋白水解(80%)及肾脏排泄(20%)共同参与,其半衰期为25 min,当肾功能不全时延长。鉴于静脉推注无法调整剂量,当患者肾小球滤过率(GFR)为30~59 ml/min时,静脉输注应减少20%,而GFR更低时静脉维持则应减少60%[17]。正在接受透析治疗的患者,由于其比伐卢定的半衰期为3.5 h左右,故静脉维持应当减少90%。目前尚无已知的比伐卢定解毒剂,但由于其半衰期很短,除非是严重肾功能不全者,通常无需担忧。

比伐卢定在经皮冠状动脉介入治疗中的应用

早期的比伐卢定临床应用经验来自于水蛭肽血管成形术研究。该研究将4 098名因不稳定性或梗死后心绞痛需接受血管成形术治疗的患者随机分为肝素或比伐卢定治疗组[18]。结果显示,虽然比伐卢定组有较低的出血发生率(3.8% vs 9.8%),但主要终点事件包括住院期间死亡、心肌梗死(MI)、急性血管闭塞或急性心源性临床状况恶化等两组间发生率无差异(11.4% vs 12.2%)。随后,研究者采用意向分析方法结合术后心肌坏死(取代血管造影变量)作为研究终点发表了基于4 312名患者的完整的试验结果[19]。分析显示,比伐卢定组在7天(6.2% vs 7.9%)、90天或6个月时包括死亡、MI或重复血运重建发生率下降,出血率始终减低,提示该药具有独特的安全性。

由于已有大量的证据支持血小板糖蛋白GPⅡb/Ⅲa抑制剂在PCI中的应用,因此虽然这些结果有助于比伐卢定被批准使用,但其常规应用仍需等待进一步论证。CACHET研究将268名PCI患者随机分为肝素加阿昔单抗组或以比伐卢定为基础的治疗组,以比较阿昔单抗与水蛭肽治疗缺血事件的并发症[20]。在试验中三种比伐卢定给药方案以系列性的方式进行:即比伐卢定加常规阿昔单抗,比伐卢定加临时应用阿昔单抗以及低剂量比伐卢定加临时应用阿昔单抗。结果显示,7天时基于比伐卢定的治疗组死亡、心肌梗死、重复血运重建或者严重出血发生率下降(3.4% vs 10.6%)。该项初步研究提示了以比伐卢定为基础的治疗方案联合临时而不是常规应用GPⅡb/Ⅲa抑制剂的有益作用。

在继该项研究之后的RELACE-1试验中,1 056名患者随机分为肝素或比伐卢定治疗组[21]。GPⅡb/Ⅲa抑制剂由研究者决定是否使用。研究结果显示2组间出院前或48 h内死亡、心肌梗死和重复血运重建的发生率无差异(5.6% vs 6.9%,p=0.40)。比伐卢定组与肝素组主要出血发生率为2.1% vs 2.7%。虽然没有统计学差异,但在接受和没有接受GPⅡb/Ⅲa抑制剂治疗的患者中缺血事件发生率均有所下降。相反的,仅在没有接受GPⅡb/Ⅲa抑制剂治疗的患者中出血事件发生率减低。

REPLACE-2为一项大型双盲研究,入选患者6 010例,随机分为肝素加常规GPⅡb/Ⅲa抑制剂组或比伐卢定加临时应用GPⅡb/Ⅲa抑制剂组[22]。所有患者预先给予阿司匹林,并且大多数人提前给予氯吡格雷口服。临时使用GPⅡb/Ⅲa抑制剂的指征为急性或分支闭塞、阻塞性夹层、可疑血栓、慢血流、远端栓塞,持续狭窄以及临床或者血管造影状况不稳定。比伐卢定组有7.2%的患者临时应用GPⅡb/Ⅲa抑制剂,而常规应用GPⅡb/Ⅲa抑制剂组为5.2%。该研究为非劣效性设计,其主要终点为死亡、心肌梗死、紧急血运重建(严重缺血时)以及大出血并发症。肝素加GPⅡb/Ⅲa抑制剂组的主要终点事件发生率为10.0%,而比伐卢定组为9.2%,因此适合非劣效性标准。比伐卢定组的非Q波性心肌梗死发生率较高,但没有统计学差异,然而在随访中发现,该组1年生存率有明显好转趋势。出血事件发生率在比伐卢定组显著降低,肝素加GPⅠⅡb/Ⅲa抑制剂组中有4.1%的患者发生大出血事件,而比伐卢定组为2.4%。大多数出血过多的情况与血管穿刺位置有关(2.5% vs 0.8%;p<0.001)。此外,还有相匹配的输血需求下降(2.5% vs 1.2%;p=0.02)。没有亚组分析显示任何一种治疗带来预后改善,而与标准治疗相比,之前显示接受GPⅡb/Ⅲa抑制剂治疗后明显获益的不稳定性心绞痛或糖尿病患者仍然从比伐卢定治疗中受益。

REPLACE-2研究提供的证据支持有助于临床医生选择一种在提供类似保护作用免于发生缺血事件的同时又具有低出血风险的治疗策略。此外,鉴于该药低廉的花费,比伐卢定的出现为PCI患者常规使用的GPⅡb/Ⅲa抑制治疗提供了引人注目的替代药物。总之,两个反映现实临床经验的单中心研究的资料似乎肯定了这些发现。

然而值得注意的是,急性心肌梗死或因ACS接受GPⅡb/Ⅲa抑制剂治疗的患者被排除在研究之外,因此,在这些情况下应用比伐卢定还需进一步研究资料支持。

选择使用对象及多种应用

肝素诱导的血小板减少症

比伐卢定可能尤其适用于患有HIT的病人。在一项52名患有HIT的PCI患者的研究中,98%的病人被成功实施了PCI手术而没有发生血小板减少症。有一名患者接受旁路移植手术后发生大出血,而另一名患者在非复杂性PCI术后46 h死亡[25]。该项前瞻性研究为在这一具有挑战性的人群中实施安全的PCI手术确定了治疗策略。

肾功能不全

肾功能不全在接受PCI手术的患者中非常普遍,并且与出血及缺血并发症的发生风险增加相关[26]。一项比较肝素和比伐卢定在血管成形术患者中疗效的荟萃分析显示,比伐卢定组通过降低肌酐清除率获益,其中肌酐清除率处于最低四分位数的患者绝对获益最大[27]。REPLACE-2研究的初步分析显示在肌酐清除率方面有相似的获益,其中肌酐清除率较低的患者绝对获益更大。

周围血管介入治疗

比伐卢定在周围血管介入治疗方面应用的资料

有限。在一项单中心的周围血管成形术患者研究中，48名患者中仅有2名发生大出血[28]。同样地，Allie等人将自己搜集的255名应用比伐卢定的周围和肾血管介入治疗患者与应用普通肝素者进行历史对照研究，研究结果显示应用比伐卢定的患者有较好的手术效果、更早地拔管和下地活动以及较短的住院时间[29]。尽管例数有限，但这些数据提示在被选择行周围血管介入治疗的患者中应用比伐卢定可能是有价值的。目前尚无公开发表的证据支持在颈动脉介入治疗中使用比伐卢定。

近距离放射治疗

据报道，在gamma近距离放射治疗时有急性闭塞和先兆闭塞病例发生，这可能与长驻留时间导致淤滞状态而引起比伐卢定发生蛋白水解及凝血酶复活有关[30]。目前尚未见到β射线近距离放射治疗时发生血栓并发症的报道。这一发现提示在应用比伐卢定的情况下进行任何血管介入治疗时均有必要小心翼翼地冲洗并避免长时间血流淤滞状态。

血管鞘管的拔除

在REPLACE-2研究中，拔出鞘管是当aPTT低于50 s时通过缝合装置或手压完成的。由于比伐卢定的半衰期短，所以大多数患者在2 h内就可以拔管了。近期一项小型研究提示在经选择的使用比伐卢定的PCI患者中即使更早地拔管及下地活动也是可行的[31]。在这项研究中，100名患者在术后即刻拔管（无论ACT是多少），并通过手压止血。仅2名患者发生大血肿，其中一名患者因此需要输血。该项研究入选患者的独特之处在于80%以上病例采用5F鞘，并且20%患者使用GPⅡb/Ⅲa抑制剂。鉴于在美国大多使用较大的导管进行介入治疗，因此上述资料并不一定能够在现今的医疗实践中推广。

急性冠脉综合征

在双重、单一或三重抗血小板治疗的情况下，早期有创治疗已被批准使用，因此，急性冠脉综合征（ACS）患者的治疗方法已经发生了较大的转变。在一项直接介入治疗（DTI）的荟萃分析试验中，与单一使用肝素者相比，应用水蛭素或比伐卢定的ACS患者死亡及心肌梗死的发生减少[32]。然而，这些研究是在当今的介入治疗及噻吩并吡啶类药物和GPⅡb/Ⅲa抑制剂应用之前进行的，因此，目前比伐卢定在ACS中的作用正在ACUITY（早期介入治疗患者angiomax与肝素疗效对比）试验中进行评价。

目前，比伐卢定已成为PCI患者在有或无GPⅡb/Ⅲa抑制剂合用的情况下有效的肝素替代药物。鉴于其独特的药动学特点及短半衰期，比伐卢定在出血及缺血并发症方面具有显著的安全性。虽然比伐卢定在PCI患者中的广泛应用已经得到批准，但其在非ST段抬高性心肌梗死（NSTEMI）和急性ST段抬高性心肌梗死中的作用还需进一步研究以确定。经各亚群患者试验证实，比伐卢定具有使用简便、效果显著并且明显减少出血等优势，这使得该药成为特别吸引介入界的药物。

其他直接凝血酶抑制剂

水蛭素

PCI Phase Ⅱ试验中水蛭素和肝素疗效的初步比较显示应用水蛭素有减低缺血事件发生的趋势[33,34]。随后，HELVETICA研究显示虽然早期事件发生有减少的趋势，但再狭窄和研究主要终点的发生率并未减低[35]。现在尚无探讨水蛭素在同步PCI中作用的研究。目前已有可以临床应用的重组水蛭素如来匹卢定，该药已经被批准用于HIT患者的抗凝治疗。由于来匹卢定主要经肾途径清除，因此有肾功能不全时应进行肾功能监测。

阿加曲班

阿加曲班是一种已被多次评价的用于HIT的单价凝血酶抑制剂。Lewis等人报道，他们在接受112次PCI手术的91名HIT患者中应用该药时没有发现术中死亡，但有7.7%的心肌梗死或紧急血管重建发生[36]。尽管阿加曲班对于HIT患者可能尤其有益，但鉴于已有大量的比伐卢定临床应用经验，因此，目前该药不大可能推广使用，除非有更多的资料支持其在PCI中的应用。阿加曲班经肝脏途径清除，肝功能不全时会发生蓄积。

（曹路　译）

参考文献

1. Hirsh J. Heparin. *N Engl J Med* 1991;324:1565–1574.
2. Weitz JI, Hudoba M, Massel D, et al. Clot-bound thrombin is protected from inhibition by heparin-antithrombin III but is susceptible to inactivation by antithrombin III-independent inhibitors. *J Clin Invest* 1990;86:385–391.
3. Xiao Z, Theroux P. Platelet activation with unfractionated heparin at therapeutic concentrations and comparisons with a low-molecular-weight heparin and with a direct thrombin inhibitor. *Circulation* 1998;97:251–256.
4. Aggarwal A, Sobel BE, Schneider DJ. Decreased platelet reactivity in blood anticoagulated with bivalirudin or enoxaparin compared

with unfractionated heparin: implications for coronary intervention. *J Thromb Thrombolysis* 2002;13:161–165.

5. Eitzman DT, Chi L, Saggin L, et al. Heparin neutralization by platelet-rich thrombi. Role of platelet factor 4. *Circulation* 1994;89:1523–1529.
6. Chong BH. Heparin-induced thrombocytopenia. *J Thromb Haemost* 2003;1:1471–1478.
7. Badimon L, Meyer BJ, Badimon JJ. Thrombin in arterial thrombosis. *Haemostasis* 1994;24:69–80.
8. Bar-Shavit R, Kahn A, Wilner GD, et al. 2nd. Monocyte chemotaxis: stimulation by specific exosite region in thrombin. *Science* 1983;220:728–731.
9. Bar-Shavit R, Kahn A, Fenton JW, 2nd, Wilner GD. Chemotactic response of monocytes to thrombin. *J Cell Biol* 1983;96: 282–285.
10. Nappi J. The biology of thrombin in acute coronary syndromes. *Pharmacotherapy* 2002;22:90S–96S.
11. Stubbs MT, Oschkinat H, Mayr I, et al. The interaction of thrombin with fibrinogen. A structural basis for its specificity. *Eur J Biochem* 1992;206:187–195.
12. Bode W, Stubbs MT. Spatial structure of thrombin as a guide to its multiple sites of interaction. *Semin Thromb Hemost* 1993;19: 321–333.
13. Stubbs MT, Bode W. A player of many parts: the spotlight falls on thrombin's structure. *Thromb Res* 1993;69:1–58.
14. Stubbs MT, Bode W. A model for the specificity of fibrinogen cleavage by thrombin. *Semin Thromb Hemost* 1993;19:344–351.
15. Parry MA, Maraganore JM, Stone SR. Kinetic mechanism for the interaction of Hirulog with thrombin. *Biochemistry* 1994;33: 14807–14814.
16. Witting JI, Bourdon P, Brezniak DV, et al. Thrombin-specific inhibition by and slow cleavage of hirulog-1. *Biochem J* 1992;283 (Pt 3):737–743.
17. Robson R, White H, Aylward P, et al. Bivalirudin pharmacokinetics and pharmacodynamics: effect of renal function, dose, and gender. *Clin Pharmacol Ther* 2002;71:433–439.
18. Bittl JA, Strony J, Brinker JA, et al. Treatment with bivalirudin (Hirulog) as compared with heparin during coronary angioplasty for unstable or postinfarction angina. Hirulog Angioplasty Study Investigators. *N Engl J Med* 1995;333:764–769.
19. Bittl JA, Chaitman BR, Feit F, et al. Bivalirudin versus heparin during coronary angioplasty for unstable or postinfarction angina: final report reanalysis of the Bivalirudin Angioplasty Study. *Am Heart J* 2001;142:952–959.
20. Lincoff AM, Kleiman NS, Kottke-Marchant K, et al. Bivalirudin with planned or provisional abciximab versus low-dose heparin and abciximab during percutaneous coronary revascularization: results of the Comparison of Abciximab Complications with Hirulog for Ischemic Events Trial (CACHET). *Am Heart J* 2002;143:847–853.
21. Lincoff AM, Bittl JA, Kleiman NS, et al. Comparison of bivalirudin versus heparin during percutaneous coronary intervention (the Randomized Evaluation of PCI Linking Angiomax to Reduced Clinical Events [REPLACE]-1 trial). *Am J Cardiol* 2004;93:1092–1096.
22. Lincoff AM, Bittl JA, Harrington RA, et al. Bivalirudin and provisional glycoprotein IIb/IIIa blockade compared with heparin and planned glycoprotein IIb/IIIa blockade during percutaneous coronary intervention: REPLACE-2 randomized trial. *JAMA* 2003;289: 853–863.
23. Cho L, Chew DP, Moliterno DJ, et al. Safe and efficacious use of bivalirudin for percutaneous coronary intervention with adjunctive platelet glycoprotein IIb/IIIa receptor inhibition. *Am J Cardiol* 2003;91:742–743.
24. Wolfram R, Leborgne L, Cheneau E, et al. Comparison of effectiveness and safety of three different antithrombotic regimens (bivalirudin, eptifibatide, and heparin) in preventing myocardial ischemia during percutaneous coronary intervention. *Am J Cardiol* 2003;92:1080–1083.
25. Mahaffey KW, Lewis BE, Wildermann NM, et al. The anticoagulant therapy with bivalirudin to assist in the performance of percutaneous coronary intervention in patients with heparin-induced thrombocytopenia (ATBAT) study: main results. *J Invasive Cardiol* 2003;15:611–616.
26. Gurm HS, Lincoff AM, Kleiman NS, et al. The Double Jeopardy of renal insufficiency and anemia in patients undergoing percutaneous coronary interventions. *Am J Cardiol* 2004;94:30–34.
27. Chew DP, Bhatt DL, Kimball W, et al. Bivalirudin provides increasing benefit with decreasing renal function: a meta-analysis of randomized trials. *Am J Cardiol* 2003;92:919–923.
28. Shammas NW, Lemke JH, Dippel EJ, et al. Bivalirudin in peripheral vascular interventions: a single center experience. *J Invasive Cardiol* 2003;15:401-404.
29. Allie DE, Lirtzman MD, Wyatt CH, et al. Bivalirudin as a foundation anticoagulant in peripheral vascular disease: a safe and feasible alternative for renal and iliac interventions. *J Invasive Cardiol* 2003;15:334–342.
30. Sharma S, Bhambi B, Nyitray W, et al. Bivalirudin (Angiomax) use during intracoronary brachytherapy may predispose to acute closure. *J Cardiovasc Pharmacol Ther* 2003;8:9–15.
31. Ormiston JA, Shaw BL, Panther MJ, et al. Percutaneous coronary intervention with bivalirudin anticoagulation, immediate sheath removal, and early ambulation: a feasibility study with implications for day-stay procedures. *Catheter Cardiovasc Interv* 2002;55:289–293.
32. The Direct Thrombin Inhibitor Trialists' Collaborative Group. Direct thrombin inhibitors in acute coronary syndromes: principal results of a meta-analysis based on individual patients' data. *Lancet* 2002;359:294–302.
33. van den Bos AA, Deckers JW, Heyndrickx GR, et al. Safety and efficacy of recombinant hirudin (CGP 39 393) versus heparin in patients with stable angina undergoing coronary angioplasty. *Circulation* 1993;88:2058–2066.
34. Rupprecht HJ, Terres W, Ozbek C, et al. Recombinant hirudin (HBW 023) prevents troponin T release after coronary angioplasty in patients with unstable angina. *J Am Coll Cardiol* 1995;26: 1637–1642.
35. Serruys PW, Herrman JP, Simon R, et al. A comparison of hirudin with heparin in the prevention of restenosis after coronary angioplasty. Helvetica Investigators. *N Engl J Med* 1995; 333:757–763.
36. Lewis BE, Matthai WH, Jr., Cohen M, et al. Argatroban anticoagulation during percutaneous coronary intervention in patients with heparin-induced thrombocytopenia. *Catheter Cardiovasc Interv* 2002;57:177–184.

第49章 糖蛋白Ⅱb/Ⅲa抑制剂在经皮冠状动脉介入治疗中的应用

Deepak P.Vivekananthan Deepak L.Bhatt Eric J.Topol

血小板激活及聚集在经皮冠状动脉介入治疗(PCI)术中及术后发生的缺血并发症的启动中起重要作用。仅预先给予常规阿司匹林口服就可以降低PCI术后大面积Q波心肌梗死的发生达75%以上。然而,阿司匹林是一种相对较弱的药物,其作用仅限于抑制环氧化酶途径。因此,患者并不能完全被保护而免于发生血栓并发症。血小板糖蛋白Ⅱb/Ⅲa受体复合体拮抗剂的研制及应用已经显著改善了PCI相关的缺血并发症,并使得心脏介入专家有可能完成更为复杂的病变并获得有益的短期和长期后果。本章着重于回顾目前临床上可用的三种静脉GPⅡb/Ⅲa拮抗剂(表49-1)的药理学特点及其效果,并对最有可能从这些药物获益的患者特征及病变做一综述,同时对直接凝血酶抑制和药物洗脱支架时代临床实践中具体应用这些药物的最佳方案提出建议。

临床疗效的证据

证实糖蛋白Ⅱb/Ⅲa抑制剂疗效和安全性的临床试验已在表49-2中列出。总之,球囊血管成形术(BA)的高危患者缺血性终点发生平均减少28%~55%的证据使得几个试验成为有关阿昔单抗疗效的里程碑式研究,这些研究主要包括c7E3预防缺血性并发症的研

表 49-1 临床应用的糖蛋白ⅡB/ⅢA抑制剂的药理学特点

药物	生物化学	药代动力学	剂量
阿昔单抗 (Reopro™,Eli Lilly, Indianapolis,IN)	抗GPⅡb/Ⅲa受体的鼠源性单克隆嵌合型抗体7E3免疫球蛋白G的Fab段;对玻璃粘连蛋白(vitronectin)受体(a_VB_3受体)有相似的亲合力	血浆半衰期:10 min;药物可能仍与血小板结合达2 w之久[70]	PCI:PCI术后按0.25 mg/kg静脉推注后以0.125 mg/(kg·min)静脉维持12 h
依替巴肽(Integrilin™,Millennium Pharmaceuticals,Cambridge,MA)	环状的拟肽抑制剂,包含有与GPⅡb/Ⅲa受体可逆性结合关键的赖氨酸-甘氨酸-天冬氨酸序列(KGD)	起效迅速(1 h)血浆半衰期:2.5 h,75%的药物经肾脏代谢	ACS:以180 μg/kg静脉推注,之后2 μg/(kg·min)维持。 PCI:PCI术后180 μg/kg静脉推注2次,10 min后2 μg/(kg·min)静脉维持18 h;在严重肾功能不全的患者(Cr.Cl<50 cc/min)中减慢低速至1 μg/(kg·min)
替罗非班(Aggrastat™,Guiford Pharmaceuticals,Baltimore,MD)	模拟对可逆性抑制GPⅡb/Ⅲa的关键序列即精氨酸-甘氨酸-门冬氨酸序列(RGD)的几何结构的非肽类酪氨酸衍生物	血浆半衰期:2 h主要经肾脏清除	仅准许在ACS患者中使用,还没有被批准在择期PCI中应用 剂量:0.4 μg/(kg·min)静点30 min,之后以0.1 μg/(kg·min)维持。当在Cr.Cl<50 cc/min的患者中使用时,维持量减半

ACS,急性冠脉综合征;PCI,经皮冠状动脉介入治疗;Cr.Cl,肌酐清除率;kg,千克;min,分钟。

究(EPIC研究),阿昔单抗阻断糖蛋白Ⅱb/Ⅲa对改善PTCA后长期临床后果的评估性研究(EPILOG研究,该研究联合应用减低剂量的肝素),血小板Ⅱb/Ⅲa抑制在支架植入中作用的评估研究(EPISTENT研究,该研

表 49-2　糖蛋白ⅡB/ⅢA抑制剂在择期性或紧急 PCI 中的应用

阿昔单抗试验	患者群	肝素治疗方案/目标 ACT	疗效(30 天)(复合终点)	TIMI 大出血
EPIC (1991 年 11 月至 1992 年 11 月)*n*=2 099	高危患者：进展的 MI、ACS、糖尿病、高龄;B1、B2 或 C 型病变	无须根据体重调整剂量,给予 10 000~12 000U 静脉推注。 目标 ACT:300~350 s	D/MI/紧急 TVR 安慰剂组:12.8% 单独静脉推注:11.4% 静脉推注+静脉点滴:8.3% (*p*=0.008 vs 安慰剂组)	安慰剂组:7% 阿昔单抗组:14%
EPILOG (1995 年 2 月~1995 年 12 月) *n*=2 792	择期 PCI; 不包括 24 h 内发生的 ACS; 择期支架植入也被排除在外	安慰剂组:100U/kg Abx.低剂量组:70 U/kg Abx.高剂量组:100 U/kg	D/MI/紧急 TVR 安慰剂组:11.7% Abx.低剂量组:5.2% Abx.高剂量组:5.4% *p*<.001	安慰剂组:3.1% Abx.低剂量组:2.0% Abx.高剂量组:3.5% (*p*=0.7)
EPISTENT(1996 年 7 月~1997 年 9 月) *n*=2 399	病变适于 POBA 或支架植入的择期或紧急 PCI; 入选相对高危的患者	Abx.组:70 U/kg 目标 ACT:≥200 s 支架/安慰剂组:100 U/kg 目标 ACT:≥300 s	D/MI/紧急 TVR 支架/abx:5.3% POBA/ abx:6.9% 支架/安慰剂组:10.8% (*p*<0. 01)	支架/安慰剂组:2.2% Abx.组:1.4%~1.5%
CAPTURE(1993 年 5 月~1995 年 12 月) *n*=1 265	难治性不稳定性心绞痛;造影显示罪犯病变;18~24 h 内拟行 PCI	根据体重调整剂量: 最大剂量:100 U/kg 目标 ACT:300 s	D/MI/紧急 TVR 安慰剂组:15.9% 阿昔单抗组:11.3% (*p*=0.012)	安慰剂组:1.9% 阿昔单抗组:3.8%
依替巴肽试验				
IMPACTII (1993 年 11 月~1994 年 11 月) *n*=4 010	择期、紧急或急诊 PCI;研究包括所有疾病谱的 PCI 患者	根据体重调整剂量: 剂量:100 U/kg 目标 ACT:300~350 s	D/MI/紧急 TVR 安慰剂组:11.4% 依替巴肽(130/0.5):9.2% 依替巴肽(130/0.75):9.9%	安慰剂组:4.8% 依替巴肽组:5.1%~5.2%
ESPRIT (1999 年 6 月~2000 年 2 月) *n*=2 064	拟行支架植入的择期 PCI 排除标准:MI<24 h,紧急 PCI	60 U/kg(最大剂量:6 000 U) 目标 ACT:200~300 s	D/MI/紧急 TVR/Ⅱb/Ⅲa 紧急应用 安慰剂组:10.5% 依替巴肽组:6.6% (*p* = 0.001 5)	安慰剂组:0.4% 依替巴肽组:1%
替罗非班试验				
RESTORE (1995 年 1 月~1995 年 12 月) *n*=2 141	PCI 术前 72 h 内发生不稳定型心绞痛/急性 MI	根据体重调整剂量: 150 U/kg 最大剂量:(10 000 U) 目标 ACT:300~400 s	D/MI/CABG/TVR/支架 安慰剂组:12.2% 替罗非班组:10.3% (p= 0.16)	安慰剂组:2.1% 替罗非班组:2.4%
TARGET(1999 年 12 月~2000 年 8 月) *n*=4 809	植入支架的择期或紧急 PCI;不包括 STEMI	根据体重调整剂量: 最大剂量:70U/kg 目标 ACT:250 s	D/MI//紧急 TVR 替罗非班组:7.6% 阿昔单抗组:6.0% (*p*=0.038)	替罗非班组:0.9% 阿昔单抗组:0.7%

MI,心肌梗死;ACS,急性冠脉综合征;PCI,经皮冠状动脉介入治疗;POBA,球囊血管成形术;ACT,活化凝血时间;Abx,阿昔单抗;D,死亡;TVR,靶血管重建;CABG,冠状动脉旁路移植。

究中血小板Ⅱb/Ⅲa抑制作为冠状动脉支架植入的辅助治疗),c7E3抗血小板治疗难治性不稳定性心绞痛研究(CAPURE研究,该研究主要针对常规药物治疗无效的难治性不稳定性心绞痛)。EPIC研究采用标准高剂量普通肝素(100 U/kg)导致应用阿昔单抗的心肌梗死溶栓患者大出血发生率增加1倍,而减低肝素用量(70 U/kg)的EPILOG及EPISTENT研究大出血发生率相当。这些研究显示,在长期随访中,早期围手术期缺血事件发生显著减少使得高危患者从生存率方面获益[1]。

虽然有关小分子药物在PCI中疗效的评估研究还未获得深入人心的结果,但已得到了积极的结论。例如,在Integrilin减少血小板聚集和血栓形成研究Ⅱ(IMPACT Ⅱ)中,因分析显示PCI术中未达最佳标准的血小板抑制(~50%)[9]导致适中的22%30天缺血事件发生率下降。进一步的剂量研究[10]显示新的双倍剂量静脉推注方案,继之以较高的依替巴肽输注速度[180 μg/kg静脉推注2次,之后2 μg/(kg·min)]使得血小板抑制达80%以上。在Integrilin对血小板糖蛋白Ⅱb/Ⅲa受体抑制的研究(ESPRIT)中,采用此种新的给药方案,结果显示接受依替巴肽治疗的患者主要终点事件即死亡、心肌梗死、紧急靶血管重建(TVR)发生率显著减低,或者在48 h临时紧急应用GPⅡb/Ⅲa抑制剂(6.6% vs 10.5%,p=0.001 5)导致30天缺血事件发生率减少35%[11]。尽管与EPISTENT研究相比,ESPRIT入选病例为较低危患者,但研究结果仍然显示PCI术中应用阿昔单抗的获益可以通过使用适宜剂量的小分子GPⅡb/Ⅲa阻滞剂达到。另一方面,虽然有多个研究正在进行,但PCI中使用替罗非班的理想剂量尚未确定[12]。替罗非班对结果及再狭窄有效性的随机对照研究(RESTORE)的药物剂量[13]来源于5 uM ADP(一种相当弱的血小板聚集拮抗剂)[14]的临床前期应用试验。在替罗非班与阿昔单抗疗效对比研究(TARGET)[17]中,PCI时血小板抑制不充分[15,16],可能是阿昔单抗优于替罗非班的原因。相反地,在稳定性心绞痛患者中,这两种治疗方法长期和短期结果无差异。鉴于稳定型心绞痛患者血小板激活增强[19],因此在球囊扩张时采用最大剂量的阿昔单抗血小板抑制治疗对于减少PCI术中ACS后遗症是至关重要的。两种药物在稳定型心绞痛患者中相似的临床结果意味着通过使用替罗非班达到较低的血小板抑制阈值对于该类患者就已经足够了。考虑到TARGET研究中未达替罗非班的最佳效果,因此在联合应用氯吡格雷和凝血酶抑制剂时新剂量的替罗非班与阿昔单抗疗效的对比研究(TENACITY)的Ⅲ期试验中,采用新的、更高的替罗非班推注剂量以检验其在PCI中的疗效。

ACS中GPⅡb/Ⅲa抑制剂和早期有创治疗策略

在糖蛋白Ⅱb/Ⅲa时代之前,因为早期血管重建的可能益处被围手术期心肌梗死发生危险增加所抵消,所以早期有创治疗策略并没有完全获益[20]。正是由于考虑到这些因素,静脉GPⅡb/Ⅲa抑制剂因而被作为急性冠脉综合征标准药物和再灌注治疗的辅助手段进行研究。这些随机试验[21]依照不同的药物、GPⅡb/Ⅲa抑制剂治疗时间以及具有不同危险分层的研究人群和各异的PCI治疗时机进行。应用替罗非班的PRISM-PLUS研究(血小板受体抑制在缺血综合征治疗中的应用受不稳定的症状和体征的制约研究)和采用Integrilin治疗的PURSUIT研究(不稳定型心绞痛患者应用血小板糖蛋白Ⅱb/Ⅲa受体阻滞剂Integrilin研究)结果显示与有限获益的单独药物治疗者相比早期PCI治疗患者早期缺血终点发生率下降30%~42%。然而,早期PCI的应用取决于临床治疗医生的判断力,使得这些研究中任何有关PCI获益的分析都会不可避免地受到选择偏倚的混淆,因此尚需前瞻性试验进行检验。

在现今GPⅡb/Ⅲa阻断时代,早期有创介入治疗策略的获益在TACTICS-TIMI18(用Aggrastat治疗心绞痛并用介入或保守治疗决定治疗费用研究)[22]及ISAR-COOL(抗栓药物治疗冷却后冠脉内支架植入研究)[23]中正式得到确认。TACTICS-TIMI18研究发现,随机分入早期介入组(接受冠脉造影的平均时间为22 h)的患者在6个月随访时复合终点事件包括死亡、心肌梗死和再入院的发生率明显降低(15.9% vs 19.4%;OR 0.78;p=0.025)。特别是6个月时介入治疗组死亡或心肌梗死的发生率也显著减低(7.3% vs 9.5%,p<0.05)。此外,早期介入治疗对基础肌钙蛋白高(肌钙蛋白T>0.01ng/mL)的患者应用最有效(14.8% vs 24.2%,p<0.000 1),复合终点发生率显著下降达39%,而基础肌钙蛋白不高者未有明显获益(16.7% vs 14.8%,p=0.46)。相似地,较小规模的ISAR-COOL[23]对TACTICS-TIMI 18的试验结果进行了延伸,该研究对早期介入治疗策略与经过积极抗血小板和抗栓治疗的延迟介入治疗策略的疗效进行了比较。结果显示,随机分入早期介入治疗组(接受冠脉造影的平均时间为2.4 h)的患者包括死亡或大面积心肌梗死在内的复合终点发生率明显减低(5.9% vs 11.6%,p=0.004)。因此,即使是在三重抗血小板积极治疗下,经过3~5 d的冷却期再进行延迟心血管检查看起来仍有

明显的风险。这些结果联合TACTICS-TIMI18中的数据以及GUSTOIVACS中应用阿昔单抗的保守药物治疗患者缺乏获益的结局提示对于中至高危的ACS患者常规应用早期冠状动脉造影联合GPⅡb/Ⅲa抑制剂的治疗策略是降低主要心脏不良事件(MACE)的最佳方案。然而,对于早期介入治疗策略中何时是使用GPⅡb/Ⅲa阻滞剂的最佳时机则尚未进行详细研究。非ST段抬高性急性冠脉综合征中早期应用GPIIb/IIIa抑制治疗研究(早期ACS)将对比高危患者依替巴肽上游治疗与PCI术中延期治疗的疗效。

GPⅡB/ⅢA疗效及风险数据

尽管大型分析证据[21]显示GPⅡb/Ⅲa抑制剂治疗ACS患者有适中的但统计学有差异的疗效,然而相对高昂的花费限制了该类药物的推广使用。因此,为提高费用效益比[25,26],应针对最可能获益的患者使用这一类药物。特别是肌钙蛋白升高的ACS患者比阴性者30天发生死亡的风险高2~3倍[27,28]。有关阿昔单抗与小分子药物的析因分析显示GPⅡb/Ⅲa抑制剂治疗的获益依肌钙蛋白的情况不同而异。例如,CAPTURE研究的一项分析(Hamm等人)[29]表明肌钙蛋白阳性的患者死亡或心肌梗死发生率有68%的下降;而肌钙蛋白阴性的阿昔单抗治疗者未获益。类似地,在肌钙蛋白阳性的患者中应用小分子GPⅡb/Ⅲa抑制剂拉米非班[30]及替罗非班[31],其MACE发生率有48%~75%的下降,而生化指标阴性者极少或无获益。

糖尿病患者有显著高的ACS[32]死亡风险及PCI术后恶性事件发生率。基础血小板活性升高[33]可能是导致糖尿病患者血栓并发症趋势增高的部分原因,并因此可能成为强有力的抗血小板治疗的靶点。一项限于ACS的汇总分析中,Roffietal等发现[34]经GPⅡb/Ⅲa抑制剂治疗的ACS患者30天死亡率明显下降(4.6% vs 6.2%,p=0.007),并且这种差异在接受PCI治疗的糖尿病患者中更为显著(1.2% vs 4.0%,p=0.002)(图49-1)。显然,接受GPⅡb/Ⅲa抑制剂治疗的非糖尿病患者30天生存率没有获益(3.0% vs 3.0%,p=NS)。此外,一项包括EPIC、EPILOG和EPISTENT研究的汇总分析发现行PCI治疗的糖尿病患者应用阿昔单抗显著降低1年期死亡率(2.5% vs 4.5%,p=0.031)[35]。在这些分析中,由于应用GPⅡb/Ⅲa抑制剂带来长期死亡率下降,因此这类药物被强烈推荐用于PCI治疗的糖尿病患者。

ST段抬高性心肌梗死

尽管阿司匹林在急性心肌梗死中应用确实有益,

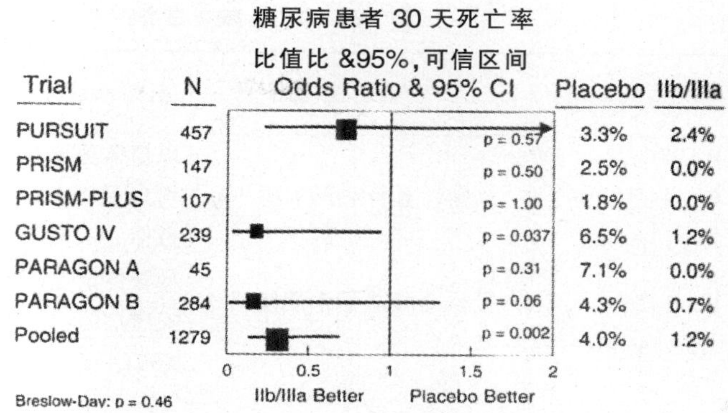

图 49-1 根据是否应用 GP Ⅱb/Ⅲa抑制剂进行分层的接受 PCI 治疗的 ACS 糖尿病患者 30 天死亡率比值比的 95%可信区间。PARAGON,全球组织网中血小板 IIb/IIIa 拮抗剂减少急性冠状动脉综合征事件研究 (Reproduced with permission from Roffi M, Chew DP, Mukherjee D, et al. Platelet glycoprotein Ⅱb/Ⅲa inhibitors reduce mortality in diabetic patients with non-ST-segment-elevation acute coronary syndromes.Circulation.2001;104:2767-2771)

但更积极的抗血小板治疗的需求亦被一些早期的有关心肌梗死后直接PCI中支架植入的试验所证实。心肌梗死直接血管成形术研究(STENT PAMI)[36]显示接受冠脉支架植入的患者实际上有出现TIMI3级以下血流的强烈趋势(89.4% vs 92.7%,p=0.10),并由此导致支架患者死亡率轻度升高(4.2% vs 2.7%,p=0.27)。这些来自早期直接PCI试验的相关研究结果引发了若干个关于GⅡb/Ⅲa抑制剂作为辅助治疗应用于直接PCI的试验。

5项随机试验[37-41]对将GPⅡb/Ⅲa抑制剂阿昔单抗作为辅助治疗应用于急性ST段抬高性心肌梗死(STEMI)的直接PCI治疗的获益进行了评估;这些试验总结归纳于表49-3。尽管这些试验的病例选择、PCI前应用阿昔单抗的时机以及支架植入各异,但仍可得到几个主要结论。来自这些试验的汇总资料[42]显示30天复合重点事件包括死亡、心肌梗死和紧急TVR有几乎50%的显著下降(4.8% vs 8.8%)(图49-2)。同时发现包括死亡和心肌梗死在内的30天终点事件发生率明显减低,达34%,其中单独的死亡终点发生率也有23%的下降。所有试验除阿昔单抗和介入装置降低晚期血管成形术并发症对照研究(CADILLAC)[37]外也发现6个月随访时死亡或心肌梗死发生率持续降低。急性心肌梗死行直接冠状动脉成形术和支架植入前应用阿昔单抗的急性期和长期跟踪研究(ADMIRAL)[38]显示早期应用阿昔单抗(~25%在急诊室或流动便携式重症监护病房)导致较高比例患者在手术开始时出

表 49-3 糖蛋白ⅡB/Ⅲa抑制剂在择期或紧急 PCI 中的应用研究

试验	阿昔单抗应用	肝素治疗方案/目标 ACT	疗效(30 天)死亡/MI/TVR	6 个月终点 死亡/MI/紧急 TVR
RAPPORT (1996 年 11 月~1997 年 11 月)n=483	诊断性血管造影术前	根据体重调整剂量：每组均为 100 U/kg 目标 ACT>300 s	安慰剂组：11.2% 阿昔单抗组：5.8% (p=0.03)	安慰剂组：17.8% 阿昔单抗组：11.6% (p=0.048)
ISAR-2* (N/A)n=401	冠状动脉造影术后随机选择	导管数前 5 000 U 安慰剂组：10 000 U Abx 组：2 500 U	安慰剂组：10.5% 阿昔单抗组：5.0% (p=0.038)	安慰剂组：12.0% 阿昔单抗组：17.0% (p=NS)
ADMIRAL (1997 年 7 月~1998 年 12 月)n=300	LHC 前随机选择，所有患者在 LHC 前均接受研究药物治疗	70U/kg(最大：7 000 U) 目标 ACT：200 s 术后 7 U/(kg·h)持续 24 h	安慰剂组：14.6% 阿昔单抗组：6.0% (p=0.01)	安慰剂组：15.9% 阿昔单抗组：7.4% (p=0.02)
CADILLC (1997 年 11 月~1999 年 9 月) n=2 082	232 分段要因配置法；PTCA，PTCA / Abx，仅支架，支架/Abx LHC 后随机选择，排除复杂解剖病例和心源性休克者。	基于体重的计算图 ACT：200~300 s(abx 组) >350 s(对照组)	(复合终点包括卒中) 仅 PTCA：8.3% PTCA / Abx：4.8% 仅支架：5.7% 支架/Abx：4.4% (p=0.02)	(复合终点包括卒中) 仅 PTCA：20.0% PTCA / Abx：16.5% 仅支架：11.5% 支架/Abx：10.2% (p=0.001)
ACE 试验(2001 年 1 月~2002 年 8 月)n=400	LHC 后随机选择包括复杂解剖病例和心源性休克者	剂量：70 U/kg ACT：200~300 s(Abx) >300 s(仅限于支架)	(复合终点包括卒中) 安慰剂组：10.5% 阿昔单抗组：4.5% (p=0.006)	(仅 MI/死亡) 安慰剂组：13.5% 阿昔单抗组：5.5% (p=0.03)

*SAR-2中复合事件发生率包括死亡、MI、任何TVR；Abx，阿昔单抗；PTCA，经皮腔内冠状动脉成形术。

现TIMI3级血流，并且因此降低30天复合终点发生率(6.0% vs 14.6%，p=0.01)，这种效应一直持续至介入术后3年[38]。因此，早期[43]并且是在高危患者中例如出现心源性休克[44]或复杂病变者[45]应用阿昔单抗似乎最有可能从围手术期阿昔单抗治疗中长期获益。尽管其他GPⅡb/Ⅲa抑制剂[46]在这种情况下也可能有益，但只有阿昔单抗具有大量的证据支持其作为必要的辅助治疗应用于急性心肌梗死PCI术中以达到最佳再灌注效果。

安全性

PCI期间应用GPⅡb/Ⅲa抑制剂首要关注的安全性问题为出血。然而，由GPⅡb/Ⅲa抑制剂治疗引起的出血风险可以通过减低普通肝素用量而降低。正如EPILOG研究所示，降低肝素用量至70 U/kg可以将大出血的发生率降至介于阿昔单抗组与安慰剂组之间(5.8% vs 6.0%，p=NS)。同样地，在ESPRIT研究中，肝素剂量减至60 U/kg，虽然依替巴肽治疗者大出血的发生率仍然高于单独应用低剂量肝素(60 U/kg)的安慰剂组(1.3% vs 0.4%，p<0.027)，但该组患者较低的大出血发生率还是可以接受的。此外，TAGET研究采用≤70 U/kg的肝素比较出血情况，结果表明阿昔单抗及替罗非班组的TIMI大出血发生率均较低(<1%)[17]。

鉴于要找到出血并发症及防止缺血事件的最佳平衡点，于是就产生了关于使用GPⅡb/Ⅲa抑制剂患者的最佳活化凝血时间(ACT)的问题。目前并没有关于这方面的前瞻性资料，但Chew等人进行的一项回顾性荟萃分析[47]表明较高的ACTs(350~375 s)与围手术期缺血事件发生率降低相关。然而这项分析中仅少数患者接受了冠脉支架植入。另一方面，几乎所有患者均接受冠脉支架植入的ESPRIT研究。一项较近期的分析表明处于最低三分位数ACT的患者具有最低的复合出血及缺血事件发生率[48]。我们的标准使用方案为准备应用GPⅡb/Ⅲa抑制剂时给予50 U/kg普通肝素(最大剂量5 000 U)使目标ACT达到大约250 s。而没有应用GPⅡb/Ⅲa抑制剂时，我们要达到更高的ACT即300 s。

GPⅡb/Ⅲa抑制剂治疗期间发生血小板减少症是一个重要的问题。在一项若干随机试验的汇总分析中，Dasgupta等人发现与对照组相比应用阿昔单抗治

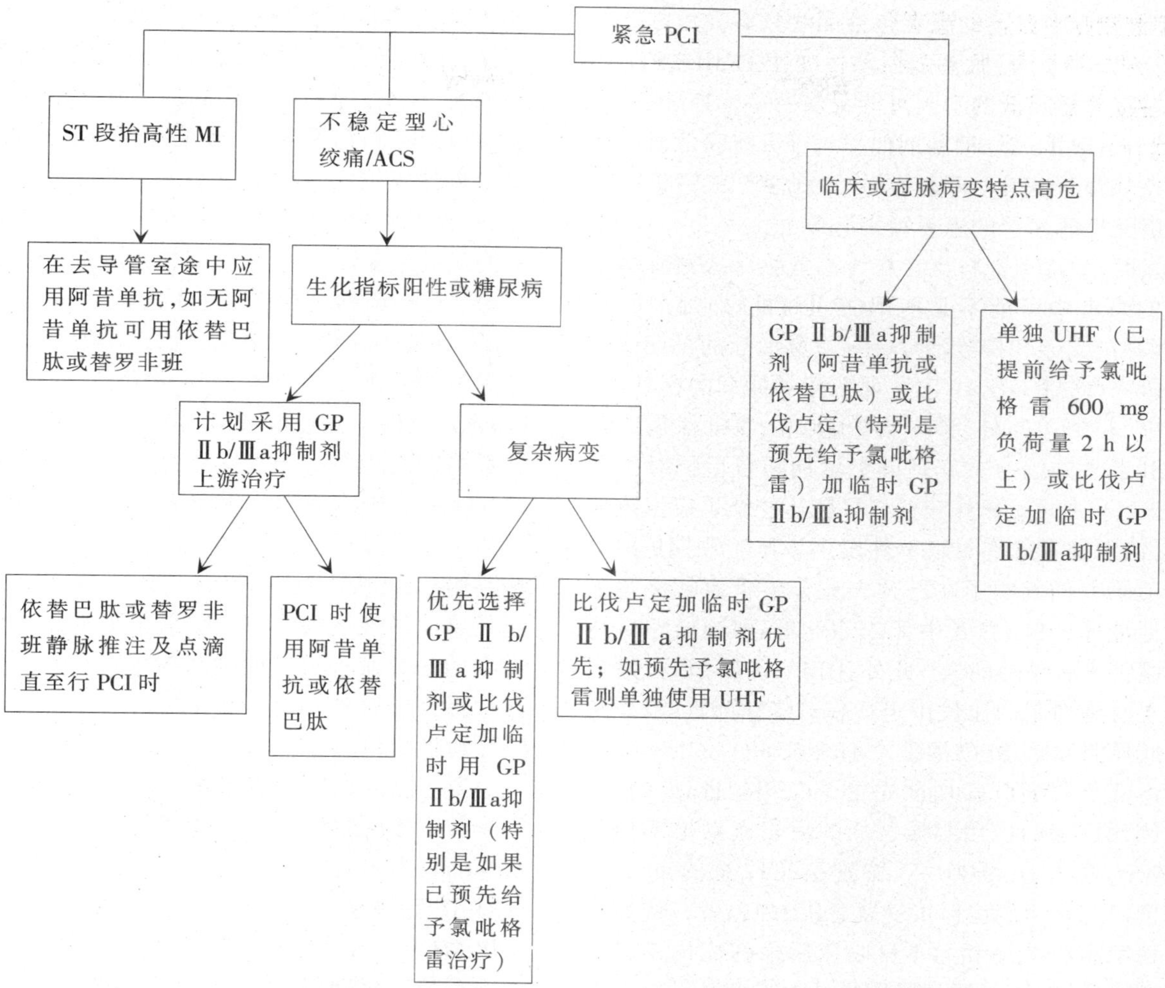

图49-3　PCI时代GPⅡb/Ⅲa抑制剂推荐治疗流程表

*胰岛素依赖性糖尿病，可见栓子，弥漫病变或分叉病变需多个DES，射血分数减低(<30%)

UHF=普通肝素；PCI=经皮冠状动脉介入治疗；ACS=急性冠脉综合征；MI=心肌梗死 LHC=左心导管

疗导致严重血小板减少症(血小板<50×10⁹/L)的发生率明显增高(1.0% vs 0.4%，p<0.001)，而小分子药物依替巴肽和替罗非班治疗则没有引起严重血小板减少症的发生率增加。在这些试验中，因为严重出血并发症的发生率是低的[49]，所以这些血小板减少症的临床经过均是相对良好的。然而，TARGET[50]试验一项近期分析表明GPⅡb/Ⅲa抑制期间发生的血小板减少症与较高的缺血事件、出血以及输血需求发生率相关。此外，经常发生有关再次应用阿昔单抗的安全性问题。大约5%~6%的患者应用阿昔单抗后出现人类抗嫁接抗体(HACA)，但这种情况对于再次使用期间血小板减少症发生率增加似乎并无作用[51]。Reopro再次应用注册研究中极度血小板减少症（血小板<20×10⁹/L)的发生率为2.4%。因此，任何应用GPⅡb/Ⅲa抑制剂的患者均应在开始治疗后2~4 h进行血小板计数，并且12h后重复1次。早期发生的血小板减少症伴初次接触GPⅡb/Ⅲa拮抗剂史有助于与肝素诱导的血小板减少症(HIT)者相区别，后者通常发生在使用肝素治疗后4~5 d。与HIT不同，输注血小板治疗对由阿昔单抗造成的血小板减少症有效。

临床应用建议

大量的证据支持将GPⅡb/Ⅲa抑制剂作为标准抗栓治疗的重要辅助手段，在PCI期间常规应用以减低MACE的发生率。尽管没有亚组患者被确定未从围手术期GPⅡb/Ⅲa抑制治疗中获益，但除接受主动脉冠状动脉旁路移植术的PCI患者没有防栓治疗外[52]，其余接受阿昔单抗治疗的较高危原发冠状动脉疾病患者事件发生率均有明显的绝对下降，并由此引起长期随访时死亡率降低[8,53]。最有可能从围手术期GPⅡb/

Ⅲa抑制治疗中获益的患者包括那些具有高危临床特征者，例如糖尿病、肌钙蛋白阳性的NSTEMI或STEMI以及左室功能减低的不大可能耐受围手术期MIs的患者。此外，GPⅡb/Ⅲa抑制剂似乎对于具有高危冠脉病变特点如血栓病变、长病变、分叉病变[45]和钙化病变需要接受旋磨术[54]的患者特别有效。

然而，最近有资料支持在无高危临床或冠脉病变特点的患者中可能不必使用GPⅡb/Ⅲa抑制剂的观念。冠脉内支架和抗栓治疗——冠脉治疗的早期快速作用研究(ISAR-REACT)发现在相对低危的择期PCI患者中，在阿司匹林、预先给予600 mg氯吡格雷以及普通肝素[55]的治疗方案基础上增加阿昔单抗对于预防30天MACE并无额外获益。尽管这些结果应慎重地解释，特别是考虑到每组事件发生率低于预期的4%，但这项研究仍阐明了在已预先充分给予氯吡格雷治疗的低危择期PCI患者中无GPⅡb/Ⅲa抑制治疗时达到有益临床后果的前景。此外，REPLACE-2研究发现直接凝血酶抑制剂比伐卢定加临时GPⅡb/Ⅲa阻滞对于降低择期和紧急PCI围手术期缺血事件发生率的效果并不亚于普通肝素加预先给予GPⅡb/Ⅲa抑制[56]。并且比伐卢定的应用与显著低的大出血发生率相关(2.4% vs 4.1%，$p<0.001$)。特别值得注意的是，REPLACE-2研究确实包括接受紧急PCI的患者，例如出现不稳定型心绞痛和无不良临床后果的比伐卢定治疗者，提示这些生化标记物阴性的ACS患者不一定需要GPⅡb/Ⅲa抑制剂治疗。然而，这些资料不应推广至高危PCI患者，对于这类病人GPⅡb/Ⅲa抑制剂仍是降低短期和长期MACE的金标准治疗方法。

GPⅡb/Ⅲa抑制剂联合应用新型抗栓药物的疗效已经在近期PCI试验中得到检验，结果相当令人失望。在低分子量肝素、再血管化与糖蛋白Ⅱb/Ⅲa抑制剂治疗新策略的出色疗效研究(SYNERGY)[57]中，以依诺肝素为基础的治疗方案与TIMI大出血发生率显著增加相关，而30天死亡或心肌梗死发生率无明显改善。同样地，在REPLACE-1研究中，与单独应用比伐卢定相比，GPⅡb/Ⅲa抑制剂联合应用比伐卢定出血风险并未下降[58]。基于这些资料我们标准的临床应用方案为拟使用GPⅡb/Ⅲa抑制剂时应将普通肝素（见上面的推荐剂量)作为抗栓治疗的备选药物。如果患者进入导管室时已使用依诺肝素，我们不推荐转为使用普通肝素或减低GPⅡb/Ⅲa抑制剂的剂量，但临床医生必须清楚这种治疗方案在理论上会增加出血风险。

最后，由于GUSTO-Ⅳ、TARGET和TACTICS-TIMI18结果并不一致，因此经常产生关于ACS或高危患者择期PCI期间所应用的最佳药物问题。这些试验间的分歧能够通过PCI时机和药物输注期间这些药物所达到的血小板抑制程度之间的关联评价而解决。例如，在TARGET研究中，阿昔单抗在减低ACS患者早期缺血事件发生率方面优于替罗非班[18]，而在TACTICS-TIMI18中，早期介入治疗策略联合替罗非班上游治疗最为有效。然而，值得注意的是，在TARGET研究中，这些药物没有被用于上游治疗而是在PCI术前应用。RESTORE研究中仅达次佳早期血小板抑制效应的替罗非班治疗方案[15,16]被用于TARGET研究中PCI术进行时，这或许可以部分解释替罗非班30天围手术期MI发生率高于阿昔单抗。另一方面，较长时间输注替罗非班与>80%的血小板抑制相关[15,59]，由此就解释了在随后接受PCI术的ACS患者中替罗非班上游治疗的益处[22]。长时间输入阿昔单抗所致的血小板抑制效果变异性增加[60]以及较低水平受体占有率时其潜在的部分血小板活性激动剂特点[61]阐明了GUSTOⅣ中保守治疗的ACS患者长时间输注阿昔单抗后危险度增加的原因。

鉴于临床应用的GPⅡb/Ⅲa抑制剂药物活性可能各异，因此PCI时床旁血小板聚集试验对于评价血小板功能或许有价值。AU-Assessing Ultegra研究(GOLD)凭借这一试验发现PCI术后MACE危险度可以被PCI时血小板抑制程度所校正[62]。该研究中使用的床旁分析装置即Verify Now GPⅡb/Ⅲa分析仪(Accumetrics,SanDiego,California)临床上已可应用。然而，是否可以采用这一分析仪的结果来调整GPⅡb/Ⅲa抑制剂的剂量以增强血小板抑制效果从而获得临床后果的改善还属未知。因此，我们在临床上并未常规应用这一仪器。我们认为小分子药物，例如替罗非班和依替巴肽将成为不准备行紧急冠状动脉造影(≥2 h行冠状动脉造影)的ACS患者备选的GPⅡb/Ⅲa抑制剂。因为这两种药物以上游方式给药时均可达到最佳的血小板抑制效果，而在PCI时转换为阿昔单抗则是不适宜的，并且事实上也没有资料支持这种给药方案。然而，大量的资料显示阿昔单抗在严重不稳定型心绞痛和急性STEMI患者中应用所产生的显著疗效。基于这些考虑，我们制定了一个关于GPⅡb/Ⅲa抑制剂在择期和紧急PCI时应用的推荐治疗流程表(图49-3)。

未来趋势

GⅡb/Ⅲa抑制剂无论是作为上游治疗在去导管室途中用于ACS患者还是在高危PCI时选择性使用，该类药物的应用都将不断发展。在易化PCI中使用该类药物将是一种新的可能的应用方法，该治疗方案为在STEMI患者行PCI前使用GPⅡb/Ⅲa抑制剂伴或不伴低剂量溶栓治疗。近期研究显示转院行PCI治疗与单独溶栓相比临床后果改善。然而，极少有资料对比转院前早期应用GPⅡb/Ⅲa抑制剂（阿昔单抗）伴或不伴低剂量溶栓治疗与导管室中PCI前即刻使用阿昔单抗的疗效。提高再灌注速度的易化介入治疗阻止事件发生研究（FINESSE）[63]正是被用于检验这类治疗方案对包括全因死亡和MI并发症在内的90天主要终点事件发生率的影响。因此，该研究有可能进一步拓展阿昔单抗在急性STEMI治疗中十分重要的作用。

结论

PCI期间GPⅡb/Ⅲa抑制剂的应用已经被证实能够显著降低心血管危险因素谱患者的事件发生率及远期死亡率[64]。近期为心脏病学专家引入的药物洗脱支架（DES）[65,66]已经使治疗更为困难的病变成为可能，如分叉病变、长病变和慢性闭塞病变，且再狭窄率令人满意[67]，但是必须注意DES并未影响MI和死亡的发生率。事实上，植入多个DES治疗具有更为复杂病变的患者，例如分叉病变，以及采用长重叠药物支架治疗弥漫病变可能会导致早期血栓并发症的发生率欠佳[68,69]，而这种状况可以被GPⅡb/Ⅲa阻断所改善。因此，通过采用GPⅡb/Ⅲa阻断减低早期围手术期缺血事件发生率在当今时代是重要的，并且事实上也是作为对DES降低晚期TVR的补充。尽管有这些益处，但是GPⅡb/Ⅲa抑制剂的应用在当今直接凝血酶抑制、高剂量氯吡格雷负荷和新型的静脉P2Y12二磷酸腺苷受体阻滞剂时代可能会衰退。目前正在进行的临床试验的结果将有助于确定GPⅡb/Ⅲa抑制剂未来在PCI期间的作用。

（曹路　译）

参考文献

1. Gawaz M, Neumann FJ, Ott I, et al. Platelet activation and coronary stent implantation. Effect of antithrombotic therapy. *Circulation* 1996;94:279–285.
2. Schwartz L, Bourassa MG, Lesperance J, et al. Aspirin and dipyridamole in the prevention of restenosis after percutaneous transluminal coronary angioplasty. *N Engl J Med* 1988;318:1714–1719.
3. Lefkovits J, Plow EF, Topol EJ. Platelet glycoprotein IIb/IIIa receptors in cardiovascular medicine. *N Engl J Med* 1995;332:1553–1559.
4. Topol EJ, Califf RM, Weisman HF, et al. Randomised trial of coronary intervention with antibody against platelet IIb/IIIa integrin for reduction of clinical restenosis: results at six months. The EPIC Investigators. *Lancet* 1994;343:881–886.
5. Platelet glycoprotein IIb/IIIa receptor blockade and low-dose heparin during percutaneous coronary revascularization. The EPILOG Investigators. *N Engl J Med* 1997;336:1689–1696.
6. Randomised placebo-controlled and balloon-angioplasty-controlled trial to assess safety of coronary stenting with use of platelet glycoprotein-IIb/IIIa blockade. The EPISTENT Investigators. Evaluation of Platelet IIb/IIIa Inhibitor for Stenting. *Lancet* 1998;352:87–92.
7. The CAPTURE Investigators. Randomised placebo-controlled trial of abciximab before and during coronary intervention in refractory unstable angina: the CAPTURE Study. *Lancet* 1997;349:1429–1435.
8. Kereiakes DJ, Lincoff AM, Anderson KM, et al. Abciximab survival advantage following percutaneous coronary intervention is predicted by clinical risk profile. *Am J Cardiol* 2002;90:628–630.
9. Phillips DR, Teng W, Arfsten A, et al. Effect of Ca2+ on GP IIb-IIIa interactions with Integrilin: enhanced GP IIb-IIIa binding and inhibition of platelet aggregation by reductions in the concentration of ionized calcium in plasma anticoagulated with citrate. *Circulation* 1997;96:1488–1494.
10. Tcheng JE, Talley JD, O'Shea JC, et al. Clinical pharmacology of higher dose eptifibatide in percutaneous coronary intervention (the PRIDE study). *Am J Cardiol* 2001;88:1097–1102.
11. The ESPRIT Investigators. Novel dosing regimen of eptifibatide in planned coronary stent implantation (ESPRIT): a randomised, placebo-controlled trial. *Lancet* 2000;356:2037–2044.
12. Valgimigli M, Percoco G, Barbieri D, et al. The additive value of tirofiban administered with the high-dose bolus in the prevention of ischemic complications during high-risk coronary angioplasty; the Advance trial. *J Am Coll Cardiol* 2004;44:14–19.
13. Effects of platelet glycoprotein IIb/IIIa blockade with tirofiban on adverse cardiac events in patients with unstable angina or acute myocardial infarction undergoing coronary angioplasty. The RESTORE Investigators. Randomized Efficacy Study of Tirofiban for Outcomes and Restenosis. *Circulation* 1997;96: 1445–1453.
14. Kereiakes DJ, Kleiman NS, Ambrose J, et al. Randomized, double-blind, placebo-controlled dose-ranging study of tirofiban (MK-383) platelet IIb/IIIa blockade in high risk patients undergoing coronary angioplasty. *J Am Coll Cardiol* 1996;27:536–542.
15. Batchelor WB, Tolleson TR, Huang Y, et al. Randomized Comparison of platelet inhibition with abciximab, tirofiban and eptifibatide during percutaneous coronary intervention in acute coronary syndromes: the COMPARE trial. Comparison of Measurements of Platelet Aggregation with Aggrastat, Reopro, and Eptifibatide. *Circulation* 2002;106:1470–1476.
16. Herrmann HC, Swierkosz TA, Kapoor S, et al. Comparison of degree of platelet inhibition by abciximab versus tirofiban in patients with unstable angina pectoris and non-Q-wave myocardial infarction undergoing percutaneous coronary intervention. *Am J Cardiol* 2002;89:1293–1297.
17. Topol EJ, Moliterno DJ, Herrmann HC, et al. Comparison of two platelet glycoprotein IIb/IIIa inhibitors, tirofiban and abciximab, for the prevention of ischemic events with percutaneous coronary revascularization. *N Engl J Med* 2001;344:1888–1894.
18. Stone GW, Moliterno DJ, Bertrand M, et al. Impact of clinical syndrome acuity on the differential response to 2 glycoprotein IIb/IIIa inhibitors in patients undergoing coronary stenting: the TARGET Trial. *Circulation* 2002;105:2347–2354.
19. Ault KA, Cannon CP, Mitchell J, et al. Platelet activation in patients after an acute coronary syndrome: results from the TIMI-12 trial. Thrombolysis in Myocardial Infarction. *J Am Coll Cardiol* 1999;33:634–639.
20. Boden WE, O'Rourke RA, Crawford MH, et al. Outcomes in patients with acute non-Q-wave myocardial infarction randomly assigned to an invasive as compared with a conservative management strategy. Veterans Affairs Non-Q-Wave Infarction Strategies in Hospital (VANQWISH) Trial Investigators. *N Engl J Med* 1998;338:1785–1792.
21. Boersma E, Harrington RA, Moliterno DJ, et al. Platelet glycoprotein IIb/IIIa inhibitors in acute coronary syndromes: a meta-analysis of all major randomised clinical trials. *Lancet* 2002;359:189–198.
22. Cannon CP, Weintraub WS, Demopoulos LA, et al. Comparison of early invasive and conservative strategies in patients with unstable coronary syndromes treated with the glycoprotein IIb/IIIa inhibitor tirofiban. *N Engl J Med* 2001;344:1879–1887.
23. Neumann FJ, Kastrati A, Pogatsa-Murray G, et al. Evaluation of prolonged antithrombotic pretreatment ("cooling-off" strategy) before intervention in patients with unstable coronary syndromes: a randomized controlled trial. *JAMA* 2003;290:1593–1599.
24. Simoons ML. Effect of glycoprotein IIb/IIIa receptor blocker abciximab on outcome in patients with acute coronary syndromes without early coronary revascularisation: the GUSTO IV-ACS randomised trial. *Lancet* 2001;357:1915–1924.
25. Topol EJ, Mark DB, Lincoff AM, et al. Outcomes at 1 year and eco-

nomic implications of platelet glycoprotein IIb/IIIa blockade in patients undergoing coronary stenting: results from a multicentre randomised trial. EPISTENT Investigators. Evaluation of Platelet IIb/IIIa Inhibitor for Stenting. *Lancet* 1999;354:2019–2024.
26. Plosker GL, Ibbotson T. Eptifibatide: a pharmacoeconomic review of its use in percutaneous coronary intervention and acute coronary syndromes. *Pharmacoeconomics* 2003;21:885–912.
27. Christenson RH, Duh SH, Newby LK, et al. Cardiac troponin T and cardiac troponin I: relative values in short-term risk stratification of patients with acute coronary syndromes. GUSTO-IIa Investigators. *Clin Chem* 1998;44:494–501.
28. Ohman EM, Armstrong PW, Christenson RH, et al. Cardiac troponin T levels for risk stratification in acute myocardial ischemia. GUSTO IIA Investigators. *N Engl J Med* 1996;335:1333–1341.
29. Hamm CW, Heeschen C, Goldmann B, et al. Benefit of abciximab in patients with refractory unstable angina in relation to serum troponin T levels. C7E3 Fab Antiplatelet Therapy in Unstable Refractory Angina (CAPTURE) Study Investigators. *N Engl J Med* 1999;340:1623–1629.
30. Newby LK, Ohman EM, Christenson RH, et al. Benefit of glycoprotein IIb/IIIa inhibition in patients with acute coronary syndromes and troponin t-positive status: the paragon-B troponin T substudy. *Circulation* 2001;103:2891–2896.
31. Heeschen C, Hamm CW, Goldmann B, et al. Troponin concentrations for stratification of patients with acute coronary syndromes in relation to therapeutic efficacy of tirofiban. PRISM Study Investigators. Platelet Receptor Inhibition in Ischemic Syndrome Management. *Lancet* 1999;354:1757–1762.
32. Roffi M, Chew DP, Mukherjee D, et al. Platelet glycoprotein IIb/IIIa inhibition in acute coronary syndromes. Gradient of benefit related to the revascularization strategy. *Eur Heart J* 2002;23:1441–1448.
33. Tschoepe D, Roesen P, Esser J, et al. Large platelets circulate in an activated state in diabetes mellitus. *Semin Thromb Hemost* 1991;17:433–438.
34. Roffi M, Chew DP, Mukherjee D, et al. Platelet glycoprotein IIb/IIIa inhibitors reduce mortality in diabetic patients with non-ST-segment-elevation acute coronary syndromes. *Circulation* 2001;104:2767–2771.
35. Bhatt DL, Marso SP, Lincoff AM, et al. Abciximab reduces mortality in diabetics following percutaneous coronary intervention. *J Am Coll Cardiol* 2000;35:922–928.
36. Grines CL, Cox DA, Stone GW, et al. Coronary angioplasty with or without stent implantation for acute myocardial infarction. *N Engl J Med* 1999;341:1949–1956.
37. Stone GW, Grines CL, Cox DA, et al. Comparison of angioplasty with stenting, with or without abciximab, in acute myocardial infarction. *N Engl J Med* 2002;346:957–966.
38. Montalescot G, Barragan P, Wittenberg O, et al. Platelet glycoprotein IIb/IIIa inhibition with coronary stenting for acute myocardial infarction. *N Engl J Med* 2001;344:1895–1903.
39. Brener SJ, Barr LA, Burchenal JE, et al. Randomized, placebo-controlled trial of platelet glycoprotein IIb/IIIa blockade with primary angioplasty for acute myocardial infarction. ReoPro and Primary PTCA Organization and Randomized Trial (RAPPORT) Investigators. *Circulation* 1998;98:734–741.
40. Antoniucci D, Rodriguez A, Hempel A, et al. A randomized trial comparing primary infarct artery stenting with or without abciximab in acute myocardial infarction. *J Am Coll Cardiol* 2003;42:1879–1885.
41. Neumann FJ, Kastrati A, Schmitt C, et al. Effect of glycoprotein IIb/IIIa receptor blockade with abciximab on clinical and angiographic restenosis rate after the placement of coronary stents following acute myocardial infarction. *J Am Coll Cardiol* 2000;35:915–921.
42. Topol EJ, Neumann FJ, Montalescot G. A preferred reperfusion strategy for acute myocardial infarction. *J Am Coll Cardiol* 2003;42:1886–1889.
43. Montalescot G, Borentain M, Payot L, et al. Early vs late administration of glycoprotein IIb/IIIa inhibitors in primary percutaneous coronary intervention of acute ST-segment elevation myocardial infarction: a meta-analysis. *JAMA* 2004;292:362–366.
44. Chan AW, Chew DP, Bhatt DL, et al. Long-term mortality benefit with the combination of stents and abciximab for cardiogenic shock complicating acute myocardial infarction. *Am J Cardiol* 2002;89:132–136.
45. Cura FA, Bhatt DL, Lincoff AM, et al. Pronounced benefit of coronary stenting and adjunctive platelet glycoprotein IIb/IIIa inhibition in complex atherosclerotic lesions. *Circulation* 2000;102: 28–34.
46. Lee DP, Herity NA, Hiatt BL, et al. Adjunctive platelet glycoprotein IIb/IIIa receptor inhibition with tirofiban before primary angioplasty improves angiographic outcomes: results of the Tirofiban Given in the Emergency Room before Primary Angioplasty (TIGER-PA) pilot trial. *Circulation* 2003;107:1497–1501.
47. Chew DP, Bhatt DL, Lincoff AM, et al. Defining the optimal activated clotting time during percutaneous coronary intervention: aggregate results from 6 randomized, controlled trials. *Circulation* 2001;103:961–966.
48. Tolleson TR, O'Shea JC, Bittl JA, et al. Relationship between heparin anticoagulation and clinical outcomes in coronary stent intervention: observations from the ESPRIT trial. *J Am Coll Cardiol* 2003;41:386–393.
49. Dasgupta H, Blankenship JC, Wood GC, et al. Thrombocytopenia complicating treatment with intravenous glycoprotein IIb/IIIa receptor inhibitors: a pooled analysis. *Am Heart J* 2000;140: 206–211.
50. Merlini PA, Rossi M, Menozzi A, et al. Thrombocytopenia caused by abciximab or tirofiban and its association with clinical outcome in patients undergoing coronary stenting. *Circulation* 2004;109:2203–2206.
51. Tcheng JE, Kereiakes DJ, Lincoff AM, et al. Abciximab readministration: results of the ReoPro Readministration Registry. *Circulation* 2001;104:870–875.
52. Roffi M, Mukherjee D, Chew DP, et al. Lack of benefit from intravenous platelet glycoprotein IIb/IIIa receptor inhibition as adjunctive treatment for percutaneous interventions of aortocoronary bypass grafts: a pooled analysis of five randomized clinical trials. *Circulation* 2002;106:3063–3067.
53. Topol EJ, Lincoff AM, Kereiakes DJ, et al. Multi-year follow-up of abciximab therapy in three randomized, placebo-controlled trials of percutaneous coronary revascularization. *Am J Med* 2002; 113:1–6.
54. Kini A, Reich D, Marmur JD, et al. Reduction in periprocedural enzyme elevation by abciximab after rotational atherectomy of type B2 lesions: results of the Rota ReoPro randomized trial. *Am Heart J* 2001;142:965–969.
55. Kastrati A, Mehilli J, Schuhlen H, et al. A clinical trial of abciximab in elective percutaneous coronary intervention after pretreatment with clopidogrel. *N Engl J Med* 2004;350:232–238.
56. Lincoff AM, Bittl JA, Harrington RA, et al. Bivalirudin and provisional glycoprotein IIb/IIIa blockade compared with heparin and planned glycoprotein IIb/IIIa blockade during percutaneous coronary intervention: REPLACE-2 randomized trial. *JAMA* 2003;289:853–863.
57. Ferguson JJ, Califf RM, Antman EM, et al. Enoxaparin vs unfractionated heparin in high-risk patients with non-ST-segment elevation acute coronary syndromes managed with an intended early invasive strategy: primary results of the SYNERGY randomized trial. *JAMA* 2004;292:45–54.
58. Lincoff AM, Bittl JA, Kleiman NS, et al. Comparison of bivalirudin versus heparin during percutaneous coronary intervention (the Randomized Evaluation of PCI Linking Angiomax to Reduced Clinical Events [REPLACE]-1 trial). *Am J Cardiol* 2004;93: 1092–1096.
59. Neumann FJ, Hochholzer W, Pogatsa-Murray G, et al. Antiplatelet effects of abciximab, tirofiban and eptifibatide in patients undergoing coronary stenting. *J Am Coll Cardiol* 2001;37: 1323–1328.
60. Steinhubl SR, Kottke-Marchant K, Moliterno DJ, et al. Attainment and maintenance of platelet inhibition through standard dosing of abciximab in diabetic and nondiabetic patients undergoing percutaneous coronary intervention. *Circulation* 1999;100: 1977–1982.
61. Peter K, Schwarz M, Ylanne J, et al. Induction of fibrinogen binding and platelet aggregation as a potential intrinsic property of various glycoprotein IIb/IIIa (alphaIIbbeta3) inhibitors. *Blood* 1998;92:3240–3249.
62. Steinhubl SR, Talley JD, Braden GA, et al. Point-of-care measured platelet inhibition correlates with a reduced risk of an adverse cardiac event after percutaneous coronary intervention: results of the GOLD (AU-Assessing Ultegra) multicenter study. *Circulation* 2001;103:2572–2378.
63. Ellis SG, Armstrong P, Betriu A, et al. Facilitated percutaneous coronary intervention versus primary percutaneous coronary intervention: design and rationale of the Facilitated Intervention with Enhanced Reperfusion Speed to Stop Events (FINESSE) trial.

Am Heart J 2004;147:E16.
64. Sim DS, Jeong MH, Kim W, et al. Long-term clinical benefits of a platelet glycoprotein IIb/IIIa receptor blocker, abciximab (ReoPro), in high-risk diabetic patients undergoing percutaneous coronary intervention. *Korean J Intern Med* 2003;18:129–137.
65. Moses JW, Leon MB, Popma JJ, et al. Sirolimus-eluting stents versus standard stents in patients with stenosis in a native coronary artery. *N Engl J Med* 2003;349:1315–1323.
66. Stone GW, Ellis SG, Cox DA, et al. A polymer-based, paclitaxel-eluting stent in patients with coronary artery disease. *N Engl J Med* 2004;350:221–231.
67. Lemos PA, Serruys PW, van Domburg RT, et al. Unrestricted utilization of sirolimus-eluting stents compared with conventional bare stent implantation in the "real world": the Rapamycin-Eluting Stent Evaluated at Rotterdam Cardiology Hospital (RESEARCH) registry. *Circulation* 2004;109:190–195.
68. Colombo A, Moses JW, Morice MC, et al. Randomized study to evaluate sirolimus-eluting stents implanted at coronary bifurcation lesions. *Circulation* 2004;109:1244–1249.
69. Chieffo A, Bonizzoni E, Orlic D, et al. Intraprocedural stent thrombosis during implantation of sirolimus-eluting stents. *Circulation* 2004;109:2732–2736.
70. Mascelli MA, Lance ET, Damaraju L, et al. Pharmacodynamic profile of short-term abciximab treatment demonstrates prolonged platelet inhibition with gradual recovery from GP IIb/IIIa receptor blockade. *Circulation* 1998;97:1680–1688.

第50章 导管室中血小板功能的评价

Jay S.Varanasi　Steven R.Steinhubl

抗血小板药物是经皮冠状动脉介入治疗（PCI)患者辅助治疗的关键组成部分。事实上,没有其他的治疗手段——机械的或药物的被证实在抑制与此手术相关的血栓并发症方面更为有效。通常标准剂量的抗血小板药物适用于所有患者，只有个别患者需根据体重调整抗血小板治疗的用药量——并且仅影响血小板糖蛋白(GP)Ⅱb/Ⅲa拮抗剂的用量。即使各项有关特异性血栓源性刺激反应的动物和人类试验研究均发现患者间变异范围很大,临床上也按照此方案进行。同样地,所有有关抗血小板治疗反应的研究也显示治疗反应变化范围大,并且较大规模研究提示反应呈常态分布,这种情况与多环境及多基因影响相一致。

目前并不常规进行抗血小板药物疗效监测,主要是由于缺乏一种便捷的、已经被证实的和临床相关的血小板功能测定方法。该章主要针对有关抗血小板药物治疗反应患者间变异的临床重要性的资料作一综述，特别是要涉及有关PCI的情况和目前已有的各种血小板功能检测实验。

阿司匹林反应性

阿司匹林(ASA)抗血小板治疗反应的变异性已经被发现将近40年,并且事实上每一项研究后来都发现在不同患者中对阿司匹林的反应不一致[1]。然而,尽管人们在很久以前就认识到这种现象,但有关特殊的体外测定ASA反应性的临床关联及适宜的处理措施还属未知。

首批针对阿司匹林反应变异性的相关临床后果的研究之一(Grotemeyer等人)采用血小板聚集率比来测定阿司匹林的反应性。血小板在纯EDTA中解聚集,而在福尔马林和EDTA的混合物中固定。血小板聚集率比的计算是用EDTA中血小板计数比上混合物中的血小板计数。血小板聚集时比值小于1[5]。180名卒中患者中有60名(33%)在口服500mg阿司匹林后12 h被发现血小板反应性增强。2年后,该部分病人卒中、MI和血管性死亡发生率显著高于阿司匹林反应性较低的患者(40% vs 4.4%,p<0.000 1[6])。

心脏后果预防评估研究(HOPE)对长期服用阿司匹林患者的一个亚组的临床后果进行了分析[7]。阿司匹林对血栓素产物抑制作用不足可表现为尿中其代谢物即11-脱氢促凝血烷增多，故该物质可作为阿司匹林反应的间接测量指标。这项病例对照分析显示发生不良事件的患者此种尿中代谢物水平显著升高。较高水平11-脱氢促凝血烷与较高风险相关[8]。

Gum等人研究了325名接受阿司匹林治疗的冠状动脉疾病患者并采用血小板聚集率测定阿司匹林反应性。阿司匹林抵抗的定义为在10 μmol/L二磷酸腺苷(ADP)存在的情况下平均血小板聚集率≥70%和有0.5μg/ml花生四烯酸时≥20%。该研究显示了有关阿司匹林反应性的从5%的无反应者到23%的半反应者(符合上述标准之一者)的连续统一体。研究者对这些患者进行了平均约2年的随访。结果发现与其余患者相比阿司匹林无反应者心肌梗死(MI)、死亡和卒中的联合发生率显著升高(24% vs 10%,p=0.03)[9,10]。该研究同时也采用PFA-100床旁试验评价阿司匹林的效果。与光学血小板聚集仪不同,不良事件与经PFA-100检测确定的反应受损无明显相关性。

仅一项研究对经皮血管重建术患者中阿司匹林反应变异的临床后果进行了评价。Chen等人[15]对接受了至少7天阿司匹林治疗并在择期PCI前预先予氯吡格雷口服至少12 h的患者进行了研究[11]。由Ultegra系统确定的阿司匹林抵抗与通过肌酸激酶(CK-MB)升高发现的心肌坏死增高2.9倍相关(图50-1)。

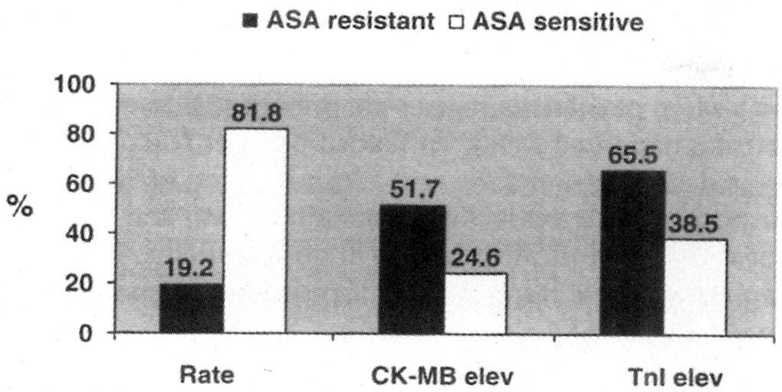

图 50-1 Chen 等人在 151 名接受 PCI 治疗的患者中发现 29 名(19.2%)存在阿司匹林抵抗。围手术期 CK-MB 和肌钙蛋白 I 升高的发生率在阿司匹林抵抗患者中显著增加

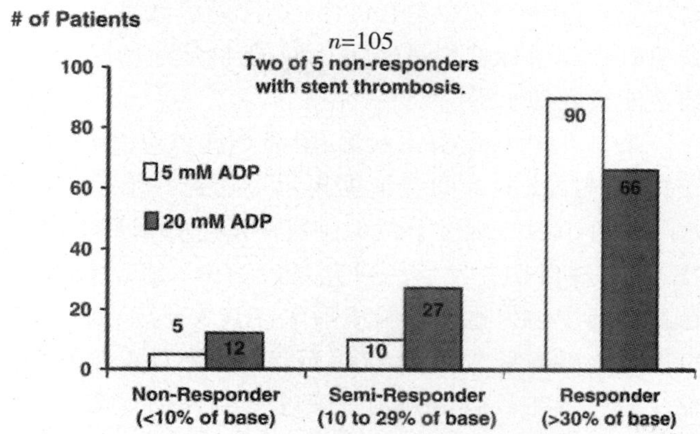

图 50-2 Muller 等人进行的研究中 PCI 前预先给予氯吡格雷治疗的患者支架血栓发生率，该发生率是基于氯吡格雷反应性的，并通过 20 μmol/L AD 对血小板抑制率来测定。无反应者支架血栓发生率为 16.7%(2/12)，而所有其他患者无血栓发生(n=105)

氯吡格雷反应性

正如阿司匹林的标准剂量一样，氯吡格雷的标准剂量在所有患者中并未产生相同的抗血小板疗效。在一项由Serebrauny等人完成的544人的研究中，采用标准光透射血小板聚集仪和流式细胞仪对氯吡格雷的治疗反应进行了评价[13]。由5μmol/L ADP存在情况下的最大聚集率变化反映的氯吡格雷治疗后血小板抑制情况呈现带状、常态分布，其中4.2%的患者分布在均值以上2个或更多标准差范围，而4.8%的患者处于均值以下至少2个标准差范围内，由此产生高反应和低反应2类患者。这些结果与通过氯吡格雷治疗达到血小板抑制的多基因、多环境影响相关，并且提示将患者分为无反应和反应者可能过于简单化了。

Muller等人研究了105名阿司匹林治疗的稳定型冠心病(CAD)的择期PCI患者。在预先给予600 mg氯吡格雷后测定血小板抑制情况。5 μmol/L ADP存在下氯吡格雷无反应情况的发生率为5%，20 μmol/L ADP存在下为11%。值得注意的是，在这105名行PCI的患者中发生支架血栓者2例，且这2名患者均被预先确定为氯吡格雷无反应者(图50-2)[14]。于是这些研究者回顾分析了其余3个发生支架血栓的病例，并且发现这3名患者也都是无反应者。

血小板反应性的基础水平是另一个可能与氯吡格雷疗效相关的因素。一项有关92名PCI患者的研究显示术前较高水平的血小板聚集率与术后较高水平的血小板聚集率相对应[15]。术后24 h血小板激活标志物P-选择素的表达与术前水平直接相关。另一项关于氯吡格雷在PCI患者中抑制血小板效果的研究显示事实上达34%的患者可能在开始给药后24 h为无反应者。与前一项研究不同，基础血小板聚集率并不是氯吡格雷反应性的预示因子。PCI术后5天出现明显血小板抑制的患者倾向于将他们这种对氯吡格雷的反应性持续到第30天，因此提示存在对氯吡格雷反应的持久性[16]。

糖蛋白ⅡB/ⅢA反应性

动物实验最初被用于在动脉损伤情况下GPⅡb/Ⅲa受体阻滞的量效评价，结果显示能够阻止血栓形成的剂量范围很大并且取决于血栓源性刺激。一项早期研究采用狗的溶栓后再闭塞模型对单克隆抗血小板GPⅡb/Ⅲa抗体7E3的剂量反应进行了评价[23]。只有最高剂量的7E3（0.8 mg/kg）能够完全防止再闭塞发生。在此剂量下，>80%的GPⅡb/Ⅲa受体被阻断，9μmol/L ADP诱导的血小板聚集被完全抑制，并且在大多数动物中出血时间被延长至30 min以上。第二项研究在猴的颈动脉内使用较小血栓源性的Foltz模型，结果显示仅0.2 mg/kg 7E3就可完全抑制血栓形成[24]。相反，这一剂量很少将出血时间延长至10 min以上，仅有70%的GPⅡb/Ⅲa受体被阻断，并且70%的ADP诱导的血小板聚集被抑制。这种血小板抑制水平的不一致可能与单克隆抗体效果种间差异有关；然而，这些结果更有可能提示在较强血栓源性刺激下需要较高水平的GPⅡb/Ⅲa受体阻断以防止动脉血栓形成[25]。

基于这些动物实验的研究结果，早期定量给予GPⅡb/Ⅲa阻滞剂以期阻断80%的血小板聚集使之回到约20%的基线水平。这一剂量被认为是防止出现由严重血栓刺激所诱发的缺血并发症所必需的，但也被认为这只是纯理论上的推测[25,26]。多组证据肯定了这些来自早期动物研究的发现即特定水平的受体阻断对于防止血栓并发症是必需的，并且提示确实有一部分患者在给予标准剂量GPⅡb/Ⅲa拮抗剂的情况下可能不能达到此水平。

来自几个有关GPⅡb/Ⅲa阻滞剂在PCI中应用的安慰剂对照试验的间接证据提示了达到并维持一定水平的血小板抑制对于减少血栓并发症的重要性。在7E3预防缺血性并发症的研究(EPIC)中[27]，安慰剂组在首次经皮腔内冠状动脉成形术(PTCA)后即刻就有患者开始需要紧急介入治疗，而仅接受阿昔单抗静脉推注的患者在最初4~6 h几乎完全受到保护（在此期间大多数患者受体阻断可能≥80%），并且接受阿昔单抗静脉推注加12 h静脉维持的患者在几乎整个输液期间免于缺血并发症。30天时，阿昔单抗静脉推注加静脉维持的病人与单独静脉推注者相比缺血事件几乎下降1/3。与单独静脉推注相比，阿昔单抗静脉推注加静脉维持的获益持续至少3年[28,25]。

采用明显不同剂量依替巴肽的2个结果不一致的试验表明了该药在PCI时达到高水平受体阻断的重要性。在Integrilin减少血小板聚集和血栓形成研究Ⅱ(IMPACT—Ⅱ)中，与安慰剂组相比，在PCI时随机采用135 μg/kg依替巴肽静脉推注并随后以0.5 μg/(kg·min)维持者复合终点发生率有18%的相对下降(9.2% vs 11.4%，p=0.063)[29]。此后发现这一给药方案仅造成约50%的受体阻断[30]。在Integrilin对血小板糖蛋白Ⅱb/Ⅲa受体抑制的研究(ESPRIT)中，对更高剂量的依替巴肽应用进行了评价，即180 μg/kg静脉推注后继之以2 μg/(kg·min)维持。在一项初步研究中，这一剂量被认为能够抑制90%以上的20 μ mol/L ADP诱导的血小板聚集且占有约80%GPⅡb/Ⅲa受体，而出血时间至少为30 min[31]。临床上，与IMPACT-Ⅱ结果相比，这一增加剂量的给药方案具有两倍的相对获益且包括死亡、MI或紧急血管重建在内的30天复合临床终点发生率下降35%(6.8% vs 10.4%，p=0.003)[25]。

在替罗非班与阿昔单抗疗效对比研究(TARGET)中，比较了4 809名冠脉支架治疗患者阿昔单抗与替罗非班的疗效[32]。替罗非班治疗者在30天时有较高的包括死亡、非致死性MI和紧急靶血管重建(TVR)在内的主要终点发生率。针对这些结果的一个可能的解释是这些药物所达到的血小板抑制水平不同。在一项由Hermann等人进行的研究中[33]，对比了PCI患者阿昔单抗与替罗非班的血小板抑制情况。结果发现，阿昔单抗治疗患者的血小板抑制水平显著高于替罗非班者。进一步的临床研究将着重于评价是否更大剂量的替罗非班可导致更少的围手术期事件发生。

来自临床研究的血小板抑制水平与疗效的直接证据

若干临床研究采用一些血小板抑制的测量方法并将这些结果与疗效相联系。在全球组织网中血小板Ⅱb/Ⅲa拮抗剂减少急性冠状动脉综合征事件研究(PARAGON-A)中2 282名非ST段抬高性急性冠脉综合征患者被随机分入低或高剂量拉米非班治疗方案组，用或不用肝素[38]。为了建立剂量反应的相关性在一个810名拉米非班治疗患者的亚组中确定了拉米非班稳态的血浆浓度。有趣的是，血浆药物水平与6个月时死亡和MI的发生率呈U形的相关性[39]。而达到中间范围浓度的患者即80%~90%GPⅡb/Ⅲa受体占有率者与安慰剂组相比30天时死亡和MI发生率相对降低40%且6个月时也有38%的下降，但较高或较低稳态血浆水平无显著获益[25]。

PARAGON-B试验建立在对PARAGON-A的研究结果的认识基础之上，该试验试图在相似人群中详细确定药物水平[40]。此项试验在随机选择的5 225名患者中获得了1 272名患者的拉米非班稳态血浆浓度[41]。有趣的是，与PARAGON-A结果相反，并没有看到U型剂量-反应曲线，而是发现在整个PARAGON-B人群中随着血浆水平升高获益越大的趋势。肌钙蛋白阳性患者亚组的结果强调了达到抑制血小板的足够药物水平以改善临床后果的重要性，该组低水平患者与安慰剂组相比无获益，而达到抑制所需的靶水平或更高者缺血事件发生率相对减低50%以上[25]。

AU-Assessing Ultegra研究(GOLD)前瞻性地评估了GPⅡb/Ⅲa阻滞剂所达到的血小板抑制水平和临床后果[42]。在这项多中心研究中，500名拟应用GPⅡb/Ⅲa抑制剂的PCI患者经床旁Ultegra快速血小板功能检测仪(RPFA)(见Ultegra快速血小板功能检测仪部分)确定存在血小板抑制。该研究最重要的发现为大约四分之一的患者在静脉推注后10 min并未达到≥95%的抑制并且这一低水平抑制与显著高的心脏不良事件(MACE)相关(14.4% vs 6.4%，p=0.006)通过多变量分析发现治疗开始后10 min≥95%的血小板功能被抑制与MACE发生率显著降低相关(比值比0.46，95%CI为0.22~0.96;p=0.04)(图50-3)。

急性冠脉综合征经皮冠状动脉介入治疗中阿昔单抗、替罗非班和依替巴肽血小板抑制的对比研究(COMPARE)中，接受阿昔单抗、依替巴肽治疗或两个替罗非班治疗方案之一的PCI患者也被检测到血小板聚集抑制的差异[34]。按照TARGET研究中的给药剂量静脉推注替罗非班后15 min时血小板聚集抑制水平

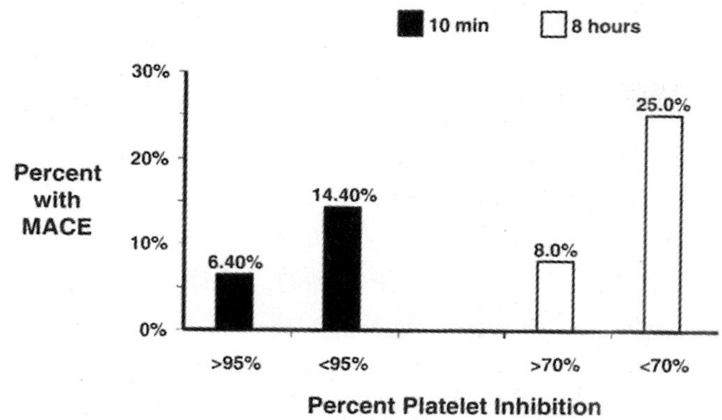

图 50-3 GOLD(对 AU-Assessing Ultegra)研究表明 MACE 发生率与 10 min(6.4% vs 14.4%,p=0.006)和 8 h(8.1%vs25%,p=0.009)达到的血小板抑制水平相关

明显低于阿昔单抗或依替巴肽。然而,这些药物各自静脉输注4 h后每一种药物治疗患者的血小板抑制水平相当。在12 h时,阿昔单抗对血小板聚集的抑制显著低于替罗非班或依替巴肽。事实上,以静脉推注和随后持续静点的方式给药时,依替巴肽可提供最始终如一的抗血小板效果[34]。

一项有关235名PCI患者接受阿昔单抗或依替巴肽治疗的研究已经完成[37]。PFA-100仪器发现在每种药物各自开始输注10 min后大多数患者中检测结果呈现非闭合状态,提示存在对血小板聚集的强有力的抑制。在此项研究中,依替巴肽在输注结束后6 h仍显示出对血小板的持续抑制,而阿昔单抗组在用药结束后12 h表现出明显较低的血小板抑制水平。值得注意的是,在10 min时没有达到非闭合状态的患者中有60%在6个月时发生心脏不良事件,而仅有20%闭合状态患者发生此类事件。尽管这一结果十分令人感兴趣,但统计学上没有差异,这可能是由于样本大小不够和PRA-100对于检测GPⅡb/Ⅲa拮抗剂血小板抑制的细小差别的敏感度不足。

血小板抑制监测

实验室检测

浊度法聚集仪

历史上,浊度法聚集仪被广泛用于确定血小板功能和对抗血小板治疗的反应。事实上,目前所有可用的GPⅡb/Ⅲa拮抗剂的给药均主要建立在浊度法聚集仪的结果之上[43-45]。采用此种技术时,在连续监测悬液的光学密度过程中搅动富含血小板的血浆(PRP)。之后,加入激动剂如具有代表性的ADP、胶原、肾上腺素或凝血酶受体激活肽(TRAP)以激活悬液中的血小板。血小板激活的程度取决于应用的激动和其浓度以及血小板依赖特性。血小板激活后启动聚集形成,由此导致溶液中微粒总数下降,并因此减低PRP的光学密度。抑制血小板激活(例如阿司匹林和氯吡格雷)和抑制血小板聚集的药物(如GPⅡb/Ⅲa拮抗剂)在血小板抑制水平至少部分防止或者减少这种基础光学密度的下降。

许多对于应用浊度法聚集仪的限制阻止了这种方法在监测抗血小板治疗方面的常规应用。这是一种专门用于研究的实验,它需要大量的标本、昂贵的检测设备、经常的质量控制和具有一定专业水平的操作者,所有这些使其只能在有限数量的医院内专门的实验室中使用。除了这些应用限制外,还存在一定生理上的局限。准备PRP使得血小板的环境及密度发生改变,这样一来就抹杀了血液其他组分在血栓形成中的影响。此外,PRP浊度法聚集仪对于血小板微聚集是不敏感的,无法检测到低于100血小板的聚集,因此对于临床上重要的血小板功能可能还无法监测[46,47]。尽管有这些明显的局限,但是浊度法聚集仪仍是其他仪器经常比较的金标准。

流式细胞仪

所有在这一章中讨论的其他的监测血小板功能的方法包括一些在人工诱导的血栓环境中测定实际血小板功能的检测技术。相反地,流式细胞仪通过检测血小板表面任一抗原的表达或结构可以直接测定机体内实际的血小板状态[48]。全血流式细胞仪能够将人为的血小板激活最小化。流式细胞仪分析首先将抗凝的全血稀释以将血小板聚集最小化[49]。之后,以荧光团标记的单克隆“检测”抗体(可以识别被测定的抗原)被加至接近饱和浓度。接下来,加入“血小板检测者”即单克隆抗体至相似浓度。之后如果需要的话可以在样本被甲醛固定之前加入激动剂,例如凝血酶受体激活肽(TRAP)、ADP、胶原或其他物质。随后,流式细胞仪对样本进行分析。依靠血小板特征性的光散射和识别标记对其进行识别之后,流式细胞仪通过分析5 000至10 000个血小板检测出与单克隆检测抗体相结合者。

在研究领域中,流式细胞仪被广泛用于对GPⅡb/Ⅲa拮抗剂的监测。该仪器可以直接或间接监测药物的受体占有率。直接法的例子包括竞争性结合检测和测定直接针对所检测的GPⅡb/Ⅲa拮抗剂的抗体结合[50,51]。

尽管细胞仪不像血小板聚集仪使用那么频繁，但该仪器曾经被用于评价氯吡格雷的效果。ADP诱导的血小板P-选择素表达被用作评价氯吡格雷抑制血小板激活能力的首选试验[15,52]。另一项研究在PCI患者中检测血小板反应性的标记物之一即磷酸化的血管扩张刺激磷蛋白（VASP）[53]。流式细胞仪被用来探测VASP，且在这些结果中发现患者间存在变异。VASP磷酸化所反应的高度血小板反应性与冠脉支架血栓相关。流式细胞仪的主要局限为技术复杂。该仪器非常专业化并且相对昂贵。此外，该项技术的操作和结果解释确实需要训练及专业技能。目前，这些检测方法的应用只限于研究。

床旁检测

出血时间

关于出血时间最初的记述是在1901年出现的，而首次提出将其作为检测血小板功能的方法则是在1910年[54,55]。该方法十分简便，通常需要用一个可以控制切割方向的自动装置切开皮肤表面，之后连续吸取该部位直至出血停止并记录此时间。这种最为普通的方法是由Ivy等人记述的，他们用血压袖带捆住胳膊以维持一定的静脉压并在前臂的手掌侧做表面切开[56]。该试验劳动强度大且在相当大的程度上受观察者间和观察者内变异的影响。

Quick凭借出血时间这一方法首次记述了阿司匹林反应性的变异。随后的研究也采用该种方法描述了阿司匹林的反应性，但这些研究者未能证实与临床后果的相关性。尽管出血时间这一方法已被用于诊断血小板相关的出血紊乱达数十年，但近来的评论断言没有证据支持该方法的应用能够预示出血或抗血小板治疗的反应[57]。据记载，有一项研究专门评价应用GPⅡb/Ⅲa拮抗剂治疗情况下的出血时间，结果发现与出血并发症无相关性[58]。

Ultegra-快速血小板功能检测仪

Ultegra-RPFA（Accumetrics，Inc. San Diego，California）最初被设计用来专门监测应用GPⅡb/Ⅲa拮抗剂患者的血小板抑制情况。然而，通过改变血小板激动剂目前Ultegra平台已经具有三种不同的试剂盒分别被设计用来测定阿司匹林、ADP受体拮抗剂和GPⅡb/Ⅲa阻断剂的抗血小板效果。这是一种自动的全血床旁检测仪，该仪器使得患者的医生能够在床边快速测定血小板抑制情况。

Ultegra-RPFA检测仪的基本原理为纤维蛋白原包被的聚苯乙烯微粒黏附全血标本的量与血小板激活水平直接呈正比。无论是ADP受体拮抗剂、COX抑制或者GPⅡb/Ⅲa抑制引起的血小板抑制能够防止这种相互作用并因此减低这种黏附，其程度与抑制程度呈比例。无论备检抗血小板药物如何总的检测原理是一致的，但针对特定种类药物的特定激动剂使得该仪器对药物效果的测定是最敏感的。为确定GPⅡb/Ⅲa拮抗剂的抑制水平一种强力的血小板激动剂即修饰的凝血酶受体活化肽iso-TRAP（[iso-S]FLLRN）被加入到检测仪中[59]。阿司匹林或噻吩并吡啶类药物血小板抑制水平的监测需要采用不同的处理器和血小板激动剂。

获取的血液标本放置于标准柠檬酸盐取血管或PACK（苯丙氨酸-脯氨酸-精氨酸氨甲基酮）中，后者可被用作抗凝剂以代替柠檬酸盐。试管插入一次性塑料试剂盒后，160 μL血液自动滴入2个含有血小板激动剂和纤维蛋白原包被珠的标本通道。之后，通过移动微处理器驱动的钢球混合样本70 s。接下来自动探测器以每秒钟16次的速度测定标本的光吸收。当血小板与纤维蛋白原包被珠相互作用时，光透射逐渐增加。黏附率通过光吸收变化的斜率除以固定时间间期而确定，据报道为每10 s微瓦特（Mv/10 s）。

有关Ultegra-RPFA的最初评价发现以iso-TRAP为基础的检测结果与应用浊度法血小板聚集仪测定富含血小板的血浆和放射性标记受体结合检测均有出色的相关性[59]。有关采用标准聚集仪得出的阿司匹林试验的检测结果和采用ADP诱导聚集仪的噻吩并吡啶系统关联的研究也表明具有强烈的相关性。

许多临床研究已经采用Ultegra-RPFA来监测GPⅡb/Ⅲa抑制。2项在Lindner研究教育中心（Cincinnati，Ohio）和Cleveland临床医学中心完成的早期研究通过应用RPFA对178例PCI中使用阿昔单抗治疗的患者连续测定了血小板功能抑制情况。这两项研究均显示以标准的根据体重调整剂量的方式输注阿昔单抗者确实存在患者间反应性的变异。尽管此两项研究均未对临床后果进行评估，但Cleveland临床医学中心研究的确发现血小板抑制水平与围手术期MI发生率存在显著相关性。基于这些结果第一个有关GPⅡb/Ⅲa拮抗剂的血小板抑制水平与临床后果相关性的前瞻性研究已经完成。在13个中心进行的GOLD研究对500名PCI患者连续评估了GPⅡb/Ⅲa抑制剂的血小板功能抑制情况[42]。该研究采用Ultegra-RPFA分别在治疗开始后10 min、1 h、8 h和24 h测定血小板抑制水平，并前瞻性地监测MACE发生率（包括死亡、MI和紧急

TVR在内的复合事件），同时将这些事件发生率与在所有时间点测得的血小板抑制水平进行相关性分析。据早先的报道，静脉推注后10 min时有四分之一的患者未能达到≥95%的血小板抑制，而且这些患者MACE发生率显著升高（14.4% vs 6.4%，p=0.006）。同样地，治疗开始后8 h血小板功能抑制<70%者与那些≥70%的患者相比较MACE发生率分别为25% vs 8.1%（p=0.009）。此外，由Chen等人完成的前述研究采用Ultegra-RPFA仪器，结果发现阿司匹林抵抗，并且与PCI期间心肌坏死发生率增加相关联（图50-1）[11]。

由Ultegra-RPFA检测的血小板抑制水平与临床后果间的关联提示该仪器在临床上的可应用性；然而仍需进一步的研究以确定建立在检测血小板抑制水平基础上的滴定GPⅡb/Ⅲa、噻吩并吡啶或阿司匹林治疗将会降低不良事件的发生率。

血小板功能分析仪（PFA-100）

PFA-100（Dade Behring,Miami,Florida）是一用来评价流过高剪切力环境的全血初级止血过程的自动血小板功能分析仪。该仪器被用于筛查von Willebrand病和其他先天性血小板失调，也可作为评价阿司匹林和GPⅡb/Ⅲa拮抗剂反应性的一种方法[9,61]。这种一次性检测试剂盒包括标本储存槽、毛细管和有一150 μm中央孔的生化活性膜。该膜为纤维蛋白原加ADP（50 μg）或肾上腺素（50 μg）所包被。PFA-100可提供持续的真空状态以在其与膜接触的地方通过毛细管来抽吸柠檬酸盐全血。这一毛细管的吸入过程产生高剪切力并由此激活血小板导致其在膜的中央孔处发生黏附、聚集直至此孔关闭而中断血流。血流停止的时间即为闭合时间（CT）。通过对225名PCI术前患者的检测CT的正常范围被定义为60~130 s[61]。而最大闭合时间被定为300 s，即300 s后中央孔仍呈非闭合状态。

PFA-100与实验室测定血小板功能的方法相比具有若干优点，如易学、使用全血以及不需要技术熟练的技师操作。同样地，实验前血被收集入标准真空管后储存于室温下可达4 h之久也是优势之一。最后，检测结果大约10 min即可获得。

一项评价PFA-100用于监测GPⅡb/Ⅲa治疗的研究涉及27名在PCI时接受阿昔单抗治疗的患者[61]。该研究在静脉推注阿昔单抗后10 min、4 h、12 h和24 h对CT、浊度法血小板聚集仪结果和流失细胞仪测得的受体占有率进行比较。这些患者的资料显示96%的患者10 min的CT为300 s（最大），4 h为100%，而12 h为88%。静脉推注后24 h72%的病人具有正常的CT（≤130 s），由于事实上所有患者应用阿昔单抗后均达到最大CT，所以不可能将PFA-100的结果与公认的实验室标准方法检测数据进行相关性分析。这些结果提示PFA-100可能太过敏感而无法检测到临床相关的、高水平的血小板抑制情况，但能够快速确定治疗后何时血小板功能恢复正常。

一项包括30名男性健康志愿者的研究采用PFA-100对依替巴肽、替罗非班和安慰剂进行比较[62]。患者也被给予内毒素以诱发炎症、von Willebrand因子表达和血小板激活，从而模拟体内急性冠脉综合征的情形。静脉推注替罗非班后CT延长；然而在静脉输注期间替罗非班组与安慰剂组的CT差异无显著性。依替巴肽静推后也同样延长闭合时间，且显著高于安慰剂组。依替巴肽静脉输注效果优于安慰剂和替罗非班。在标本中加入外源性GPⅡb/Ⅲa抑制即能够有效地延长CT。这些资料与Hermann等人的研究[33]和COMPARE研究[34]似乎有些不一致，在这两项研究中静脉推注替罗非班似乎作用不足，而静脉点滴对血小板聚集的抑制作用则与其他GPⅡb/Ⅲa抑制剂等同。

PFA-100也被用于前述由Gum等人完成的研究以检测阿司匹林反应性。在这一研究中，标准光透射血小板聚集仪检测的血小板功能确与临床后果相关。相反地，由PFA-100仪器检测到的阿司匹林治疗中血小板功能增强则与不良临床后果无相关性。

血小板计数比（Plateletworks）

血小板计数比的主要原理为全血中游离血小板数量下降与激动剂诱发的血小板聚集数量相关。Plateletworks（Helena实验室，Beaumont，Texas）是一床旁装置，可自动测定加入激动剂如ADP的全血样本和加入抑制聚集的钙螯合剂的同一样本间的血小板计数比[63]。血小板计数比已被发现与浊度法聚集仪检测的血小板聚集有很好的相关性[64]，但与浊度法聚集仪相比其特色为鉴别更低水平的抑制。这一特点令一些研究者推测虽然浊度法聚集仪可以提供有关血小板微聚集抑制的信息，但血小板计数比能够实际测定微聚集抑制，这在GPⅡb/Ⅲa拮抗剂治疗效果方面可能具有重要意义[65]。

血小板计数比具有能够在实际中任何一家医院进行操作的优势。并且因为标本在初次预分析后被固定，因此检测时间可延至4 h。然而，除非应用自动Plateletworks检测仪，否则血小板计数比只能在实验室中通过人工处理标本来测定。

来自Plateletworks检测仪的结果显示与标准光学

血小板聚集仪有显著相关性[66]。Plateletworks装置已经被用于尝试测定与心绞痛分级相关的氯吡格雷抗血小板效果。在Braunwald分级2或3的不稳定型心绞痛患者中，氯吡格雷产生的对血小板聚集的平均抑制低于Braunwald分级1的心绞痛者。值得注意的是，当采用Ichor床旁血小板分析仪检测20 μmol/L ADP存在情况下血小板聚集的抑制水平时，即使在心绞痛分级内也存在相当大的患者间对氯吡格雷反应性的变异[67]。一项应用Plateletworks分析仪的44名患者的研究提示经细胞色素P450 3A4途径代谢的HMG CoA还原酶抑制剂(他汀类)抑制氯吡格雷的抗血小板效应。然而，至于这一经该仪器检测的明确的体外效应尚未得到临床试验资料的证实。

结论

标准抗血小板治疗易变的反应性已经具有临床因果关系。然而，发现并随后缓解这一过程被证实是困难的。开发一种能够在PCI时监测血小板活性的仪器尚存在许多挑战。便捷性在这样一种装置被最终推广使用中起主要作用。从这一点来说，全血、体外、床旁检测要优于其他劳动强度大的实验室检测方法。通过不同病人采取不同剂量药物治疗的方法大概可以缓解血小板抵抗，因此必须确定反应性受损的标准定义。这些适于给药方案的血小板活性阈值应更好地与不良临床后果发生可能性增加相对应。否则，内科医生可能会增加患者的出血风险而没有给予任何切实的获益。鉴于目前在世界范围内CAD的流行情况以及不断增加的导管介入治疗数量，我们还需更多的大型临床研究来进一步阐明这一领域的特殊重要性。

（曹路　丛浩良　译）

参考文献

1. Quick AJ. Salicylates and bleeding: the aspirin tolerance test. *Am J Med Sci* 1966;252 (3):265–269.
2. Buchanan MR, Brister SJ. Individual variation in the effects of ASA on platelet function: implications for the use of ASA clinically. *Can J Cardiol* 1995;11(3):221–227.
3. Zimmerman C. Functional and biochemical evaluation of platelet aspirin resistance after coronary artery bypass surgery. *Circulation* 2003;108:542–547.
4. Pulcinelli FM, et al. Inhibition of platelet aggregation by aspirin progressively decreases in long-term treated patients. *J Am Coll Cardiol* 2004;43:979–984.
5. Hurlen M, Seljeflot I, et al. Increased platelet aggregability during exercise in patients with previous myocardial infarction. Lack of inhibition by aspirin. *Thromb Res* 2000;99:487–494.
6. Grotemeyer K-H, Scharafinski H-W, Husstedt I-W. Two-year follow-up of aspirin responder and aspirin nonresponder. A pilot study including 180 post-stroke patients. *Thromb Res* 1993;71:397–403.
7. Yusuf S, Sleight P, et al. Effects of an angiotensin-converting-enzyme inhibitor, ramipril, on cardiovascular events in high-risk patients; the Heart Outcomes Prevention Evaluation Study Investigators. *N Engl J Med* 2000;342:145–153.
8. Eikelboom JW, et al. Aspirin-resistant thromboxane biosynthesis and the risk of myocardial infarction, stroke, or cardiovascular death in patients at high risk for cardiovascular events. *Circulation* 2002;105(14):1650–1655.
9. Gum P, et al. Profile and prevalence of aspirin resistance in patients with cardiovascular disease. *Am J Cardiol* 2001;88:230–235.
10. Gum P, et al. A prospective, blinded determination of the natural history of aspirin resistance among stable patients with cardiovascular disease. *J Am Coll Cardiol* 2003;41(6):961–965.
11. Chen W-H, Lee P-Y, et al. Aspirin resistance is associated with a high incidence of myonecrosis after non-urgent percutaneous coronary intervention despite clopidogrel pretreatment. *J Am Coll Cardiol* 2004;43(6):1122–1126.
12. Califf RM, et al. Myonecrosis after revascularization procedures. *J Am Coll Cardiol* 1998;31:241–251.
13. Serebruany VL, Steinhubl SR, et al. Variability in platelet responsiveness to clopidogrel among 544 individuals. 2004.
14. Muller I, et al. Prevalence of clopidogrel nonresponders among patients with stable angina pectoris scheduled for elective coronary stent placement. *Thromb Haemost* 2003;89:783–787.
15. Gurbel PA, et al. Clopidogrel for coronary stenting: response variability, drug resistance, and the effect of pretreatment platelet reactivity. *Circulation* 2003;107(23):2908–2913.
16. Gurbel P, Bliden K. Durability of platelet inhibition with clopidogrel. *Am J Cardiol* 2003;91:1123–1125.
17. Sugidachi A, Asai F, Yoneda K. Antiplatelet action of R-99224, an active metabolite of a novel thienopyridine-type G1-linked P2T antagonist, CS-747. *Br J Pharmacol* 2001;132:47–54.
18. Lau WC, et al. Atorvastatin reduces the ability of clopidogrel to inhibit platelet aggregation: a new drug-drug interaction. *Circulation* 2003;107(1):32–37.
19. Steinhubl SR, et al. Early and sustained dual oral antiplatelet therapy following percutaneous coronary intervention. A randomized controlled trial. *JAMA* 2002;288:2411–2420.
20. Saw J, et al. Lack of adverse clopidogrel-atorvastatin clinical interaction from secondary analysis of a randomized, placebo-controlled clopidogrel trial. *Circulation* 2003;108(8):921–924.
21. Cadroy Y, et al. Early potent antithrombotic effect with combined aspirin and a loading dose of clopidogrel on experimental arterial thrombogenesis in humans. *Circulation* 2000;101:2823–2828.
22. Muller I, et al. Effect of a high loading dose of clopidogrel on platelet function in patients undergoing coronary stent placement. *Heart* 2001;85:92–93.
23. Gold HK, et al. Rapid and sustained coronary artery recanalization with combined bolus injection of recombinant tissue-type plasminogen activator and monoclonal anti-platelet GP IIb/IIIa antibody in a dog model. *Circulation* 1988;77:670–677.
24. Coller BS, et al. Abolition of in vivo platelet thrombus formation in primates with monoclonal antibodies to the platelet GP IIb/IIIa receptor. Correlation with bleeding time, platelet aggregation, and blockade of GP IIb/IIIa receptors. *Circulation* 1989;80:1766–1774.
25. Steinhubl SR. Assessing platelet function during treatment with glycoprotein IIb/IIIa antagonists. *Coron Artery Dis* 2003;14:381–386.
26. Coller BS, et al. Monoclonal antibodies to platelet GP IIb/IIIa as antithrombotic agents. *Ann NY Acad Sci* 1991;614:193–213.
27. The EPIC Investigators. Use of a monoclonal antibody directed against the glycoprotein IIb/IIIa receptor in high-risk coronary angioplasty. *N Engl J Med* 1994;330:956–961.
28. Topol EJ, et al. Long-term protection from myocardial ischemic events in a randomized trial of brief integrin b_3 blockade with percutaneous coronary intervention. *JAMA* 1997;278:479–484.
29. The IMPACT-II Investigators. Randomised placebo-controlled trial of effect of eptifibatide on complications of percutaneous coronary intervention: IMPACT-II. *Lancet* 1997;349:1422–1428.
30. Phillips DR, et al. Effect of Ca^{2+} on GP IIb-IIIa interactions with Integrilin. Enhanced GP IIb-IIIa binding and inhibition of platelet aggregation by reductions in the concentration of ionized calcium in plasma anticoagulated with citrate. *Circulation* 1997;96:1488–1494.
31. Gilchrist I, et al. Pharmacodynamics and pharmacokinetics of higher-dose, double-bolus eptifibatide in percutaneous coronary intervention. *Circulation* 2001;104:406–411.
32. Topol EJ, et al. Comparison of two platelet glycoprotein IIb/IIIa inhibitors, tirofiban and abciximab, for the prevention of ischemic events with percutaneous coronary revascularization. *N Engl J Med* 2001;344(25):1888–1894.

33. Hermann HC, Swierkosz TA, et al. Comparison of degree of platelet inhibition by abciximab versus tirofiban in patients with unstable angina pectoris and non-Q-wave myocardial infarction undergoing percutaneous coronary intervention. *Am J Cardiol* 2002;89:1293–1297.
34. Batchelor WB, Tolleson TR, et al. Randomized comparison of platelet inhibition with abciximab, tirofiban and eptifibatide during percutaneous coronary intervention in acute coronary syndromes. *Circulation* 2002;106:1470–1476.
35. Cannon C, et al. Comparison of early invasive and conservative strategies in patients with unstable coronary syndromes treated with the glycoprotein IIb/IIIa inhibitor tirofiban. *N Engl J Med* 2001;344:1879–1887.
36. The GUSTO IV-ACS Investigators. Effect of glycoprotein IIb/IIIa receptor blocker abciximab on outcome in patients with acute coronary syndromes without early coronary revascularization: the GUSTO IV-ACS randomised trial. *Lancet* 2001;357: 1915–1924.
37. Madan M, Berkowitz SD, et al. Determination of platelet aggregation inhibition during percutaneous coronary intervention with Platelet Function Analyzer PFA-100. *Am Heart J* 2002;144:151–158.
38. The PARAGON Investigators. International, randomized, controlled trial of lamifiban (a platelet glycoprotein IIb/IIIa inhibitor), heparin, or both in unstable angina. *Circulation* 1998;97:2386–2395.
39. Steiner B, et al. Plasma level of lamifiban and platelet receptor occupancy best predict clinical outcome in patients with unstable angina: results from PARAGON A [abst.]. *Circulation* 1998; 98[Suppl]:I561.
40. The PARAGON-B Investigators. Randomized, placebo-controlled trial of titrated lamifiban for acute coronary syndromes. *Circulation* 2002;105:316–321.
41. Dyke C, et al. Optimal dosing of a glycoprotein IIb/IIIa antagonist with a simplified renal-based algorithm: pharmacodynamic and clinical findings from PARAGON-B [abst.]. *J Am Coll Cardiol* 2001;343A.
42. Steinhubl S, et al. Point-of-care measured platelet inhibition correlates with a reduced risk of an adverse cardiac event following percutaneous coronary intervention. Results of the GOLD (AU-Assessing Ultegra) multicenter study. *Circulation* 2001;103:1403–1409.
43. Tcheng JE, et al. Pharmacodynamics of chimeric glycoprotein IIb/IIIa integrin antiplatelet antibody Fab 7E3 in high-risk coronary angioplasty. *Circulation* 1994;90:1757–1764.
44. Harrington RA, et al. Immediate and reversible platelet inhibition after intravenous administration of a peptide glycoprotein IIb/IIIa inhibitor during percutaneous coronary intervention. *Am J Cardiol* 1995;76:1222–1227.
45. Kereiakes DJ, et al. Randomized, double-blind, placebo-controlled dose-ranging study of tirofiban (MK-383) platelet IIb/IIIa blockade in high risk patients undergoing coronary angioplasty. *J Am Coll Cardiol* 1996;27:536–542.
46. Storey R, Wilcox R, Heptinstall S. Differential effects of glycoprotein IIb/IIIa antagonists on platelet microaggregate and macroaggregate formation and effect of anticoagulant on antagonist potency. Implications for assay methodology and comparison of different antagonists. *Circulation* 1998;98:1616–1621.
47. Thompson N, Scrutton M, Wallis R. Particle volume change associated with light transmittance changes in the platelet aggregometer: dependence upon aggregating agent and effectiveness of stimulus. *Thromb Res* 1986;41:615–626.
48. Michelson AD. Flow cytometry: a clinical test of platelet function. *Blood* 1996;87:4925–4936.
49. Michelson AD, et al. Evaluation of platelet function by flow cytometry. *Methods* 2000;21:259–270.
50. Gawaz M, et al. Effect of glycoprotein IIb/IIIa receptor antagonism on platelet membrane glycoproteins after coronary stent placement. *Thromb Haemost* 1998;80:994–1001.
51. Mascelli MA, et al. Pharmacodynamic profile of short-term abciximab treatment demonstrates prolonged platelet inhibition with gradual recovery from GP IIb/IIIa receptor blockade. *Circulation* 1998;97:1680–1688.
52. Shattil SJ, Cunningham M, et al. Detection of activated platelets in whole blood using activation-dependent monoclonal antibodies and flow cytometry. *Blood* 1987;70:307–315.
53. Barragan P, Bouvier J-L, et al. Resistance to thienopyridines: clinical detection of coronary stent thrombosis by monitoring of vasodilator-stimulated phosphoprotein phosphorylation. *Catheter Cardiovasc Interv* 2003;59:295–302.
54. Duke W. The relationship of blood platelets to hemorrhagic disease. Description of a method for determining the bleeding time and coagulation time and report of three cases of hemorrhagic disease relieved by transfusions. *JAMA* 1910;55:1185–1192.
55. Milian MG. [Influence de la peau sur la coagulabilite du sang.] *C R Soc Biol* (Paris) 1901;53:576–578.
56. Ivy A, Nelson D, Bucher G. The standardization of certain factors in the cutaneous "venostasis" bleeding time technique. *J Lab Clin Med* 1941;26:1812–1822.
57. Channing Rogers RP, Levin J. A critical reappraisal of the bleeding time. *Sem Thromb Hemost* 1990;16:1–20.
58. Bernardi MM, et al. Lack of usefulness of prolonged bleeding time in predicting hemorrhagic events in patients receiving the 7E3 glycoprotein IIb/IIIa platelet antibody. *Am J Cardiol* 1993;72:1121–1125.
59. Smith JW, et al. The rapid platelet function assay (RPFA): An automated and quantitative cartridge-based method. *Circulation* 1999;99:620–625.
60. Xiao H, Kovics R, et al. Effects of platelet inhibitors on propyl gallate-induced platelet aggregation, protein tyrosine phosphorylation, and platelet factor 3 activation. *Blood Coagul Fibrinolysis* 2004;15:199–206.
61. Madan M, et al. Rapid assessment of glycoprotein IIb/IIIa blockade with the platelet function analyzer (PFA-100) during percutaneous coronary intervention. *Am Heart J* 2001;141:226–233.
62. Derhaschnig U, Pachinger C, et al. Variable inhibition of high-shear-induced platelet plug formation by eptifibatide and tirofiban under conditions of platelet activation and high von Willebrand release: a randomized, placebo-controlled, clinical trial. *Am Heart J* 2004;147(4):H1–H7.
63. Lakkis NM, et al. Use of ICHOR-platelet works to assess platelet function in patients treated with GP IIb/IIIa inhibitors. *Catheter Cardiovasc Interv* 2001;53(3):346–351.
64. Nicholson NS, et al. Assessment of platelet function assays. *Am Heart J* 1998;135:S170–S178.
65. Storey RF, Wilcox RG, Heptinstall S. Comparison of the pharmacodynamic effects of the platelet ADP receptor antagonists clopidogrel and AR-C69931MX in patients with ischemic heart disease. *Platelets* 2002;13:407–413.
66. Mobley JE, Bresee SJ, et al. Frequency of nonresponse antiplatelet activity of clopidogrel during pretreatment for cardiac catheterization. *Am Heart J* 2004;93:456–458.
67. Soffer D, et al. Impact of angina class on inhibition of platelet aggregation following clopidogrel loading in patients undergoing coronary intervention: do we need more aggressive dosing regimens in unstable angina? *Catheter Cardiovasc Interv* 2003;59:21–25.

第七部分

概　要

第51章　介入心脏病学的未来

David R.Holmes,Jr.

介入心脏病学发展的步调持续加速。这一过程是复杂且多面的。这一步调随外界因素而变化,如日益复杂的病人和病变集合、新信息资源的传播(从随机临床研究到在线医学继续教育的手术演示课程)、新仪器的出现以及新指南的发布，并同时也因内在因素而变——创造性介入专家为身边特殊病人提供最佳治疗、解决问题以及拓展经皮介入治疗领域的推动力。

此外，已被发现可使许多急慢性冠状动脉疾病(CAD)患者受益的工具、理论以及方法正在被用来治疗过多的其他心血管疾病和别的病症。尽管这本书特别着重于CAD患者,但仍有许多信息被传递和转化至其他领域,如颈动脉疾病、肾血管性高血压、左心耳消融术以及发展中的经皮瓣膜修补和置换领域,这仅仅是一部分例子。此外,现在和日益发展的未来介入心脏病学专家将凭借这本书中所回顾的工具以及方法来治疗非冠状动脉疾病。这些力量将改变训练计划、实践结构以及病人流向。此外,他们还将影响到其他的专业,如心血管外科、放射学和血管医学。

在这样一个快速发展的领域中,跟上变化的步伐是格外困难的。在这一版本中,我们竭尽全力为读者提供完成这一任务的工具。这些工具包括新仪器的描述以及更为重要的针对疑难病人和病变的新方法和临床脚本。

在当今药物洗脱支架(DES)统治的时代,通过每一次新的会议、新的刊物和新的报告,我们的资料库变得更加丰富但也更为复杂。然而,应用这些仪器仍采取老一套的途径:①在理想病变和低危患者中小型的、首次人类经验;②针对金属裸支架(BMS)或竞争性DES的大一些的注册或小型、初步、随机研究;③更复杂病变和患者的较大型随机研究;④有关每日医疗实践中见到的病例类型的真正世界性的注册研究;⑤开发新研究以拓展这一领域。

在这一时代,我们已经从其他的事情中学到了很多:

·现今的DES能够被安全地用于循环系统的多个领域。

·根据30天临床后果确定的目前2种DES装置的安全性和有效性是出色和相似的。

·在不断增加的大量病人和病变组中，与BMS相比,通过使用DES已经改善临床和血管造影显示的再狭窄率。

·针对被检测的特定DES的生理反应差异已经出现。造影晚期丢失被用作终点的频率不断增加。西罗莫司药物洗脱支架（SES)、紫杉醇药物洗脱支架(PES)和一些新出现的支架(例如Endeavor)间有明显的区别。在这些支架中,SES具有显著较低的晚期丢失,而Endeavor的晚期丢失则较高,并且PES的结果则介于两者之间。

在不断增加的复杂病变集合中,这些针对支架植入的生理反应的变化可能将转变为临床预后的差异。

与亚急性血栓(SAT)相伴随的发病率和死亡率已经被反复提出。目前该问题还未被解决;特别是与BMS相比,DES与SAT的发生率增加有关吗?或者不同DES和最高危患者间的SAT有差别吗?因此还需要更大型、随访期更长的研究以回答这些疑问。

尽管我们意识到DES的数量在不断增加,但对于特定病人和病变亚群的认知仍存在缺口。在安全性或疗效方面未被充分叙述的重要亚群包括急性心肌梗死、大隐静脉桥病变的治疗以及分叉病变。有关这些亚群的进一步研究正在进行。包括糖尿病和慢性肾功能不全者在内的疑难患者群也需要进一步研究。

未来的版本将要包括这些与其他问题的解决方案。我们将采纳基于证据并加入常识的医疗方法。新的研究,例如那些涉及应用DES的经皮冠状动脉介入治疗与冠状动脉旁路移植(CABG)对多发冠状动脉疾病的疗效对比研究，将会对患者治疗产生重大影响——但是必须牢记在这些研究的进行期间,这一领域将继续发展、进步。SYNTAX研究将在大量的三支病变患者中对比DES与CABG的疗效。该研究将首次把左主干(LMCA)病变治疗包括在内。FREEDOM研究将评价CABG与DES对于多血管病变的糖尿病患者的疗效。

新技术的作用将持续下去，正如慢性闭塞病变、分叉病变和弥漫性多血管病变被处理并解决或者至少是实质上的改善。我们必须记住基于医学证据的方法经常持续性地滞后于身边处于尚未被充分研究的患者或病变亚群中的特殊病人的治疗。在这些患者中,最佳方法的选择将依旧建立在科学文献和术者个人以及通常最重要的患者和家庭的期望上。

介入心脏病学的未来将不断发展。由于此学科已拓展为心血管疾病介入治疗——治疗多种血管床疾病——因此我们的才能将继续有用武之地。

(曹 路 译)

索　引

"f"代表图片,"t"代表表格

B

C

D

E

F

G

H

I

J

K

L

Q

R

T

U

V

W

X

(曹 路 译)